Aktuelle Probleme in Chirurgie und Orthopädie

Begründet von M. Saegesser
Herausgegeben von
C. Burri, F. Harder, R. Bauer

Band 24 Robert Schneider

Die Totalprothese der Hüfte

Ein biomechanisches Konzept
und seine Konsequenzen

Nikolaus Cybinski fragt:
«Werden wir je so klug sein, den Schaden zu beheben,
durch den wir es wurden?»

Wir neigen zur Anmaßung, «ja» zu sagen.

Robert Schneider

Die Totalprothese der Hüfte

Ein biomechanisches Konzept und seine Konsequenzen

2., vollständig überarbeitete und erweiterte Auflage

Mit einem Geleitwort von Prof. Dr. M. E. Müller

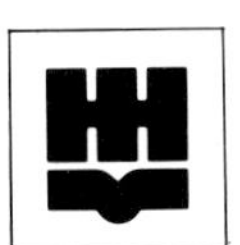

Verlag Hans Huber
Bern Stuttgart Toronto

CIP-Kurztitelaufnahme der Deutschen Bibliothek

Schneider, Robert:
Die Totalprothese der Hüfte: e. biomechan. Konzept u. seine Konsequenzen / Robert Schneider. Mit e. Geleitw. von M.E.Müller. - 2., vollst. überarb. u. erw. Aufl. - Bern; Stuttgart; Toronto: Huber, 1987.
(Aktuelle Probleme in Chirurgie und Orthopädie; Bd.24)
ISBN 3-456-81574-3
NE: GT

Adresse des Autors:

Prof. Dr. med. Robert Schneider
Klinik Linde
Blumenrain 101
CH-2503 Biel

Herstellung: Satzatelier Paul Stegmann, Bern
Druck: Kösel & Co GmbH, Kempten/Allgäu

Inhaltsverzeichnis

Geleitwort

Dieses Buch richtet sich nicht an Anfänger. Es setzt vom Leser überdurchschnittliche Kenntnisse und besondere Erfahrung auf dem Gebiet des Hüftgelenkersatzes voraus, denn geschichtliche Entwicklung, grundsätzliche Problematik und Indikation der Totalprothesen werden darin absichtlich beiseitegelassen.

ROBERT SCHNEIDER war nie ein einfacher Nachahmer sondern stets ein kritischer, ideenreicher klinischer Beobachter, der unermüdlich nach stichfesten Erklärungen für seine Fehlschläge suchte. Selbstentwickelte Lösungen und Verbesserungen versuchte er theoretisch und experimentell zu untermauern, und mit Begeisterung und Beharrlichkeit kontrollierte er die Spätergebnisse seiner Eingriffe. Auf den von PERREN, SCHENK, WILLENEGGER und anderen erarbeiteten biomechanischen Grundlagen der AO entwickelte er seine Konzeption des kompensierten und dekompensierten Nulldurchgangs, die er mit zahlreichen farbigen, eindrucksvollen Histologiepräparaten zu objektivieren versuchte. Damit erklärt ROBERT SCHNEIDER nicht nur die Knochenaufbau- und -abbauvorgänge bei Relativbewegungen von Kontaktflächen zwischen Zement und Knochen, sondern zieht daraus operationstechnische Konsequenzen, die in Zukunft die Anzahl der Spätlockerungen erheblich vermindern sollten. So haben sich seine Empfehlungen zur Pfannenarmierung mit Pfahlschrauben, zur Verwendung von eingeschobenen Platten neben dem Prothesenstiel bei Reoperationen und die Weiterentwicklung der Stützschalen ebenso bewährt wie seine Exzisionstechnik des Zementlagers. Bemerkenswert sind ebenfalls seine z. T. aufsehenerregenden Gedanken über Beurteilung und Behandlung der septischen Fälle.

Das Buch von ROBERT SCHNEIDER stützt sich einerseits auf eine 20jährige Erfahrung mit Hüfttotalprothesen und andererseits auf 2800 zu über 85% nachkontrollierte diesbezügliche Operationen. Es enthält für den Gelenkchirurgen in der Praxis eine Fundgrube von neuen Anregungen und Informationen. Die vielen erörterten Fragestellungen und die zahlreichen unkonventionellen Äußerungen des Autors werden aber auch manchen Forschern Anstoß zu neuen Experimenten geben.

Bern, 10. März 1982 MAURICE E. MÜLLER

Vorwort zur 1. Auflage

Voraussetzung zur vorliegenden Arbeit ist meine 20-jährige Erfahrung mit der Totalprothese der Hüfte, der stete Kontakt mit Grundlagenforschern und Technikern sowie die exakte persönliche Nachuntersuchung und Dokumentation. Die Anregung zur Totalprothese der Hüfte verdanke ich wie viele Weiterentwicklungen meinem alten Freund M. E. MÜLLER, der schon 1961 bei R. MATHYS die ersten Modelle im Sinne von J. CHARNLEY hat anfertigen lassen.

Die Beteiligung an Arbeitskreisen wie der Arbeitsgemeinschaft für Osteosynthesefragen mit dem Labor für Experimentelle Chirurgie in Davos, dem Labor für Biomechanik der Stiftung M. E. MÜLLER in Bern und der Forschungsgruppe der Abteilung für Medizinmechanik der Fa. Gebr. Sulzer AG in Winterthur hat mein Grundlagenwissen gefördert. So bin ich meinem Freund und Weggenossen STEPHAN PERREN, den Herren H.-U. DEBRUNNER, K. DRAENERT und J. EULENBERGER, ferner Herrn M. SEMLITSCH zu großem Dank verpflichtet.

Einen ganz besonderen Stellenwert hat eine langjährige fruchtbare Zusammenarbeit und freundschaftliche Verbundenheit mit ROBERT SCHENK, dem ich wegen seiner meisterhaften Schleiftechnik mit Darstellung des Zementes die Histomorphologie der Zement/Knochengrenze verdanke.

Herr H.-G. WILLERT hat mir wertvolle Befunde geliefert zur Aufklärung der «herdförmigen Osteolysen».

Herr J. EULENBERGER war mir während mehr als 10 Jahren behilflich bei der Aussendung von Fragebogen und bei der Auswertung der Dokumentation. Er hat wichtige experimentelle Arbeit im Rahmen des Laboratoriums für Biomechanik der Stiftung M. E. MÜLLER geleistet und schließlich die Mühen eines gewissenhaften Korrektors auf sich genommen.

Vielen wertvollen Mitarbeitern bin ich Dank schuldig: Herrn *Klaus Oberli,* Graphiker; Frl. *Lotti Schwendener,* Photographin; Herrn *Urs Keller,* Photograph; Frl. *Liselotte Müller,* Dokumentationssekretärin; Frau *Annemarie Ryhiner-Schneider,* Sekretärin.

Meinem alten Freund C. BURRI kommt das Verdienst zu, mich überhaupt zum Verfassen dieser Arbeit angeregt zu haben.

Schließlich danke ich dem Verlag Hans Huber, speziell Herrn *Heinz Weder,* für die liebenswürdige Bereitschaft, das Buch herauszugeben und wunschgemäß zu gestalten.

Vorwort zur 2. Auflage

Hier liegt eigentlich eine 3. Auflage vor, da die 1983 erschienene spanische Übersetzung bereits mit der Technik der Markraumsperre, mit Einzelheiten der Pfahlschraubentechnik und mit zusätzlichen Röntgenbildern instruktiver Fälle ergänzt worden ist.

Die vorliegende Auflage stellt eine umfassende Überarbeitung der ersten dar. Die Biomechanik wurde durch weitere Darstellungen ergänzt. Histologische Befunde bei elastischen Prothesen untermauern das biomechanische Konzept im Kapitel Evaluation verschiedener Prothesentypen. Weitere vollständige Kontrollen der Ersatzoperationen bei aseptischen und septischen Komplikationen haben die Gültigkeit der von uns empfohlenen Operationsverfahren bestätigt. Die Verkeilung im Schaft mit Platten bewährt sich nicht nur bei Zweiteingriffen, sie stellt auch einen einfachen und gangbaren Weg zur Realisierung einer individuellen Prothese bei Ersteingriffen dar. Platten sind bei trichterförmigen, oben weiten Markhöhlen und bei Tendenz zu fehlerhafter Rotationsstellung oder Rotationsinstabilität bei Ersteingriffen ebenso nützlich wie als Leitschienen oder Spantragplatten bei Reoperationen. Eine Halbrohrplatte ergibt eine «Zwischengröße» und erlaubt, unser Prinzip zu verwirklichen, das Implantat dem Knochen und nicht den Knochen dem Implantat anzupassen. Eine Nachuntersuchung eines geschlossenen Kollektivs mit der Gleitkörperkombination Polyäthylen/Biolox-Keramik hat deren Überlegenheit bewiesen. Die Pfahlschraubenarmierung der Pfanne bewährt sich. Der transgluteale Zugang ist unentbehrlich geworden. Die Analyse der Komplikationen zementierter Prothesen hat zur schematischen Darstellung der «Zementzwischenfälle» Anlaß gegeben. Technik und Resultate der Gelenkspülung werden sowohl für aseptische wie für septische Fälle dargestellt. Die Gelenkspülung erscheint so unentbehrlich wichtig, daß ihr ein eigenes Kapitel gewidmet ist.

Die Diskussion wichtiger Arbeiten aus der Weltliteratur wurde bis Ende 1985 weitergeführt.

Die bisherigen treuen Mitarbeiter verdienen weiterhin meinen herzlichen Dank, besonders möchte ich Frau *de Quervain* und Herrn *Flury* vom Verlag Hans Huber für die prompte Bereitschaft bei der Gestaltung des Buches dankbar erwähnen. Die amerikanischen Übersetzer haben eine besonders dornenvolle Aufgabe zu bewältigen. Dank und Anerkennung seien ihnen zugesichert.

1. Einleitung

Angesichts der immensen Literatur über das Problem der Totalprothese der Hüfte darf deren grundsätzliche Problematik als vielfach bekannt vorausgesetzt werden.

Wenn wir mit dieser Arbeit einen weiteren Beitrag zu leisten wagen, so haben wir dazu verschiedene Gründe:

- ein biomechanisches Konzept, das uns den Weg für die Zukunft klarlegen hilft und bisherige Fehlresultate erklärt;
- die Notwendigkeit, einige technologische Daten dem Leser verständlich zu machen;
- neue, auf dem biomechanischen Konzept fußende technische Lösungen;
- die Evaluation verschiedener Totalprothesenmodelle in grundsätzlicher Hinsicht;
- die Resultate der Reimplantationen mit und ohne tiefen Infekt;
- die persönliche Erfahrung mit 3300 Totalprothesen seit 1961 und über 750 Mehrfacheingriffen. Alle Fälle sind dokumentiert, die Ersteingriffe zu 85% und die Mehrfacheingriffe zu 95% persönlich nachuntersucht. Das Schicksal aller Fälle wird laufend durch Aussenden von Fragebogen zu erfassen versucht. Ein besonderes Anliegen des Verfassers ist der Hinweis auf die Schwierigkeit, eine gültige Statistik zu erarbeiten und statistische Vergleiche anzustellen.

2. Biomechanik und operationstechnische Konsequenzen

2.1 Grundsätzliche Betrachtungen zum Verständnis der stabilen Implantation eines Fremdkörpers. Der Nulldurchgang

Voraussetzung zum Verständnis der Biomechanik einer Fremdkörperimplantation ist die Einsicht, daß sich der Knochen bewegt. Neben einer statischen ist vor allem eine dynamische Betrachtungsweise zur Lösung der Probleme notwendig *(Abbildung 1)*.

2.1.1 Die Bedeutung der Vorlast

S.M. PERREN hat mit Hilfe einer Platte und des Plattenspanners einen intakten Abschnitt einer Schaf-Diaphyse unter Druck gesetzt. Diese sogenannte Vorlast besteht aus axialem Druck auf den Knochen und Längszug auf der Platte. Die Platte ist an einem Ende mit einer Einzelschraube, am anderen Ende durch zwei gegeneinander solid verspannte Schrauben fixiert. Knochen und Platte wirken als Federn und halten die Vorlast aufrecht. Mit Dehnungsmeßstreifen in der Platte kann die Vorlast gemessen werden. Wenn nun dieser Knochen entsprechend den praktischen Verhältnissen einer intermittierenden axialen Belastung ausgesetzt wird, so ergeben sich grundsätzlich drei Möglichkeiten:

a) Die intermittierende axiale Belastung bleibt immer kleiner als die Vorlast. Die Einzelschraube wird nach wie vor nur in Richtung von der Platte weg beansprucht, wohl in wechselndem Ausmaß, nicht aber in wechselndem Sinn. Sie bleibt im Knochen stabil verankert. Es finden sich keinerlei Resorptionsphänomene im Bereich des Knochen/Metall-Kontaktes. Im Gegenteil verdichtet sich der Knochen in der Hauptbelastungszone. Es fehlt eine Beanspruchungsumkehr, d.h. ein Nulldurchgang. Diese Situation kann man als Idealfall der Stabilität bezeichnen *(Abbildungen 2* und *3)*.

b) Die axiale Belastung ist meistens größer als die Vorlast. Die Einzelschraube kommt regelmäßig wechselweise unter Beanspruchung von der Plattenmitte weg oder zur Platte. Es entsteht eine Beanspruchungsumkehr von Druck auf Zug des Implantates. S.M. PERREN nennt diese Situation Nulldurchgang. Im Schraubenlager entsteht eine mechanisch bedingte Osteolyse, die zur Instabilität der Schraube führt. In den Gewindezügen der Schraube wird der

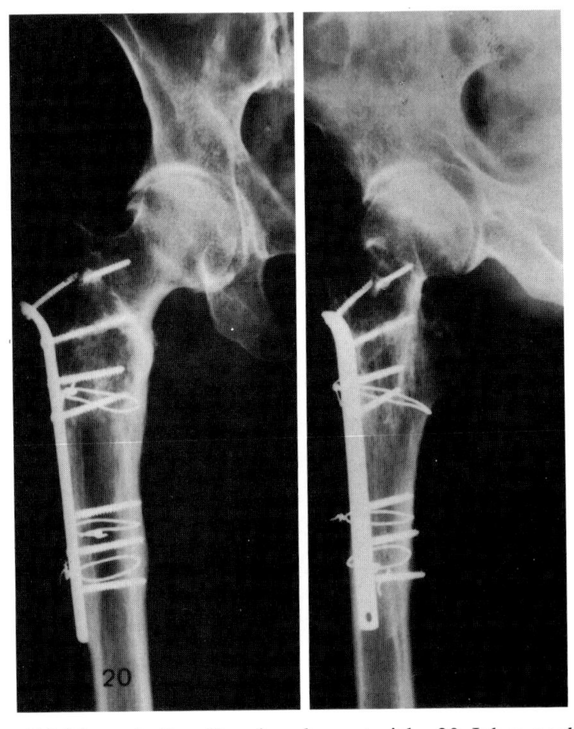

Abbildung 1. Der Knochen bewegt sich. 20 Jahre nach Osteosynthese einer subtrochanteren Fraktur ist die oberste Schraube gebrochen. Beweis der Bewegung im Trochanterbereich, die zum Ermüdungsbruch der Schraube geführt hat.

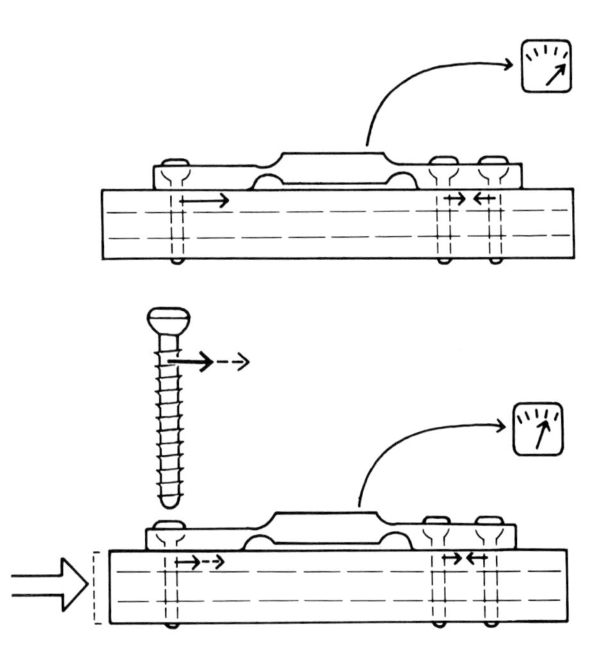

Abbildung 2. Experiment von S.M. PERREN. Solange die Vorlast der Platte größer bleibt als die axiale Belastung des Knochens, bleibt die Einzelschraube gleichsinnig beansprucht. Keine Beanspruchungsumkehr, d.h. kein Nulldurchgang. Die Schraube bleibt im Knochen völlig stabil. Der Knochen baut sich im Lastübertragungsbereich auf.

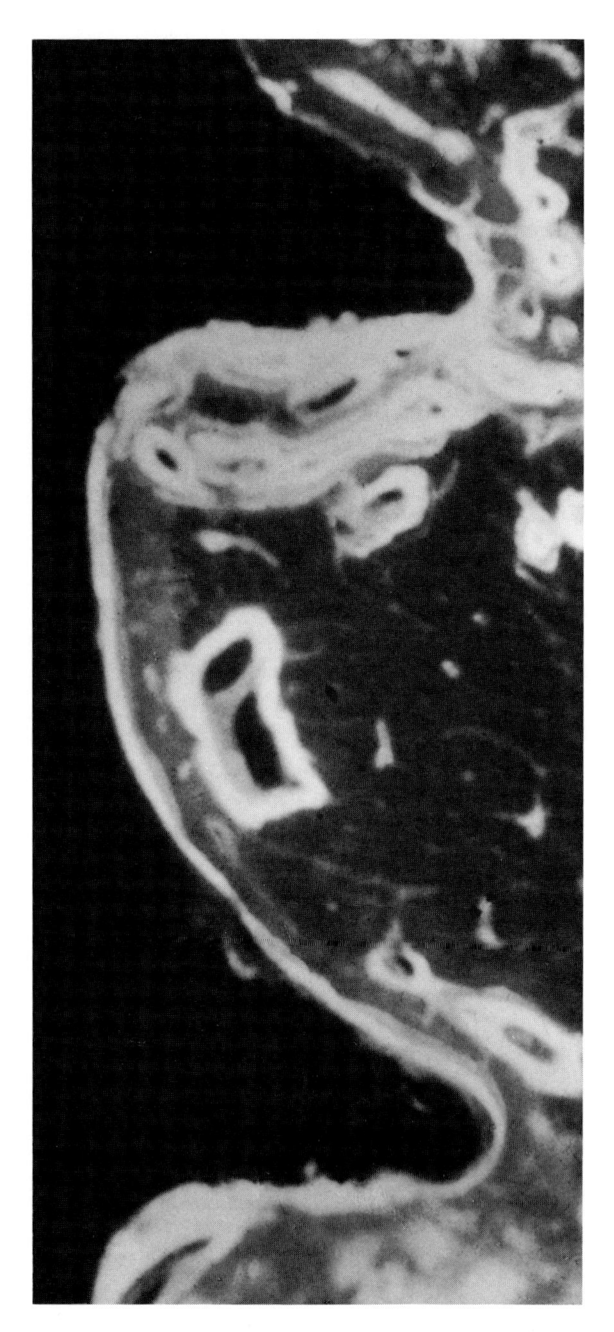

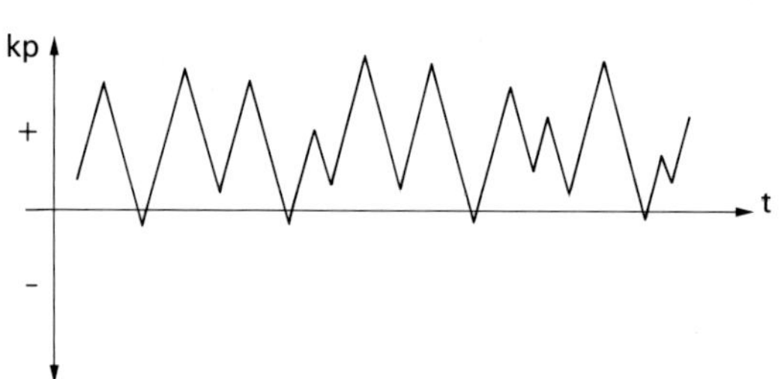

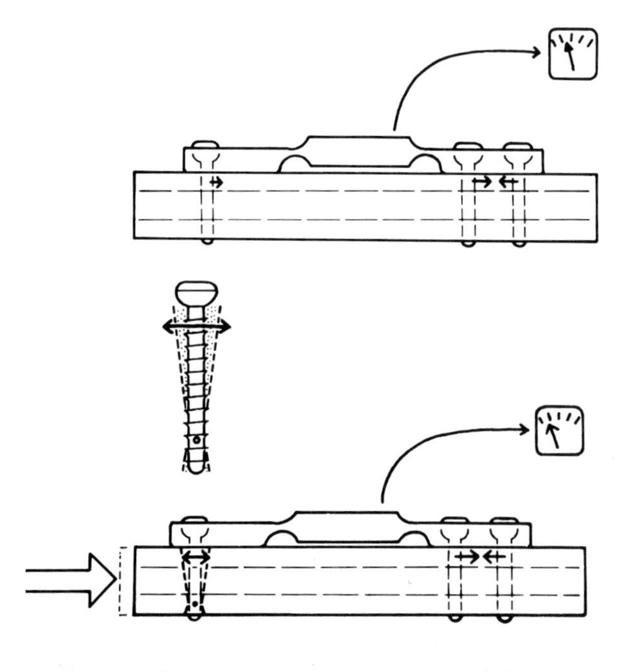

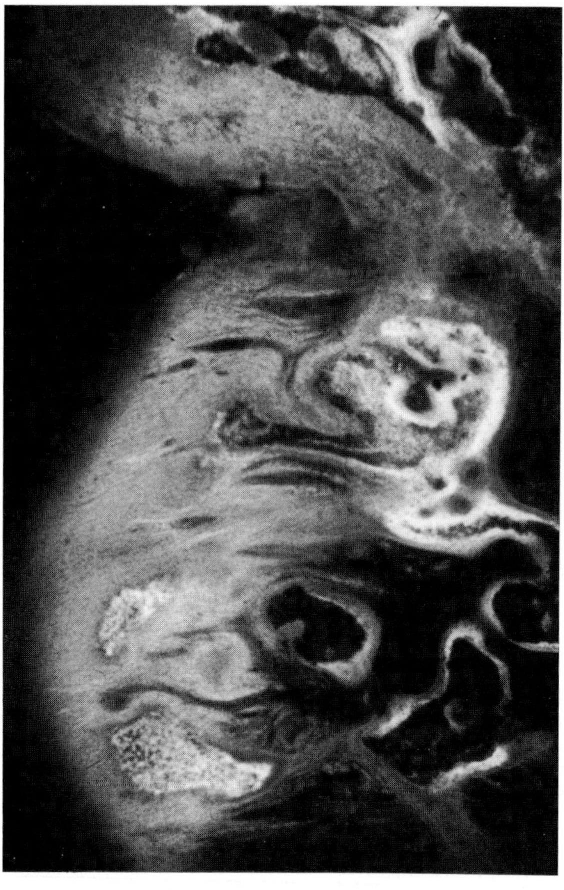

Abbildung 3. Dynamische Druckverhältnisse an der Implantatgrenze. *Idealfall der Stabilität:* Keine oder äußerst seltene geringe Beanspruchungsumkehr, kein Nulldurchgang, Knochenanbau, genügende Vorlast.

Abbildung 4. Experiment von S.M.Perren. Zu geringe Vorlast oder größere axiale Beanspruchung lassen im Bereich der Einzelschraube eine Beanspruchungsumkehr (Nulldurchgang) entstehen. Die Schraube lockert sich. Zwischen den Gewindezügen und dem sich zurückziehenden Knochen liegt eine fibröse Zwischenschicht.

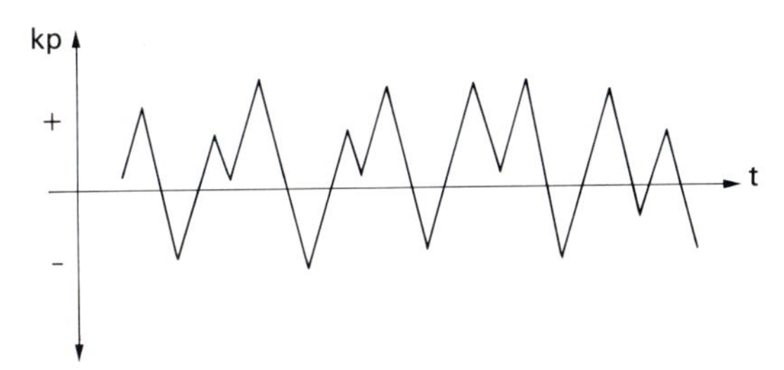

Abbildung 5. Dynamische Druckverhältnisse an der Implantatgrenze. *Instabilität:* Häufig und starke Beanspruchungsumkehr. Der normale Knochenanbau genügt nicht, Osteolyse, *dekompensierter Nulldurchgang.* Ungenügende Vorlast, Instabilität durch geschädigte Osteoblasten oder ungenügende Mineralisation begünstigt.

Knochen durch fibröses Gewebe ersetzt. *Die Unruhe ist zu groß, um vom Knochenanbau kompensiert werden zu können.* Wir sprechen deshalb von einem *dekompensierten Nulldurchgang.* Die Folge ist Instabilität *(Abbildungen 4* und *5).* Der dekompensierte Nulldurchgang hat in der Implantat-Chirurgie zwei Formen, eine stationäre und eine progressive *(Abbildungen 6* und *7). Die stationäre Form* ist gekennzeichnet durch eine Bindegewebsmembran zwischen Implantat und Knochen. Dabei unterscheiden wir eine Situation mit erhaltenen Knochenankern mit einer feinen Bindegewebsschicht von einer solchen mit abgebauten Knochenankern, dickerer Bindegewebsschicht und Abgrenzung gegen den Knochen durch eine kortikale Grenzlamelle (M. Bard et al., J. Charnley, J. Schuppler, W. Remagen).

Die *progressive Form* des dekompensierten Nulldurchgangs weist eine zunehmend dickere Schicht eines Binde- und Granulationsgewebes mit Osteolyse auf.

c) Die ideale Situation ohne Nulldurchgang stellt den Normalfall der Stabilität einer Zugschraube dar. Für den Kontaktbereich einer Totalprothese ist er nicht anzunehmen. Geringfügige Nulldurchgänge, bedingt durch die Relativbewegungen der Belastungsdeformation des Knochens oder durch das auf die Pfanne in der Richtung wechselnde Drehmoment, sind vorhanden. Der damit angerichtete Schaden wird durch Knochenanbau kompensiert. Dieser Knochenanbau ist auch nach vielen Jahren Implantationszeit an der Zementgrenze nachweisbar. Eine bindegewebige Pufferschicht fehlt. Wir finden direkten Knochenkontakt zum Implantat. Dazu sind eine ungestörte Osteoblastentätigkeit (cave Röntgenbestrahlung!) und eine normale Mineralisation notwendig. Diesen Zustand der Stabilität nennen wir *kompensierten Nulldurchgang.* Er dürfte dem Normalfall von Stabilität entsprechen *(Abbildung 8).* Die Bedeutung einer genügenden Vorlast, d.h. von Druck zwischen Implantat und Knochen, wird er-

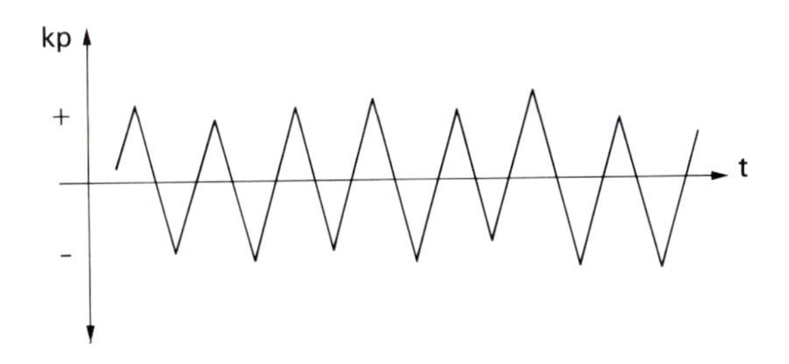

Abbildung 6. Dynamische Druckverhältnisse an der Implantatgrenze. Dekompensierter Nulldurchgang. Stationäre Situation, begrenzte Osteolyse.

Nulldurchgang

① ② ③ ④

Dekompensiert stationär

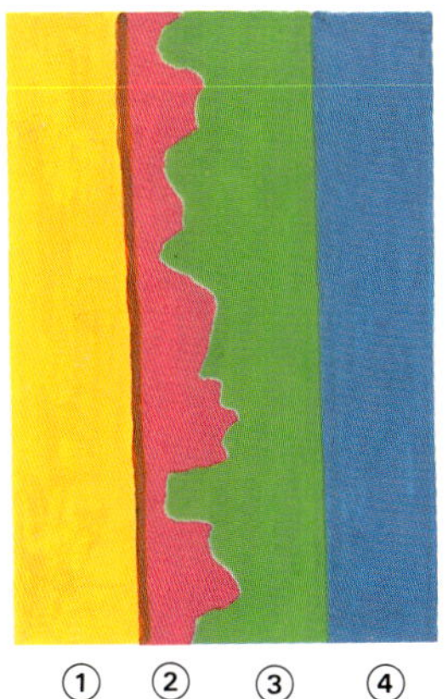

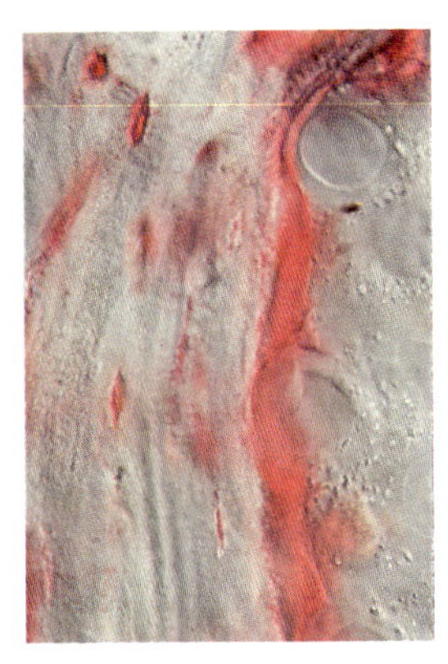

① Knochen
② Binde-Granulations-Gewebe
③ Zement
④ Metall

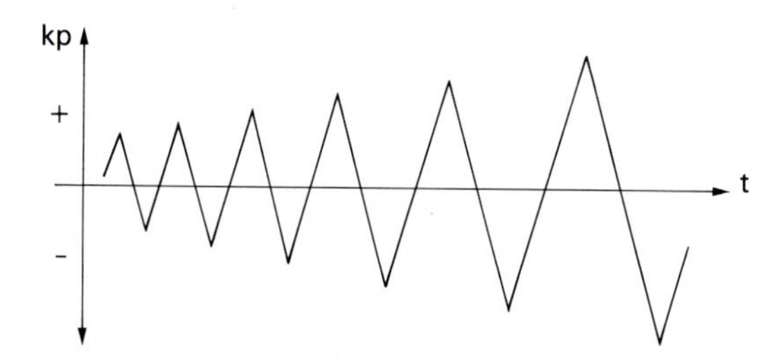

Abbildung 7. Dynamische Druckverhältnisse an der Implantatgrenze. Dekompensierter Nulldurchgang. Progressive Situation, zunehmende Osteolyse.

Nulldurchgang

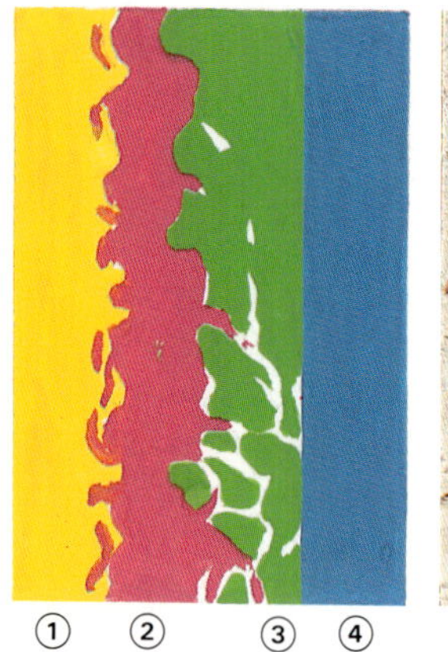

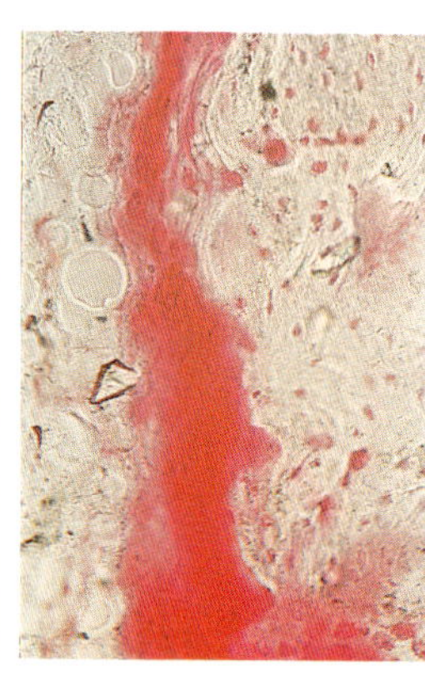

Dekompensiert progressiv Instabilität

① Knochen
② Binde-Granulations-Gewebe
③ Zement
④ Metall

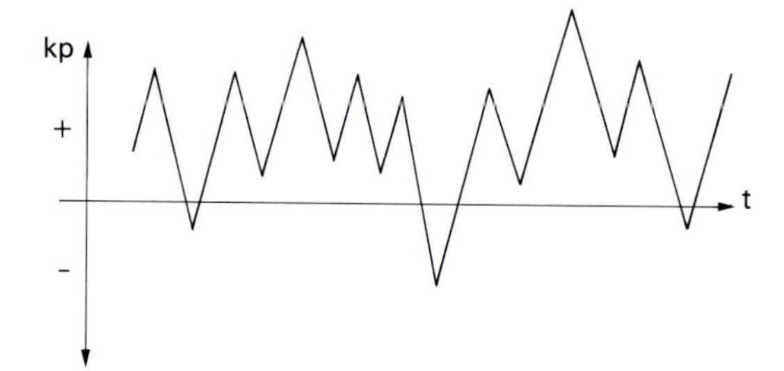

Abbildung 8. Dynamische Druckverhältnisse an der Implantatgrenze. *Normalfall der Stabilität:* Häufige geringgradige oder seltene hochgradige Beanspruchungsumkehr, Knochenanbau kompensiert die Lockerungstendenz, *kompensierter Nulldurchgang,* genügende Vorlast. *Bedingung:* ungestörte Osteoblastentätigkeit, ungestörte Mineralisation.

Nulldurchgang

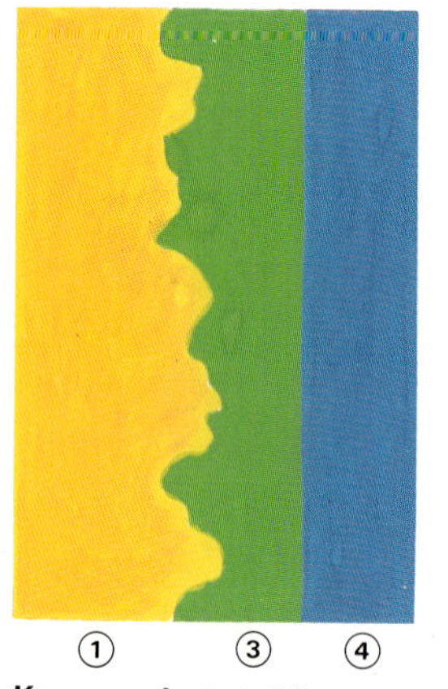

Kompensiert stabil

① Knochen
③ Zement
④ Metall

sichtlich. Es wird aber auch die katastrophale Rolle einer regelmäßigen Überlastung deutlich. Die Auswirkungen des Nulldurchgangs, d.h. die Frage von Kompensation oder Dekompensation, hängen ab von der Größe der einwirkenden Kräfte pro Flächeneinheit und von der zeitlichen Häufigkeit *(Abbildung 9). Genügende Vorlast, also genügender Druck verhindert Nulldurchgang und damit Knochenresorption.* Wir müssen zur Kenntnis nehmen, daß Druck Knochenabbau verhindert. In der Literatur herrscht bis heute eine große Konfusion, indem immer wieder von Knochenresorption durch lokale Überlastung die Rede ist. Zu hoher Druck macht Verwerfung von Strukturen, Mikro- oder Makrofrakturen. Niemals entsteht durch Druck eine Avaskularität oder Knochennekrose. Munter tätige HAVERSsche Systeme machen sich sofort an den Umbau der durch Druck deformierten oder mikrofrakturierten Areale. Der Beweis wurde durch Markierung am Ende der ersten Woche geliefert (siehe *Abbildung 10*).

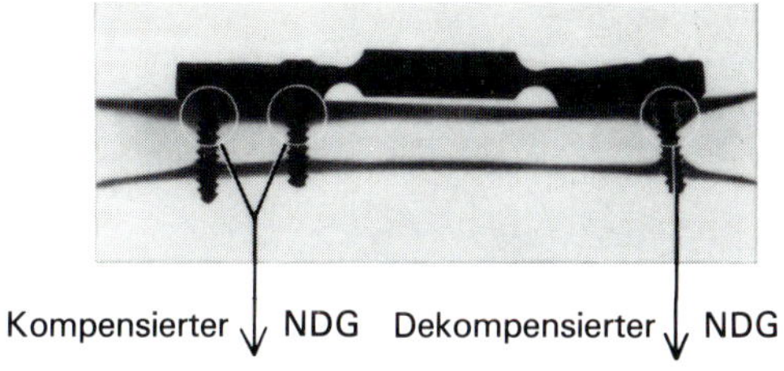

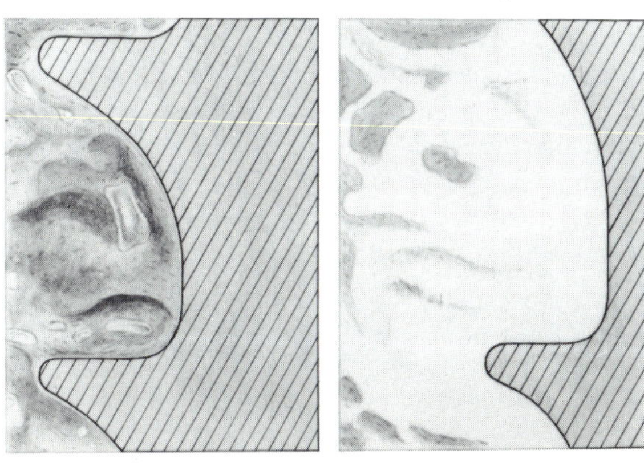

Abbildung 9. Die Größe der Kraft (pro Flächeneinheit) des Nulldurchgangs (NDG) entscheidet neben der Häufigkeit über die Möglichkeit des Knochens zur Kompensation (Stabilität) oder über die Dekompensation (Instabilität).

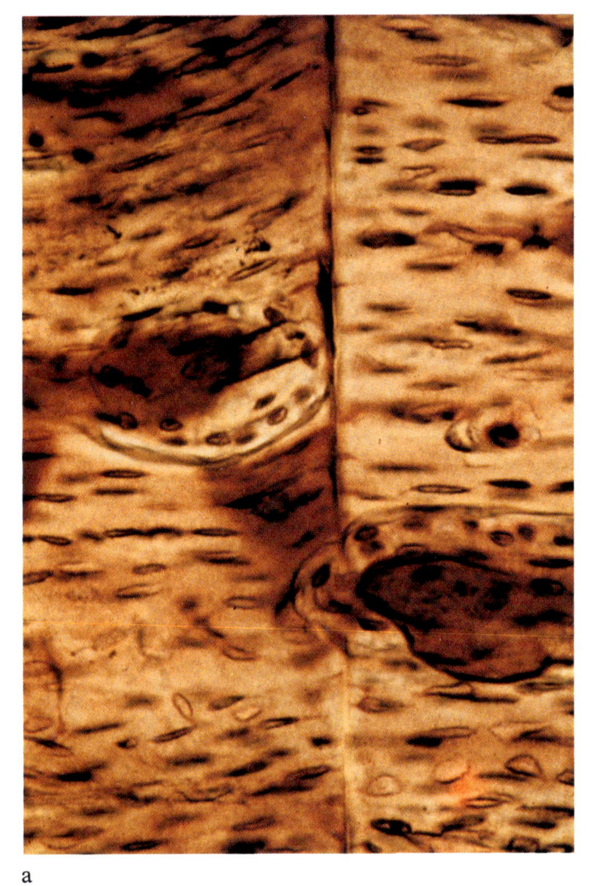

a

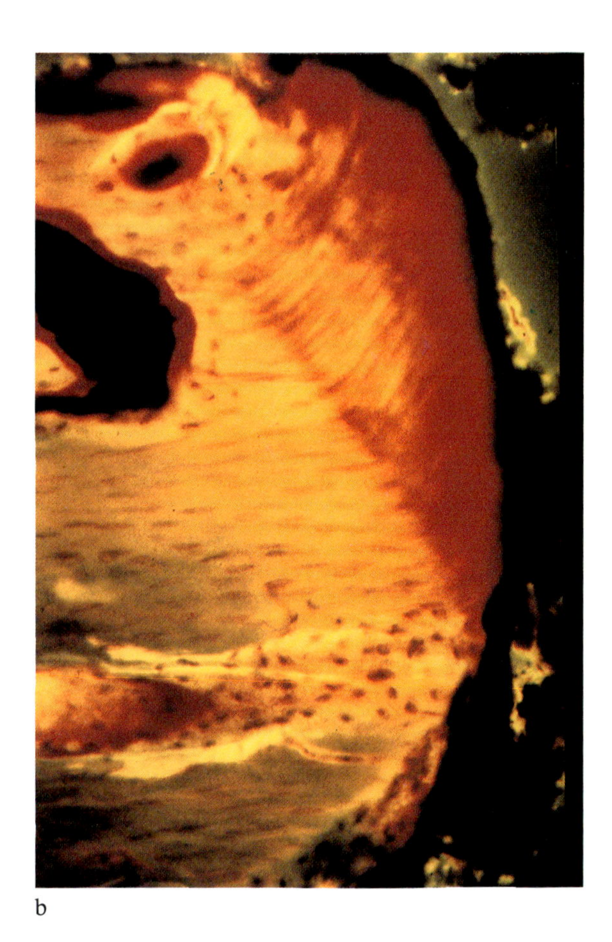

b

Abbildung 10.

a Überdruck im Bereich einer Osteotomiefuge mit Verwerfung von Knochenstrukturen. Die Vaskularisation ist intakt. Ein HAVERSsches System ist im Begriff, die Fuge zu überqueren, die Osteotomie zu konsolidieren und durch Umbau wieder Ordnung zu schaffen.

b Überlast mit verworfenen Strukturen im Knochenlager einer Zugschraube. Tätige tetrazyklinmarkierte HAVERSsche Systeme. Das im Querschnitt dargestellte HAVERSsche Gefäß befindet sich auf der Druckseite des Gewindezuges in stark deformiertem Bereich!

2.1.2 **Die Bedeutung der Relativbewegung und der Steifigkeit eines Implantates**

Unter Relativbewegung verstehen wir die reversible Verschiebung eines Implantates gegenüber dem Knochen bei der elastischen Verformung des Knochens unter Belastung. Die Relativbewegung ist umso größer,

- je größer die elastische Deformation ist;
- je länger das Implantat ist;
- je weiter die Achse des Implantates von derjenigen des Knochens entfernt ist.

Elastische Deformation heißt Verstärkung einer Kurve. Die Außenbahn wird länger als die Innenbahn. Dadurch entsteht Relativbewegung.

Die Größe der elastischen Deformation ist direkt von der Größe der Belastung abhängig.

Das Implantat selbst kann die Relativbewegung durch eine Reduktion der elastischen Deformation vermindern. *Es tut dies umso besser, je steifer und schlüssiger es ist.* Es reduziert die Relativbewegung umso mehr, als seine Achse mit derjenigen des Knochens übereinstimmt.

Die Relativbewegung hat zwangsläufig den Charakter eines Nulldurchgangs.

Relativbewegung
Nulldurchgang/E-Modul

1. Weniger steifes Material

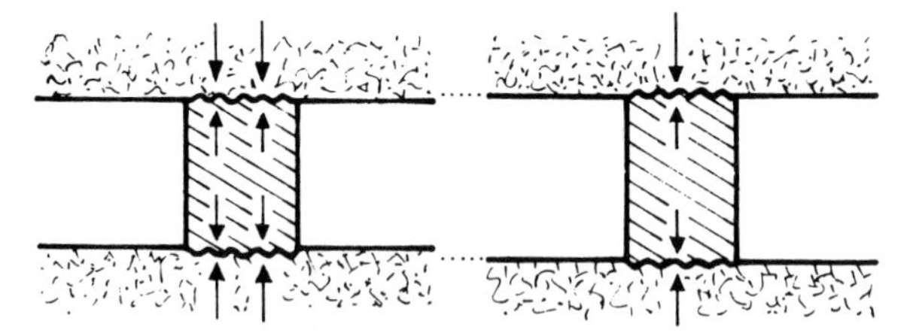

kein Nulldurchgang = Stabilität

2. Steiferes Material

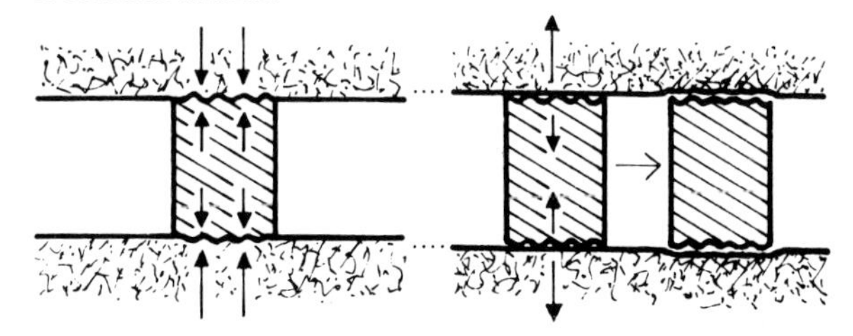

Nulldurchgang, Beanspruchungsumkehr = Instabilität

Abbildung 11. Das Prothesenlager ändert seine Größe. Ein unter Vorlast eingebrachtes weniger steifes Material erleidet im Kontaktbereich keine Beanspruchungsumkehr. Die Stabilität bleibt erhalten. Ein unter gleicher Vorlast eingebrachtes steiferes Material erleidet in seinem Kontaktbereich eine Beanspruchungsumkehr. Es entsteht Instabilität.

Stabile Verhältnisse dürfen wir erwarten, wenn die Relativbewegung wenigstens in einem Kontaktbereich einen kompensierten Nulldurchgang ermöglicht.

Wenn die Formveränderung des Knochens durch das Implantat wenig oder nicht beeinflußt werden kann, dann erzeugt grundsätzlich ein weniger steifes unter Vorlast stehendes elastisches Implantat weniger Relativbewegung. Es kann im Rahmen seiner elastischen Möglichkeiten dem Knochen folgen. Ein weniger steifes Implantat hat in diesem Fall mehr Aussicht, stabil zu bleiben. Ein unter gleicher Vorlast stehendes steifes Implantat folgt dem Knochen weniger. Die Beanspruchungsumkehr an seiner Grenzschicht erfolgt früher *(Abbildung 11).*

2.1.3 **Dislokation und Stabilisierung**

In der Praxis ist beobachtet worden, daß ein instabiles Implantat durch Dislokation einen stabilisierenden Anschlag finden kann. Die Bewegungen an der Grenzschicht verschwinden oder werden so gering, daß mindestens der Zustand des kompensierten Nulldurchgangs erreicht wird. Das Knochenlager baut sich auf. Mehrfach ist eine sekundäre Stabilisierung durch Eindringen eines Prothesenschaftes in die Markhöhle beobachtet worden *(Abbildung 12).* Klinisch tritt in diesen Fällen nach einer schmerzhaften Instabilitätsphase wieder Beschwerdefreiheit ein. Hindernisse wie ein Prothesenkragen, die das Einsinken der Prothese im Femur verhindern, sind also in diesem Stabilisierungsprinzip unerwünscht!

Aus diesen Überlegungen leiten wir unser biomechanisches Credo ab.

2.1.4 **Biomechanisches Credo**

Die momentane statische und dynamische Belastbarkeit der Strukturen eines toten Knochens hat für die Erforschung der Stabilisierungsmöglichkeit eines Implantates nur eine bedingte Aussagekraft. Innerhalb der Toleranz der Belastbarkeit der Strukturen entscheidet die biologische Reaktion des Knochens auf Nulldurchgang, ob Stabilität erhalten bleibt oder nicht. Am toten Knochen kann deshalb nicht Biomechanik betrieben werden. Weit unterhalb der labormäßig ermittelten Belastbarkeitsgrenze wird ein Implantat im lebenden Knochen instabil, wenn dekompensierter Nulldurchgang Osteolyse erzeugt. Ein kräftiger Calcar hält im Labor große statische und dynamische Kräfte aus. Er unterliegt aber im Leben der Osteolyse, wenn ein Prothesenkragen Relativbewegungen verursacht, deren Kraft weit unter der statischen Belastbarkeitsgrenze liegen kann.

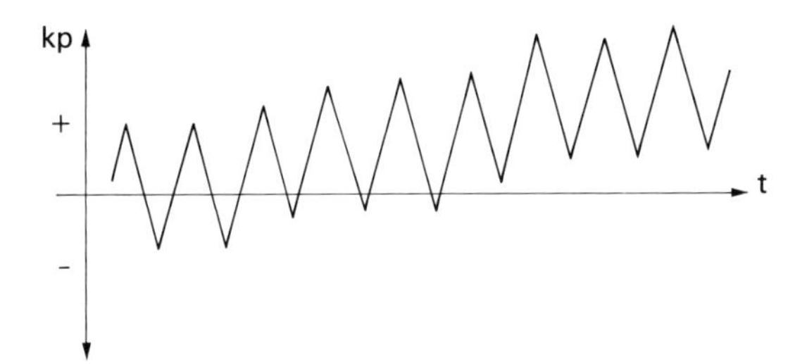

Abbildung 12. Dynamische Druckverhältnisse an der Implantatgrenze. Sekundäre Stabilisierung durch Dislokation (Einklemmung).

2.1.5 **Stabilität ist relativ. Ein Definitionsversuch**

Unter Stabilität (theoretisch und klinisch) verstehen wir eine Implantatsituation mit wenigstens einem bindegewebsfreien Kontaktbereich zum Knochen (kompensierter Nulldurchgang). Für einzementierte Prothesen ist dabei ein intaktes Zementbett Voraussetzung.

Eine beschwerdefreie klinische Stabilität ist möglich, solange in einem Kontaktbereich die Knochenanker intakt, jedoch von einer feinen Bindegewebsschicht umgeben sind (stationäre Form des dekompensierten Nulldurchgangs).

Aus dieser Definition geht hervor, daß Osteolysen in beschränkten Kontaktbereichen eines Implantates weder theoretisch noch klinisch eine Instabilität begründen.

Stabilität ist Funktion der Belastungsgröße *(Abbildung 13).* Jede biomechanische Konstellation eines Implantates hat eine Stabilitätsgrenze innerhalb der Spanne zwischen unbelasteter Bewegung und schwerer andauernder Überlastung. Stabilität ist relativ. Die Stabilitätsqualität verschiedener Systeme kann nur unter der Voraussetzung gleicher Belastungsgrößen gewertet werden.

2.1.6 **Die Kompensationsgrenze**

Aus den vorangegangenen Darlegungen geht hervor, daß es ideale Implantatsituationen gibt ohne jegliche Bindegewebsinterposition im Kontaktbereich. Es heißt dies, daß überall entweder kein oder doch kompensierter Nulldurchgang besteht. Es gibt in diesen Fällen auch keine Kompensationsgrenze. Wir stellen jedoch bei einer Großzahl von Totalprothesen der Hüfte Kontaktbereiche mit Bindegewebe und mehr oder weniger Knochenabbau fest. Hier findet sich also dekompensierter Nulldurchgang. *Die Grenze des bindegewebsfreien Kontaktes nennen wir demnach Kompensationsgrenze.* Eine Kompensationsgrenze ist, wie wir anschließend sehen werden, bei Pfannenimplantaten immer feststellbar, bei der Standardschaftprothese häufig. Wenn wir dekompensierten Nulldurchgang schon nicht ganz aus-

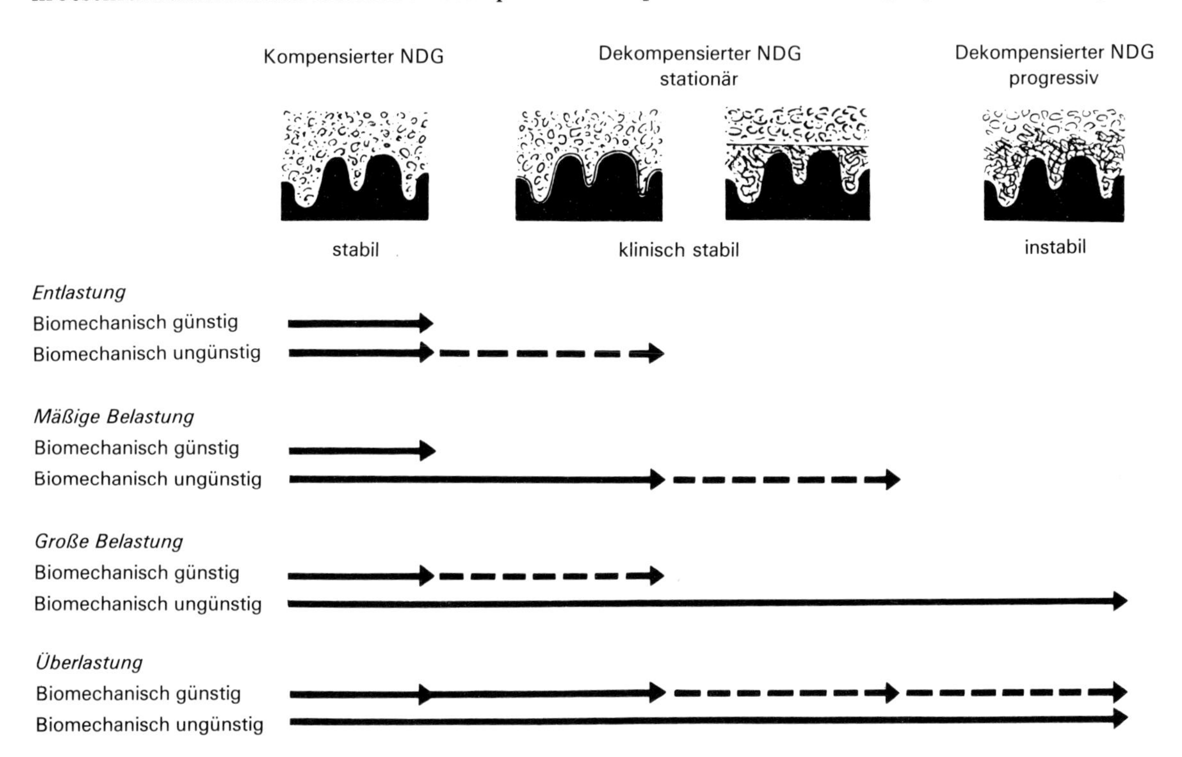

Abbildung 13. Darstellung der Relativität der Stabilität. Belastungsgröße und Güte der biomechanischen Situation entscheiden darüber, ob ein Nulldurchgang (NDG) kompensiert bleibt oder ob eine Dekompensation eintritt und welchen Grad diese Dekompensation erreichen wird.

schalten können, so suchen wir doch eine Implantatsituation mit möglichst weiter Kompensationsgrenze zu realisieren. Ein Schaftprothesenbruch liegt immer in der Nähe einer Kompensationsgrenze. Ein elastischeres hemisphärisches Pfannenimplantat wird immer eine weitere Kompensationsgrenze haben als ein steiferes *(Abbildung 14)*, sofern dieses nicht durch Schrauben unter Vorlast gesetzt wird. Schrauben vermindern im Pfannendach außerdem die Belastungsdeformation.

Überlastung wird bei enger Kompensationsgrenze schneller zu Instabilität führen als bei weiter Kompensationsgrenze.

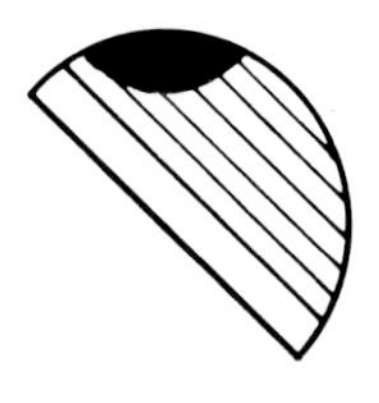

Eng
- Steifes Pfannenimplantat
- Schwaches, weites Becken
- Großes Körpergewicht
- Große Aktivität
- Osteoporose

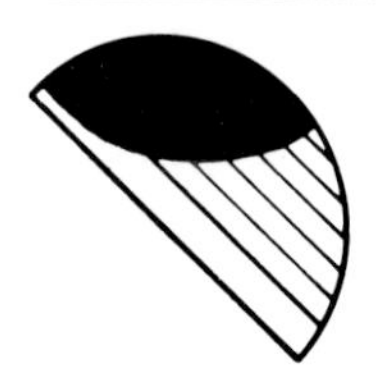

Weit
- Elastisches Pfannenimplantat
- Kräftiges Becken
- Geringes Körpergewicht
- Mäßige Aktivität

Abbildung 14. Steifigkeit eines hemisphärischen Pfannenimplantates und Weite der Kompensationsgrenze.

2.2 Biomechanik der Pfannenverankerung. Operationstechnische Konsequenzen

2.2.1 Die Deformation des Acetabulums unter Last

Unter Belastung deformiert sich das Acetabulum nach den Untersuchungen von A.H. Huggler, A. Schreiber, C. Dietschi und H. Jakob in der Weise, daß sich seine etwas hochovale Form einer sphärischen Form nähert *(Abbildung 15)*. Folgen der Deformation des Acetabulums unter Last gehen aus den *Abbildungen 15* und *16* hervor.

Neuere Untersuchungen mit der Finiteelement-Methode haben nachgewiesen, daß bei Belastung die Pfannendachkortikalis auf Zug beansprucht wird. Die hochovale Form des Acetabulums bewirkt, daß bei Teilbelastung Kopfbezirke zwischen Pol und Äquator belastet werden, und daß erst bei Vollast die Pfanne im Polbereich belastet wird. Dies stellt einen weisen Stoßdämpfungsmechanismus dar. Es erscheint das Pfannendach als eine Art umgekehrtes Sprungtuch, das mehr randständig die Kräfte überträgt. Die Strukturen des «gothischen Bogens» von R. Bombelli weisen auf diese Beanspruchung hin. Dagegen sind die subkortikalen Spongiosastrukturen im Polbereich schwach, weil hier wenig Kraft auf das Becken übertragen wird. Konsequenz dieser Einsicht ist die Forderung, dieses elastisch verankerte «Sprungtuch» nicht zu zerstören, d.h. die Kortikalis

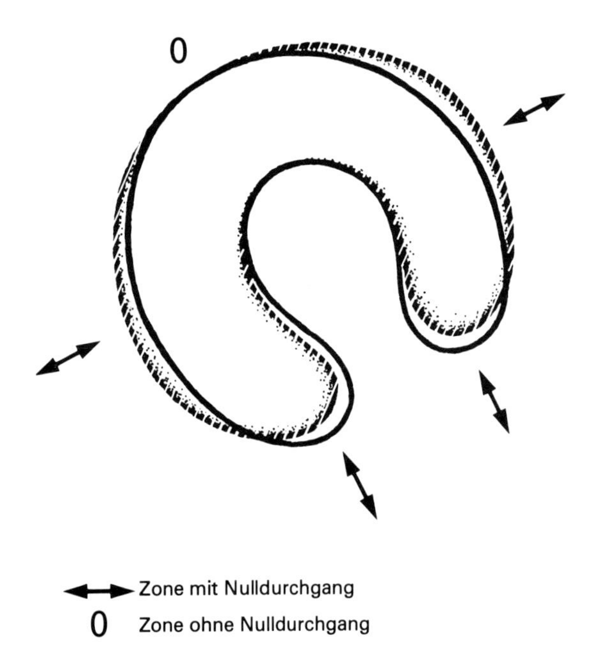

Abbildung 15. Nulldurchgang durch Deformation des Acetabulums unter Last. Nicht berücksichtigt sind der Nulldurchgang hervorgerufen durch das übertragene Reibedrehmoment und der Nulldurchgang durch lokale Überlastung *(Abbildung 18)*.

des Pfannendachs möglichst zu schonen. Die Größe der Formveränderung des Acetabulums unter Last hängt ab von der Güte der Druckverteilung. Es ist längstens bekannt, daß eine dickwandige Polyäthylenpfanne länger stabil bleibt als eine dünnwandige. Einer besseren Druckverteilung ist das Prinzip des metal-backing nach W.H. Harris dienlich. Einerseits ergibt die Metallschale durch bessere Druckverteilung eine Verminderung der Belastungsdeformation des Knochens, andererseits hat die starre Pfanne wesensmäßig einen engeren Bereich von kompensiertem Nulldurchgang. Das Prinzip des metal-backing vermindert die Belastungsdeformation des Polyäthylens und damit die Abriebanfälligkeit. Es wird genutzt von den sinnvoll erscheinenden Titan-Schraubringen mit einem Polyäthyleneinsatz (siehe 2.6.2).

Es stellt sich die grundsätzliche Frage, ob ein steifes Implantat (Metall, Keramik) so unter Vorlast im Acetabulum verankert werden kann, daß diese Formveränderung und damit die Relativbewegung genügend klein wird, um mindestens den Zustand eines kompensierten Nulldurchgangs und damit Stabilität zu erreichen. R. Judet hat dies mit seinem «frottement dur» durch Einschlagen eines etwas zu großen Implantates mit einem schweren Hammer zu erreichen versucht. Andere erstreben diese Vorlast mit einem Schraubengewinde (Keramik, Kunststoff, Metall) oder mit Verklemmung durch Kunststoffzapfen und Zugschrauben.

Über erfolgreiche zementfreie Pfannenimplantationen wird in letzter Zeit häufig berichtet. Wir haben keine eigene Erfahrung, glauben aber aus biomechanischer Einsicht, daß solche Lösungen möglich sind. Die starren Metall- oder Keramikpfannen sind voluminös und erfordern ein Knochenlager, dessen Größe die Erhaltung des gewachsenen Pfannendachs unmöglich macht. Im Schutz der primären Vorlast kann im Bereich einer großen kranialen Kontaktfläche ein genügender Knochenanbau zustandekommen *(Abbildung 17)*. Bei grazilen, speziell weiblichen Becken stellt ein starres voluminöses Pfannenimplantat eine Schwächung des Beckenrings dar mit der Gefahr einer Ermüdungsfraktur. Eine starre hemisphärische Pfanne, die wie eine elastische Kunststoffpfanne ohne Vorlast einzementiert wird, unterliegt eher der Gefahr einer Lockerung durch Expulsion als eine weniger steife *(Abbildung 18* und 19).

Die Deformation des Acetabulums und die Schwierigkeit der Erzeugung einer genügenden Vorlast zur Behebung dieser Deformation zwingen uns, die bisherige Stabilisierung der Pfanne mit Zement-

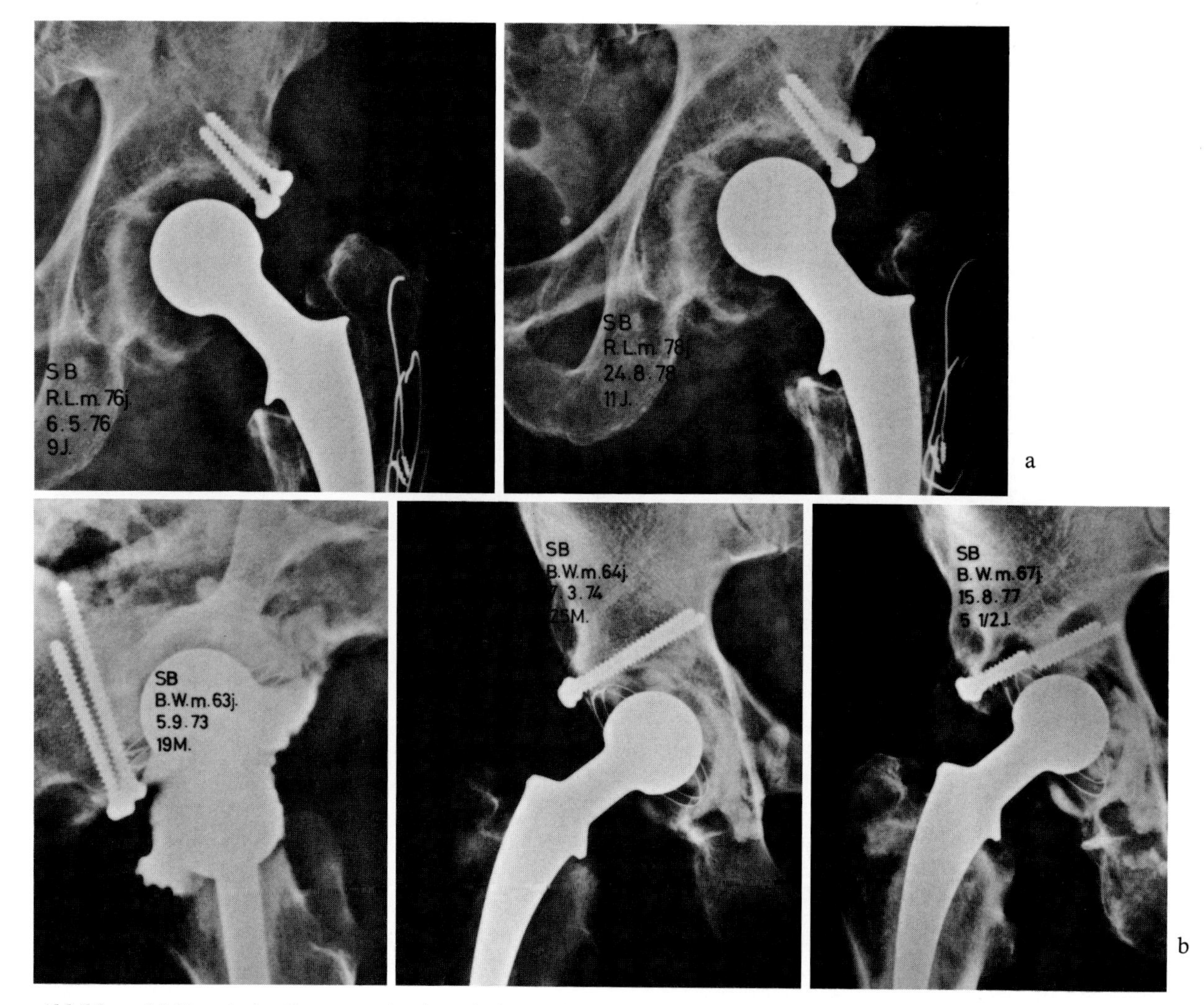

Abbildung 16. Beweis der Bewegung im Acetabulum. Biomechanisch falsch eingesetzte Schrauben erleiden einen Ermüdungsbruch.

a Schrauben ohne zusätzliches Knochentransplantat lediglich in der Zement-Knochengrenze eingeführt. Die ungünstiger liegende Schraube ist nach 9 Jahren gebrochen, die günstig liegende Schraube scheint nach 11 Jahren noch ganz zu sein.

b Das Arthrogramm weist nach 19 Monaten intakte Verhältnisse nach. Nach 5½ Jahren sind die auf Biegung beanspruchten Schrauben gebrochen.

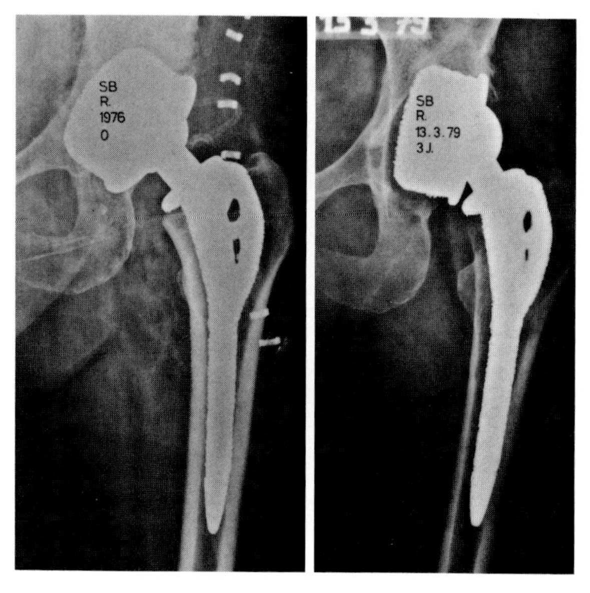

Abbildung 17. Die Bewegung des Acetabulums hat nach 3 Jahren zur Subluxation der zu wenig solid fixierten JUDET-Pfanne geführt. Eine tiefere Verankerung des großen, starren Pfannenimplantates bewirkt eine gefährliche Schwächung des Beckenrings. Nach der Dislokation hat das Implantat einen stabilisierenden Anschlag gefunden. Knochenanbau im Bereich der Krafteinleitung im Dach, Bindegewebslager und beschränkte Osteolyse im distalen Kontaktbereich.

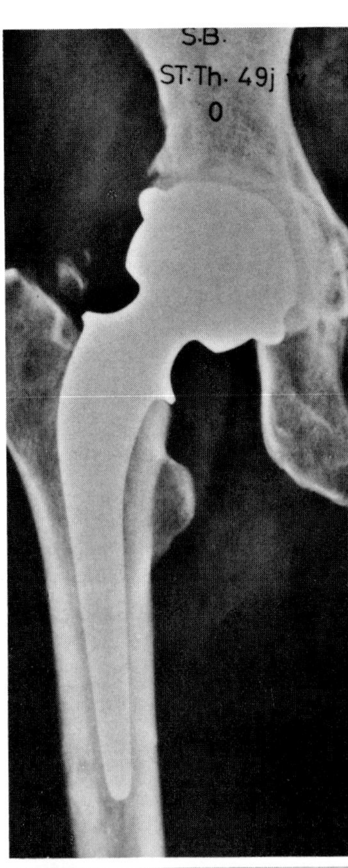

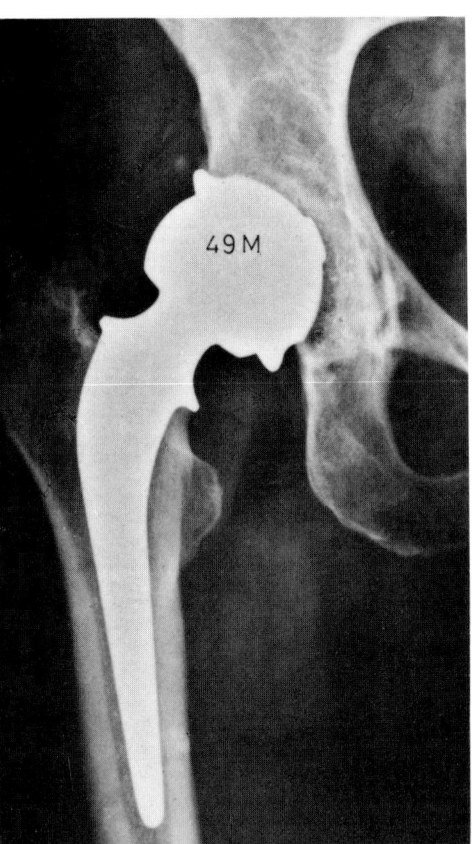

a

Abbildung 18. Biomechanische Demonstration.

a 49 Monate nach Implantation der starren Metallpfanne einer alten MÜLLER-Gleitlagerprothese wird die Pfanne aus dem intakten Zementbett herausgespuckt. Beweis der Acetabulum-Deformation.

b Die anschließend eingesetzte 44er-Polyäthylenpfanne ist dünnwandig. Schlechte Druckverteilung, großes übertragenes Reibedrehmoment. 6 Jahre später ist sie schwer instabil, nach kranial disloziert und am Einbrechen ins Becken. Stabilisierung mit Dachschale. Die 44er-Pfannen erfordern grundsätzlich eine Pfannenarmierung.

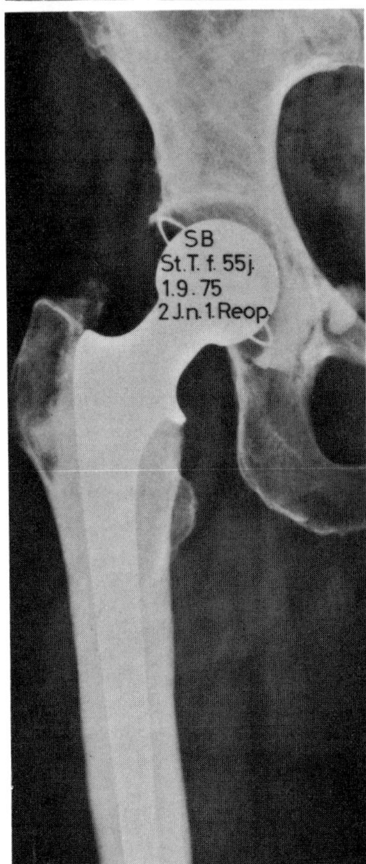

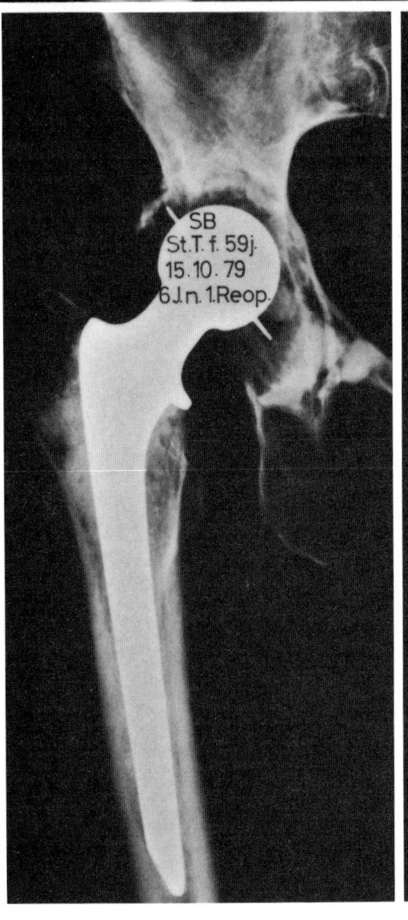

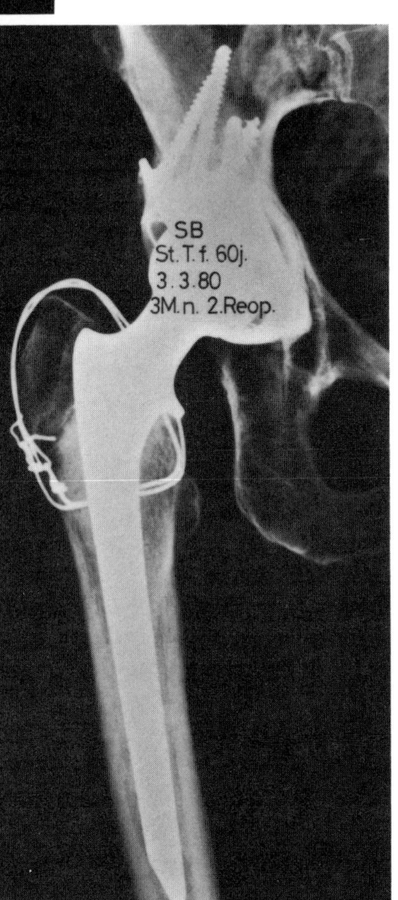

b

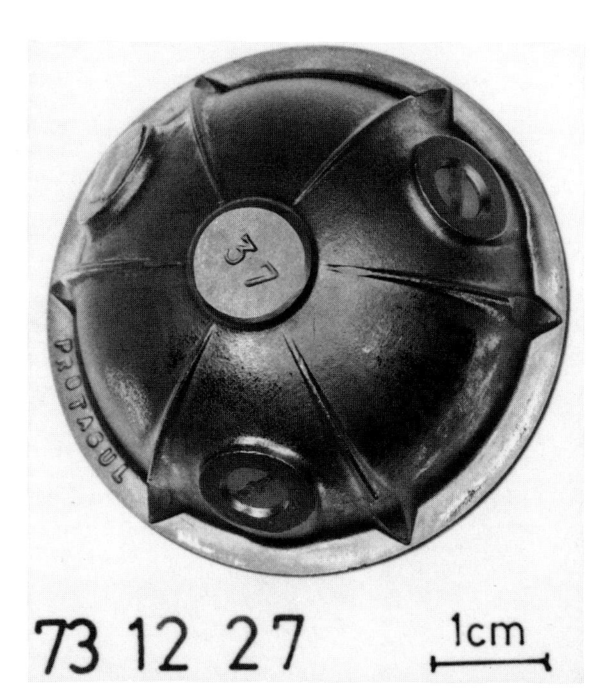

Abbildung 19. Rückseite der Metallpfanne mit Gleitlagern von *Abbildung 18.* Die Bewegung des intakten Zementlagers gegenüber dem Metall wird durch Reibspuren bewiesen. Hemisphärische starre Pfannen werden durch die Deformation des Acetabulums ausgestoßen.

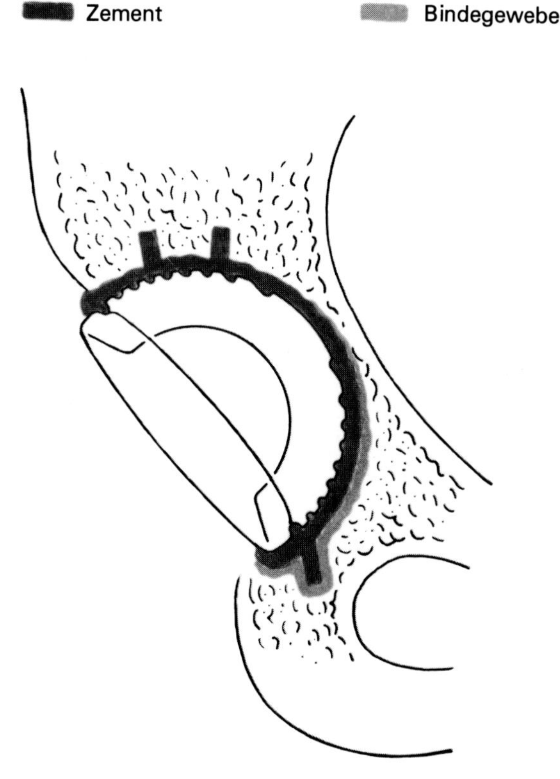

Abbildung 20. Eine bindegewebsfreie Kontaktzone mit kompensiertem Nulldurchgang ist lediglich im Pfannendach möglich. Im distalen Pfannenabschnitt ist der Nulldurchgang immer dekompensiert mit Bildung einer mehr oder weniger dicken Bindegewebsmembran. Zementverankerung im Knochen des distalen Pfannenumfangs ist nicht nur sinnlos, sondern gefährlich durch Vermehrung des Nulldurchgangs im Pfannendachbereich.

zapfen im ganzen Umgang zu überdenken. Diese Deformation erzeugt Nulldurchgang durch Relativbewegung. Die Erfahrung hat uns gelehrt, daß der Nulldurchgang im distalen Pfannenabschnitt dekompensierten Charakter aufweist *(Abbildung 20). Wir haben eine einzige Möglichkeit zur Stabilisierung der Pfanne. Es ist dies die Kontaktzone im Pfannendach.* Hier ist es möglich, den Zustand eines kompensierten Nulldurchgangs zu erreichen *(Abbildung 21).* Eine Verankerung im distalen Abschnitt des Acetabulums ist biomechanisch falsch, da sie bei Entlastung Zug im Pfannendach und damit Nulldurchgang erzeugt. Wir müssen also einsehen, daß unsere frühere Zementverankerungstechnik mit Zapfen im Sitzbein und im Schambein biomechanisch bedenklich war. Zum Glück sind diese distalen Anker bald durch Osteolyse unwirksam geworden. Sie haben die Deformation des Acetabulums nicht verhindern können. *Es wird klar, daß jede Art von fester Verbindung der Kopfprothese mit der Pfanne aus biomechanischer Einsicht der Pfannenverankerung abzulehnen ist.*

Das Pfannendach wird damit zum Garanten der Pfannenstabilität. Diese Funktion kann das Pfannendach vor allem erfüllen, wenn seine Tragkonstruktion, d.h. seine Kortikalis möglichst erhalten bleibt. Die gewachsenen, für die Druckaufnahme und Druckverteilung bestimmten Strukturen sollten nicht zerstört werden. Die Tragfähigkeit der Spongiosa im Pfannendach ist normalerweise ungenügend, jedenfalls für die Größe unserer Pfannenimplantate. Die Kortikalis des Pfannendachs darf also weder weggefräst noch weggemeißelt werden. Zur Sicherung der Stabilität verwenden wir seit 8 Jahren systematisch 3 bis 5 Pfahlschrauben. Sie armieren den tragenden Knochen, verhindern die berüchtigte Pfannenwanderung und nehmen wenig Platz ein (siehe 2.2.6). B.G. Weber bringt im ganzen Pfannenumfang zahlreiche, wenn möglich den Knochen perforierende 6-mm-Bohrlöcher an. Mit einer besonderen Zement-Überdruck-Technik durchdringt der Zement die Löcher. Im Becken entstehen verriegelnde Zementpilze. Dadurch erreicht er eine genügende Blockierung der Belastungsdeformation. Wir scheuen bei dieser Technik die großen Knochendefekte, die bei einer Reoperation wegen Infekt nötig würden.

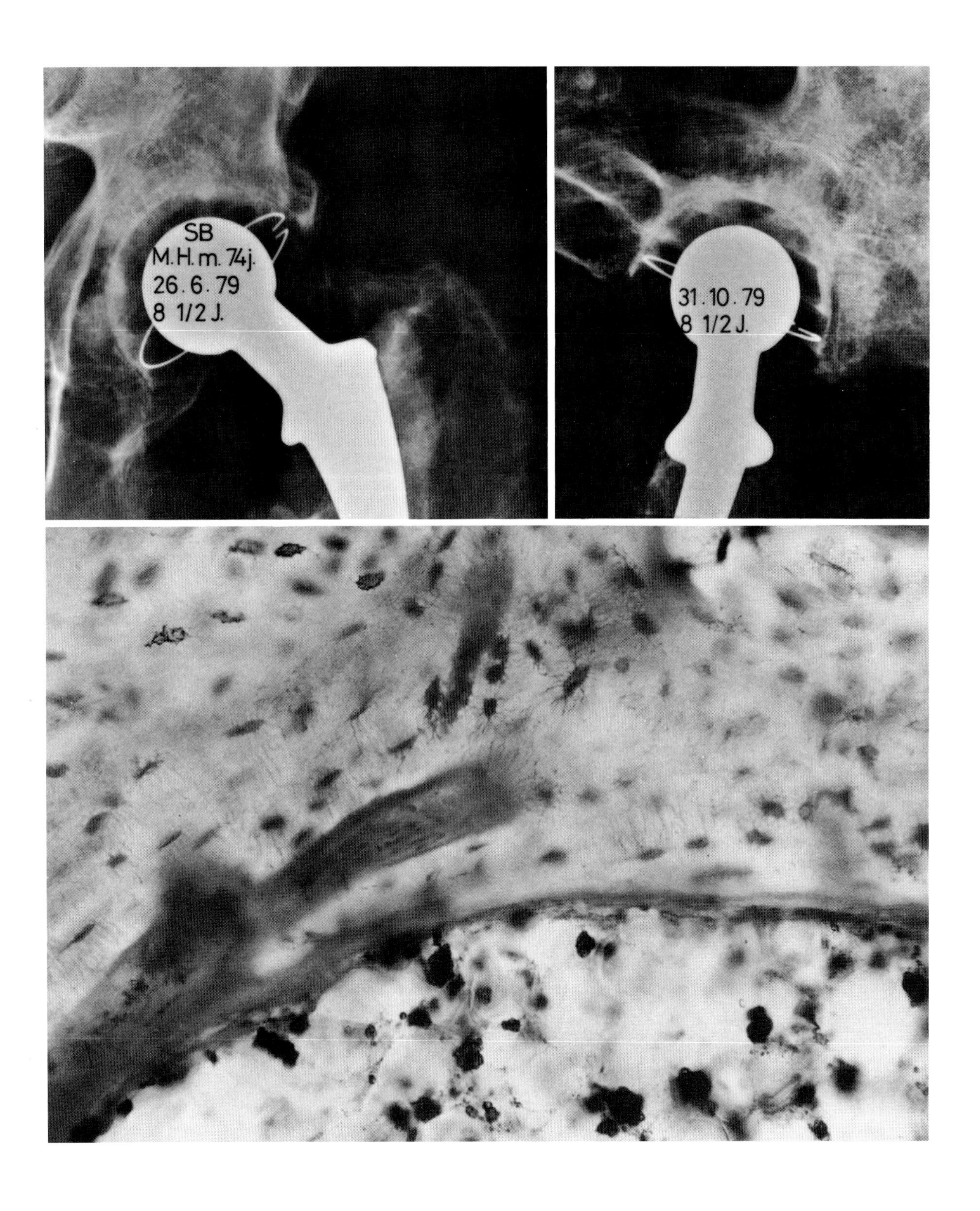

Abbildung 21. Beweis des kompensierten Nulldurchgangs im Pfannendach. Wegen eines akuten hämatogenen Infektes wurde diese stabile Pfanne ausgebaut. Im 8. postoperativen Jahr ist ein bindegewebsfreier direkter Knochen/Zement-Kontakt im Pfannendach vorhanden.

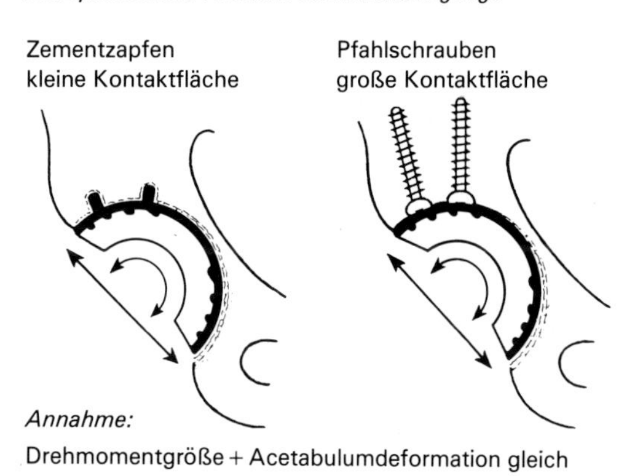

Abbildung 22. Die Größe der Kontaktfläche im Bereich der Krafteinleitung entscheidet bei gleicher Beanspruchungsgröße über die Kompensationsmöglichkeit. Pfahlschrauben vergrößern die Kontaktfläche viel wirksamer als Zementzapfen bei relativ kleiner Schwächung der tragenden Dachkortikalis.

2.2.2 **Die Problematik dünnwandiger Pfannen, auch der 44er-Pfanne**

Nulldurchgang im Bereich der kraftübertragenden Kontaktzone im Pfannendach ist auch möglich durch die mikroskopische örtliche Deformation des Polyäthylen-Verbundes dünnwandiger Pfannen. J. CHARNLEY hat die schlechte Druckverteilung dünnwandiger Pfannen im photoelastischen Modell nachgewiesen. Wegen der vorgegebenen Größendifferenz von Pfanne und Kopf, die aus reibungs- und schmiertechnischen Gründen erwünscht ist, entsteht eine begrenzte Belastungs- und Deformationszone, die bei jedem Schritt von hinten nach vorne wandert. Diese wandernde «Beule» hat den Charakter einer Relativbewegung. Eine dickwandige Pfanne, wie sie J. CHARNLEY verwendet, vermeidet diesen schädlichen Mechanismus *(Abbildung 23a).*

Die 44er-Pfanne mit dem 32er-Kopf ist zwangsläufig dünnwandig. Sie unterliegt dem oben beschriebenen Mechanismus und hat naturgemäß zusätzlich eine größere spezifische Flächenbelastung an der Knochen/Zement-Grenze. Die Erfahrung hat ergeben, daß ihre Lockerungsrate gegenüber der 50er-Pfanne deutlich erhöht ist *(Abbildung 24).* Wir empfehlen deshalb, die 44er-Pfanne nur noch in Verbindung mit der Dachschale oder Pfahlschrauben als Armierung des Acetabulums zu verwenden. Diese schließt die lokale Deformation an der Knochen/Zement-Grenze aus und verteilt den Gesamtdruck auch mit Hilfe der Schraubengewinde auf eine viel größere Knochenfläche.

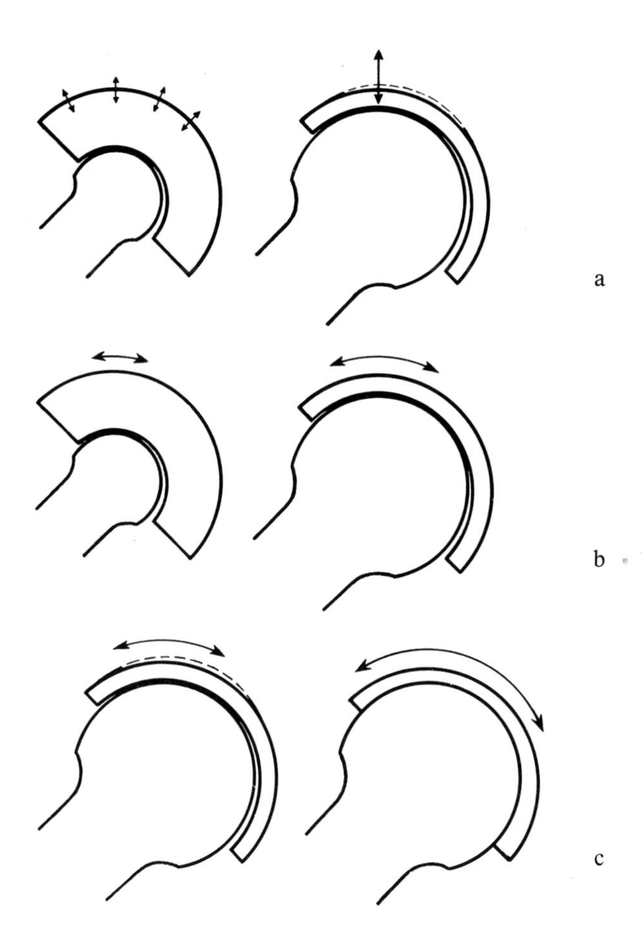

Abbildung 23.

a Die vorgegebene Größendifferenz erzeugt bei dünnwandigen Pfannen eine lokale elastische Deformation im Bereich der Knochen-Zement-Grenze. Diese lokale reversible Deformation hat den Charakter eines Nulldurchgangs. Bei kleinerem Kopf und dickerer Polyäthylenschicht ist die Druckverteilung wesentlich verbessert (J. CHARNLEY).

b Das übertragene Drehmoment ist bei dünner Pfanne und großem Kopf größer. Die Änderung der Richtung des Drehmomentes hat grundsätzlich den Charakter eines Nulldurchgangs.

c Durch Abrieb und Kaltfluß verschwindet mit der Zeit die vorgegebene Größendifferenz. Dadurch erhöht sich speziell bei dünnwandigen Pfannen das übertragene Reibedrehmoment.

2.2.3 **Die Problematik des übertragenen Drehmomentes**

Das durch Reibung erzeugte und in seiner Richtung wechselnde Drehmoment erzeugt eine Belastung der Knochen-Zement-Kontaktzone im Sinn eines Nulldurchgangs. J. CHARNLEY hat deshalb einen kleinen Kopfdurchmesser mit entsprechender Low-friction

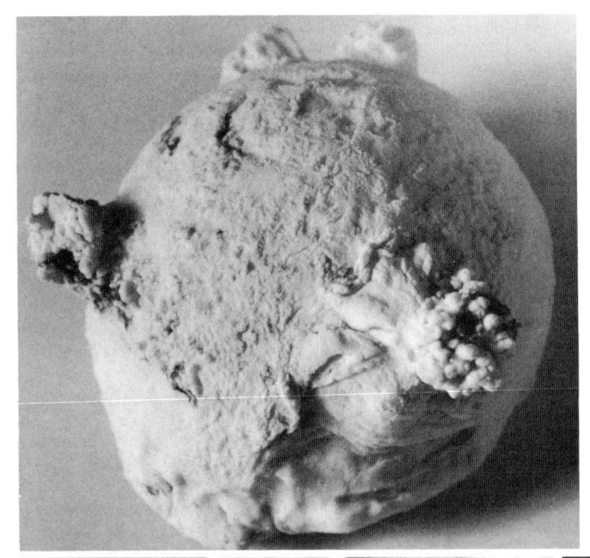

Abbildung 24. Trotz korrekter klassischer Verankerung dieser dünnwandigen 44 mm-Pfanne mit guter Penetration des Zementes in die Spongiosastrukturen besteht im 4. Jahr eine aseptische Pfannenlockerung. Dünnwandige 44 mm-Pfannen sollten grundsätzlich nur noch in Verbindung mit einer Pfannenarmierung Verwendung finden.

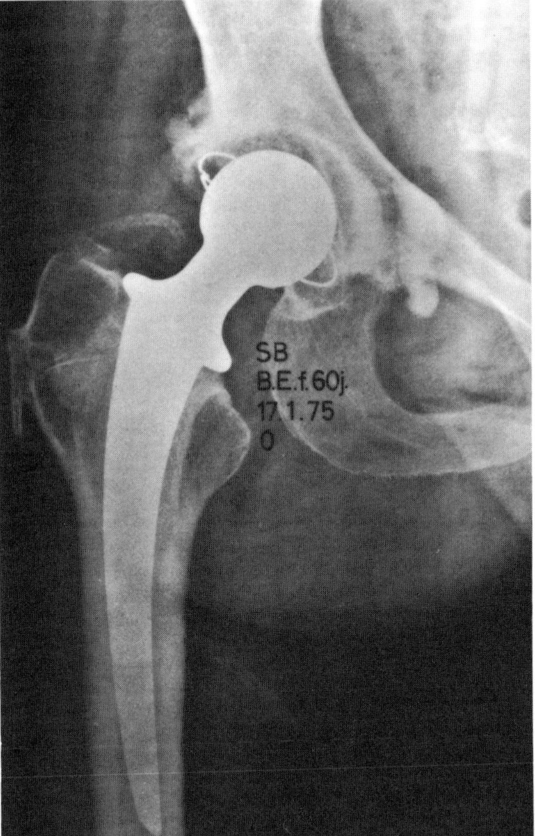

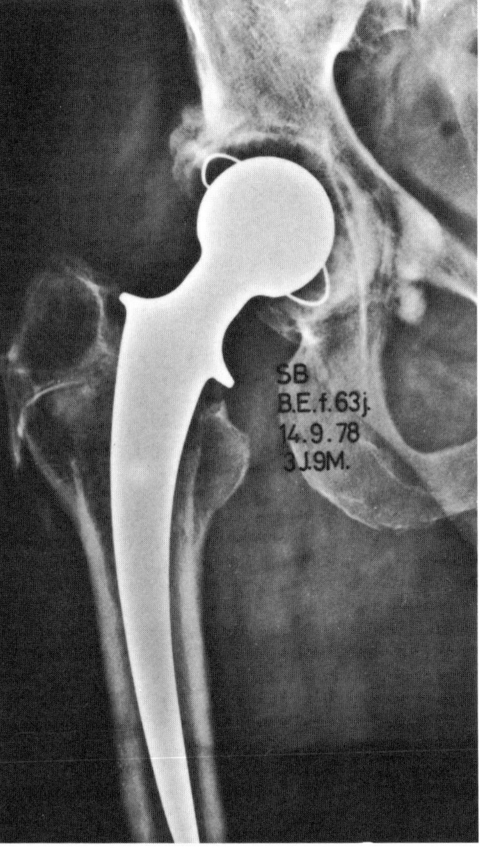

gewählt. Er sieht darin eine Garantie für Langzeitstabilität. Ein großer Kopf, wie er zum System der Schalenprothese gehört, erzeugt ein größeres Drehmoment, jedenfalls dann, wenn durch Kaltfluß (plastische Deformation) und Abrasion die Kontaktzone zwischen Kopf und Pfanne verbreitert wird. Systeme mit großem Kopf und dünnwandiger Pfanne haben deshalb weniger Aussicht auf Langzeitstabilität *(Abbildungen 23b* und *c)*.

2.2.4 **Die Pfannendachinsuffizienz**

Wir verstehen darunter das Fehlen einer genügend großen widerstandsfähigen Kortikalisschicht des Pfannenlagers.

a) Die Pfannendysplasie;
b) Pfannendachzysten;
c) Coxitische Osteoporosen;
d) Spontan oder operativ versteifte Hüften;
e) Instabile Pfannenprothesen mit Osteolysen.

ad a) Eine zu flache Pfanne darf mit der Fräse oder dem Pfannenmeißel nur so weit vertieft werden, als die Dachkortikalis nicht tangiert wird. Dies ist oft zu wenig, so daß die Überdachung ungenügend bleibt. Verschiedene Mittel stehen zur Verfügung:

- Die Pfannendachschale nach M.E. MÜLLER, die im Becken solid verschraubt wird. Wichtig zur Stabilisierung ist auch hier, daß die Schrauben möglichst steil nach oben, entsprechend der einwirkenden Druckkraft, eingesetzt werden und die Pfannendachschale solid in Anschlag drücken. Diese Schale erweitert die Stützfläche. Sie wird häufig mit einer Knochenplastik kombiniert (*Abbildung 25;* siehe auch 2.2.6).
- Die Pfannendachplastik. Kortikospongiöse Würfel aus dem resezierten Schenkelhals/Schenkelkopf werden lateral am Pfannendach mit 4,0-Spongiosaschrauben zur Erweiterung der Tragfläche angeschraubt. Die Pfannenmanipulierprothese dient dabei als Schablone *(Abbildung 26).*

Vorteilhafter ist, ein entsprechend großes Kopffragment mit dichten Strukturen lateral am Pfannendach anzuschrauben und mit der Pfannenfräse zurechtzuschneiden. Zusätzlich ist jedoch eine Armierung notwendig (Pfahlschrauben oder Dachschale).

Die Verwendung der Dysplasieprothese mit dem 22-mm-Kopf erlaubt, kleinere Pfannen zu verwenden. Diese können mit einer intraacetabulären Pfannenplastik kombiniert werden. Dadurch gelingt es, die Pfanne auf anatomische Höhe zu verlagern.

ad b) Pfannendachzysten werden eröffnet, mit dem kleinen scharfen Löffel ausgeräumt und mit kortikospongiösen Fragmenten vom Schenkelhals und Schenkelkopf fest ausgestopft *(Abbildung 27).* Niemals dürfen Zysten mit Zement ausgefüllt werden. Der Zystengrund ist nicht tragfähig, und die Polymerisationsschwindung des zu großen Zementmassivs erzeugt eine primäre Instabilität. Zusätzlich

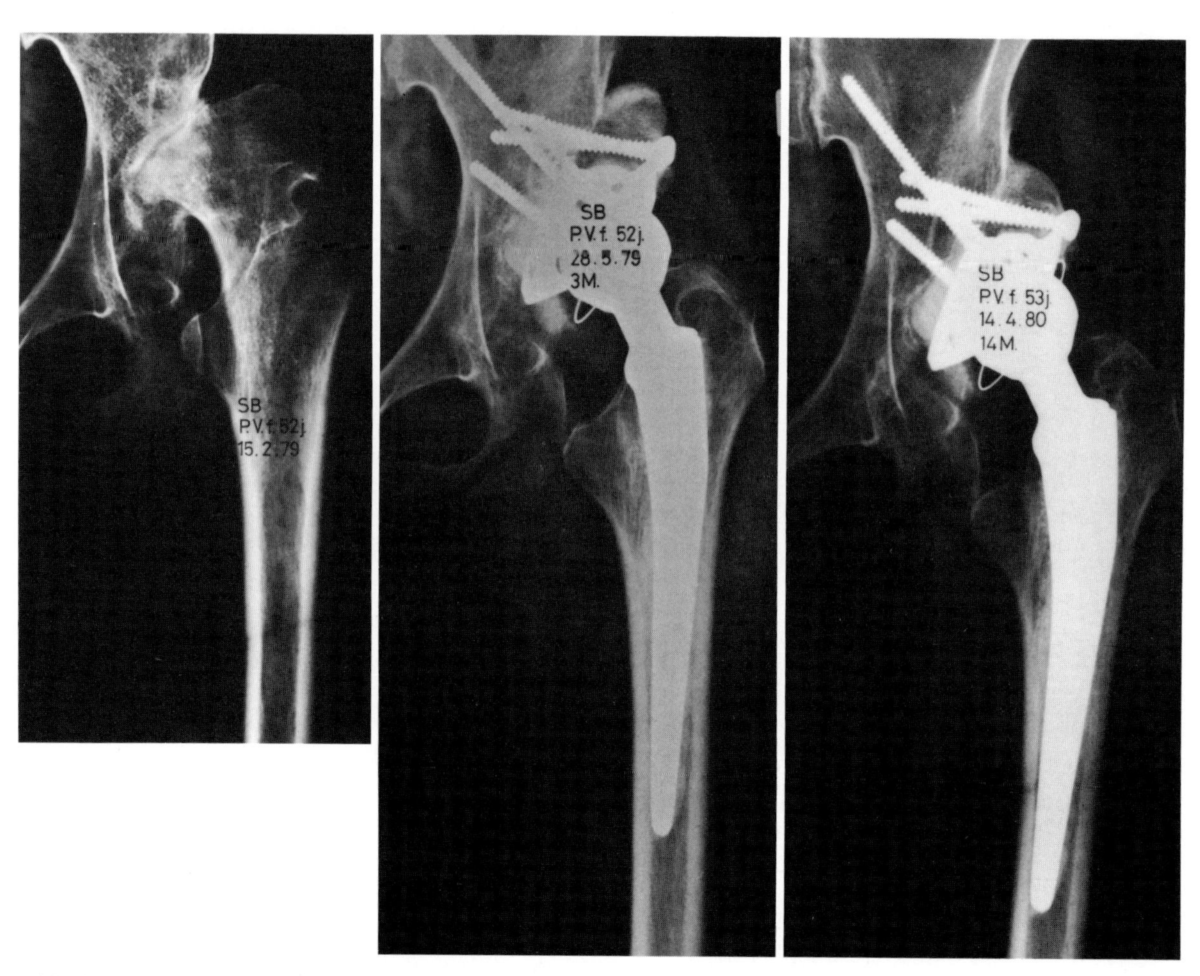

Abbildung 25. Schwere Pfannendysplasie. Einsatz der Pfannendachschale nach M.E. MÜLLER und Knochenplastik mit einem Kopffragment. Nach 14 Monaten ist das angeschraubte Kopffragment solid integriert. Stabile Verhältnisse in der Tragzone. «Dehnungsfuge» mit kortikaler Grenzlamelle im medialen und distalen Implantatumfang entsprechend einer stationären Form des dekompensierten Nulldurchgangs.

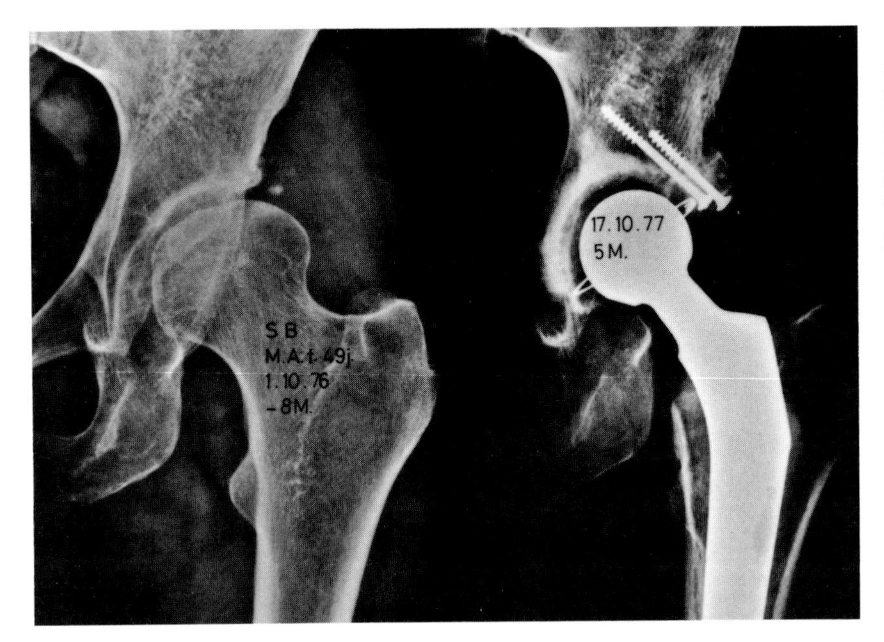

Abbildung 26. Einbau von angeschraubten kortiko-spongiösen Fragmenten nach 5 Monaten. Dadurch wird das knöcherne tragende Pfannendach nach lateral erweitert. Die Methode ist heute zugunsten des Einbaus einer Pfannendachschale verlassen.

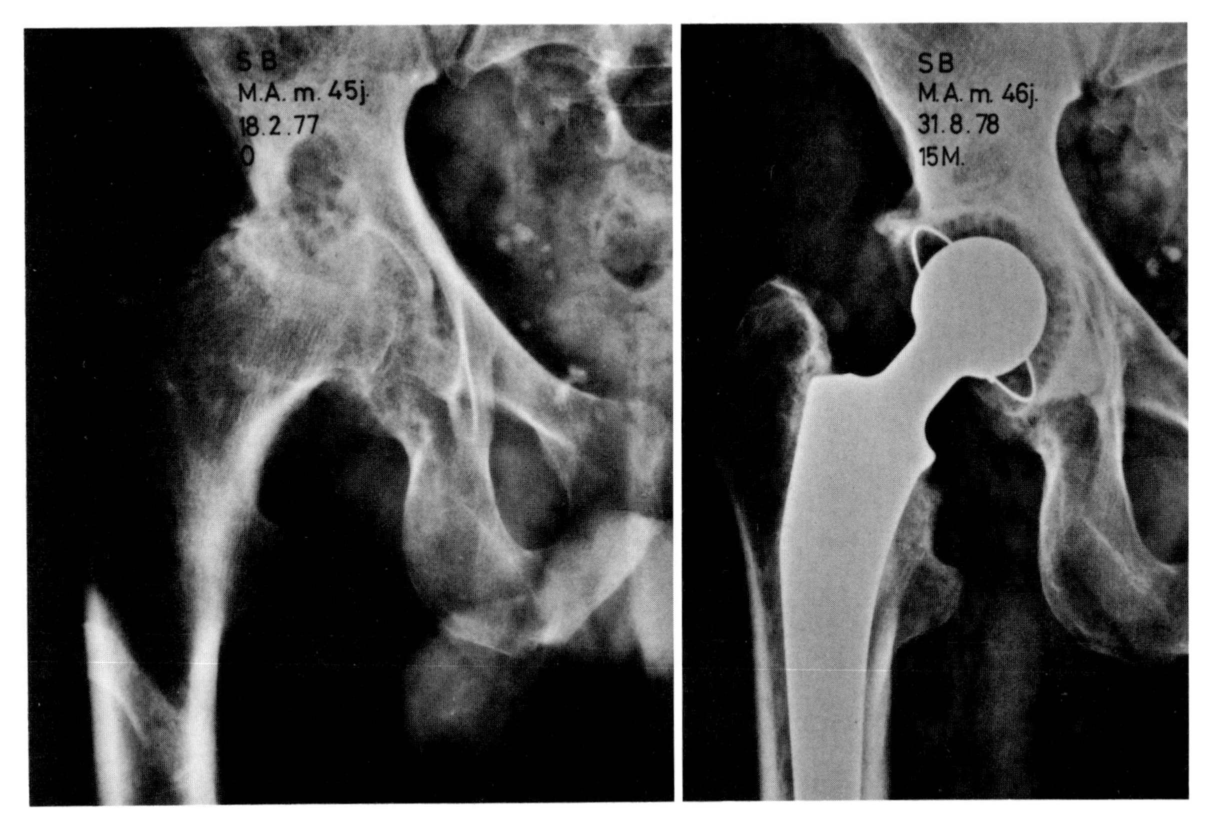

Abbildung 27. Resultat der kortiko-spongiösen Plombierung einer riesigen Pfannendachzyste nach 15 Monaten. Aus heutiger Sicht müßte dieses Transplantat zusätzlich mit einer Pfahlschraube armiert werden.

werden die Zysten nach Plombierung mit kortiko-spongiösen Spänen mit einer Pfahlschraube armiert (siehe 2.2.6).

ad c) Bei schwerer Pfannendachporose kann das Dach durch Einschlagen von kortikospongiösen Fragmenten aus dem Hals und Kopf «gepflästert» werden. Zusätzlich ist jedoch das Verankern einer Pfannendachschale nach M. E. Müller notwendig.

ad d) Nach Arthrodesen fehlt das Pfannendach immer. Die Krafteinleitung erfolgt von der Schenkelhalskortikalis auf den kortikalisstarken Pfannenrand. Im Bereich des ehemaligen Pfannendachs findet sich nur ganz lockere Spongiosa. Auch hier füllen wir den Pfannendachdefekt mit kortikospongiösen Transplantaten aus, die wir vom resezierten kräftigen Halsbereich gewinnen. Zusätzlich ist der Einbau der Pfannendachschale nach M. E. MÜLLER notwendig.

ad e) Die schwierigen Probleme von Pfannendefekten bei Reoperationen werden im Kapitel der aseptischen Komplikationen behandelt. In diesen Fällen ist in der Regel der Einsatz einer Pfannendachschale oder der Pfannenstützschale nach BURCH/SCHNEIDER notwendig (siehe 2.2.6).

2.2.5 **Die Pfannengrundinsuffizienz**

a) *Die primäre Pfannengrundinsuffizienz*

Von primärer Pfannengrundinsuffizienz sprechen wir bei der Protrusio acetabuli und in allen Fällen von Coxa profunda, die dazu neigen. Der Pfannenrand bleibt dabei immer widerstandsfähig. Wir können hier nicht auf die pathogenetische Biomechanik der Coxa profunda eintreten, müssen aber annehmen, daß ein Implantat den gleichen Weg zu nehmen droht wie der Schenkelkopf. Operationstechnische Konsequenzen:

- Die Pfannenprothese muß gegen eine Dislokation nach medial abgestützt werden. Dazu eignet sich am besten die Pfannendachschale von M. E. MÜLLER (siehe 2.2.6). Früher kam auch der EICHLER-Ring zum Einsatz.
- Eine zu große Zementmenge hinter dem Pfannenimplantat ist zu vermeiden. Es empfiehlt sich, kortikospongiöse Transplantate vom Kopf und Hals in den tiefen Pfannengrund einzubringen. Dieses Lager wird mit der Manipulierprothese geformt. Mehrere vorsichtig im Pfannengrund mit dem 4,5-mm-Bohrer angelegte Bohrlöcher erleichtern die Vaskularisation des Implantatlagers.

b) *Die sekundäre Pfannengrundinsuffizienz*

Im Bereich der medialen Seite des Pfannenimplantates finden sich grundsätzlich andere Verhältnisse als im Pfannendach. Hier haben wir es auch bei stabiler Pfanne meistens mit einer Zone von dekompensiertem Nulldurchgang zu tun. Wir finden fast regelmäßig eine ziemlich dicke Bindegewebsmembran zwischen Zement und Knochen. Die Relativbewegung durch die Deformation des Acetabulums erzeugt eine wechselnde Gewebedehnungsbeanspruchung, der nur Bindegewebe gerecht wird. Diese Bindegewebsschicht wirkt als Puffer und schützt den angrenzenden Knochen vor weiterer Beanspruchung im Sinn des Nulldurchgangs und damit vor weiterer Resorption. Unter stabilen Verhältnissen bleibt dieser Zustand im Gleichgewicht *(Abbildung 20)*. Bedingungen zu diesem Gleichgewicht sind:

- eine genügende Verankerung im Pfannendach;
- ein intaktes Zementlager;
- ein genügend widerstandsfähiges Becken, das sich unter Last nicht zu sehr deformiert. Dazu gehört ein ungestörter Knochenumbau und eine genügende Mineralisation.

Störungen dieses Gleichgewichts sind also zu erwarten:

- bei eintretender Instabilität im Pfannendach, die oft verbunden ist mit Zerrüttung des Zementlagers. Zementzerrüttungsprodukte und Kunststoffpartikel der Pfanne in Verbindung mit Instabilität regen die Wucherung eines Granulationsgewebes an, das zuerst große Osteolysen im Bereich des «physiologischen» Bindegewebslagers erzeugt, später auch im Pfannendach (H. G. WILLERT, 1978). Auf diese Weise entsteht eine mediale Pfannengrundinsuffizienz, die zum Einbruch des Pfannenimplantates ins Becken Anlaß geben kann;
- eine Störung des Gleichgewichts ist auch zu erwarten, wenn der Knochenumbau des Beckens als Folge der Schädigung der Osteoblasten durch Röntgenstrahlen kompromittiert wird. Dieser Zustand ist häufig nach Tumorbestrahlungen. Besonders im Bereich des Pfannengrundes tritt dadurch eine zunehmende Knochenermüdung mit Infraktionen auf. Es wird ein Circulus vitiosus ausgelöst, weil dadurch die Deformation des Beckens und damit die Relativbewegungen zunehmen. Folge ist der Zusammenbruch der Verankerung im Pfannendach, so daß die Pfanne ins Becken einbrechen kann. Dies ist auch ohne Zerrüttung des Zementbettes möglich.

Die Operationstechnik der sekundären Pfannengrundinsuffizienz wird bei den Komplikationen beschrieben.

Wir haben bis heute zur Pfannenverankerung Zement verwendet. Das Studium der Komplikationen lehrt uns, daß eine Zementzerrüttung bei der Pfanne eine noch schlimmere Rolle spielt als bei der Schaftprothese. Aus biomechanischer Sicht ist Zement im kaudalen Pfannenabschnitt wenig sinnvoll. Auf alle Fälle müssen dicke, kraftübertragende Zementschichten vermieden werden. Autologe oder homogene Knochentransplantate sollen großzügig zum Einsatz kommen.

Den aus theoretischer Sicht durchaus möglichen Weg einer zementfreien Pfannenverankerung haben wir nicht beschritten (siehe 2.6.2). Wir sind überzeugt, daß der Zement unter stabilen Verhältnissen durchaus biokompatibel ist, und wir haben deshalb die Lösung mit der Armierung der Pfanne gesucht.

2.2.6 **Die Armierung der Hüftpfanne**

Zum Hauptproblem der Totalprothese der Hüfte ist heute die Pfannenstabilität geworden.

Prinzip der Armierung der Hüftpfanne ist die Nutzbarmachung intakter, widerstandsfähiger Knochenstrukturen im Ilium und die Verteilung der einwirkenden Kräfte auf eine größere Fläche. Die Armierung sichert die initiale Stabilität am oberen Pfannenpol. Sie ermöglicht den ungestörten Einbau von transplantiertem Knochen und des Zementes. Sie bekämpft die initiale Instabilität, die bei größeren Zementmengen wegen der Polymerisationsschwindung unabwendbar ist.

Pfahlschrauben wie die Schrauben der Schalen reduzieren die Belastungsdeformation des Acetabulums. Sie verkleinern damit die Gefahr der Implantatlockerung.

Als Mittel zur Armierung der Hüftpfanne dienen:

1) Die Pfahlschrauben (R. SCHNEIDER).
2) Die Pfannendachschale (M. E. MÜLLER).
3) Die Pfannenstützschale (H. B. BURCH/R. SCHNEIDER) *(Abbildung 28).*

1) *Die Pfahlschrauben* (R. SCHNEIDER)

Es sind 20–60 mm lange Spongiosaschrauben *(Abbildungen 29–32)* mit durchgehendem Gewinde, evtl. Kortikalisschrauben.

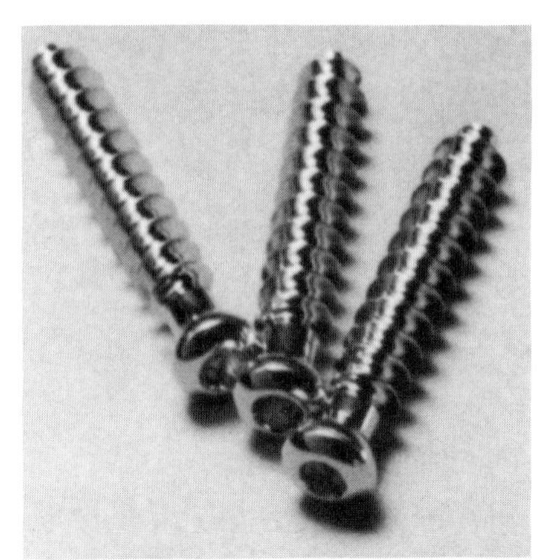

a

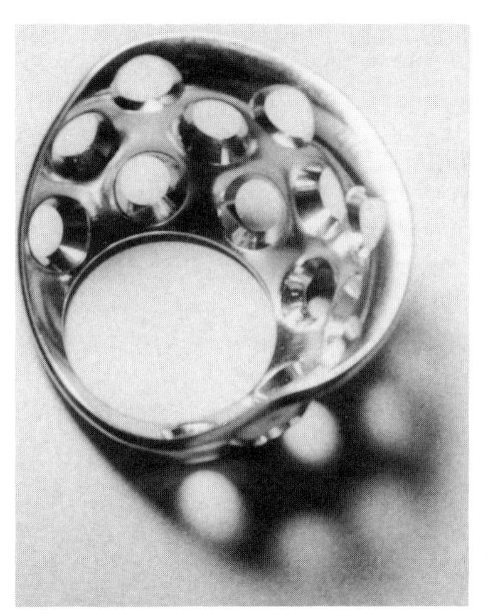

b

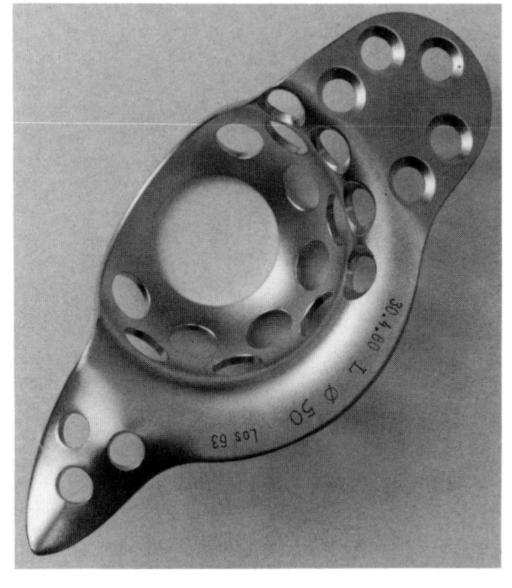

c

Abbildung 28. Die Mittel zur Pfannenarmierung.

a Pfahlschrauben sind normalerweise 6,5 mm Spongiosaschrauben mit durchgehendem Gewinde, ausnahmsweise Kortikalisschrauben;
b Pfannendachschale;
c Pfannenstützschale

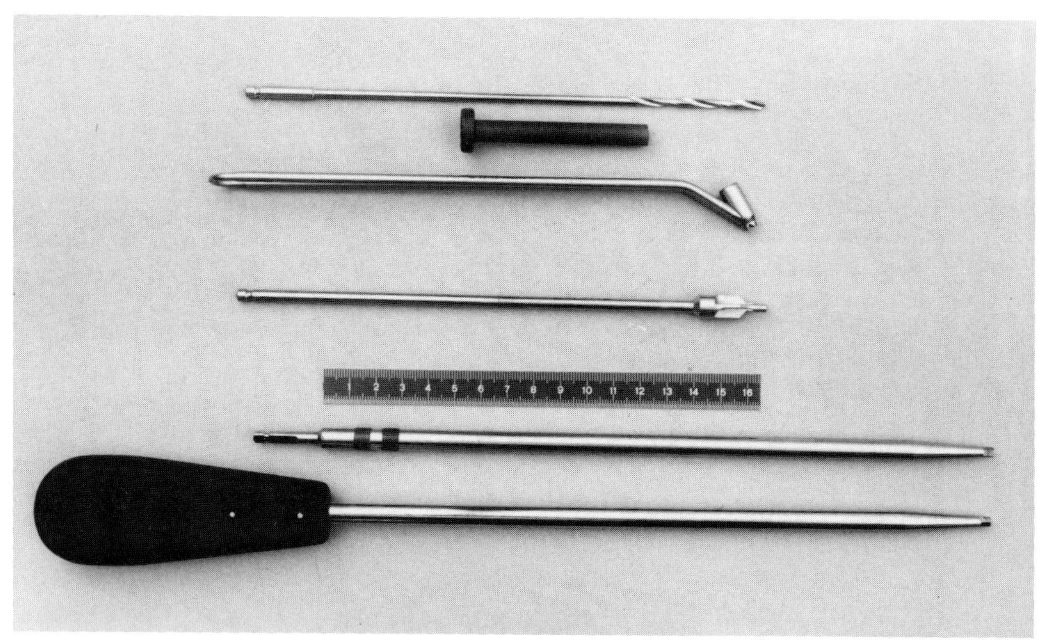

Abbildung 29. Pfahlschrauben-Instrumentarium. Von oben:
- 3,2-mm-Bohrer, Känge 200 mm
- Plastikschutzhülse
- Bohrbüchse
- 9-mm-Kopfraumfräser mit 3-mm-Zapfen
- lange Schraubenzieher für Motor- und Handbetrieb

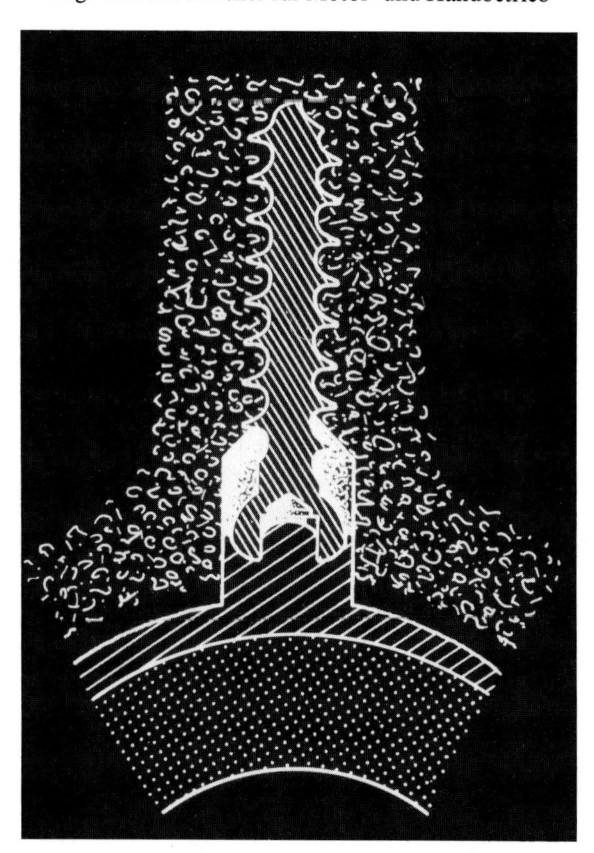

Abbildung 30. Schema Pfahlschraube. Der 8-mm-Schraubenkopf wird im 9-mm-Fräsloch versenkt, so daß zwischen Metall und Polyäthylen genügend Zement Platz hat.

Technik: Richtung der Schrauben nach oben medial, damit sie möglichst nur auf Druck und nicht auf Scherung beansprucht werden. Drei bis vier möglichst auseinander liegende Schrauben im Pfannendach. Vorbohrung normalerweise 3,2 mm mit langem Bohrer. Kunststoff-Schutzhülle zum Schutz der Weichteile. Bohrtiefe etwa 60 mm oder bis zur Beckenperforation. Längenmessung. Fräsen des Kopfraums mit langer Kopfraumfräse mit 3 mm-Zapfen. Große Pfannendachzysten werden mit Knochen plombiert und mit einer Schraube armiert. Die Schraubenköpfe werden versenkt. Der Zement ankert am Kopfumfang und im Schraubeninbus. Die Verwendung eines überlangen Schraubenziehers ist sehr vorteilhaft.

Indikation: heutige Technik für den Normalfall *(Abbildung 32)*.

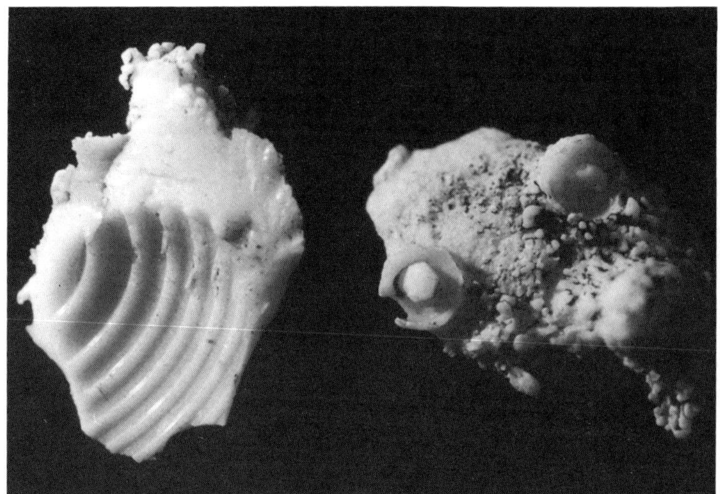
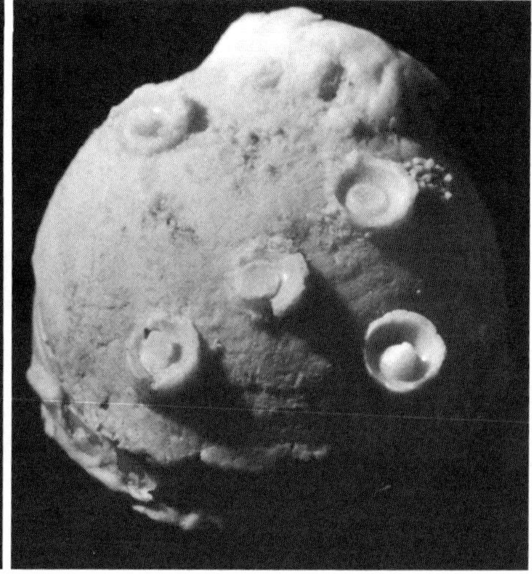

Abbildung 31. Wegen Infekt ausgebauter Zement nach Pfahlschraubentechnik. Die Kontaktverhältnisse kommen gut zur Darstellung. Ziel ist eine gute initiale Stabilität, unter deren Schutz die Spaltheilungsprozesse ungestört ablaufen können und somit die endgültige Stabilität sicherstellen.

2) *Die Pfannendachschale* (M.E. MÜLLER)

Es handelt sich um eine starre, halbkreisförmige Kalotte mit ausgekrempeltem Rand und zahlreichen eingesenkten Löchern zur Aufnahme von Schrauben. Sie legt sich auf die Facies lunata acetabuli. Schrauben sind sowohl am Rand wie in der Tiefe anzubringen, um einen soliden Anschlag ohne Kipptendenz zu sichern. Außerdem wirken die Schrauben wie Pfahlschrauben. Bei genügender Pfannentiefe paßt die Pfannendachschale genau in die mit der entsprechenden Fräse präparierte Pfanne und stützt mit dem ausgekrempelten Rand am oberen und hinteren Pfannenrand ab. Die 50er-Pfannendachschale, bestimmt zur Aufnahme einer 50er-Pfanne, erfordert ein Lager von 54 mm Durchmesser, die 44er Pfannendachschale ein solches von 50 mm. Die 54er-Dachschale wird oft mit einer 50er-Pfanne verwendet. Bevor für eine 50er- oder 54er-Dachschale über 50 bzw. 54 aufgefräst wird, soll versucht werden, die Schale in das etwas zu enge Lager unter Vorlast einzuschlagen. Bei dysplastisch flachen Pfannen erweitert die Pfannendachschale das Lager nach außen. Sie wird in diesen Fällen mit einer Knochenplastik kombiniert. Bei Protrusio acetabuli ermöglicht die Pfannendachschale die wegen der Beinstatik wichtige Lateralisierung der Pfanne. Die Tiefe des Pfannengrundes ist grundsätzlich mit Knochen aufzufüllen.

Technik: Nach entsprechender Pfannenfräsung ist das Einbringen der genau passenden Pfannendachschale problemlos. Der ausgekrempelte Rand umfaßt den oberen und hinteren Pfannenrand. Die Verschraubung im Dach erfolgt mit Kortikalis- oder Spongiosaschrauben nach 3,2 mm-Bohrung und Längenmessung. Es genügen 4–5 Schrauben. Sie müssen vor Einbringen des Zementes nachgezogen werden. Bohrung und Eindrehen der tiefer liegenden Schrauben erfordern eine flexible Welle und einen Kardanschraubenzieher. Die Verwendung eines überlangen Schraubenziehers ist sehr vorteilhaft. Der Zement ankert in den Schalenlöchern und den Schrauben. Er fixiert das Pfannenimplantat wegen der Polymerisationsschwindung sehr fest.

Bei Pfannendysplasie darf die fehlende Pfannentiefe nicht mit der Fräse erzwungen werden. Es würde dabei die tragende Dachkortikalis geopfert und eine Beckenperforation riskiert. Es ist deshalb notwendig, solide Kopf/Hals-Fragmente seitlich am Pfannendach festzuschrauben und mit der Pfannenfräse anschließend zu konfektionieren. Die Pfannendachschale schützt in der ersten Zeit das Knochentransplantat vor Überlastung und wird später vom eingeheilten Knochen gestützt.

Indikation:

- fehlendes oder stark geschwächtes kortikales Pfannendach (z.B. nach Hüftarthrodesen);
- Pfannendysplasie;
- Protrusio acetabuli *(Abbildungen 25, 33–35);*
- Zweiteingriffe.

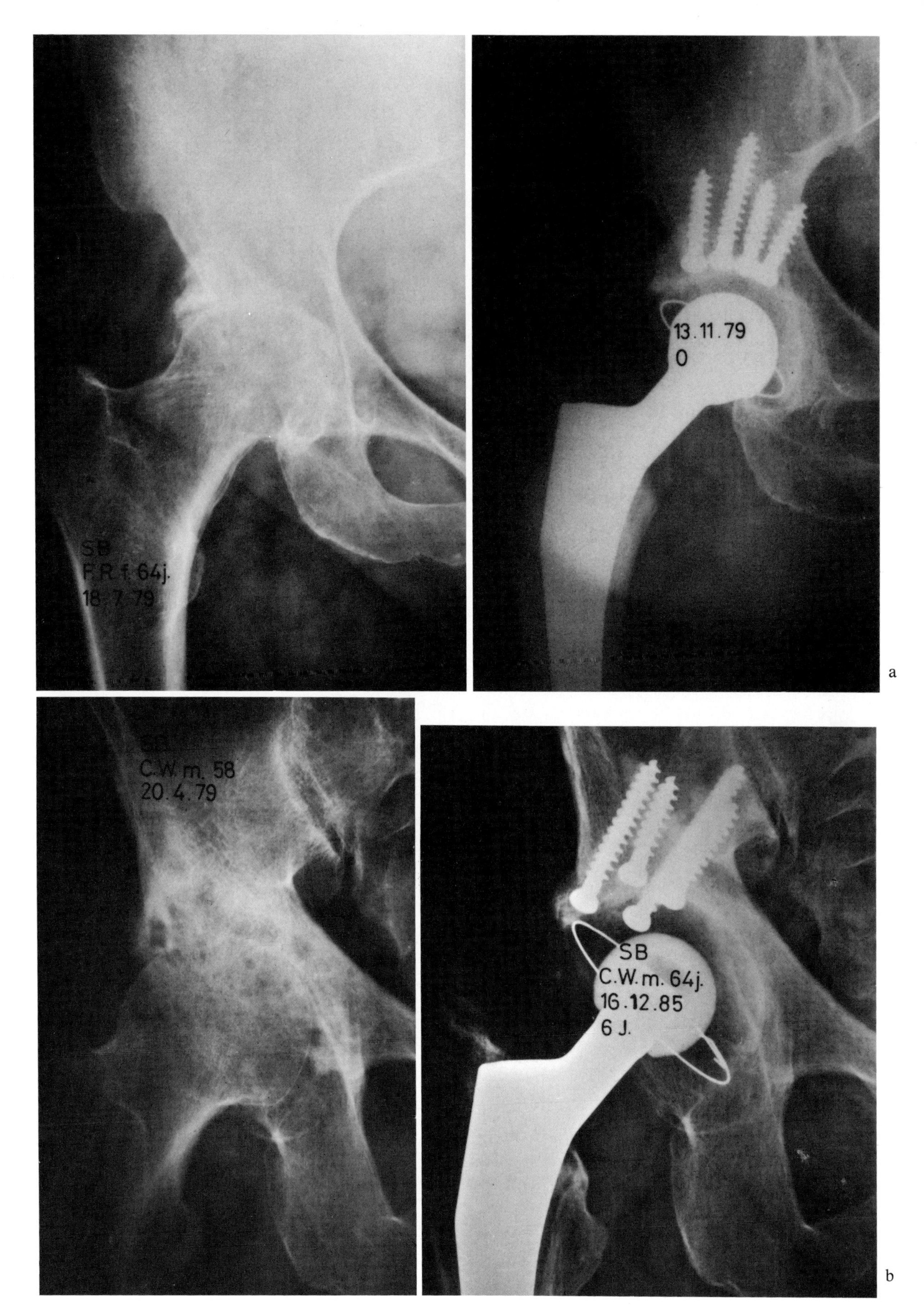
SB
F.R.f. 64j.
18.7.79
13.11.79
0
a
C.W.m. 58
20.4.79
SB
C.W.m. 64j.
16.12.85
6 J.
b

◁ *Abbildung 32a.* Anordnung in einer Frontalebene ist wahrscheinlich weniger günstig als eine Verteilung zusätzlich nach vorn und hinten (b).

Abbildung 32b. 58jähriger Handwerker mit morschem Pfannendach. Stabilität mit Knochenaufbau 6 Jahre nach Zementierung mit 4 Pfahlschrauben.

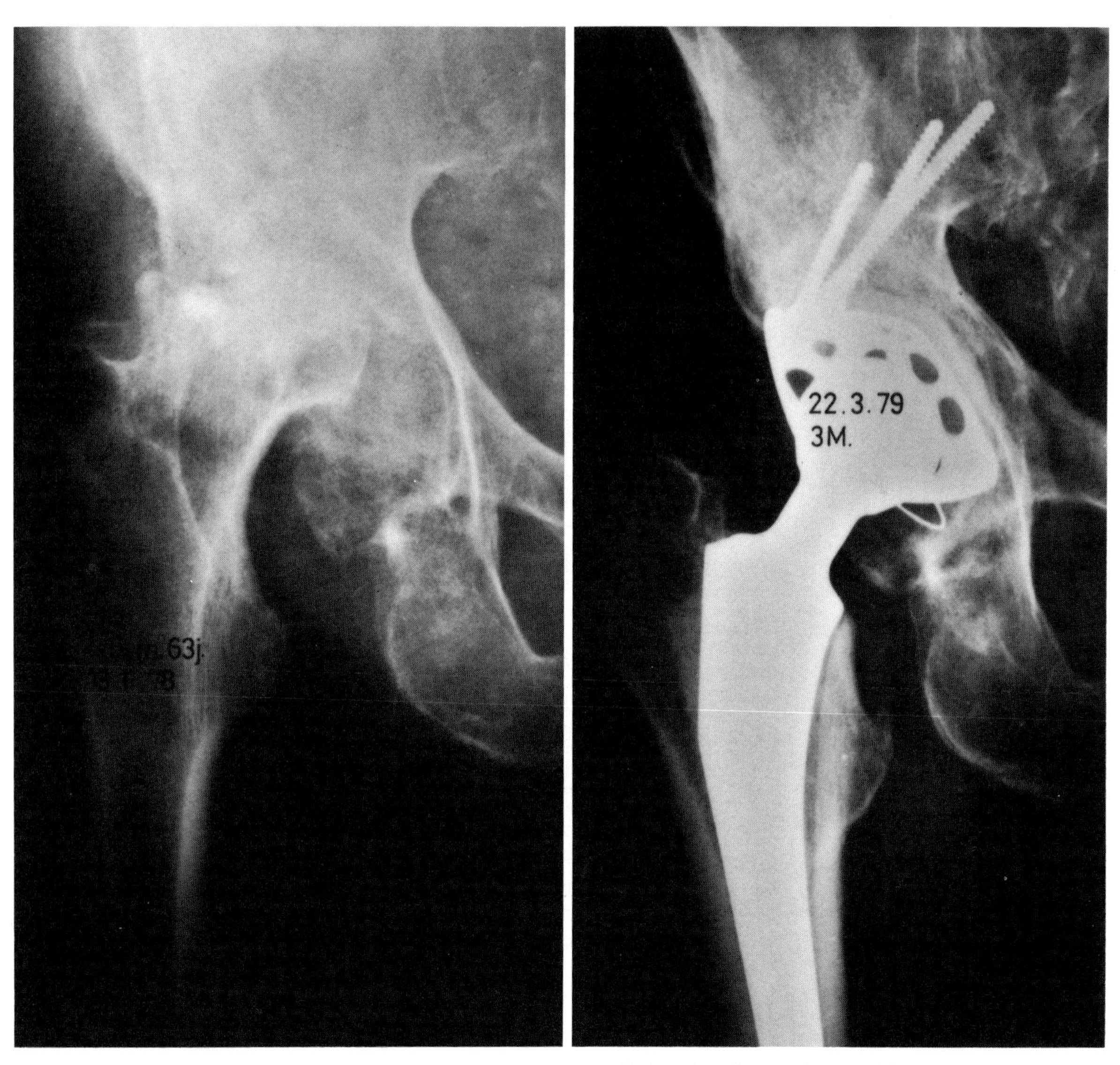

Abbildung 33. Rapid destruierende Koxitis. Schwere Strukturinsuffizienz im Pfannendach. Indikation zur Pfannendachschale. Technisch mangelhafte Dachschalenimplantation mit fehlenden Schrauben in der Pfannentiefe, wodurch die primäre Stabilität der Pfannendachschale gefährdet ist.

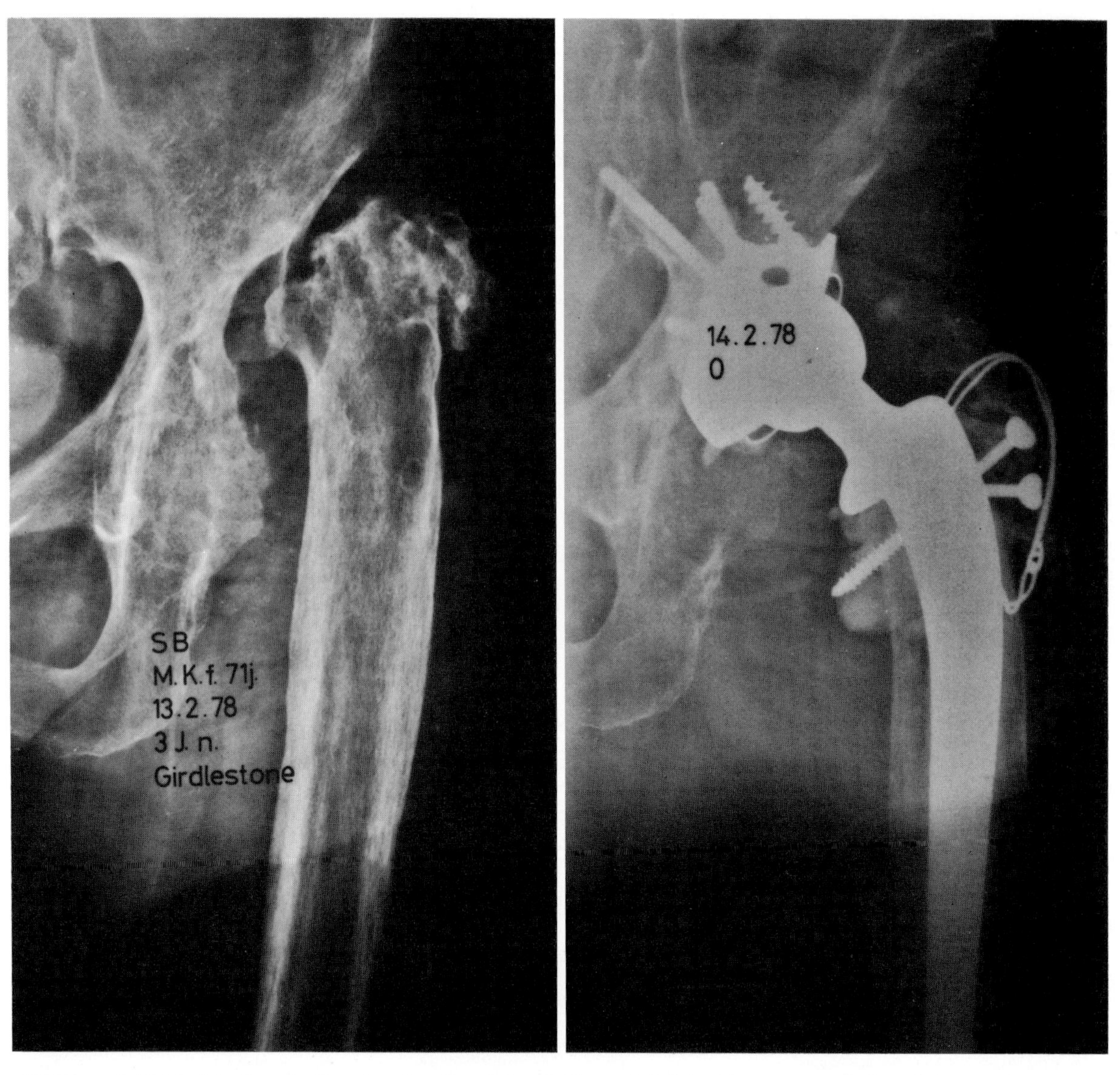

Abbildung 34. Unbefriedigendes Resultat einer Resektionshüfte nach Infekt. Eine genügende Stabilisierung der Pfanne ist nur mit der Armierung durch eine Pfannendachschale möglich.

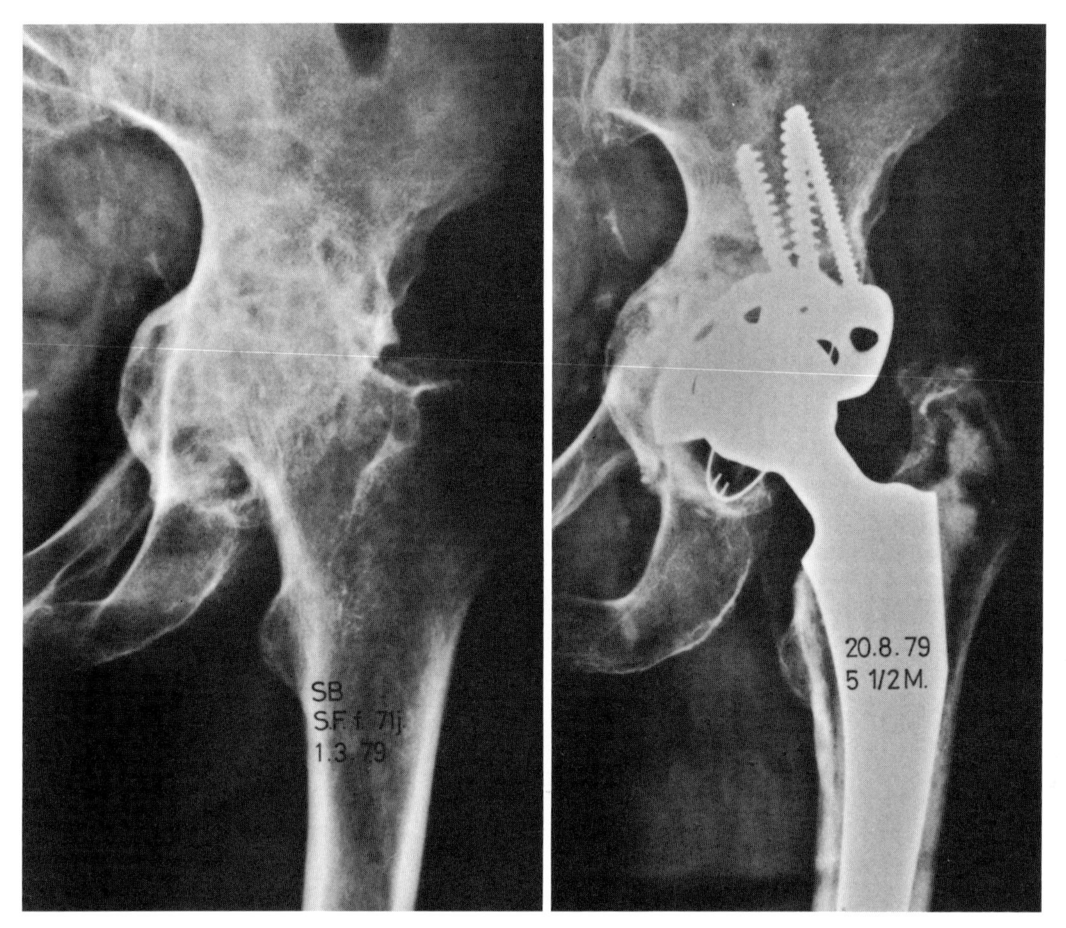

Abbildung 35. Schwere Protrusio acetabuli. Ideale Indikation für den Einbau einer Pfannendachschale. Kortiko-spongiöses Transplantat im Pfannengrund hinter der Schale.

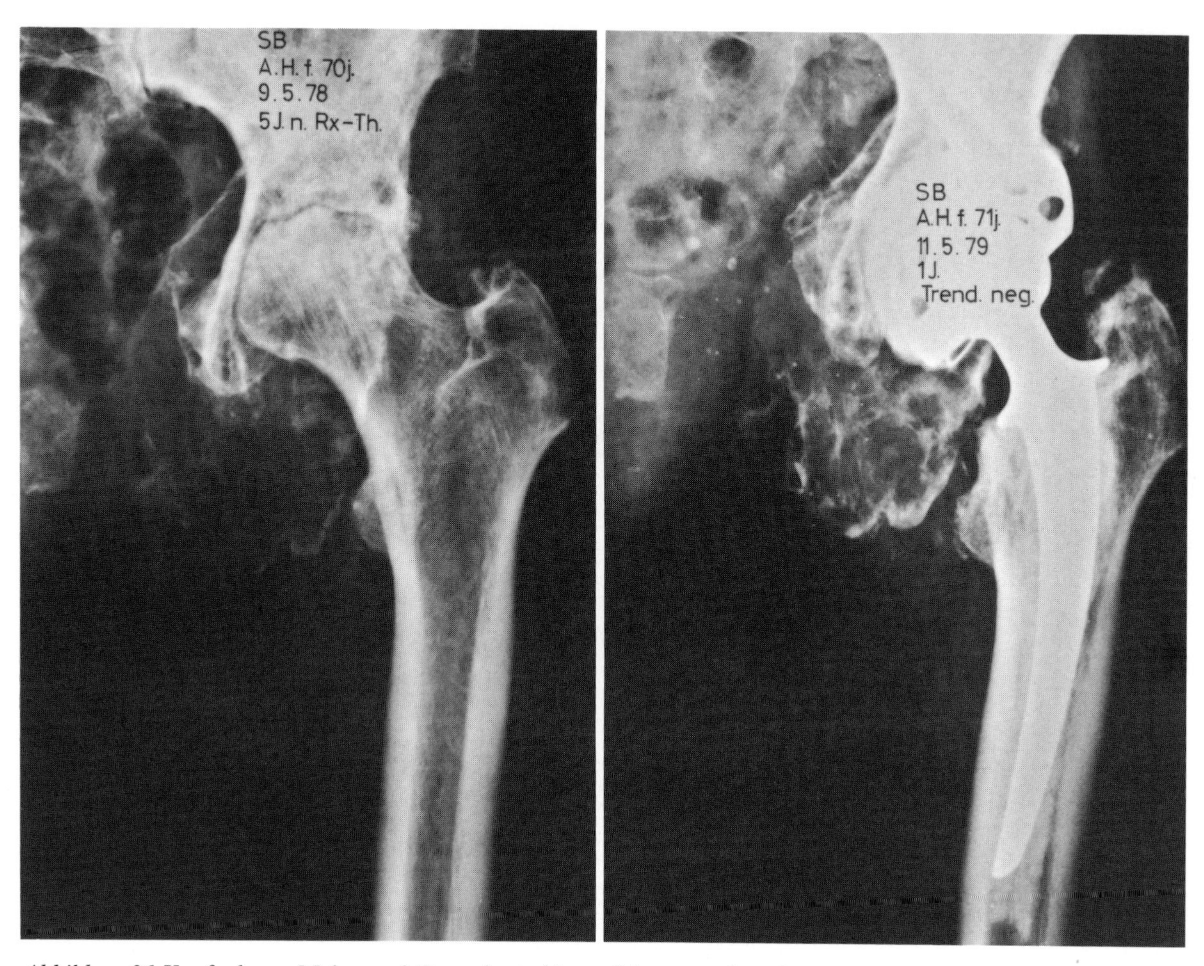

Abbildung 36. Kopfnekrose 5 Jahre nach Tumorbestrahlung. Schwer geschwächtes Pfannendach. Sicherung der Pfannenstabilität durch Einbau einer Pfannendachschale. Ideales Resultat nach 3 Jahren.

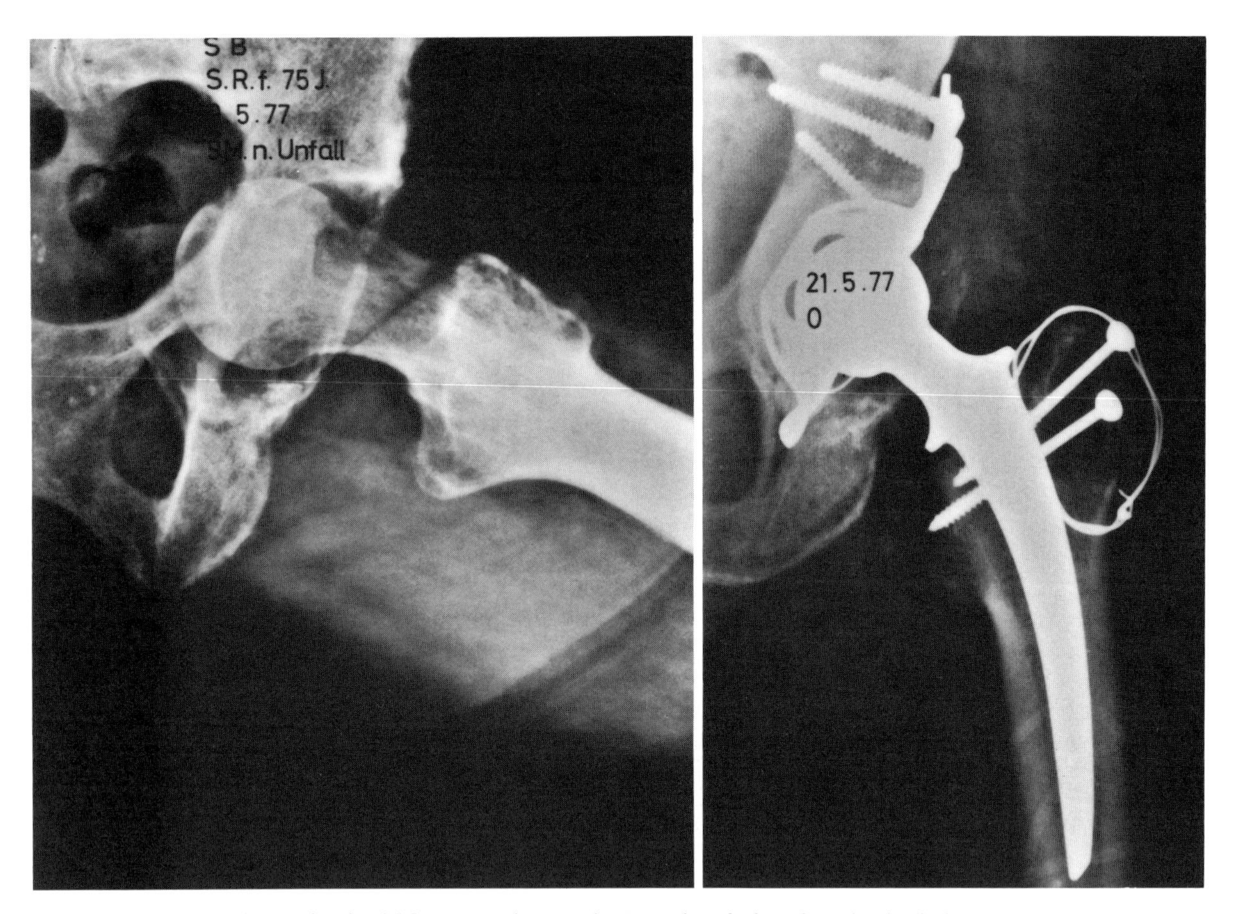

Abbildung 37. 75jährige Patientin. 9 Monate nach zentraler Luxationsfraktur besteht ein riesiger Defekt. Die Fragmente sind resorbiert. Indikation für den Einsatz einer Pfannenstützschale.

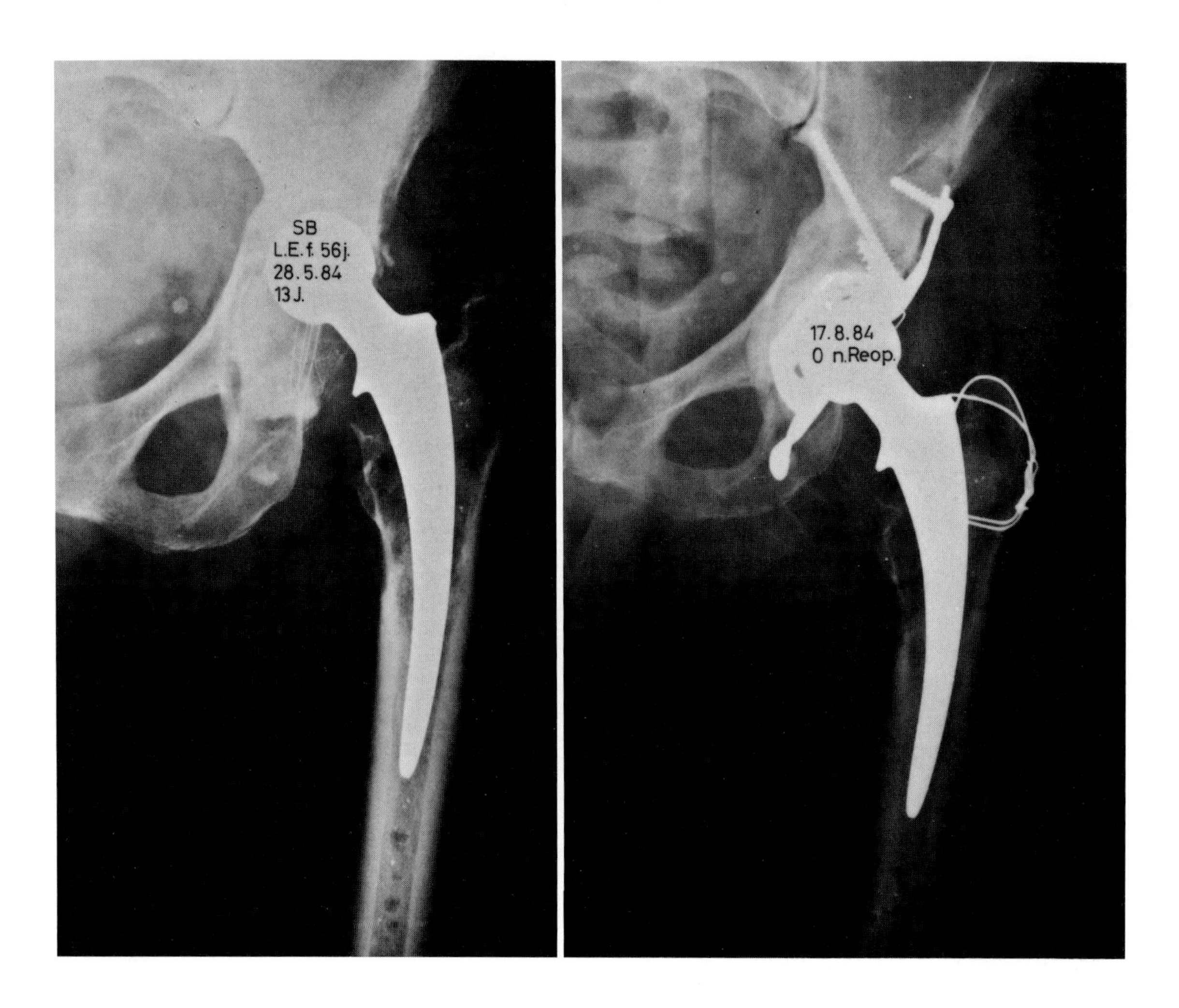

3) *Die Pfannenstützschale* (Burch/Schneider)

Es handelt sich um eine siebartige Schale, die kranial in eine Lasche, kaudal in einen Schnabel übergeht. Ihr dorsaler Rand ist stark ausgekrempelt. Am Übergang zur Lasche finden sich Löcher zur Aufnahme von Schrauben, die die Stützschale nach oben in einen soliden Anschlag zwingen. Die Löcher in der Lasche gestatten die nachträgliche Schraubenfixation der Lasche gegen die seitliche Beckenwand. Eine Verschraubung der Stützschale gegen das Becken darf nur kranial erfolgen! Der distale Schnabel wird vom Pfanneninnern aus ins Sitzbein eingeschlagen. Es gibt zwei Größen von Pfannenstützschalen. Aussendurchmesser 54 mm für die 50er-Pfanne und Aussendurchmesser 50 mm für die 44er-Pfanne. Lasche und Schnabel liegen exzentrisch zur Schalenmitte, weshalb für rechts und links unterschiedliche Modelle erforderlich sind.

Technik: Die Pfanne wird sorgfältig von Zementresten, Bindegewebsmembran und Detritusmassen gesäubert. Das graue Bindegewebe im Grund von Pfannendefekten und eventuellen intrapelvinen Zementzapfen bleibt unberührt. Vom kranialen Pfannenrand werden Osteophyten bis auf die Ebene der seitlichen Beckenwand abgetragen. Mit dem gebogenen Hüftmeißel wird die Muskulatur des M. glutaeus minimus soweit abgelöst, als die Lasche am Knochen Platz braucht. Dazu wird ein 18 mm-Hohmann-Hebel mit schmalem Schnabel dem Knochen folgend zwischen den Spinae iliacae ins Becken eingeführt, ein anderer 3–4 cm oberhalb des Pfannenrandes in die Darmbeinschaufel eingeschlagen. Mit dem gebogenen 16 mm breiten Meißel wird eine nach außen konkave Nut im Sitzbein vorbereitet. Die Lage der Nut darf nicht zu medial gewählt werden, da die Tiefe der Stützbeinschale in der Pfanne Platz haben muß. Erst wenn die Schale im Sitzbein mit Hammer und Einschläger genügend versenkt ist, kann sie mit Hammerschlägen in der Pfanne in Anschlag gebracht werden. Die Form der Nut und des Schnabels

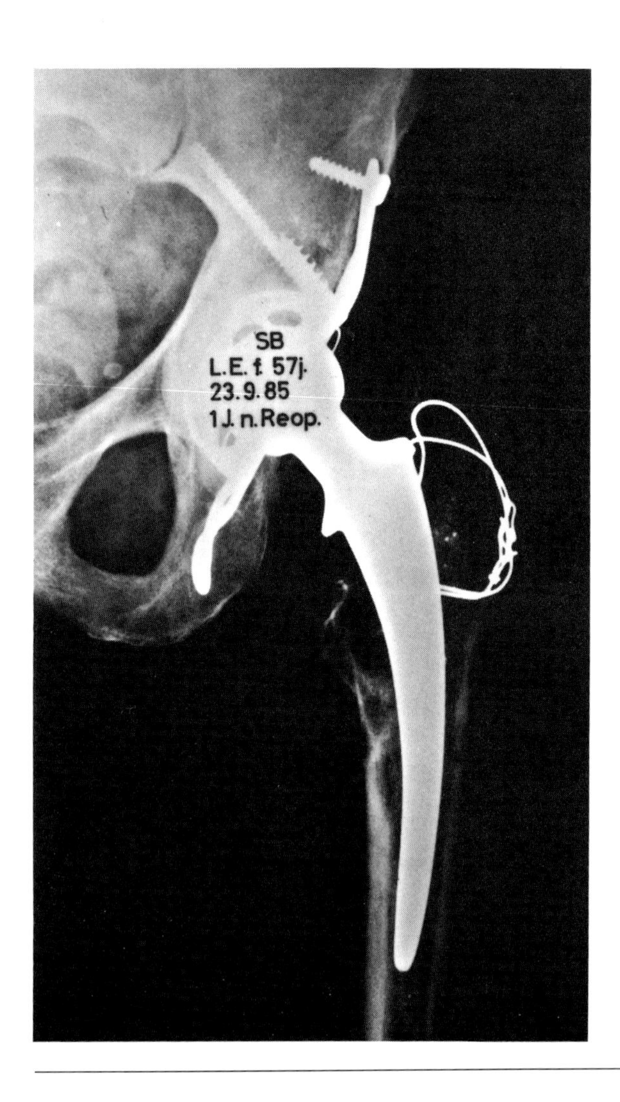

Abbildung 38. 58jährige Patientin mit chronischer Polyarthritis. Schwere Pfanneninstabilität mit großer kranialer Dislokation nach 13 Jahren. Stützschale und großes homologes Knochentransplantat ergeben nach 1 Jahr Konsolidierung in anatomisch korrekter Lage.

erleichtert dieses Manöver. Trotzdem entsteht eine gewisse stabilisierende Vorlast. Der korrekte Anschlag mit annähernder Berührung der Lasche mit der lateralen Beckenwand ist unmöglich, wenn dorsale Pfannenrandosteophyten am Schalenrand anstoßen. Diese sind vorgängig mit dem Meißel zu entfernen. Die Schale wird nun solid verschraubt, wobei immer zuerst drei steile Schrauben in den Löchern des kranialen Schalenrandes anzubringen sind. Erst nachher kann die Lasche zusätzlich verschraubt werden. Die Konfiguration des Beckens erfordert hie und da ein vorgängiges Abbiegen des hinteren Laschenrandes. Abschließend sind alle Schrauben wiederholt nachzuziehen. Knochendefekte der Pfanne müssen mit Knochentransplantaten aufgefüllt werden. Zentrale Pfannendefekte werden durch Knochentransplantate verschlossen. Zement ist im distalen Pfannenbereich sinnlos.

Bemerkung: Die Eingangsebene der Schale bestimmt nicht diejenige der Pfanne. Die Pfanne kann in korrekter Stellung einzementiert werden.

Bei der Reposition der Kopfprothese ist eine Berührung des Kopfes mit dem Metall der Armierung sorgfältig zu vermeiden.

Indikation: Pfannendefekte bei Reoperationen. Es gibt häufig Situationen, die nur mit der Stützschale beherrscht werden können *(Abbildungen 37 und 38).*

2.3 Biomechanik der Schaftverankerung. Operationstechnische Konsequenzen

2.3.1 Vom bloßen Zementbett zur Verkeilung im Schaft mit Vorlast

Vorerst müssen wir uns klar sein, daß bei allen gebräuchlichen Totalprothesenmodellen die Krafteinleitung ins Femur unphysiologisch erfolgt, weil das gewachsene Zugtrabekelsystem zur lateralen Schaftkortikalis nicht imitiert wird.

Im Gegensatz zu den Verhältnissen bei der Gelenkpfanne ist für die Schaftverankerung das Stabilisierungsprinzip der Vorlast immer realisierbar. Festes Verklemmen des Prothesenstiels durch Einkeilung im Femurschaft ergibt eine Fixation durch die Elastizität des Knochenrohrs *(Abbildung 39)*. Die Verkei-

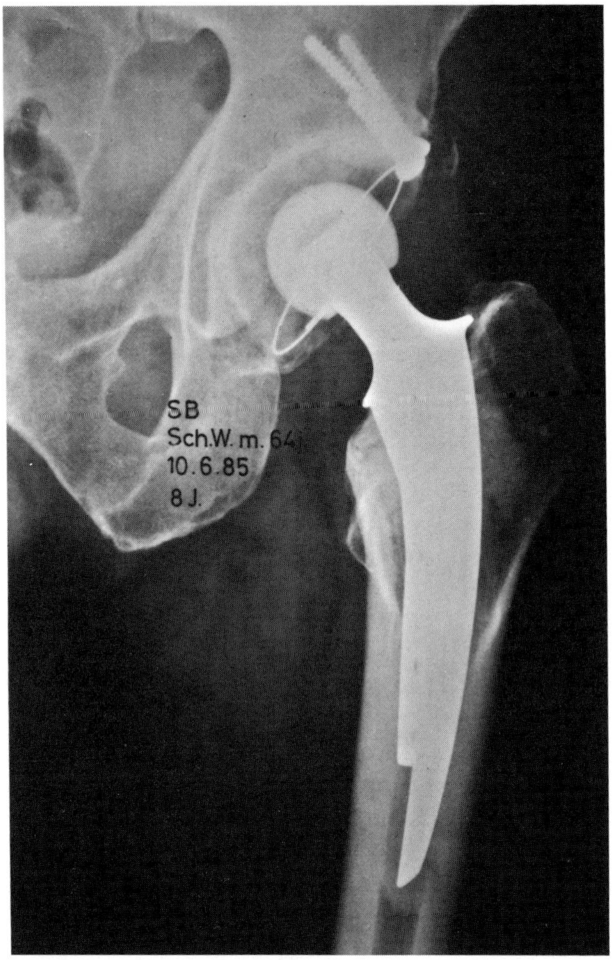

Abbildung 39. Realisierung des Verkeilungsprinzips beim Standardschaft durch Einschlagen einer anmodellierten Osteosyntheseplatte in die Markhöhle. Damals stand noch keine Geradschaftprothese mit Keramikkopf zur Verfügung. Nach 8 Jahren kommt die perfekte Verklemmung in der Markhöhle gut zum Ausdruck. Die zunächst eingeschlagene Platte vermindert die Zementmenge und hilft in wirksamer Weise, den prothesentragenden Knochenabschnitt zu versteifen. Hohe Belastung als Hochalpinist und Strahler!

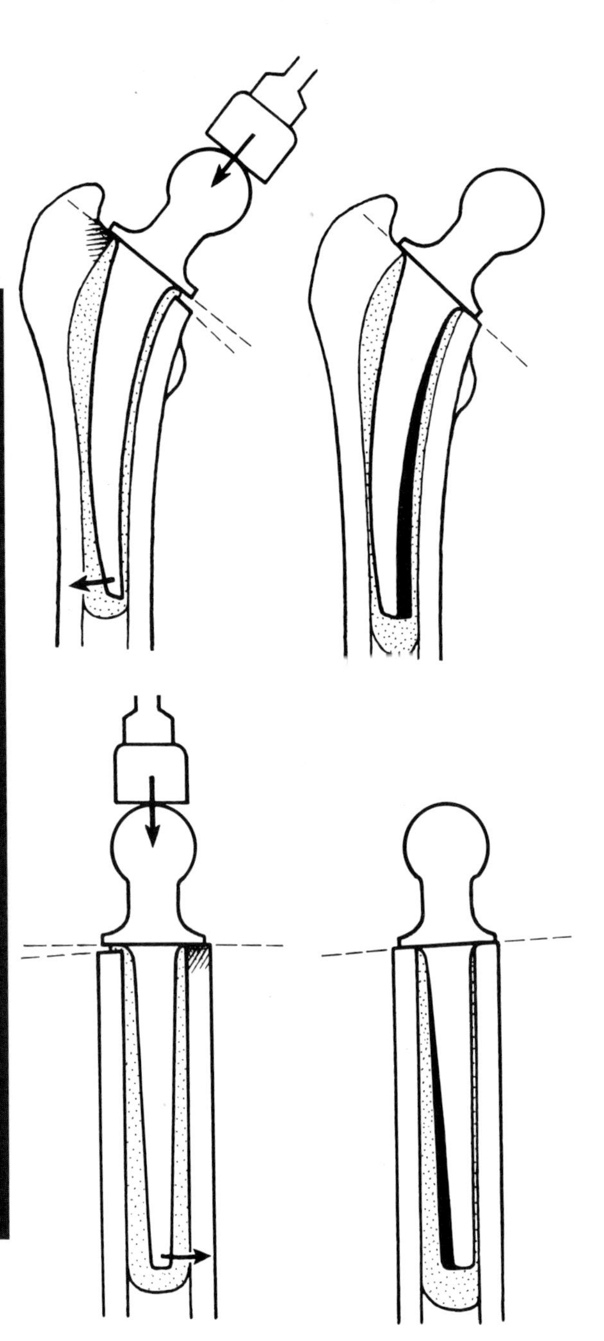

Abbildung 40. Aufschlagen des Prothesenkragens auf eine inkongruente Resektionsfläche des Schenkelhalses kann eine Fehlstellung und eine Spaltbildung zwischen Metall und Zement erzeugen. In solchen Spalten hat V. L. Fornasier Bindegewebe nachgewiesen. Sie kompromittieren die Stabilität.

lung im Schaft kam mit dem Standardschaft nur zufällig bei besonders engen Markhöhlen zustande. Die Erfahrung hat gezeigt, daß diese Situation die konstantesten guten Spätresultate ergab. Die Krafteinleitung erfolgte in diesen Fällen durch direkten Knochen/Metall-Kontakt. Das Zementbett war an diesen Stellen unterbrochen. Es kam trotzdem nicht zur Zementzerrüttung und nicht zur Ausbildung eines aggressiven Granuloms.

In den meisten Fällen hatte der Standardschaft in der Markhöhle mehr oder weniger Spiel. Er wurde von Zement umflossen. Der Kragenkontakt zum Knochen war vor der Zementpolymerisation das einzige stabilisierende Element. Die Gefahr der Ausweitung des Zementbettes durch seitliches Ausschwenken des Prothesenstiels, hervorgerufen durch Hammerschläge bei nicht ganz kongruenter Kragenauflage, war groß (V. L. Fornasier) *(Abbildung 40)*. Bis heute glaubte man, ein dickes, «kräftiges» Zementbett sei vorteilhaft. Es wurden wünschbare minimale Zementstärken von 3–4 mm angegeben.

Es geht darum, ein steifes Implantat im weniger steifen, sich deformierenden Knochen stabil zu verankern.

Am Ort der solidesten Verankerung darf man stabile Verhältnisse fast ohne Nulldurchgang, d.h. fast ohne Relativbewegung erwarten. Grundsätzlich kann das die obere Hälfte oder die untere Hälfte des Prothesenstiels sein. Bei einem ziemlich horizontalen Aufsitz eines Prothesenkragens auf dem Calcar und besonders wenn noch ein Zuggurtungssystem (Zuggurtungsprothese von G. Ritter, 1976) die physiologische Krafteinleitung vom Schenkelhals zum Schaft imitiert, kann die Verankerungszone ohne Nulldurchgang im Kragenbereich liegen. Verkeilung erzeugt an sich unphysiologische Ringspannungen. Diese erhalten die Trophik der Schaftkortikalis. Das steife Implantat macht keine Knochenatrophie *(Abbildung 41)*. Die bisherigen Standardprothesen-Modelle von Charnley und Müller u.a. erstreben eine solide Verankerung im Kortikalisrohr, also in der distalen Hälfte des Prothesenschaftes. Bei Deformation des oberen Femurendes entsteht bei diesen Prothesen eine gewisse Relativbewegung im Kragenbereich *(Abbildung 42)*. Diese Relativbewegung mit ihrem schädlichen Nulldurchgang ist für die fast immer beobachteten Knochenresorptionen im Kragenbereich verantwortlich und nicht eine lokale Über-

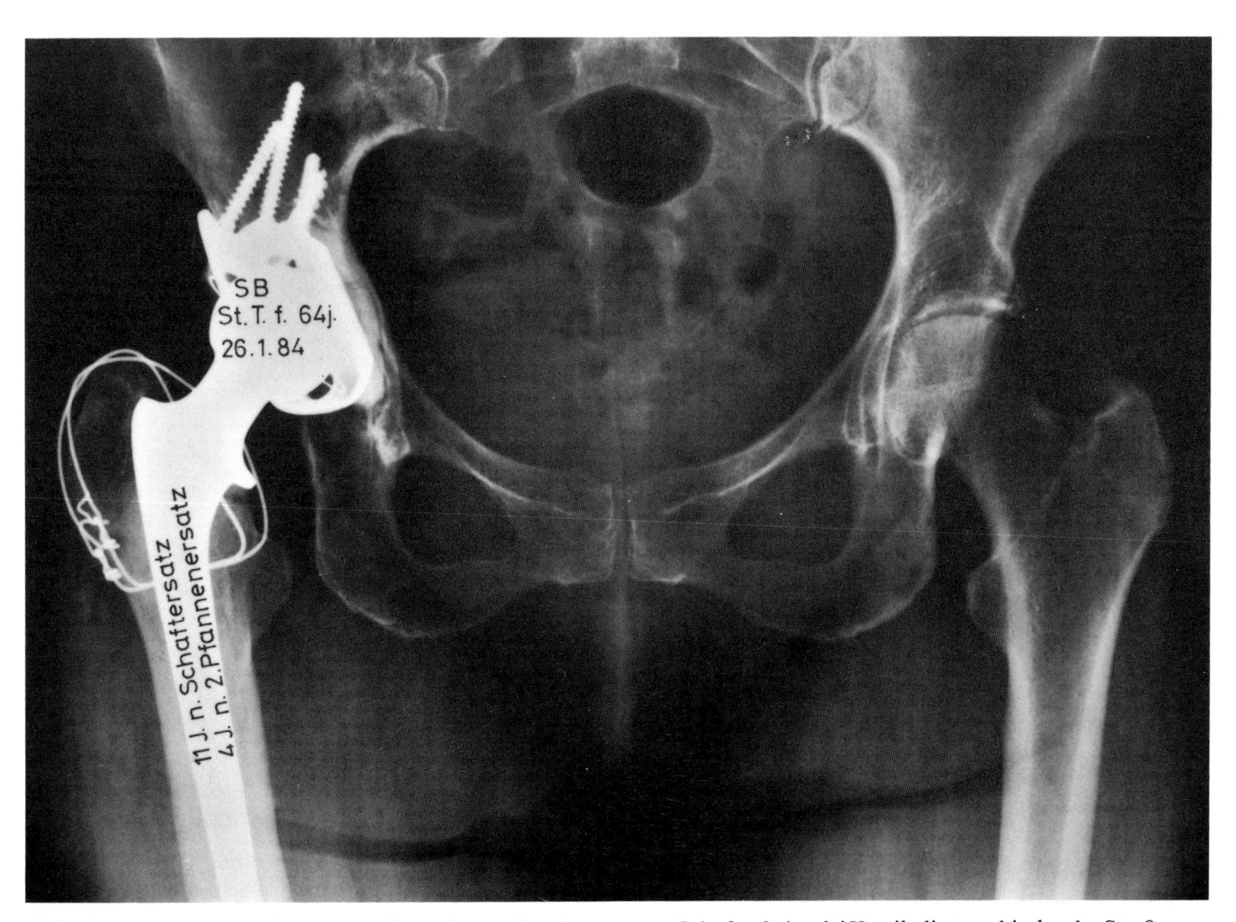

Abbildung 41. Unter stabilen Verhältnissen eines schlüssigen starren Schaftes keinerlei Kortikalisatrophie durch «Streßprotection» nach 11 Jahren.

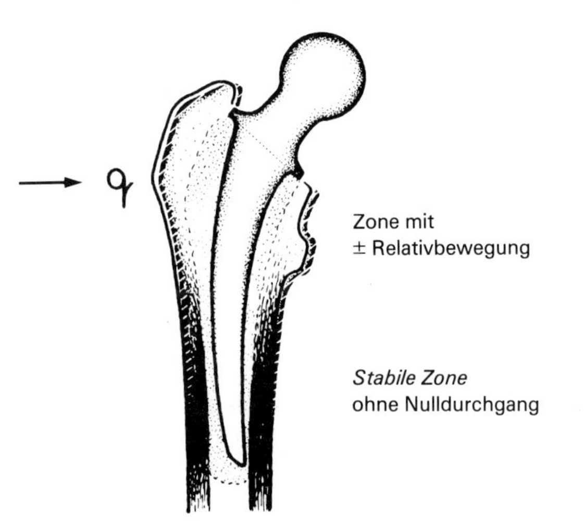

Abbildung 42. Stabile Schaftprothese, Standardschaftprothese, Normalfall, Deformation des oberen Femurendes unter Belastung. Bei zuverlässiger Einzementierung entsteht im distalen Abschnitt des Prothesenschaftes entweder kein Nulldurchgang oder ein kompensierter Nulldurchgang mit bindegewebsfreiem, direktem Knochenkontakt.

lastung, wie noch in neuesten Arbeiten angenommen wird *(Abbildungen 43–45).*

Ein dicker Prothesenstiel, der sich in der Markhöhle solid verklemmt, vermindert die Belastungsdeformation des Knochens und damit die schädliche Relativbewegung.

Ein mit relativ großer Zementmenge im Knochenrohr verankerter zu dünner Prothesenschaft kann wegen der Elastizität des Zementes die Belastungsdeformation nicht verhindern, so daß mehr Relativbewegung entsteht.

Die Belastungsdeformation erzeugt im Zementbett auf der Außenseite Zugspannungen, auf der Innenseite Druckspannungen *(Abbildung 46).* Inhomogenitäten im Zementbett geben Anlaß zu lokalen Zerrüttungen oder Spaltbildungen. Zementabrieb und Bewegung können Knochennekrosen und ein sogenanntes aggressives Granulom induzieren *(Abbildungen 47* und *48,* ferner 3.4).

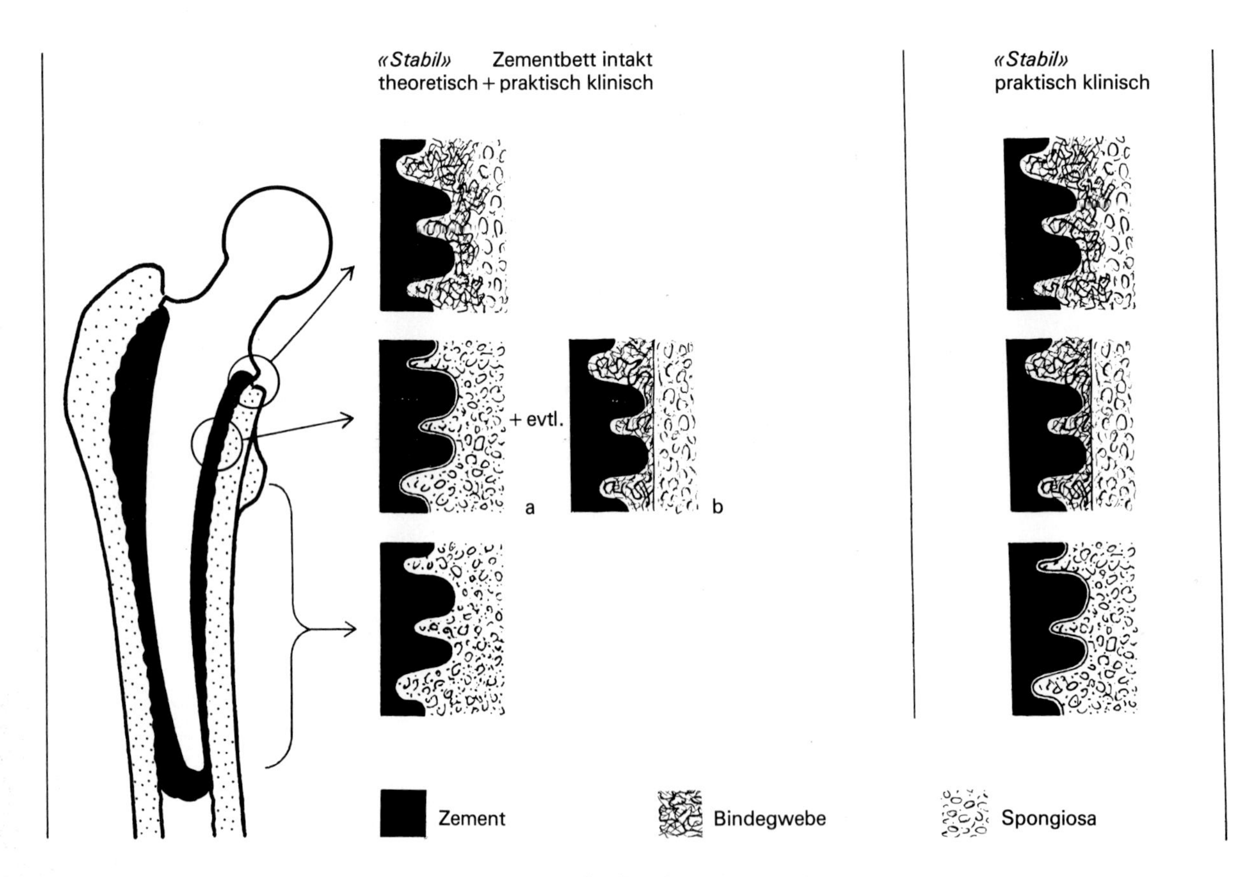

Abbildung 43. Darstellung der Zement/Knochengrenze im Schaftbereich. Erklärung der Signaturen von oben nach unten: Dekompensierter Nulldurchgang progressiv. Dicke Bindegewebsschicht. Progressiver Knochenabbau. Dekompensierter Nulldurchgang stationär.

a Erhaltene Knochenanker. Feine Bindegewebsschicht zwischen Knochen und Zement.

b Abbau der Knochenanker. Begrenzung der Bindegewebsschicht durch eine kortikale Grenzlamelle. Keine zunehmende Osteolyse.

Kompensierter Nulldurchgang. Bindegewebsfreier Knochenkontakt.

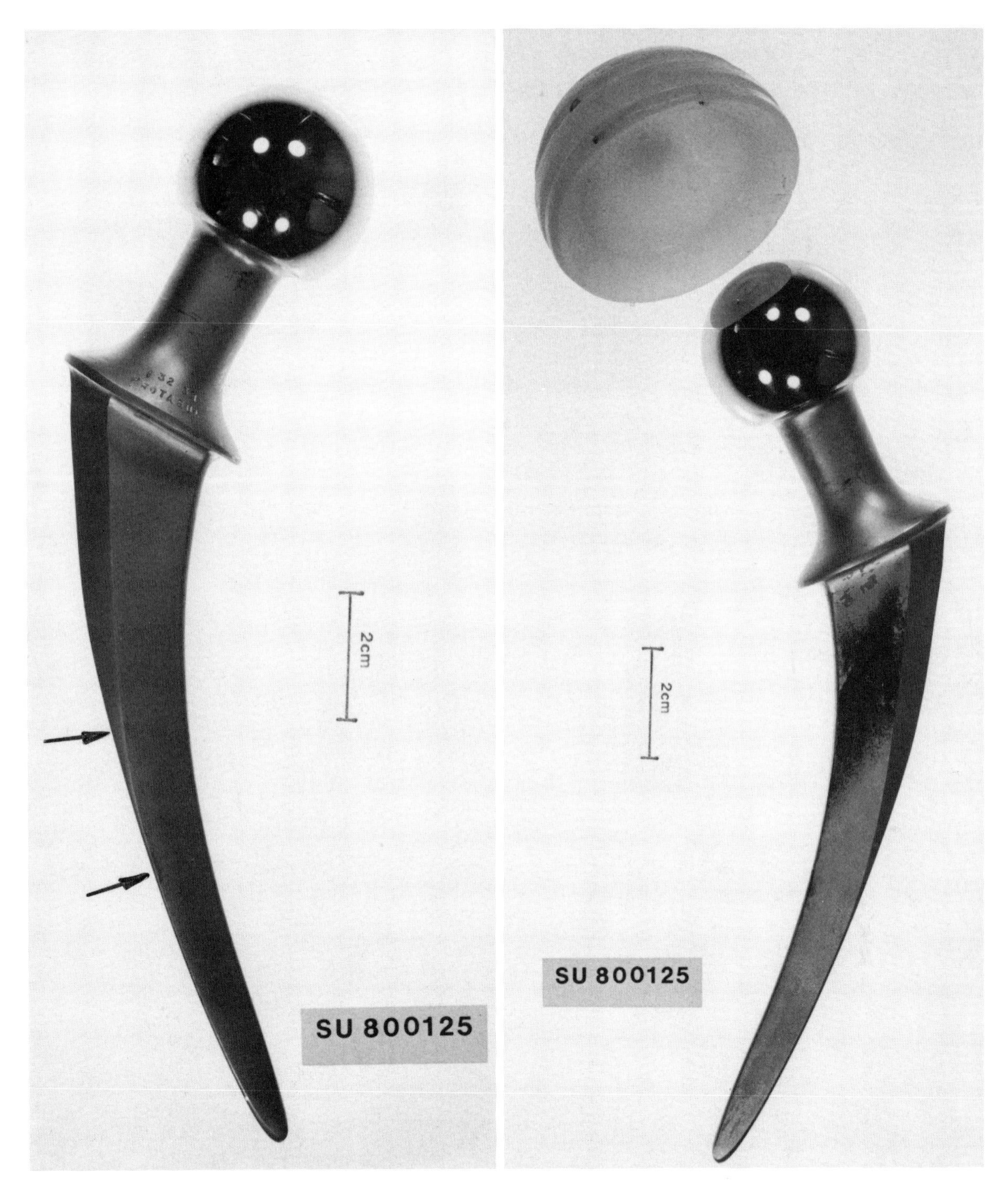

Abbildung 44. Beweis der Relativbewegung zwischen Metall und Zement bei intaktem Zementlager und einwandfrei erhaltener Stabilität! Laufdauer 10½ Jahre, Körpergewicht 90 kg. Auf der Rückseite der proximalen Schafthälfte finden sich auffallende Reibspuren.

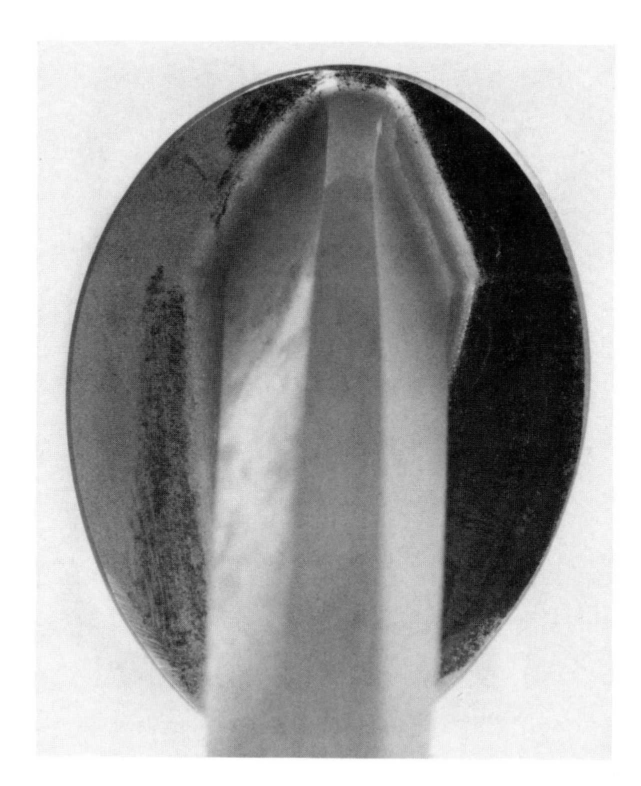

Abbildung 45. Gleicher Fall wie Abbildung 44. Reibspuren an der Kragenunterseite beweisen die Unruhe in diesem Gebiet. Die Unruhe im proximalen Abschnitt des Prothesenlagers beim Standardschaft erstreckt sich nicht nur auf die Zement/Metallgrenze, sondern auch auf die Zement/Knochengrenze. Sie ist verantwortlich für die Osteolysen im Calcarbereich, die auch bei völlig intaktem Zementbett vorkommen können. Das Röntgenbild beweist die einwandfreie Stabilität der dargestellten Schaftprothese nach 10½ Jahren.

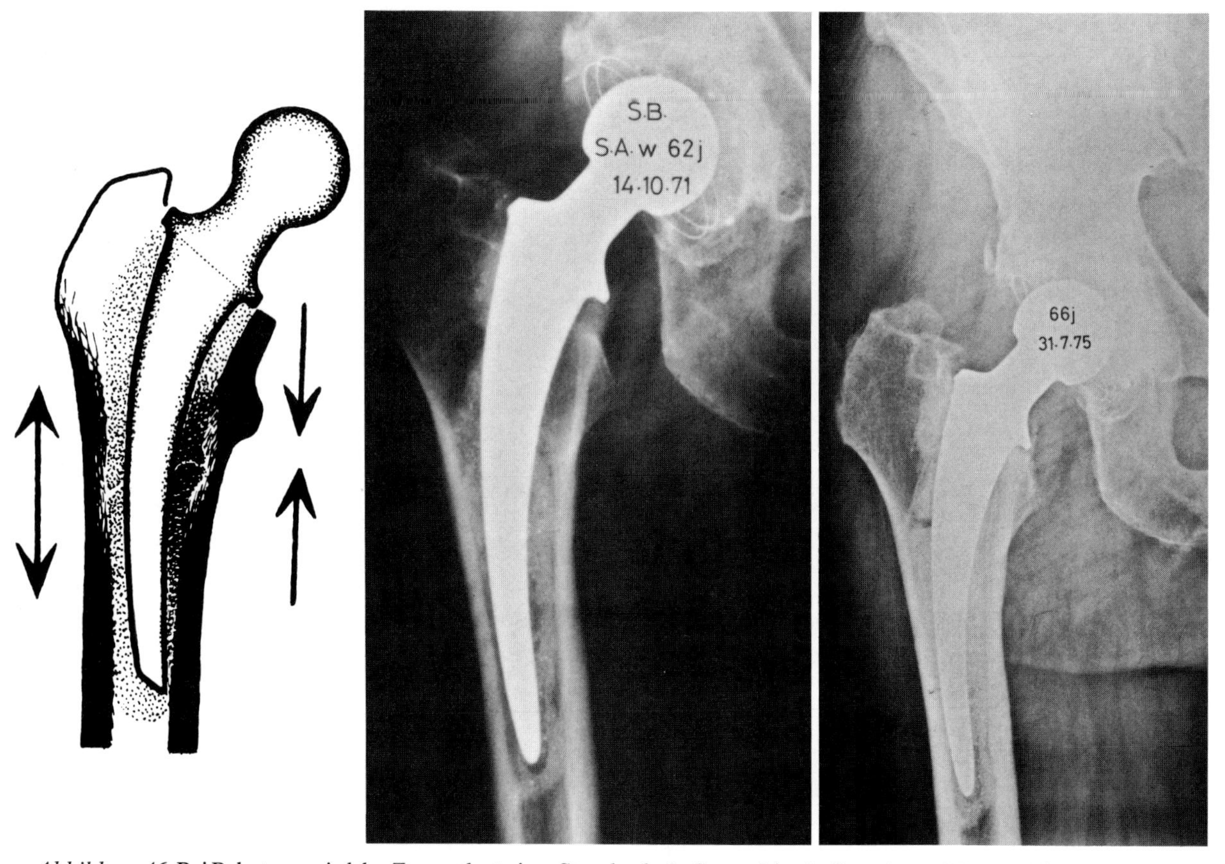

Abbildung 46. Bei Belastung wird das Zementbett eines Standardschaftes auf der Außenseite auf Zug, auf der Innenseite auf Druck beansprucht. Im Bereich zufälliger Inhomogenitäten des Zementbettes kann es deshalb auf der Außenseite zu Spaltbildungen kommen.

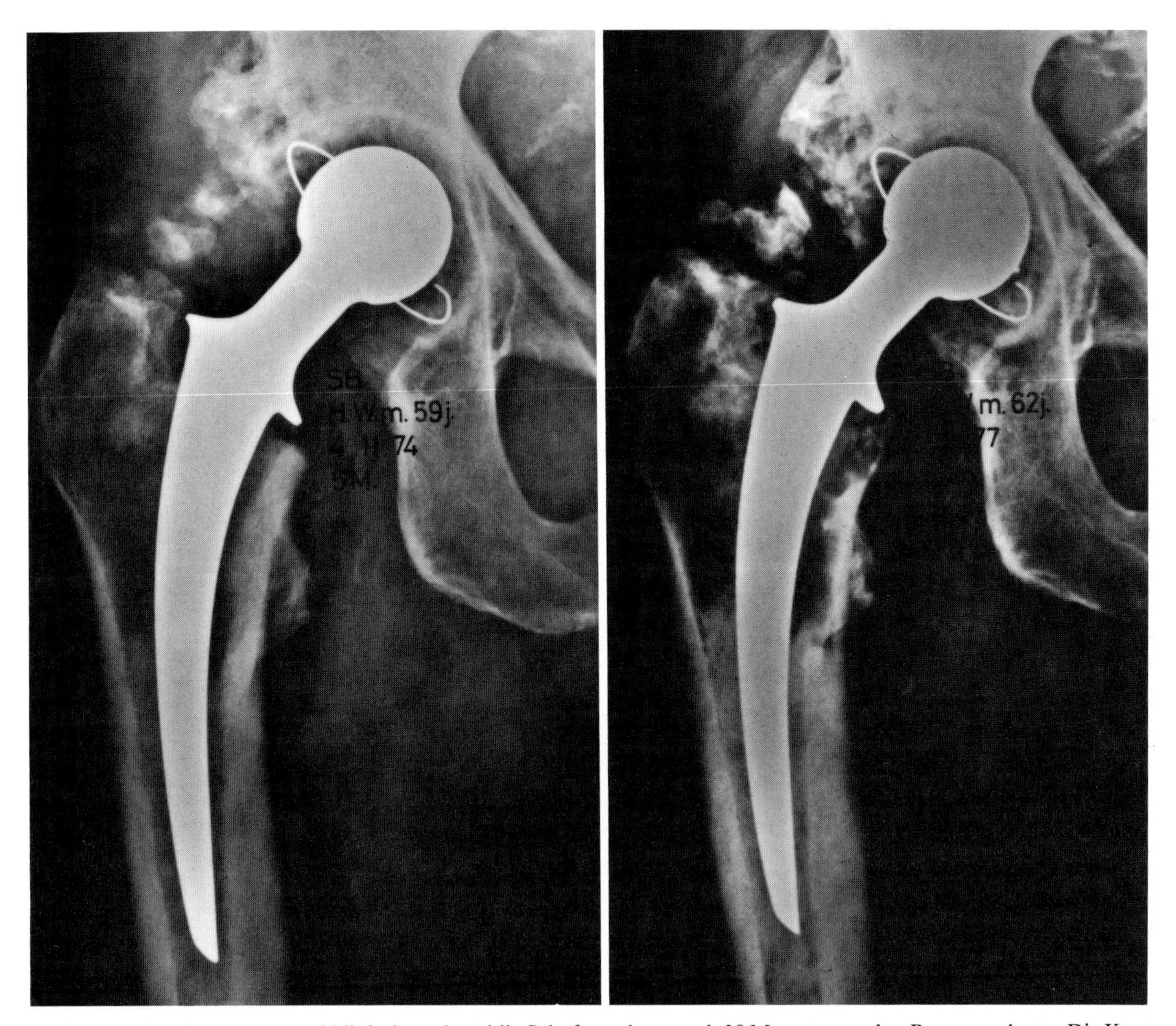

Abbildung 47. Theoretisch und klinisch noch stabile Schaftprothese nach 39 Monaten starker Beanspruchung. Die Kompensationsgrenze in Schaftmitte ist gut erkennbar. Auf ihrer Höhe erfolgt die starke Wechselbiegebeanspruchung des Schaftes. Eine Spaltbildung zwischen Metall und Zement oben lateral fehlt. Die Kompensationsgrenze wird bei gleicher Beanspruchung nach distal wandern. Im dekompensierten Bereich herdförmige Osteolysen (siehe 3.4.3).

Die Langzeitstabilität der einzementierten Standardschaftprothese ist Funktion der Weite der Markhöhle:

a) *Enge Markhöhle.* Sie erlaubt eine Verklemmung des Standardschaftes. Die Dreipunktverklemmung vermindert wirksam die Belastungsdeformation. Relativbewegungen sind deshalb klein. Die primäre Spaltheilung (siehe 2.3.2) verläuft ungestört. Deshalb besteht ein kompensierter Nulldurchgang *(Abbildungen 49* und *50).* Die Prothese bleibt stabil. Der Calcar macht eine gewisse funktionelle Rückbildung durch *(Abbildung 51).*

b) *Mittelweite Markhöhle.* Der Standardschaft verklemmt sich nicht. Die primäre Stabilisierung erfolgt durch die Verzahnung des Zementbettes in den Strukturen und durch die Auflage des Prothesenkragens. Der Zement ist zu wenig steif, um ein gewisses Maß von Belastungsdeformation zu verhindern. Es entsteht im weniger fixierten Kontaktbereich, d.h. im kranialen Abschnitt häufig eine Zone mit dekompensiertem Nulldurchgang von stationärer Form. Um die Knochenanker bildet sich eine feine Bindegewebsschicht *(Abbildungen 52* und *53)* oder die Knochenanker bauen sich ab, und es bildet sich um eine dickere bindegewebige Membran eine kortikale Grenzlamelle. Häufig erreicht der im Kragenbereich der Prothese lokalisierte Nulldurchgang eine progressive dekompensierte Form mit völliger Resorption des Calcars. Der distale Abschnitt bleibt stabil mit kompensiertem Nulldurchgang. Die Prothese

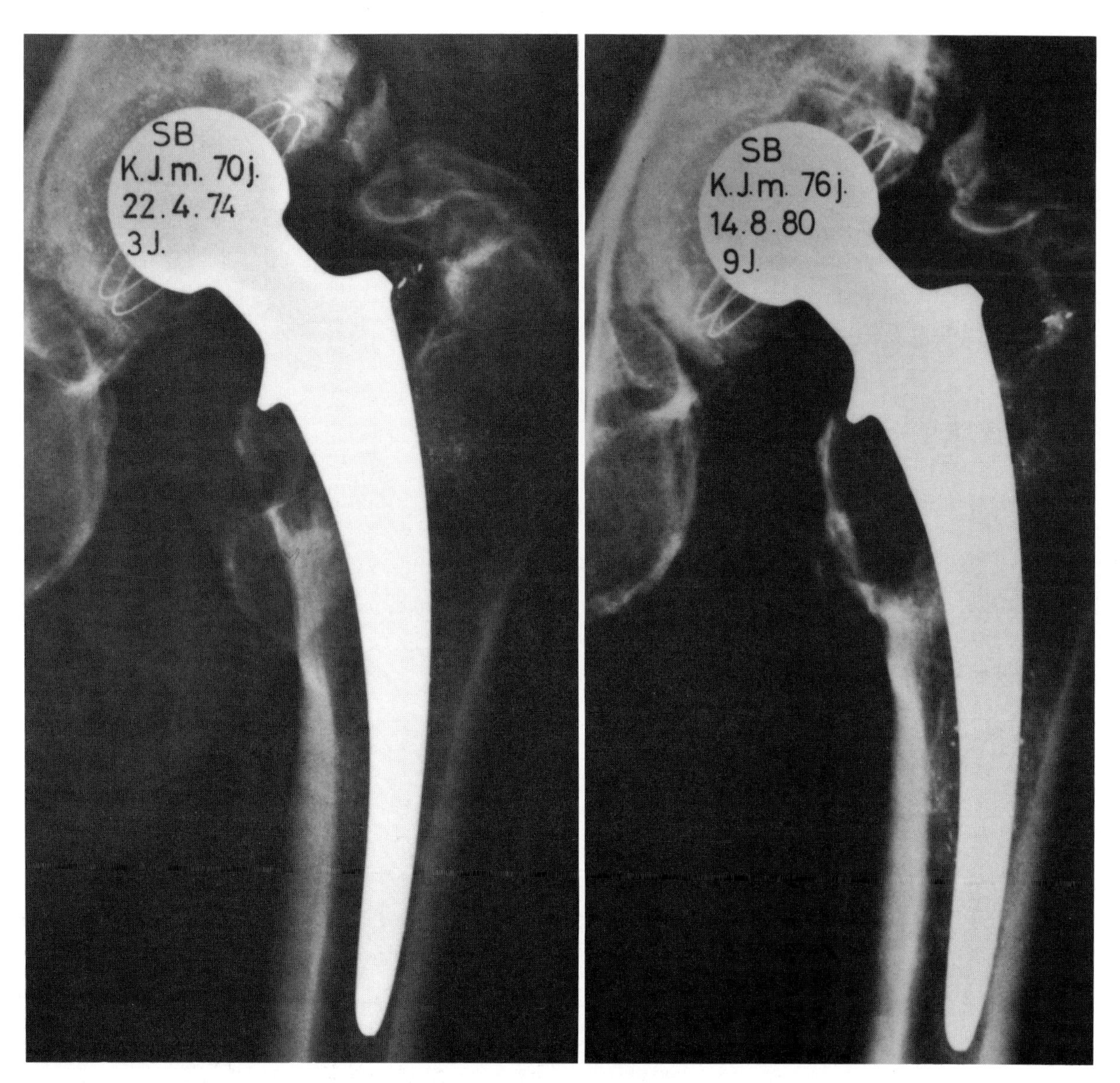

Abbildung 48. Zwischen dem 3. und dem 9. postoperativen Jahr hat sich die Kompensationsgrenze um die Höhe des kleinen Trochanters nach distal verschoben. Im dekompensierten Bereich herdförmige Osteolyse durch Zementzerrüttung. Im kompensierten Bereich keinerlei Zeichen von Osteolyse. Keine Anhaltspunkte für die Tätigkeit eines «aggressiven Granuloms» im Bereich der Polyesterpfanne. Schmerzfreiheit. 75jähriger übergewichtiger Kaufmann.

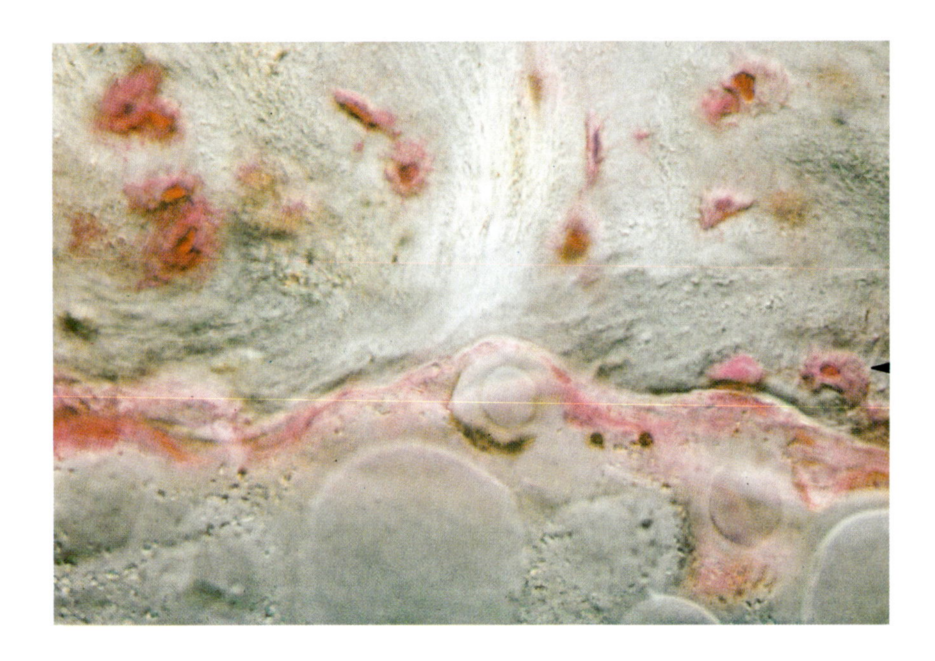

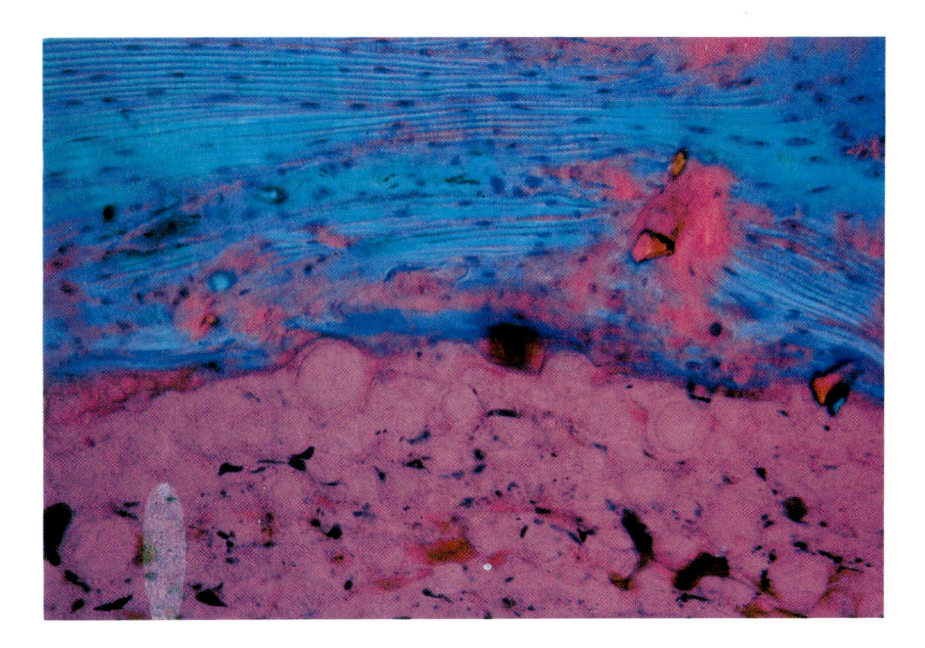

Abbildung 49. Histologischer Aspekt der Zement/Knochengrenze im kompensierten Bereich.

Oben: Präparat aus der Femurvorderseite im 6. Jahr. Interferenz-Phasenkontrast nach NOMARSKI, etwa 480fach. Perfekter Schluß zwischen Knochen und Zement, der nur durch Knochenanbau zu erklären ist.

Unten: Präparat aus der Femurvorderseite im 3. Jahr. Polarisiertes Licht, etwa 120fach. Direkter, bindegewebsfreier Kontakt.

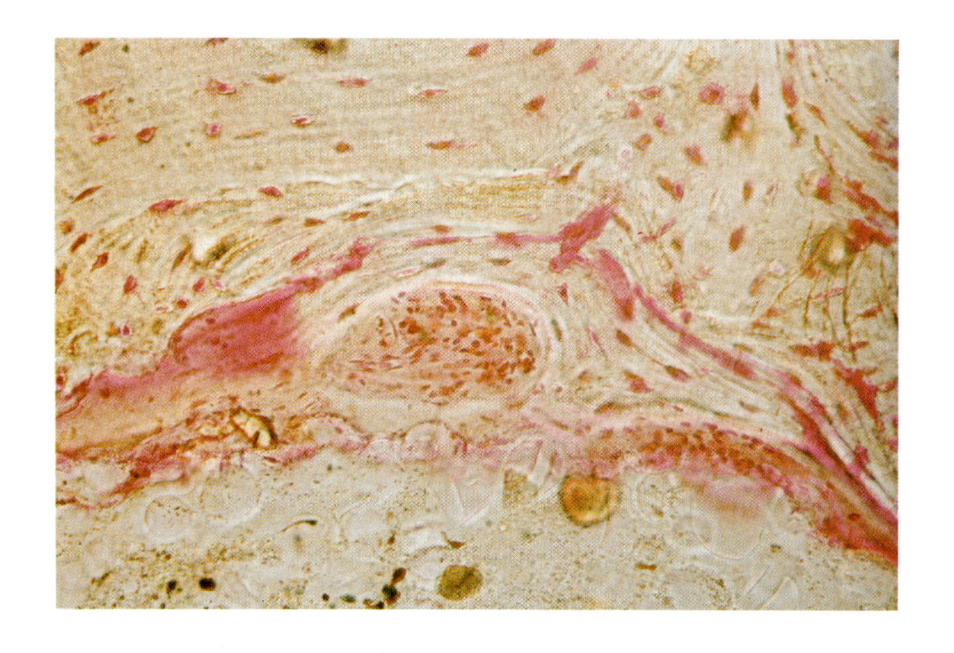

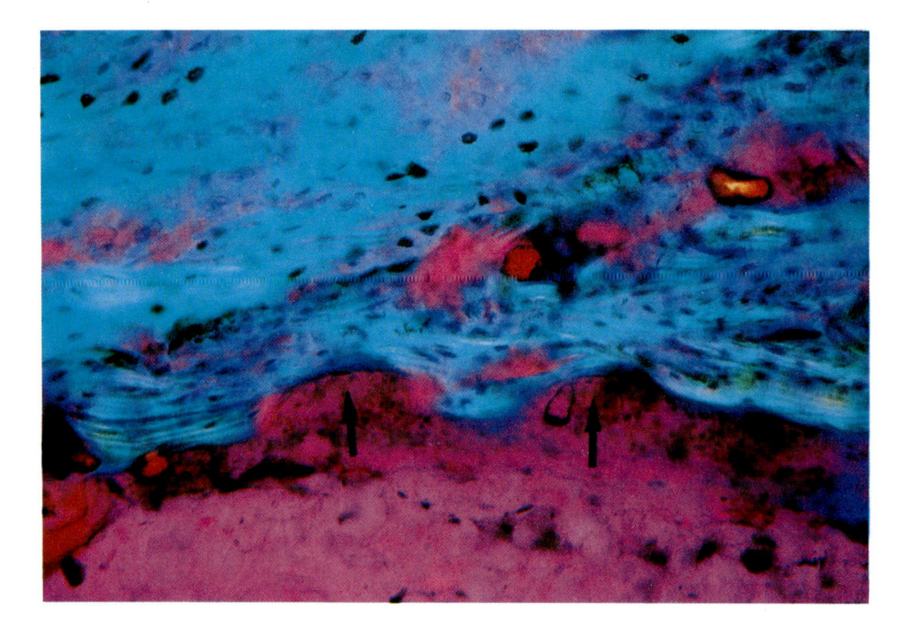

Abbildung 50. Gefäßkanäle an der Zement/Knochengrenze.

Gefäße sind Voraussetzung für die Spaltheilung und für den andauernden Knochenanbau im Bereich der Zement/Knochengrenze. Oben 190fach, unten 120fach.

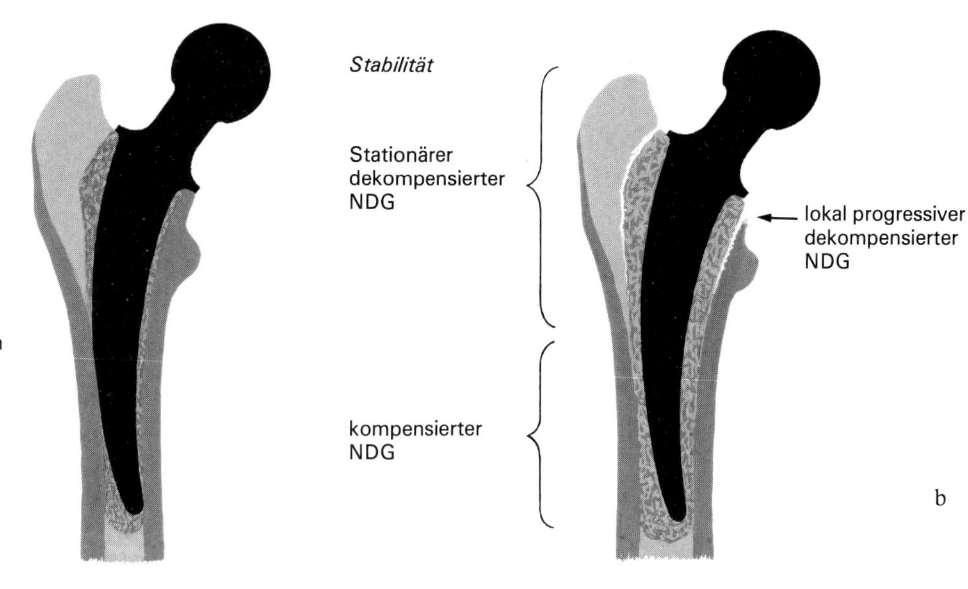

Abbildung 51. Darstellung der Stabilität eines Standardschaftes in Abhängigkeit von der Weite der Markhöhle.

a Enge Markhöhle. Wenig Belastungsdeformation. Erhaltene Stabilität. Lediglich funktionelle Rückbildung des Calcars.
b Mittelweite Markhöhle. Mäßige Belastungsdeformation. Im distalen Bereich normalerweise kompensierter Nulldurchgang, im proximalen Bereich dekompensierter Nulldurchgang häufig.
c Weite Markhöhle. Mächtiges Zementbett, das der Belastungsdeformation wenig Widerstand leistet. Größere Spaltbildung durch Volumenverlust bei der Polymerisation. Primärer dekompensierter Nulldurchgang, große Gefahr primärer Instabilität.

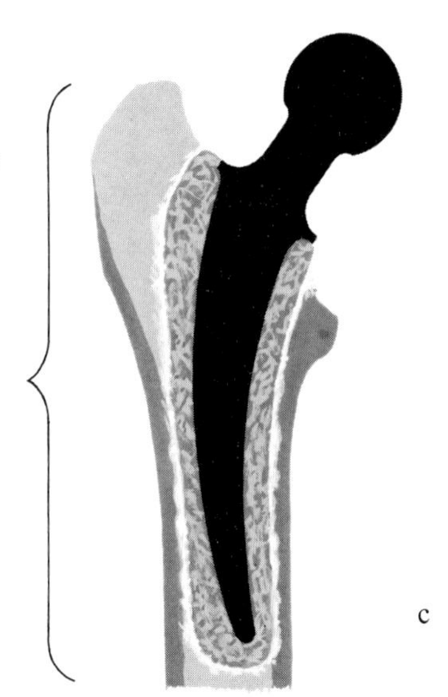

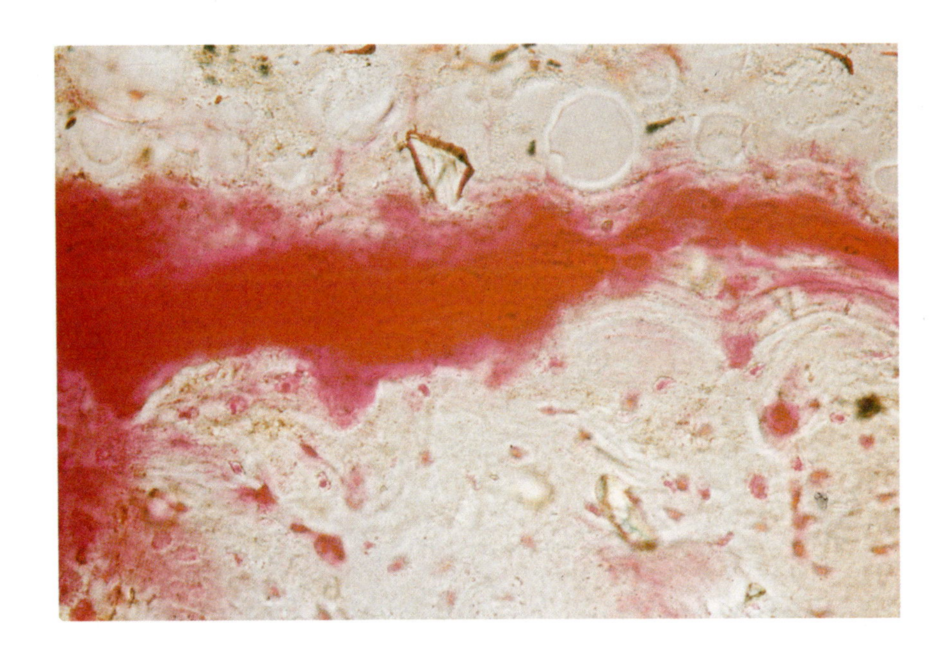

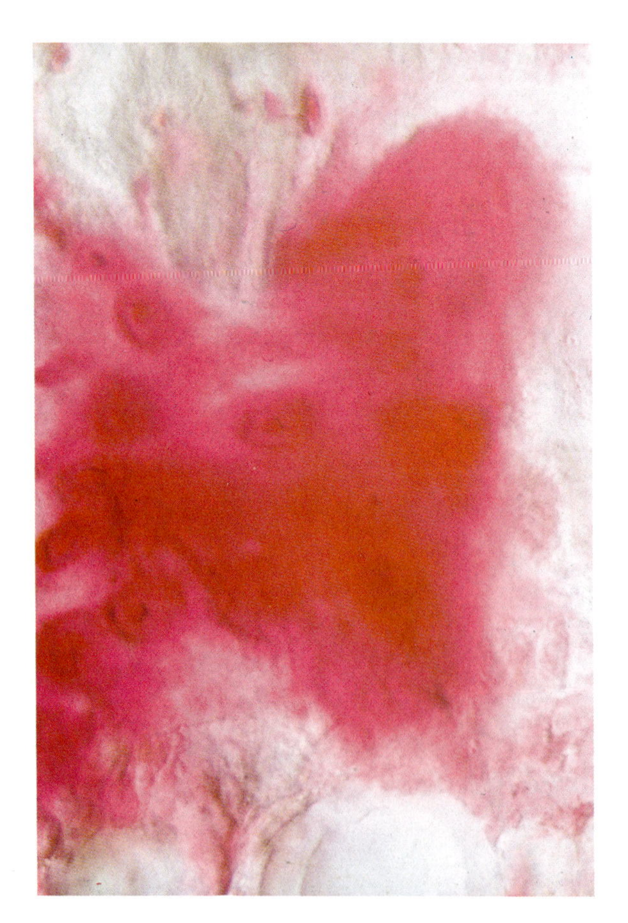

Abbildung 52. Histologischer Aspekt der Zement/Knochengrenze an der Kompensationsgrenze.
Präparat der Femurvorderseite im 6. Jahr. Chondroides Gewebe im Zwischenraum, oben 190fach, unten 480fach.

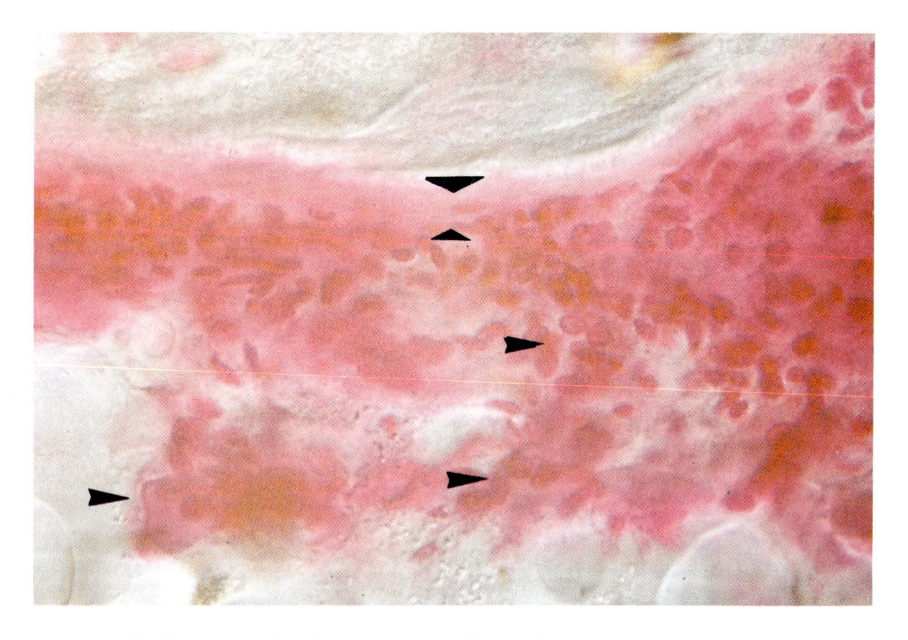

Abbildung 53. Kampf um die Kompensation im 6. postoperativen Jahr.

Interferenz-Phasenkontrast nach NOMARSKI, 480fach. Riesenzellen im Zwischenraum auf der Zementseite (schmale Pfeile). Osteoidsaum auf der Knochenseite (breite Pfeile), der den in Richtung Zement erfolgenden Knochenanbau beweist.

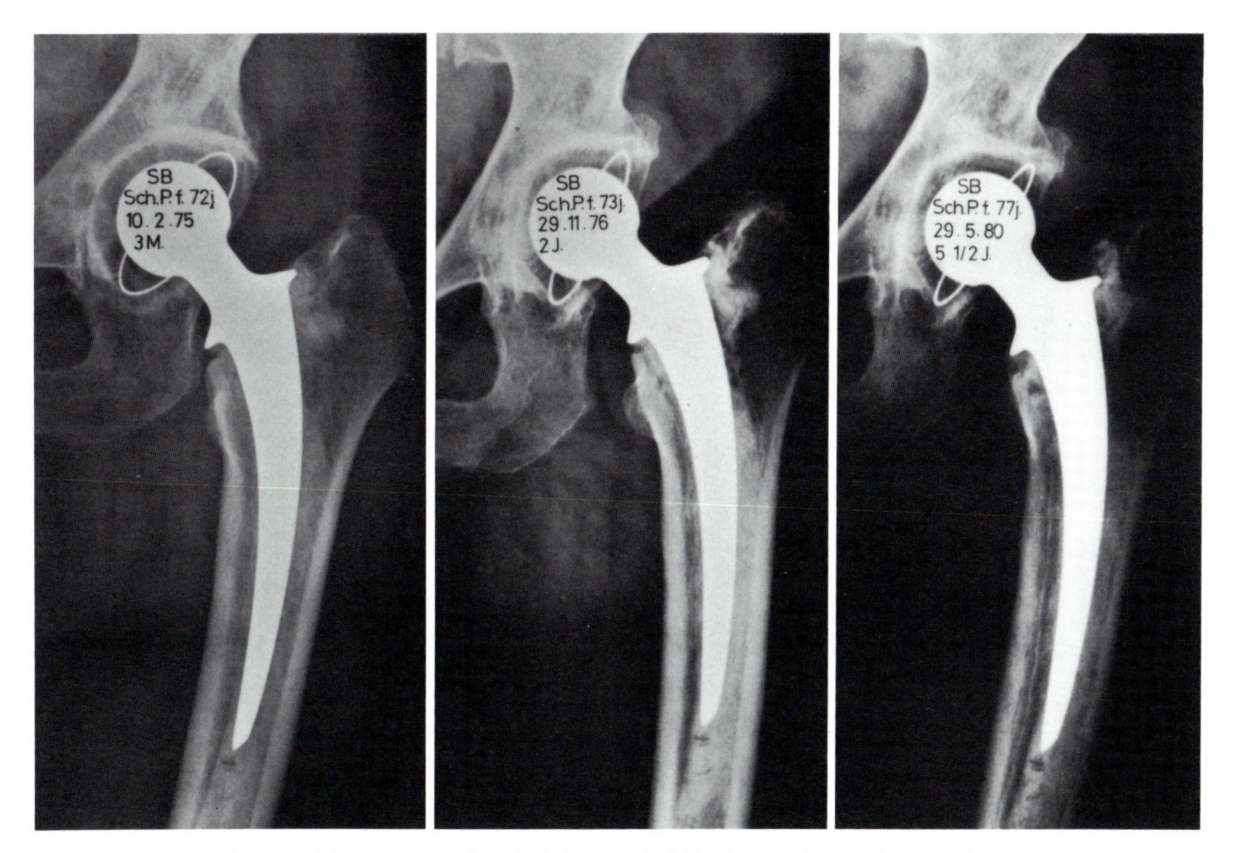

Abbildung 54. Standardschaft in weiter Markhöhle bei wahrscheinlich insuffizienter Einzementierung. Nach 5½ Jahren herrscht im ganzen Schaftbereich ein dekompensierter Nulldurchgang mit Ausbildung einer kortikalen Grenzlamelle. Die Gefahr ist groß, daß dieser noch stationäre Zustand in einen progressiven Zustand übergeht. Beim Auftreten einer kortikalen Grenzlamelle im distalen Schaftbereich besteht meistens bereits ein Schmerzzustand.

bleibt stabil. Sie erleidet im mittleren Schaftabschnitt eine erhöhte Wechselbiegebelastung. Diese war beim Standardschaft aus Stahl oder Gußlegierung für die Ermüdungsbrüche verantwortlich *(Abbildung 51b)*.

c) *Weite Markhöhle.* Mit dem Standardschaft ist eine mächtige Zementschicht unumgänglich. Der Widerstand des Zement/Metall-Verbundes gegen Belastungsdeformation ist klein. Die Relativbewegungen sind groß. Die Polymerisationsschwindung gefährdet die Solidität der Verankerung in den Spongiosastrukturen und führt zu kritischer Spaltbildung zum Kortikalisrohr. Es kann schon primär eine Instabilität entstehen, die wegen der Unruhe nicht durch Spaltheilung, d.h. durch Knochenanbau kompensiert werden kann. Es entsteht ein dekompensierter Nulldurchgang im ganzen Kontaktbereich, der mit Osteolyse der Schaftkortikalis, Resorption des Calcars und Einsinken der Schaftprothese verbunden ist. Instabilität ist häufig die Folge. Selten entsteht durch Einsinken ein stabilisierender Anschlag, der genügt, um bei nicht zu großer Belastung den Zustand der stationären Form des dekompensierten Nulldurchgangs und damit eine Beschwerdearmut für längere Zeit zu erreichen *(Abbildungen* 12, *51c)*. Im Gegensatz zur Knochengrenze im Pfannendach ist das Auftreten einer kortikalen Grenzlamelle im mittleren und distalen Schaftbereich in der Regel klinisch nicht stumm. Eine solche Schaftprothese muß ersetzt und nach dem Verkeilungsprinzip stabilisiert werden *(Abbildung 54)*.

Der gebogene Standardschaft erzeugt aus naheliegenden statischen Gründen eine höhere Belastung der medialen Kortikalis im kranialen Bereich. Diese Belastung ist viel geringer bei Valgusposition als bei Varusposition der Prothese. Die schlechten Erfahrungen mit der Varusposition sind bekannt. Sie gründen in der lokalen Überlast, die vor allem bei ungünstigen Schaftquerschnitten zur Zerrüttung des Zementbettes Anlaß gaben. Die nach Varusposition zeitweise beobachtete örtliche Osteolyse der lateralen Schaftkortikalis auf der Höhe der Prothesenspitze, die bis zur Perforation gehen kann, ist ebenso wenig eine Folge örtlicher statischer Überlastung wie

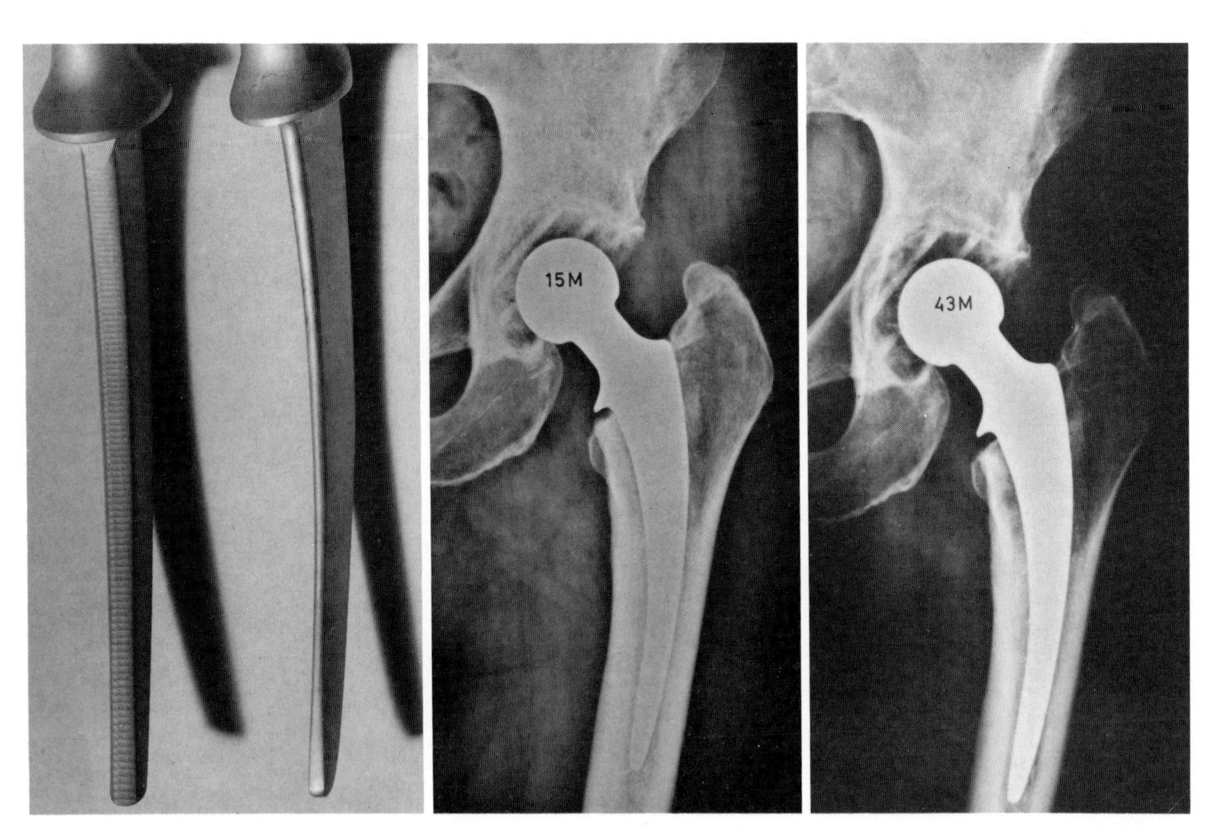

Abbildung 55.

a Rechts der alte Standardschaft von 1967 mit der schmalen Innenkante. Links der neue Standardschaft mit breiter medialer Abstützfläche.

b Typisches Röntgenbild nach 43 Monaten beim alten Standardschaft. Zementzerrüttung oben medial mit Erscheinen der ersten Osteolyseherde. Beginn der Instabilität!

beim Calcar. Auch sie ist Folge von Relativbewegung mit Nulldurchgang, die begünstigt wird durch eine ungenügende Einzementierung im distalen Schaftbereich.

Der gebogene Standardschaft bot operationstechnische Vorteile und erfreute sich deshalb großer Beliebtheit. Er hat durch seine Form erhebliche Zugspannungen auf der Außenseite und entsprechende Druckbelastungen auf der Innenseite auszuhalten. Die Ingenieure haben dieser Situation Rechnung getragen und das auf Zug weniger feste Metall auf der Außenseite breit dimensioniert. Da Metall sehr druckfest ist, wurde die Innenseite zur schmalen Kante. Dadurch ist das unglückliche «Beilprofil» des Standardschaftes der MÜLLER-Prothese von 1967 entstanden. Es hat sich gezeigt, daß der Zement den Druckkräften der schmalen Innenkante oft nicht gewachsen war. *Neben der beschriebenen Relativbewegung mit dem Schaden des Nulldurchgangs war diese lokale Ermüdungsfraktur des Zementes und die folgende Zementzerrüttung die Hauptursache der Lockerung der Standardschaftprothese (Abbildung 55).*

Es gibt Osteolysen des Calcars bei intaktem Zementbett, die ausschließlich auf dekompensiertem Nulldurchgang beruhen. Daneben gibt es die Osteolyse des Calcars nach Ermüdungsbruch des Zementköchers, wobei anzunehmen ist, daß dadurch die Relativbewegungen des Prothesenkragens mit deletärer Folge noch besonders gefördert werden.

Der Verlust der oberen Abstützung der Prothese im Zementbett erzeugt eine starke Wechselbiegebelastung im mittleren Drittel des Prothesenstiels. Diese war verantwortlich für die Ermüdungsbrüche des Prothesenstiels. Eine erste Verbreiterung der Innenkante von 1970/1971 hat bereits eine drastische Abnahme der Prothesenbrüche zur Folge gehabt (siehe 3.4.3). Der Übergang zu einer viel besseren medial abstützenden Fläche in Verbindung mit der Einführung der Schmiedelegierung Protasul 10 hat die Prothesenstielbrüche des Standardschaftes nach 1973 völlig ausgeschaltet *(Abbildung 55a)*. Es ist anzunehmen, daß Prothesenstielbrüche angesichts der heutigen Geradschaftprothese nunmehr der Geschichte angehören.

Nachuntersuchungen haben ergeben, daß eine dicke, kragenlose Geradschaftprothese aus Stahl, die wir von 1964 bis 1966 verwendet haben, die besten Spätresultate geliefert hat *(Abbildungen 56* und *57)*. Es ist die von M.E. MÜLLER und R. MATHYS entwickelte sogenannte «Setzholzprothese». Ein Prothesenbruch ist bei diesem Prothesenmodell nie aufge-

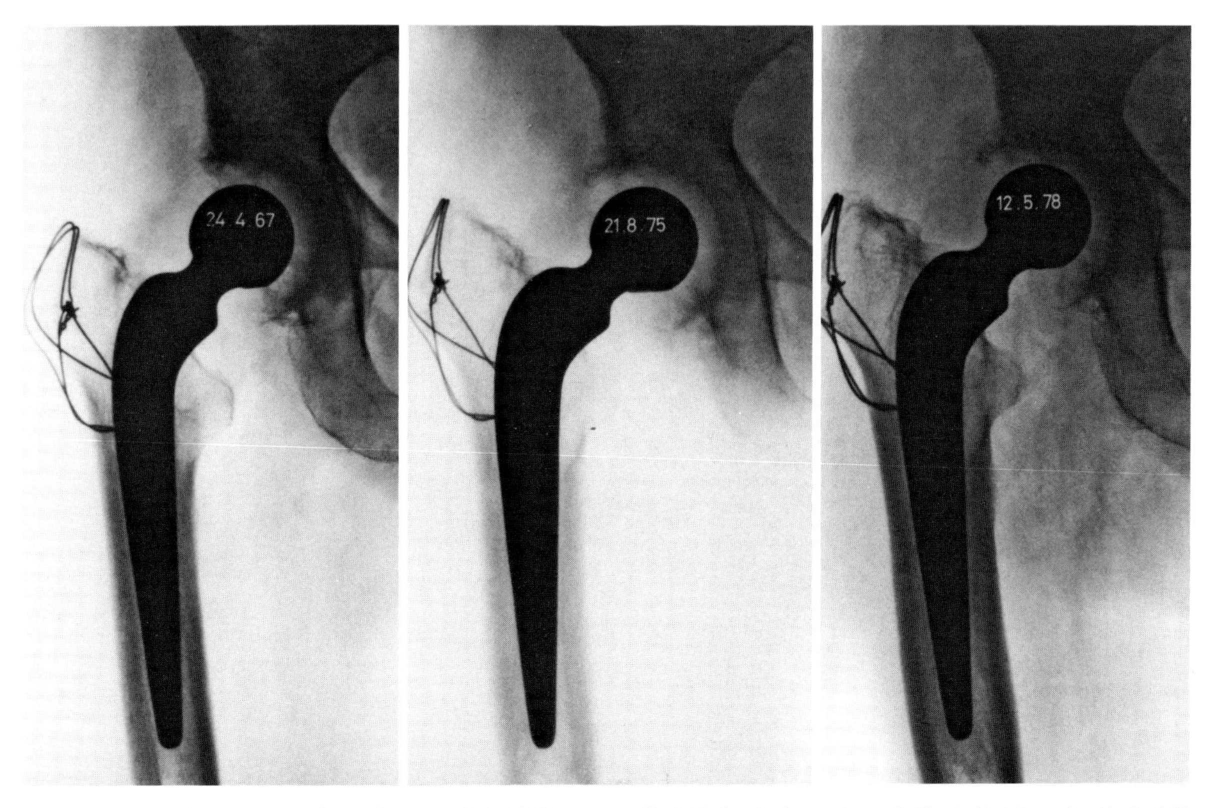

Abbildung 56. Alte Geradschaftprothese von M.E. MÜLLER aus Stahl («Setzholzprothese»). Nach 11 Jahren ist die Stabilität erhalten. Zunahme der Dicke der Kortikalis. Keinerlei Resorptionserscheinungen, da Nulldurchgang fehlt oder kompensiert bleibt. Trotz Anwesenheit von Zement und Abriebpartikeln keine Zeichen eines sogenannt aggressiven Granuloms.

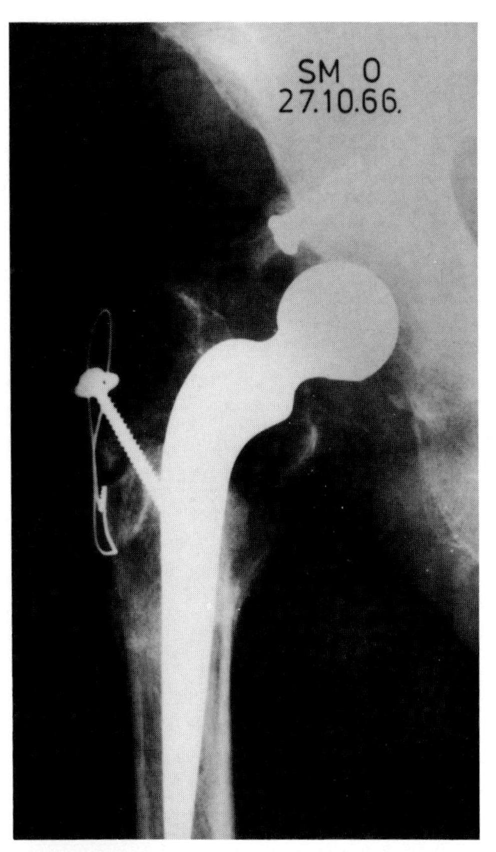

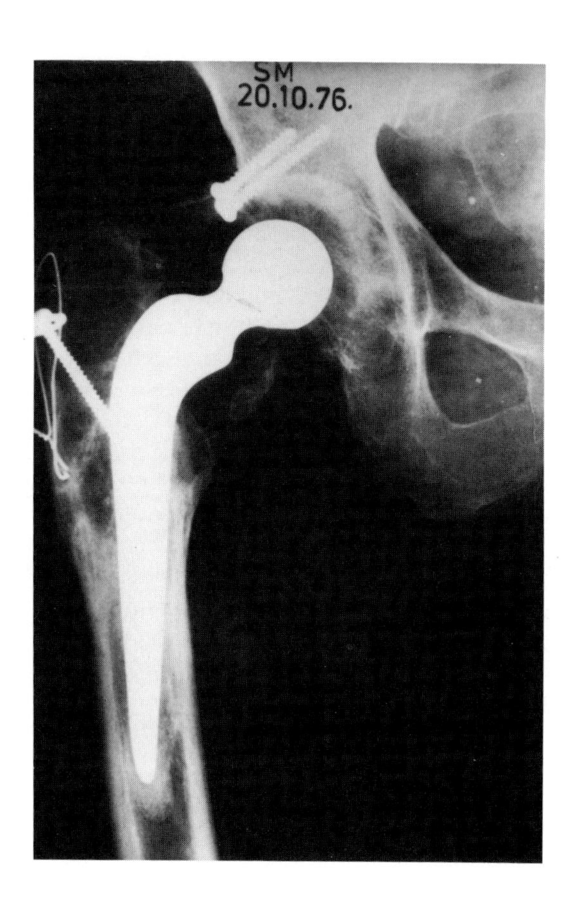

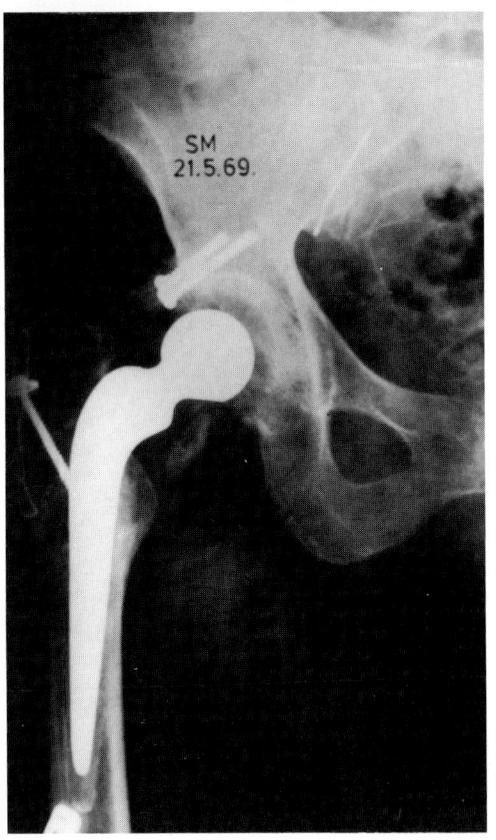

Abbildung 37. Trotz Varus-Fehlstellung und zu geringer Schaftdicke ist diese Stahl-Geradschaftprothese nach 10 Jahren perfekt stabil. Eindrücklicher Knochenanbau im Kraftübertragungsbereich.

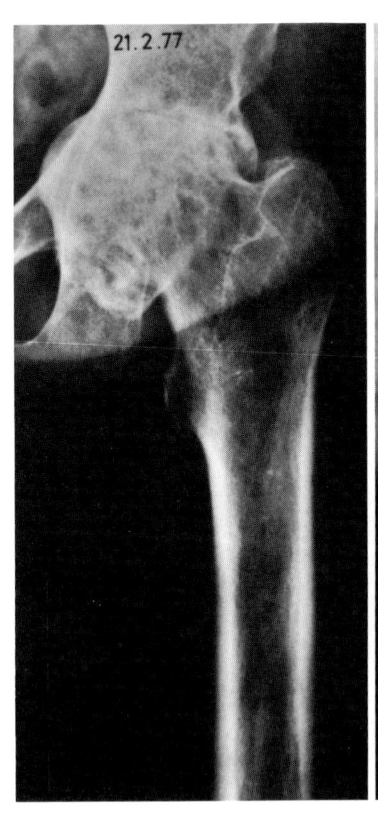

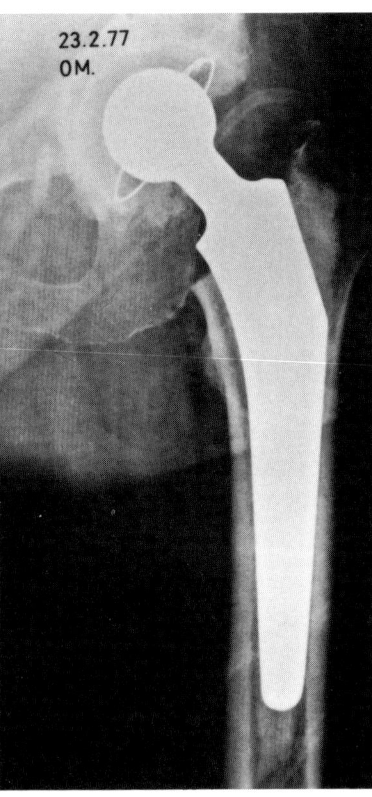

Abbildung 58. Die Geradschaftprothese von M.E. MÜLLER, die sich in der Markhöhle verklemmt und zur Ausschaltung von Relativbewegungen den prothesentragenden Knochenabschnitt versteift. Primäre Stabilität durch Verkeilung. Zementpenetration in die Strukturen nicht notwendig, Spalten erwünscht. Sie erlauben eine rasche Rekonstruktion des medullären Gefäßsystems und damit einen früh einsetzenden Spaltheilungsprozeß.

treten! M.E. MÜLLER hat auf dieser Erfahrung fußend eine neue Geradschaftprothese entwickelt *(Abbildung 58).* Diese erfüllt die *Forderungen, die wir aus biomechanischer Sicht an eine Schaftprothese stellen müssen:*

- schlüssiger Sitz im Knochenrohr unter Vorlast. Dadurch wesentliche Reduktion der Deformation unter Last und Reduktion von Relativbewegung,
- Reduktion der Relativbewegung durch bestmögliche Annäherung der Achsen von Implantat und Lager,
- kleinstmögliche Länge des Prothesenstiels vermindert Relativbewegung, beeinträchtigt weniger das physiologische Spiel der Diaphyse, ihre Strukturierung und Ernährung und bietet Vorteile bei einer eventuellen Reoperation,
- der traditionelle Prothesenkragen darf nicht mehr sein. Er ist ein Störfaktor für die die Vorlast erzeugende Verkeilung im Kortikalisrohr.

Aus klinischer Sicht müssen wir fordern, daß eine Schaftprothese ohne größere Schwierigkeiten entfernt werden kann. Die Integrität des Knochenrohrs darf bei der Prothesenentfernung nicht gefährdet werden. Es spielt dabei keine Rolle, ob die Prothese mit oder ohne Zement verankert ist. Tragrippen, grobe Strukturierungen, nicht durchlaufende Nuten oder eine Schlangenform des Prothesenschaftes sind daher abzulehnen.

2.3.2 **Zementtechnik und Spaltheilung**

Der Zement hat beim Standardschaft eine andere Funktion als beim Verkeilungsprinzip, d.h. bei der Geradschaftprothese.

Beim *Standardschaft* ist er primärer Stabilisator und Kraftüberträger. Eine bestmögliche Zementpressung in die Strukturen ist zur Stabilisierung notwendig. Ein Markhöhlenverschluß erscheint diesbezüglich sinnvoll. Verschlußzapfen aus Polyäthylen sind von B.G. WEBER und G. STÜHMER angegeben worden. M.E. MÜLLER hat den Verschluß mit einem kortiko-spongiösen Transplantat realisiert (siehe Technik Markraumsperre S. 244 mit *Abbildungen 209–215).* Die Anwendung einer Zementspritze ist Vorbedingung zur Erzielung eines homogenen Zementbettes. Spalten zwischen Zement und Knochen sollte es im Interesse der primären Stabilität nicht geben. Die Rekonstruktion der medullären Blutzirkulation erfolgt langsam und spät mit der Ausbildung einer Sekundärmarkhöhle *(Abbildung 59).*

Bei der *Geradschaftprothese* ist der Zement weder primärer Stabilisator noch alleiniger Kraftüberträger. Er hat die Funktion von Füllmaterial zum Ausgleich geometrischer Differenzen zwischen Implantat und Lager. Wenn durch Blut und Spongiosatrümmer, unterstützt durch die Volumenschwindung bei

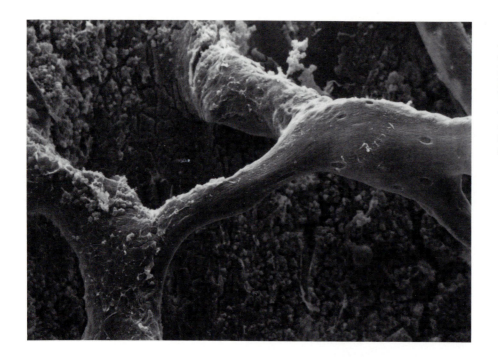

Abbildung 59. Ansicht der «Säulenhalle» einer Sekundärmarkhöhle. Knochentrabekel fußen bindegewebsfrei auf der Zementoberfläche. Die Ausbildung von Sekundärmarkhöhlen braucht monatelange Zeit.

der Polymerisation, Spalten zwischen Knochen und Zement offen bleiben, so sind das Räume, in denen sich die medullären Gefäße schnell rekonstruieren können. Unter stabilen Verhältnissen begleiten Knochenanbauprozesse, die Spaltheilung *(Abbildung 60),* die Gefäße. Sie haben den großen Vorteil, sehr schnell, schon von der ersten Woche an, wirksam zu werden. Wir sehen darin eine «physiologische» zusätzliche Stabilisierung. Spalten sind außerhalb der Verkeilungskontaktzonen erwünscht. Es ist dies ein revolutionäres Postulat, das angesichts der möglichen zementlosen Techniken in der Gültigkeit gestützt wird. Unter der Bedingung, daß die Bearbeitung des Prothesenlagers für die Geradschaftprothese nicht eine größere Zirkulationsstörung der Kortikalis erzeugt, kann auch die Geradschaftprothese mit Zementpressung eingebracht werden, wie vielfache Erfahrung erwiesen hat. Es dürfte schwierig sein, statistisch auszuloten, welches Verfahren besser ist. Gefühlsmäßig neigen wir dem «physiologischeren», der Spaltheilung, zu. Gesichert ist für uns, daß jede Form von Markraumbohrung zur Her-

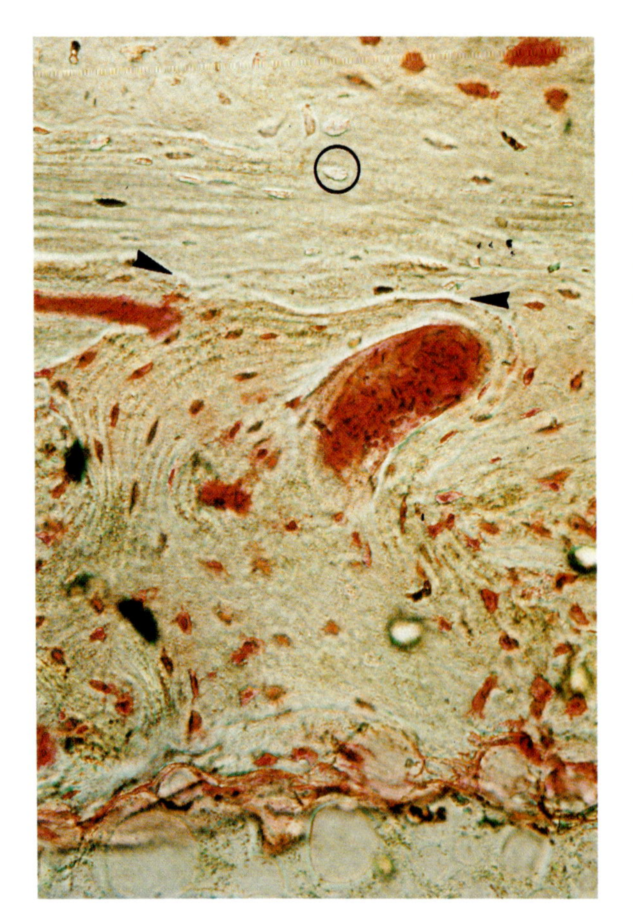

Abbildung 60. Im vorliegenden Bild ist ein Spaltheilungsprozeß nach 5 Jahren nachweisbar. Präparat aus der ventralen Kontaktzone des Femurschaftes. Unten findet sich ein bindegewebsfreier Zement/Knochenkontakt. Dieser Knochen ist das Produkt einer Spaltheilung zwischen avitalem Knochen und dem Zement. Nach 5 Jahren ist noch eine schmale Knochenschicht avaskulär mit leeren Osteozytenlakunen. Ganz oben lebender Knochen. Eindrücklich sind die Gefäße im Spaltheilungsbereich.

stellung des Prothesensitzes eine Kontraindikation zur Zementpressung ist, weil die größere Zirkulationsstörung der Kortikalis dann zu oft in eine fatale Knochennekrose mit Strukturzusammenbruch und Instabilität mündet.

2.3.3 Die Problematik der Prothesenhalslänge

Es ist klar, daß ein kurzer, steiler Prothesenhals die Beanspruchung der Schaftverankerung reduziert. Er vermindert die Belastungsdeformation des oberen Femurendes und die damit verbundenen Relativbewegungen. Zwei Gründe verbieten es jedoch, mit Verkürzung der Halsausladung das Problem der Schaftstabilisierung lösen zu wollen:

a) die damit verbundene Medialisierung des Trochanters verschlechtert den Hebelarm der Abduktoren und erzeugt eine unerwünschte Druckvermehrung auf die Pfanne. Unsere Statistik beweist, daß einer Reduktion von Schaftinstabilitäten des 20er-Halses gegenüber dem 30er-Hals der MÜLLER-Standardschaftprothese eine Vermehrung von Pfanneninstabilitäten beim kürzeren Hals gegenübersteht.

b) Es ist nicht zulässig, bei der Totalprothese die Lage der Traglinie des Beines außer acht zu lassen. Die bei der intertrochanteren Osteotomie gültigen Regeln sind auch bei der Totalprothese anzuwenden. Nach Möglichkeit werden wir also bei normalen Beinachsen und normalen Belastungsverhältnissen am Kniegelenk den Trochanterabstand vom Becken mit dem Einbau einer Totalprothese nicht ändern. Es erfordert demnach ein langer anatomischer Hals eine Prothese mit entsprechendem Hals und umgekehrt. Bei einem Valgus-Knie ist mit einem langen Prothesenhals eine Lateralisation des Trochanters anzustreben, bei einem Varus-Knie mit einem kurzen Prothesenhals eine Medialisierung des Trochanters *(Abbildung 61)*.

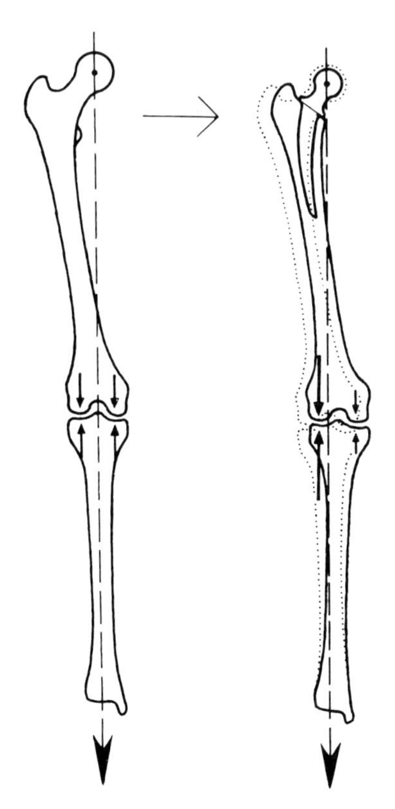

Abbildung 61. Die Länge des Prothesenhalses beeinflußt die Lage der Traglinie des Beines. Diese Verhältnisse sind beim Einsetzen einer Totalprothese genau so zu beachten wie bei einer intertrochanteren Osteotomie.

Das Prinzip der Verkeilung im Schaft hat die Prognose der Schaftverankerung dermaßen verbessert, daß auch größere Halsausladungen ohne Gefahr für die Schaftverankerung realisiert werden dürfen.

Von den heutigen Mitteln der Hüftpfannenarmierung ist zu erwarten, daß auch die höhere Beanspruchung der Pfannenverankerung bei kurzen Hälsen langzeitig tragbar wird.

2.3.4 Die Rolle des Prothesenkragens

Aus unseren biomechanischen Überlegungen geht hervor, daß eine Krafteinleitung über den Schenkelhalsstumpf durch einen Prothesenkragen durchaus möglich ist. Bedingung ist ein möglichst horizontales Kragenlager zur Reduktion der Scherkräfte. Die Relativbewegungen, bedingt durch die Belastungsdeformation, finden dann nicht im Kragenbereich, sondern im Spitzenbereich statt. Es besteht dadurch die Gefahr der lateralen Kortikalisusur durch progressiv dekompensierten Nulldurchgang im Spitzenbereich der Prothese. Eine klare Krafteinleitung über den Prothesenkragen hat G. RITTER mit der Zuggurtungsprothese verwirklicht. Hier ist der Prothesenschaft sehr kurz und dick; er wird distal keine gefährlichen Relativbewegungen ausüben können. Dagegen besteht wegen der beträchtlichen dynamischen Trochanterdeformation eine Ermüdungsbruchgefahr des Zuggurtungsbolzens. Außerdem erzeugt der prominente Bolzen schmerzhafte Bursitiden. Sehr massive und lange Prothesenstiele können die Belastungsdeformation so sehr ausschalten, daß im Kragenbereich kein progressiv dekompensierter Nulldurchgang zustandekommt und auch nach Jahren der Prothesenkragen offenbar noch funktioniert. Ein Bindegewebslager im Auflagebereich ist aber in diesen Fällen immer zu erwarten. Für uns, die wir die Krafteinleitung nicht im Kragenbereich realisieren wollen, ist der Kragen ein Störfaktor.

Die Rolle des Prothesenkragens als Störfaktor wird noch durch einen anderen Mechanismus begründet. Es ist die technische Schwierigkeit, die Ebene des Schenkelhalsstumpfes genau der Ebene des Prothesenkragens anzupassen. Wenn die letzten

Hammerschläge den Kragen mit dem Knochen in engen Schluß zwingen, erzeugt eine Inkongruenz der Knochenauflage zur erwünschten Prothesenstellung eine Fehlstellung. Dieser Mechanismus wird nur verhindert, wenn der Prothesenstiel in der Markhöhle verklemmt ist. Es kann auf diese Weise nicht nur eine Fehlstellung zustandekommen; oft entsteht in der plastischen, nicht mehr genügend fließenden Zementmasse ein Spalt zwischen Zement und Metall, der durch ein Bindegewebe ausgefüllt wird. Schlechte Kraftverteilung, lokale Zementüberlastung, Gefahr der Zementzerrüttung und Instabilität sind die Folge. V. L. FORNASIER hat an Sektionspräparaten diesen Spalt beschrieben und als Erklärung eine thermische Volumenänderung des Metalls oder ein Wegschrumpfen des Zementes durch die Polymerisationsschwindung diskutiert *(Abbildung 40)*. Alle bisherigen Systeme mit einem Prothesenkragen zur Krafteinleitung haben den Nachteil der Bindung an eine geplante Resektionshöhe. Eine Beinverlängerung kann nur mit einer größeren Halslänge realisiert werden, d.h. mit einer evtl. unerwünschten Laterdisation des großen Trochanters. Dieser Nachteil ist besonders bei Reoperationen schwerwiegend, wenn kein Schenkelhalsstumpf mehr vorliegt, und vielleicht die Pfanne nicht ganz auf physiologische Höhe implantiert werden kann.

2.4 Das Gleitkörperproblem

2.4.1 Die Problematik

Die ersten von J. CHARNLEY, 1961 auch von uns verwendeten Gleitpartner waren rostfreier Stahl und Teflon®. Dieses erwies sich als gänzlich ungeeignet, indem es im Körpermilieu - im Gegensatz zu seinem Verhalten als Trockenlager - wahrscheinlich durch Quellung seine Abriebfestigkeit verlor. Die Usuren der Teflonpfanne waren normalerweise schon nach wenigen Monaten durch kraniale Dislokation des Kopfes im Röntgenbild feststellbar *(Abbildung 62)*. Die massenhaft anfallenden Abriebpartikel lösten eine aseptische Entzündung aus, die durchschnittlich nach einem Jahr einen Schmerzzustand begründeten. Bei der Reoperation fand sich im Gelenk eine unter Druck stehende, grüne «Erbsensuppe». Detritusmassen drangen weit in die Umgebung ein. Die Usur der Pfanne ging wiederholt bis zur Perforation derselben. Man hatte den Eindruck, daß der Schmerzzustand nicht durch das aufgetretene Spiel des Kopfes in der Pfanne, sondern durch die aseptische Entzündung verursacht wurde. Es handelte sich zweifellos im Sinne H. G. WILLERTS um einen schweren Dekompensationszustand mit Bildung von Granulomen mit Osteolysen. Histologische Analysen aus dieser Zeit fehlen uns.

1964 führte J. CHARNLEY als Kunststoff für die Pfanne das Polyäthylen ein (High Density Polyethylene RCH-1000). Es ist relativ elastisch. Sein E-Modul beträgt etwa 100 kp/mm². Als Nachteil der Polyäthylenpfannen erwies sich die Schwierigkeit der Sterilisation. Eine Wärmesterilisation im Autoklaven kam nicht in Frage, da sich Polyäthylen verformt. Man mußte sich mit einer bloßen Oberflächensterilisation durch längeres Einlegen in stark desinfizierende Lösungen begnügen. Es war anzunehmen, daß die Masse des Polyäthylens von der Herstellung her autosteril war. Die Frage nach der Sterilität der Pfanne stellte jedoch einen Unsicherheitsfaktor dar.

1970 wurde der im Autoklaven sterilisierbare Polyester Polyäthylenterephthalat, das Hostadur® KVP-4022 (AP-4) eingeführt. Die Gleiteigenschaften und Abriebresistenz des Polyesters sind denjenigen des Polyäthylens vergleichbar und die Gewebeverträglichkeit der Festkörper wie beim Polyäthylen gut und problemlos. Der Elastizitätsmodul von Polyester beträgt aber 300 kp/mm², d.h. Polyester ist dreimal steifer als Polyäthylen. Mehrfaches Sterilisieren im Autoklaven versprödet die Polyesterpfanne und erzeugt innere Spannungen, die zum

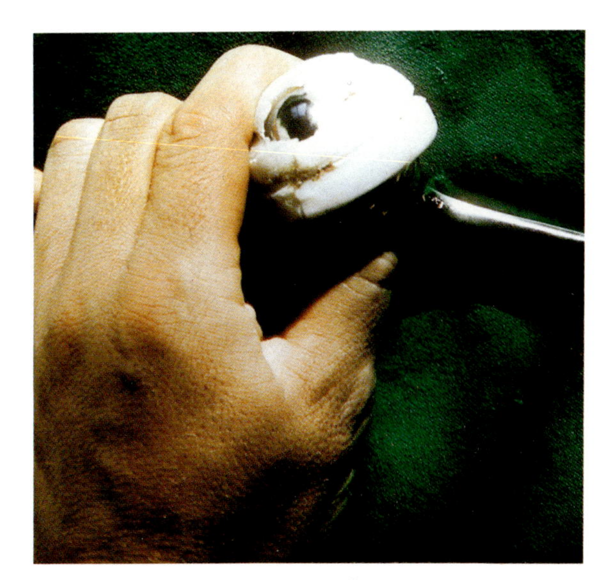

Abbildung 62. Usur einer Teflon®-Pfanne bis zur Perforation. Reoperationspräparat von 1963 nach 1½ Jahren Laufzeit.

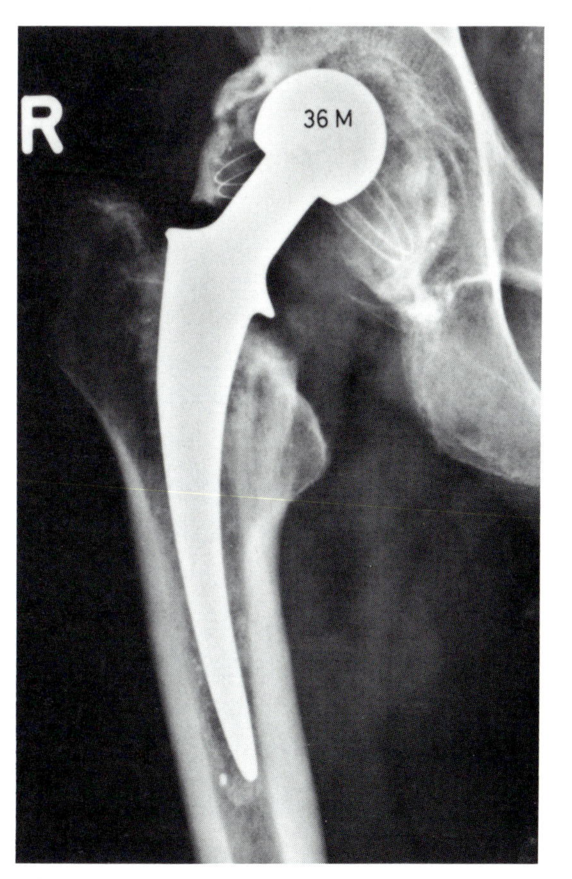

Abbildung 63. Geborstene, instabile Polyesterpfanne nach 36 Monaten. Stabiler Schaft. Keine Osteolysen im Sinne eines aggressiven Granuloms.

spontanen Bersten der Pfanne nach kürzerer oder längerer Zeit Anlaß geben können *(Abbildung 63)*. Unsere Reoperationsstatistik von 1978 enthält 7 Fälle mit geborstenen Polyesterpfannen. Ein anderes Problem entstand durch die Gewebsreaktion auf die Abriebpartikel. Es scheint, daß Polyesterteilchen mehr als Polyäthylenpartikel eine Gewebsreaktion auslösen, die gewisse immer wieder beobachtete Merkmale aufweist. Der Abtransport der Partikel in den Lymphgefäßen ist nach den Befunden von H. G. WILLERT 1975, 1978 für Polyäthylen leichter. Polyesterpartikel werden dagegen mehr in Makrophagen eines histiozytären Granulationsgewebes gespeichert. Die Speicherung kann groteske Formen annehmen. Dieses Granulationsgewebe neigt zu Fibrosierung, Hyalinisierung und Nekrotisierung. Auffallenderweise und im Gegensatz zu Polyäthylen fehlen in diesem Granulationsgewebe Fremdkörperriesenzellen. Durchschnittlich sind denn auch die Sekundärkapseln bei Polyesterpfannen etwas dicker als beim Polyäthylen. Möglicherweise entstehen wegen Gewebsnekrosen der Kapsel bei Polyesterpfannen eher mehr Detritusmassen im Gelenk als bei Polyäthylenpfannen. Da unsere Beobachtungen fast alle nur von Reoperationen bei MÜLLER-Prothesen stammen, sind unsere Befunde nicht so kraß, wie sie bei den ersten WEBER-Prothesen angetroffen wurden. Bei diesen Prothesen ist der Polyesterpartikelanfall aus der relativ großen Usur des zylindrischen Hals-Schaft-Gelenkes und des Kunststoffkopfes am metallenen Pfannenrand so groß, daß dafür keine Vergleichsmöglichkeit mit Polyäthylen besteht. Riesige Detritusmassen und Osteolysen finden wir auch bei Polyäthylenpfannen. Wir machen, wie später ausgeführt wird, dafür nicht nur die Abriebpartikel des Kunststoffes, sondern auch die Zerrüttungsprodukte des Zementes zusammen mit der Instabilität verantwortlich. Zweifellos ist aber die Partikelmenge bei den WEBER-Prothesen wie früher bei den CHARNLEYschen Teflon®-Pfannen diesen in relativ

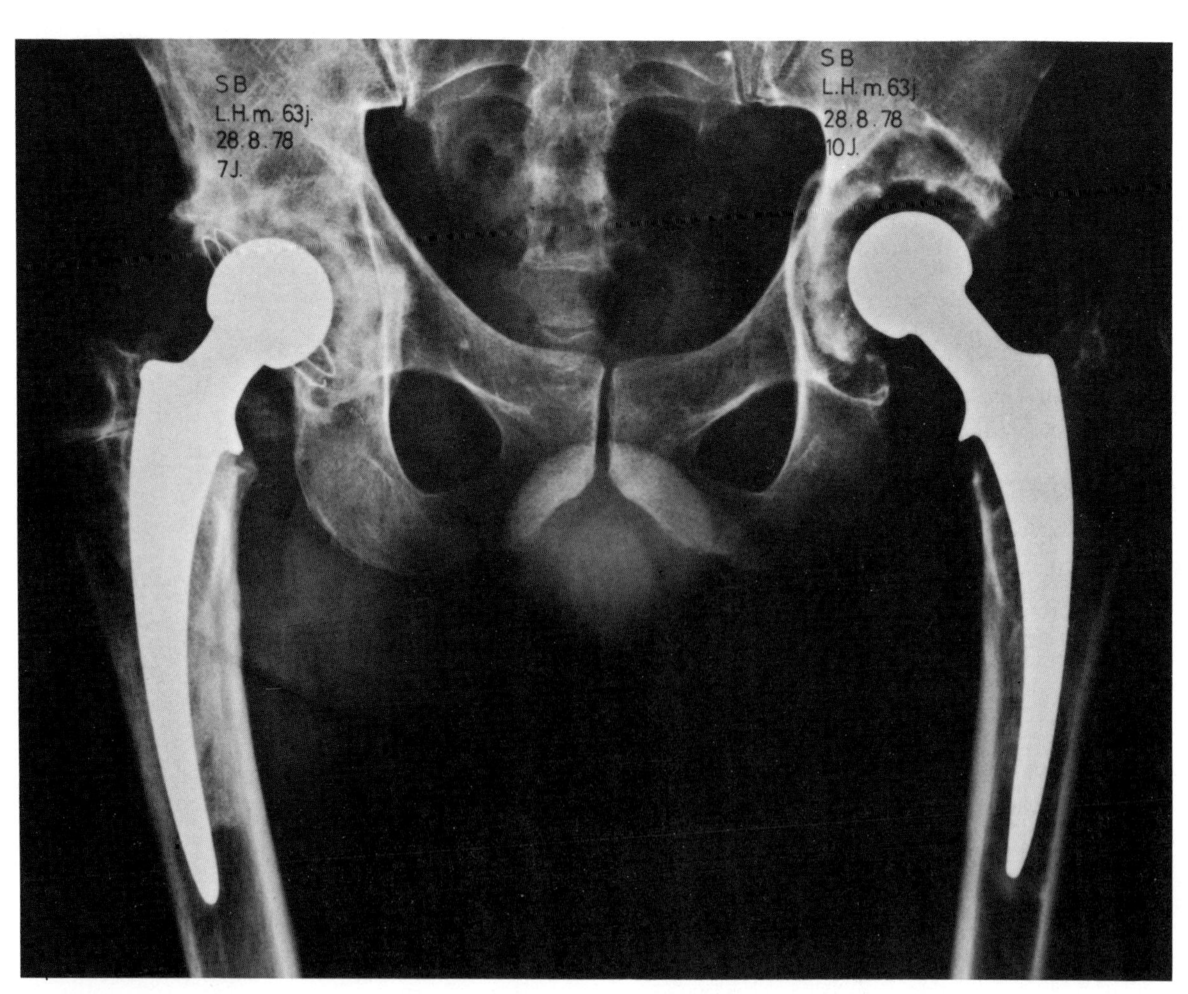

Abbildung 64. 63jähriger, aktiver Sportsmann. 7 Jahre Polyesterpfanne haben auf der rechten Seite keinerlei Osteolysen induziert. Dagegen finden sich auf der linken Seite mit der Polyäthylenpfanne nach 10 Jahren ausgedehnte Osteolysen im Pfannenlager und eine beginnende proximal im Femur. *Mechanische Faktoren und Quantität der Abriebpartikel sind wichtiger als deren Qualität.*

kurzer Zeit entstandenen aseptisch-entzündlichen Zustände mit großen Detritusmassen anzulasten. Es entsteht dabei schnell ein dekompensierter Zustand zwischen Anfall und Abtransport. Überall wird Bindegewebe zu wucherndem Speichergewebe. H.G. WILLERT nimmt an, daß dieses Granulationsgewebe Knochenbälkchen und damit die Prothesenverankerung abbaut und verantwortlich ist für die in diesen Fällen vorhandene Instabilität. Wir nehmen für einen normalen Partikelanfall eine mechanisch begründete Instabilität als vorrangig an. Sobald Unruhe herrscht, treibt dann das Granulationsgewebe sein Unwesen *(Abbildung 64)*.

Obwohl die Arbeit von M.H. HACKENBROCH in ihrer Aussage belastet ist von einer großen Dunkelziffer, scheint sich die Metallpfanne der McKEE-Prothese 2–3mal seltener zu lockern als die Metallpfanne der WEBER-Prothese. Da die Starrheit der Pfannen vergleichbar ist, muß neben der größeren Aktivität der durchschnittlich jüngeren Träger der WEBER-Prothese wohl der Polyesterfaktor für die Lockerungsdifferenz verantwortlich gemacht werden. Der von H.G. WILLERT beschriebene Mechanismus der Protheseninstabilität ist aber nach unserer Auffassung nur für diese besonderen Fälle mit einem schweren Dekompensationszustand zwischen Anfall und Abtransport der Polyesterpartikel anzunehmen. Wir glauben nicht, daß der Faktor Qualität der Abriebpartikel für die bei der MÜLLER-Prothese beobachtete Instabilität hauptsächlich verantwortlich zu machen ist. Diese Auffassung begründen wir mit der Analyse unserer Fälle von Prothesenfrakturen. Das durch dekompensierten Nulldurchgang und Zementzerrüttung entstandene Spiel der Schaftprothese im proximalen Abschnitt bei erhaltener stabiler Fixation im distalen Abschnitt führt zum Prothesenbruch. Eine vom Gelenk her durch Abriebprodukte induzierte Lockerung der Verankerung, wie man sich das vom Polyestergranulationsgewebe H.G. WILLERTS vorstellen müßte, sollte bei konstanten übrigen Faktoren die Prothesenbruchquote fördern. Bei gleichbleibenden Metall-, Form- und Zementverhältnissen, wie wir sie für die Jahre 1968, 1969 und 1970 annehmen können, müßten die erstmals 1970 in etwa 70% der Fälle verwendeten Polyesterpfannen über den beschriebenen Weg vermehrt zur Lockerung im proximalen Abschnitt und zum Prothesenbruch geführt haben. Dies ist aber nicht der Fall. Eine am 1. März 1975 abgeschlossene Erhebung ergab für 1968 12,3%, für 1969 7,8%, für 1970 6,1% Prothesenbrüche. 1971 wurden der Prothesenstielquerschnitt und das Metall ein erstes Mal verbessert. Von 332 Totalprothesen brachen nur noch 0,6%, obwohl in 70% der Fälle Polyesterpfannen verwendet worden sind. Die 12,3% von 1968 und 7,8% von 1969 kamen alle bei Polyäthylenpfannen vor.

Unsere Untersuchung über die Reoperationen wegen Pfannenlockerung allein oder einer solchen, die als Begleitzustand gefunden worden sind, ergab, daß sich Polyesterpfannen etwa dreimal häufiger lockern als Polyäthylenpfannen. Von total 806 eingesetzten Polyesterpfannen haben wir bis 1975 45, das sind 5,5%, wegen Lockerung reoperiert oder gelockert befunden. Nach Abzug der Fälle von Frühlockerungen in den ersten zwei Jahren (Infekte, primäre Instabilitäten, mangelhafte Verankerung, Pfannenfrakturen) verbleiben noch 36 Fälle, das sind 4,4%, bei denen das Pfannenmaterial als Grund zur Lockerung eine Rolle spielen kann. Von bis zum 31.12.1974 eingesetzten 1101 Polyäthylenpfannen haben wir 24, das sind 2,1%, wegen Lockerung reoperiert. Nach entsprechendem Abzug der Fälle der ersten zwei Jahre verbleiben 17 (1,5%) Lockerungen von Polyäthylenpfannen, die für den Vergleich mit den Polyesterpfannen in Frage kommen. Die Analyse des Reoperationszeitpunktes ergibt, daß die Reoperation bei Polyäthylenpfannen nach durchschnittlich 5,5 Jahren, bei Polyesterpfannen nach durchschnittlich 4 Jahren stattfand.

Wir müssen also feststellen, daß sich Polyesterpfannen etwa dreimal häufiger lockern als Polyäthylenpfannen und daß diese Lockerung offenbar auch rascher zustandekommt.

Folgende Gründe können zur Erklärung dieser auffallenden Differenz angeführt werden:

- die größere Steifigkeit der Polyesterpfanne (siehe Kapitel 2.2);
- die Rolle der Abriebpartikel nach H.G. WILLERT wie oben angeführt.

Nach unseren Erfahrungen bei den Schaftlockerungen spielt die Qualität der Abriebpartikel offenbar eine untergeordnete Rolle. Hier sind mechanische Faktoren wichtiger. Wir glauben nicht, daß für die Pfannenlockerung andere Gesetze gelten.

Auf ein Phänomen, das nur bei Polyesterpfannen beobachtet worden ist, muß noch hingewiesen werden. Es handelt sich um ein vom Patienten und hie und da auch von der Umgebung unangenehm empfundenes mehr oder weniger lautes Knarren im Gelenk. Schmerzen bestehen dabei nicht. Es ist in etwa 20% der Fälle beobachtet worden. Es trat in den ersten Wochen nach der Operation auf und verschwand in der Regel im Verlauf des ersten Jahres. In Einzelfällen hat es aber mehrere Jahre angedauert. Eine Relation zur Pfanneninstabilität konnte nicht beobachtet werden.

Die erhöhte Lockerungsrate der Polyesterpfannen, die Spontanrupturen, das Knarren und die Massenspeicherung der Polyesterpartikel im Gewebe mit ungünstiger Gewebsreaktion haben uns veranlaßt, im Jahre 1972 die Polyesterpfanne aufzugeben. Seither gebrauchen wir wieder die Polyäthylenpfannen,

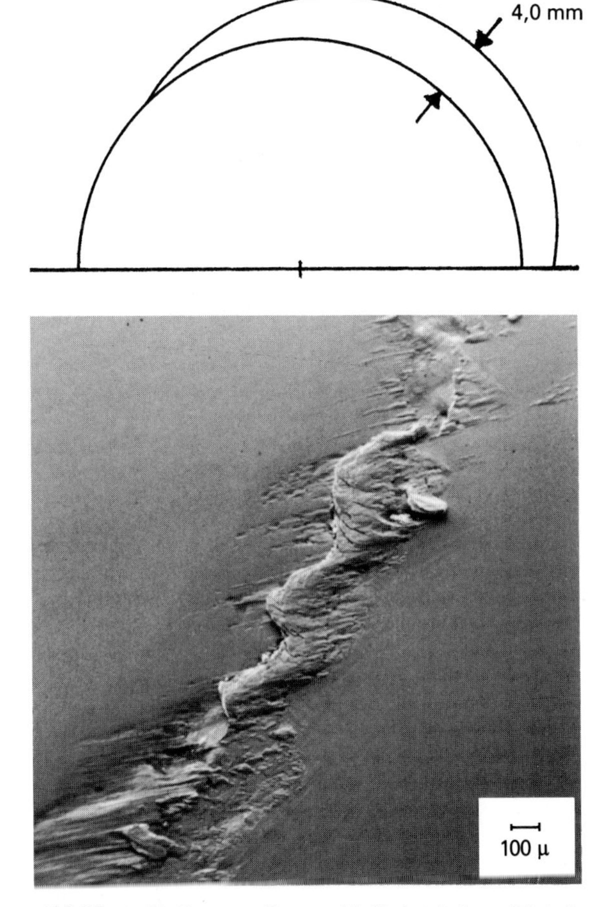

Abbildung 65. Paarung Protasul 1/Polyäthylen. 47jährige Hausfrau mit schwerer Polyarthritis. Trotz geringer Beanspruchung auffallende Pfannenusur von 4,0 mm in 7,1 Jahren, d.h. 0,56 mm/Jahr. Grund ist eine Kratzverletzung der Kopfoberfläche. Reoperation wegen Pfannenlockerung.

1,3 mm

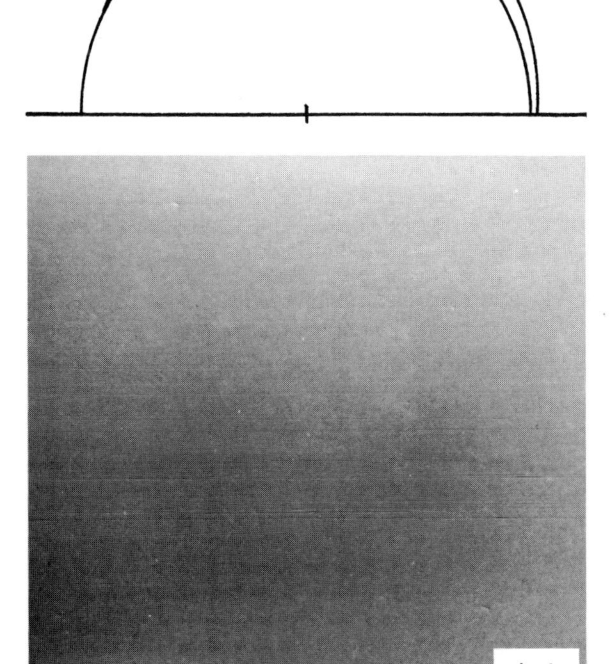

Abbildung 66. Paarung Protasul 1/Polyäthylen. 62jähriger, hyperaktiver Alpininstruktor (sämtliche Skimarathonläufe, täglicher Vitaparcours usw.). Reoperation wegen Prothesenbruch und Pfannenlockerung nach 5 Jahren. Usur 1,3 mm in 6,3 Jahren, d.h. 0,21 mm/Jahr. Einwandfrei glatte Kopfoberfläche.

deren vermeintlicher Hauptnachteil der schlechten Sterilisierbarkeit durch die Einführung der Gammastrahlensterilisation ausgeschaltet werden konnte. Die Frage der Gültigkeit der bloßen Oberflächensterilisation der Polyäthylenpfannen durch Einlegen während 6–24 Stunden in ein 5%-Chlorphenolbad (Hycolin®) wurde im Februar 1981 geprüft. Von 243 im Jahre 1969 operierten Patienten konnten 222 nach durchschnittlich 5 Jahren und 3 Monaten nachuntersucht werden. In den 11 Jahren ist ein einziger Infekt bekanntgeworden. Es handelt sich um einen akuten Frühinfekt mit Staphylococcus aureus beim Vorliegen eines heißen Zahnabszesses. Der Infektionsweg ist wahrscheinlich hämatogen (siehe 4.5, Fall Nr. 5).

Nach dieser Erfahrung dürfen wir annehmen, daß diese Art von Oberflächensterilisation gültig ist. Diese Feststellung hat heute eine besondere Bedeutung, da es sich gezeigt hat, daß die Gammastrahlensterilisation einen ungünstigen Einfluß auf die kristalline Struktur des Polyäthylens hat.

Als Gleitpartner zum Polyäthylen ist am rostfreien Stahl AISI 316L oder am Protasul 2 CoCrMo-Guß (vakuumgeglüht) festgehalten worden. Die Erfahrung hat uns gezeigt, daß auch diese Paarung noch nicht als optimal gelten kann. Der Pfannenverschleiß durch Abrieb ist relativ groß. Ausmessungen haben ergeben, daß er von 0,1 mm pro Jahr bis 0,5 mm ansteigen kann. Der letztere Wert wurde allerdings bei einem verletzten Metallkopf gemessen *(Abbildungen 65* und *66)*. Der Mechanismus des Abriebs ist komplex. Man hat dabei zu unterscheiden zwischen einem Abrieb durch Abscherung, Abrieb durch Ermüdung und Abrieb durch Adhäsion. Die Materialermüdung begünstigt die Abscherung. Der Abrieb durch Adhäsion entsteht durch einen Materialtransfer vom weichen Polyäthylen auf die Metalloberfläche. Dadurch wird die Metalloberfläche rauh und der Abrieb entsprechend größer. Die Verschiedenartigkeit des Abriebmechanismus läßt verstehen, daß ein großer Kopf mit kleinerem spezifischem Flächendruck Vorteile aufweist in bezug auf den Faktor Materialermüdung und Abscherung, Nachteile dagegen für den Faktor Adhäsion und Transfer. Umgekehrt liegen die Verhältnisse für einen kleinen Kopf. Die entstehenden Abriebpartikel sind nach H.G. WILLERT für Polyäthylen und Polyester in der gleichen Größenordnung von 5–30 μ. Wir halten fest, daß die Abrasio durch Adhäsio Funktion ist von der Größe der Oberfläche und vom Weg. Ein großer Kopf, wie er zwangsläufig zur Schalenprothese gehört, ist in dieser Beziehung im Nachteil. Es ist anzunehmen, daß der 22-mm-Kopf bei vergleichbarer Verschiebung des Kopfzentrums etwa viermal weniger Abriebpartikel liefert als der 32-mm-Kopf.

Zusätzlich zum Abrieb ist vor allem beim weicheren Polyäthylen mit einem gewissen Kaltfluß zu rechnen. Unter Kaltfluß verstehen wir die plastische Deformation jenseits der Elastizitätsgrenze. Der Metallkopf dringt mit der Zeit in die Polyäthylenpfanne hinein. Dabei geht das vorgegebene Spiel von z.B. 0,2 mm bei der MÜLLER-Prothese zwischen Metallkopf und Kunststoffpfanne verloren, und der erwünschte Flüssigkeitsschmierfilm reißt ab. Dadurch erhöht sich der Reibungswiderstand und das übertragene Drehmoment. Messungen an ausgebauten Pfannen haben ungefähr den Faktor 3 ermittelt. Obwohl die Usuren bei der Polyesterpfanne in der Größenordnung nicht wesentlich von denjenigen der Polyäthylenpfanne differieren, ist das Phänomen des Hineindringens mit der starken Vermehrung des übertragenen Drehmomentes vor allem bei Polyäthylenpfannen beobachtet worden. Die größere Instabilitätsrate der Polyesterpfannen ist ohne den Faktor der zusätzlichen Drehmomentübertragung zustande gekommen. Für die Lockerung der Polyäthylenpfannen dürfte die zunehmende Übertragung eines Drehmomentes im Sinne eines Beanspruchungswechsels im Verankerungslager eine Rolle spielen. Dieser Mechanismus ist vermehrt bei der großflächigen Schalenprothese zu befürchten!

Nachmessungen an ausgebauten Metallköpfen haben ergeben, daß der Metallverschleiß schon beim rostfreien Stahl, besonders aber bei der CoCrMo-Gußlegierung, praktisch keine Rolle spielt und oft nach Jahren kaum gemessen werden kann.

Es ist nach diesen Erkenntnissen verständlich, daß nach weiteren Gleitpartnern gesucht wurde. Die von McKEE 1956 inaugurierte Metall/Metallpaarung haben wir nie in Betracht gezogen, weil wir auf die stoßdämpfende Wirkung des Kunststoffes nicht verzichten wollten. Wir stellten uns vor, daß diese Stoßdämpfung die Beanspruchung der Knochenanker an der Zement/Knochengrenze schone. L. DUBS et al. haben 1983 zur weiteren Stoßdämpfung das Tragen eines elastischen Fersenkeils empfohlen. Ein Luftpolsterschuh wird von D. GEBAUER und G. BLUNSCH empfohlen. Eine Rechtfertigung dieser Maßnahmen sehen wir in der alten Erfahrung, daß Schmerzen bei Coxarthrose beim Gehen auf weichem Boden später auftreten als auf hartem Boden. Die Elastizität der Gliederkette kann also noch verbessert werden.

Die heute erwiesene bessere Dauerstabilität des 22-mm-Kopfes gründet z.T. auf der kleineren Partikelmenge, z.T. auf dem viel kleineren übertragenen Drehmoment.

Der metallurgische Fortschritt hat offenbar den früher gefürchteten Korrosionsangriff auf die Gleitflächen überwunden. Die Gewebebelastung mit Metallpartikeln bleibt größer als bei der Paarung mit Polyäthylen. Die Belastung des Organismus ist größer und kann bei Unverträglichkeit eine Rolle spielen.

Im Gegensatz zu den geringen Abriebmengen war bei den bisherigen Metall/Metallpaarungen der Reibwiderstand, d.h. das übertragene Drehmoment, größer als bei der Kombination Metall/Polyäthylen. Die Zukunft wird zeigen, ob eine Metall/Metallpaarung, wie sie M.E. MÜLLER mit Titankarbid-Beschichtung des Kopfes und Titannitrit-Beschichtung der Pfanne versucht, günstiger ist.

Gewebefreundlicher als das Metall ist die 1970 von P. BOUTIN eingeführte Aluminiumoxidkeramik. Sie ist in den letzten Jahren stärker in den Vordergrund getreten. In bezug auf Gleitwiderstand, Abriebmenge und Gewebeverträglichkeit des Abriebmaterials schneidet sie im Experiment am besten ab. Geheimnis des Vorzugs der Aluminiumoxidkeramik ist die gegenüber Metall wesentlich größere Benetzbarkeit der Oberfläche. Dieses Material mit einem E-Modul um 40000 kp/mm^2 ist aber außerordentlich starr. Extrembewegungen mit Subluxation des Kopfes können zum Ausbruch von Körnern aus der harten Oberfläche führen. Diese harten Partikel wirken dann als Schmiergel stark abriebfördernd. Laborversuche haben ergeben, daß die Werkstoffkombination Aluminiumoxidkeramik mit Polyäthylen interessant ist. Bei gleichen Bedingungen wird Polyäthylen im Labor durch den Aluminiumkeramikkopf etwa zehnmal weniger abgerieben als durch einen CoCrMo-Metallkopf. An diesem günstigen Ergebnis ist neben der viel besseren Benetzbarkeit der glatten Aluminiumkeramikoberfläche ihre größere Kratzfestigkeit und das Fehlen eines Polyäthylentransfers beteiligt. Aus diesen Gründen gilt heute unser Interesse der im Gang befindlichen klinischen Erprobung der Gleitkörperkombination Polyäthylenpfanne mit Aluminiumoxidkeramikkopf. Bei dieser Lösung liegen nach unserer Erwartung die Probleme weniger im Verschleißverhalten als in der Verteilung des Kraftflusses vom Kopf auf den Metallzapfen *(Abbildung 67)* und im Dauerverhalten des Kopfes auf die wechselnde Beanspruchung. Erstrebenswert wäre ein 28-mm-Keramikkopf!

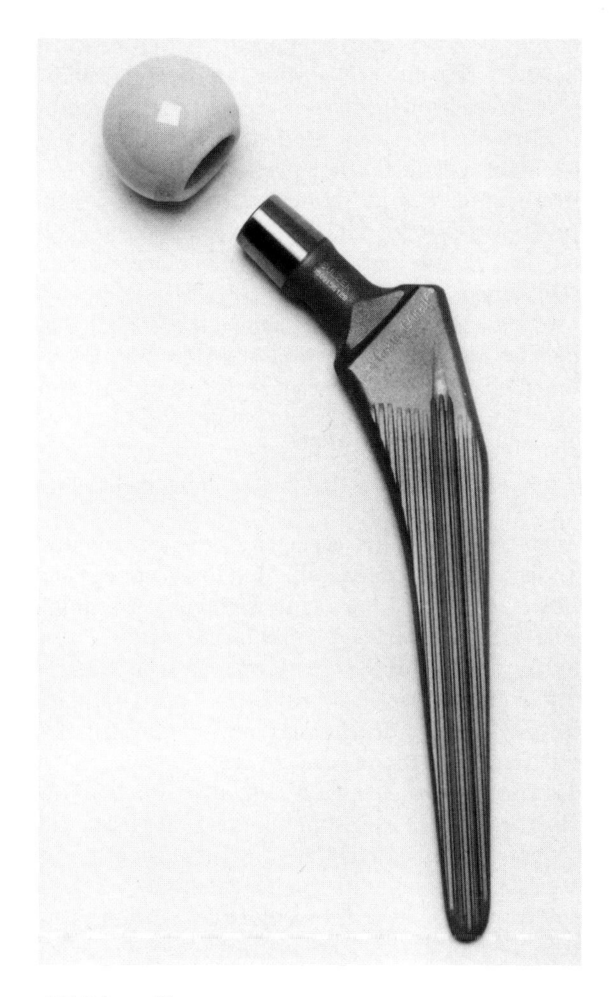

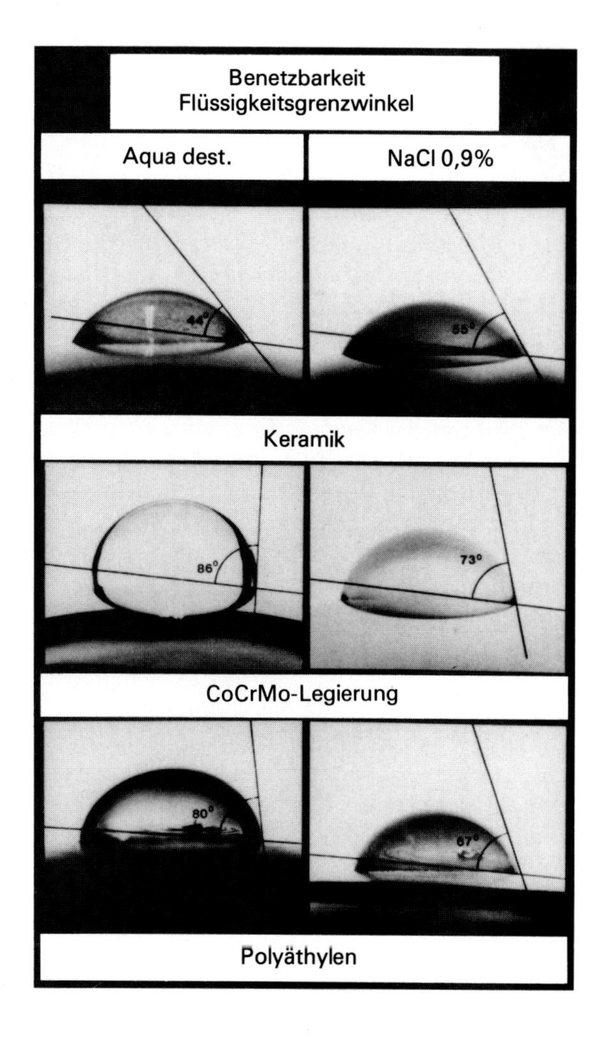

Abbildung 67.

Links: Geradschaftprothese Titan-Legierung mit Keramikkopf. Das Problem liegt in der Optimierung der Spannungsverteilung zwischen Metallkonus und der sehr starren Keramik.

Rechts: Die Keramikoberfläche ist besser benetzbar. Beweis durch den Randwinkel eines Flüssigkeitstropfens auf ihrer Oberfläche. Die bessere Benetzbarkeit begründet ein günstigeres tribologisches Verhalten.

Das Gleitkörperproblem ist heute noch nicht endgültig gelöst. Bei der MÜLLER-Prothese lag die Problematik immer nur auf der Seite der Pfanne. Wegen der raschen Usur mußten alle Teflonpfannen ausgebaut werden. Die Polyesterpfannen wiesen zu viele Lockerungen auf, einige barsten. Der Polyesterabrieb hat in wenigen Fällen nach 3–10 Jahren zu schmerzhaften Reizzuständen geführt, von denen zwei mit Prothesenauswechslung reoperiert wurden, ohne daß dabei eine Prothesenlockerung hätte festgestellt werden können. Neben der Reoperation bleibt angesichts eines solchen Reizzustandes nur noch die Möglichkeit der *Gelenkspülung* (siehe 3.10) mit dem Ziel, die frei im Gelenk befindlichen Polyesterpartikel zu entfernen *(Abbildung 68)*. Diese stammen entweder direkt von der Pfanne oder von ins Gelenk abgestossenen Kapselsequestern mit massenhafter Speicherung. In 44 Fällen wurde durch die Spülung eine deutliche Besserung erzielt, in 6 Fällen war das Resultat negativ, weil eine radiologisch noch nicht evidente Instabilität vorlag. Die seit 1964 verwendete Paarung Metall/Polyäthylen hat bis heute noch nie wegen dem durch Usur entstandenen Spiel zu einer Reoperation Anlaß gegeben.

Die Lockerungen der Polyäthylenpfannen stehen möglicherweise in einem Zusammenhang mit dem beobachteten satten Eindringen des Kopfes in die Pfanne mit erhöhter Reibung und entsprechender Vermehrung des übertragenen Drehmomentes. Auch sind die gemessenen Usuren so bedeutend, daß man Hemmungen hat, für jüngere Patienten diese Gleitpaarung zu empfehlen. Die Hoffnung ruht heute auf der Paarung Polyäthylen/Aluminiumoxidkeramik.

Es sei hier noch einmal auf die Rolle der Schichtdicke des Polyäthylens bei der Kraftverteilung hingewiesen (siehe 2.2.2).

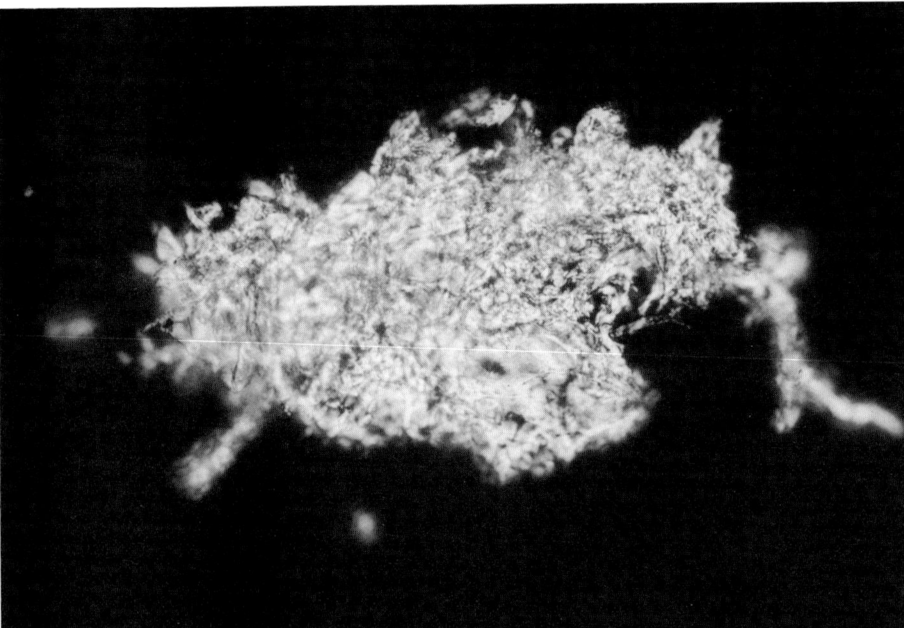

a

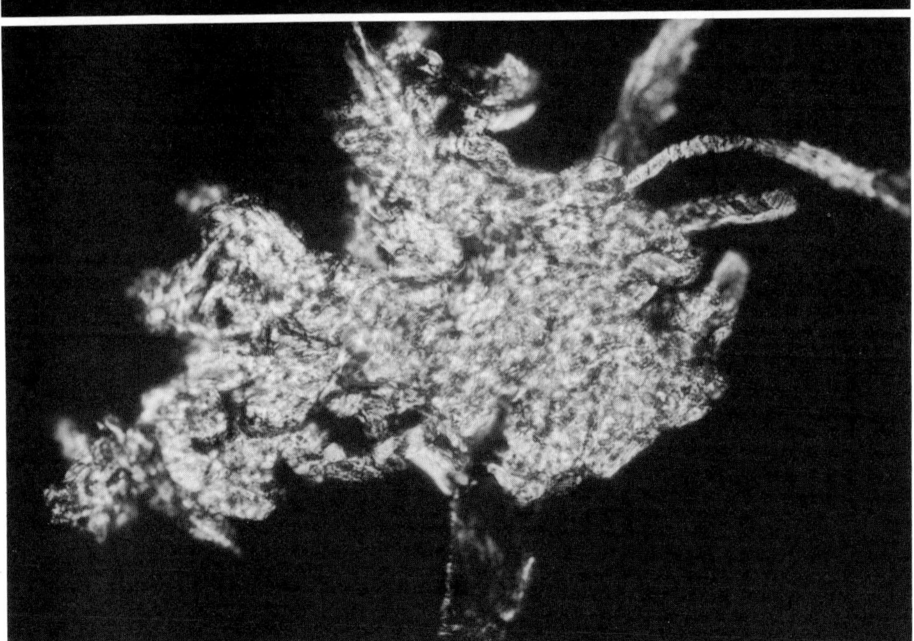

b

Abbildung 68.

a Polyesterabriebpartikel künstlich durch Reibung hergestellt. Vergrößerung 704fach.

b Polyesterpartikel aus der Spülflüssigkeit einer erfolgreichen therapeutischen Gelenkspülung bei Schmerzzustand 7 Jahre nach Implantation einer Totalprothese mit Polyesterpfanne. 777fach.

(Präparate Labor für Biomechanik, Stiftung M.E. MÜLLER, Bern.)

Abschließend eine wichtige Ergänzung:

Die besten Gleitkörper nützen nichts, wenn die Oberflächen durch unsorgfältige Behandlung beschädigt sind. Es ist z.B. jeder Metall/Kopf-Kontakt sowohl auf dem Instrumententisch wie vor allem auch im Abwaschbecken und beim Abtrocknen einer nicht verwendeten Prothese peinlich zu vermeiden. Operationsschwestern und Hilfspersonal sind auf die große diesbezügliche Verantwortung aufmerksam zu machen. Der Textil- und Plastikschutz soll beim Einsetzen erst im letzten Augenblick entfernt und beim Nichtgebrauch sofort wieder aufgesetzt werden. Berührungen des Kopfes mit Hebeln oder mit dem Metall einer zusätzlichen Pfannenarmierung müssen bei der Reposition sorgfältig vermieden werden. Der Keramikkopf bietet in dieser Beziehung Vorteile wegen seiner Härte. Aber auch der Keramikkopf kann einen Pfannenverschleiß nicht verhindern, wenn sich Zementbröckel im Gelenk interponieren *(Abbildungen 69–71)*. Es ist daran zu denken, daß bei Zug am Bein oder bei völliger Muskelerschlaffung das Gewicht des Beines genügt, um den Kopf in eine Subluxationsstellung zu bringen, die das Eindringen eines Fremdkörpers ins Gelenk erlaubt. Wir haben einmal einen auf diese Weise im Gelenk festgeklemmten, abgerissenen Redondrain operativ

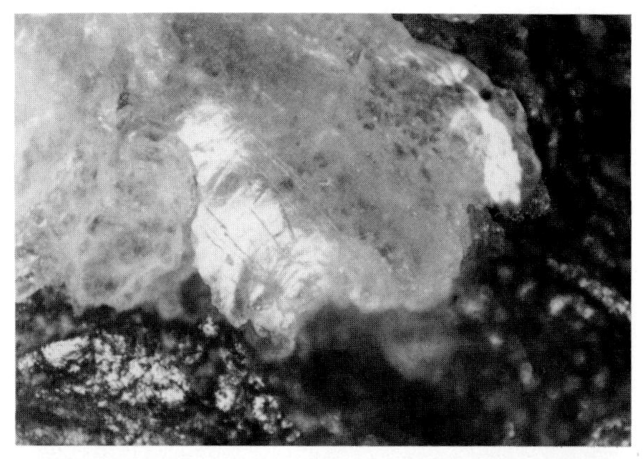

a

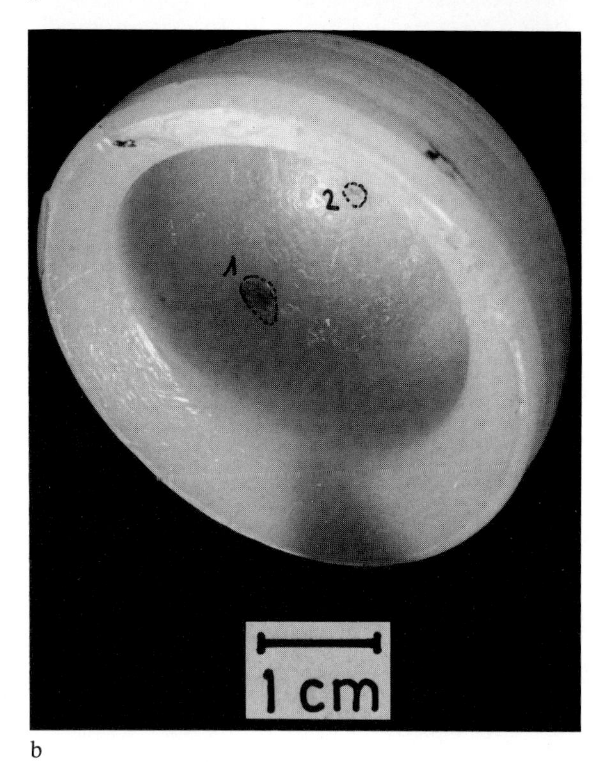

b

Abbildung 69. Usur einer Polyäthylenpfanne nach 10½ Jahren bei interponierten Zementpartikeln.

a Rauhigkeit der Pfannenfläche durch Verschleiß und Zementpartikel.
b Zementpartikel 35×.

entfernen müssen! Es ist deshalb besonders sinnvoll, im Bereich der Implantat/Knochengrenze allen überstehenden Zement zu entfernen. Nach Einsetzen der Pfanne ist der Pfannengrund genau zu prüfen. Es können noch ganz dünne Zementlamellen anhaften. Daß abschließend das ganze Gelenk nach versteckten losen Zementpartikeln palpatorisch und inspektorisch abgesucht werden muß, sei nur noch zur Vollständigkeit erwähnt.

2.4.2 **Sieben-Jahres-Resultate von Prothesen nach** M. E. Müller **mit Keramikköpfen**

Geschlossenes Kollektiv von 45 Fällen

1) *Einleitung*

Von 1976–1981 wurden 45 Biolox-Keramikkopf-Prothesen eingesetzt. Das sind 6% aller in diesem Zeitraum eingesetzten Totalprothesen. Die Zurückhaltung in der Anwendung gründete in der Unsicherheit betreffend Alterung der Keramik und der Kraftübertragung vom Kopf auf den Steckkonus aus Protasul 10® angesichts der sehr verschiedenen Elastizitätsmoduln. In der Tat kam es anderswo und mit anderen Fabrikaten zu Berstungen des Kopfes (W. Plitz, P. Griss, 1980). Als Vorteile des Kopfes wurden seine glatte und fast unverletzliche Oberfläche, seine gegenüber Metall bessere Benetzbarkeit und das Fehlen des Polyäthylentransfers als Verschlimmerung der abrasio per adhaesionem betrachtet. Laborversuche hatten für die Gleitkörperpaarung Ke-

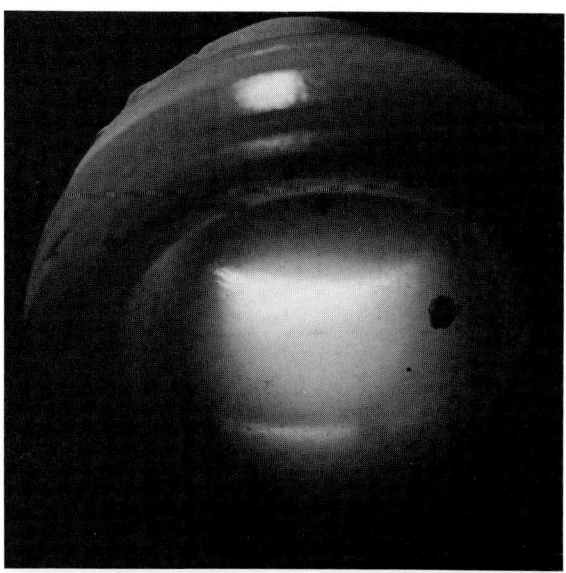

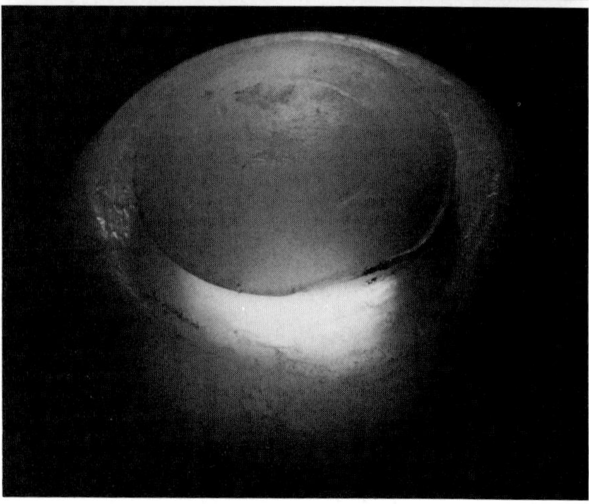

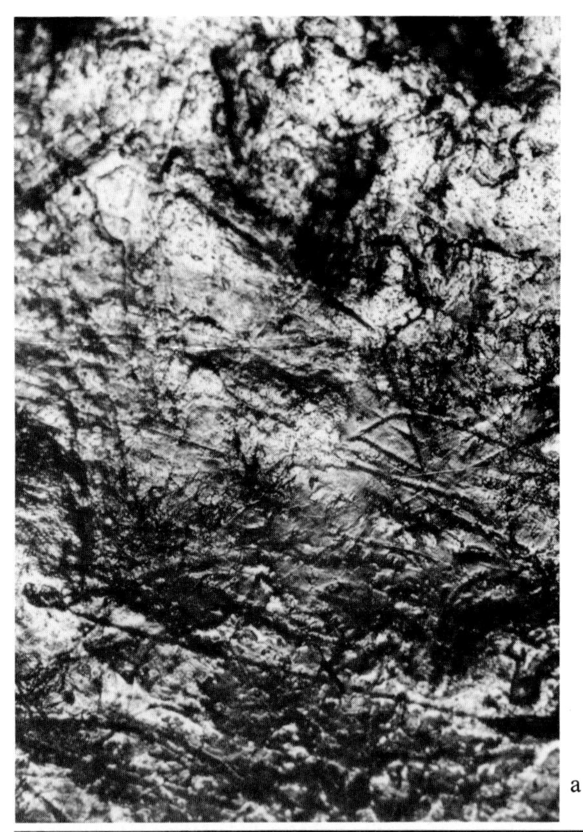
a

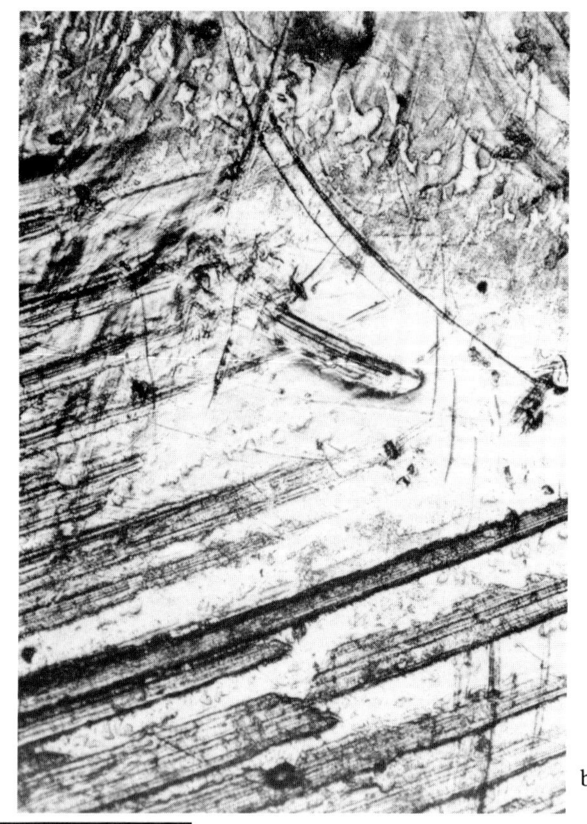
b

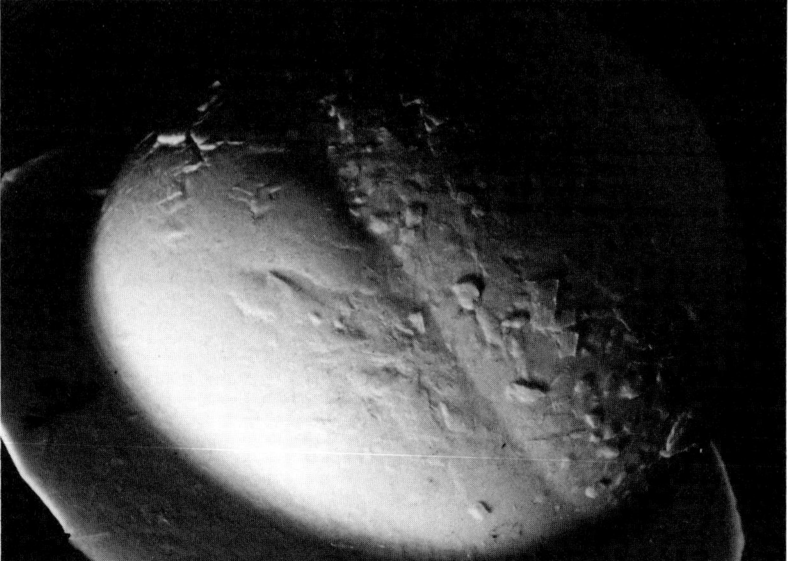
c

Abbildung 70. Gleicher Fall wie Abbildung 66.

a Polyäthylenpfanne. Hauptbelastungszone stark aufgerauht und mit Zementpartikeleindrücken übersät.
b Geringer Oberflächenverschleiß außerhalb der Hauptbelastungszone.
c Silikonausguß der Pfanne. Die Dislokation des Kopfes in der Pfanne um 3,4 mm und die eingesprengten Zementpartikel kommen schön zur Darstellung.

◁ *Abbildung 71.* Gleicher Fall wie Abbildung 69. Eine Usur von 3,4 mm erzeugt im Bereich der Verankerungsrille eine bereits bedrohliche Verdünnung der Polyäthylenschicht. Darstellung im durchscheinenden Licht. Warnung vor allzu dünnwandigen Pfannen!

ramik/Polyäthylen Vorteile ergeben (M. SEMLITSCH et al., 1975).

2) *Patientengut*

Das vorliegende Kollektiv ist eine Auslese relativ junger Patienten. Es sind 20 Frauen, 31–72jährig (Durchschnitt 55½ Jahre), und 25 Männer, 40–70-jährig (Durchschnitt 58½ Jahre).

Ein 70jähriger ist an «Leberkarzinom» verstorben. Von ihm liegt das Resultat einer Nachuntersuchung von 3½ Jahren vor.

Eine 74jährige Patientin ist nicht erreichbar im Ausland. Von ihr liegt ein 3-Jahres-Resultat vor. Beide Patienten waren schmerzfrei und 2 bzw. 6 km stockfrei gehfähig. Perfekte Stabilität im Röntgenbild.

Eine 77jährige Patientin mit schwerster Polyarthritis und einem Magenleiden ist im Rollstuhl. Sie konnte nicht zur Kontrolluntersuchung kommen. Es handelte sich um eine Reoperation. Es liegt nur eine 3-Monate-Kontrolle vor. Die Hüfte sei heute, nach 4½ Jahren, schmerzfrei.

Die Parameter dieser 3 Fälle wurden für die statistische Auswertung nicht verwendet. Die Beobachtungszeit der verbliebenen 42 Fälle beträgt 7 Jahre und 1 Monat (4–10 Jahre). Alle Fälle wurden vom gleichen Operateur operiert und nachuntersucht.

3) *Die erhobenen Parameter*

- Beobachtungszeit;
- Zustand der kontralateralen Hüfte;
- Schmerz;
- Gehstrecke. Es geht um die durchschnittliche Gehleistung auf gutem Weg ohne Stock oder mit Stock, ohne anzuhalten. Die Gehleistung wird durch den Zustand der kontralateralen Hüfte und viele andere Faktoren beeinflußt;
- Körpergewicht;
- Körpergröße;
- Treppensteigen;
- Schuhebinden;
- Arbeitsfähigkeit;
- Gangbild - Hinken;
- Trendelenburg;
- Beinlängendifferenz;
- Flexionsumfang;
- Streckausfall;
- Rotationsumfang;
- Pfannenstabilität im Röntgenbild;
- Pfannenarmierung;
- Pfannendurchmesser;
- Pfannenneigung;
- Pfannenusur;
- Schaftstabilität;
- Reoperationen;
- Schaftmodelle.

Diese Angaben liegen für die 42 Fälle vollständig vor.

4) *Ergebnisse*

4.1) *Zustand der kontralateralen Seite*

gesund	15
Coxarthrose	10
Totalprothese	13
Status nach TP-Reoperation	3
Arthrodese	1

4.2) *Schmerz*

schmerzfrei	36 wovon 2 nach interkurrenter Schaftoperation
Wetterfühligkeit zeitweise	5
mäßiger Schmerz im Oberschenkel	1 Schaftinstabilität nach 9 Jahren

4.3) *Gehstrecke*

angeblich unbegrenzt	14
10–20 km	8
600 m–8 km	20
kein Stock	37
ein Stock	5

- 65jähriger pensionierter Pilot. Coxarthrose der Gegenseite.
  Gehstrecke unbeschränkt. 9⅓-Jahres-Resultat.
- 64jährige Frau, Lumbovertebralsyndrom, Arthrodese der Gegenseite, die durch Einsetzen einer TP behoben werden mußte.
  Gehstrecke 800 m. 10-Jahres-Resultat.
- 67jähriger Landwirt mit TP der Gegenseite und Schaftinstabilität der Keramikkopfseite nach 9 Jahren. Standardschaft.
  Gehstrecke 1 km.
- 77jährige Hausfrau mit TP-Reoperation der Gegenseite.
  Gehstrecke 2 km. 9-Jahres-Resultat.
- 65jähriger Landwirt mit TP der Gegenseite und Rückenbeschwerden.
  Gehstrecke 3 km. 9-Jahres-Resultat.

4.4) *Körpergewicht*

24 Männer, 61–104 kg, Durchschnitt 81,7 kg
18 Frauen, 50–117 kg, Durchschnitt 65,6 kg

4.5) *Körpergröße*

24 Männer, Durchschnitt 175,9 cm
18 Frauen, Durchschnitt 161,1 cm

4.6) *Treppensteigen*

Alle 42 Patienten können mit der operierten Seite Treppenstufen bewältigen.

4.7) *Schuhebinden*

möglich	39
unmöglich	3

- Gonarthrose
- Status nach Arthrodese
- Bechterew

4.8) *Arbeitsfähigkeit*

volle Arbeitsfähigkeit	27
reduzierte Arbeitsfähigkeit	7
pensioniert	8

4.9) *Gangbild - Hinken*

hinkfrei	38
Verkürzungshinken, Duchennehinken, Schmerzhinken	4

4.10) *Trendelenburg*

negativ	38
positiv oder nur kurz prüfbar	4

4.11) *Beinlängendifferenz*

seitengleich	27
+ 0,5 cm	1
+ 1,0 cm	2
+ 2,0 cm	2
- 0,5 cm	2
- 1 cm	5
- 1,5 cm	3

4.12) *Flexionsumfang*

vor der Operation	15–125° Durchschnitt 69°
bei der letzten Kontrolle	60–135° Durchschnitt 104°

4.13) *Streckausfall*

vor der Operation	5–40° Durchschnitt 15,9°
bei der letzten Kontrolle	0–25° Durchschnitt 5,4°

4.14) *Rotationsumfang*

vor der Operation	0–60° Durchschnitt 14°
bei der letzten Kontrolle	10–90° Durchschnitt 59°

4.15) *Pfannenstabilität im Röntgenbild*

keine Lockerung	38
Saumbildung	4

- 85 kg, Größe 162 cm, Frau, 7½ Jahre, 50 mm Pfanne, Gehstrecke ohne Stock 6 km, schmerzfrei. Pfannenneigung 75°. Keine Armierung. Usur 2,5 mm.
- 73 kg, 161 cm, Frau, 9½ Jahre, 50 mm Pfanne, 1 km ohne Stock. Reoperation der Gegenseite, schmerzfrei. Keine Armierung. Pfannenneigung 55°. Usur 1,75 mm.
- 50 kg, 155 cm, Frau, 9 Jahre, wetterfühlig, 4 km ohne Stock. 44 mm Pfanne ohne Armierung. Pfannenneigung 52°, Usur 1,5 mm.
- 80 kg, 164 cm, Frau, 8½ Jahre, wetterfühlig, 2 km ohne Stock. 50 mm Pfanne ohne Armierung. Pfannenneigung 60°, Usur 1,25 mm.

4.16) *Pfannenarmierung*

ohne Armierung	23 davon sind 4 radiologisch instabil
Pfahlschrauben	17 (alle stabil)
Dachschalen	2 (alle stabil)

4.17) *Pfannendurchmesser*

50 mm	22
54 mm	14
58 mm	3
44 mm	3

4.18) *Pfannenneigung*

Durschnitt	52°
(maximal	75°)
(minimal	35°)

4.19) *Pfannenusur*

Durchschnitt	0,9 mm
(maximal	2,5 mm)
(minimal	0,2 mm)

Die totale Usur zu messen, ist auf der Frontalprojektion eines a.-p. Röntgenbildes unmöglich. In der ersten Zeit beruht die Lageveränderung des Kopfes mehr auf Kaltfluß des Polyäthylens, später mehr auf echtem Abrieb. Gemessen wurde lediglich die Verschiebung des Kopfrandes zum Scheitelpunkt des metallenen Markierungsrings. Dieses Maß muß auch relativiert werden, da es naturgemäß bei steil eingesetzten Pfannen genauer ist als bei horizontaler Lage der Pfanne. Durchschnittlich sind trotzdem die gemessenen Werte für die Praxis brauchbare Anhaltspunkte. Das Maß der Verschiebung des Kopfzentrums zur Ebene des Markierungsdrahtes wurde nicht erhoben. Andererseits wurde bewußt der auf dem Röntgenbild gemessene Wert ohne Korrektur der parallaktischen Vergrößerung angenommen.

4.20) *Schaftstabilität*

stabil	39 wovon 2 nach Schaftersatzoperation nach 7 und 4 Jahren
instabil	3

- 69jähriger Mann, 6 Jahre nach Schaftersatz, schmerzfrei, Gehstrecke 10 km, Standardschaft mit Platte.
- 66jährige Frau, 4 Jahre nach Schaftersatz, wegen Instabilität einer Geradschaftprothese, schmerzfrei. Gehstrecke ohne Stock 5 km.
- 66jähriger Mann, 9 Jahre nach Standardschaft besteht eine Schaftinstabilität mit Schmerzen. Gehstrecke mit 1 Stock 1 km. Totalprothese kontralateral.

4.21) *Reoperationen*

Pfanneninstabilität	0
Schaftinstabilität	2
Infekt	0
klinisch relevante periartikuläre Ossifikationen	0

4.22) *Schaftmodelle*

Standard M.E. MÜLLER	23
Geradschaft M.E. MÜLLER	19

5) *Diskussion*

Nach 4–10 Jahren (Durchschnitt 7 Jahre) mußte bei 42 M.E. MÜLLER-Totalprothesen mit der Gleitkörperpaarung Polyäthylen keine einzige Reoperation wegen Pfanneninstabilität durchgeführt werden. Es handelt sich um relativ junge Patienten mit meistens großer körperlicher Aktivität. Frauen und Männer sind durchschnittlich übergewichtig. 4 Pfannen weisen eine radiologische Instabilität mit Saumbildung auf. Davon sind 2 schmerzfrei und 2 wetterfühlig. Keine dieser Patientinnen braucht einen Stock. Die durchschnittliche Pfannenneigung dieser radiologisch instabilen Pfannen von 60,5° liegt über dem Durchschnitt von 52° und der Abriebwert liegt mit durchschnittlich 1,75 mm wesentlich über dem Durchschnitt von 0,9 mm. Saumbildungen kamen nur bei Frauen vor, deren Beckenstrukturen allgemein schwächer sind als diejenigen der Männer. Es handelte sich um konventionell einzementierte Pfannen ohne Armierung. Die mit Pfahlschrauben oder Dachschalen armierten Pfannen sind alle stabil geblieben.

Es ist anzunehmen, daß bei steil eingesetzten Pfannen die Abscherung und Oberflächenermüdung größer ist. Bei einem Fall mit 2,5 mm Abrieb in 7½ Jahren und 85 kg Körpergewicht können eingeklemmte, abriebfördernde Zementpartikel eine Rolle gespielt haben. Die durchschnittliche, zwischen den Scheitelpunkten gemessene Kopfverschiebung von 0,9 mm in 7 Jahren ist deutlich günstiger als die in der Literatur angegebenen Usurwerte von «normal» bis 0,2mm pro Jahr (H.G. WILLERT et al., 1978; U. BUCHHORN et al., 1984).

Das vom Kopf auf die Polyäthylenpfanne übertragene Drehmoment und die Abriebmenge des Polyäthylens sind wegen der besseren Benetzung der Keramikoberfläche kleiner als beim Metallkopf. Die kratzsichere, harte und glatte Oberfläche der Keramik schützt gegen die Gefahr von zufälligen Kratzern, wie sie beim Metallkopf immer wieder vorkommen können. In bezug auf Dauerstabilität der Pfanne scheint der 32er-Keramikkopf vergleichbar gute Resultate zu liefern wie der 22 mm Kopf der CHARNLEY-KERBOUL-Prothese (POSTEL et al., 1985). Gegenüber dem 32-mm-Metallkopf, der nach unseren Untersuchungen nach 5 Jahren zu 2% Reoperationen Anlaß gab, scheint er deutliche Vorteile aufzuweisen. Berstungen des Kopfes sind bei 80000 eingesetzten Biolox-Köpfen nach Angabe des Werkes nicht beobachtet worden.

3 Schaftinstabilitäten sind biomechanisch bedingt durch ungenügende Schaftdicke, durch Fehler der Zementtechnik oder durch falsche Bearbeitung der Markhöhle mit motorischer Bohrung/Vitalitätsschaden/Zementverschluß und folgende Nekrose der Innenschicht. Sie scheinen unabhängig zu sein von der Gleitkörperpaarung.

Infekte kamen keine vor, obwohl alle Eingriffe in konventionellen Operationssälen durchgeführt wurden.

Die vorliegende Nachuntersuchung beweist die Überlegenheit des 32-mm-Keramikkopfes der M.E. MÜLLER-Totalprothese der Hüfte gegenüber dem Metallkopf gleicher Dimension. Die Gleitpaarung Polyäthylen-Aluminiumoxidkeramik ergibt kleinere Abriebmengen von Polyäthylen und ein kleineres übertragenes Drehmoment. Bei 42 Prothesen eines geschlossenen Kollektivs mit dieser Gleitkörperpaarung mußte nach durchschnittlich 7 Jahren keine einzige Reoperation wegen Pfanneninstabilität durchgeführt werden. Nach aller Erfahrung besteht eine Korrelation zwischen Abriebpartikelmenge und Komplikationsrate.

2.5 Das Zementproblem

Die dauerhafte Verankerung von Fremdkörpern im Knochen ist nur unter stabilen Verhältnissen möglich. Stabilität an der Knochen/Fremdkörpergrenze ist unter zwei in ihrem Wesen verschiedenen Bedingungen realisierbar:

1) Eine genügende primäre Vorlast, siehe 2.1.

2) Eine primäre Vorlast ist nicht möglich wegen fehlender Schlüssigkeit von Implantat und Knochen. Die primäre Stabilität wird durch eine großflächige Verankerung mit Hilfe von Knochenzement erreicht. Bedingung für diese Form der primären Stabilisierung ist eine genügende Anzahl kräftiger Knochenanker. J. Charnley hat uns 1959 diesen Weg aufgezeigt. Auch bei der einzementierten Prothese ist eine andauernd stabile Verankerung nur zu erwarten in Zonen mit kompensiertem Nulldurchgang. Hier kommt es zu Knochenanbau. Die Erfahrung hat uns gelehrt, daß eine schmerzhafte instabile Schaftprothese durch Einsinken des konischen Zement/Metall-Verbundes im Knochenrohr wieder stabil und schmerzfrei werden kann. Der Knochen ist immer wieder zu Anbau bereit, sobald genügend mechanische Ruhe eintritt.

Bei der einzementierten Standardschaftprothese spielt der Zement die Rolle des Kraftträgers überall dort, wo die Kraftüberleitung nicht durch direkten Metall/Knochenkontakt erfolgen kann. Mit den früheren Prothesenmodellen war ein solcher Kontakt mit Ausnahme des Prothesenkragens nur in den relativ seltenen Fällen besonders enger Markhöhlen realisierbar. Auf die Fragwürdigkeit der Kraftübertragung über den Prothesenkragen wurde an anderer Stelle eingegangen. Der Zement muß also nicht nur die primäre Verankerung ermöglichen, er hat auf die Dauer die einwirkenden Kräfte auszuhalten.

Der Knochenzement wirft die folgenden Probleme auf:

1) die Frage der biologischen Verträglichkeit;

2) die Frage der mechanischen Suffizienz.

2.5.1 Die biologische Verträglichkeit

Der allgemein verwendete Zement ist Polymethylmethacrylat oder eine Mischung von Polymethyl-mit Polybutylmethacrylat. Eine pulverförmige, auspolymerisierte Phase wird mit einer flüssigen, monomeren Phase gemischt. Die Verschiedenartigkeit des der polymeren Phase zugesetzten Initiators und des in der monomeren Phase enthaltenen Stabilisators bestimmt das unterschiedliche Verhalten verschiedener Knochenzemente. Unterschiedliche Größen oder die Mischung unterschiedlicher Größen der polymeren Zementperlen haben einen Einfluß auf Dichte und Festigkeit des Endproduktes. Neue Techniken, mit denen wir keine Erfahrung haben, erzeugen einen Zement mit erhöhter Festigkeit durch kleinere Porosität, geringerem Monomergehalt und kleinerer Polymerisationswärme. Dadurch wird auch die initiale thermische Volumenschwankung reduziert. Diese Techniken benützen Überdruck oder Vakuum. Nach wie vor sind wir jedoch der Auffassung, daß die korrekte Anwendung des Zementes wichtiger ist als die Differenz seiner Eigenschaften.

Drei Faktoren bestimmen die biologische Verträglichkeit des Zementes:

a) Die Größe der Wärmeabgabe bei der Polymerisation.

b) Die Abgabe des gewebetoxischen Monomers.

c) Die theoretisch möglichen allergischen Reaktionen.

a) *Der «Hitzeschaden»*

Die Polymerisationswärme läßt die Temperatur an der Oberfläche frei an der Luft liegender Zementkugeln auf 100–120° ansteigen (J. Ohnsorge, A. Kroesen; W. Hupfauer, L. Ulatowski).

Versuche im Leichenknochen haben ergeben, daß die Temperatur je nach Versuchsanordnung und Zementart an der Zement/Knochengrenze Werte zwischen 53 und 80° erreicht (J. Ohnsorge, G. Goebel; J. Charnley, E. H. Kuner, H. U. Debrunner). Besonders ein Zement aus einer Mischung von Polymethyl- und Polybutylmethacrylat (Sulfix®) ergab Werte, die unter dem Eiweißkoagulationspunkt lagen (H. U. Debrunner). Der Temperaturabfall im 37° warmen Leichenknochen erfolgt ziemlich rasch, nach H. U. Debrunner 4–5° pro Millimeter Gewebe. In vivo, d. h. bei intakter Blutzirkulation, ist ein noch stärkerer Abfall zu erwarten. Auch die Spitzentemperaturen sind wegen der andauernden Wärmeabfuhr geringer. E. H. Kuner hat an der Oberfläche einer Zementplombe von 2 cm^3 in einer Markhöhle Temperaturen von 37–60° gemessen, G. Peters bei gleichzeitigem Einführen einer Metallprothese 40–54°. Es ist klar, daß mit dem Einführen von Metall als ausgezeichnetem Leiter Wärme von der Zement/Knochengrenze abgeführt wird. Außerdem sind die Verhältnisse bei Verwendung des modernsten Zementes noch etwas günstiger.

Praktisch darf angenommen werden, daß bei Vorliegen dünner Zementschichten die Polymerisationswärme keinen beachtenswerten Schaden stiftet.

Auch bei Verwendung großer Zementmassen, wie sie manchmal bei Sekundäreingriffen nötig waren, haben wir im Verlauf nie klinisch nachteilige Folgen beobachten können, die auf eine Hitzenekrose des Knochens zurückzuführen wären. Jahrelange Beobachtungen der Zement/Knochengrenze im Röntgenbild haben uns gelehrt, daß kein Unterschied feststellbar ist zwischen Höhe des Prothesenstiels mit besserer Wärmeabfuhr, also niedrigerer Temperatur und einer weiter distal liegenden Stelle, an der die Markhöhle nur mit Zement ausgefüllt ist. Wir dürfen aus diesen Beobachtungen den Schluß ziehen, daß thermische Knochennekrosen im Röntgenbild nicht zur Darstellung kommen. Auch der zur Revitalisierung führende Knochenumbau wird im Röntgenbild schlecht erkannt.

b) *Die Rolle des ungebundenen, nicht auspolymerisierten Monomers*

Bei Beachtung des von den Herstellern vorgeschriebenen Mischungsverhältnisses, das für ein mechanisch optimales Produkt notwendig ist, bleibt ein gewisser Monomeranteil ungebunden. Dieses sogenannte Restmonomer wird an die Umgebung abgegeben. Eine Minute nach Mischbeginn werden nach übereinstimmenden Messungen von H. G. Willert und M. Semlitsch bis 5% des Monomers freigesetzt. Als Absorbens diente H. G. Willert Knochenmark, M. Semlitsch Heptan. Nach 5 Minuten ist die Abgabe 5–10mal geringer. Da der Verarbeitungszeitpunkt bei den meisten bisherigen Zementen in der zweiten Minute nach Mischbeginn lag, konnte die sehr viel niedrigere Monomerabgabe nur beim Sulfix®-6 gemessen werden, dessen Verarbeitungszeitpunkt bei 20° Ausgangstemperatur in der sechsten Minute liegt. Wegen der besonderen Anwendungsform des Sulfix®-6 mit einer Zementspritze war für uns die Frage von Bedeutung, ob ein Unterschied im Gehalt an Restmonomer bestehe zwischen frei in der Schale im Kontakt mit der Luft stehendem und dem seit der ersten Minute nach Mischbeginn in einer Spritze eingeschlossenen Zement. Es hat sich gezeigt, daß kein Unterschied besteht, daß also die Monomerabgabe an die Luft keine Rolle spielt *(Abbildung 72)*.

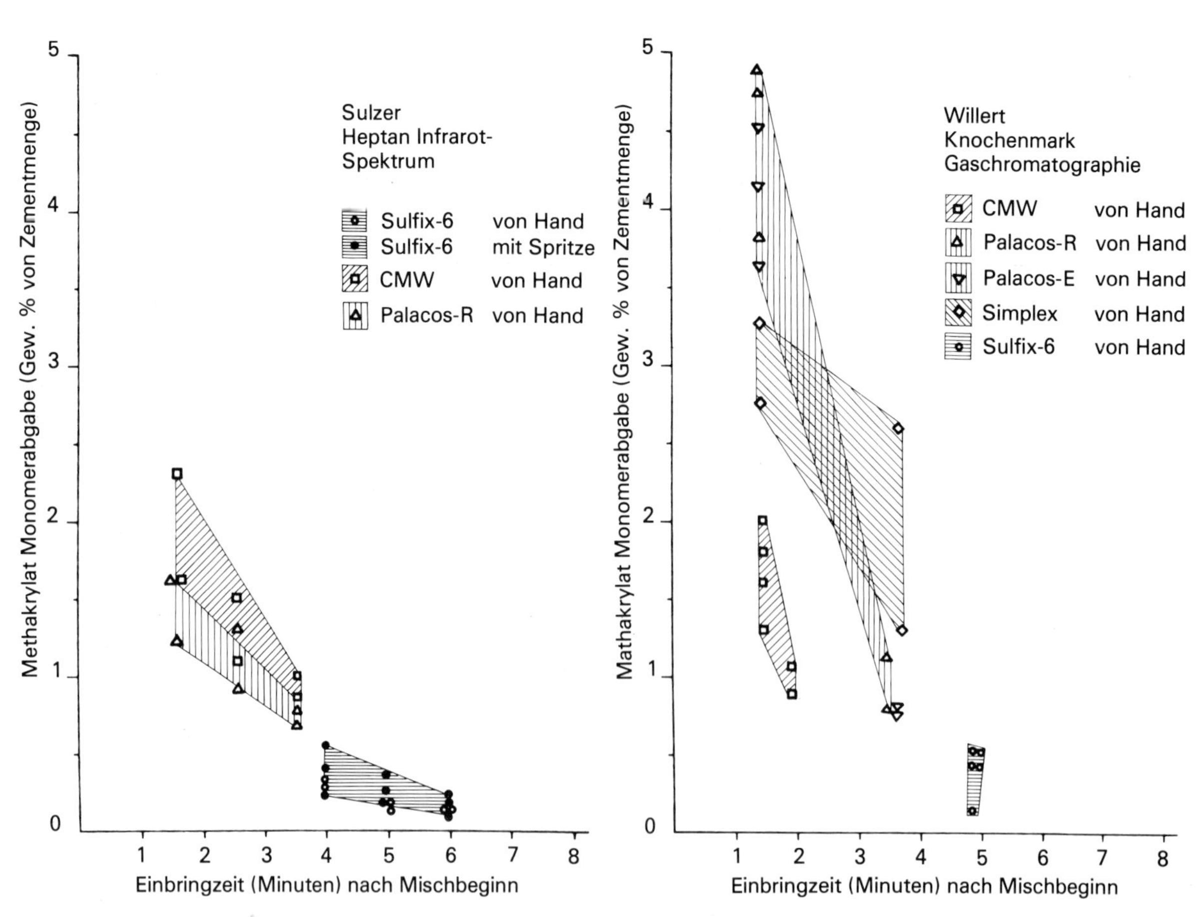

Abbildung 72. Untersuchung der Abgabe von freiem Monomer an die Umgebung von verschiedenen Knochenzement-Sorten. Die Ergebnisse der Untersuchung von Sulzer, Medizinmechanik, mit Heptan als Absorbens und Infrarot-Spektralanalyse decken sich mit denjenigen von H. G. Willert mit Knochenmark als Absorbens und Gaschromatographie. Die weitaus kleinsten Monomerabgaben werden mit dem Knochenzement Sulfix® erzielt. Es besteht dabei kein Unterschied, ob der Zement die Standphase in der offenen Schale oder eingeschlossen in einer Zementspritze verbringt.

Erstaunlich ist die Tatsache, daß der Gehalt an freiem Monomer bei den verschiedensten Zementen offenbar nicht eine Funktion der Konsistenz ist. Zemente gleicher Konsistenz können ganz verschiedene Mengen an freiem Monomer anbieten. Man mag die pathogenetische Rolle des freien Monomers einschätzen wie man will, es ist jedenfalls ein Zement vorzuziehen, der weniger Monomer an den Organismus abgibt. Bei der schädlichen Wirkung des Monomers hat man zu unterscheiden zwischen lokaler und allgemeiner Wirkung.

In der Literatur finden sich viele Hinweise auf kardiovaskuläre und pulmonale Zwischenfälle mit z.T. letalem Ausgang. Es werden Beeinflussung der Permeabilität an Zellmembranen angenommen und Zustände von Fettdesintegration mit Fettembolien beschrieben.

Bei den über 4500 Anwendungen der Zemente Palacos®, CMW® und Sulfix® haben wir einen einzigen schweren Zwischenfall erlebt. 1969 trat nach einer CMW®-Füllung der Femurmarkhöhle, die ausnahmsweise ohne Druckentlastung erfolgte, und dem anschließenden Einsetzen der Schaftprothese bei einer 80jährigen Frau ein Herzstillstand ein. Die Reanimation mit Herzmassage gelang, der Eingriff konnte normal beendet werden und die Patientin erholte sich. Wir nahmen einen Zusammenhang mit dem Überdruck in der Markhöhle an. Es bleibt fraglich, ob das freie Monomer dabei eine Rolle gespielt hat. Vorher und nachher haben wir immer für eine Druckentlastung der Markhöhle gesorgt. Dazu diente anfänglich ein Bohrloch, später ein spezieller Kunststoffdrain.

Mit den früheren Zementen haben wir in der Mehrzahl der Fälle nach Einbringen kurzfristige, reflexartige Blutdruckabfälle erlebt. Sie waren aber immer harmlos, klinisch ohne Bedeutung und zwangen zu keinen besonderen Maßnahmen. Seit der Verwendung von Sulfix® sind Blutdruckschwankungen seltener und geringer. Dies ist der übereinstimmende Eindruck aller erfahrenen Anästhesisten, mit denen wir zusammenarbeiten. An dieser günstigen Entwicklung mag unter anderem auch die kleinere Monomerbelastung beteiligt sein. Eine möglichst gewebeschonende Operationstechnik, eine gute Volumenkompensation, für die mit Ausnahme der Reoperationen normalerweise kein Blut erforderlich ist, und eine gute Anästhesietechnik scheinen uns wichtiger zu sein als die prophylaktische Gabe von Lipostabil®. Bemerkenswert ist auch, daß bei den über 700 Reoperationen, die oft eine größere Zementmenge erforderten, also eine stärkere Monomerbelastung verursachten, kein einziger kritischer peroperativer Zwischenfall aufgetreten ist. Wir müssen und können hier nur unsere empirischen Eindrücke wiedergeben. Exakte Daten wurden nicht erhoben, da dazu kein Anlaß bestand.

Die Frage nach lokaler toxischer Wirkung der Monomere können wir als Kliniker ebenso wenig beantworten wie diejenige der thermischen Schädigung des Knochens.

Tierexperimentelle Befunde von R. SCHENK und K. DRAENERT sprechen eindeutig gegen eine andauernde Gewebetoxizität an der Zementgrenze. K. DRAENERT et al. beschreiben in einer Spaltsituation zwischen Zement und Knochen am Kaninchenfemur schon nach der ersten Woche eine Kapillare, die auf der Zementoberfläche Osteoblasten deponiert, welche eine zementofugale Ossifikation bewirken. Es ist also in diesen Kaninchenfemora Knochen von der Zementoberfläche zum Knochen gewachsen! *(Abbildungen 73* und *74).*

A. KALLENBERGER hat menschliche und tierische Fibroblastenkulturen mit frisch auspolymerisiertem Zement in Kontakt gebracht. Für die Zemente Sulfix®, Palacos® und CMW® wurde eine monomertoxische Wachstumshemmung nur bis zur 18. Minute nach Mischbeginn gefunden.

Aufgrund dieser experimentellen Befunde sind wir wahrscheinlich berechtigt, den Faktor Monomertoxizität in der Klinik zu vernachlässigen. Das gilt auch für den im Polymerpulver enthaltenen Akzelerator Dimethylparatoluidin, der von F. LINTNER für Mineralisationsstörungen verantwortlich gemacht wird.

c) *Die Frage nach allergischen Reaktionen*

Nach unserer Erfahrung fehlt der Beweis für klinische Relevanz einer theoretisch möglichen Allergie auf die verwendeten Implantate, vor allem auf den Zement inkl. Kontrastmittel. Die sogenannte Unverträglichkeit, die zu einer Reoperation zwingt, hat sich praktisch immer als Infekt oder Instabilität anderer Genese erwiesen. Es gibt wohl vereinzelte Fälle von Beschwerden im ersten Jahr, die dann spontan abklingen, bei denen die Diagnose Reizzustand durch Monomer eine Erklärung abgeben könnte. Ähnliche Beschwerden sind jedoch viel häufiger bei nicht zementierten Schäften! Diese Frage muß vorläufig offen bleiben. Vielleicht verursacht die postoperative reparative Entzündung bei gewissen Patienten ein Beschwerdebild, das nicht auf einer Allergie zu beruhen braucht.

Zusammenfassend können wir festhalten, daß der Zement in biologischer Hinsicht als tauglich qualifiziert werden darf. Diese Feststellung aus dem Jahre 1980 bestätigt einen ersten Eindruck von 1961. Damals erlebte ich mit H. WILLENEGGER zusammen bei einer alten Frau mit Osteoporose und sehr weiter Markhöhle beim Einsetzen einer MOORE-Prothese eine schwere Komplikation. Durch die Innenrotation des Beines trat eine Spiralfraktur des Femurschaftes auf. Nach Reposition der Fraktur und Fixation mit zwei VERBRUGGE-Zangen erfolgte bei der er-

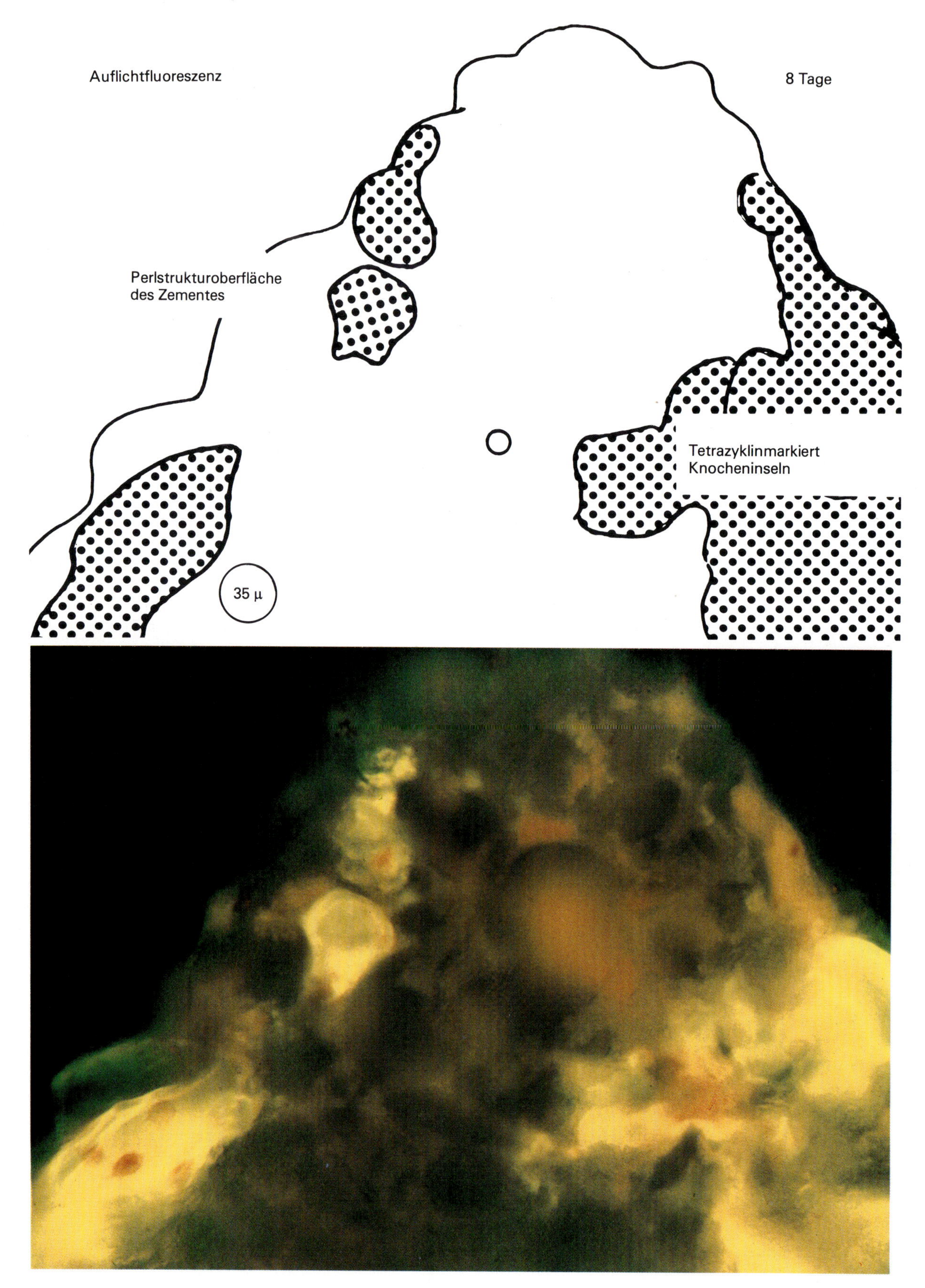

Abbildung 73. Tierexperiment von K. Draenert. Zement/Knochengrenze in der Markhöhle eines Kaninchenfemurs. Nativschliff nach 8 Tagen in der Auflichtfluoreszenz. Direkt auf dem Zement finden sich mit Tetrazyklin markierte Knocheninseln.

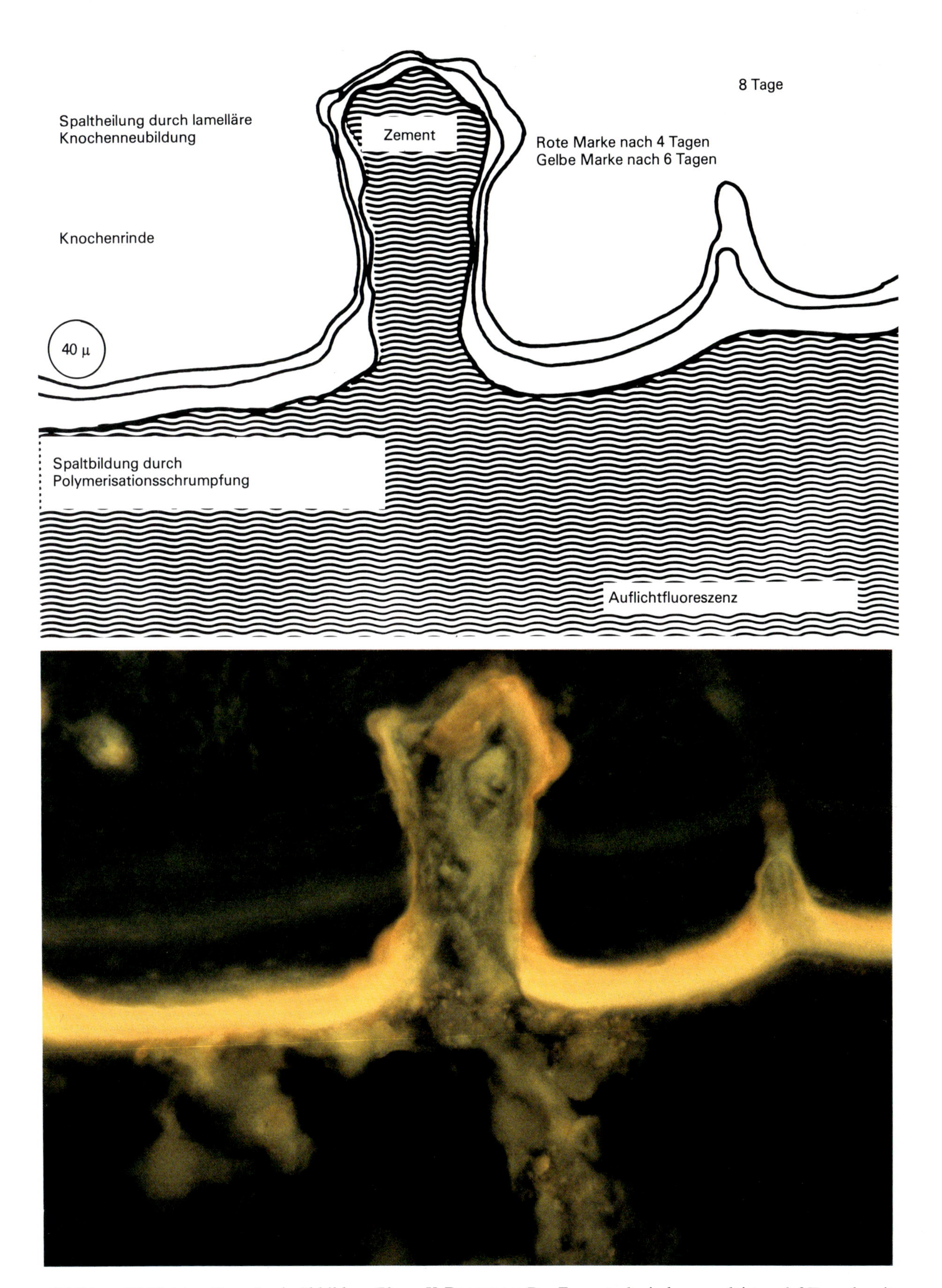

Abbildung 74. Gleicher Versuch wie Abbildung 73 von K. DRAENERT. Der Zementschwindungsspalt ist nach 8 Tagen bereits durch lamelläre Knochenapposition geschlossen. Markierung vom 4. Tag mit Alizarin-Komplexon, am 6. Tag mit Oxytetrazyklin.

Die Befunde von Abbildung 73 und 74 beweisen eine gute Biokompatibilität des Knochenzementes.

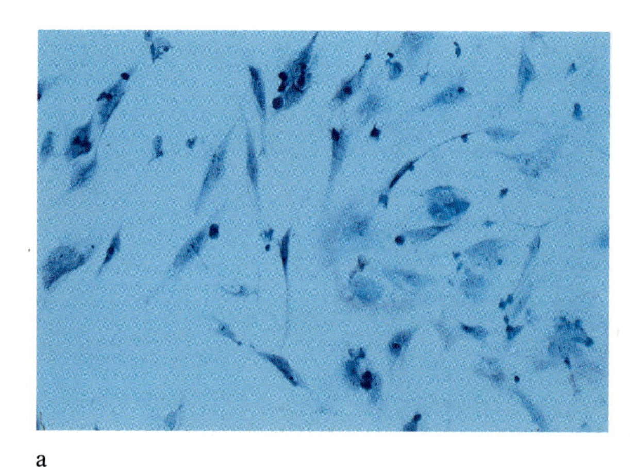

a

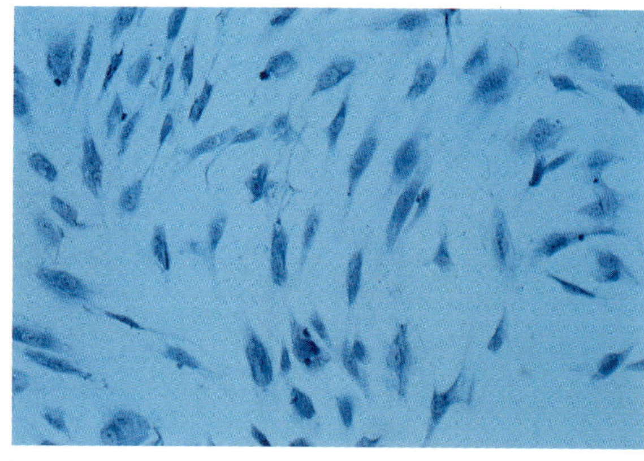

b

Abbildung 74a

a Schädigung einer menschlichen Fibroblastenkultur im Kontakt mit Zement 5′ nach der Polymerisation.
b Keine Schädigung mehr 30′ nach der Polymerisation (A. KALLENBERGER, Basel).

neuten Beineinstellung eine zweite Spiralfraktur des Schaftes! Schließlich mußte eine Verbundosteosynthese mit langer breiter Platte und drei Portionen Zement, dazu die MOORE-Prothese, eine für den armen Knochen äußerst belastende Situation schaffen. Zu unserem großen Erstaunen erfolgte die Frakturheilung sehr schnell, so daß die Frage auftauchte, ob wohl der Zement eine osteoplastische Wirkung hätte! Die seitherigen Erfahrungen mit Verbundosteosynthesen speziell nach Frakturen im Implantatlager des Femurschaftes haben diesen Eindruck nur bestätigt. Es ist durchaus anzunehmen, daß durch die mechanische Schädigung, Monomerwirkung und Polymerisationswärme eine oberflächliche Knochennekrose eintritt. Die Revitalisierung durch Umbau setzt aber schnell ein. Beim gebrochenen Implantatlager haben wir es mit einem Knochen zu tun, der eine vermehrte Umbaurate aufweist und deshalb eine bessere Heilungsbereitschaft in sich trägt. Die nekrotische Knochenzone bleibt genügend tragfähig, und auch während des Umbaus kommt es normalerweise nicht zu einer mechanischen Insuffizienz. Wir verfügen über das histologische Präparat einer Zement/Knochengrenze beim Menschen, das fünf Monate nach der Implantation ein lebendes Osteon in unmittelbarem Kontakt mit der Zementoberfläche zeigt *(Abbildung 75)*.

Die Verträglichkeit von Zementabrieb unter stabilen Verhältnissen.

Zur Klärung der grundsätzlichen Frage, ob Zementabrieb an sich ein Granulationsgewebe induziert und dann im Sinne von H. G. WILLERT eine Instabilität erzeugt, wurde das folgende Tierexperiment vorgenommen.

1976 wurde von uns (R. SCHNEIDER und J. EULENBERGER) durch Reibung von Zement auf Zement Abrieb erzeugt. Dieses Pulver wurde zwischen zwei Zementstäben in die Mitte der Markhöhle einer Kaninchentibia in einer Schichthöhe von etwa 8 mm eingebracht. Nach 14 Monaten war im Röntgenbild keine Spur von Osteolyse im Bereich der Zementstaubplombe feststellbar. Die histologische Aufarbeitung des Präparates ergab einen bindegewebefreien Kontakt der lebenden Kortikalis mit den Polymerkugeln des Zementabriebs *(Abbildung 76)*. Insgesamt wurden 11 Kaninchentibiae auf diese Weise mit Zementabrieb bestückt. Im Röntgenbild ist in keinem Fall eine Osteolyse beobachtet worden. Das vorliegende Präparat erlaubt wohl den Schluß, daß Zementabrieb unter stabilen Bedingungen nicht Anlaß zur Entwicklung eines Speichergewebes gibt. Zement ist nicht nur als Festkörper, sondern auch in fein disperser Form mit sehr großer Oberfläche dem Knochen gegenüber biokompatibel, sofern mechanische Ruhe vorliegt. Im vorliegenden Experiment hat das Zementpulver keinen Druck durch Volumenvermehrung ausüben können. Entsteht dagegen an einer Trennschicht durch Reibung Zementabrieb, dann vermehrt sich das Volumen des Zementes stark, und gleichzeitig hat der Mechanismus, der zum Abrieb Anlaß gab, den Charakter von Pulsation, wodurch Osteolyse auf mechanischem Weg entsteht.

2.5.2 Das Problem der mechanischen Insuffizienz

Die Komplikationen bei einzementierten Totalprothesen beruhen vor allem auf fehlerhaften Implantaten oder unzulänglicher Implantationstechnik. Eine wichtige Rolle kann dabei nicht die biologische, sondern die mechanische Insuffizienz des Zementes spielen.

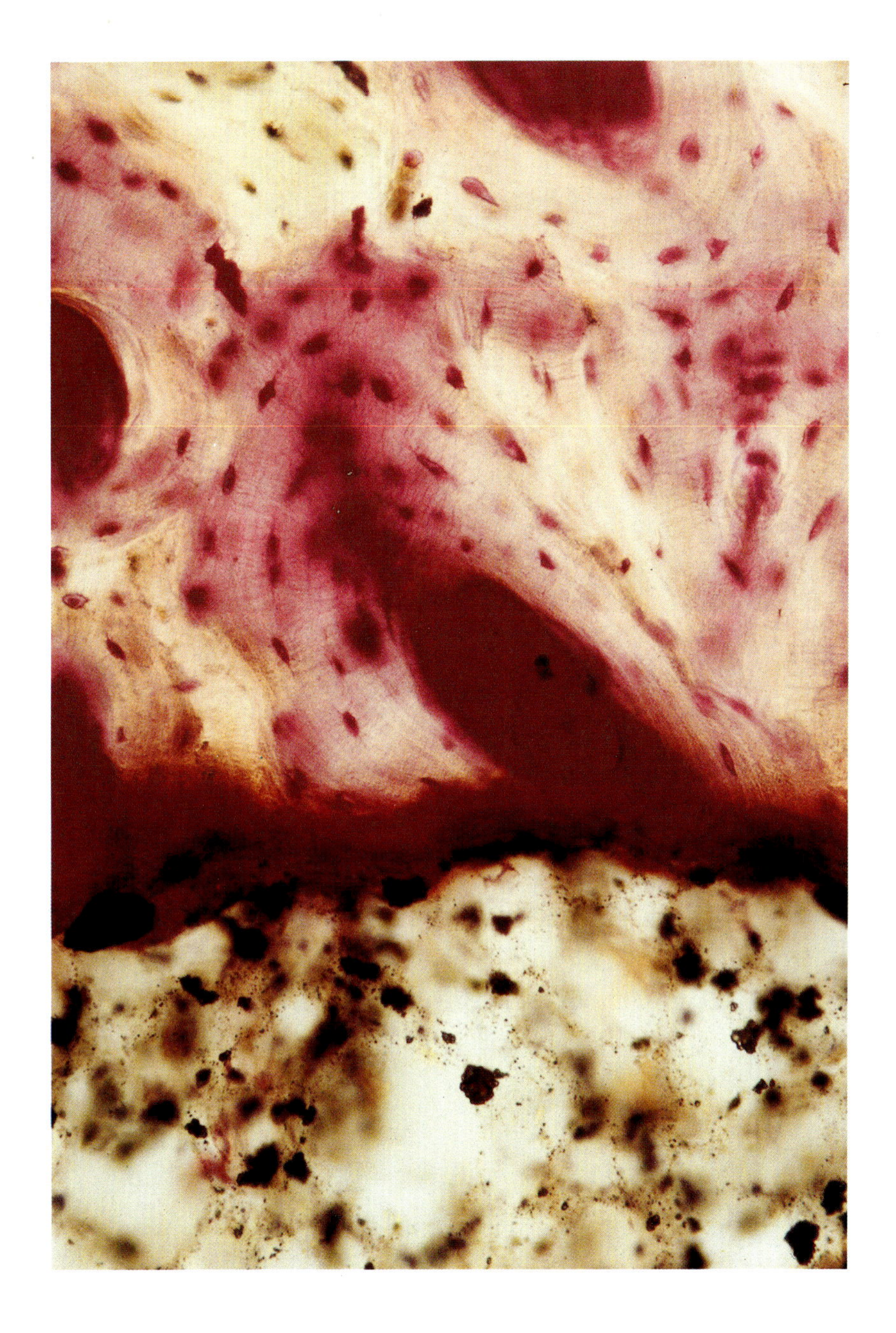

Abbildung 75. Lebendes Osteon unmittelbar an der Zementgrenze nach 5 Monaten Implantationszeit beim Menschen. Kein Nachweis einer längeren Knochendevitalisation durch Wärme oder Monomertoxizität. Präparat aus dem Kontaktbereich im Femurschaft.

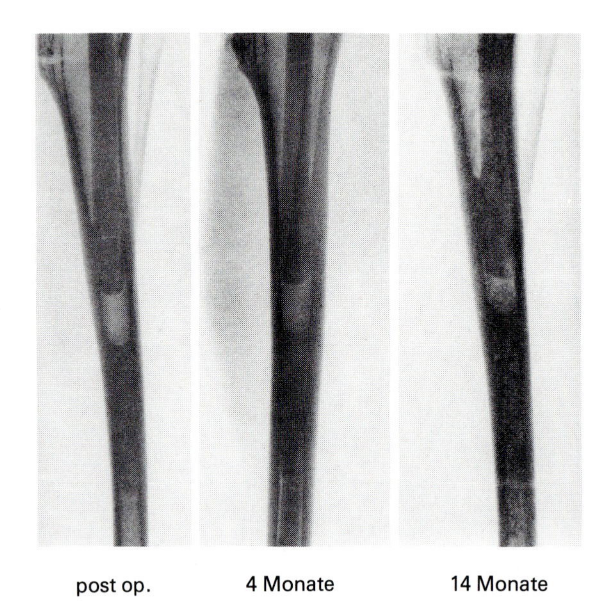

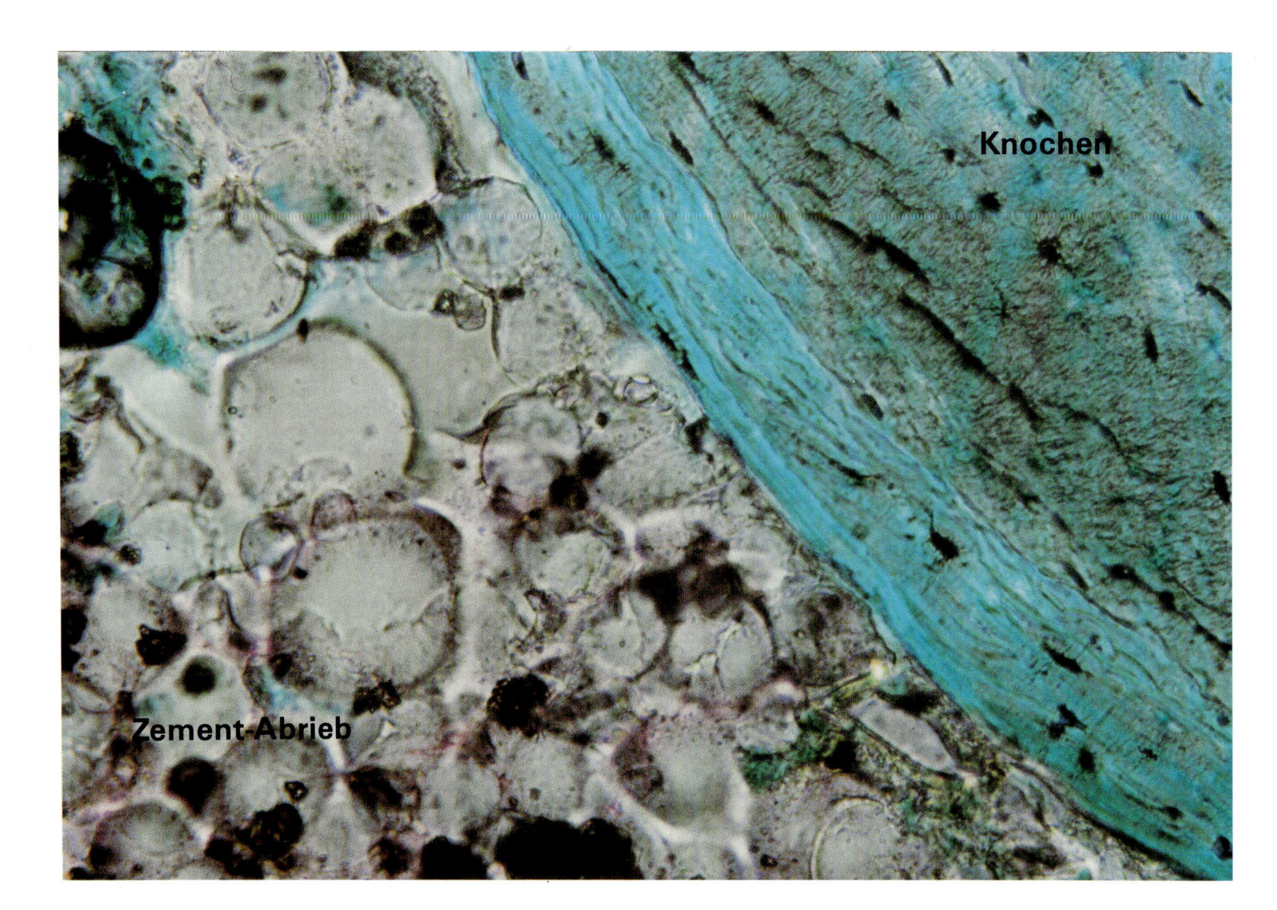

Abbildung 76. Tierversuch von R. SCHNEIDER und J. EULENBERGER betreffend biologische Reaktion auf Zementabriebpartikel. Unter stabilen Verhältnissen in der Mitte einer intakten Kaninchentibia zwischen Zementstäben eingeschlossenes Zementabriebpulver löst keinerlei Bildung von reaktivem Granulationsgewebe aus. 14 Monate nach Implantation. Präparat und Aufnahme: Zahnmed. Klinik Universität Bern (Prof. Dr. A. SCHROEDER).

Der Zement wird je nach Lokalisation auf Druck, Zug oder Scherung beansprucht. Oft wechseln Druck und Zug, womit von ihm eine Dauerermüdungsfestigkeit verlangt wird.

Der E-Modul des Zementes liegt bei 300 kp/mm² und damit über demjenigen von Polyäthylen, in der Nähe desjenigen des spongiösen Knochens und etwa 10fach unter demjenigen der Kortikalis. Ungefähr 70mal steifer als der Zement ist das Metall. Der Verbund Polyäthylen/Zement, wie ihn eine einzementierte Pfanne darstellt, kann sich in einem gewissen Ausmaß der elastischen Deformation des Beckens anpassen. Körpergewicht, Steifigkeit des Beckens und Steifigkeit und Tragfähigkeit des knöchernen Pfannenlagers bestimmen die Größe der kraftübertragenden Fläche, in deren Bereich wegen der Elastizität des Verbundes Zement/Polyäthylen kompensierter Nulldurchgang herrschen kann (siehe Abbildung 14). Außerhalb dieses Bereiches kommt es zum dekompensierten Nulldurchgang, d.h. zu Relativbewegungen mit Resorption der Knochenanker und Bildung einer Bindegewebsmembran. Bei der elastischen Deformation des Knochens unter Belastung ist der Zement in der Lage, dank seiner Elastizität einen Teil der wegen der Steifigkeitsdifferenz zu erwartenden Relativbewegung aufzufangen. Damit wird die Zementgrenzzone, in der kompensierter Nulldurchgang herrscht, erweitert (Abbildung 11).

Unter Arbeitsaufnahmevermögen des Zementes wird die Größe der elastischen und plastischen Deformationsfähigkeit unterhalb der Bruchgrenze bezeichnet. Nach den vorhergehenden Überlegungen sind wir an einem Zement interessiert, der ein großes Arbeitsaufnahmevermögen besitzt *(Abbildung 77)*. Außerdem suchen wir einen Zement, der seine guten mechanischen Eigenschaften mit der Zeit möglichst wenig verliert. Nach den Untersuchungen von P. Kirschner von 1978 liegen primär nach der Implantation die Werte für Kugeldruckfestigkeit und Biegefestigkeit 25–50% unter den Laborwerten. Daran sind ein höherer Porositätsgrad und größere Inhomogenität beim klinischen Einsatz schuld. Der Metallzylinder des Labors steigert die Wärmeabfuhr und vermindert dadurch die für die Porosität verantwortliche Monomerverdampfung. Die größere Inhomogenität ist Folge von Überlappungen, Luft-, Blut- oder Spülwassereinschlüssen. Die von P. Kirschner durchgeführten Untersuchungen an Zementproben, die von Reoperationen 1–98 Monate postoperativ stammen, haben keine Verminderung der Kugeldruck- und der Biegefestigkeit als Funktion der Zeit nachweisen können. P. Kirschner kann anhand der zwei erhobenen Parameter keine Veränderung der mechanischen Eigenschaften des Zementes im Sinne einer Alterung annehmen.

Mechanische Suffizienz ist auf die Dauer nur von einem homogenen Zementbett zu erwarten. Wenn der Zement knetbar ist und nicht mehr klebt, ist eine homogene Verbindung zweier Zementportionen nicht mehr zu erwarten. Es entsteht eine mechanisch schwächere Grenzzone. Die Situation wird verschlimmert, wenn die Grenze mit Luft oder Blut oder Luft und Blut oder Spülflüssigkeit belastet wird *(Abbildung 78)*.

Der Mechanismus der Zementzerrüttung

Wir haben vier grundsätzlich verschiedene Mechanismen zu unterscheiden:

2.5.2.1 *Die lokale Drucküberlastung.* Ein zu großer spezifischer Flächendruck kann nach Überschreiten der Elastizitäts- und Plastizitätsgrenze zum sofortigen Bruch des Zementes Anlaß geben. Praktisch ist dieser Mechanismus kaum zu erwarten. Ein intermittierend zu hoher spezifischer Flächendruck führt jedoch zum Ermüdungsbruch des Zementes, der um so eher zu erwarten ist, wenn er ein inhomogenes Zementbett trifft. Dieser Mechanismus war die häufigste Ursache der Stiellockerung bei Verwendung von Prothesen mit ungünstigem Schaftquerschnitt.

2.5.2.2 *Die Zementzerrüttung an den Grenzflächen eines inhomogenen Zementlagers.* Die Belastung des Beines erzeugt eine elastische Deformation des Zementlagers sowohl im Becken wie im Femur. Der Grenzbereich zweier Zementportionen stellt die schwache Zone dar, die den einwirkenden Druck- oder Zugkräften auf die Dauer nicht standhält, wenn die Ebene der Grenzschicht zufällig zu den einwirkenden Kräften ungünstig liegt. Auf diese Weise kommt eine lokale Desintegration des Zementlagers zustande. Die weiter einwirkenden Kräfte erzeugen eine Reibung an der Grenzfläche. Es entsteht feiner raumfordernder Zementdetritus, der in Verbindung mit der Instabilität eine lokale Osteolyse verursacht. Dies ist wahrscheinlich der Entstehungsmechanismus der von uns seit 1973 als «herdförmige Osteolyse» bezeichneten Erscheinung (siehe 3.4.3). Histologisch finden wir in diesen Herden entweder nur das Bild einer Knochennekrose oder aber Granulationsgewebe mit Speicherung von Zement und Kunststoffpartikeln. Zeichen einer zellulären Infiltration fehlen. Nicht ein negativer bakteriologischer Befund beweist praktisch, daß die herdförmigen Osteolysen keine Folgen einer bakteriellen Entzündung sind. Dieser Beweis wird durch die Histologie viel zuverlässiger geliefert. Seit der systematischen Verwendung der Zementspritze und Anwendung des Prinzips der Verkeilung im Schaft sind die Bilder der «herdförmigen Osteolyse» verschwunden.

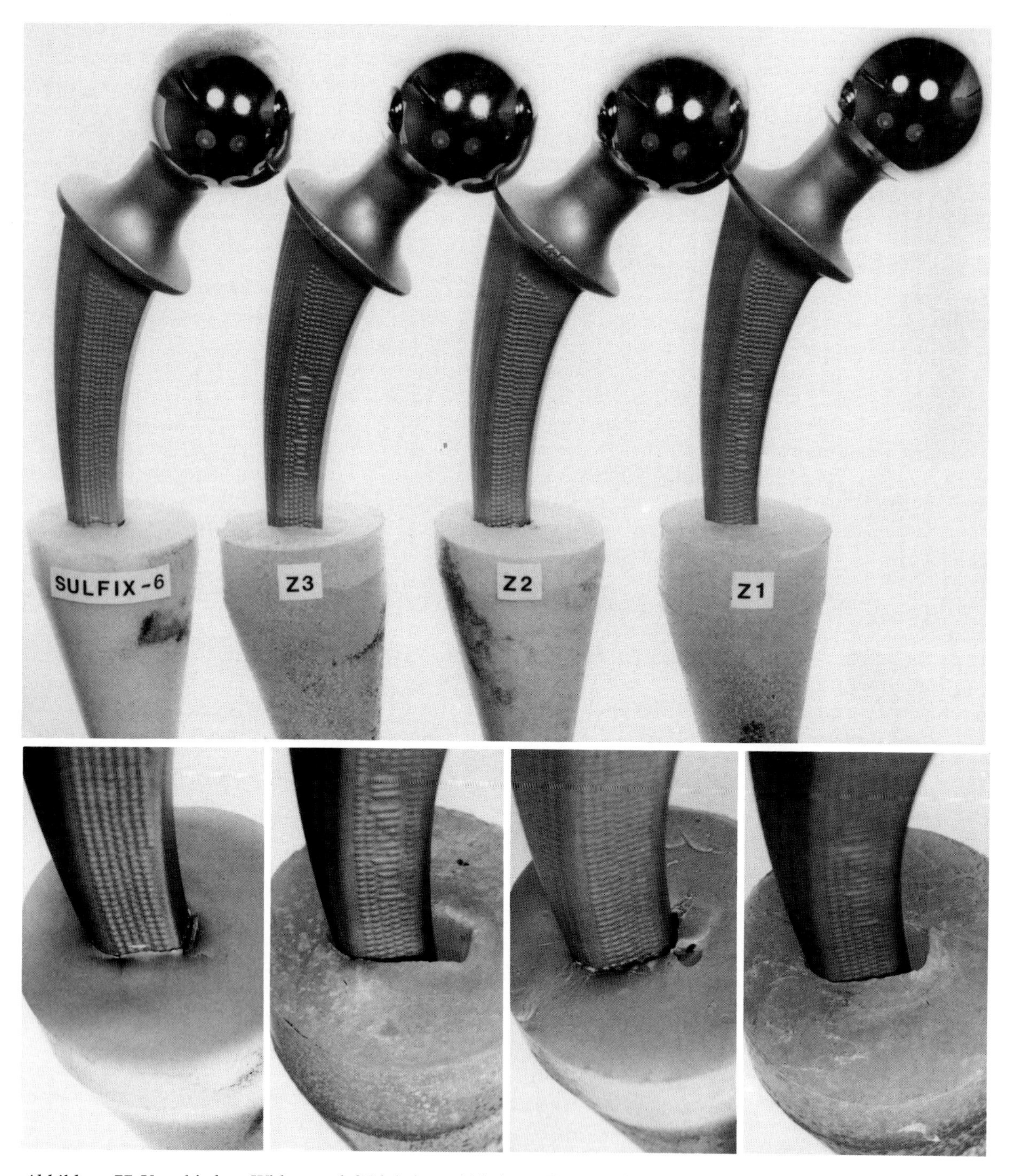

Abbildung 77. Verschiedene Widerstandsfähigkeit verschiedener Zemente im Laboratoriumsversuch. 5 Mio Schwellbelastungen mit je 450 kp Last ergeben unterschiedliche Resultate. Die Laboratoriumshomogenität und geringe Porosität, bedingt durch die gute Wärmeabfuhr an der Stahlhülse, lassen sich in der Klinik nicht erreichen.

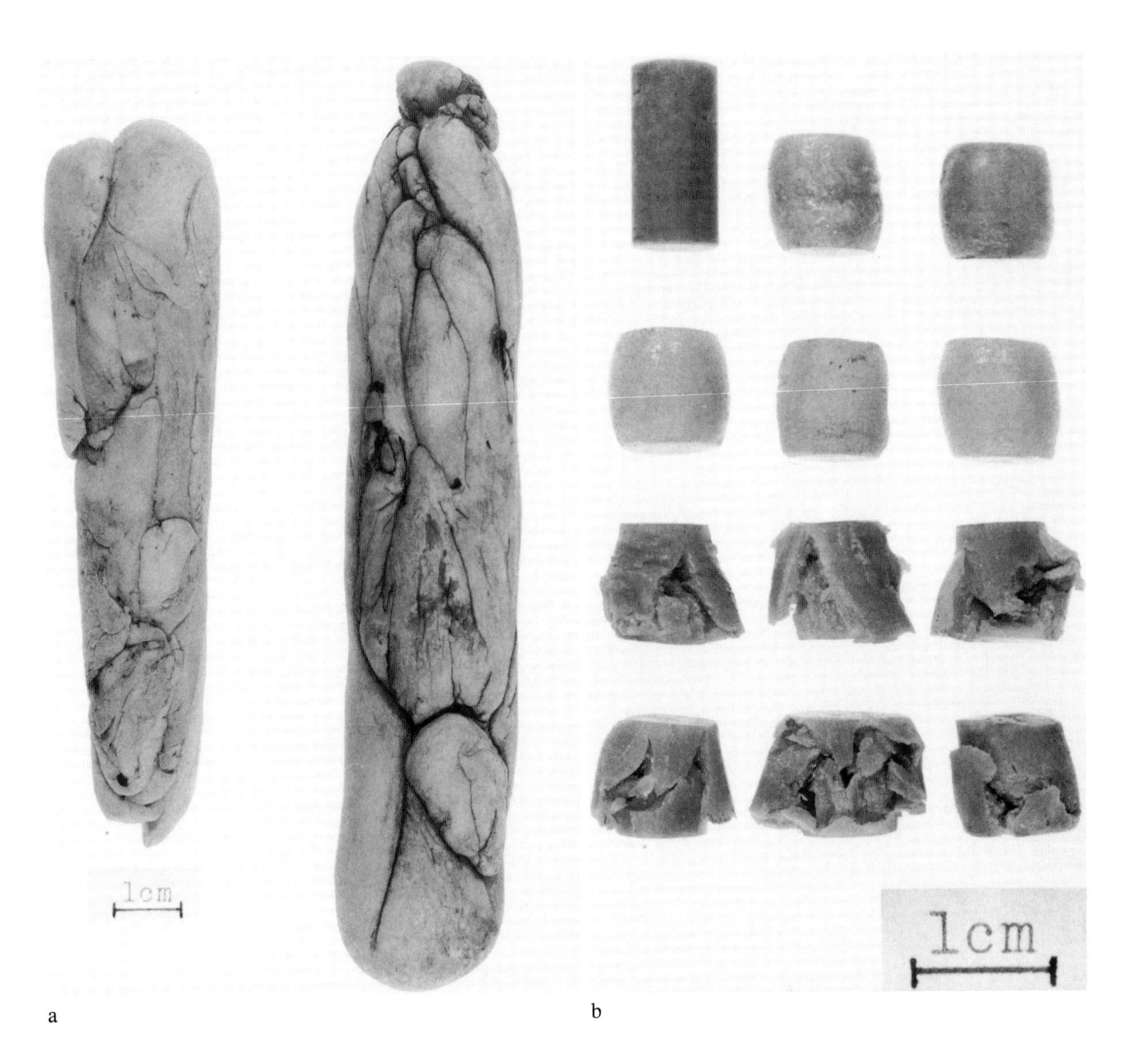

a b

Abbildung 78

a Aspekt einer Zementplombe, die mit Fingerdruck portionenweise in die Femurmarkhöhle eingestoßen wurde. Einschlüsse von Luft, Blut und Spülflüssigkeit begründen unausweichlich eine Inhomogenität des Zementbettes.

b Druckversuche an verschiedenen Zementproben. Im oberen Teil bleiben homogene Zementproben intakt oder höchstens in geringem Umfang plastisch verformt. Im unteren Teil wird bei gleicher Druckanwendung das Bersten inhomogener Zementproben dargestellt.

2.5.2.3 *Der Zementabbau im Bereich der Grenzzonen mit Relativbewegung.* Mit der Zeit kommt es bei zahlreichen Prothesen wegen der Steifigkeitsdifferenz unter dem Lastwechselspiel in gewissen Bereichen zum Zusammenbruch der primär stabilen Verankerung. Das Rasterelektronenmikroskop zeigt, daß an der Zementgrenze die Polymerperlen mit einem Fadengitter des auspolymerisierten Monomers zusammengeschweißt sind. Zuerst brechen bei beginnender Relativbewegung besonders exponierte Zementperlen weg und werden abtransportiert, z.T. unter Phagozytose. Später brechen ganze Verankerungsbälkchen des Zementes ab. Der Knochen sucht stets durch Anbau den kleinen Zementdefekt zu kompensieren. Solange ihm das gelingt, bleibt die Stabilität erhalten, und wir sprechen von kompensiertem Nulldurchgang. Dieser Mechanismus bewirkt, daß unter stabilen Verhältnissen eine Prothese ganz langsam im Schaft einsinkt und ein Pfannenimplantat sich nach kranio-medial verschiebt. Diese

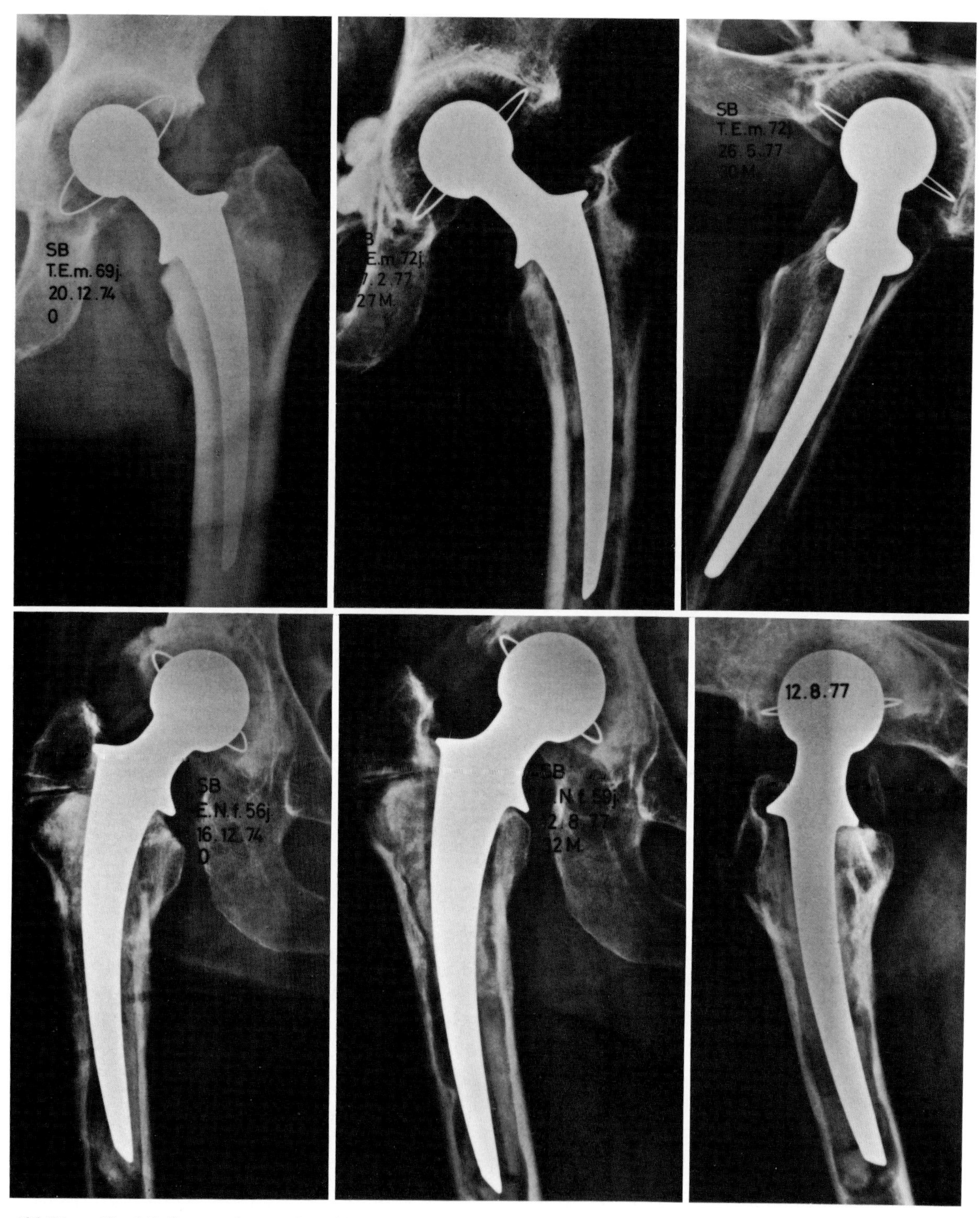

Abbildung 79a. 2 Fälle von schwerer Schaftinstabilität im 3. Jahr durch Desintegration des Zementbettes als Folge mechanischer Störung in der späten Gelphase.

Dislokation muß im Rahmen des Knochenum- und -anbaus praktisch für alle Fälle angenommen werden. Ihr Ausmaß kann von knapper Meßbarkeit bis zur deutlichen Erkennbarkeit reichen. Gelingt dem Knochen wegen der Größe der Relativbewegung die Kompensation nicht, so kommt es zum generellen Abbau und zur Rarefizierung der Knochenanker. Gleichzeitig bildet sich in der Zwischenschicht ein Granulationsgewebe aus, das neben Zement- auch Kunststoffpartikel speichert, wenn solche vorhan-

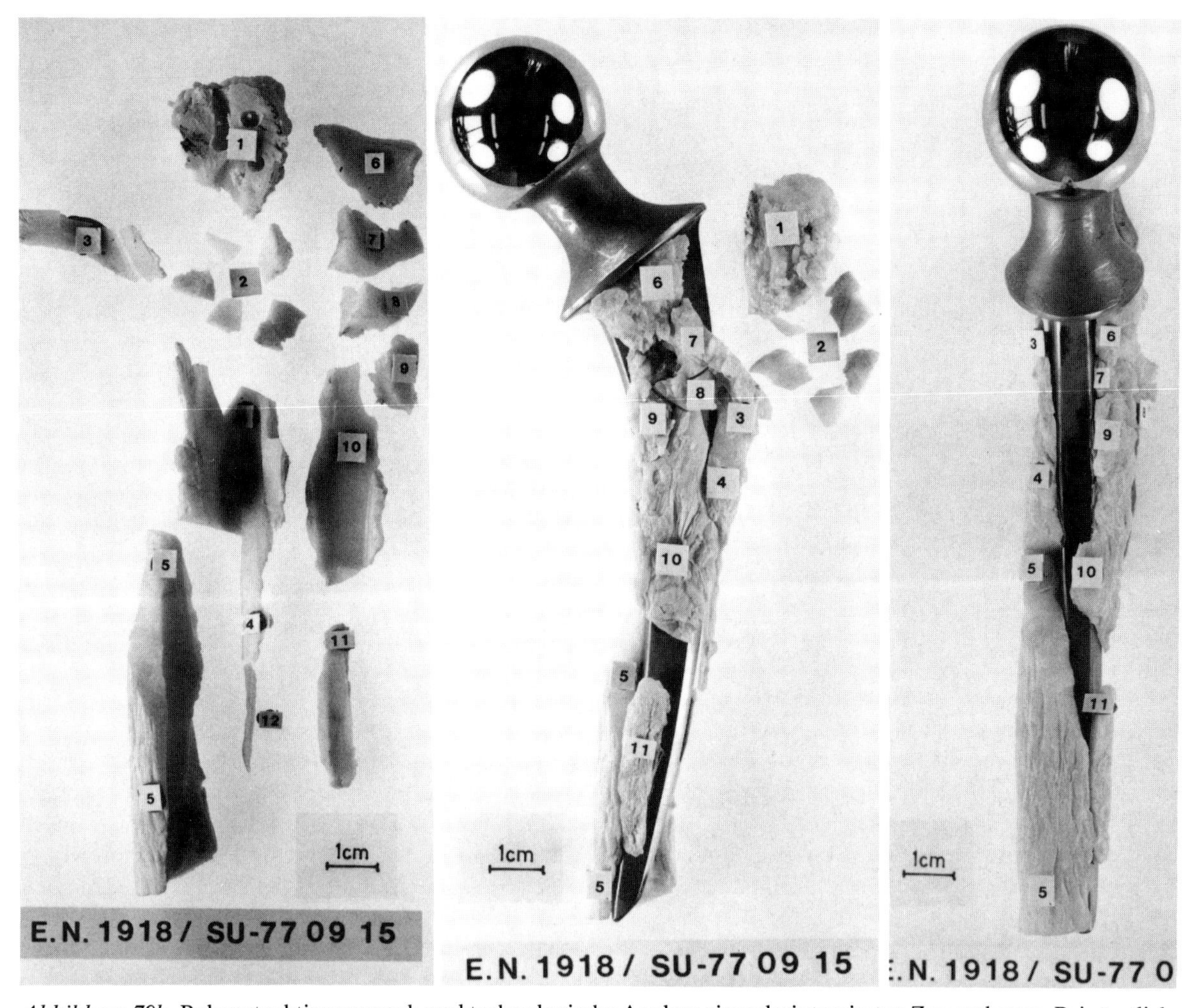

Abbildung 79b. Rekonstruktionsversuch und technologische Analyse eines desintegrierten Zementbettes. Bei sämtlichen Fragmenten waren sowohl die rasterelektronenmikroskopischen Befunde als auch die Festigkeitswerte normal!

den sind. Diese Teilchen regen nach H. G. Willert das Gewebe zu besonderer Wucherung an. Unsere klinischen Beobachtungen werden dadurch genügend erklärt. Zur Frage eines enzymatischen Zementabbaus können wir nicht Stellung nehmen.

2.5.2.4 *Die Desintegration des Zementbettes durch mechanische Störung in einer späten Gelphase.* Verzögertes Einschlagen der letzten 1–2 cm der konischen Schaftprothese in der Absicht, die seitliche Zementpressung zu erhöhen, hat zu katastrophaler Zerreißung des Zementlagers Anlaß gegeben. Auf dem postoperativen Röntgenbild kommt diese Störung meistens nicht zur Darstellung. Die folgende Schaftinstabilität mußte in 2 Fällen im 3. Jahr durch Reoperation behoben werden *(Abbildung 79a).* Die technologische Analyse ergab trotz Prüfung sämtlicher Fragmente des Zementköchers durch die Materialprüfungs-Anstalt Darmstadt keinerlei abnorme Befunde *(Abbildung 79b).*

Es ist also von größter Wichtigkeit, den Zement am Ende der Standphase, d.h. bei Beginn der Verarbeitungsphase, rasch einzubringen, das Implantat rasch einzuführen und dann nicht mehr zu bewegen. Der Mechanismus der Zementdesintegration ist auch bei der Implantation der Pfannenprothese zu befürchten, wenn sekundär die Pfannenposition noch verändert wird. Das Instrument, welches das Pfannenimplantat bis zur Polymerisation des Zementes unter Druck gegen das Pfannendach zu halten hat, darf keinerlei Kippmomente auf die Pfanne übertragen! Vielleicht liegt in dieser Erkenntnis auch der Schlüssel zu einigen «unverständlichen» vorzeitigen Pfannenlockerungen. In den Operationsbereichen fehlt in der Regel jede Angabe über den Zeitpunkt einer Stellungsänderung eines zementierten Implantates.

2.5.3 **Das Problem der Dimensionsänderung der Knochenzemente**

Der Polymerisationsvorgang ist unausweichlich mit einem Volumenverlust verbunden. Bei guter Wärmeabfuhr ist er kleiner. Wir haben also ein doppeltes Interesse, relativ dünne Zementschichten anzustreben. Sie ergeben eine kleinere Schwindung nicht nur aus Proportionalitätsgründen, sondern weil bei dünner Zementschicht auch die Wärmeabfuhr besser ist. Auch die kleinere Schwindung beim Verbund Metall/Zement ist z. T. der guten Wärmeleitfähigkeit des Metalls zu verdanken. Andererseits erfolgt mit der Zeit ein Quellvorgang mit Volumenzunahme, der die ursprüngliche Schwindung zu einem großen Teil kompensiert. Unser Interesse gilt einem Zement, der relativ wenig schwindet und wenig quillt.

Erhöhte Porosität vermindert das Ausmaß der Polymerisations-Schwindung. Ein poröser Zement hat aber schlechtere mechanische Eigenschaften. Die Quellung mit Abnahme der Druckfestigkeit wird größer. Die Dauerermüdungsfestigkeit wird wahrscheinlich durch größere Porosität herabgesetzt, weshalb eine solche nicht erwünscht sein kann. Die Auskernung eines Zementzylinders mit einem Metallstab reduziert die lineare Schwindung ganz erheblich. Es ist anzunehmen, daß auch eine Metallstützschale die Schwindung verkleinert. Solche Metallteile werden andererseits durch den Zement fest eingeschlossen.

Die Untersuchung der verschiedenen Zementsorten auf Dimensionsänderung wurde auf unseren Vorschlag hin in den Laboratorien der Gebr. SULZER AG in Winterthur durchgeführt. Ein exakt kalibriertes Stahlrohr von 20 mm Lichtweite und 100 mm Länge wurde mit Zement gefüllt und bis zur Hälfte analog einem Prothesenschaft in der Femurmarkhöhle mit einem 10 mm dicken Metallstab ausgekernt. Mit einer Genauigkeit von 0,01 mm wurde an 6 Meßstellen in je zwei Richtungen die Dicke der Zementzylinder gemessen. Die Messungen erfolgten 6 Stunden nach der Herstellung und dann periodisch bis zum 64. Tag nach Lagerung in 0,9%iger Kochsalzlösung von 37° Celsius, wobei vor jeder Messung die Zylinder auf 22° abgekühlt wurden, um Wärmeausdehnungseffekte auszuschließen. Die Größe der Schwindung und Quellung der vier geprüften Zemente geht aus der folgenden Tabelle hervor:

Ausmaß der Schwindung verschiedener Zemente mit und ohne metallische Auskernung.

20 mm = 100%
1% = 0,2 mm = 200 μ
Nach 6h–64 Tage NaCl

	mit Stab	ohne Stab
CMW®	~ 100 μ → 43	~ 160 μ → 116
Palacos®	~ 85 μ → 28	~ 150 μ → 100
Simplex®	~ 80 μ → 33	~ 115 μ → 68
Sulfix®	~ 70 μ → *12*	~ 85 μ → *42*
	= Spaltbreite	

in % der linearen Ausdehnung

	mit Stab	ohne Stab
CMW®	0,53 → 0,26	0,82 → 0,53
Palacos®	0,44 → 0,14	0,74 → 0,45
Simplex®	0,39 → 0,19	0,56 → 0,34
Sulfix®	0,31 → 0,05	0,42 → 0,20

Aus dieser Tabelle ergibt sich, daß bei normal weiten Markhöhlen, besonders bei Verwendung eines modernen Zementes, die Schwindung unter der Größenordnung von 100 μ gehalten werden kann. Diese Schwindung hat keine Instabilität zur Folge, wenn die Markhöhle zuverlässig von Blut, Knochenbrökkeln und insuffizienter Spongiosa gesäubert worden ist. Weite Markhöhlen erfordern dagegen unbedingt dickere Prothesenschäfte, um die Zementschichten nicht zu mächtig werden zu lassen. Durch Quellung verbessern sich die Verhältnisse in den ersten postoperativen Monaten.

Bei korrekter Anpassung der Polyäthylenpfannen an die anatomischen Verhältnisse entstehen normalerweise dünnere Zementschichten, so daß die Schwindung auch im Pfannenbereich praktisch keine Rolle spielt.

Bei Verwendung zu kleiner Pfannen ist ein großes, dickwandiges Zementbett nötig. Hier kann die Schwindung, unterstützt durch die schlechte Wärmeableitung des Polyäthylens, ein Ausmaß annehmen, das eine primäre, auch intraoperativ feststellbare Instabilität unausweichlich verursacht.

2.5.4 **Konsequenzen für die Praxis**

Wir haben in der Praxis auf die folgenden Eigenschaften der Zemente Rücksicht zu nehmen:

1) Volumenverlust bei der Polymerisation;
2) Festigkeitsverlust, Notwendigkeit der Zementspritze;
3) Versprödung im Verlauf der Zeit;
4) Abhängigkeit von der Raumtemperatur;
5) Wärmeentwicklung;
6) Monomerabgabe;
7) Zementdesintegration durch mechanische Störung in der späteren Gelphase.

ad 1. Volumenverlust. Er liegt in der Natur des Polymerisationsvorganges. Nur durch künstliche, für uns nicht erwünschte Vermehrung der Porosität wäre er beeinflußbar. Wir haben also dicke Zementschichten zu vermeiden, indem für große Gelenkpfannen große Pfannenprothesen und bei weiten Markhöhlen dicke Prothesenschäfte verwendet werden. Auf diese Weise werden die für die Stabilisierung an der Zement/Knochengrenze schädlichen Retraktionswege verkleinert. Tiefe und weite Verankerungslöcher für die Pfannenfixation sind nicht günstig.

ad 2. Festigkeitsverlust. Ein Zementlager weist die größte Festigkeit auf, wenn es homogen ist. Zementüberlappungen durch unüberlegtes Kneten des nicht mehr klebenden Zementes, Blut-, Luft- und Spülwassereinschlüsse vermindern schon primär die Festigkeit. Durch adäquate Technik, besonders durch die Verwendung einer Zementspritze, läßt sich der primäre Festigkeitsverlust vermeiden *(Abbildung 81).* Die Anwendung einer Markraumsperre (siehe Abbildungen 193–199) sichert die Vollständigkeit des Zementbettes, da sie eine unerwünschte Dislokation

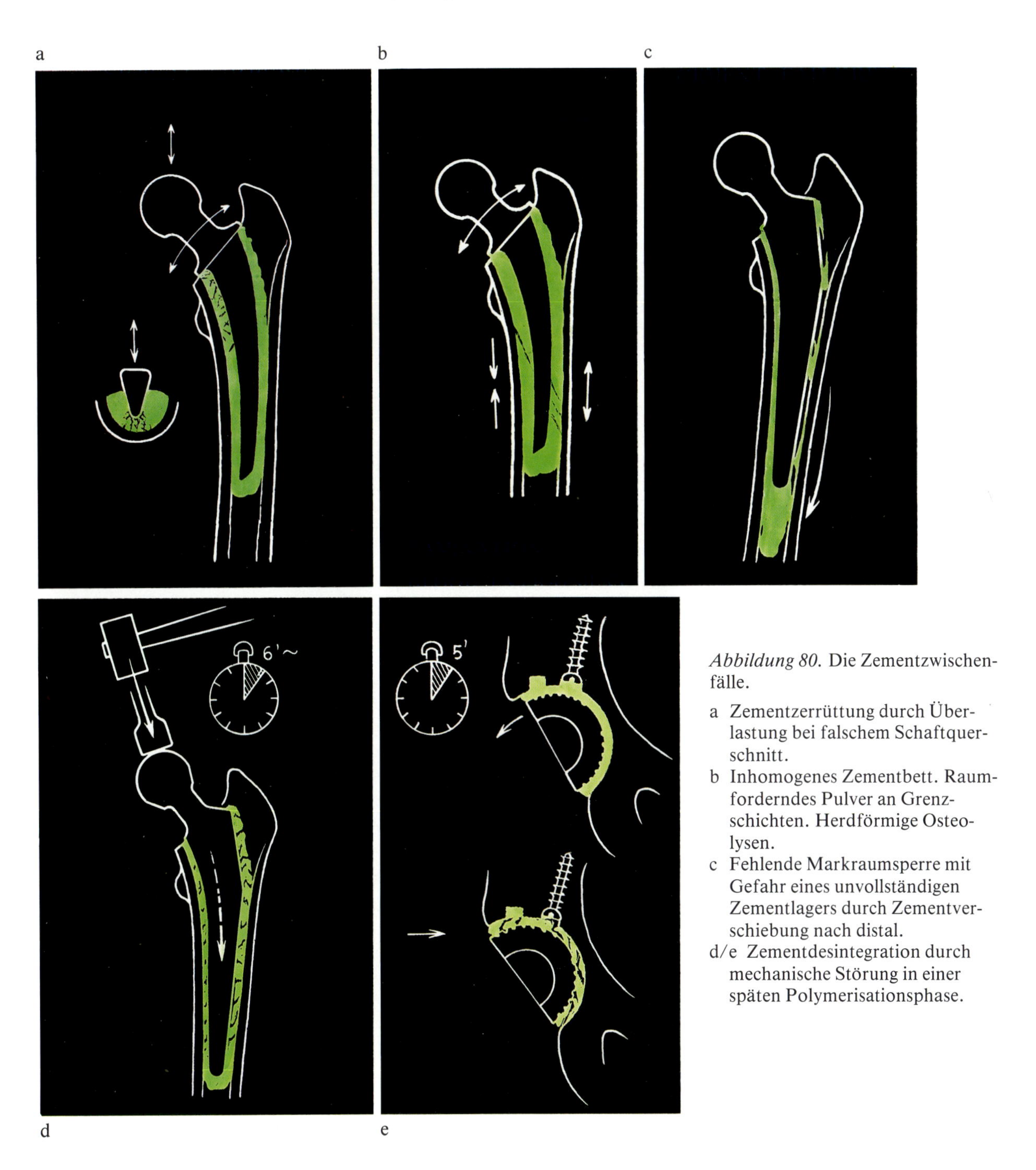

Abbildung 80. Die Zementzwischenfälle.

- a Zementzerrüttung durch Überlastung bei falschem Schaftquerschnitt.
- b Inhomogenes Zementbett. Raumforderndes Pulver an Grenzschichten. Herdförmige Osteolysen.
- c Fehlende Markraumsperre mit Gefahr eines unvollständigen Zementlagers durch Zementverschiebung nach distal.
- d/e Zementdesintegration durch mechanische Störung in einer späten Polymerisationsphase.

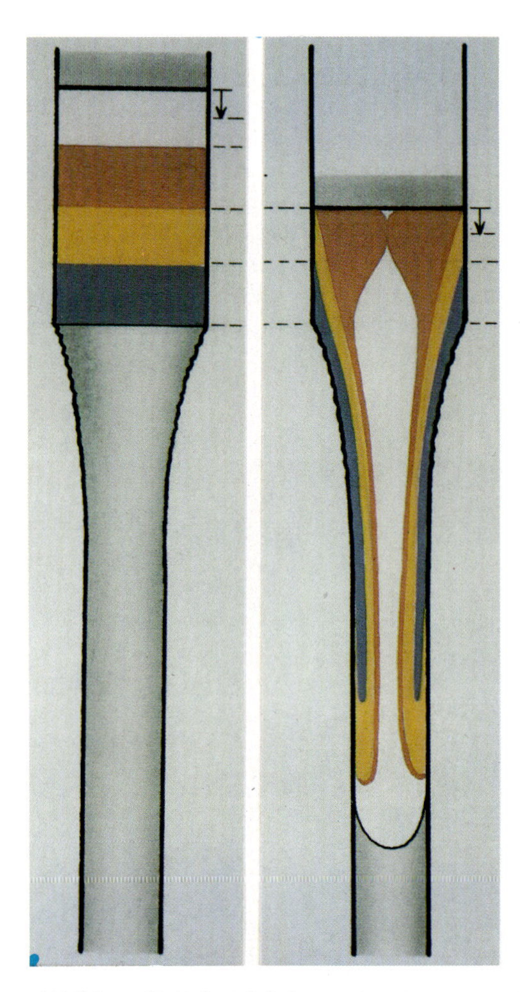

Abbildung 81. Beim Einbringen einer Zementportion mit der Zementspritze in die Markhöhle bleibt der erste Teil des Zementmassivs wandständig haften. Der nachfolgende Zement durchstößt den vorangehenden in der Weise, daß die letzte Zementportion der Zementspritze schließlich am weitesten distal im Femur anzutreffen ist! Das Einstoßen des Zementes mit der Zementspritze erzeugt auf diese Weise eine seitliche Pressung und Penetration des Zementes in die Strukturen.

des Zementes nach distal verhindert. Normalerweise füllen wir die Markhöhle von proximal unter Verwendung einer Zementspritze und eines Markraumdrains. Bei Reoperationen, speziell wenn intramedullär eine Halbrohrplatte als Schiene einen Defekt überbrücken oder eine Spanplastik tragen muß, empfiehlt sich eine Zementspritze mit langem Tubus, die eine Zementfüllung von distal her erlaubt. Das portionenweise Einstoßen von Zement in die Markhöhle ergibt unausweichlich Überlappungen und Einschlüsse, die das Zementlager schwächen (Abbildung 78).

Ein sekundärer Festigkeitsverlust ist von P. Kirschner nicht nachgewiesen worden. Nach den Untersuchungen von O. Oest 1975 ist im ersten Jahr durch Wärme und Flüssigkeitsaufnahme mit einer Einbuße von etwa 30% zu rechnen. Wahrscheinlich steht die schädliche Wasseraufnahme in Relation zur Porosität. Die Verwendung eines weniger porösen Zementes müßte dann den sekundären Festigkeitsverlust verkleinern.

ad 3. Versprödung. Die Anatomen und Pathologen wissen, daß in Polymethylmethacrylat eingebettete Präparate mit der Zeit wegen der Versprödung nicht mehr geschnitten werden können. Durch Zusatz von Polybutylmethacrylat wird diese Versprödung stark vermindert. Spröderes Material hat ein kleineres Arbeitsaufnahmevermögen und zerrüttet bei der dynamischen Belastung schneller. Wir haben ein eminentes Interesse an einem Zement mit großem Arbeitsaufnahmevermögen. Palacos® und Sulfix® sind diesbezüglich besonders günstig.

ad 4. Abhängigkeit von der Raumtemperatur. Je nach Raumtemperatur erfolgt die Aushärtung des Zementes in kürzerer oder längerer Zeit. Besonders Sulfix® weist bei erhöhter Raumtemperatur eine deutlich verkürzte Verarbeitungszeit auf. Bei 28° Raumtemperatur kann die Aushärtung bereits in der 6. Minute erfolgen, während bei 20° sie in der Regel am Ende der 9. Minute geschieht. Der Operateur muß diese Verarbeitungszeiten kennen, wenn er nicht plötzlich von einem zu schnell aushärtenden Zement überrascht werden will. Es gehören daher ein zuverlässiges Thermometer und eine Uhr in den Operationssaal. Selbstverständlich muß auch darauf geachtet werden, daß nicht eine Zementanrührschale von der Sterilisation her noch erwärmt ist, da damit eine unkontrollierbare Beschleunigung der Aushärtung bewirkt wird. Den gleichen lästigen Effekt hat die Wärme einer Hand, welche die Zementspritze nach dem Einfüllen des Zementes umschlossen hält. Ebensowichtig ist es, die Zementpackung weder an einem zu warmen noch zu kalten Ort zu lagern. Die Operationsschwester muß diese Probleme kennen.

ad 5. Wärmeentwicklung. Die Polymerisationswärme ist für den Knochen offenbar nicht so schädlich, wie man es nach den in vitro gemessenen Temperaturen vermuten müßte. In der Tat staunt man immer wieder, wie eine Trümmerfraktur des Femurs trotz Anwesenheit von sehr viel Zement, Prothese, Schrauben und Platte schnell heilt. Verschiedene Untersucher haben nachgewiesen, daß in vivo mit wesentlich geringeren Temperaturen gerechnet werden darf. Nach den Messungen von H. U. Debrunner 1974 fällt die Temperatur in den angrenzenden Knochenschichten schnell ab. Trotzdem sind wir an einem Zement interessiert, der weniger Wärme entwickelt. Künstliche Kühlung während der Polymerisation durch Spülung mit eiskalten Lösungen oder durch Einbringen eines stark unterkühlten Prothesenschaftes stört den Polymerisationsvorgang und hat ein weniger festes Endprodukt zur Folge. Aus diesem Grunde sind diese Maßnahmen nicht zweckmäßig.

ad 6. Monomerabgabe. Die praktische Bedeutung der Monomerabgabe bleibt umstritten. Die dem Monomer von einigen Autoren angelasteten Komplikationen in bezug auf Fettembolie, Lunge und Herz haben wir nicht beobachtet. Die Gewebetoxizität des Monomers ist aber eine Tatsache. Wir bevorzugen eine Zementtechnik, die die Monomerabgabe an die Umgebung reduziert. Die Monomerbindung oder der Prozentsatz von freiem Monomer ist nicht eine Funktion der Zementkonsistenz (Penetrometerwert), sondern der Zeit ab Mischbeginn. Ein Zement, der in der 2. Minute eingebracht werden muß, gibt ein Mehrfaches an Monomer an die Umgebung ab. Besonders hat uns interessiert, ob ein Unterschied von freiem Monomer besteht, je nachdem ob sich der Zement in der Standphase bis zur 4. Minute offen an der Luft in einer Schale befindet oder ob er 45 Sekunden nach Mischbeginn in einer Zementspritze eingeschlossen wird. Es konnte kein Unterschied gemessen werden, so daß offenbar die Monomerverdunstung keine Rolle spielt. Die Anwendung einer Zementspritze erhöht also die Monomerabgabe an die Gewebe nicht (Abbildung 72). A. Kallenberg fand, daß 18 Minuten nach Mischbeginn keinerlei Hemmung des Wachstums von menschlichen oder tierischen Fibroblastenkulturen in Kontakt mit Zement mehr zu beobachten ist (siehe Abbildung 74b).

2.6 Grundsätzliche Betrachtungen zu verschiedenen Prothesentypen

2.6.1 Das Prinzip betreffend

Die Resektion von Schenkelkopf und -hals verhindert die elastische Krafteinleitung in den Femurschaft. Die Elastizität des Schenkelhalses schont die lastaufnehmenden Strukturen der Gelenkpfanne. Grundsätzlich ergibt also der Ersatz des Schenkelhalses durch eine steife Prothese eine Mehrbeanspruchung der Pfannenstrukturen und des Femurschaf-

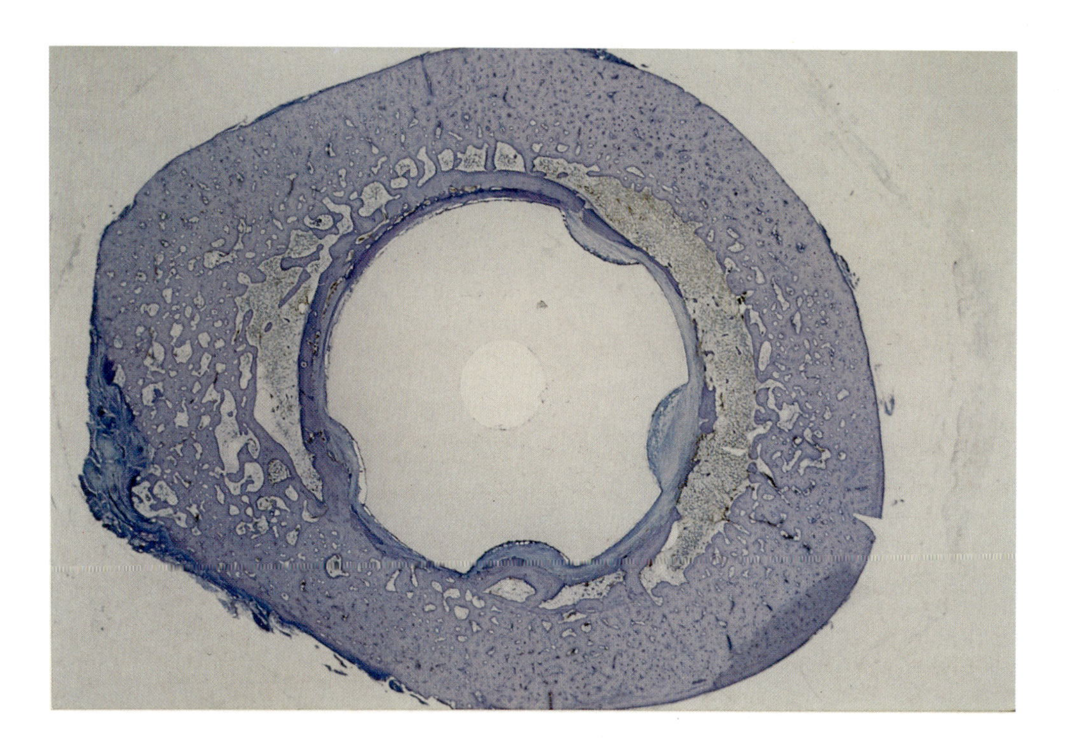

a

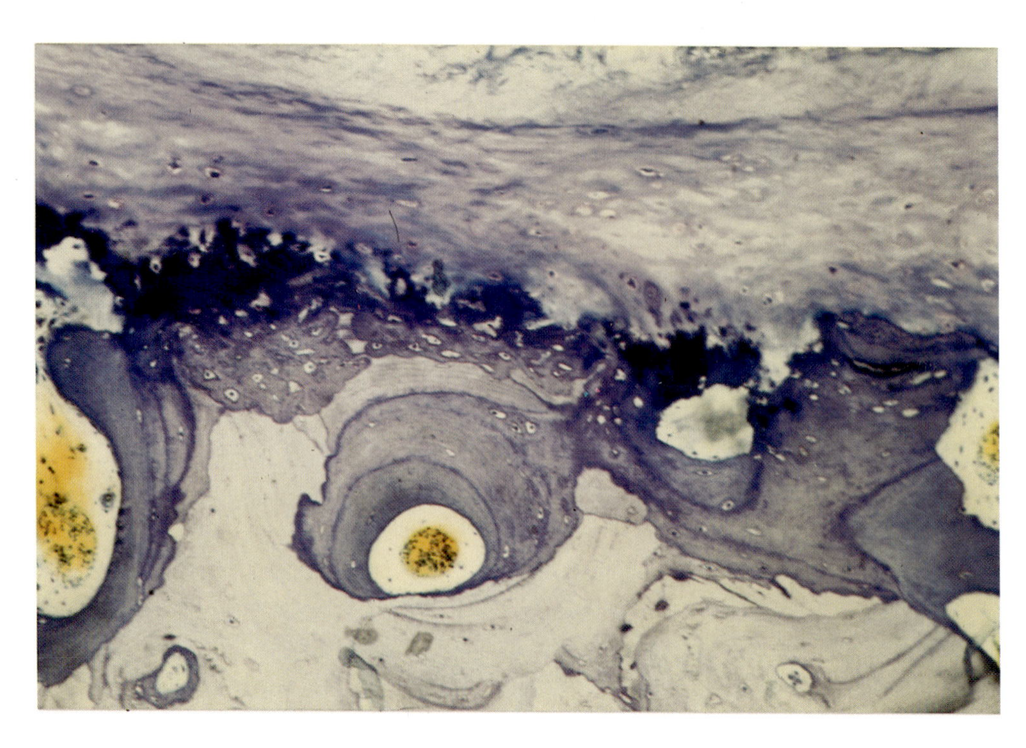

b

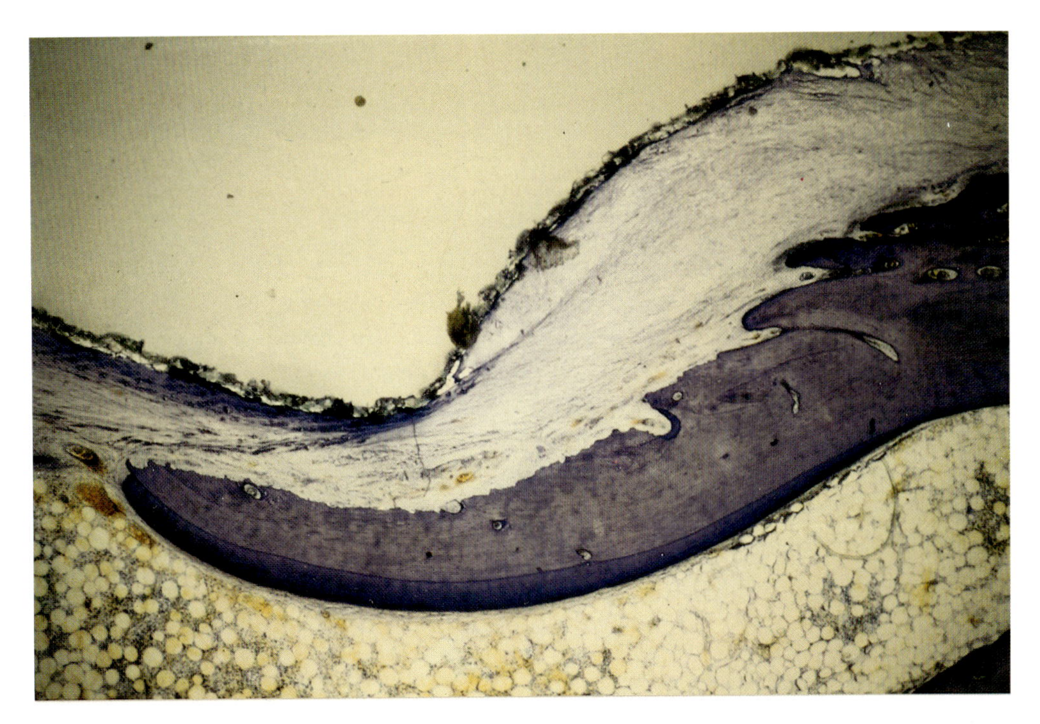

c

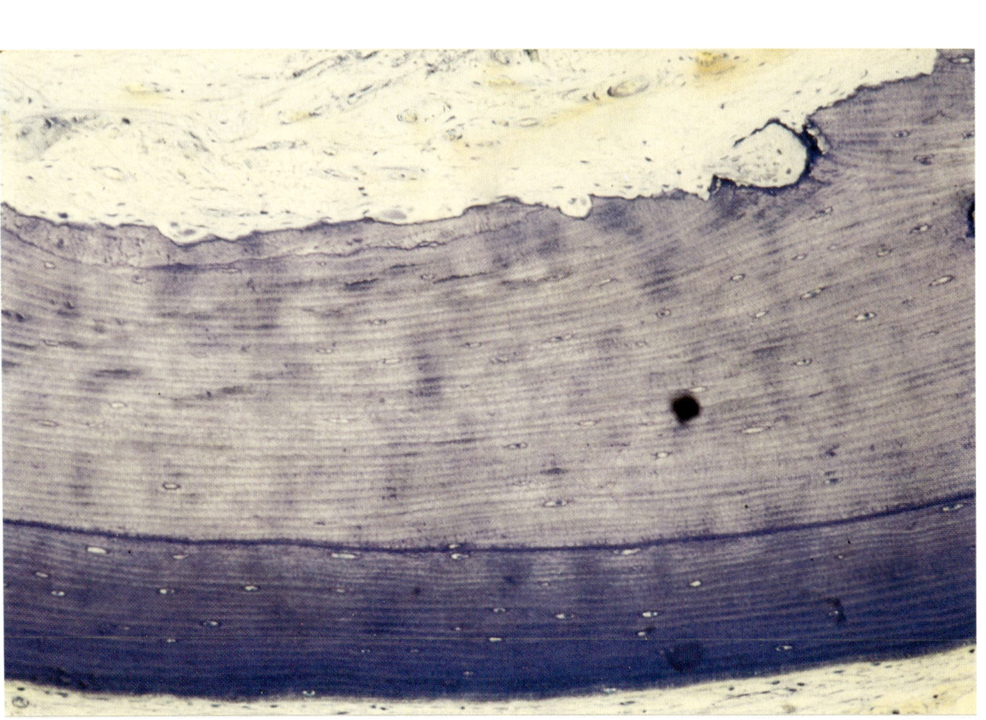

d

Abbildung 82. «Isoelastische» Schaftprothese nach 2½ Jahren. Schaftmitte. Frakturprothese bei 78jähriger Frau, die an zwei Stöcken ging.

a Querschnitt. Bindegewebige Einschneidung des Implantates. Lebhafter Knochenumbau, da die «isoelastische» Prothese den Knochen wie jede andere unphysiologisch beansprucht.
b Kontaktzone mit Knorpel, der nur prothesenfern mineralisiert wird und ossifiziert. Hochinteressante Parallele zu den Verhältnissen einer Epiphyse.
c Kortikale Grenzlamelle. Von oben: Implantat, Bindegewebe, Grenzlamelle, Knochenmark.
d Resorptionsfront auf der Prothesenseite der Grenzlamelle, Knochenanbau auf der Knochenseite (Histologie Prof. R. Schenk).
e Jahreskontrolle. Einwandfreie Verhältnisse?

Abbildung 82e ▷

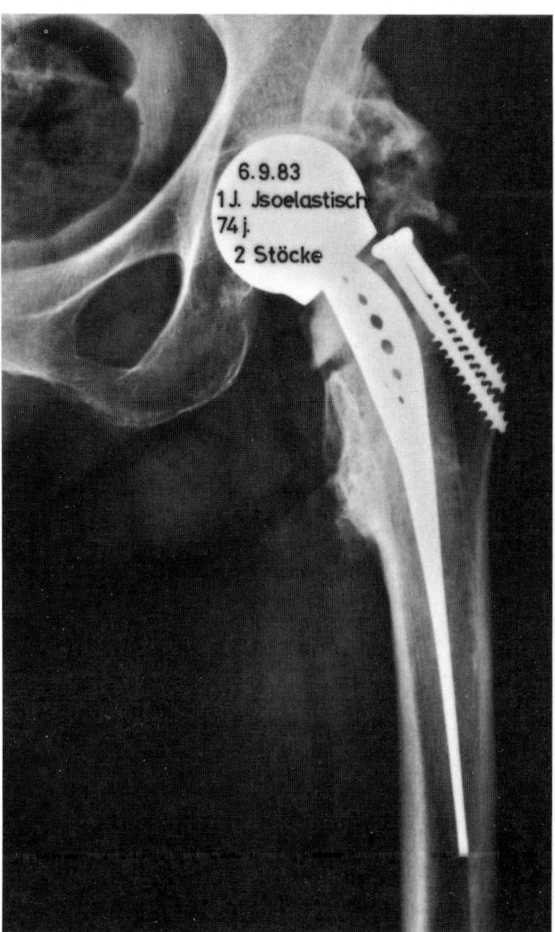

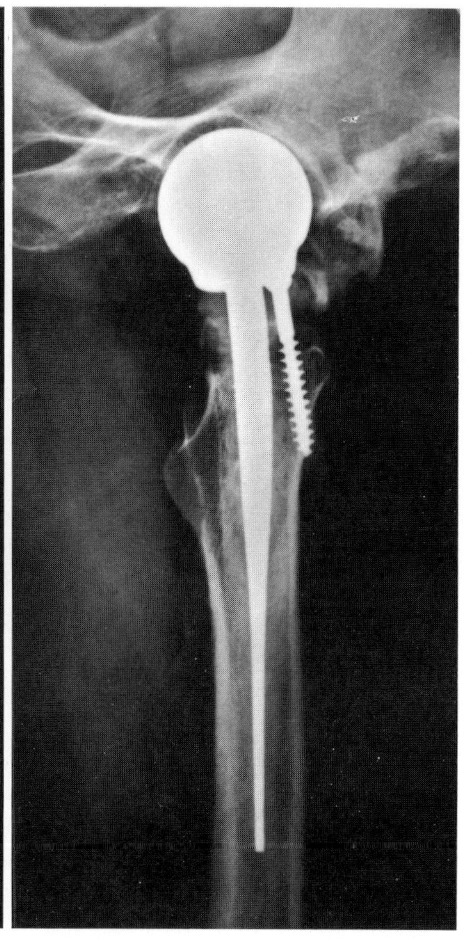

e

tes. Die Beanspruchung des Schaftes wird durch den Wegfall des knochenseitigen physiologischen Zug- und Drucksystems auch in ihrer Art geändert. Die Zuggurtungsfunktion der Fascia lata (M. tensor fasciae latae und M. glutaeus maximus) bleibt unverändert wichtig.

Der Ersatz des natürlichen Schenkelhalses durch ein «isoelastisches» Implantat verbietet sich aus den unter 2.3 angeführten Gründen.

Wir hätten aus diesen Überlegungen allen Grund, uns für die sogenannte Schalenprothese zu interessieren. Die Idee ist alt und geht auf SMITH-PETERSON zurück. Die Komplikationsrate dieser Prothese war so groß, daß eine breite Anwendung ausblieb.

Die Doppelschale von GERARD beinhaltet eine Beweglichkeit des Pfannenimplantates im Acetabulum. Y. GERARD sieht auch keinen Nachteil darin, daß sich seine Kopfschale sekundär lockert. Unsere Erfahrungen mit pathogenetischen Zonen der Pfanne bei einfachen Kopfprothesen und mit Osteolysen bei instabilen Implantaten lassen ernsthafte Zweifel an der Gültigkeit des Systems aufkommen.

Mit der Doppelschalenprothese von M. A. R. FREEMAN oder H. WAGNER haben wir keine praktische Erfahrung und können deshalb dazu nicht Stellung nehmen. Es sind die Resultate von größeren 5-Jahreskollektiven abzuwarten. Die Fragezeichen zu dieser Prothese aus unserer Sicht:

- Ist es möglich, die Kopfschale angesichts der so verschiedenen Schenkelhalswinkel genügend senkrecht zur resultierenden Kraft R einzustellen, daß nicht Scherkräfte mit der Zeit eine Instabilität bewirken?
- Bleiben die Strukturen des Kopfes (H. WAGNER) oder des Kopfstumpfes (M. A. R. FREEMAN) langzeitig genügend tragfähig?
- Wird der große Kopf wegen der Abrasio per adhaesionem und der Größe des übertragenen Drehmomentes nach 2.4 nicht die Pfannenverankerung gefährden?
- Ist ein Loch in der Kopfschale (H. WAGNER) langzeitig tribologisch tragbar?
- Ist nicht die schlechte Druckverteilung bei der dünnen Pfanne mit der wandernden Beule ein Grund zur Pfannenlockerung (siehe 2.2.2)?
- Der im Vergleich zu einem Prothesenhals dicke anatomische Schenkelhals begrenzt das Bewegungsspiel durch Anschlag an die Kunststoff-

pfanne. Abgesehen von der schlechteren Beweglichkeit der Doppelschalenprothesen erscheint ein Anschlag am Pfannenrand als Lockerungsfaktor nachteilig.
- Die Operationstechnik ist wesentlich anspruchsvoller. Gewebstraumatisation, größere Ausdehnung der Wunde und Verlängerung der Operationszeit erhöhen die Gefahren von Infektion und periartikulären Ossifikationen. Eine Methode wird nicht gültig durch die guten Resultate des Autors. Sie wird es erst durch die Bewährung in der breiten Praxis. Diese Bewährung ist nicht erfolgt.

Da uns heute die Pfannenverankerung mehr Sorgen macht als die Schaftverankerung, glauben wir Grund zu haben, vor einer allzu leichtfertigen Empfehlung der Schalenprothese für jüngere Patienten zu warnen. Vor allem sollte die Schalenprothese nicht die Indikation zur intertrochanteren Osteotomie einschränken.

Die Zuggurtungsprothese von G. RITTER beruht auf einem klaren biomechanischen Konzept. Es ist die Krafteinleitung über den Calcar statt über das diaphysäre Rohr. Sie erfordert den Einsatz der Zugtrabekel durch ein Zuggurtungssystem in Form eines Bolzens, der an einer lateralen Platte ankert. Diese Disposition beinhaltet die Gefahr eines Materialermüdungsbruchs wegen der vielfältigen Deformation des Trochantermassivs unter den verschiedenen Belastungsbedingungen. Wir sind an den Spätergebnissen interessiert. Dies umso mehr, als G. RITTER bei gutem Schluß und kräftigen Knochenstrukturen auf Zement für die Schaftverankerung verzichtet hat.

Alle Prothesensysteme, die zur Sicherung gegen Luxationsgefahr eine Verbindung von Pfanne und Schaftprothese aufweisen, sind aus grundsätzlichen biomechanischen Überlegungen abzulehnen. Zug am Bein und damit an der Pfanne erzeugt gefährlichen Nulldurchgang.

2.6.2 **Die Pfanne betreffend**

Es herrscht wohl eine überwiegende Einigkeit darüber, daß ein Pfannenimplantat im Becken stabil verankert werden soll. Die Wege zu dieser Stabilität sind verschieden. Wir empfehlen eine Stabilisierung mit Hilfe der physiologisch gewachsenen Druckaufnahme- und Druckverteilungsstrukturen und raten von Lösungen ab, die ein großes Loch mit Zerstörung dieser Strukturen erfordern, um ein großes zylindrisches oder quadrisches Implantat aufzunehmen. Es entsteht eine Schwächung des Beckenrings mit der Gefahr von Ermüdungsfrakturen. Es ist möglich, solche Implantate aus Metall oder Keramik mit genügender Vorlast einzusetzen. Unter initial stabilen Bedingungen in der Tragzone kann eine stabilisierende Umstrukturierung des Knochens erfolgen. Wir haben mit solchen starren Implantaten keine Erfahrung. Nach unseren Ausführungen unter 2.1 und 2.2 müßte die Steifigkeit des Pfannenimplantates grundsätzlich nachteilig sein. Es fehlen vorläufig aussagekräftige Langzeitresultate. Die Erhaltung der physiologischen Trag- und Druckverteilungsstrukturen der Pfanne zwingt zu einem hemisphärischen Implantat. Die Erfahrung hat regelmäßig bestätigt, daß eine steifere hemisphärische Pfanne eine höhere Lockerungsrate zur Folge hat. Es entsteht ein Expulsionsmechanismus ähnlich dem Kirschenstein, der bei Druck auf die Kirsche heraustritt. Hemisphärische Metallpfannen (MCKEE-FARRAR, RING, MÜLLER-Gleitlager und erste WEBER-Prothese) sind heute allgemein verlassen. Ihre Steifigkeit und die große Reibung mit großem übertragenem Drehmoment haben die von zahlreichen Autoren belegte erhöhte Instabilitätsrate begründet. Das gegenwärtig beste Pfannenmaterial ist Polyäthylen.

Unbeantwortet bis zur heutigen Stunde ist die Rolle der Pfannenwandstärke, d.h. der Kopfgröße. Es geht um die Frage des Einflusses der Faktoren Größe der Gleitfläche und Länge des Gleitweges. Die extremsten Lösungen stehen sich gegenüber. Einerseits haben wir die Low-friction-Prothese von J. CHARNLEY mit dem kleinen 22 mm-Kopf, andererseits den großen 37 mm-Kopf der BUCHHOLZ-Prothese und die noch größeren Kopfschalen der FREEMAN- oder WAGNER-Prothesen. Der 32 mm-Kopf der MÜLLER-Prothese nimmt eine Mittelstellung ein. Das Grundproblem ist die größere Reibung mit dem größeren übertragenen Drehmoment beim größeren Kopf und die vermehrte Belastungsdeformation der dünnwandigen Pfanne. Die Kopfgröße bestimmt automatisch die Dicke der Polyäthylenpfanne. Eine dickere Kunststoffschicht sichert eine bessere Druckverteilung. Die Erfahrungen von E. MORSCHER und W. DICK, von F. ENDLER und K. ZWEYMÜLLER mit einer zementlosen, durch Verschraubung unter Vorlast fixierten Polyäthylenpfanne waren vorerst positiv. Nach neueren Befunden von E. MORSCHER und W. REMAGEN erzeugt die Belastungsdeformation in der Kontaktzone zu viel Bewegung, so daß es zu Abrieb des Polyäthylens kommt *(Abbildungen 83a–d)*. Polyäthylenpartikel induzieren ein Granulationsgewebe, das nach etwa 3–5 Jahren eine zunehmende Gefährdung der Stabilität begründet. Es laufen gegenwärtig Versuche mit Oberflächenbeschichtungen verschiedener Art und mit Maschennetzen aus Titandraht, die im Polyäthylen eingepreßt sind. Interessant sind Schraubringe aus Titan mit einem Polyäthyleneinsatz, wie sie von D. WEILL und K. ZWEYMÜLLER versucht werden. M. E. MÜLLER möchte grundsätzlich das Polyäthylen ausschalten. Er hat als Gleitkörperpaarung eine Titanpfanne mit Titannitrit-Beschichtung und einen Titankopf mit

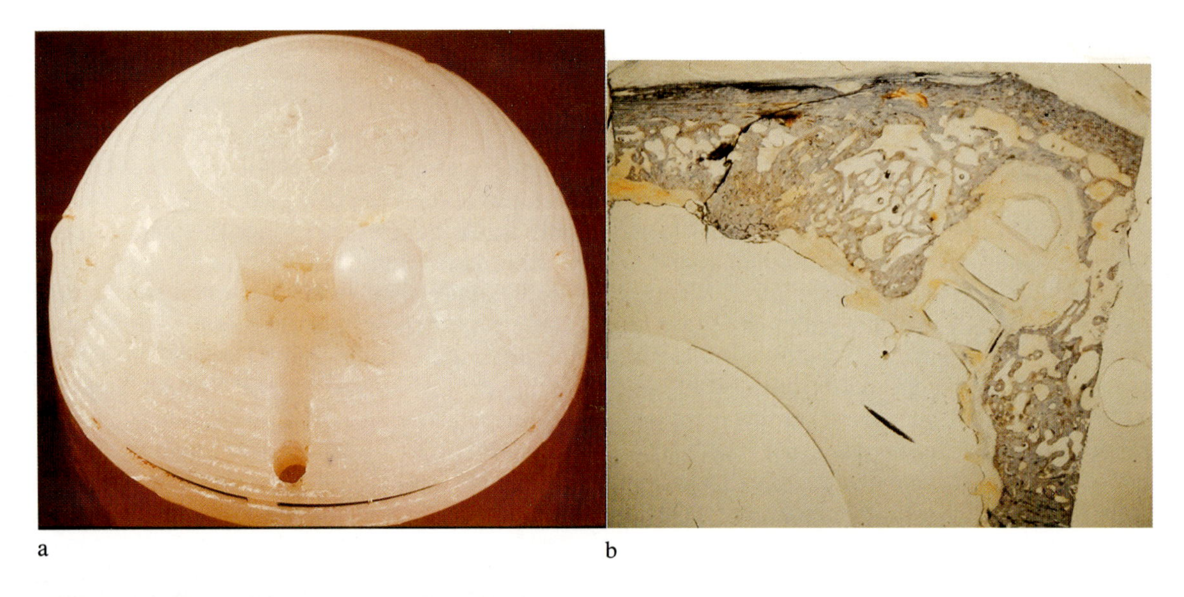

a b

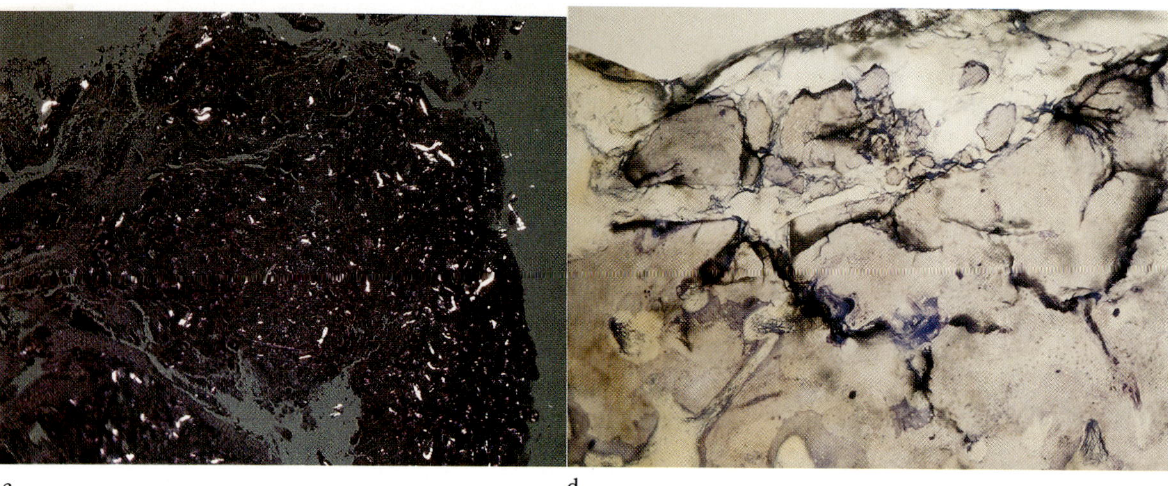

c d

Abbildung 83. Die zementfreie Polyäthylenpfanne in direktem Knochenkontakt. Implantationszeit 29 Monate. Völlige Schmerzfreiheit. Radiologisch sehr gutes Resultat. Belastungsdeformation des Knochens erzeugt Mikrobewegungen an der Implantatgrenze.

a Abriebdefekte an der Außenseite der Pfanne.
b Binde-/Granulationsgewebe mit Knochenresorption im Kontaktbereich.
c Speicherung von Polyäthylenpartikeln im Bindegewebe.
d Im Bereich einzelner direkter Kontaktstellen Knochen/Polyäthylen finden sich Mikrofrakturen. (Präparat: Prof. E. Morscher; Histologie: Prof. R. Schenk.)

Titankarbid-Beschichtung für eine zukünftige zementlose Prothese vorgeschlagen. Die Pfannenverankerung erfolgt ebenfalls mit einem Titanschraubring. Das Pfannendach wird zusätzlich mit einem rauhen, perforierten Titanzylinder armiert.

W. H. Harris ist hauptsächlicher Promotor des Prinzips des metal-backing. Dabei wird die Polyäthylenpfanne mit einer Metallschale verbunden. Die Pfanne wird einzementiert. Spannungsmessungen haben ergeben, daß dadurch eine gleichmäßigere Druckverteilung im Ilium erreicht wird. Außerdem wird die Belastungsdeformation des Polyäthylens reduziert, wodurch sich der Abrieb des Polyäthylens verkleinert. Unsere Vorbehalte, ein steifes hemisphärisches Implantat betreffend, bleiben. Sie sind durch die bisher von W. H. Harris veröffentlichten Resultate nicht in Frage gestellt worden. D. R. Carter, R. Vasu und W. H. Harris erlebten von 34 Fällen 3 Instabilitäten in 6½ Jahren (1982), W. A. Harris und R. E. White jr. 6% Lockerungen in 6½ Jahren (1983). Schraubringe mit Polyäthyleneinsätzen profitieren vom Prinzip des metal-backing, ebenso unsere Dach- und Stützschalen. Offensichtlich sind die von M. Postel et al. publizierten hervorragenden Resultate mit der Charnley-Kerboul-Prothese (Kopf 22 mm) ohne metal-backing zustande gekommen. Wir stehen unter dem zunehmenden Eindruck guter Spätresultate mit dem einfachen Prinzip der Pfannenarmierung durch Pfahlschrauben, besonders wenn an der Stelle des Metallkopfes-32-mm ein Biolox-Keramikkopf zum Einsatz kommt (siehe 2.4.2). Noch günstiger wäre ein 28-mm-Keramikkopf!

2.6.3 Die Schaftprothese betreffend

Es hat sich aufgrund der Erfahrungen mit der «Setzholz»-Prothese der Jahre 1964–1966 das System der Verkeilung im Schaft als Methode der Krafteinleitung bewährt. Die Erfahrungen mit dem Standardschaft in engen Markhöhlen, die ebenfalls eine Verkeilung erlauben, sind positiv. Verkeilung heißt Stabilität durch Vorlast, Krafteinleitung durch direkten Knochenkontakt des Metalls und damit Verzicht auf ein intaktes Zementlager. Vor allem heißt Verkeilung Wegfall des störenden Prothesenkragens.

Nach unseren biomechanischen Überlegungen 2.1 und 2.3 soll der Schaft achsengerecht und so kurz wie möglich sein. Wir bevorzugen deshalb ein Prothesenmodell, wie es die Geradschaftprothese von M.E. Müller darstellt.

Die Schaftprothese sollte verschiedene Halsausladungen aufweisen. Die Hebelarmverhältnisse der Abduktoren dürfen durch die Prothese nicht verschlechtert werden. Wird bei einer Coxa vara oder bei einem langen Schenkelhals eine Prothese mit kurzem Hals eingesetzt, so wird der Trochanter medialisiert, der Hebelarm der Abduktoren verschlechtert und die Last auf dem Gelenk vergrößert. Eine solche zusätzliche Pfannenbelastung ist durch Anpassung der Halslänge (Halsausladung) zu vermeiden. Der längere Hals belastet dafür die Schaftverankerung mehr. Nach unseren langjährigen Erfahrungen dürfte aber das neue Krafteinleitungsprinzip dieser Mehrbelastung ohne weiteres gewachsen sein. Es gibt Langhalsprothesen mit dem unglücklichen alten Schaftprofil des Standardschaftes, die nach 10 Jahren noch keine Lockerung aufweisen. Es sind dies allerdings eher Ausnahmen. Verschiedene Halslängen sind zwingend notwendig, um pathogenetische Verlagerungen der Traglinie des Beines zu vermeiden oder um mit dem Einsetzen der Totalprothese vorbestehende pathologische Verhältnisse zu bessern.

Eine wichtige Forderung an einen Prothesenschaft ist eine Formgebung, die eine problemlose Prothesenentfernung erlaubt. Nuten, die nach distal nicht durchlaufen, grobe Strukturierungen oder gar Tragrippen können die Prothesenentfernung so sehr erschweren, daß bei einer Indikation zur Prothesenauswechslung die Integrität des Kortikalisrohrs stark gefährdet ist. Es spielt dabei keine Rolle, ob die Prothese einzementiert ist oder nicht.

Es ist in letzter Zeit eine Schaftprothese entwickelt worden, die den physiologischen Krümmungen des Oberschenkelknochens angepaßt ist. Sie weist distal eine Biegung entsprechend der Schaftantekurvation auf und proximal eine Rekurvation entsprechend der Anteversion des oberen Femurendes. Abgesehen von ihrer zu großen Länge beanstanden wir die Tatsache, daß sie zwangsläufig und ärgerlicherweise das Verkeilungsprinzip nicht zuläßt, daß also die Krafteinleitung über den Zement erfolgen muß. Noch bedenklicher erscheint uns die Schwierigkeit, eine solche Prothese nach der Einzementierung zu entfernen. Wir können diesem Vorschlag nicht folgen.

Nach den Laboratoriumsdaten müßte die Paarung Polyäthylen/Aluminiumoxidkeramik beste Voraussetzungen für eine lange Gebrauchsdauer einer Totalprothese ergeben. Aus Erfahrung wissen wir, daß sowohl Stahl als auch gegossene Kobalt-Chrom-Legierungen durchaus gültige Gleitpartner sind. Stärkere Pfannenusuren bis 0,5 mm im Jahr sind nur bei Kopfbeschädigungen oder Zementbrökkelinterpositionen beobachtet worden. Es gibt 12-Jahresresultate von Patienten mit der Paarung Stahl/Polyäthylen, die voll aktiv sind und im Röntgenbild nur geringfügige Zeichen von Pfannenusuren aufweisen. Die heutigen Erfahrungen bestätigen die Überlegenheit des Keramikkopfes (siehe 2.4.2).

2.6.4 Die Problematik einer sogenannt isoelastischen Prothese

Die Widerstandsfähigkeit des physiologischen Schenkelhalses gegen Deformation unter Last wird bestimmt durch seine äußere Dimension, durch seine weise, innere Architektur und durch den «Werkstoff» Knochen. Ein Implantat im Knochen kann nicht die gleiche äußere Dimension haben, und es hat auch nicht die innere Architektur des Knochens. Weist es aber im Werkstoff einen dem durchschnittlichen Knochen ähnlichen E-Modul auf, dann kann es niemals die Tragfähigkeit des physiologischen Schenkelhalses erreichen und wird sich unter Last so sehr verbiegen, daß zu große Relativbewegungen resultieren. Dies gilt für den Übergang vom Hals zum Schaft.

Im Schaftbereich heißt Elastizität Entstehung oder Verstärkung einer Kurve unter Last. Die unterschiedlichen Längen von Außenbahn und Innenbahn ergeben Bewegung in der Kontaktzone. Diese Bewegung kann so klein sein, daß es bei einer stationären Form des kompensierten Nulldurchgangs bleibt. Es gibt experimentelle und klinische Fälle von funktionstüchtiger Einheilung.

Weder im Tierexperiment noch beim Menschen sind bis heute bindegewebsfreie Kontaktzonen belasteter isoelastischer Schaftprothesen gefunden worden (R. SCHENK, Juni 1986). Es ist durchaus möglich, daß eine Situation mit erhaltenen Knochenankern und Bindegewebe jahrelang klinisch befriedigend ist. Uns erscheint ein Implantatkontakt ohne Bindegewebe, also mit kompensiertem Nulldurchgang, sicherer zu sein, da er eine «Überlastungsreserve» darstellt.

Die Vorstellung, daß ein steifes, schlüssiges Implantat durch sogenannte Streß-Protektion zu Knochenetrophie und Lockerung Anlaß geben könnte, muß heute fallengelassen werden. Das Knochenrohr «arbeitet», da es ja die Prothese tragen muß. Zu viele steife, schlüssige Implantate haben sich mit oder ohne Zement seit dem «Setzholz» von 1964 weltweit bewährt! (siehe Abbildungen 56 und 57).

2.6.5 **Das Implantatmaterial betreffend**

Es wird sehr viel Geld in die Forschung nach Implantatmaterialien investiert. Unter stabilen Verhältnissen ist eine enge, bindegewebsfreie Verzahnung von sehr verschiedenartigen Materialien bis zum Holz und bis zur Kohle zu erwarten. Der Knochen ist gutmütig und wächst in alle möglichen Strukturen hinein.

Es ist nicht anzunehmen, daß bei ungünstigen biomechanischen Situationen mit dekompensiertem Nulldurchgang die Qualität des Implantatmaterials eine Implantation retten könnte (Abbildung 84).

Wir wissen schließlich, daß bei ungünstiger Beanspruchung auch ein gesunder Knochen eine Ermüdungsfraktur erleidet. Es wird sich also auch eine glaskeramische Verbindung eines Implantates mit dem Knochen lösen, wenn zu viel Relativbewegung mit Nulldurchgang möglich ist. Wenn mechanische Ruhe herrscht, ist schon unser Implantatstahl langzeitig biokompatibel, wie uns die Erfahrung mit der «Setzholz»-Prothese von 1964 gelehrt hat.

Ein anderes Problem ist die Biege- und die Dauerermüdungsfestigkeit. Für hochbeanspruchte Prothesenteile wie den Standardschaft der MÜLLER-Prothese oder den dünnen Schaft einer Geradschaft-Dysplasie-Prothese kann die Festigkeit des Stahls ungenügend sein. Hier hat sich die Kobalt-Nickel-Chrom-Molybdän-Titan-Schmiedelegierung Protasul 10 besonders bewährt. Heute stehen auch Titanlegierungen zur Verfügung. Beim Vorliegen einer Kobalt-Nickel- oder Chromallergie haben sie zweifellos ihre Berechtigung. Die höhere Elastizität des Titans hat jedoch angesichts der Prothesendimension keine praktische Bedeutung (F. LANGLAIS und S. STEINMANN). Das gleiche gilt auch für seine erhöhte Ermüdungsfestigkeit.

Ein nicht korrosionsfestes Material wird nicht diskutiert.

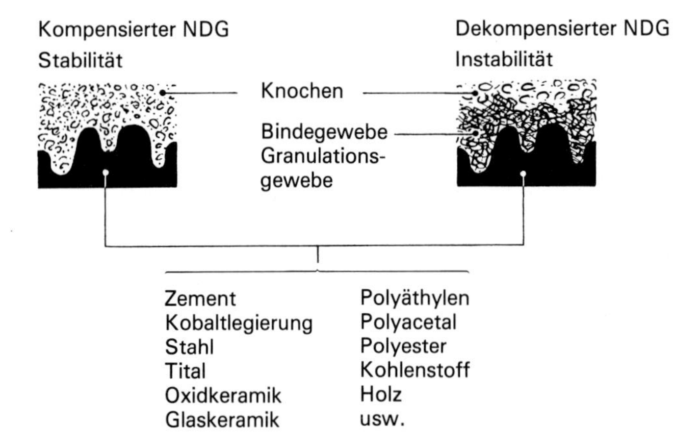

Abbildung 84. Die Qualität des Implantatmaterials (mit Ausnahme der Korrosionsfestigkeit und von fraglich möglichen allergischen Reaktionen) entscheidet nicht über die Frage nach bindegewebsfreiem Kontakt mit dem Knochen. Die mechanische Ruhe entscheidet allein!

3. Die aseptischen Komplikationen

3.1 Einleitung

Es ist wahrscheinlich unexakt, «aseptische» von «septischen» Komplikationen scharf zu unterscheiden.

Alle Erfahrung lehrt, daß Keime gefunden werden können bei Situationen, die weder klinisch noch radiologisch infektverdächtig sind. Die Güte der Technik der bakteriologischen Untersuchungsmethoden entscheidet in ärgerlicher Weise über früher so wichtige Alternativen wie «steril» oder «septisch».

Wir müssen uns daran gewöhnen, daß es rein mechanisch verursachte Komplikationen gibt, bei denen Keime nachgewiesen werden können, die für die Komplikationen nicht verantwortlich sind. Dieser Keimnachweis entspricht demjenigen, der bei normal geheilten Osteosynthesen anläßlich der Materialentfernung erbracht werden kann.

Unter aseptischen Komplikationen verstehen wir demnach solche, für die nicht Keime verantwortlich sind. Dazu gehört ein auf Infekt unverdächtiges Röntgenbild, eine normale Blutsenkung und eine Histologie ohne segmentkernige Infiltrate oder ein Punktat ohne Häufung von segmentkernigen Leukozyten.

Von einer Komplikation sprechen viele erst beim Auftreten eines Beschwerdebildes. Gerade bei der Totalprothese der Hüfte gibt es klinisch noch stumme Komplikationen, die zu erkennen für die Beratung und eventuell zur psychologischen Vorbereitung des Patienten wichtig sind. Wegen stummer Komplikationen sucht der Patient den Arzt nicht auf. Sie werden auch auf einem Fragebogen nicht vermerkt. Das ist eine wichtige Erkenntnis, wenn von statistischen Komplikationsraten die Rede ist.

Fragebogen und das Telefon sind in der Praxis die einzigen Mittel, die Lücken der 2- und 5-Jahreskontrollen auszufüllen, wenn die Gesamtzahl in die Tausende geht. Nach zehn und mehr Jahren kann man nur noch beschränkten Kollektiven nachforschen. Viele Patienten sind dann gestorben oder nicht mehr erreichbar, so daß sie für die Statistik ausfallen. Der Zeitaufwand für eine systematische Nachkontrolle ist so groß, daß zu keinem Zeitpunkt ein exakter Zustandsbericht möglich ist. Was heute als gut und befriedigend befunden wird, kann morgen schlecht sein.

Die vordergründigen Erfolge der Totalprothese der Hüfte dürfen nicht über die Schwierigkeiten hinwegtäuschen, die diese Methode belasten. Erfahrungsberichte, also statistische Angaben sind notwendig. Ohne sie sind kritische Beurteilungen nicht möglich. Statistiken verschiedener Provenienz miteinander vergleichen und damit Prothesentypen werten zu wollen, ist ein gefährliches Unterfangen, das nur derjenige leichtfertig unternimmt, der zu wenig mit den Problemen vertraut ist. Wir verweisen in diesem Zusammenhang auf den Abschnitt 4.1. Bei der Bewertung einer Komplikationsrate ist vor allem der Faktor Zeit von großer Bedeutung. 5% Lockerungen oder Prothesenbrüche in drei Jahren sind schlechter als 12% in acht Jahren. Die Komplikationsrate ist ebenfalls stark abhängig von der Ausgangssituation. Der Prozentsatz der Reoperationen nach Osteosynthesen ist ebenso bedeutungsvoll wie derjenige von Erstoperationen bei Fällen von Polyarthritis. Die Dauer des Eingriffs bei Reoperationen erhöht die Komplikationsrate wie die Weite der Markhöhlen, die Schwäche der Knochenanker und die allgemeine Resistenz bei den Polyarthritikern.

3.2 Statistikversuch

Trotz aller Vorbehalte soll nachfolgend ein Statistikversuch gemacht werden. Die vorliegende Arbeit stützt sich auf die Reoperationsquoten. Die Zahlen sagen dann mehr aus, wenn die Indikation zur Reoperation bei einer Komplikation nach gleichen Kriterien gestellt wird. Dieser Bericht hat den Vorteil der Einheit des Operateurs. Bei Infekten oder Prothesenfrakturen wurde die Indikation zur Reoperation immer sofort gestellt. Deshalb ist die Zahl der Reoperationen der Zahl der effektiven solchen Komplikationen relativ nahe. Bei Lockerungen stimmt die Zahl der Reoperationen mit Sicherheit nicht mit der effektiven Lockerungsrate überein. Im Stadium der stationären Form des dekompensierten Nulldurchgangs können Pfannen auch im kranialen Bereich instabil und beschwerdefrei sein. Auch die Schaftinstabilität vom Typ II kann jahrelang fast symptomfrei bleiben. Eine gültige Zahl von Lockerungskomplikationen wird wohl immer eine Utopie bleiben.

Patienten, die auswärts reoperiert wurden, sind in den folgenden Statistiken enthalten. Reoperationen von uns nicht primär operierter Fälle sind nur in der Resultatsstatistik enthalten. Sie haben unsere Erfahrung stark vermehrt.

Die Reoperationen der Periode 1961 bis 1967 werden von denjenigen der Periode 1968 bis 1978 getrennt. Viele Schwierigkeiten der Pionierzeit schienen 1968 überwunden zu sein, weshalb wir glaubten, die Statistiken nicht allzusehr mit überwundenen Fällen belasten zu dürfen.

Die folgenden Statistiken sollen vor allem belegen, daß durch die Einführung der Prinzipien der Pfannenarmierung und der Verkeilung im Schaft die Resultate der Mehrfacheingriffe wesentlich verbessert worden sind. Ferner war es uns ein Anliegen aufzuzeigen, daß die Bewegungsresultate nach Prothesenauswechslungen sehr gut sind, daß auch wiederholte Ersatzoperationen praktisch keine Bewegungseinbuße begründen *(Abbildung 85)*.

Häufigkeit von Reoperationen nach Totalprothesenoperation der Hüfte (inklusive Infekte und mehrfache Reoperationen).

1961–1967	51 Reoperationen auf 109 Ersteingriffe	46,8%
1968–1978	435 Reoperationen auf 2488 Ersteingriffe	17,5%

Häufigkeit und Zeitpunkt der Reoperationen wegen aseptischer Instabilität (1.1.1968–31.12.1978).

Jahr	Zahl Erstoperation	Prozentzahl der Reoperationen	Zeitpunkt Jahre nach Erstoperationen
1968	130	20,0%	6,0
1969	258	18,6%	6,3
1970	360	16,9%	5,3
1971	332	16,8%	4,5
1972	286	9,4%	4,5
1973	221	5,8%	4,5
1974	209	2,3%	2,6
1975	150	1,3%	2,5
1976	175	1,7%	3,0
1977	136	0,0%	–

Fälligkeit der Reoperation bei aseptischer Instabilität (1.1.1968–31.12.1978).
(Pfanne allein, Pfanne und Schaft, Schaft allein inkl. Prothesenbrüche.)

Jahr der Reoperation	Anzahl
1.	11
2.	17
3.	24
4.	34
5.	45
6.	45
7.	31
8.	20
9.	7
10.	2
11.	4

Resultate der ersten Reoperation wegen aseptischer Instabilität (1.1.1968–31.7.1978).

	gut	mäßig	schlecht
Pfanne allein	33	12	7
	63%	23%	13%
Pfanne und Schaft	36	6	10
	69%	11%	19%
Schaft allein	79	14	17
	72%	13%	15%

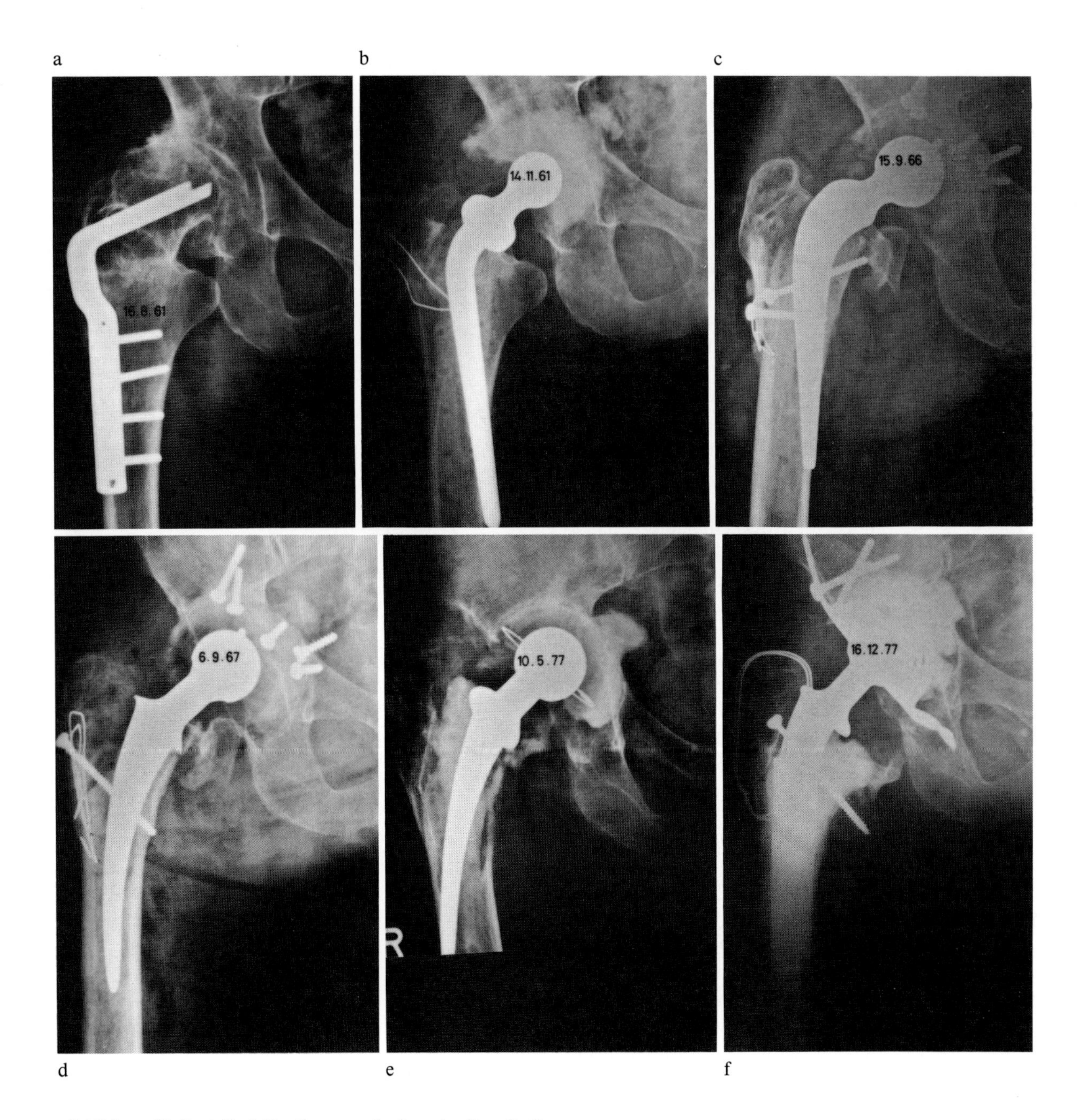

Abbildung 85. Erst die 5. Prothese ergab ein gutes Resultat!

49jähriger, voll invalider Friedhofgärtner. Status nach intertrochanteren Osteotomien beidseits. 1961 Totalprothese mit medialer Schaftperforation. 1966 Ersatz durch eine «Setzholz»-Geradschaftprothese mit medialer Schaftperforation. Ersatz der Teflonpfanne durch Polyäthylenpfanne mit Schrauben zur Pfannenarmierung. 1967 Ersatz der Prothese durch die damals neue MÜLLER-Standardschaftprothese, erstmals korrekter Sitz. 1977 3. Prothesenwechsel auswärts mit primär instabiler, nicht armierter Pfanne im zu weiten Pfannenlager und diesmal lateraler Schaftperforation. Im Dezember 1977 haben wir entgegen anderweitigem Rat zur endgültigen Prothesenentfernung eine 5. Prothese eingesetzt. Verkeilung im Schaft mit Platten und Pfannenarmierung mit Stützschale nach BURCH/SCHNEIDER. Wegen der Schwäche des durch Perforationen geschädigten Knochenrohrs wurde eine Langschaftprothese verwendet. Nach heute 8 Jahren ist das Bein schmerzfrei und standfest. Trendelenburg negativ. Flexionsumfang 90°, kein Streckausfall, Rotationsumfang 80°! Gehstrecke mit einem Stock 10 km. Auf der Gegenseite hat der Patient die 2. Totalprothese.

Die Röntgenkontrolle nach 7 Jahren ergab perfekt stabile Verhältnisse.

Der Fall beweist die Gültigkeit der heutigen, nach biomechanischen Prinzipien konzipierten Reoperationstechnik.

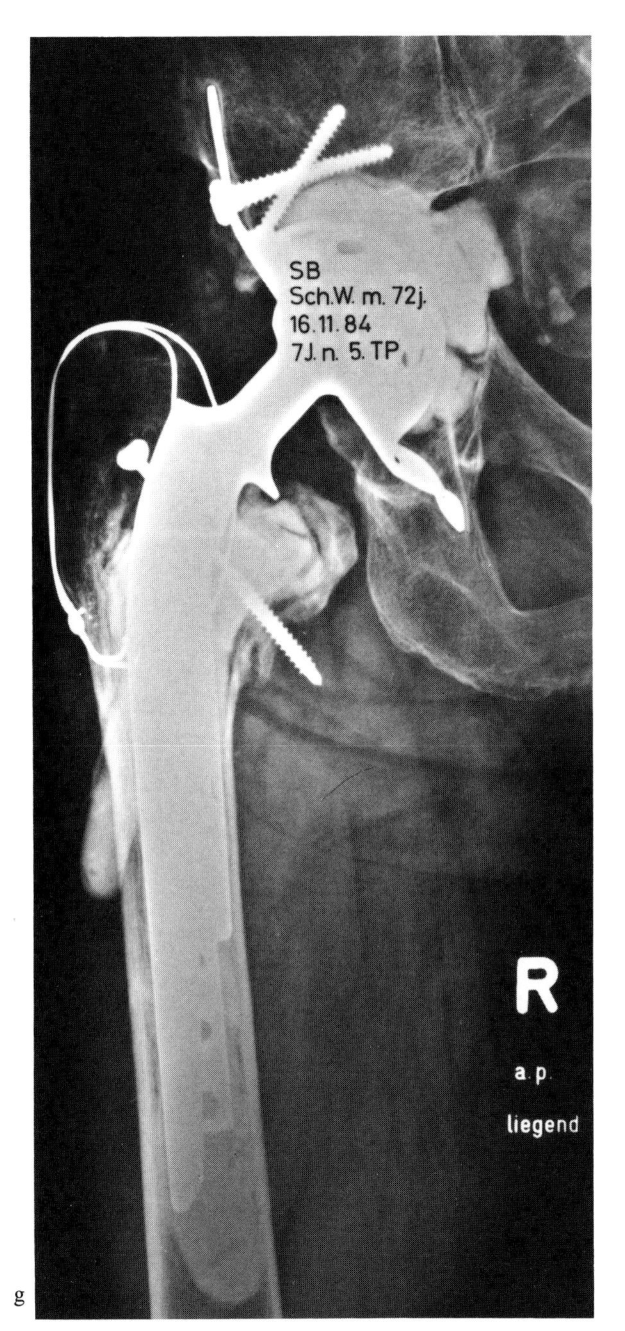

g

Resultate ein- oder mehrfach wiederholter Reoperationen wegen aseptischer Instabilität (1.1.1968–31.7.1978).

Anzahl	13
gut	11
mäßig	1
schlecht	1

Reoperationsresultate von aseptischen Pfanneninstabilitäten. Geschlossenes Kollektiv von 141 Fällen (Mai 1977–Dezember 1980).

Persönlich nachuntersucht:	128
Telephonische Kontrollen:	7
Beobachtungszeit:	3 - 46 Monate
Verstorben:	5 - 68jähriger Landwirt an seinem 3. Herzinfarkt am 4. Tag postoperativ - 85jähriger Mann an Magenresektion wegen Ulkusblutung - 69jähriger Kaufmann an Kardiakarzinom nach 3 Monaten - 79jährige herzkranke Hausangestellte nach 4 Monaten - 65jährige Hausfrau im Ausland nach 5 Monaten an unbekannter Ursache Die letzten 3 Fälle waren bis zum Tode ohne Probleme seitens der operierten Hüfte.

Technik der Pfannenstabilisierung

		gut	schlecht	verstorben
a) Zement allein	15	12	2 - Infekt bei Leukämie - Periartikuläre Ossifikationen	1
b) Pfahlschrauben	16	15		1 nicht nachuntersucht
c) Dachschale	19	19		
d) Stützschale	91	83	4 - Schmerzzustand durch Schalenrand (geheilt durch Reoperation mit Dachschale) - Periartikuläre Ossifikationen - Periartikuläre Ossifikationen und schwere Zerebralsklerose - Infekt (durch Reoperation geheilt!)	4

Gesamtergebnis der Pfannenersatzoperation nach dem Prinzip der Pfannenarmierung (Mai 1977–Dezember 1980 135 kontrollierte Pfannen).

Gut	95,6%
Schlecht	4,4%

Reoperationsresultate von aseptischen Schaftinstabilitäten. Geschlossenes Kollektiv von 139 Fällen (Mai 1977–Dezember 1980).

Persönlich nachuntersucht:	128
Telephonische Kontrollen:	4
Nicht erreichbar:	3 Patienten mit 4 Reoperationen
Beobachtungszeit:	3 - 46 Monate
Verstorben:	3 - 68jähriger Landwirt an seinem 3. Herzinfarkt am 4. Tag postoperativ - 79jährige herzkranke Hausangestellte nach 4 Monaten - 85jähriger Patient an Magenresektion wegen Ulkusblutung

Technik der Schaftstabilisierung

a) *Verkeilung möglich mit Langschaft oder Standardschaft*

Langschaft mit langem Hals (10.32.80)	35
Langschaft mit kurzem Hals (10.32.70)	8
Standardschaft mit langem Hals (10.32.30)	2
Standardschaft mit kurzem Hals (10.32.20)	1
	46

gut	schlecht	verstorben oder nicht nachuntersucht
40	2 - Infekt bei Leukämie - Trochanterpseudarthrose	4

b) *Verkeilung mit Platten* 65

gut	schlecht	verstorben
60	4 - Schaftperforation mit Instabilität - Coliinfekt - Staphylococcus aureus-Infekt - Unklar	1

c) *Verkeilung mit Geradschaftprothese* 29

gut	schlecht	verstorben
26	2 – Schwere periartikuläre Ossifikation und Zerebralsklerose – Beschwerden bei Instabilität durch Knochennekrose, fast normale Aktivität	1

Gesamtergebnis der Schaftersatzoperation nach dem Verkeilungsprinzip (132 nachuntersuchte Schäfte)

Gut	95,5%
Schlecht	4,5%

Bewegungsresultate aseptischer Reoperationen.

	Fall-zahl	Flexions-umfang	Streck-ausfall	Rota-tions-umfang
Schaft allein	30	99,3°	10,8°	49,8°
Pfanne allein	22	84,3°	10,9°	51,8°
Schaft und Pfanne	97	79,3°	11,4°	47,4°

Bewegungsresultate bei mehrfachen Reoperationen.

	Fall-zahl	Flexions-umfang	Streck-ausfall	Rota-tions-umfang
2. Reoperation	29	86,5°	12,2°	46,1°
3. Reoperation	2	100°	15°	50°
4. Reoperation	1	90°	0°	80°

Reoperationszahl und Resultat. 171 Reoperationen wegen aseptischer Instabilität (Beobachtungszeit 3–46 Monate) seit Einführung der Prinzipien der Verkeilung im Schaft und der Pfannenarmierung.

		gut	schlecht	verstorben, nicht nachuntersucht
1. Reoperation	139	120	4 Infekte 3 Ossifikationen 1 Schaftperforationsinstabilität 1 Nekroseinstabilität 1 Trochanterpseudarthrose	9
2. Reoperation	29	28	1 Schmerz am Trochanter	
3. Reoperation	2	2		
4. Reoperation	1	1		

Fälligkeit der Reoperation wegen Instabilität
1.1.1981–31.12.1984.

1. Jahr	10
2. Jahr	5
3. Jahr	4
4. Jahr	3
5. Jahr	10
6. Jahr	7
7. Jahr	15
8. Jahr	15
9. Jahr	7
10. Jahr	21
11. Jahr	14
12. Jahr	10
13. Jahr	8
14. Jahr	8
15. Jahr	2
16. Jahr	2

Davon waren 13 zweite Ersatzoperationen, 7 dritte und 1 vierte. 24 Patienten wurden vorher auswärts operiert.

Die 10 Reoperationen im 1. Jahr betrafen

- 1 zementfrei eingesetzte Geradschaftprothese
- 2 zementfrei eingesetzte Frakturprothesen
- 1 ungenügend stabilisierten Schaftersatz
- 1 Schaftinstabilität bei Periarteriitis nodosa necroticans generalisata
- 2 Schaftinstabilitäten durch Desintegration des Zementes
- 1 Schaftberstung bei Belastung nach peroperativer Schaftfissur
- 2 erfolglose Schaftersatzoperationen bei Lumbovertebralsyndrom

Die 5 Reoperationen im 2. Jahr betrafen

- 1 Instabilität wegen Knochennekrose
- 1 Schaftinstabilität nach auswärtigem Ersatz
- 1 Schaftinstabilität nach auswärtiger Erstoperation
- 2 instabile, nicht zementierte Pfannen.

In der Periode 1981–1984 mit 140 Ersatzoperationen wegen aseptischer Instabilität hat sich im Vergleich zur Periode 1977–1980 der Zeitpunkt der Fälligkeit verschoben. Lag früher das Schwergewicht um das 5. postoperative Jahr, so findet es sich jetzt um das 10. Jahr. Es ist also die Zeit vor der Geradschaftprothese, vor der systematischen Verkeilung im Schaft und vor Einführung der Pfahlschraubentechnik, die mehr Komplikationen aufzuweisen scheint. In der Tat ist die Zahl der Ersatzoperationen um das 5. postoperative Jahr signifikant zurückgegangen.

Die aseptischen Reoperationen 1981–1984

geschlossenes Kollektiv von 143 Fällen	
Durchschnittsalter: 69½ Jahre	
in den ersten 3 Monaten verstorben	3
in Asylen oder im Ausland nicht erreichbar	4
kontrolliert	136

Pfannenersatz: Technik der Pfannenstabilisierung

a) Dachschale	13
b) Dachschale mit homologer Knochenplastik	13
c) Stützschale	4
d) Stützschale mit homologer Knochenplastik	5
e) Stützschale mit autologer Knochenplastik	2
f) Pfahlschrauben	1

Schaftersatz: Technik der Schaftstabilisierung

a) Geradschaftprothese	26
b) Geradschaft mit Plattenverkeilung	20
c) Langschaft mit Plattenverkeilung	2
d) Krückstockprothesen	2

Technik Pfanne bei Totalersatz

a) Dachschale	30
b) Dachschale mit homologer Knochenplastik	12
c) Stützschale	6
d) Stützschale mit homologer Knochenplastik	2
e) Pfahlschrauben	2

Technik Schaft bei Totalersatz

a) Geradschaft	26
b) Geradschaft mit Plattenverkeilung	10
c) Langschaft	2
d) Langschaft mit Plattenverkeilung	11
e) Krückstock	2
f) Krückstock mit Plattenverkeilung	1
Trochanterpseudarthrosen	3

Komplikationen

Trochanterheilungsstörungen	21
Schaftinstabilitäten	3
Pfanneninstabilität	1
periartikuläre Ossifikationen klinisch störend	2
periartikuläre Ossifikationen klinisch stumm	12
Schaftfrakturen durch Sturz	2
Infekte	3
letale Lungenembolie	0
Todesfall während des Spitalaufenthaltes	1

Diskussion der Komplikationen

Trochanterheilungsstörungen

Sie sind unsere größte Sorge. Die Mehrzahl der 21 radiologisch festgestellten Störungen war klinisch stumm. In 7 Fällen mußte jedoch eine Trochanterpseudarthrose, meist in Verbindung mit einer Knochenplastik, reoperiert werden; 6 davon sind geheilt. Das hohe Durchschnittsalter in Verbindung mit Übergewicht und «Teilbelastung» vom 4. Tag an spielt sicher eine Rolle. Der 1,2 mm Protasul 10-Draht verträgt eine Torsion schlecht. Das Strecken einer Schlaufe erzeugt eine Torsion und damit eine Schwachstelle, die zum Bruch disponiert. Schlaufen müssen vermieden werden.

Schaftinstabilitäten

- 63jähriger Techniker. 4 Jahre nach Schaftersatz mit Geradschaftprothese ohne Plattenverkeilung. Beschwerdefrei nach 2. Ersatzoperation mit Geradschaft und Plattenverkeilung.
- 63jähriger Landwirt mit Schwerarbeit. 2 Jahre nach Totalersatz. Geradschaft ohne Plattenverkeilung. Gehstrecke mit 1 Stock bis 5 km. Trochanterheilungsstörung.
- 76jähriger Landwirt. Nach 2. Ersatzoperation mit Geradschaft 125 und Verkeilung durch 6-Loch breite Platte. Nach der 3. Ersatzoperation ist der Schaft stabil. Dagegen besteht eine Trochanterheilungsstörung. Geradschaft und 6-Loch-Halbrohrplatte.

Pfanneninstabilität

- 70jähriger Lehrer. 1 Jahr nach Pfannenersatz mit Dachschale ohne Knochenplastik. Kachexie, Madopar-Psychose.

Periartikuläre Ossifikationen

Von 14 Patienten mit periartikulären Ossifikationen gaben 11 keine besonderen Beschwerden an. Wegen Beschwerdearmut war in 2 Fällen mit Bewegungseinschränkung eine Operation nicht indiziert.

Schaftfrakturen durch Sturz

- 70jähriger Jurist. 6 Wochen postoperativ Heilung durch Plattenosteosynthese. Stockfrei gehfähig.
- 88jähriger Rentner. Schaftfraktur nach 3 Monaten mit leichter Varusfehlstellung. Erstaunliche spontane Heilung, so daß er 3 Jahre später beschränkt stockfrei gehfähig ist.

Infekte

- 71jähriger Industrieller. Beschwerdefrei durch ambulante Gelenkspülungen und Antibiotika.
- 61jähriger Bäckermeister. Beschwerdefrei durch ambulante Gelenkspülungen und Antibiotika. Beobachtungszeit 4 Jahre.
- 83jähriger Landwirt. Beschwerdefrei nach Drahtentfernung, Gelenkspülungen und Antibiotika. Beobachtungszeit 5 Jahre.

Die Infekte sind durch Gelenkspülungen und Antibiotika beherrscht worden. Normalisierung der Blutsenkung in allen Fällen.

In keinem Fall mußte wegen Infekt eine Ersatzoperation oder eine Prothesenentfernung vorgenommen werden. Wichtig ist, daß die Gelenkspülung vor Eintritt einer neuen Instabilität vorgenommen wird!

Todesfälle

Ein 70jähriger pensionierter Beamter starb 3 Monate nach Totalersatz im Spital. Schwere diabetische Polyneuritis mit generalisierten Dekubitalulzera, schließlich septischer Marasmus.

Als Gesamtergebnis verbleiben 7 schlechte Fälle:

- Schaftinstabilität bei 63jährigem Landwirt, noch 5 km gehfähig mit Stock.
- Pfanneninstabilität bei einem 70jährigen Lehrer, in schlechtem Allgemeinzustand mit Madoparpsychose.
- 83jährige Hausfrau mit schwerem Lumbovertebralsyndrom.
- 4 Trochanterspeudarthrosen mit Standunfestigkeit im Alter von 81, 77, 76 und 72 Jahren, 2 davon sind schmerzfrei.

Damit ist das Ergebnis vergleichbar mit demjenigen des früheren Kollektivs von 1977–1980, mit einer Erfolgsquote von etwa 95%.

Hervorzuheben ist die Tatsache, daß 1980–1984 nur 1 Fall der Periode 1977–1980 wegen aseptischer Schaft- oder Pfannenlockerung reoperiert werden mußte.

Die Eingriffe zur Behebung von Komplikationen (7 Trochanterosteosynthesen, 2 Schaftersatzoperationen) sind in der Statistik nicht aufgeführt.

Eine wichtige Erfahrung ist die Beherrschung der 3 Infekte durch Gelenkspülung und gezielte Antibiotika.

Eine Verbesserung der Resultate ist durch die seit 4 Jahren übliche großzügige Anwendung von autologen und homologen Knochentransplantaten erzielt worden. Sie waren alle erfolgreich. Unter ihnen fand sich kein Infekt. 5 Transplantate waren autolog, 32 homolog kältekonserviert. Von diesen homologen Transplantaten wurden 7 im Autoklaven sterilisiert.

Die Autoklavierung homologer Transplantate verdient, verfolgt zu werden. Ihre Einheilung war unauffällig. Damit könnte die Gefährdung durch Hepatitis und Aids ausgeschlossen werden. Die Pfannenarmierung mit Pfahlschrauben, Dachschalen und Stützschalen bewährt sich. Die Plattenverkeilung der Schaftprothesen erweist sich als einfacher, gangbarer Weg zur erstrebten «Individualprothese».

Zu beachten ist das hohe Durchschnittsalter der reoperierten Patienten. Es betrug 69 Jahre. Die 10 ältesten wiesen einen Altersdurchschnitt von 82½ Jahren auf!

2 Patienten erlagen ihrem schon präoperativ vorhandenen Herzleiden im ersten Vierteljahr.
Letale Lungenembolien kamen nicht vor.

3.3 Die Pfanneninstabilität

Die aseptische Pfanneninstabilität ist Folge ungenügender Stabilität im Pfannendach. Belastungsdeformation des Acetabulums ist ebenso unvermeidlich wie Deformation des Implantates und Übertragung des Drehmomentes (siehe 2.2, 2.4).

3.3.1 **Diagnose**

Die Diagnose ist vor allem eine radiologische.

Zwei Elemente begründen die Diagnose Pfanneninstabilität:

a) Die Entstehung eines im postoperativen Röntgenbild nicht vorhandenen Randsaumes zwischen Zement und Knochen.
b) Die Dislokation des Implantates nach kranial und medial.

Die sekundäre Entstehung eines Randsaumes ist praktisch immer an eine Dislokation gebunden. Diese kann in Ausnahmefällen auch ohne Randsaum das einzige Instabilitätszeichen darstellen. Sie wird erkannt durch die Messung des Abstandes vom Kopfzentrum zu einer horizontalen Beziehungslinie des Beckens im Vergleich zu der postoperativen Situation.

Ein scharf begrenzter Randsaum auf dem postoperativen Röntgenbild beweist die Erhaltung der tragenden Dachkortikalis und die Persistenz einer dünnen Knorpelschicht. Dieser Befund hat mit einer Disposition zur Pfannenlockerung nichts zu tun, wenn die Stabilität durch genügende Abstützpunkte (Pfahlschrauben!) gesichert ist. Eine saumlose Verankerung in der schwachen Dachspongiosa stellt eine größere Lockerungsdisposition dar. M. H. Hackenbroch et al. haben denn auch bei fehlendem postoperativem Saum eine größere Lockerungsrate festgestellt!

Der im Verlauf entstehende Randsaum ist signifikant für die Pfannenlockerung. Sie ist klinisch oft über längere Zeit stumm. Der Randsaum kann scharf begrenzt sein. Diese scharfe Begrenzung wird durch eine kortikale Grenzlamelle *(Abbildung 86)* gebildet (J. Charnley, H. G. Willert und P. Puls u. a.). Zwischen der Grenzlamelle und dem Zement liegt eine bindegewebige Einscheidung als Stoßdämpfer. Die Knochenanker sind abgebaut. Dieser Zustand entspricht einer stationären Form des dekompensierten Nulldurchgangs. Die Dauer dieses Zustandes ist abhängig von der Belastungsgröße und von der Festigkeit des Beckens, die das Ausmaß der Relativbewegung bestimmen. Außerdem ist der Anfall von Abrieb- und Zerrüttungsprodukten mit Bildung von Granulationsgewebe von Bedeutung. Nach Mona-

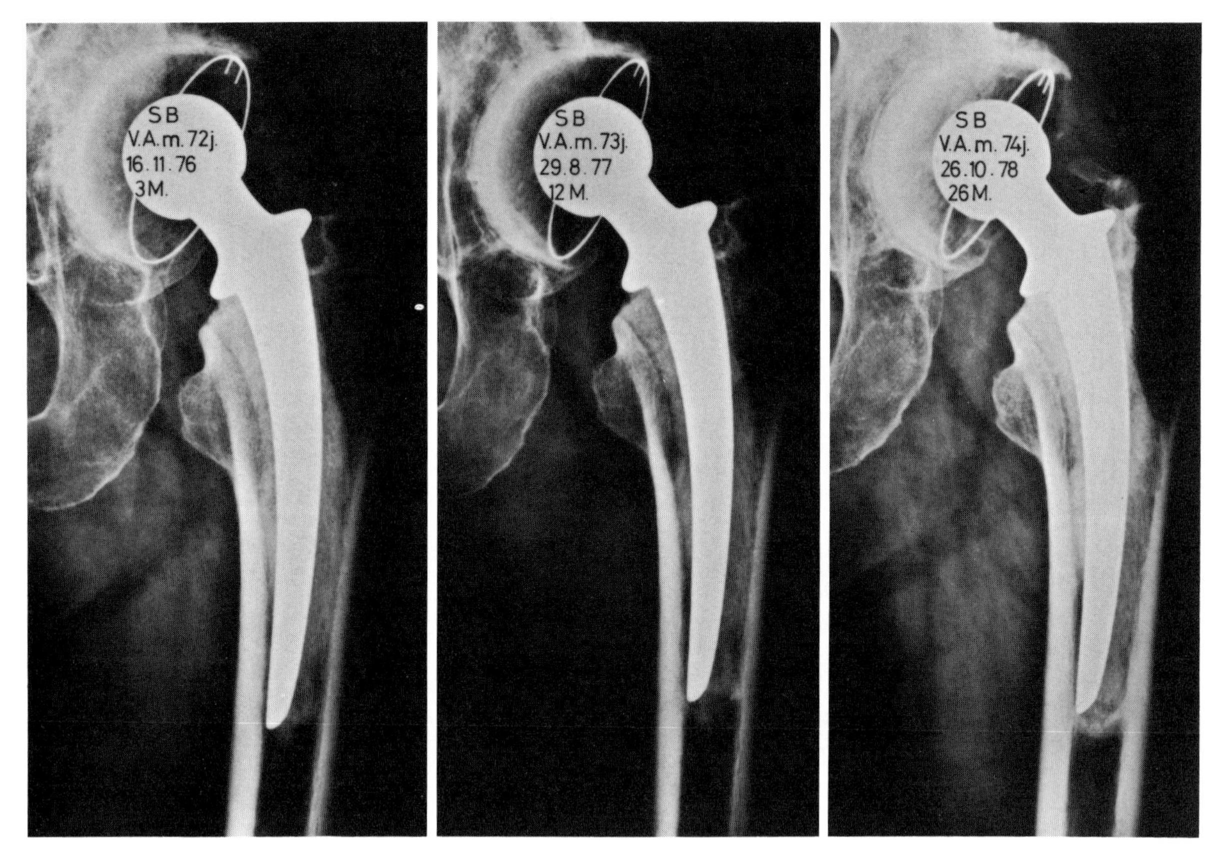

Abbildung 86. Pfannendysplasie. Große, zu steil eingesetzte Pfanne. Klinisch stumme Pfanneninstabilität I nach 26 Monaten mit durchgehender kortikaler Grenzlamelle. Abgebaute Knochenanker. J. CHARNLEY hat solche Bilder als befriedigend stabil qualifiziert.

ten oder erst nach mehreren Jahren kann sich diese stationäre Form in eine progressive Form mit zunehmender Osteolyse umwandeln. Die zunehmende Osteolyse hängt mit der Ausbildung des von H.G. WILLERT beschriebenen Granulationsgewebes mit Speicherung von Kunststoffpartikeln zusammen *(Abbildungen 87, 88* und *89).* Sie kann auch durch Überlastung mit untragbarer Vergrößerung der Relativbewegung allein bewirkt werden. Eine solche progressive Osteolyse ist auch bei McKEE-Prothesen zu beobachten, wo Kunststoffpartikel der Pfanne völlig fehlen. Die stationäre Form macht oft wenig klinische Symptome. Sie ist mit hinkfreiem Gang und voller Arbeitsfähigkeit vereinbar. Ein eintretender Schmerzzustand weist auf die einsetzende progressive Form hin. Individuell sind die Unterschiede sehr groß. Es gibt auch fortgeschrittene progressive Formen, die praktisch schmerzfrei bleiben. Die progressive Form zeigt im Röntgenbild eine Zunahme des Saumes zwischen Knochen und Zement, ferner mehr oder weniger scharf gezeichnete zystische Aufhellungen, die osteolytischen Herden mit Granulationsgewebe und Detritusmassen entsprechen. Der Pfannenboden wird dünn, er fragmentiert und wölbt sich ins Beckeninnere vor. Das Pfannenimplantat ändert seine Lage. Es wandert entweder ins Becken hinein, verschiebt sich nach kranial, luxiert nach außen oder unten *(Abbildungen 90–97).*

Für die Diagnose Pfanneninstabilität kann das Arthrogramm nützlich sein. Unter Zug umfließt bei ausgesprochener Lockerung das Kontrastmittel die Pfanne, unter Druck wird das Kontrastmittel weggepreßt.

Der Schmerz der Pfanneninstabilität wird in der Leiste oder auch glutäal angegeben. Seltener sind Ausstrahlungen bis in den Oberschenkel. Es handelt sich um einen typischen Belastungsschmerz beim Stehen und Gehen. Er fehlt sehr oft im Sitzen und Liegen. Die Prüfung der Endlagen von Extension und Flexion ist meist schmerzfrei. Die Endlagen der Rotationsbewegungen werden in etwa einem Drittel der Fälle als schmerzhaft angegeben. Eine Bewegungseinschränkung kommt durch die Pfanneninstabilität nicht zustande. Trotz zunehmender Instabilität kann der Bewegungsumfang noch zunehmen! Die Standfestigkeit des Beines nimmt ab. Oft wird zuerst eine «Kraftlosigkeit» oder Unsicherheit angegeben. Später kommt es speziell nach Pfannenluxation nach medial oder lateral zur völligen, schmerzhaften Standunfestigkeit. Eine gleiche Lokalisation von Beschwerden wie bei Pfanneninstabilität besteht beim bloßen Reizzustand durch Abriebpartikel, der durch Gelenkspülung beseitigt werden kann.

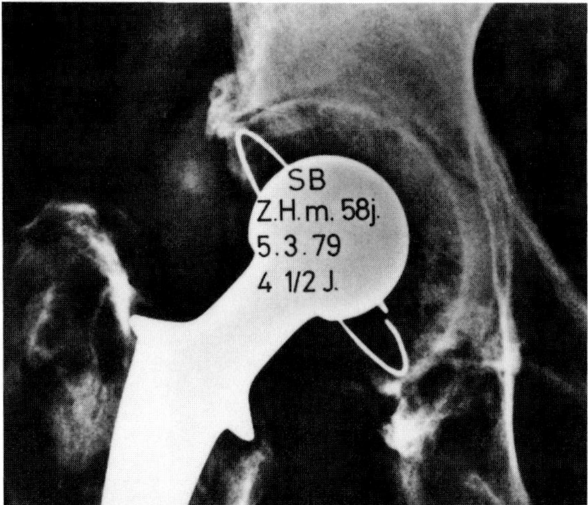

Abbildung 87. Pfanneninstabilität I mit beginnender progressiver Osteolyse ohne kortikale Grenzlamelle, 4½ Jahre nach Implantation. Pfannenpräparat und dicke, durch Formalin geschrumpfte Bindegewebsschicht, die Platz hatte in der im Röntgenbild dargestellten Osteolysezone!

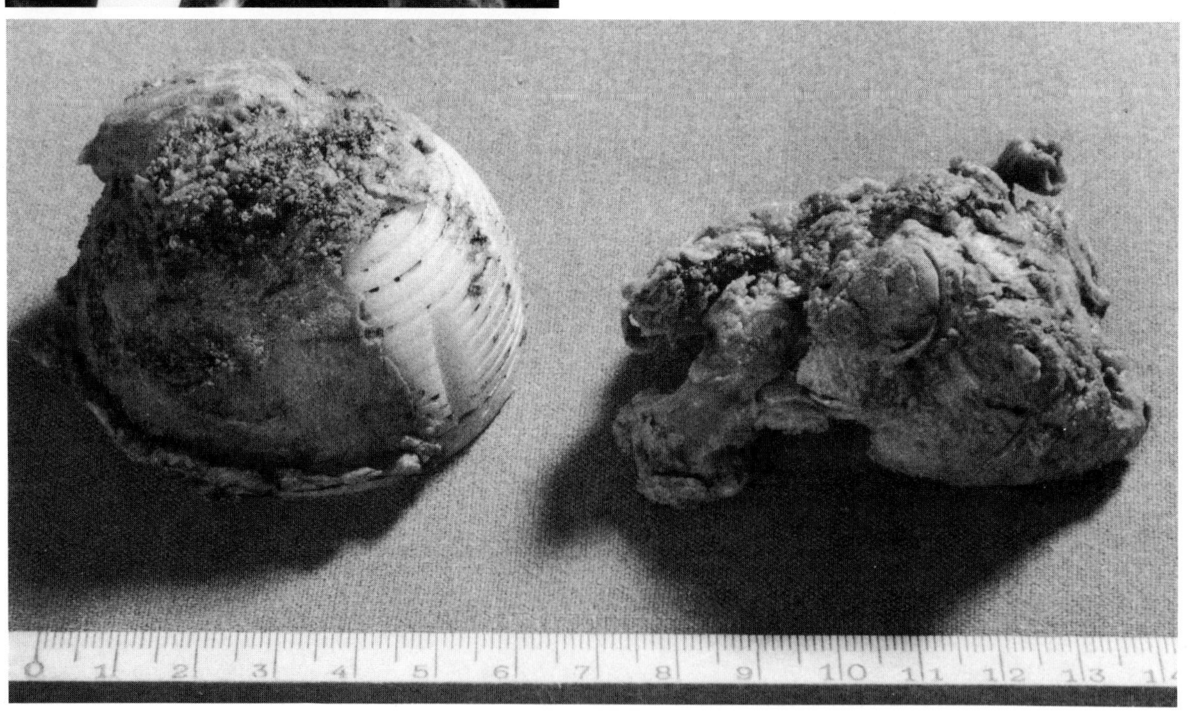

Abbildung 89. Riesige Kapselproliferation in die Weichteile mit Detritusinhalt bei schwerer Dekompensation mit zu großem Anfall von Abrieb- und Zerrüttungsprodukten. Vorkommen sowohl bei Polyäthylen- wie bei Polyesterpfannen, vor allem aber bei der ersten WEBER-Prothese mit dem besonders großen Polyesteranfall.

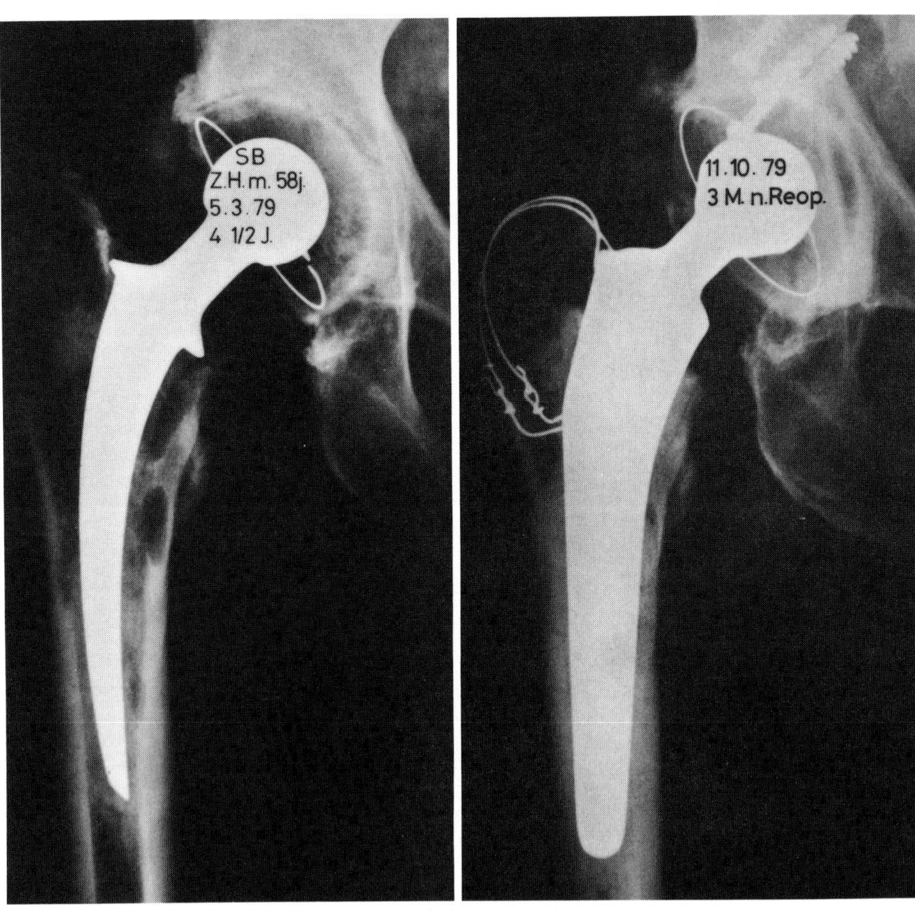

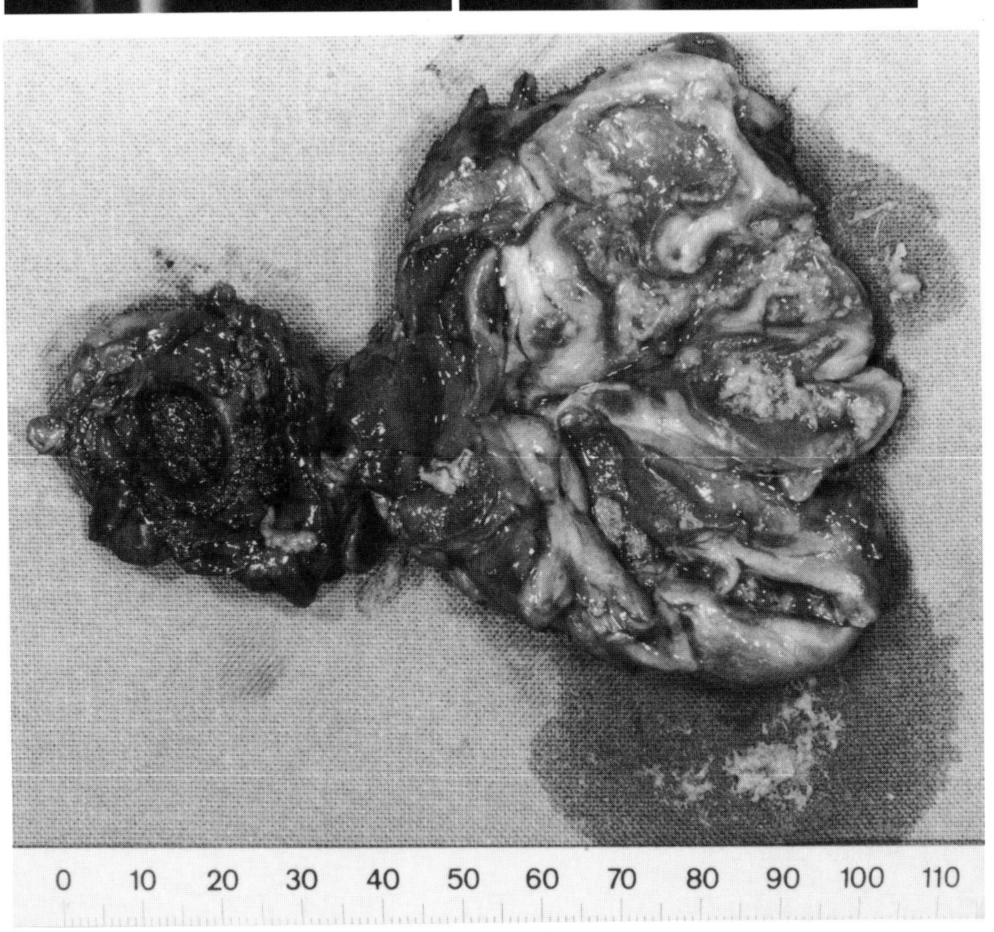

Abbildung 88. Pfanneninstabilität I und herdförmige Osteolysen im Schaftbereich 4½ Jahre nach Implantation. Reoperation mit Pfannenstabilisierung durch Pfahlschrauben und Geradschaftprothese.

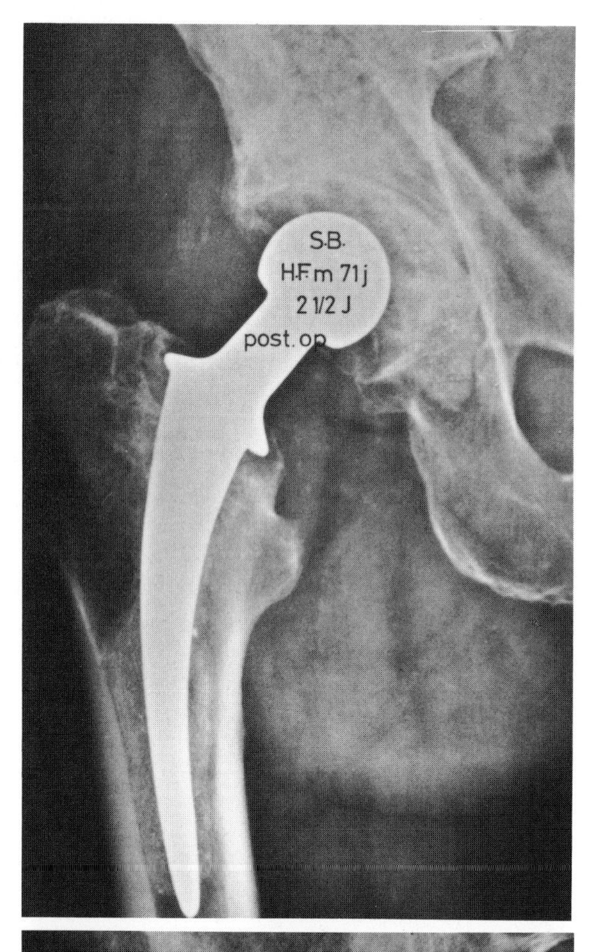

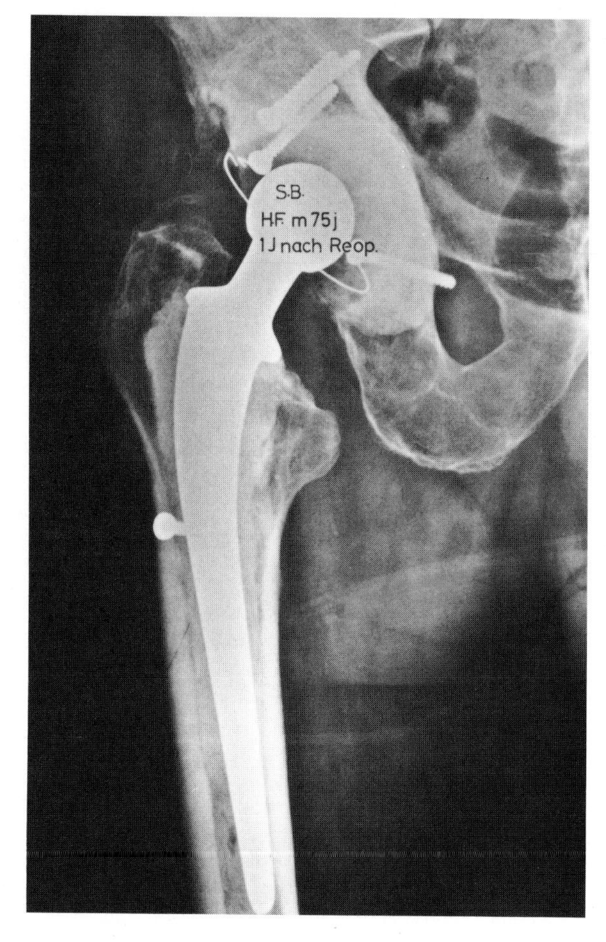

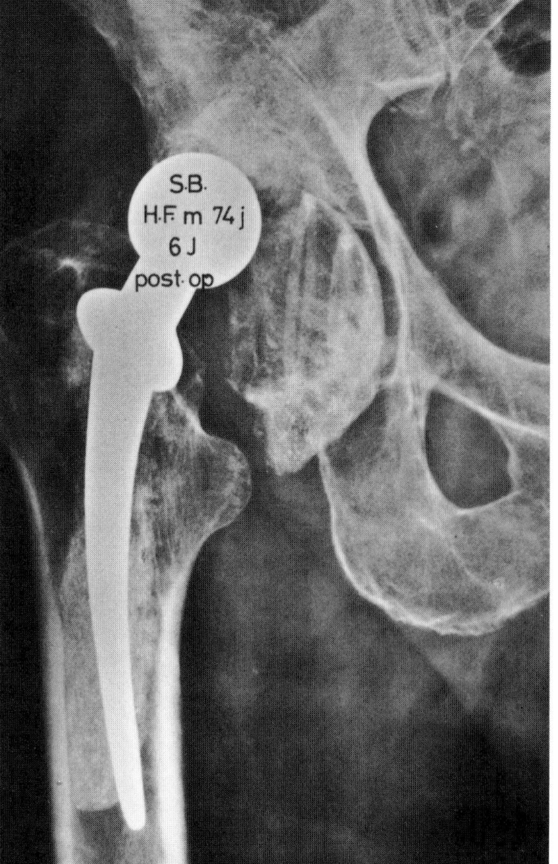

Abbildung 90. 71jähriger Landwirt. Zu kleines Pfannenimplantat, zu viel Zement. 2½ Jahre nach Implantation ist der Patient beschwerdefrei, nach 6 Jahren ist die Pfanne nach medial unten luxiert. Schmerzhafte Artikulation des Kopfes mit dem Darmbein. 1 Jahr nach Totalersatz mit größerem Pfannenimplantat und Schraubenarmierung im Februar 1974 ist der Patient beschwerdefrei. Die distale Schraube ist nach heutiger Erkenntnis biomechanisch falsch. Auch die Schrauben im Dachbereich liegen zu flach, so daß sie zu sehr auf Scherung beansprucht werden.

Abbildung 91. 68jährige, schwer arbeitende Gärtnersfrau. ▷ 12 und 13 Jahre nach Protheseninplantation rechts und links bestehen schwere Pfanneninstabilitäten II. Reoperation mit Pfannendachschalen nach M.E. Müller ohne Entfernung der stabilen Standardschäfte.

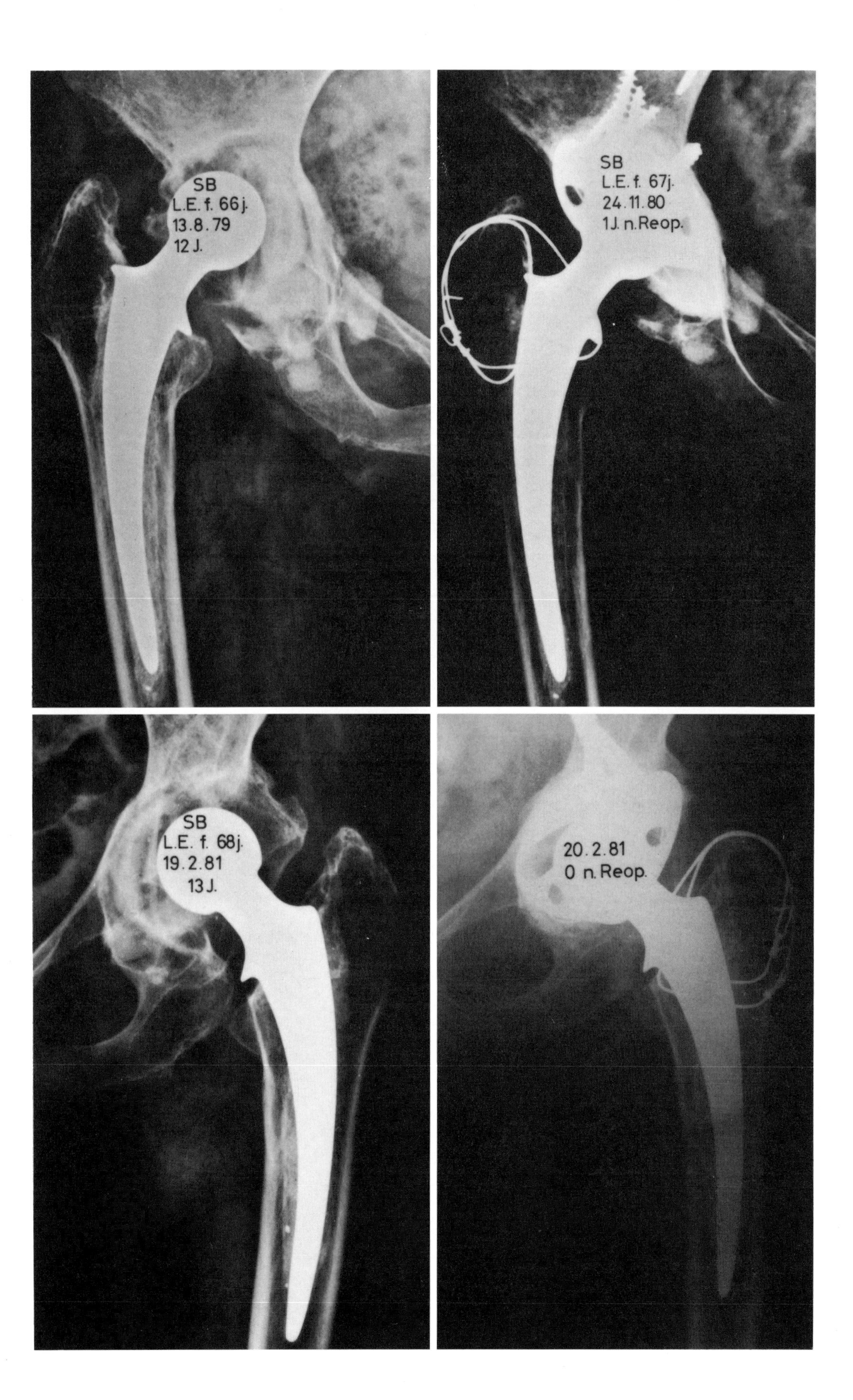
SB
L.E. f. 66 j.
13.8.79
12 J.
SB
L.E. f. 67j.
24.11.80
1J. n.Reop.
SB
L.E. f. 68j.
19.2.81
13 J.
20.2.81
0 n. Reop.

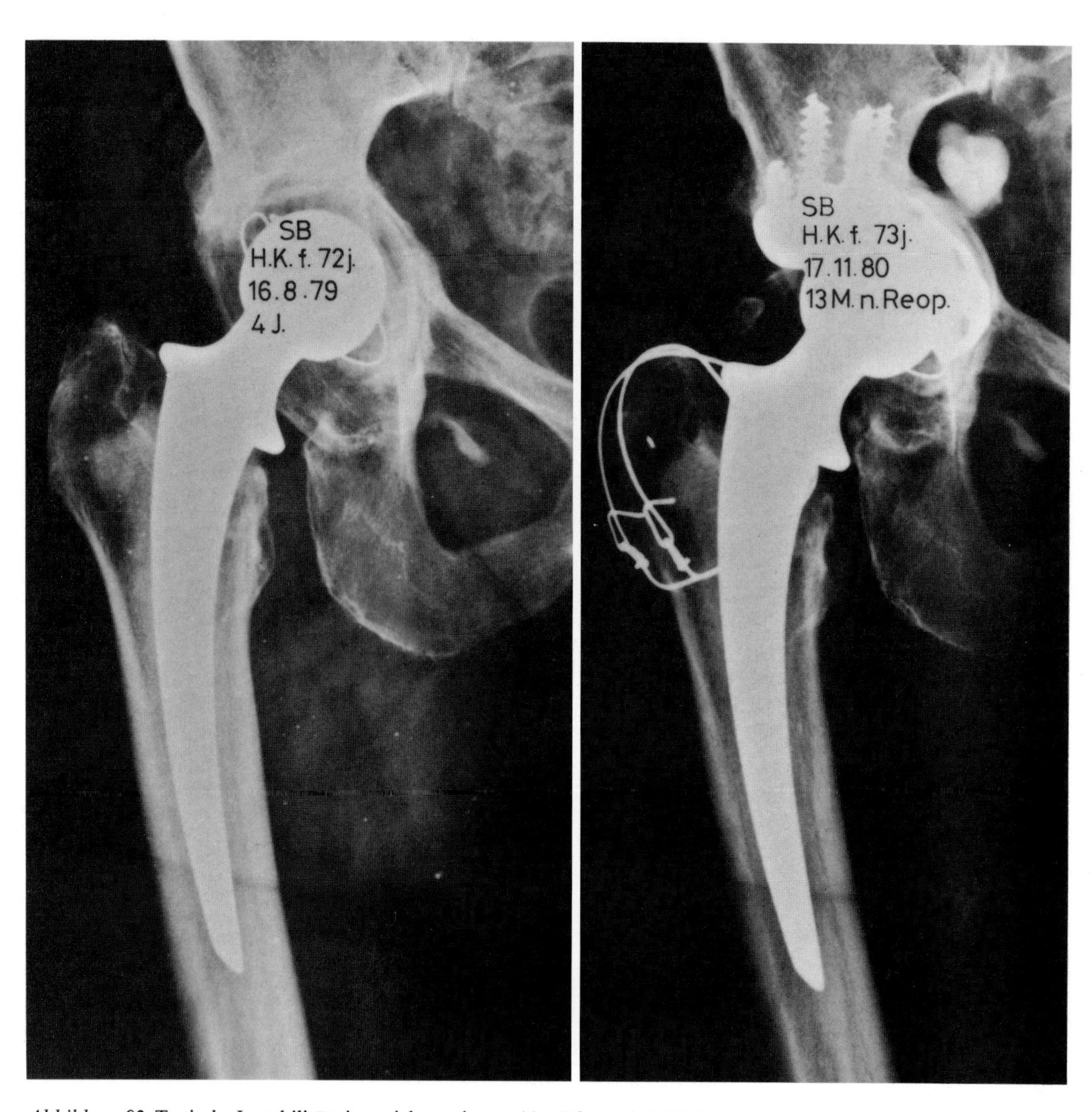

Abbildung 92. Typische Instabilität einer nichtarmierten 44er-Pfanne bei 72jähriger Hausfrau 4 Jahre nach der Implantation. Deutliche kraniale und mediale Dislokation. Sanierung durch Pfannendachschale nach M. E. MÜLLER unter Belassung der Schaftprothese.

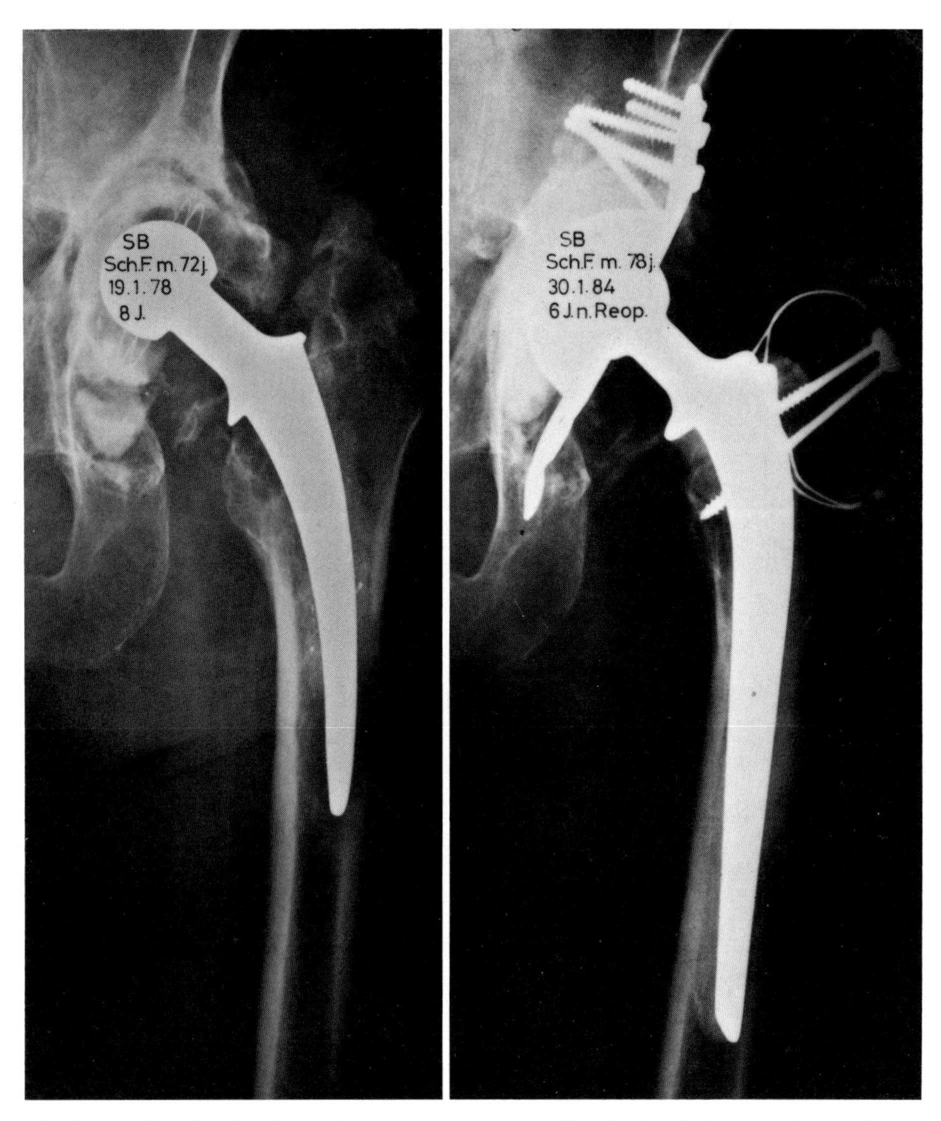

Abbildung 93. 72jähriger Landwirt mit schwerer Instabilität II einer Polyesterpfanne. Einwandfreie Stabilität 6 Jahre nach Totalersatz mit zementierter Stützschale nach BURCH/SCHNEIDER.

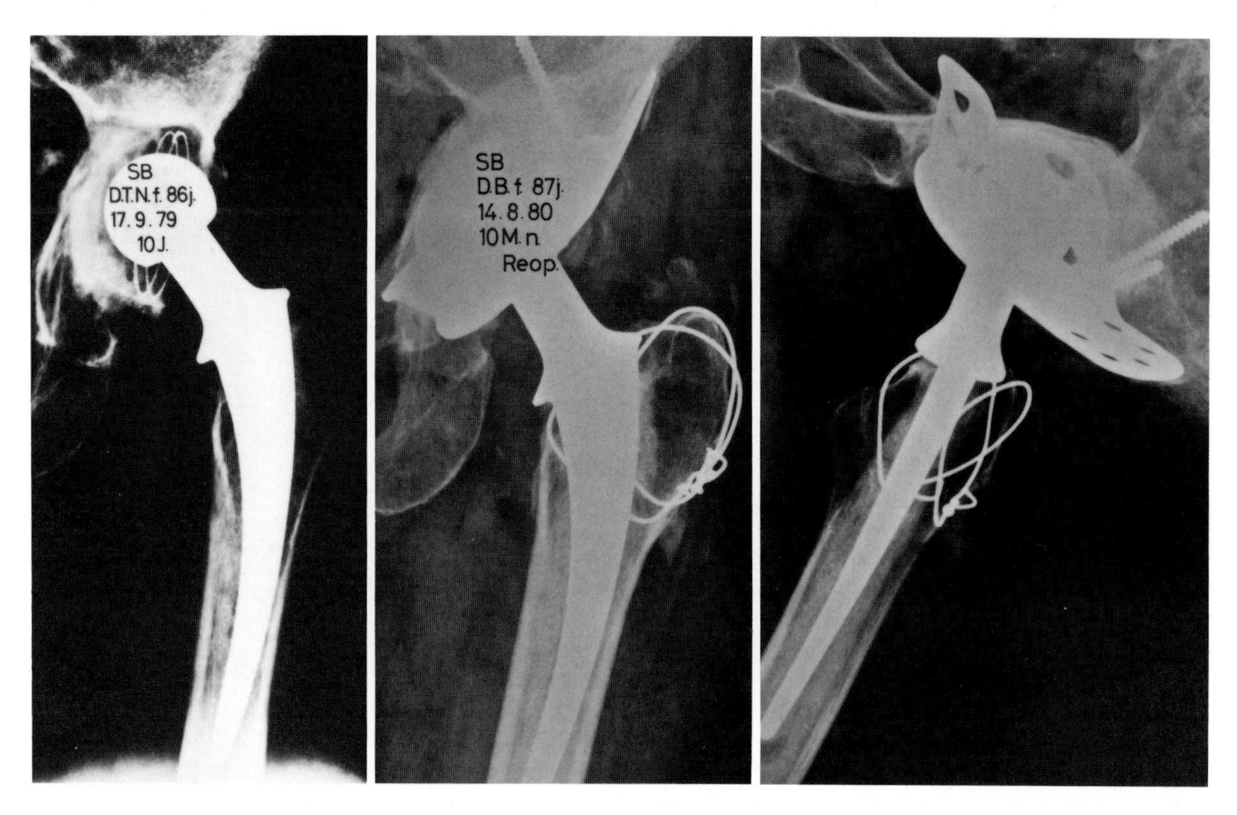

Abbildung 94. 10-Jahresresultat bei einer 87jährigen Frau. Schwere Instabilität II der 44-mm-Polyesterpfanne mit Dislokation nach kranial und medial und Beckenperforation. Stabile Standardschaftprothese. Im Schaftbereich keine Spuren einer Osteolyse durch ein «aggressives Granulom» trotz Anwesenheit von Polyesterpartikeln. Satteldachosteotomie. Einbau einer Stützschale nach BURCH/SCHNEIDER ohne Entfernung der Schaftprothese. Perfekte Vorlast mit zwei Zugschrauben. Stockfreier Opernbesuch nach 2 Monaten.

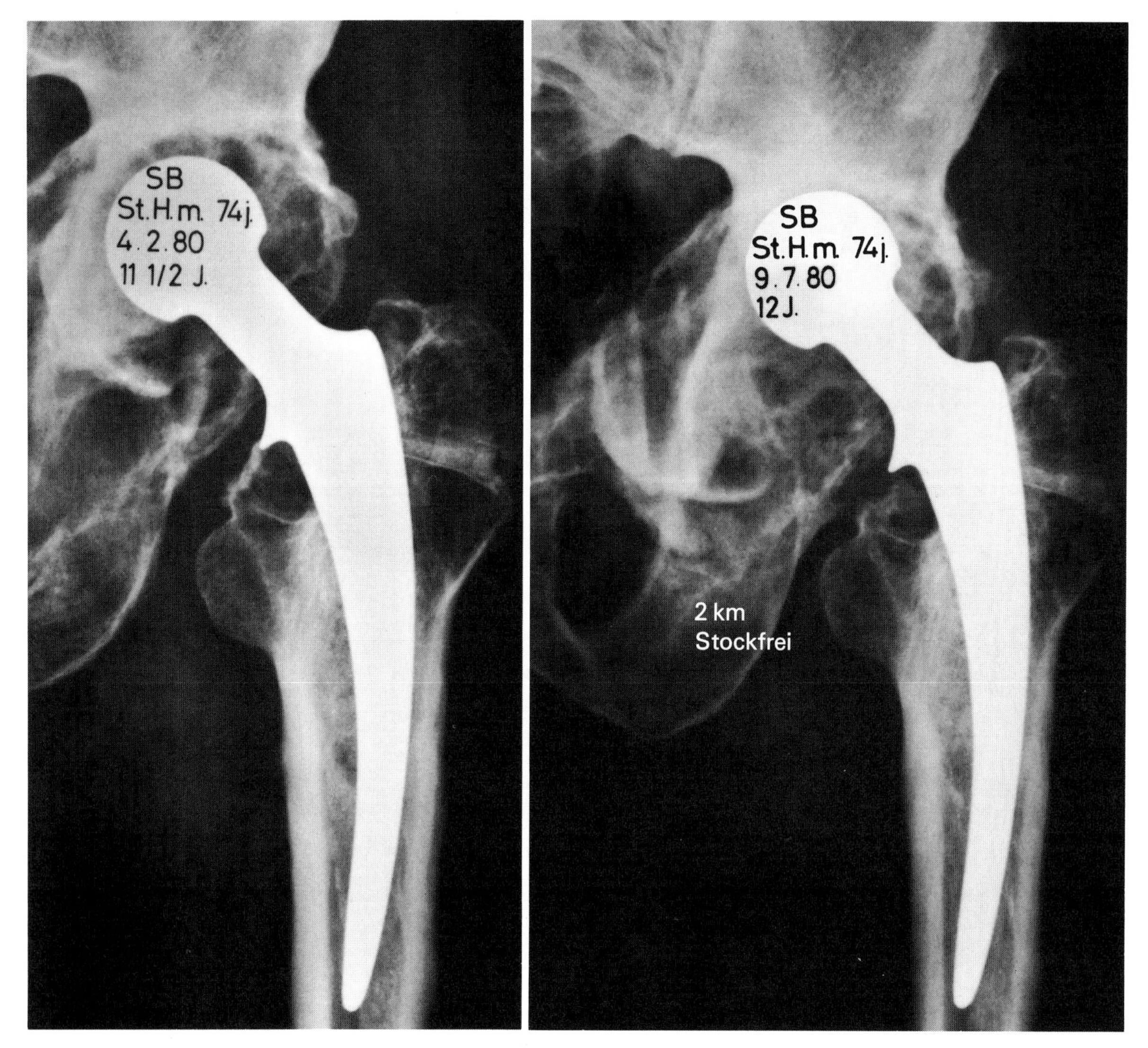

Abbildung 95. Pfannenluxation nach medial unten im 12. Jahr bei einem 74jährigen Landwirt. Stabile Schaftprothese. Die Valgusstellung hat das Zementbett trotz der schmalen medialen Kante und dem langen Hals genügend entlastet. Erstaunliche stockfreie Gehstrecke von 2 km! Verkürzung 2 cm, positiver Trendelenburg. Reoperation mit Stützschale BURCH/SCHNEIDER.

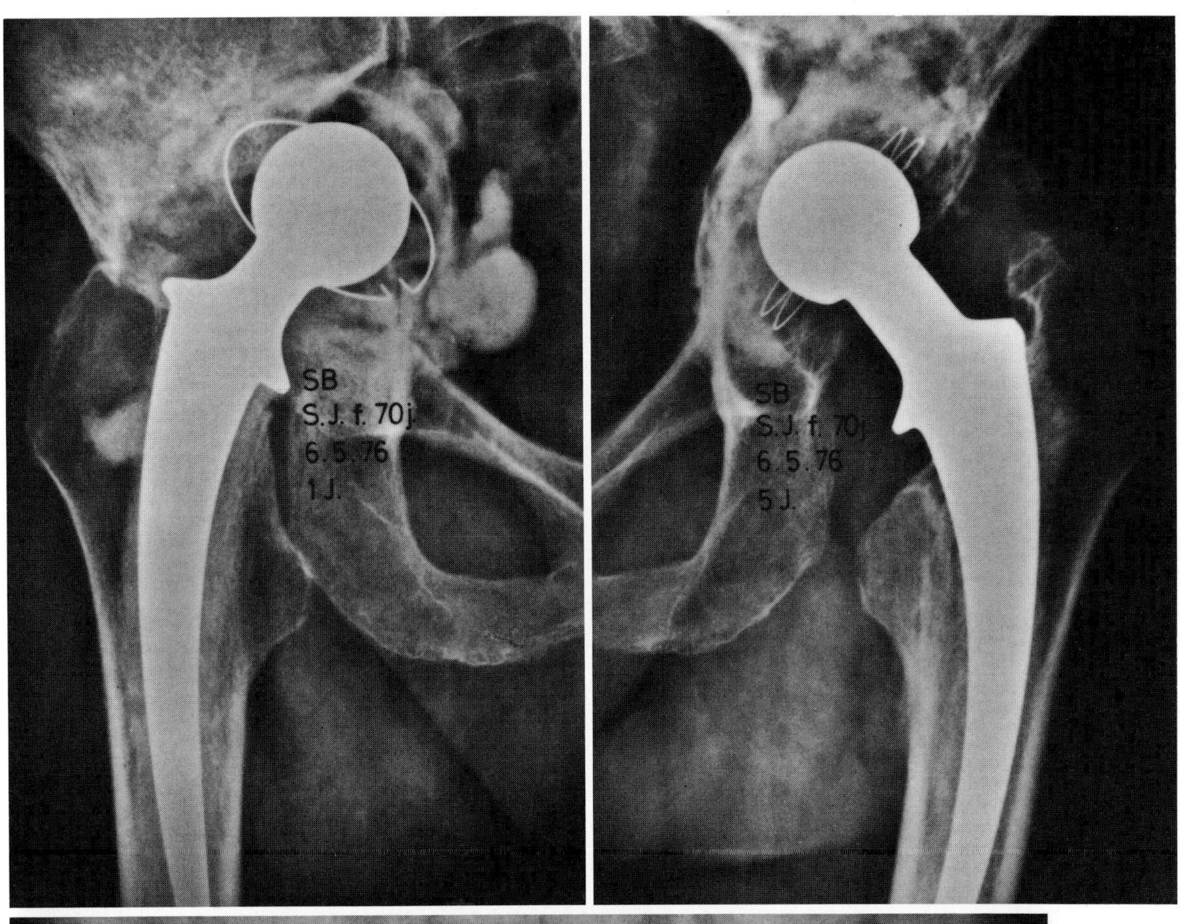
SB
S.J. f. 70j.
6.5.76
1J.
SB
S.J. f. 70j.
6.5.76
5J.

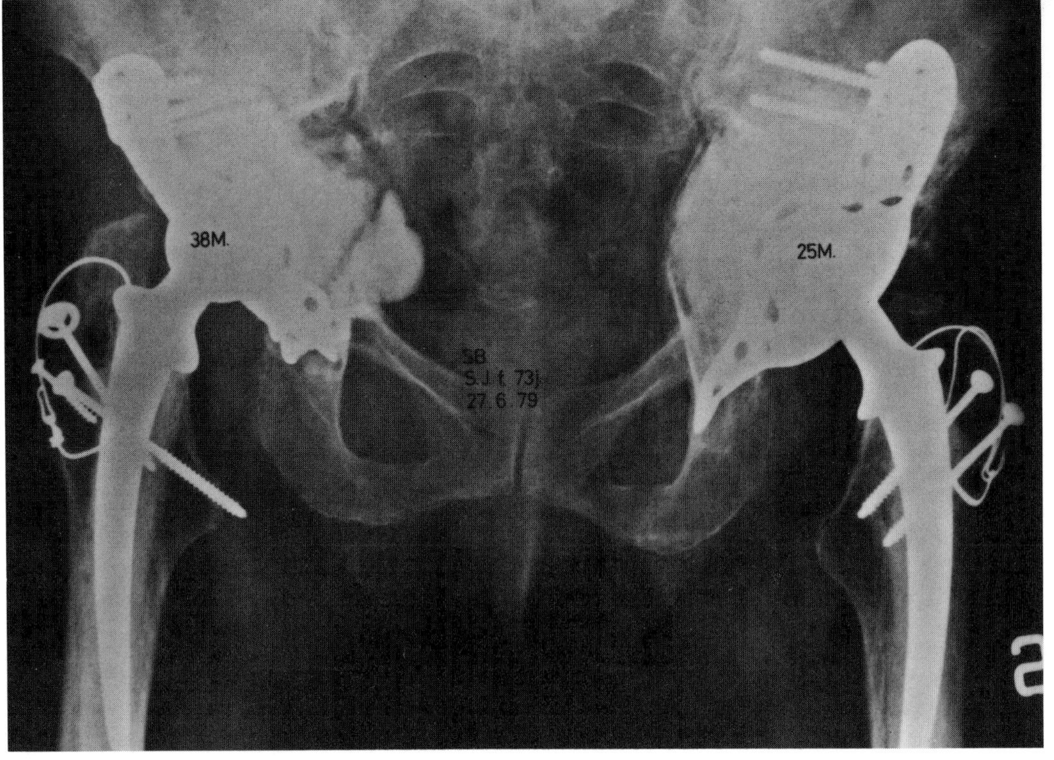
38M.
25M.
SB
S.J. f. 73j.
27.6.79
a

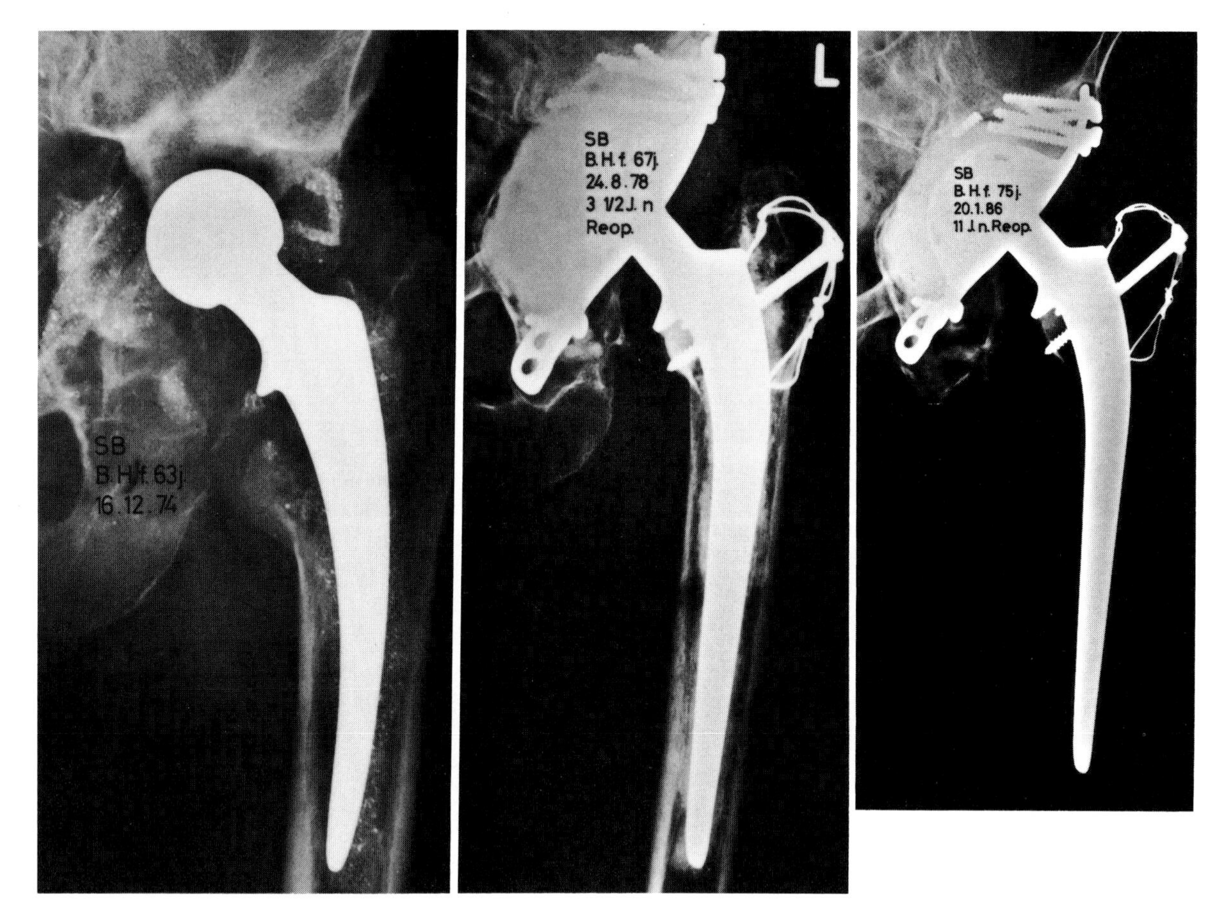

Abbildung 97. 63jährige Hausfrau mit schwerster Pfanneninstabilität II 6 Jahre nach Implantation einer Polyäthylenpfanne. Riesige Osteolysen mit Beckenperforation und Beckenermüdungsfraktur. Gehunfähigkeit. Biomechanisch falsche Implantation der Stützschale nach BURCH ohne Vorlast und mit distaler Verschraubung. Diese vermehrt grundsätzlich den Nulldurchgang im Pfannendachbereich. Schraubenbruch nach 3½ Jahren. Manifeste radiologische Instabilität der Stützschale nach 5½ Jahren. Trotzdem Schmerzfreiheit und Gehstrecke von 5 km mit einem Stock. Gutes Resultat nach 11 Jahren.

◁ *Abbildung 96.* Typisch strahlengeschädigtes Pfannenlager beidseits bei einer 70jährigen Patientin nach Karzinombestrahlung. Kranio-mediale Pfannendislokation bzw. Pfanneneinbruch ins Becken, rechts nach einem Jahr, links nach 5 Jahren. Sehr gutes klinisches Resultat heute 8 Jahre nach der Reoperation mit Pfannenstützschalen nach BURCH/SCHNEIDER unter Belassung der Schaftprothesen in situ. Nach heutiger Auffassung sind die Stützschalen mit lediglich querer Verschraubung falsch fixiert. Wir verlangen vor der queren Verschraubung steile Schrauben, die Vorlast erzeugen. Kein Nachteil der mechanisch wenig beanspruchten großen Zementmassive. Statt Zement wird heute zur Rekonstruktion großer Defekte homologer Knochen verwendet.

3.3.2 **Klassifikation** *(Abbildung 98)*

Die Pfanneninstabilitäten können wie folgt klassifiziert werden:

Pfanneninstabilität I: Zementbett intakt. Kortikale Grenzlamelle. Geringe Dislokation. Selten: Dislokation ohne Randsaum.

Pfanneninstabilität II: Zementbett intakt oder zerrüttet. Unregelmäßiger Randsaum. Progressive Osteolysen. Stärkere Dislokation.

3.3.3 **Therapie**

Ziel der Therapie ist die mechanische Stabilisierung der Pfanne. Große, mehr oder weniger kubische Pfannenimplantate können sich ausnahmsweise bis in einen soliden Anschlag verschieben und auf diese Weise spontan stabilisieren. Bei unseren halbkugeligen Implantaten ist ein solcher Mechanismus nicht zu erwarten, die operative Stabilisierung ist notwendig.

Grundsätze bei der Operation einer instabilen Pfanne

1) Wegen Usur und wahrscheinlicher Versprödung wird die Pfanne immer durch eine neue ersetzt.
2) Grundsätzlich werden je nach Schwere des Pfannendefektes immer die Mittel der Pfannenarmierung eingesetzt (siehe 2.2.6). Es sind demnach mindestens Pfahlschrauben, häufig aber die Pfannendach- oder die Pfannenstützschale zu verwenden.
3) Zusätzlich zu der mechanisch suffizienten Verankerung durch Schrauben und Stützschalen sollen Knochendefekte nach Möglichkeit durch Knochentransplantate ausgefüllt werden. Sie verkleinern die benötigte Zementmenge und können im Schutz der stabilen Verankerung einheilen.

3.3.4 **Operationstechnik**

Als Standardtechnik des Pfannenersatzes hat sich der Zugang mit der Satteldachosteotomie des Trochanters bewährt. In letzter Zeit verwenden wir normalerweise den viel schonenderen transglutealen Zugang (siehe 6.4). Eine solid verankerte Schaftprothese braucht nicht entfernt zu werden. Um die Gefahr einer Kopfverletzung während der Operation zu bannen, muß eine Kunststoffschutzkappe sterilisiert werden. Sie wird unmittelbar nach der Luxation über den Prothesenkopf gestülpt.

Der Hautschnitt ist der gerade laterale Standardschnitt. Er beginnt in der Mitte zwischen Trochanterspitze und Crista iliaca und verläuft auf der Höhe der hinteren Kante des Trochantermassivs geradlinig nach distal bis etwa 3 Querfinger distal der Trochanterbegrenzung. Bei mächtigem subkutanem Fettgewebe muß er entsprechend länger sein. Hebel dürfen keine größere Hautspannung erzeugen.

Durchtrennung der Faszie in der Ausdehnung des Hautschnittes. Distal wird die Faszie des M. vastus lateralis freigelegt. Proximal kommt unter der schnell dünner werdenden Faszie die Einstrahlung des M. glutaeus maximus zum Vorschein. Die Fasern dieses Muskels werden von distal her dem ventralen Faszienrand entlang mit dem Messer abgelöst, weiter proximal wird der Muskel in der Faserrichtung stumpf etwas auseinandergedehnt. Die distale Trochanterbegrenzung wird palpiert. Wenige Millimeter

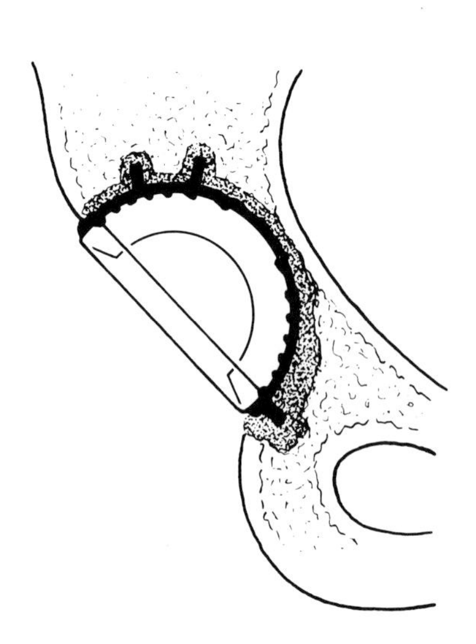

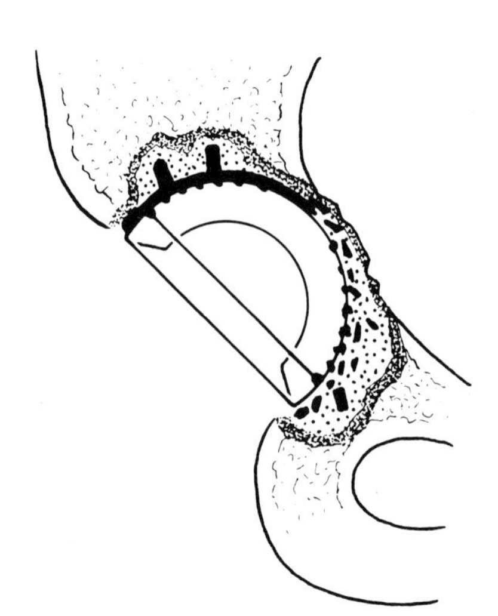

Abbildung 98. Klassifikation der Pfanneninstabilität.

Pfanneninstabilität I. Das Zementlager ist intakt. Die auch bei stabilen Pfannen als Folge des Knochenumbaus zu beobachtende kranio-mediale Dislokation ist verstärkt. Größere Osteolysen fehlen. Zunehmende Spaltbildung auch im Dachbereich. Kortikale Grenzlamelle häufig.

Pfanneninstabilität II. Das Zementlager ist intakt oder zerbrochen. Stärkere Pfannendislokation, größere Osteolysen. Keine kortikale Grenzlamelle.

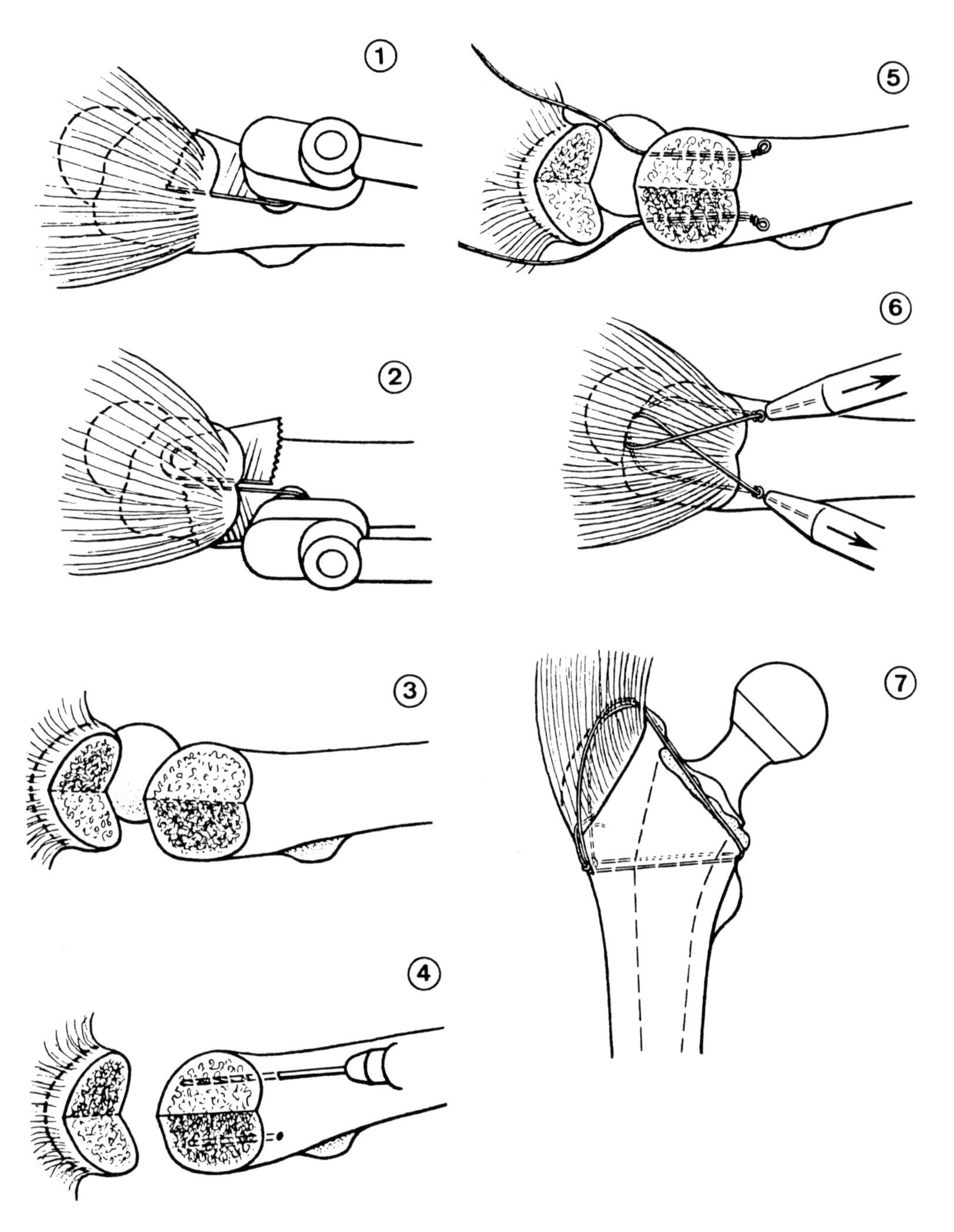

Abbildung 99. Technik der Satteldachosteotomie des Trochanters.

① In Außenrotation des Beines wird die vordere Dachseite mit der Oszillationssäge geschnitten.
② In die Schnittspalte der vorderen Dachseite legen wir zur Orientierung ein Sägeblatt ein. Der Kante dieses Sägeblattes folgend, wird in Innenrotation die hintere Dachseite geschnitten. Der Winkel beträgt etwa 135°.
③ Der Trochanter wird mit einem eingesetzten Meißel abgehoben und mit einem Einzinkerhaken beiseitegehalten. Mobilisation mit der Schere.
④ Zur Osteosynthese werden 2 mm-Bohrlöcher angelegt. Diese liegen entsprechend den Dachflächen latero-ventral und latero-dorsal etwa 1 cm von der Schnittfläche entfernt. Bohrrichtung so, daß medial noch Knochen im Calcarbereich durchbohrt wird.
⑤ Einführen von 1,2 mm Protasul-Ösendrähten vor dem Einbringen des Zementes und der Schaftprothese. Bei gleichzeitigem Schaftwechsel werden die Drähte durch den Zement fixiert. Wenn die Schaftprothese nicht ersetzt wird, sind die Drähte im Zement nicht fixiert.
⑥ Mit einem Drahtumführungsinstrument wird der ventrale Draht dorsal, der dorsale ventralseits über die Trochanterkuppe geführt.
⑦ Die Drähte werden gefalzt, um 90° abgebogen und in ein 2 mm-Bohrloch versenkt. Der dazu verwendete Metallschläger verengt gleichzeitig den Falz.

distal davon wird mit einem von ventral nach dorsal verlaufenden Schnitt die Verbindung des M. vastus laterlis zum M. glutaeus medius getrennt. Der Schnitt wird bis auf den Knochen geführt und entsprechend der vorgesehenen Trochanterosteotomie ventral und dorsal verlängert. Die Faszie des M. vastus lateralis wird ganz dorsal etwa 4 cm weit nach distal inzidiert, damit mit dem breiten Raspatorium der M. vastus lateralis auf eine Strecke von etwa 3 cm vom Knochen abgelöst werden kann. Mit einem breiten Haken wird der M. tensor fasciae latae nach ventral gezogen. Ein hinter dem Trochanter eingesetzter Hebel hält den dorsalen Rand der Fascia lata nach dorsal und ein flacher scharfer Haken den abgelösten Teil des M. vastus lateralis nach distal. Auf diese Weise ist der Trochanter schön exponiert und bereit für die Satteldachosteotomie (J. DEBEYRE et al., 1954; B. G. WEBER et al., 1978, *Abbildungen 97–103)*. Zuerst wird die ventrale Dachseite mit dem breiten Blatt der Oszillationssäge geschnitten. Dabei ist das Bein in mittlerer Rotationsstellung. Der Schnitt beginnt an der distalen Trochanterbegrenzung und zielt in einem Winkel zur Schaftlängsachse, der vorher auf dem Röntgenbild zu ermitteln ist, auf die laterale Begrenzung des Prothesenkragens. Ein loses Sägeblatt wird in den ventralen Sägeschnitt als Orientierungshilfe eingelegt. In Innenrotation des Beines wird nun der dorsale Schnitt angelegt, wobei der Schnitt der Kante des eingelegten Sägeblattes folgt und damit einen Dachfirst zustandekommen läßt. Die beiden Dachflächen stehen zueinander in einem Winkel von etwa 140°. Der First liegt genau lateral, im Zweifelsfall lieber etwas mehr dorsal. Diese Satteldachosteotomie hat gegenüber einer ebenen Trochanterosteotomie zahlreiche Vorteile. Sie vergrößert die heilende Knochenfläche und verkleinert oder vermeidet einen am Trochanter haftenden Zementanteil. Vor allem verklemmen sich nach der Fixation die schrägen Trochanterflächen so sehr auf dem Femur, daß jede Rotation oder Seitenverschiebung ausgeschlossen ist. Zu beachten ist eine genügende Dicke des Trochanterfragmentes im Bereich des Dachfirstes. Es besteht die Gefahr der Fraktur beim Weghalten mit dem Trochanterhebel oder beim Anspannen der Drähte. Mit

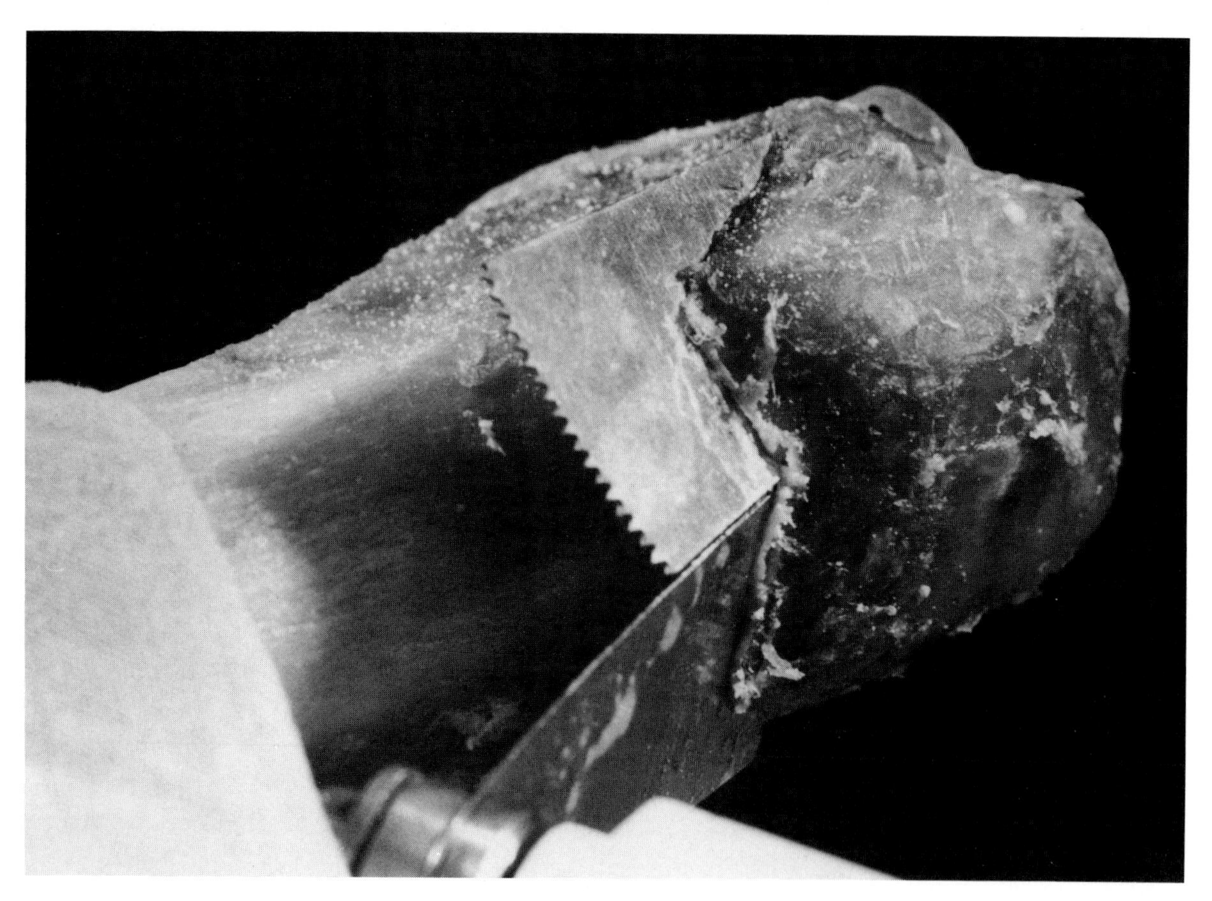

Abbildung 100: Technik der Satteldachosteotomie.

Auf Höhe der Trochantergrenze wird in Außenrotation des Beines zuerst die ventrale Dachhälfte geschnitten, so daß der Dachfirst ungefähr in die Mitte des Trochanters zu liegen kommt. Der Anstellwinkel zur Femurachse wird vorgängig nach dem Röntgenbild bestimmt. Es wird nur ein loses Sägeblatt im Schlitz in Anschlag gebracht. In Innenrotation erfolgt der eingelegten Sägeblattkante folgend der Schnitt der hinteren Dachhälfte.

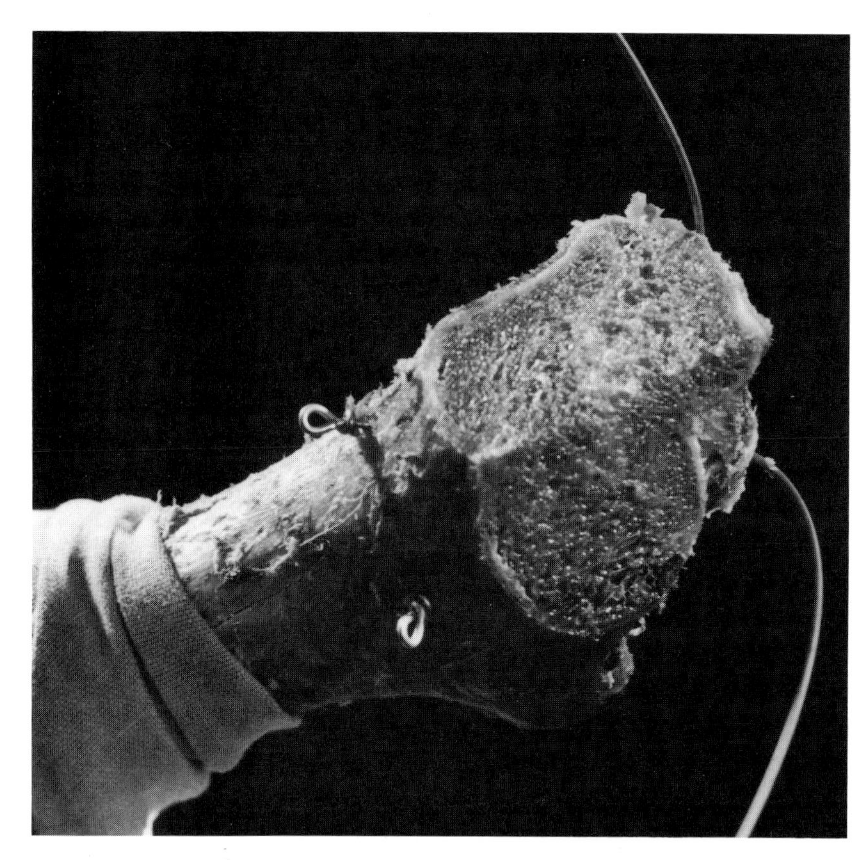

Abbildung 101. Vorbereitung zur Trochanterosteosynthese nach Satteldachosteotomie.

Nach Entfernung der Manipulierprothese werden zwei 2-mm-Löcher von lateroventral und latero-dorsal in die Markhöhle gebohrt. Durch diese Löcher werden die Ösendrähte (Protasul 10 1,2 mm) eingeführt. Sie werden mit der Prothese einzementiert. Wenn beim bloßen Pfannenersatz die Schaftprothese in situ belassen wird, zielen die 2,0 mm-Löcher neben dem Prothesenschaft vorbei in die Gegend des Calcars. Das Bohren der 2 mm-Löcher im Zement muß behutsam erfolgen, gelingt aber gut.

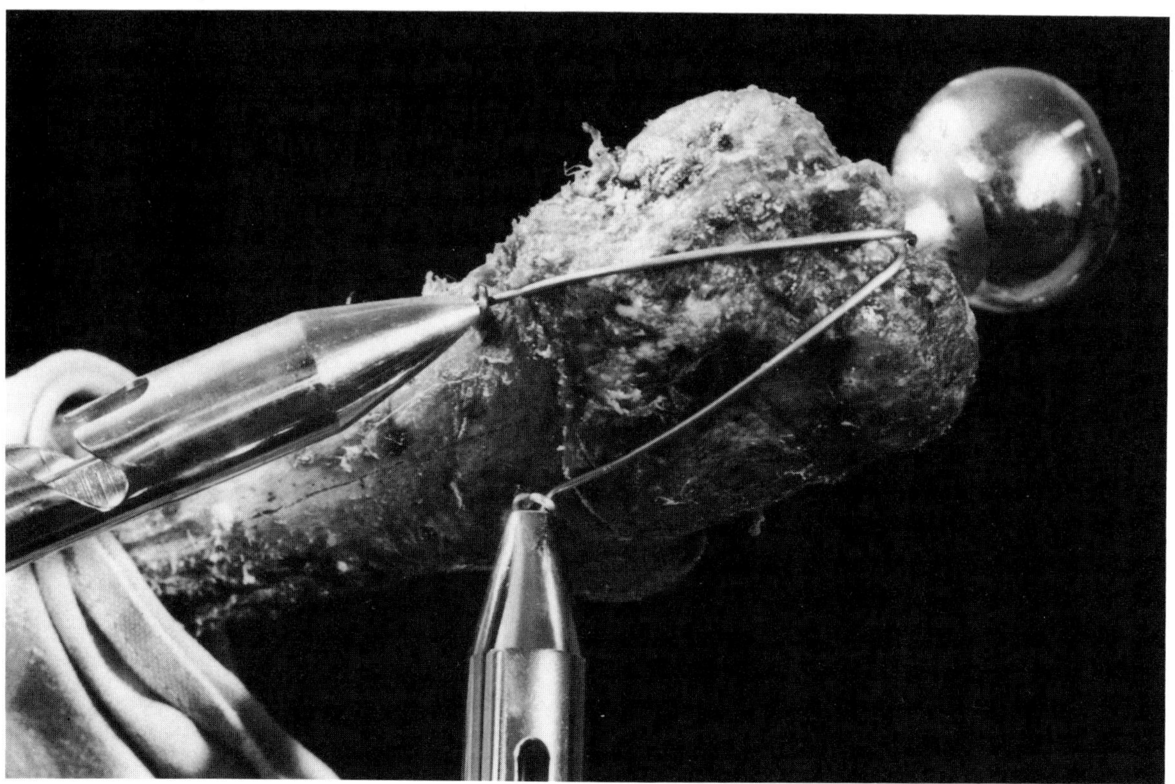

Abbildung 102. Der vordere Draht kommt in die vordere Öse, der hintere Draht in die hintere Öse zu liegen. In Abduktion des Beines und leichter Innenrotation gelingt die exakte anatomische Reposition des Trochanters auf dem First des Satteldachs leicht. Mit zwei AO-Drahtspannern werden die Drähte gleichzeitig angezogen und nacheinander unter starkem Zug gefalzt. Beachte die neue Drahtführung nach Abbildung 99/6.

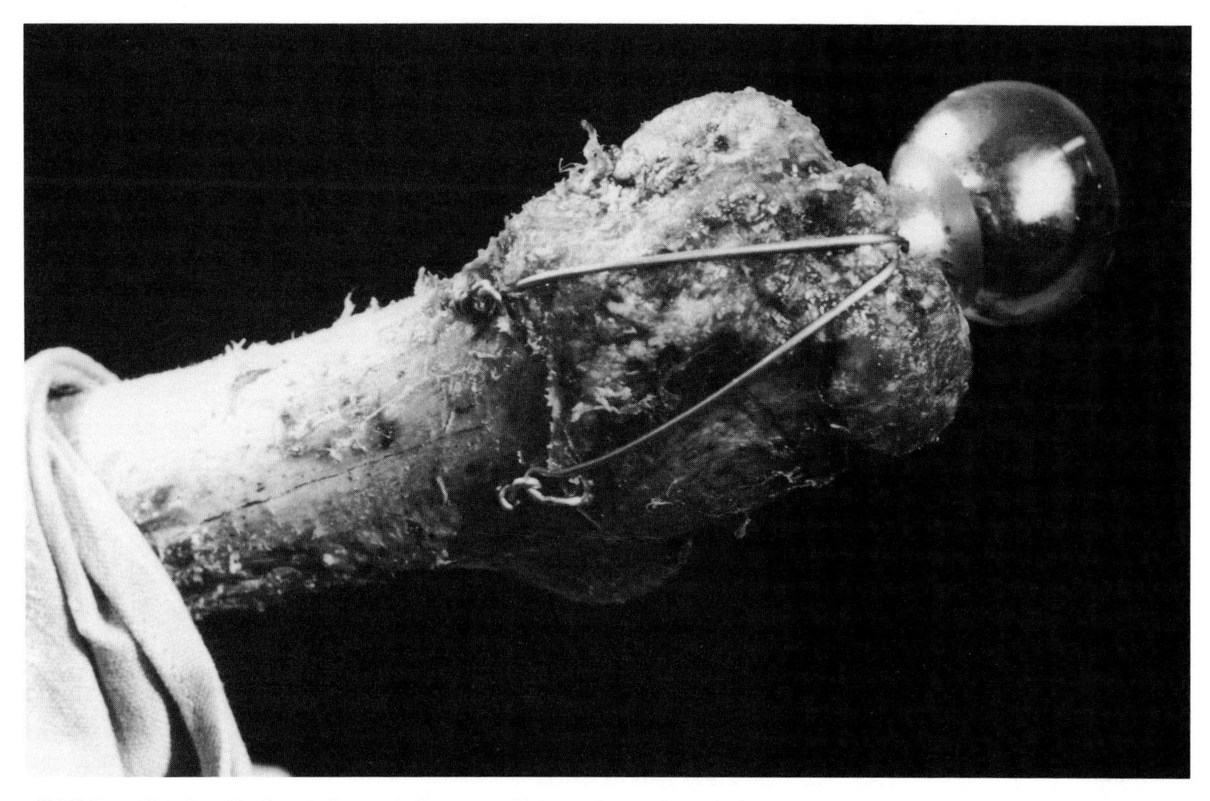

Abbildung 103. Der Draht wird etwa 1,5 cm vom Falz entfernt abgeschnitten. Das Drahtende wird mit der «Elektriker-Zange» um 90° abgebogen und in einem 2-mm-Bohrloch im Trochanter versenkt. Ein kleines Einschlaginstrument mit napfartigem Ende leistet dabei gute Dienste. Gleichzeitig wird eine Verengung des Falzes erzielt.

einem geraden flachen Hüftmeißel von 16 mm Breite wird in die Osteotomie eingegangen und der Trochanter abgehoben. Schere und Messer, vor allem der scharf geschliffene gebogene Meißel lösen nun den Trochanter von seinen Verbindungen mit der fibrösen, oft partiell verknöcherten Sekundärkapsel ab. Er wird mit dem seitlich oberhalb der Pfanne im Darmbein verankerten Trochanter-Hebel beiseitegehalten. Entlang der ventralen Osteotomiegrenze wird mit dem Raspatorium oder besser mit einem scharfen Meißel die ventrale Kapselfläche freigelegt und durch 2 Hebel eingestellt, die dicht dem Knochen folgend ins Becken eingesetzt werden. Mit dem Messer wird die meist verdickte Kapsel eingeschnitten. Die Pfanne kommt zur Darstellung und leitet nun den gebogenen Meißel, der die fibröse Kapsel mit ihren Verknöcherungen und störenden Randosteophyten im Bereich ihres lateralen und dorsalen Umfangs abträgt. Der scharfe gebogene Meißel löst auf der medialen Seite die Kapsel vom Schenkelhalsstumpf ab. Die zur Mobilisierung des Femurs notwendige Kapselexzision läßt sich nach der Ablösung vom Femur und Pfannenrand leicht vornehmen. Hinten lateral ist die A. circumflexa colli medialis zu umstechen. Vorne medial ist meist die Umstechung der A. circumflexa colli lateralis notwendig. Auf der Medialseite ist die Kapselexzision vorsichtig, eventuell sorgfältig schichtweise vorzunehmen, um eine Verletzung der Iliopsoassehne zu vermeiden. Oft ist diese vor der Exzision leicht auszumachen und kann mit dem Hebel weggehalten werden. Häufig kommt sie erst nach der Kapselresektion zur Darstellung. Wenn die Luxation durch Hakenzug am Prothesenhals und starker Adduktion leicht zu bewerkstelligen ist, kann sie vor der völligen Kapselexzision hinten medial erfolgen. Diese wird dann nur noch nach Bedarf vervollständigt. Sie wird viel übersichtlicher, und es gelingt dabei oft, unnötige Gefäßverletzungen zu vermeiden. Der Prothesenkopf wird durch Aufsetzen der Plastik oder Gewebekappe geschützt. In Flexion von etwa 30°, Adduktion und leichter Innenrotation kann nun der Prothesenkopf lateral hinter den Pfannenrand gebracht werden. Ein Selbsthalte-Hebel, hinter der Pfanne sorgfältig eingesetzt, hält nun das Femur so nach dorsal, daß der Zugang zur Pfanne hinreichend frei wird. Diese Einstellung muß sorgfältig und nur gerade in genügender Weise erfolgen. Unnötige Dorsaldislokation ist zu vermeiden, da die Gefahr einer Zerrung des N. ischiadicus besteht.

Eine kraß instabile Pfanne kann in der Regel mit Leichtigkeit aus ihrem dicken fibrösen Lager heraus-

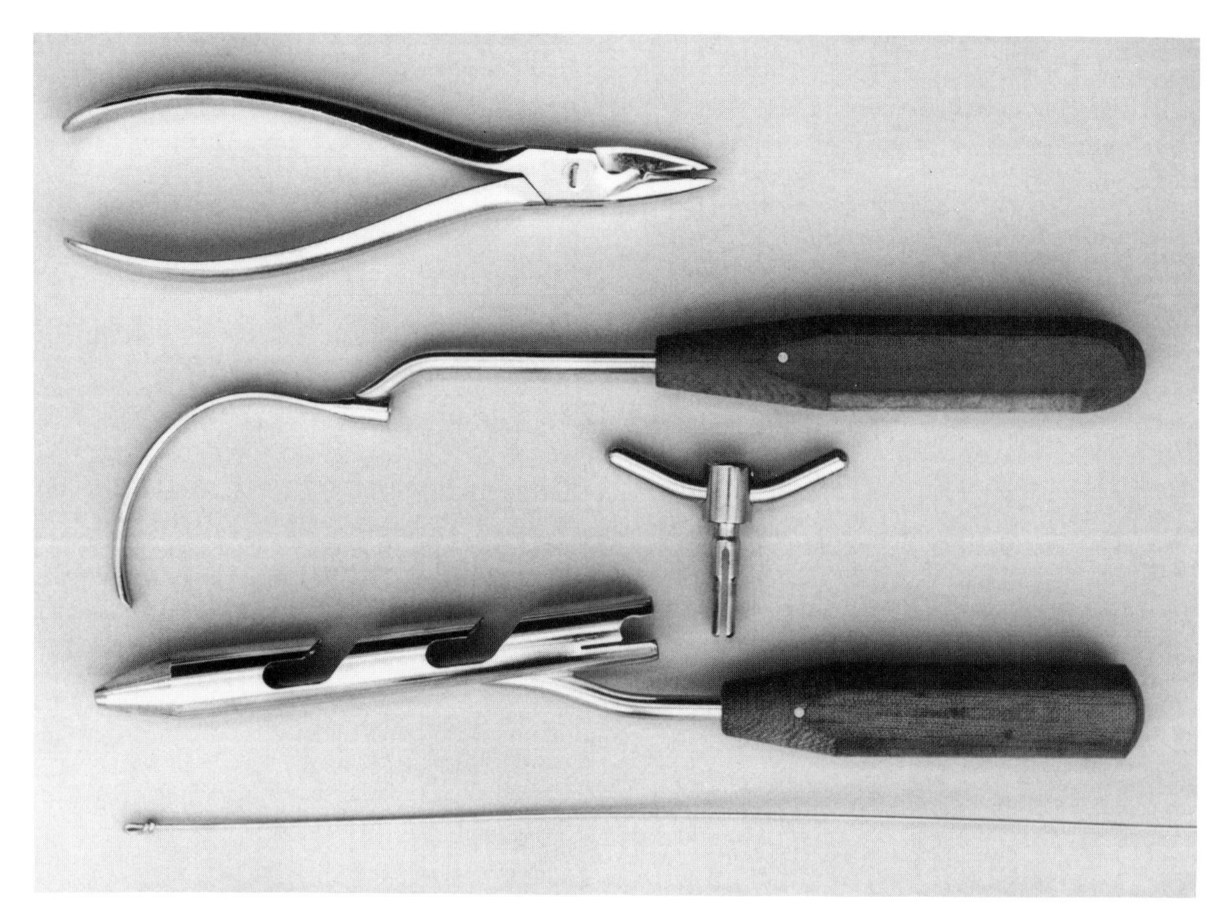

Abbildung 104. Instrumentarium zur Osteosynthese nach Satteldachosteotomie des Trochanters.
Von oben nach unten
- «Elektriker-Zange»;
- Drahumführungsinstrument;
- Mehrstufiger AO-Drahtspanner;
- 1,2 mm Protasul 10-Ösendraht.

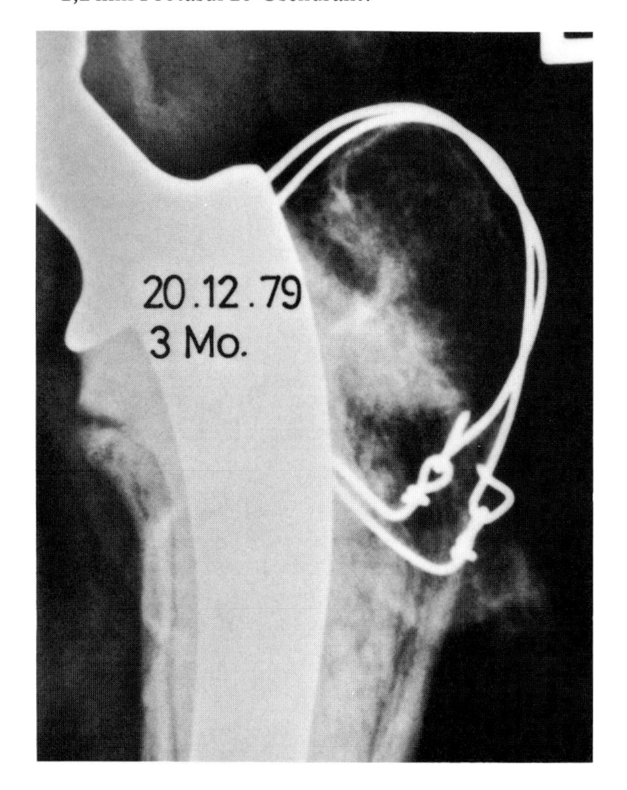

Abbildung 105. Die Satteldachosteotomie des großen Trochanters heilt zuverlässig. Sie kommt im Röntgenbild nicht zur Darstellung.

gehebelt werden. Der Kopfluxationslöffel leistet dabei gute Dienste.

Die Diagnose einer diskreten Pfanneninstabilität ist peroperativ schwierig. Es muß die Zement/Knochengrenze lateral sorgfältig freigelegt werden. Beim Druck auf den Pfannenrand kündigt schon ein feiner Blut- oder Flüssigkeitsaustritt die Instabilität an. Beim geringsten Zweifel an der Stabilität der Pfanne ist sie grundsätzlich auszuwechseln. Stabile Polyesterpfannen sollen nur belassen werden, wenn der Patient schon sehr alt ist. Polyesterpfannen werden mit dem Meißel in Segmente gespalten. Im Gegensatz zum zähen Polyäthylen gelingt dies beim spröden

Polyester sehr leicht. Dies erleichtert die Extraktion wesentlich. Eine Sprengung des knöchernen Pfannenlagers ist auf alle Fälle zu vermeiden! Nach Extraktion der Pfanne werden allfällige Zementfragmente entfernt. Vom bindegewebigen Lager entnimmt man im Zweifelsfall eine Probe zur bakteriologischen und histologischen Untersuchung. Die völlige Ausräumung der Bindegewebsmembranen und der Detritusmassen aus den osteolytischen Höhlen ist eine aufwendige Kleinarbeit. Scharfe gebogene Löffel und ein scharfes gebogenes Raspatorium leisten dabei gute Dienste. Das Ausmaß von knöchernen Pfannendefekten ist nun ersichtlich. Durch mediale Pfannendefekte werden Zementzapfen aus dem Beckeninnern extrahiert. Große Vorsicht ist am Platz, da die A. und V. obturatoria in der Nähe sind. Das fibröse Lager solcher intrapelviner Zementzapfen wird belassen. Auch der fibröse Grund von medialen Knochendefekten wird nicht exzidiert.

Bei der Beurteilung der Pfannensituation ergeben sich grundsätzlich 2 Möglichkeiten:

a) *Das knöcherne Pfannenlager ist in seinem oberen, vorderen, hinteren und inneren Umfang mehr oder weniger intakt.*

Distale Defekte sind belanglos. Sie werden mit homologen Spongiosafragmenten ausgefüllt. In diesem Fall wird mit der größtmöglichen Manipulierpfanne der Pfannensitz geprüft. Wir verlangen einen stabilen kranialen Kontakt. Jeder Meißelschlag ist im sklerotischen Pfannenlager verpönt, da er gefährliche Fissuren verursachen könnte. Die Pfannenfräse ist nur sehr vorsichtig zu gebrauchen und dient lediglich zur Glättung allzu großer Unebenheiten und zur Gewährleistung des Einganges für das benötigte größtmögliche Pfannenimplantat. Eine Verankerung lediglich mit Löchern für den Zement haben wir verlassen. Wir wenden ausschließlich die Prinzipien der Pfannenarmierung an. Bei gutem Lager genügen Pfahlschrauben (siehe 2.2.6).

b) *Das Lager ist für die benötigte Pfannengröße zu flach oder weist größere Defekte auf.*

Medial kann ein über 5-Fr.-Stück großer Knochendefekt bestehen. Ventral fehlt in gewissen Fällen fast der ganze vordere Pfeiler. Kranial ist das Pfannendach oft weit ausgehöhlt.

Grundsätzlich ist in einer solchen Situation eine stabile Pfannenverankerung mit bloßem Zement völlig unmöglich. Abgesehen von den ungenügenden Strukturen wird die primäre Instabilität durch den Volumenverlust eines großen Zementmassivs begründet. Stabilisierungsmittel, die auf einen mehr oder weniger intakten Pfanneneingang angewiesen sind wie der Eichler-Ring oder die Pfannenprothesen mit ausladendem Rand kommen nicht in Frage, da die stabilisierende Auflage zu sehr defekt ist. In dieser Situation kommt bei einfacheren Verhältnissen die Pfannendachschale nach M.E. Müller und bei schwierigen Situationen die Pfannenstützschale von H.B. Burch/R. Schneider zur Anwendung (siehe 2.2.6). *Dachschale und Stützschale werden grundsätzlich in Verbindung mit homologer Spongiosaplastik* angewendet. Dabei leistet die auf dem Einschlaggerät montierte Manipulierpfanne gute Dienste. Hammerschläge formen und fixieren das Knochentransplantat. Nach dem Einbau der Armatur wird mit antibiolischem Zement die Polyäthylenpfanne in korrekter, von der Schaleneingangsebene unabhängiger Stellung einzementiert. Dabei ist es oft vorteilhaft, eine um eine Größe kleinere Pfanne zu wählen.

Am Ende des Pfanneneinbaus werden kleine Zementteilchen aus dem Wundgebiet entfernt und vor allem die Pfanne von anhaftenden Zementlamellen befreit. Die Reposition der Kopfprothese ist einfach. Nach Entfernung der Plastikschutzkappe muß dabei sorgfältig eine Berührung des Kopfes mit dem Metall der Armatur vermieden werden. Ein Hakenzug am Prothesenhals kann dabei nützlich sein. Durch den Einbau einer Stützschale entsteht ein Längengewinn, der in der Regel willkommen ist.

Abschließend erfolgt die *Osteosynthese des Trochanters,* sofern nicht der heute im Vordergrund stehende transgluteale Zugang gewählt worden ist. Zwei Zuggurtungsdrähte genügen, um den Trochanter nach der Satteldachosteotomie stabil zu fixieren. Der sehr zähe, 1,2 mm dicke Draht aus der Schmiedelegierung Protasul 10 hat sich bewährt. Beide Drähte sind 50 cm lang und an einem Ende mit einer Öse versehen. Sie werden vor der Reposition durch je ein 2,0 mm Bohrloch 1,5 cm distal der Dachflächen lateral vorn und lateral hinten durch das Femur geführt. Beim gleichzeitigen Schaftwechsel werden sie mit der neuen Schaftprothese einzementiert. Bei nicht entfernter Schaftprothese werden die Bohrlöcher vor der Reposition ventral und dorsal am Prothesenschaft vorbei durch den Zement in die Gegend der Medialseite des Calcars angelegt. Die Ösen liegen der Außenfläche des Femurs dicht an. Mit einem scharf geschliffenen Drahtumführungsinstrument wird der ventrale Draht leicht dorsal, der dorsale leicht ventral um die Trochanterkuppe geführt. Es muß peinlichst jede Schlaufenbildung vermieden werden. Sie werden in die Ösen eingefädelt, der Trochanter reponiert und mit zwei AO-Drahtspannern gleichzeitig sehr straff gespannt und sodann gefalzt. Nur das Spannen mit dem Drahtspanngerät mit anschließender Falzung ergibt die nötige Vorlast. Der Trochanter ist starken dynamischen Deformationen ausgesetzt, die schwach angezogene Drähte durch Ermüdungsbrüche gefährden. Das Ende der Drähte wird abgebogen und im Trochanter in 2,0 mm Bohrlöcher versenkt. Die Reposition ist bei diesem Vorgehen automatisch anatomisch. Wenn der Trochanter nach distal versetzt werden soll, müssen die Bohrlöcher im Femur mehr distal angelegt werden. Die erreichte Reinsertion der völlig unverletzten Mm. glutaeus minimus, glutaeus medius und piriformis ergibt eine bemerkenswerte anatomische Rekonstruktion, die sich postoperativ durch eine gute Hüftsuffizienz manifestiert. Abschließend muß lediglich der M. vastus lateralis vernäht werden. Einbringen des intraartikulären 3,5 mm oder 4,0 mm Redondrains in das mit Spülflüssigkeit gefüllte Gelenk. Ein zweiter Redondrain kommt subfaszial zu liegen. Naht der Faszie. Subkutaner Redon und Hautnaht. Bei sehr massiver subkutaner Fettgewebsschicht haben sich 3–4 weit durchgreifende, nur mäßig angezogene subkutane Nähte bewährt.

Postoperative Lagerung in Schaumstoffschiene, wobei die Hüfte in mäßiger Flexion vor Luxation gesichert ist. Atemgymnastik, Fußkreisen, Quadrizepsübungen vom ersten Tag an. Entfernen der Redondrains nach 48 Stunden. Aufstehen und Gehen an zwei Krückstöcken vom 4. Tag an, sofern die Wundverhältnisse reizlos sind. Entlastung durch Gehen an zwei Krückstöcken während 3 Monaten.

3.4 Die Schaftinstabilität

Die aseptische Schaftinstabilität kann durch drei grundsätzlich verschiedene Mechanismen zustandekommen:

- *Mechanisch durch Relativbewegungen* bei Belastungsdeformation, welche die Kompensationsgrenze überschreiten (Nulldurchgang). Dabei kann das Zementlager intakt bleiben *(Abbildung 107)*.
- *Durch Zementzerrüttung* als Folge von lokaler mechanischer Überlastung des Zementbettes (unvollständige Zementfüllung), durch Zementabrieb an Grenzflächen eines inhomogenen Zementbettes mit Bildung von osteolytischen Herden oder durch die Desintegration des Zementbettes als Folge mechanischer Störung in einer späten Gelphase (siehe 2.5.2.4) *(Abbildungen 108–110)*.
- *Durch Zusammenbruch von nekrotischen Kortikalisstrukturen* als Folge falscher Implantationstechnik (siehe 2.3, 2.5) *(Abbildung 111)*. Die Schaftinstabilität durch Knochennekrosen ist vor allem bei Geradschaftprothesen beobachtet worden. Sie wird im Kapitel 5 behandelt.

Nach eingetretener Instabilität verschlimmert Granulationsgewebe mit Speicherung von Kunststoffpartikeln des Pfannenabriebs und des Zementes die Osteolysen. Ausnahme: extremer Partikelanfall überholter Prothesenmodelle mit aseptischer Entzündung als primärer Lockerungsursache. Diese verhindert den andauernd notwendigen Knochenanbau. Normalerweise schließen wir Kunststoffpartikel als primären Lockerungsgrund aus (siehe 2.4.1 und *Abbildung 106*).

3.4.1 Diagnose

Die Diagnose der Schaftinstabilität ist im allgemeinen einfacher als die der Pfanneninstabilität.

Radiologischer Befund. Er ist signifikant und gründet wie bei der Pfanne auf den Elementen Saumbildung an der Zement/Knochengrenze und Dislokation.

Saumbildung heißt das Entstehen eines vorher nicht vorhandenen Saumes. Dabei sind Täuschungsmöglichkeiten (siehe 3.12, Abbildung 164) zu beachten. Schon ein schmaler Saum ist signifikant, besonders wenn er eine – möglicherweise nur sehr diskrete – Girlandenform aufweist, jedoch den ganzen Kontaktbereich umfaßt. Einzelne Resorptionsherde, wie sie häufig im Calcarbereich vorgekommen sind oder

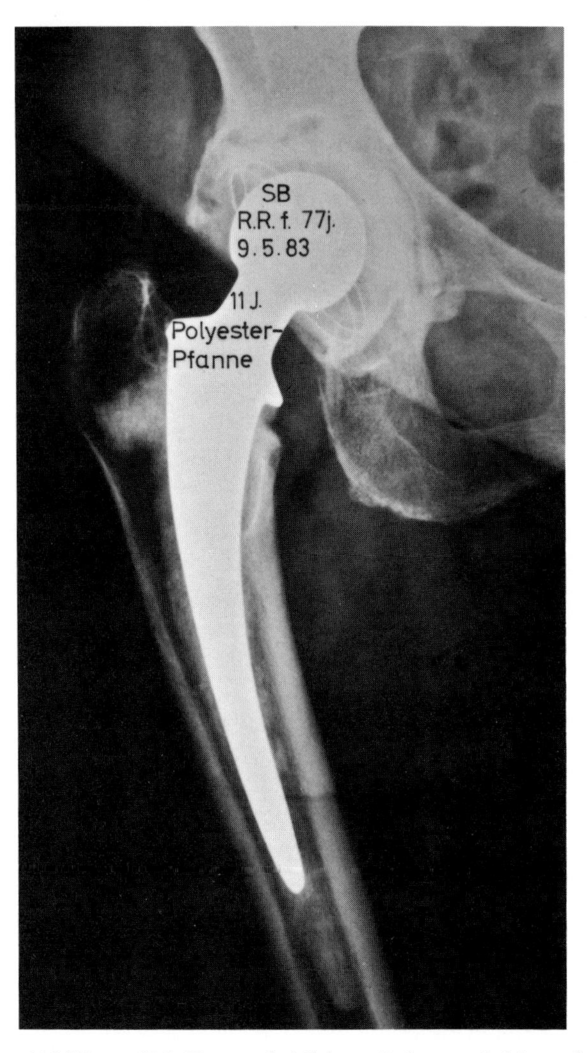

Abbildung 106. Trotz erheblichem Polyesterabrieb und Partikelanfall einwandfreie Schaftstabilität nach 11 Jahren. Im Schaftbereich kein Speichergranulom!

als herdförmige Osteolysen beschrieben werden (siehe 3.4.3), begründen noch keine Instabilität. Die Saumbildung ist grundsätzlich progressiv. Das Auftreten einer kortikalen Grenzlamelle kennzeichnet einen relativ stationären Zustand. Im Gegensatz zur Pfanne ist beim Schaft eine kortikale Grenzlamelle im ganzen Kontaktbereich nicht mit einem mehr oder weniger beschwerdefreien Zustand kompatibel (Abbildung 107).

Dislokation der Schaftprothese heißt Einsinken und vermehrte Varusstellung. Ein ganz langsames Einsinken einzementierter Schaftprothesen ist im Verlauf sehr vieler Jahre wohl immer zu beobachten. Es ist Folge des anhaltenden Knochenumbaus und zeigt keine Instabilität an. Das Einsinken an einen stabilisierenden Anschlag kommt vor. Wir haben es bei einer zementfreien Geradschaftprothese beobachtet. Die für Instabilität signifikante Dislokation hat die folgenden Merkmale:

- Sie ist verbunden mit einer zunehmenden, umfassenden Saumbildung (Instabilität I).
- Sie erreicht viel größere Ausmaße als unter stabilen Bedingungen.
- Eine Spaltbildung zwischen Metall und Zement oben lateral beweist die Dislokation der Schaftprothese nach medial und distal. Sie beweist gleichzeitig die Ruptur des Zementlagers (Instabilität II). Die Instabilität ist durch diese Spaltbildung in jedem Fall bewiesen, auch dann, wenn distal eine deutliche Saumbildung noch fehlt.

Findet sich eine Saumbildung zwischen Knochen und Zement ohne scharfen Rand bei einem beschwerdefreien Zustand, dann kann es sich um das radiologische Korrelat der Sekundärmarkhöhle handeln. Röntgenbilder in Innen- und Außenrotation können aufzeigen, daß die Saumbildung nur einseitig ist, womit eine Sekundärmarkhöhle wahrscheinlich wird. Ihr Bild ist nach bisheriger Erkenntnis uneinheitlich. Die radiologischen Aspekte der Sekundärmarkhöhlen müssen noch weiter erforscht werden. Praktisch werden wir bei einer sekundären Saumbildung mit wenig verändertem Bild bei verschiedenen Kontrollen und gleichzeitiger Beschwerdefreiheit an die Sekundärmarkhöhle denken müssen. Die Wichtigkeit von genau standardisierter Rotationshaltung bei den Röntgenkontrollen geht aus den obigen Ausführungen hervor.

Bei globaler Schaftinstabilität mit schwersten zirkulären Osteolysen und entsprechender Rarefizierung der Kortikalis kann oft eine durch Knochenumbau im Verlauf von Jahren entstehende Varusverbiegung des oberen Femurendes beobachtet werden.

Bei den aseptischen Instabilitäten fehlt normalerweise eine periostale Saumbildung. Eine solche läßt stark an das Vorliegen eines Infektes denken. Davon gibt es eine Ausnahme. Es gibt Schaftinstabilitäten als Folge von Kortikalisnekrosen nach Zusammenbruch der toten Knochenstrukturen. Diese Kortikalisnekrosen sind verursacht durch die Kombination von Markraumbohrung (mit der bekannten schweren Zirkulationsstörung in der Kortikalis) und Markhöhlenversiegelung durch Zement. Periostale Saumbildungen können auch bei aseptischen Kortikalisnekrosen beobachtet werden.

Eine mäßige Spongiosierung der Kortikalis finden wir bei aseptischen Verhältnissen im ersten halben Jahr als Ausdruck des Knochenumbaus im Rahmen der funktionellen Anpassung.

Die Arthrographie trägt wenig bei zur Diagnose der Schaftinstabilität. Das Röntgenkontrastmittel kann in einen aufgeweiteten, zerrütteten Zementköcher einfließen, speziell wenn durch Zug/Druck-

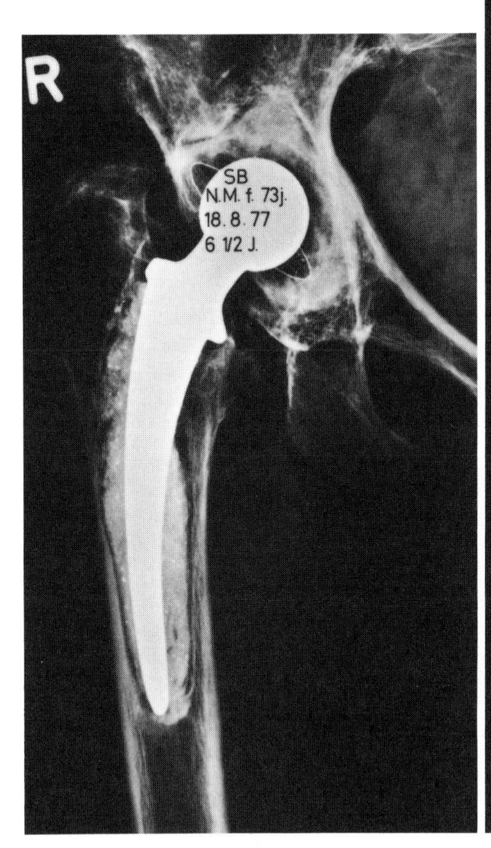

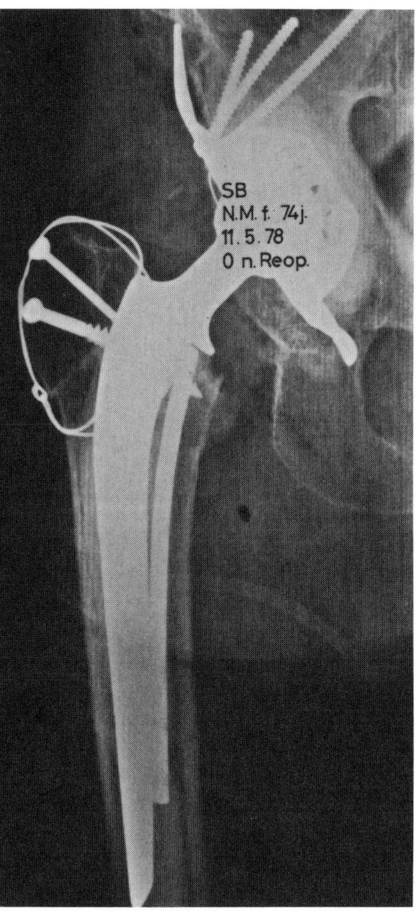

Abbildung 107. Pfanneninstabilität I und Schaftinstabilität I im 7. Jahr bei 73jähriger Hausfrau. Postoperative Situation nach Einbau einer Stützschale nach BURCH/SCHNEIDER und Plattenverkeilung.

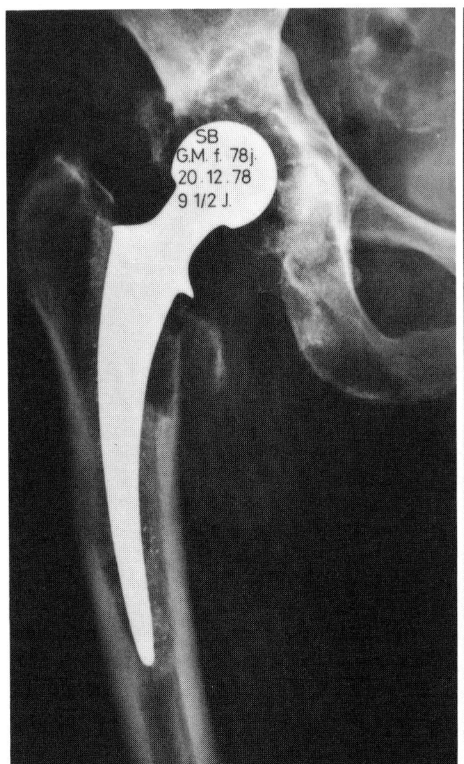

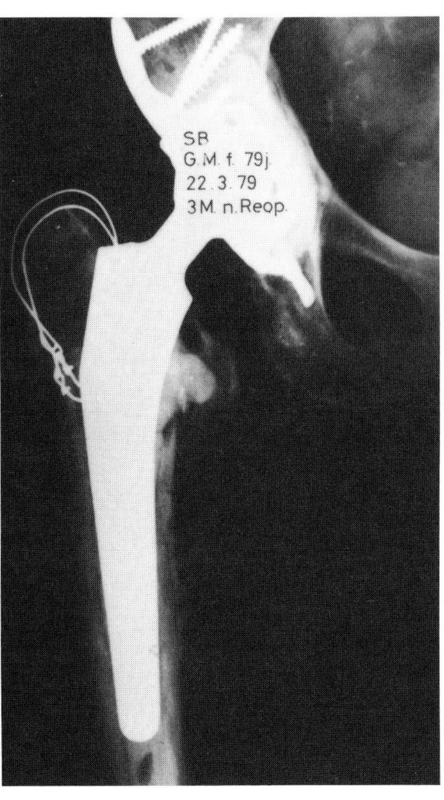

Abbildung 108. Schwere Pfanneninstabilität II im 10. Jahr nach Einsetzen einer Standardschaftprothese bei einer 78jährigen Rentnerin. Beginnende herdförmige Osteolysen im Schaftbereich. Pfannenersatz mit Hilfe der Stützschale, Schaftersatz mit Geradschaftprothese.

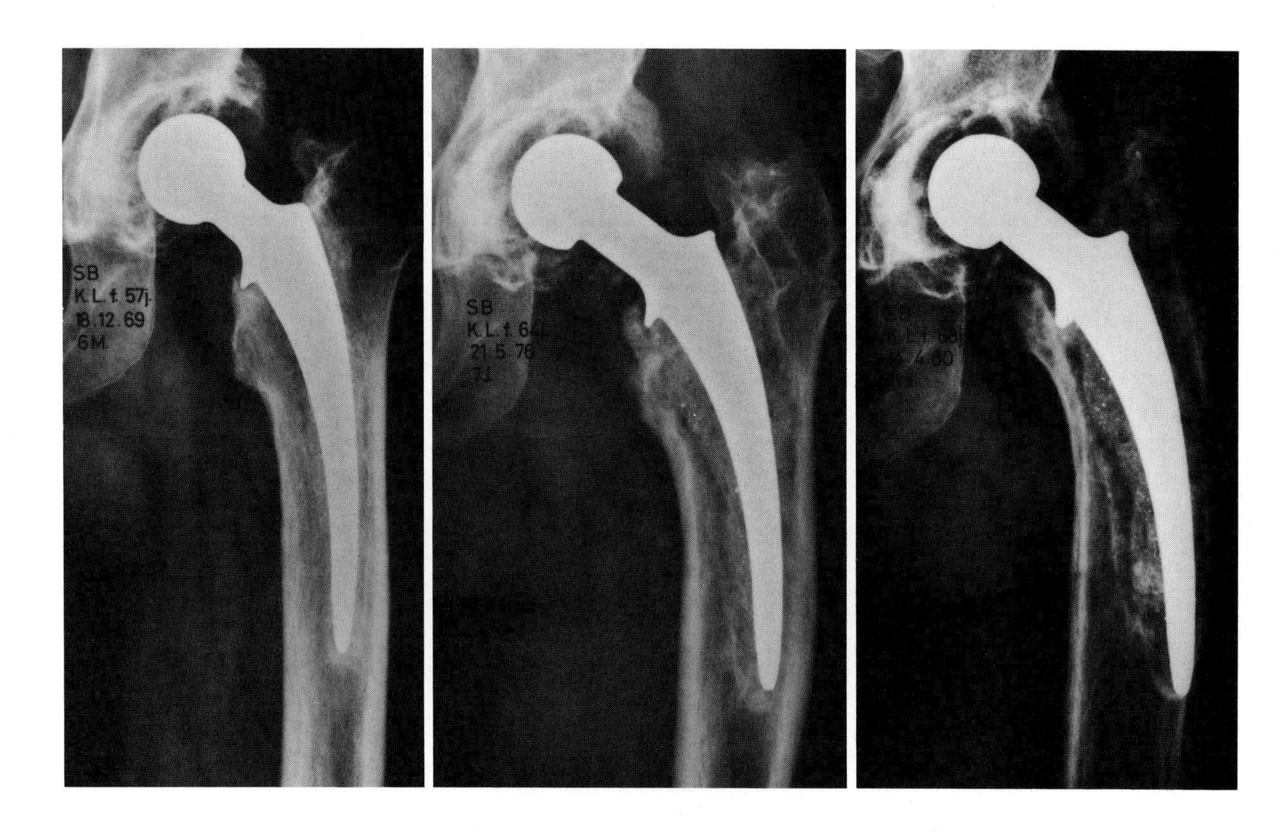

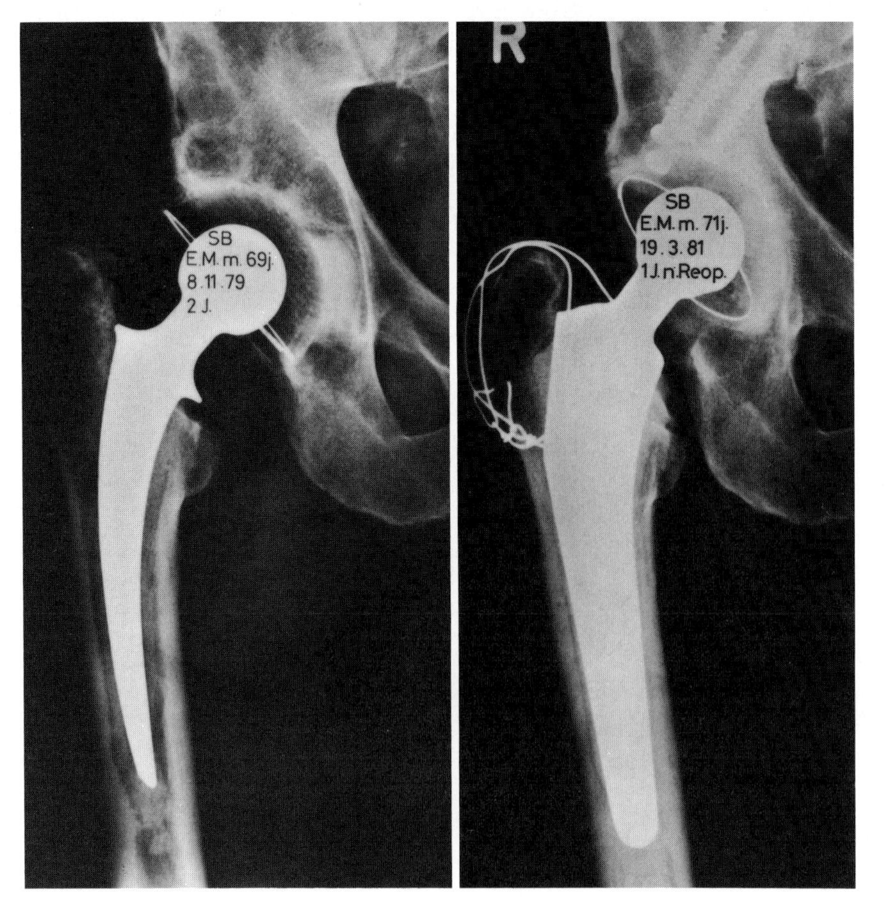

Abbildung 110. Frühe Schaftinstabilität wahrscheinlich auf dem Boden einer Zementdesintegration durch mechanische Störung in einer späten Gelphase. Erfolgreicher Ersatz der Schaftprothese durch eine Geradschaftprothese. Gleichzeitiger Pfannenersatz mit Armierung der neuen Pfanne durch Pfahlschrauben.

◁ *Abbildung 109.* Ungenügend einzementierte Standardschaftprothese mit einem gewissen Spiel im Spitzenbereich. Deshalb nach 7 Jahren keine Calcarresorption (!), aber zunehmende Varusstellung der Prothese und Varusdeformation des oberen Femurendes durch Umbau. Kompensation im lateralen Spitzenbereich nach 7 Jahren mit Kortikalisverdickung. Dekompensation mit lateraler Kortikalisusur im Spitzenbereich, zunehmende Varusstellung der Prothese, Zementrupturen und Instabilität III nach 11 Jahren.

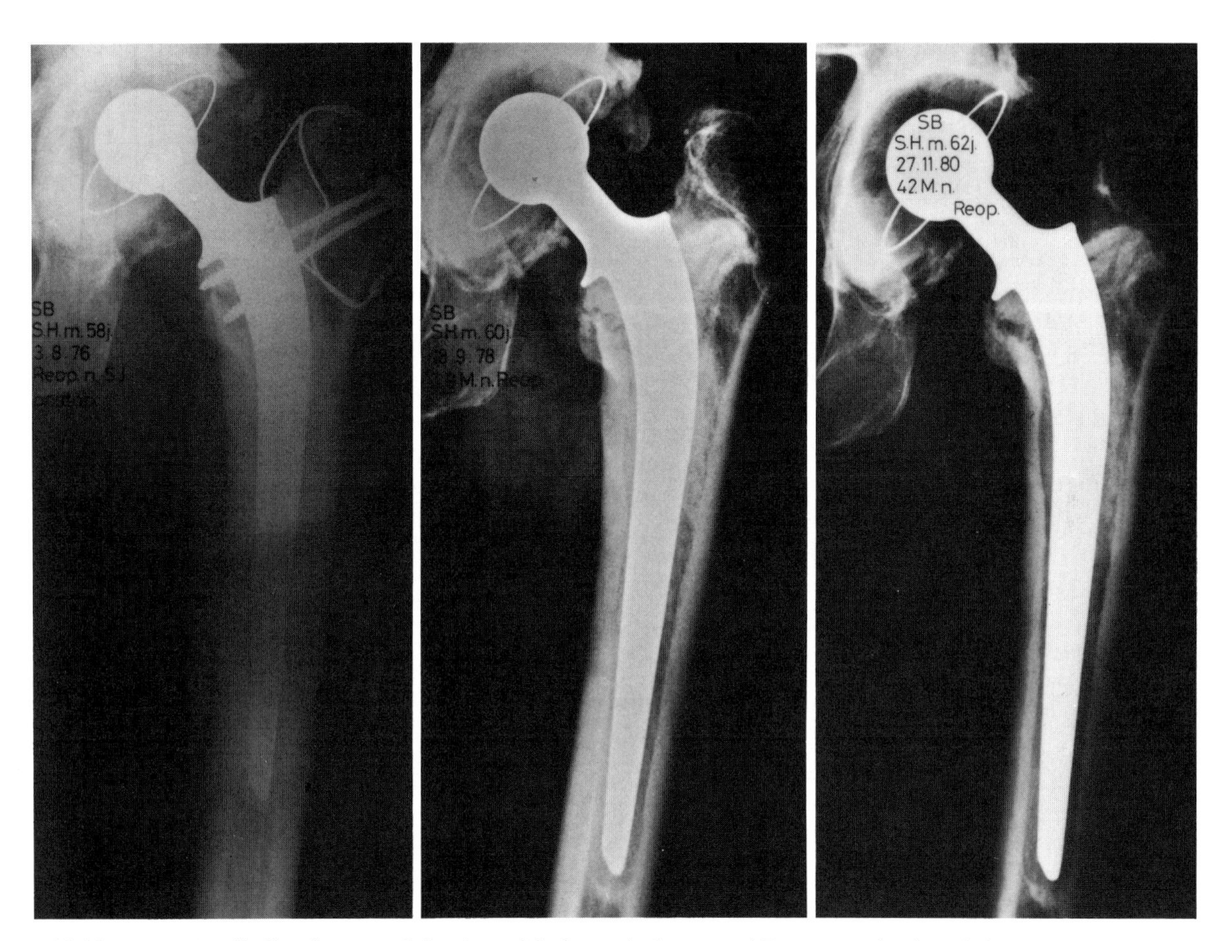

Abbildung 111. Kortikalisnekrose nach forcierter Markraumbohrung und Zementversiegelung bei Reoperation. 58jähriger Bahnarbeiter, postoperativer Schmerzzustand, der im 4. postoperativen Jahr mit der Schaftinstabilität zu erklären ist. Keinerlei Anhalspunkte für Infekt.

Pumpbewegungen dieser Vorgang begünstigt wird. Es kommt aber kaum vor, daß dieser Zustand sonst nicht erkannt würde. Bei intaktem Zementköcher hat im Bindegewebelager zwischen Knochen und Zement kein Kontrastmittel Platz.

Klinisch kennzeichnet sich eine Schaftinstabilität durch Unsicherheit, Kraftlosigkeit, Standunfestigkeit und zunehmende Schmerzen aus. Schmerzlokalisation im Oberschenkel vorn und außen mit Ausstrahlungen zum Kniegelenk, häufig in den Unterschenkel bis zum Fuß. Es sind typische Belastungsschmerzen. Es kommt vor, daß auch Lagewechsel im Liegen dramatisch schmerzhaft sind. Häufig wird eine Beinverkürzung empfunden. Charakteristisch bei passiver Prüfung ist die Schmerzhaftigkeit der Rotationsendlagen, besonders der Innenrotation.

Nicht jede Schaftinstabilität verursacht einen adäquaten Schmerzzustand. Wir haben erlebt, daß ein kaum erkennbarer Prothesenstielbruch zur Notfalleinweisung entsprechend einer Knochenfraktur Anlaß gab, daß andererseits mit einem stark dislozierten Prothesenstielbruch noch zweimal der Engadiner Skimarathon gelaufen wurde.

Außerdem ist darauf hinzuweisen, daß bei herdförmigen Osteolysen ohne Instabilität der Expansionsdruck des Zementabriebs (siehe 3.4.3) ähnliche Schmerzen verursachen kann wie eine Schaftinstabilität.

3.4.2 **Klassifikation** *(Abbildung 112)*

Eine Klassifikation der Schaftinstabilität scheint uns wertvoll, weil sie Auskunft gibt über den Mechanismus und über zu erwartende Schwierigkeiten bei der Reoperation.

3.4.2.1 *Die Schaftinstabilität I*

Der Zementköcher ist intakt. Die Saumbildung ist zirkulär und progressiv. Dieser Saum kann primär vorhanden sein oder sich sekundär einstellen. Bei einer Reoperation finden sich am Prothesenschaft Schliffspuren, hervorgerufen durch die Relativbewegungen bei der Belastungsverformung.

Die primäre Schaftinstabilität I

Sie kommt zustande bei sehr weiten Markhöhlen und dicken Zementschichten mit erheblicher Polymerisationsschwindung. Bei diesen Fällen handelt es sich oft um Rheumatiker mit wenig kräftigen Knochenankern oder um weite, glatte Markhöhlen bei Reoperationen. Die Schaftinstabilität I macht fast immer Beschwerden in Form von Standunsicherheit, Schwäche und Schmerzen. Der Zustand kann über einige Zeit stationär sein, mündet jedoch in ein progressives Stadium. Die Knochenanker sind abgebaut *(Abbildung 113)*.

Die sekundäre Schaftinstabilität I

Sie ist Ausdruck eines Frühinfektes oder einer Knochennekrose und ist begleitet von Spongiosierung der Kortikalis und periostaler Saumbildung.

Die Schaftinstabilität I erzeugt eine Verschiebung der Prothese zusammen mit dem Zementköcher. Der gesamte Zementköcher «schwimmt» in einem Bindegewebsbett und kann bei der Reoperation relativ leicht aus der Markhöhle entfernt werden.

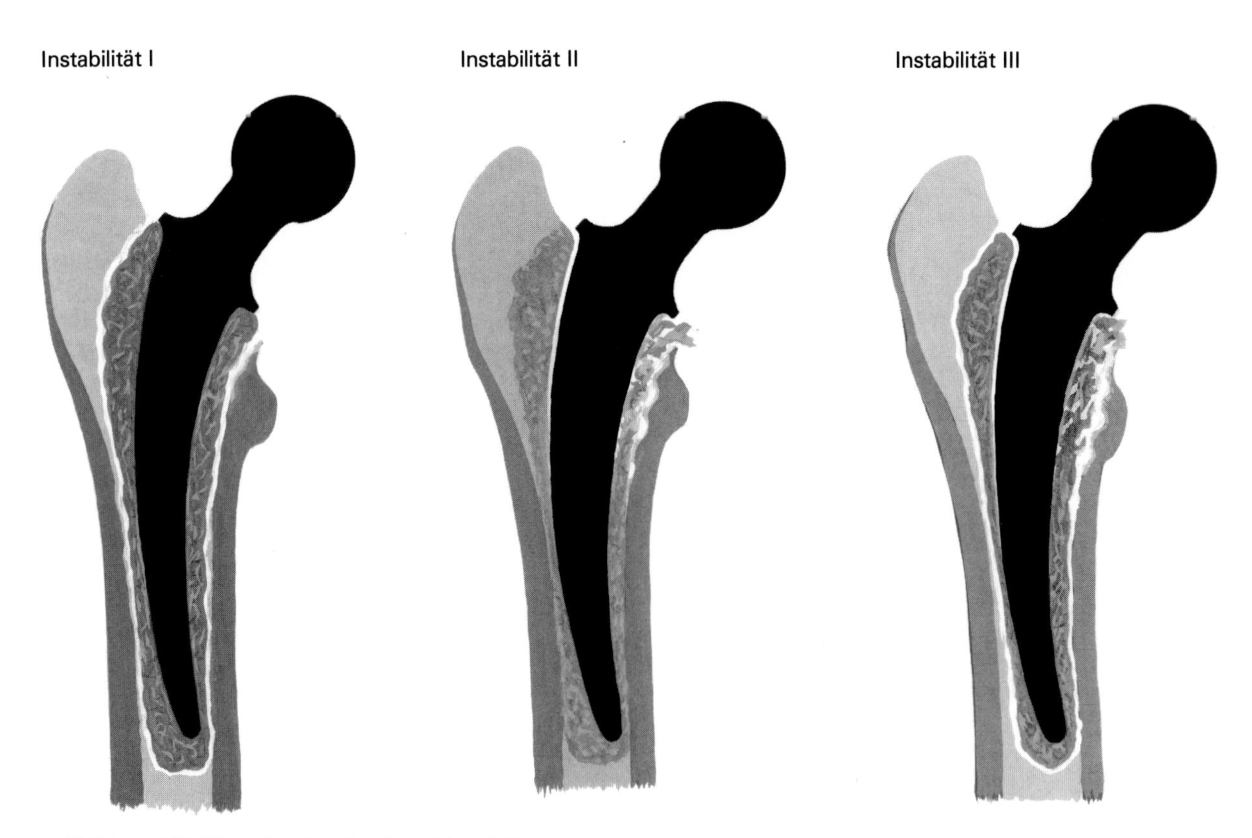

Abbildung 112. Klassifikation der Schaftinstabilität.

Instabilität I. Zementbett intakt. Progressive Osteolyse im ganzen Kontaktbereich.

Instabilität II. Ruptur des Zementbettes *und Dislokation der Prothese mit Auftreten eines Spaltes zwischen Zement und Metall oben lateral.* Dieser Befund beweist, daß die Fixation auch distal zusammengebrochen ist. *Im Röntgenbild ist die distale Instabilität zuerst schwer erkennbar.*

Instabilität III. Ruptur des Zementbettes, das im ganzen Kontaktbereich vom Knochen gelöst ist.

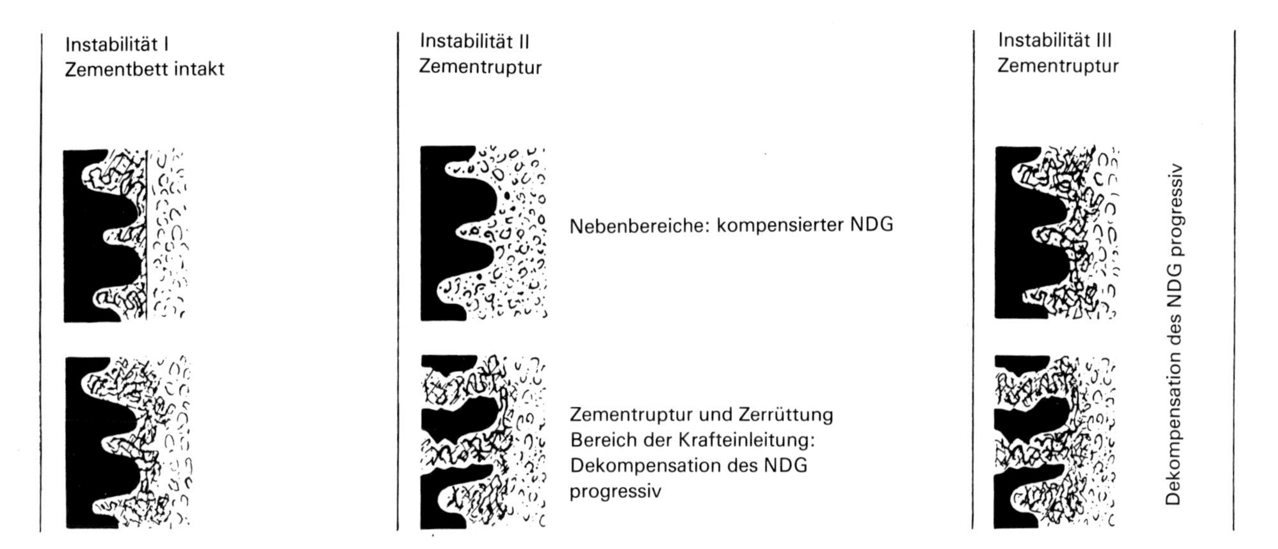

Abbildung 113. Zement/Knochen-Grenzen im Schaftbereich.

Instabilität I. Im ganzen Kontaktbereich fehlt bei intaktem Zementbett eine bindegewebsfreie Zone. Die Knochenanker sind abgebaut. Auch wenn noch kortikale Grenzlamellen vorhanden sind, ist die Osteolyse progressiv. Prothesenwechsel relativ einfach.

Instabilität II. Das Zementbett ist rupturiert. Es gibt in mechanisch nicht beanspruchten Bezirken bindegewebsfreie Kontaktzonen, d.h. Zementareale, die beim Prothesenwechsel größere Exstirpationsschwierigkeiten verursachen. Daneben ist der Nulldurchgang progressiv dekompensiert mit zunehmender Osteolyse.

Instabilität III. Zementbett rupturiert. Progressive Osteolyse im ganzen Kontaktbereich. Prothesenwechsel relativ leicht.

3.4.2.2 *Die Schaftinstabilität II*

Sie ist charakterisiert und kommt zustande durch den Bruch des Zementlagers. Naturgemäß ist sie Folge der Beanspruchung und demnach immer sekundär. Bei der Reoperation finden sich immer starke Schliffspuren als Folge grober Reibung zwischen Zement und Metall.

Der Zementköcher mit seinem E-Modul von etwa 300 kp/mm^2 kann die Belastungsdeformation des oberen Femurendes nicht verhindern, wenn er einen relativ dünnen Prothesenstiel umschließt. Er selbst wird damit Druck- und Zugspannungen ausgesetzt. Trennschichten im Zementköcher, wie sie unvermeidlich sind beim manuellen Einbringen, erleichtern Rupturen im Zugbereich und Ermüdungszerrüttung im Druckbereich. Ungünstige Prothesengestaltung mit gebogenem Schaft und scharfer medialer Kante erzeugt mit der Zeit eine Ermüdungszerrüttung des Zementlagers oben medial wegen zu hohem spezifischem Flächendruck. Dieses ist auf die Dauer dem rhythmischen Angriff umso weniger gewachsen, als der Knochen als Folge des progressiven dekompensierten Nulldurchgangs weicht.

Die Schaftinstabilität II erzeugt eine Verschiebung der Prothese *im* Zementköcher. Charakteristisch ist das Auftreten eines Spaltes zwischen Metall und Zement kranio-lateral. Die Zemententfernung bei der Reoperation ist mühsam, da größere Bezirke des Zementlagers fest und ohne Bindegewebszwischenschicht mit dem Knochen verbunden sind (Abbildung 113).

3.4.2.3 *Die Schaftinstabilität III*

Das Zementbett ist zerrüttet, gebrochen und im ganzen Umfang vom Knochen durch eine meist dicke Bindegewebsschicht getrennt. Die Instabilität III ist immer mit einer progressiven Form des dekompensierten Nulldurchgangs verbunden (Abbildung 110). Die Prothese weist starke Schliffspuren auf.

Die Schaftinstabilität III ist das Endresultat der Schaftinstabilität I, wenn als Folge der zunehmenden Unruhe der Zementköcher bricht. Sie entsteht auch aus der Schaftinstabilität II, wenn bisher ruhende Keime einen Spätinfekt auslösen, der mechanisch wenig beanspruchte Zementpartien lockern kann. Es gibt aber auch beim Spätinfekt relativ oft

Zementzonen, die absolut fest und ohne Bindegewebemembran mit dem Knochen verbunden bleiben. Sie finden sich lateral proximal und relativ häufig im Bereich eines soliden, abgebrochenen Zementzapfens distal der Prothesenspitze.

Wahrscheinlich kann auch ein Speichergranulom im Sinne von H. G. WILLERT eine mechanisch kaum mehr beanspruchte, fest mit dem Knochen verbundene Zementzone mit der Zeit lösen. Es bleibt die Frage, ob nicht Keime dabei eine Rolle spielen.

Die Zemententfernung bei der Reoperation ist relativ einfach.

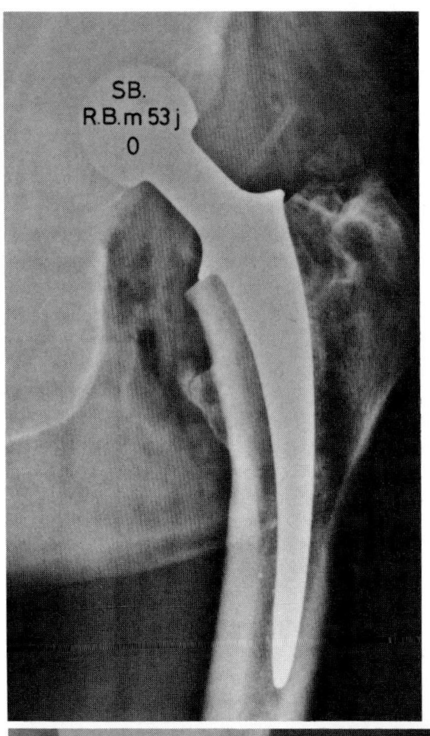

Abbildung 114. Herdförmige Osteolyse. Der Fall R.B. Unten links und Mitte: Situation 32 Monate nach Einzementieren eines Standardschaftes in weiter Markhöhle. Rechts: 6 Jahre nach Reoperation ist die wiederaufgebaute mediale Kortikalis erhalten. Keine Infektzeichen trotz Pseudomonas-Kontamination. Trotz Polyesterpfanne keine Zeichen einer Granulombildung mit Osteolyse.

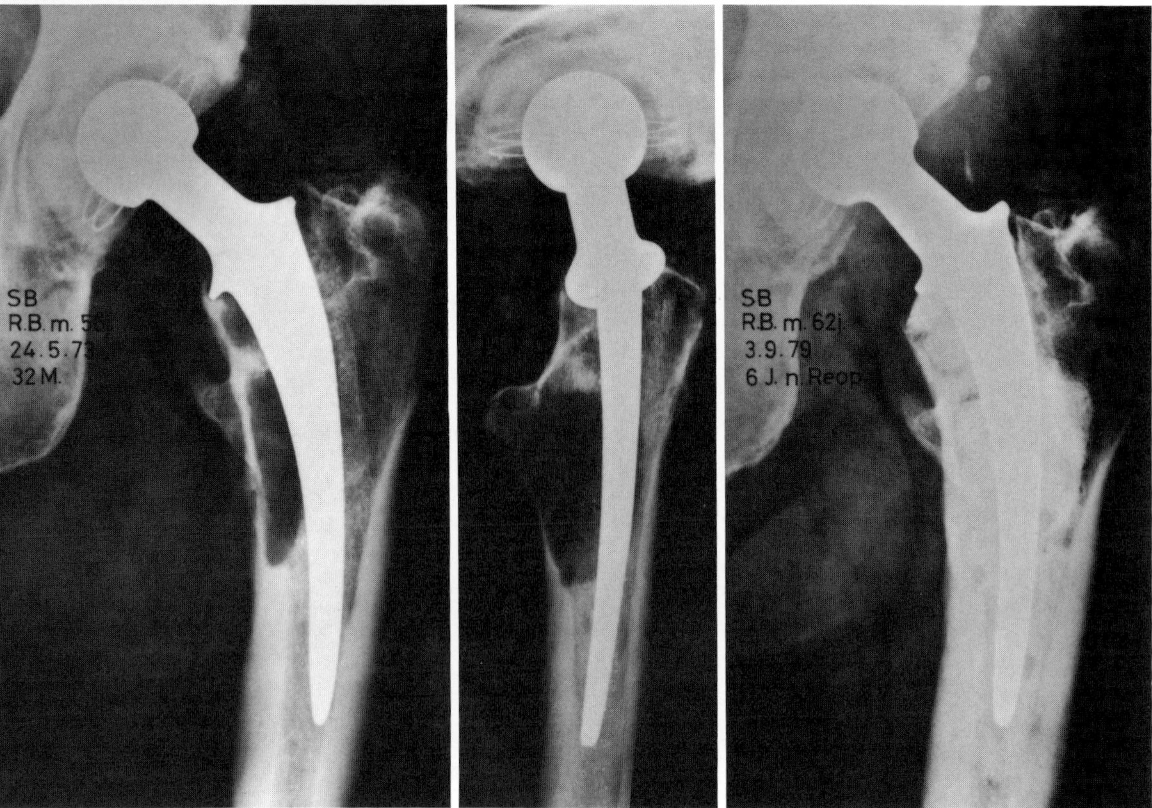

3.4.3 **Die herdförmige Osteolyse**

3.4.3.1 *Erscheinungsform und Gedanken zur Pathogenese*

Die Beschreibung der Schaftkomplikationen wäre unvollständig ohne die Erwähnung eines Komplikationsbildes, das wir 1971 als «herdförmige» Osteolyse bezeichnet haben. Es handelt sich um zufällig angeordnete Knochenresorptionsherde, die scharf begrenzt die Kortikalis fast total zerstören, jedoch von normaler oder verdickter und dicht strukturierter Kortikalis begrenzt sind. Charakteristisch ist das Fehlen jeglicher Saumbildung im Bereich der benachbarten Zement/Knochen-Grenzen. Es fehlt ebenfalls eine periostale Reaktion.

Seit Verwendung der Zementspritze und der Beachtung des Prinzips der Verkeilung im Schaft haben wir diese Komplikation nicht mehr beobachtet. Die zufällige Anordnung dieser Resorptionsherde scheint mit der Zufälligkeit von Trennschichten nacheinander eingebrachter Zementportionen (Blut-, Flüssigkeits-, Lufteinschlüsse, unterschiedlicher Polymerisationsgrad) zusammenzuhängen. Außerdem fällt auf, daß immer relativ mächtige Zementschichten, d.h. eine größere Inkongruenz zwischen Weite der Markhöhle und Prothesenstieldimension vorlagen. Nach unserer heutigen biomechanischen Vorstellung handelte es sich also um Zementmassive, die einer großen Belastungsdeformation ausgesetzt waren. Die Möglichkeit der Entstehung von Zementabrieb- und Zerrüttungsprodukten im Bereich von Trennschichten ist damit gegeben. Zementabrieb ist raumfordernd, erzeugt also Druck. Dieser Druck ist wegen der intermittierenden Belastungsdeformation pulsierend. Es ist vorstellbar, daß dieser Mechanismus eines dekompensierten Nulldurchgangs das Bild der «herdförmigen» Osteolyse erklärt.

3.4.3.2 *Der Fall R.B. (Abbildungen 114* und *115)*

Es handelt sich um einen 1917 geborenen 173 cm großen und 80 kg schweren, sportlichen Werkstätte-Chef. Am 1.9.1970 wurde wegen Coxarthrose an der linken Hüfte eine Totalprothese nach M.E. Müller, Modell 1967 aus Protasul 1 mit Polyesterpfanne eingesetzt. Als Zement wurde CMW® mit Bariumsulfat-Zusatz verwendet. Am 24.5.1973 bestand seit 10 Tagen ein Beschwerdebild, das die Arbeitsfähigkeit noch nicht beeinträchtigte und eine stockfreie Gehstrecke von 2 km zuließ. Trendelenburg negativ, aber mäßiges Schmerzhinken links. Beugeumfang 110°, kein Streckausfall. Rotationsumfang von vorher 60° auf 30° reduziert mit schmerzhaften Endlagen. Mittlere Rotationshaltung: Außenrotation 5°. Die Röntgenbilder ergaben eine große mediale und hintere

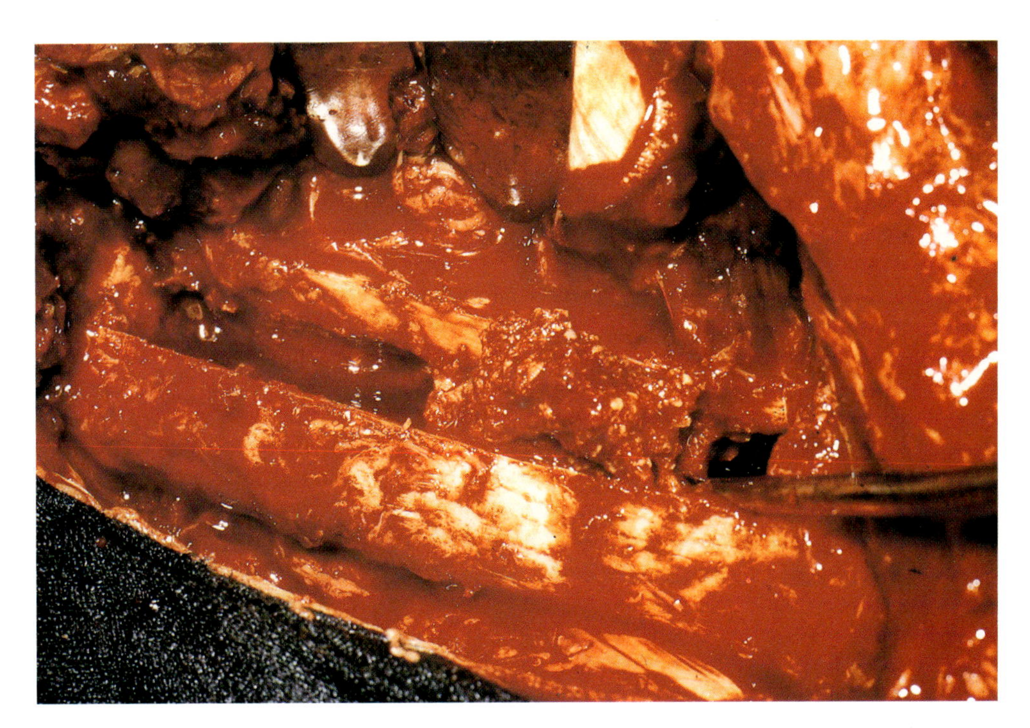

Abbildung 115. Fall R.B. Ventrale Fensterung des Femurschaftes zur gezielten Materialentnahme bei herdförmiger Osteolyse.
Resultat: Knochennekrose, kein Speichergewebe, keine Entzündung (H.G. Willert), metallurgisch-spektralanalytisch ohne Besonderheit, bakteriologisch Pseudomonas als Saprophyt.

herdförmige Osteolyse. Am 20.7.1973 wurde die Schaftprothese ausgewechselt. Gelenkinhalt 8 cm^3 gelbtrübe Flüssigkeit. Die Polyesterpfanne war stabil und wurde belassen. Um eine genaue Probeexzision aus dem Osteolyseherd vornehmen zu können, wurde ein ventrales Schaftfenster angelegt (Abbildung 115). Der scharfe Löffel entnahm weiche, rotbraune, z.T. gallertige Gewebsstücke aus dem Osteolyseherd. Mit diesem Material und mit der Gelenkkapsel wurde eine histologische, eine bakteriologische und eine metallurgisch-spektralanalytische Untersuchung vorgenommen. Einsetzen einer Standardschaft-Stahlprothese unter Verwendung von Palacos® mit Zementspritze, aber ohne Antibiotikum nach vorhergehendem Schluß des Fensters mit dem Knochendeckel (siehe 3.4.5.2). Unauffällige Heilung ohne Antibiotikumschutz.

Am 20.6.1978 wurde auf der rechten Seite eine Geradschaftprothese eingesetzt. Eine Kontrolluntersuchung vom 3.9.1979 ergab folgenden Befund: 6 Jahre nach der Ersatzoperation links ist der Patient zufrieden. Links bestehende Beschwerden bei stärkerer Ermüdung. Stockfreie Gehstrecke des 81 kg schweren Patienten 3–5 km. Hinkfreier Gang. Seitengleiche Beinlänge. Trendelenburg negativ. Flexionsumfang 110°, Streckausfall 10°, Rotationsumfang 65°. Im Röntgenbild ist die Prothesenverankerung stabil. Die stark verdünnte Kortikalis im Bereich des ehemaligen Herdes hat sich verdickt.

Resultat der histologischen Untersuchung durch H.G. Willert, *Frankfurt.*

1) *Befund des Materials aus dem Resorptionsherd*

Es handelt sich um Knochenmark aus der Umgebung des Zementimplantates. Charakteristisch ist die überall erkennbare Aufgliederung in 3 Zonen: In der vom Zement am weitesten entfernt gelegenen Zone ist das Markgewebe intakt, es überwiegt das Fettmark über das blutbildende Knochenmark. Daran anschließend, zum Zement hin gelegen, folgt eine bis mehrere Millimeter breite Nekrosezone. Das Bild dieser Marknekrose entspricht dem des Knocheninfarktes. Die Grenze zwischen intaktem und nekrotischem Markgewebe verläuft unregelmäßig, sie ist durch einen Verdichtungsstreifen mit Fibrin-Exsudation, Ansammlung von Lipophagen und Aussprossung von Kapillarknospen in die Nekrosezone gekennzeichnet. Die Anwesenheit von Lipophagen und Kapillarknospen deutet darauf hin, daß vom vitalen Gewebe aus der Versuch gemacht wird, die Nekrose zu organisieren. An die Nekrosezone schließt sich noch ein sehr weitmaschiges Geflecht aus dünnen, eosinophil gefärbten, homogenen Septen an, die keine Binnenstruktur haben. Bei diesen Septen handelt es sich möglicherweise um nekrotisches Gewebe oder Exsudat, das zwischen die Perlen des Knochenzementes eingedrungen ist.

Eine Fremdkörperspeicherung ist in diesem Gewebe nicht nachweisbar.

2) *Befund der Gelenkkapsel*

Die Gelenkkapsel ist auch im mikroskopischen Schnittbild zottig gebaut. Die Zotten sitzen in einem breiten Collagen-faserigen Stratum fibrosum auf. Sie sind plump. Ihre Oberfläche ist von wechselnd dicken Fibrin- und Detritus-Schichten bedeckt, in die die Kapseloberfläche wie «ausgefranst» ist und septenartige, oftmals maschenartig angeordnete Ausläufer entsendet. Größere Ansammlungen von Fibrin- und Detritusmassen finden sich in Krypten, mitunter auch in Zysten zwischen den Zotten. Im Innern der Zotten ist das kollagene Bindegewebe hochgradig verquollen und hyalinisiert. Es enthält massenhaft Einlagerungen runder und polyzyklisch begrenzter Fremdkörper, die jeweils von Fremdkörper-Riesenzellen umschlossen sind. Die Größe der Fremdkörper-Riesenzellen und ihr Zellkerngehalt wechselt in Abhängigkeit von der Größe der Fremdkörpereinschlüsse. Das Material der Fremdkörpereinschlüsse ist herausgelöst.

Die Fremdkörpereinschlüsse entsprechen Knochenzementfragmenten. Andere Fremdkörper sind im vorliegenden Präparat nicht nachweisbar.

Resultat der bakteriologischen Untersuchung

Wachstum von Pseudomonas aeruginosa (zwei Entnahmen).

Resultat der metallurgisch-spektralanalytischen Untersuchung

Im Vergleich mit Hüftkapselgewebe ohne künstliches Gelenk waren lediglich die Werte für Barium, Kobalt, Chrom, Nickel und Molybdän, Bestandteile, die normalerweise nicht nachweisbar sind, pathologisch. Ein auffälliger Befund konnte nicht erhoben werden. Die gefundenen Werte entsprechen denjenigen, die bei solchen Totalprothesen ohne herdförmige Osteolyse ermittelt werden können.

Diskussion

Im Bereich der «herdförmigen Osteolyse» fand H.G. Willert lediglich das Bild einer Knochennekrose. Es fehlt Granulationsgewebe und es fehlt eine Fremdkörperspeicherung. Es fehlen aber auch Zeichen einer zellulären Infiltration. Der in zwei Proben festgestellte Pseudomonas-Befund hat also keine pathogenetische Bedeutung. Diese Keime waren Saprophyten und nicht Verursacher des Schadens. Der Fall gehört deshalb nicht in die Infektionsstatistik (siehe 4.1). Die Spektralanalyse hat wie immer bei den Prothesen das Barium des Zementes und Spuren der Legierungsbestandteile nachgewiesen. Eine besonders gewebstoxische Anreicherung eines Metalls fehlt.

Die mit dem gleichen Zement fixierte Pfanne ist nach 9 Jahren noch stabil.

Der Verlauf nach der Ersatzoperation war unauffällig. Eine besondere Schonung der reoperierten linken Seite war wohl nicht möglich, da 1978 rechts ebenfalls eine Prothese eingesetzt wurde. Der Patient hat bis 1978 zu 100%, seither zu 80% gearbeitet.

Der Fall ist auch interessant als «Polyesterfall». Die Abriebpartikel haben kein aggressives Granulom verursacht! Eine Dekompensation im Abtransport der Polyesterpartikel ist nicht eingetreten. Aus diesem Grund fand sich in der Gelenkkapsel keine Speicherung von Polyesterpartikeln. Der heutige mäßige Ermüdungsschmerz könnte mit einer Polyesterpartikel-Reizung der Kapsel erklärt werden. Bei Zunahme müßte eine Gelenkspülung (siehe 3.10) vorgenommen werden.

Eine Bariumtoxizität als Grund der Knochennekrosen kann ausgeschlossen werden, da die Pfanne mit dem gleichen Zement in den folgenden 6 Jahren stabil geblieben ist.

Nach aller Erfahrung kann auch eine galvanische Ursache (J. Breitenfelder et al.) ausgeschlossen werden, da nach Ersatzoperationen mit gleichem Fremdmaterial unter stabilen Verhältnissen Osteolysen auszubleiben pflegen.

Zweifellos haben bei diesem Fall alle Beteiligten Glück gehabt. Heute wäre eine Prothesenfixation mit so viel Zement abzulehnen. Es müßte das Prinzip der Verkeilung im Schaft zur Anwendung kommen.

3.4.4 **Therapie**

Die Therapie der Schaftinstabilität I kann vorerst konservativ sein, sofern kein Infektverdacht vorliegt. Einzig sinnvolle konservative Maßnahme ist eine drastische Reduktion der Beanspruchung, d.h. der körperlichen Aktivität. Sogenannte «Heilgymnastik» ist auszuschließen! In seltenen Fällen kann durch Absinken des konischen Metall/Zement-Verbundes eine Verkeilung in der Markhöhle erreicht werden, die die Prothese genügend stabilisiert. Wenn die Beschwerden andauern oder sich die radiologische Situation verschlechtert, ist die Reoperation nicht zu umgehen.

Die Therapie der Schaftinstabilitäten II und III ist immer eine operative. Auch wenn die Beschwerden noch relativ diskret sind, ist der Patient von der Notwendigkeit eines stabilisierenden Eingriffs zu überzeugen. In jedem Fall nimmt nämlich die Osteolyse zu und droht immer mehr, die Verankerung der neuen Prothese zu kompromittieren.

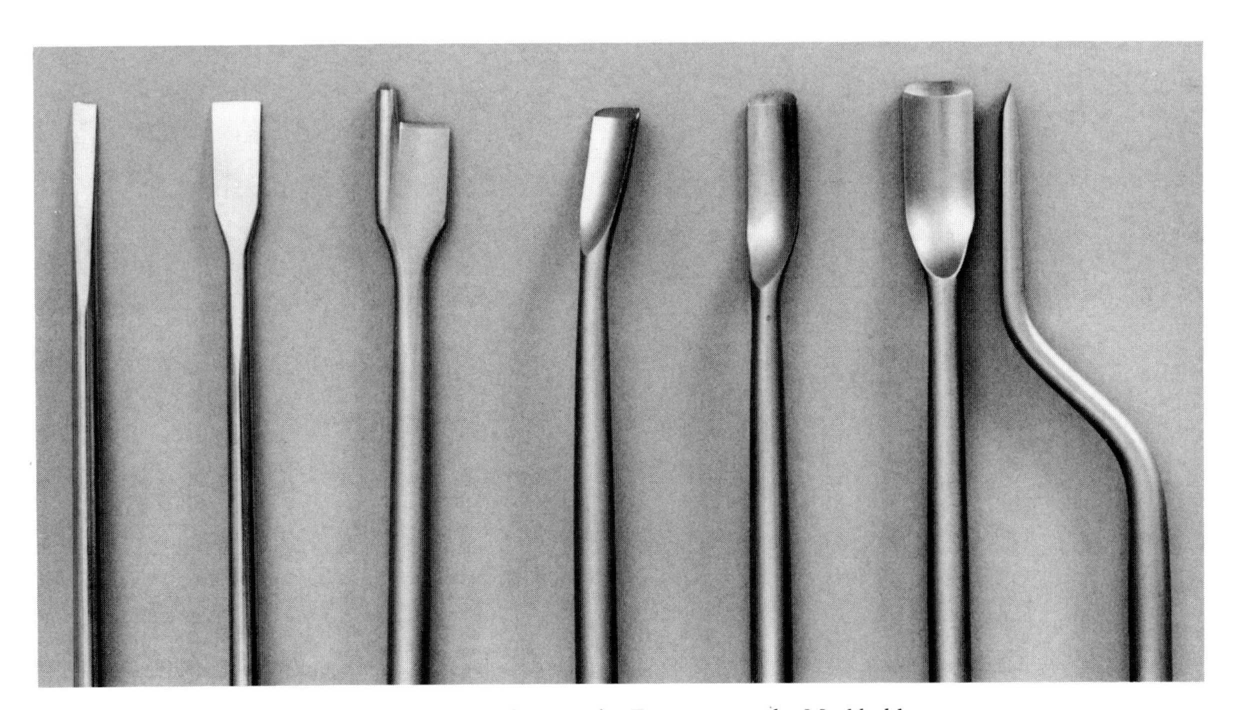

Abbildung 116. Meißelinstrumentarium zur Entfernung des Zementes aus der Markhöhle.

Von links nach rechts:
- 2 schmale Meißel.
- Fahnenmeißel. Er dient zum Längsspalten des Zementes in der Markhöhle. Das stumpfe Ende verhindert ein zu starkes Eindringen des Meißels in die Kortikalis.
- Rückwärts gebogener Meißel. Er leistet besonders gute Dienste in der Tiefe der Markhöhle.
- 2 Löffelmeißel zur Loslösung der nach Längsspaltung entstandenen Fragmente.
- Doppelt abgewinkelter Meißel zur Arbeit durch ein Kortikalisfenster hindurch.

3.4.4.1 *Technik der Reoperation bei Schaftinstabilität (Abbildungen 116–136)*

Rückenlage auf flachem Tisch. Der Patient liegt auf der Seite des Operateurs, so daß der Trochanter knapp den Tischrand überragt. Eine Stütze gegen den gegenseitigen Beckenkamm sichert diese Lage. Frische Röntgenbilder a.-p. und seitlich mit Darstellung der ganzen Totalprothese inklusive unteres Ende des Zementzapfens in der Markhöhle sind notwendig. Die Röntgenbilder müssen frisch sein, damit ein allfälliger Prothesenstielbruch erkannt wird. Sie geben außerdem Auskunft über die Zementverteilung, über die Lage von osteolytischen Höhlen und insbesondere über die Lage der Achse des Prothesenstiels. Wichtig für die Zementextraktionstechnik ist zu wissen, ob die Fortsetzung der Prothesenstielachse die Kortikalis trifft oder ob sie in beiden Ebenen einigermaßen zentriert in der Markhöhle bleibt. Je nachdem wird es erlaubt sein, einen allfälligen distalen Zementzapfen vom Prothesenlager aus zu durchbohren, was eine technische Erleichterung darstellt. Riskiert jedoch der Bohrer, die Kortikalis anzugreifen, dann darf er in dieser Weise vom Prothesenbett aus nicht verwendet werden. Der Operateur sitzt relativ tief, damit er bequem axial in die Markhöhle sehen kann. Dazu ist gutes, queres Licht notwendig. Kaltlicht hat sich besonders bei engen Markhöhlen bewährt. Der Operationstisch muß genügend angehoben und auf die Gegenseite gekippt werden können. Die Abdeckung ist in der ganzen Ausdehnung des Patienten zuverlässig wasserdicht. Das zu operierende Bein ist frei und wasserdicht eingepackt.

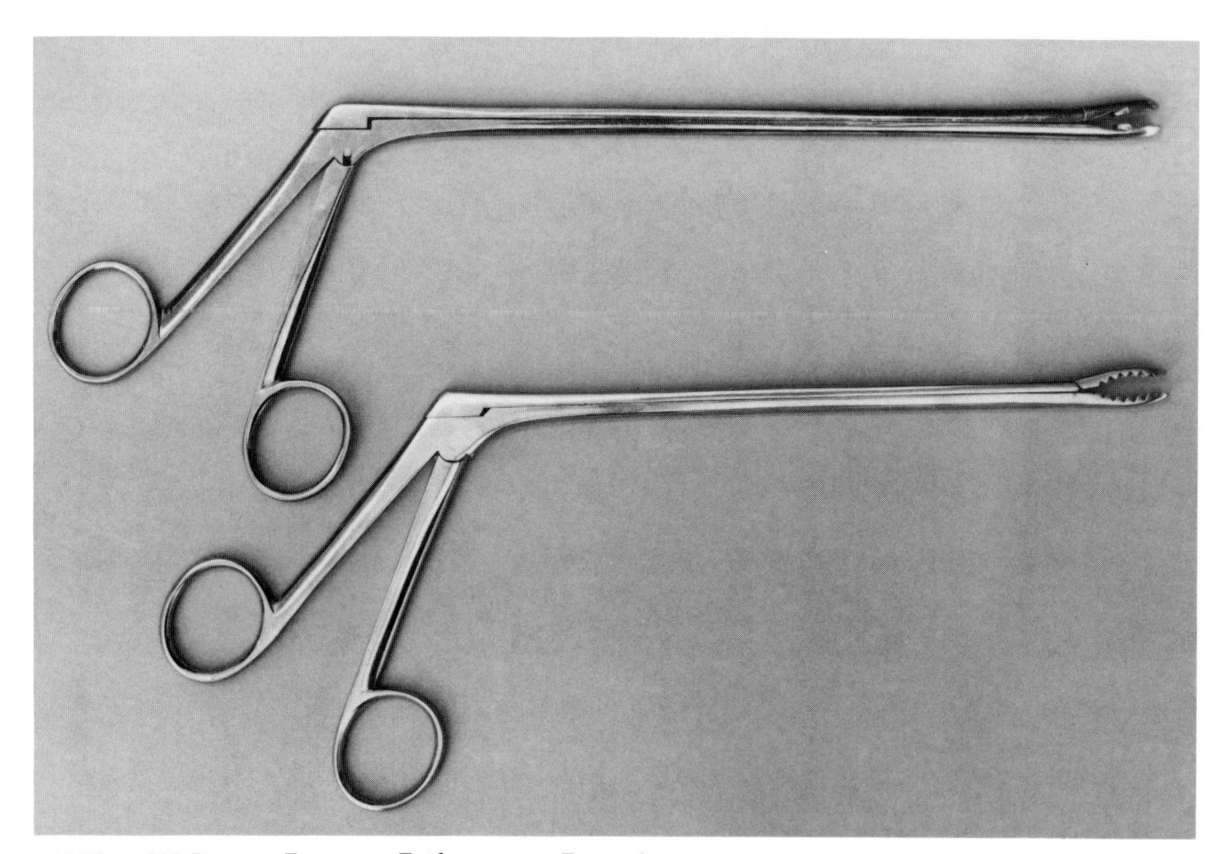

Abbildung 117. Rongeur-Zangen zur Entfernung von Zementfragmenten aus der Markhöhle.

Abbildung 119. Markraumbohrinstrumentarium. ▷

Von oben nach unten:
- Markraumbohrbüchse von 14 mm Außendurchmesser für langen 4,5 mm-Bohrer;
- 4,5 mm- und 6 mm-Spiralbohrer;
- Markraumbohrer von 7–14 mm.

Grundsätzlich soll der Zement im Bereich des Prothesenlagers unter Kaltlichtsicht mit dem Meißel entfernt werden. Ein blindes Bohren ist verboten. Es ist zu beachten, daß die Bohrung sofort exzentrisch zu Lasten der Kortikalis erfolgt, wenn nur noch auf einer Seite Zement liegt. Starkes Bohren schädigt die Vitalität der Schaftkortikalis!

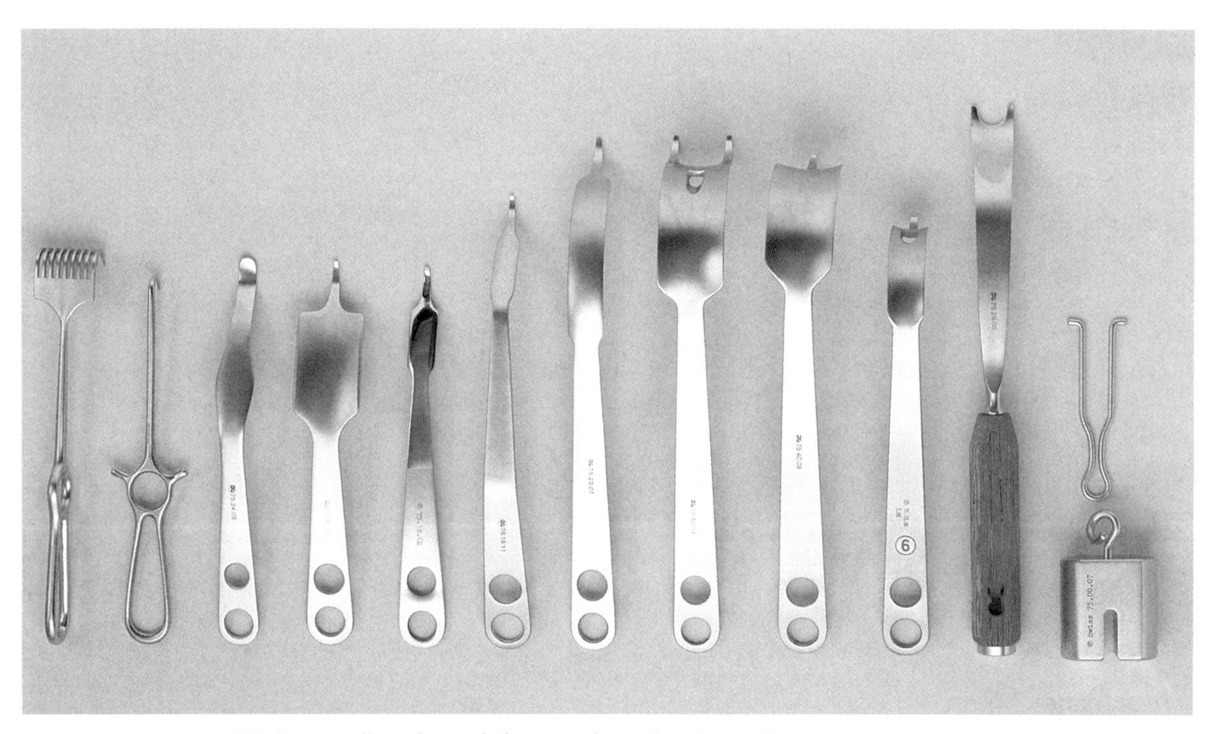

Abbildung 118. Das Hebelsystem dient der mühelosen und gewebeschonenden Einstellung.

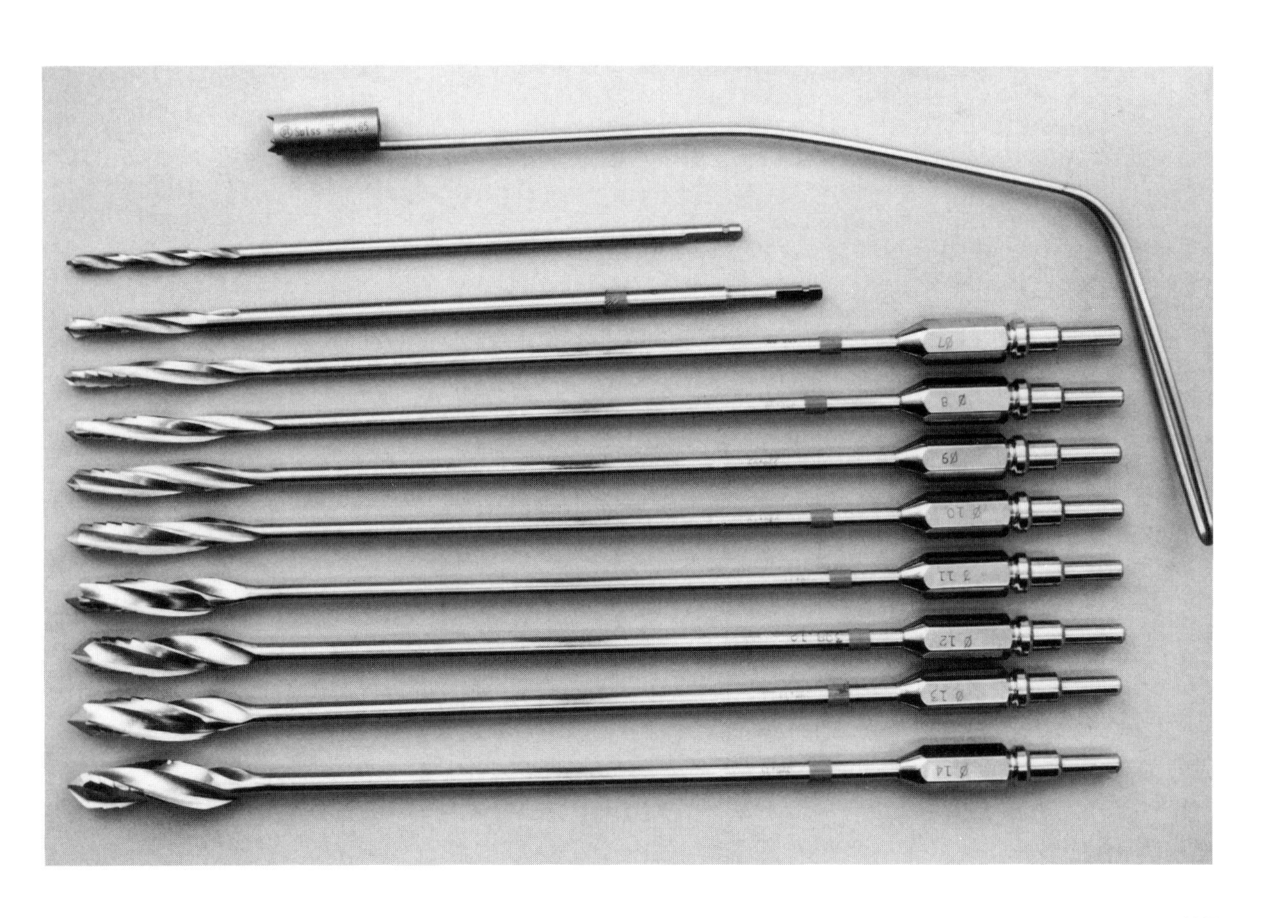

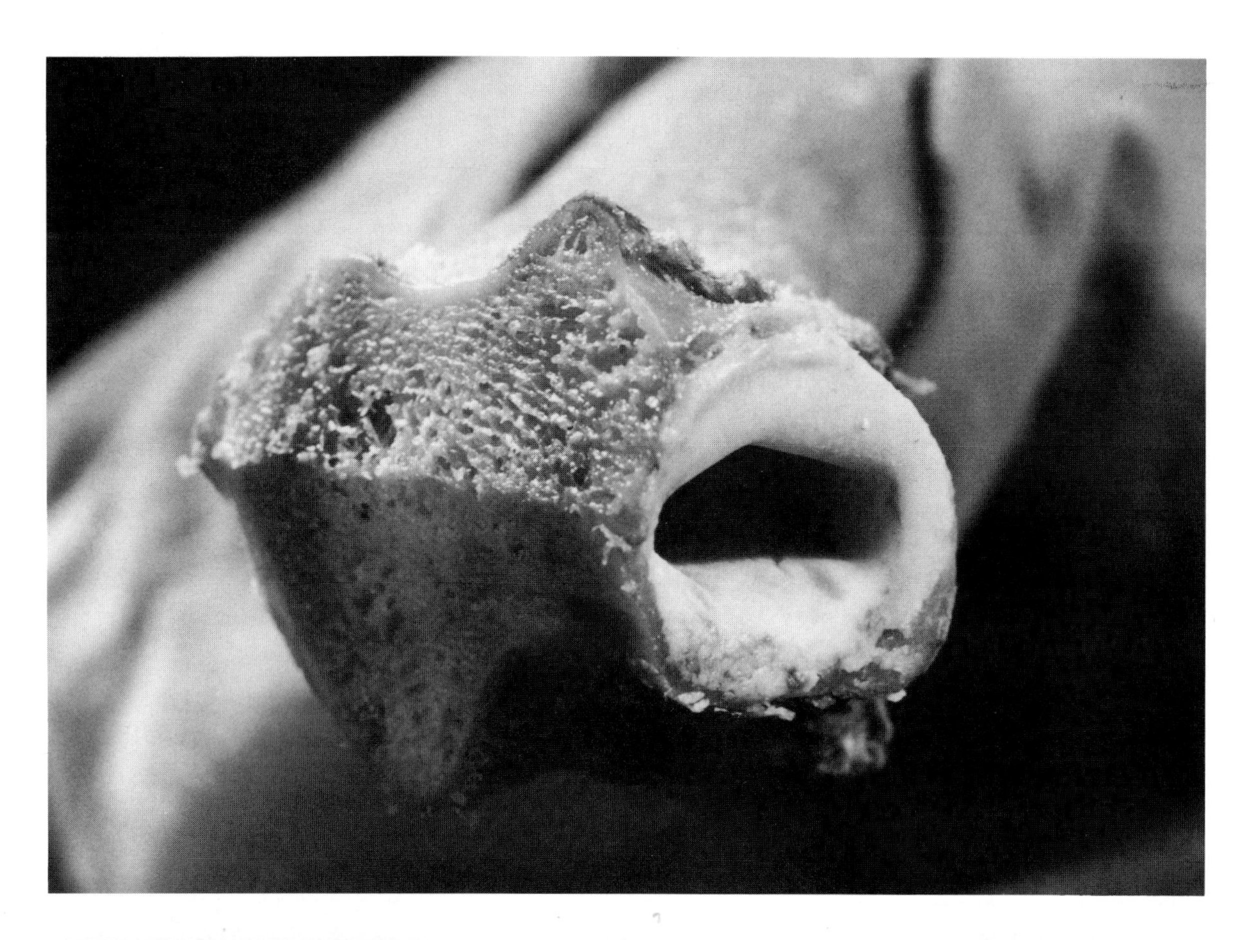

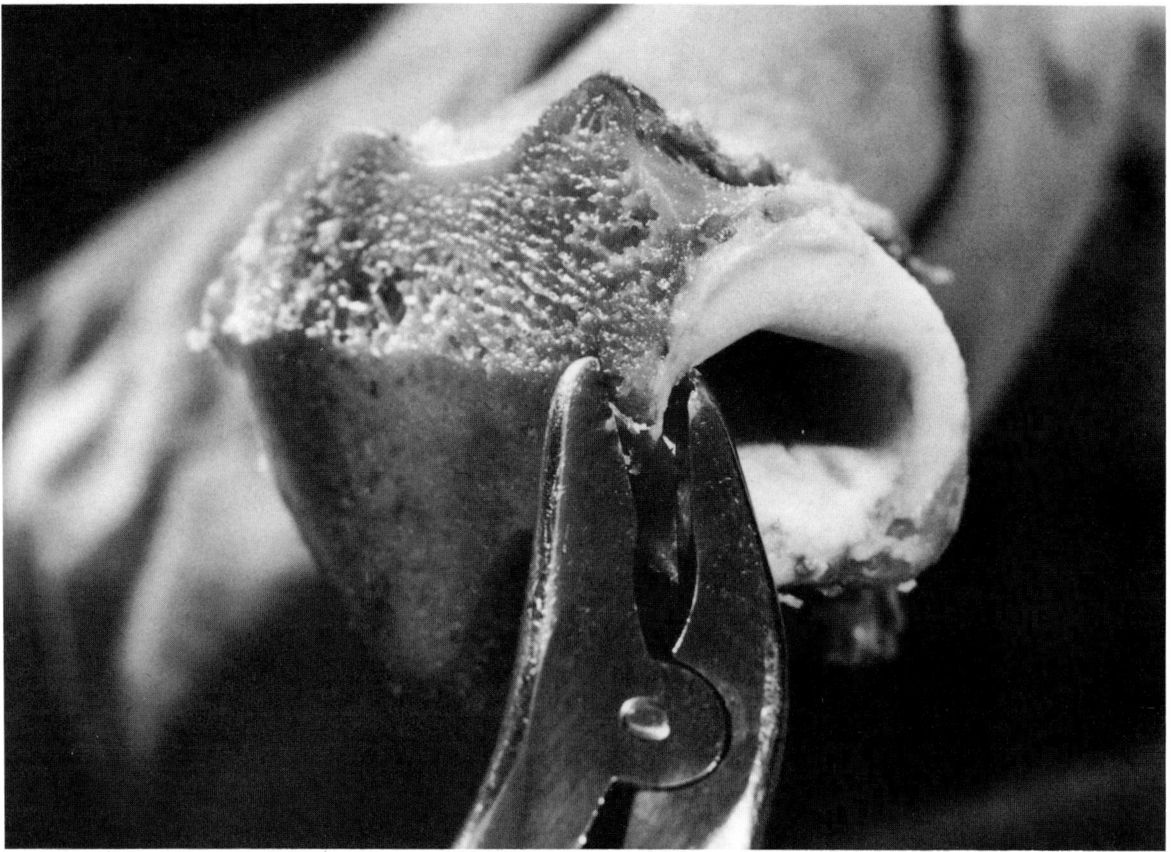

◁ *Abbildung 120.* Ansicht des oberen Femurendes nach Satteldachosteotomie. Das Bein liegt quer zur Körperachse, das Knie ist um 60° gebeugt, die Kniegelenksachse parallel der Körperlängsachse. Sitz des Operateurs möglichst tief. Oberste Tischstellung, Kippung des Tisches auf die Gegenseite bei Seitenhalterung des Beckens auf der Gegenseite.

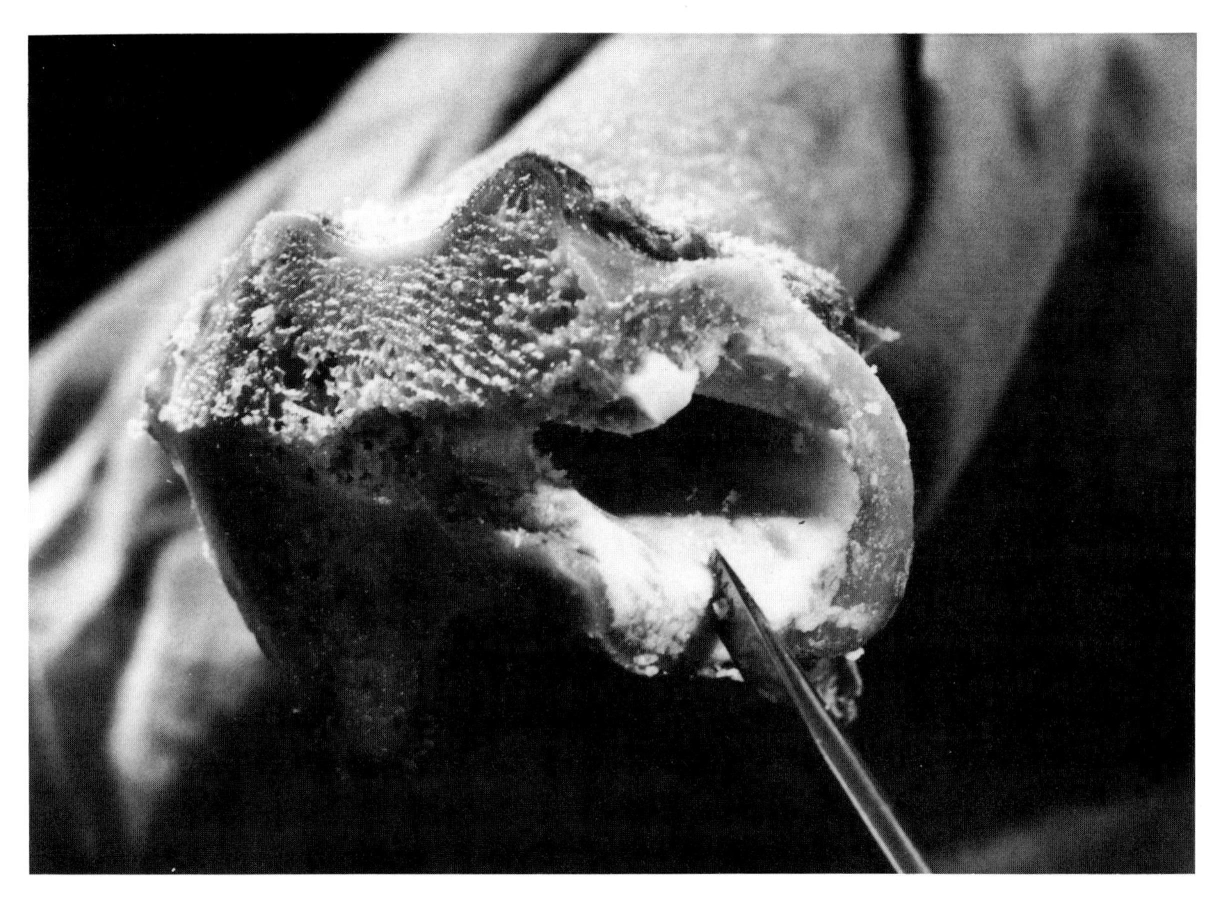

Abbildung 122. Auch die Längsspaltung des Zementbettes erfolgt zuerst mit dem schmalen Meißel. Der Fahnenmeißel würde im Bereich des oberen Endes zu stark sprengen.

◁ *Abbildung 121.* Technik der Zemententfernung aus dem Femur.
Die Hohlmeißelzange entfernt lateral Knochen und Zement, so daß der Blick in die Achse des Prothesenlagers frei wird.

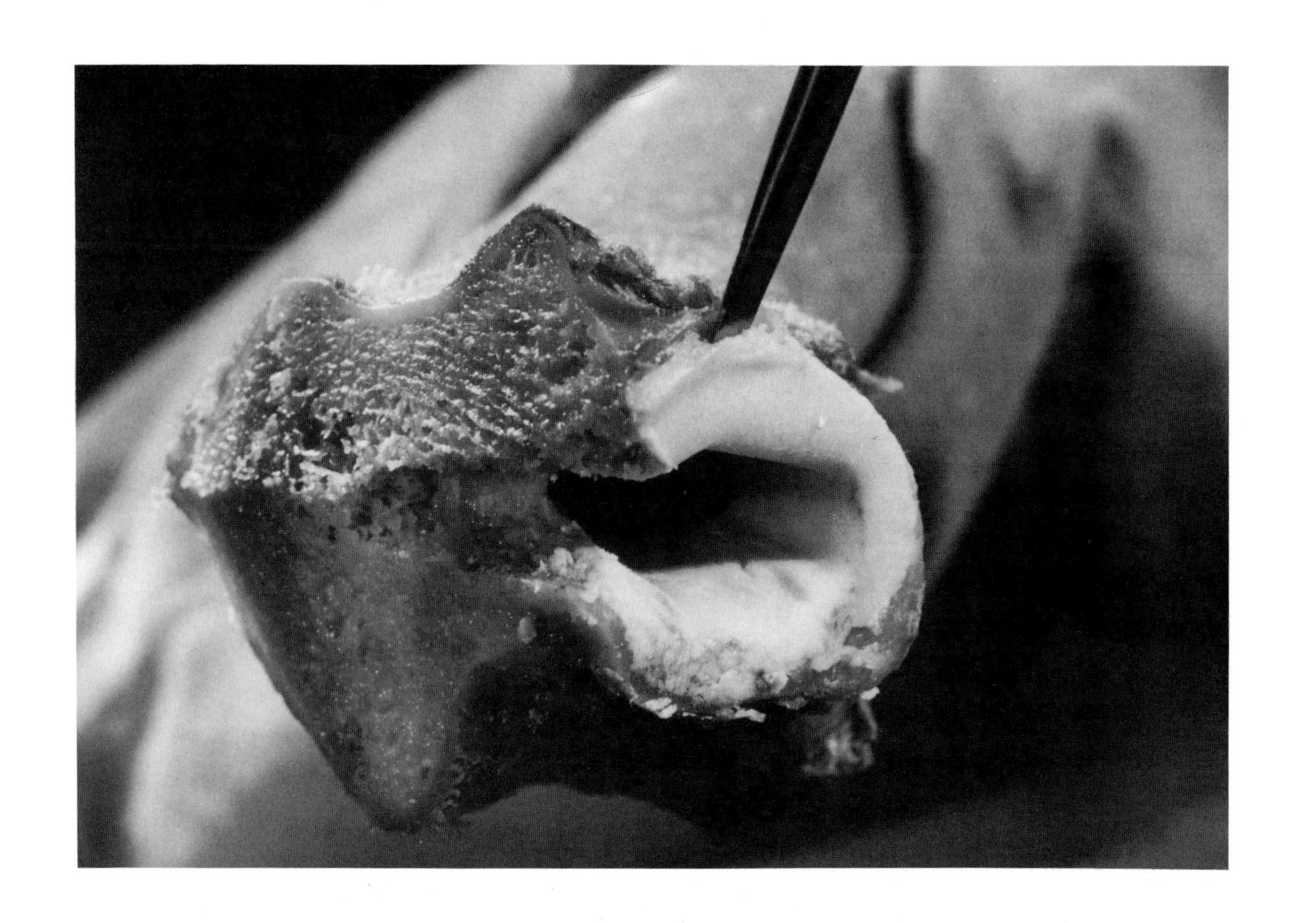

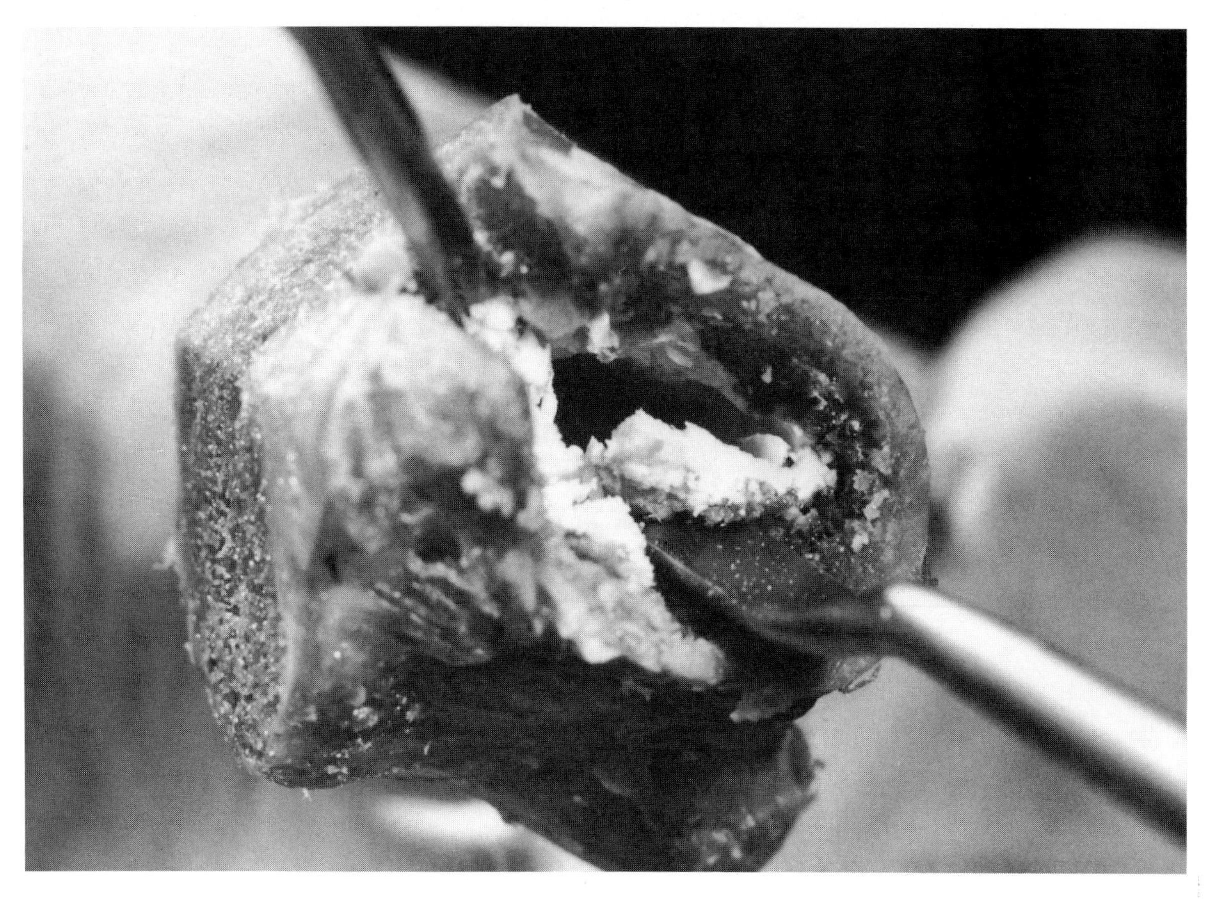

◁ *Abbildung 123.* Der schmale, 4-mm-Meißel greift den Zement so an, daß seine Spitze gegen das Lumen gerichtet ist und nicht in der Zement/Knochengrenze verläuft. Es besteht die Gefahr des Wegbrechens des Knochens vom Zement.

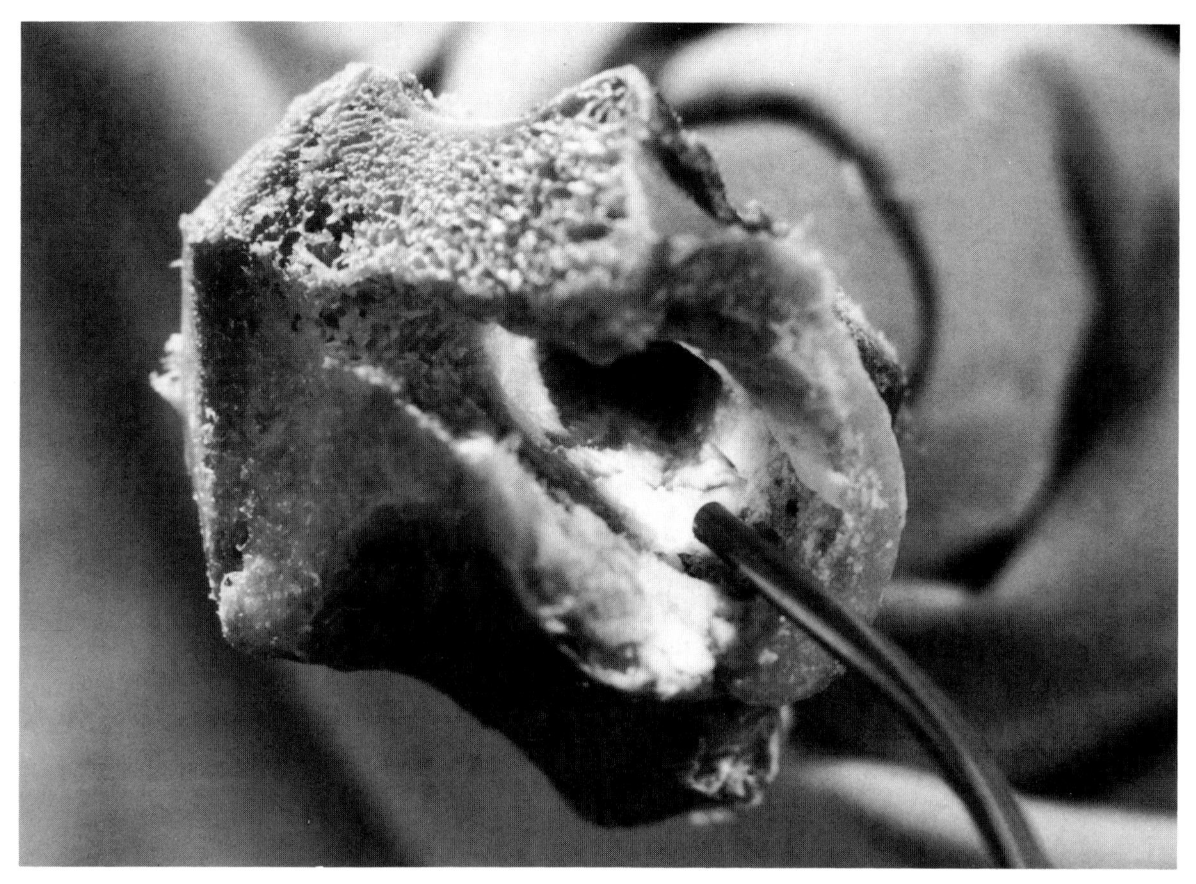

Abbildung 124. Mit Spülung und Kaltlicht kann das Zementbett bezüglich Lokalisation und Struktur genau beobachtet werden.

◁ *Abbildung 125.* Mit dem löffelartigen Meißel werden längsgespaltene Zementfragmente oder gelockerte Zementpartien entfernt.

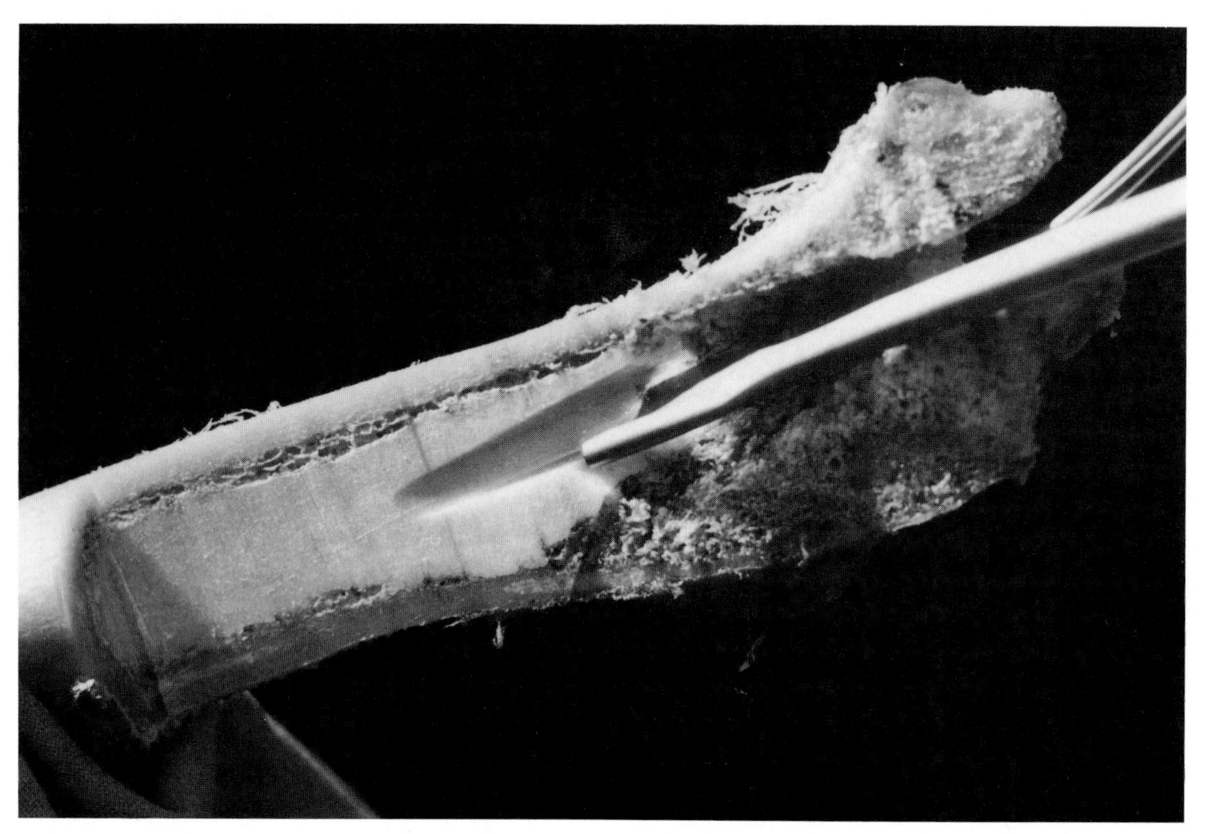

Abbildung 126. Arbeit des Fahnenmeißels in der Tiefe. Damit man ihn erkennen kann, ist er nicht richtig am Zement angesetzt. (Im vorliegenden Knochenmodell ist zu Demonstrationszwecken die ventrale Hälfte entfernt.)

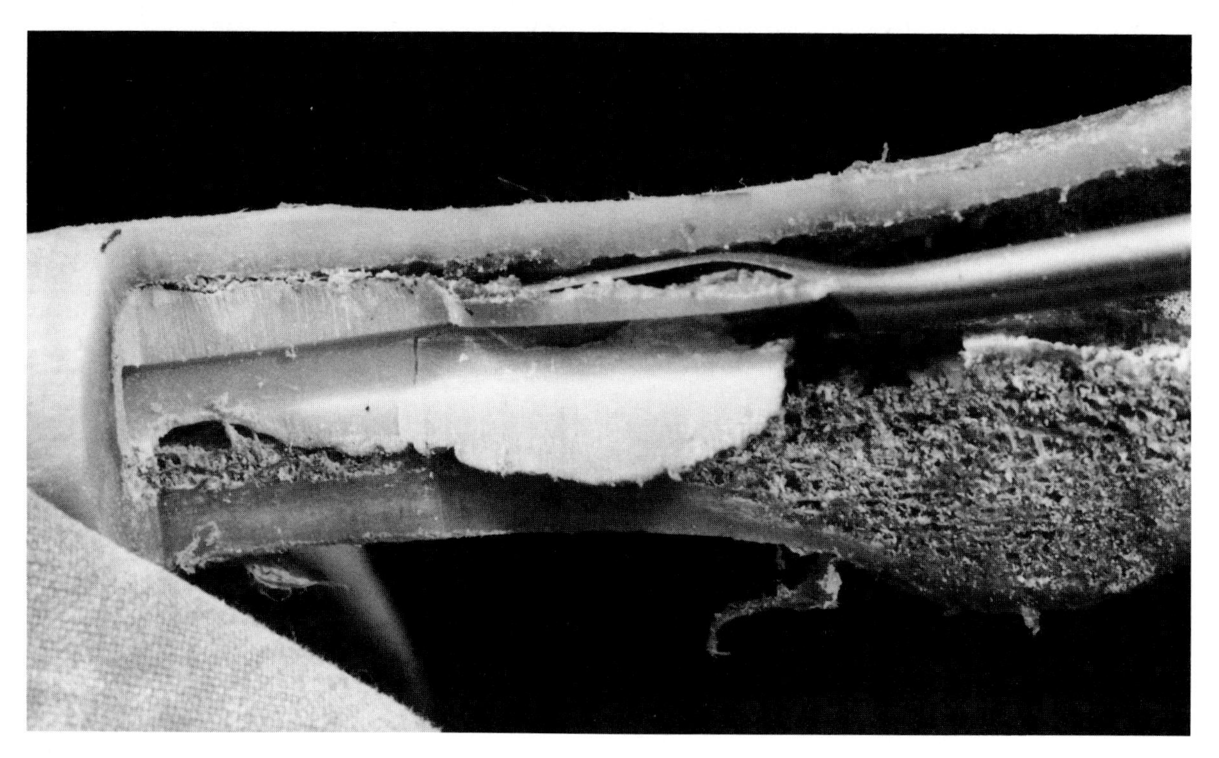

Abbildung 127. Arbeit des löffelartigen Meißels in der Tiefe bei gelockerten Zementschichten.

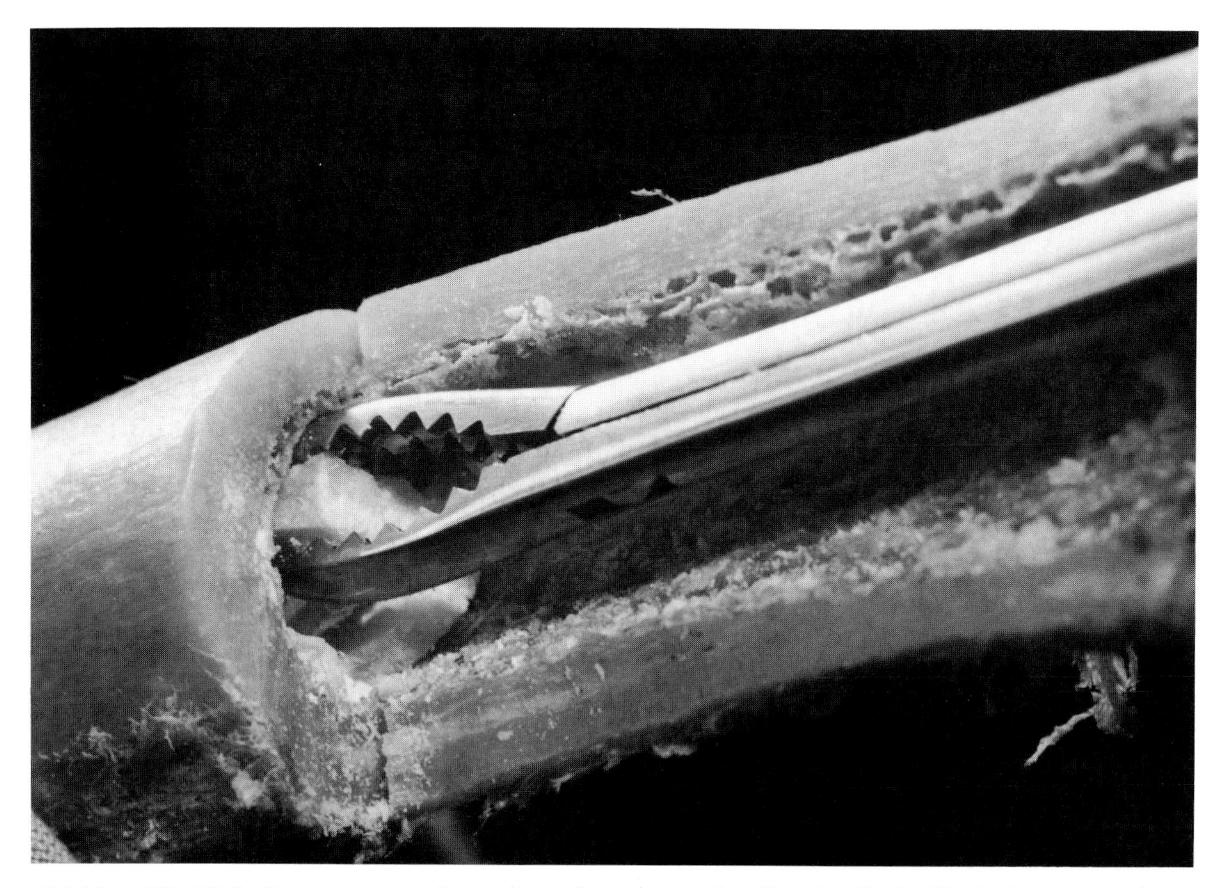

Abbildung 128. Mit der Rongeurzange gelingt es hie und da, einen locker sitzenden distalen Zapfen in toto zu entfernen. Spülen, Absaugen und Kaltlicht erlauben eine genaue visuelle Kontrolle.

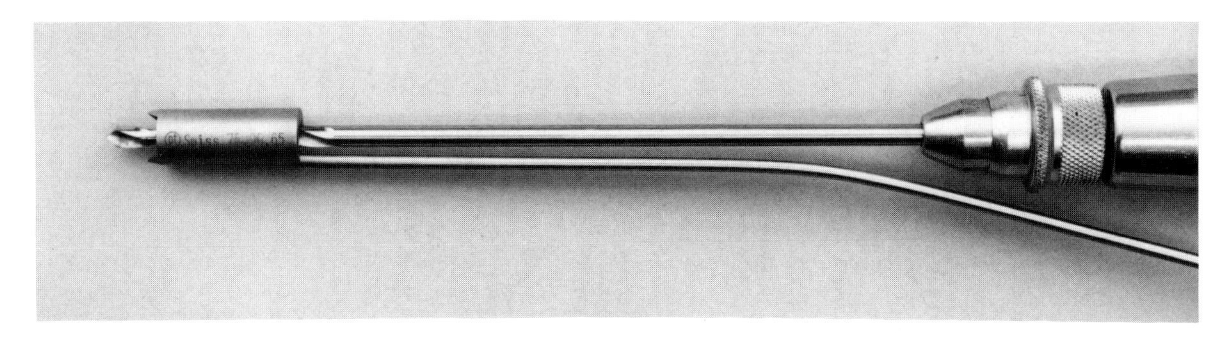

Abbildung 129. Technik bei festsitzendem distalem Zementzapfen.

Damit die Markraumbohrbüchse korrekt eingeführt werden kann, muß eine lichte Weite von 14 mm vorhanden sein.

Ausnahmsweise muß mit dem 14-mm-Markraumbohrer nachgeholfen werden. Wichtig ist, daß im ganzen Umfang des Bohrbüchsensitzes kein Zement mehr vorhanden ist. *Der Markraumbohrer 14 mm darf nicht zur Entfernung von Zementresten eingesetzt werden.*

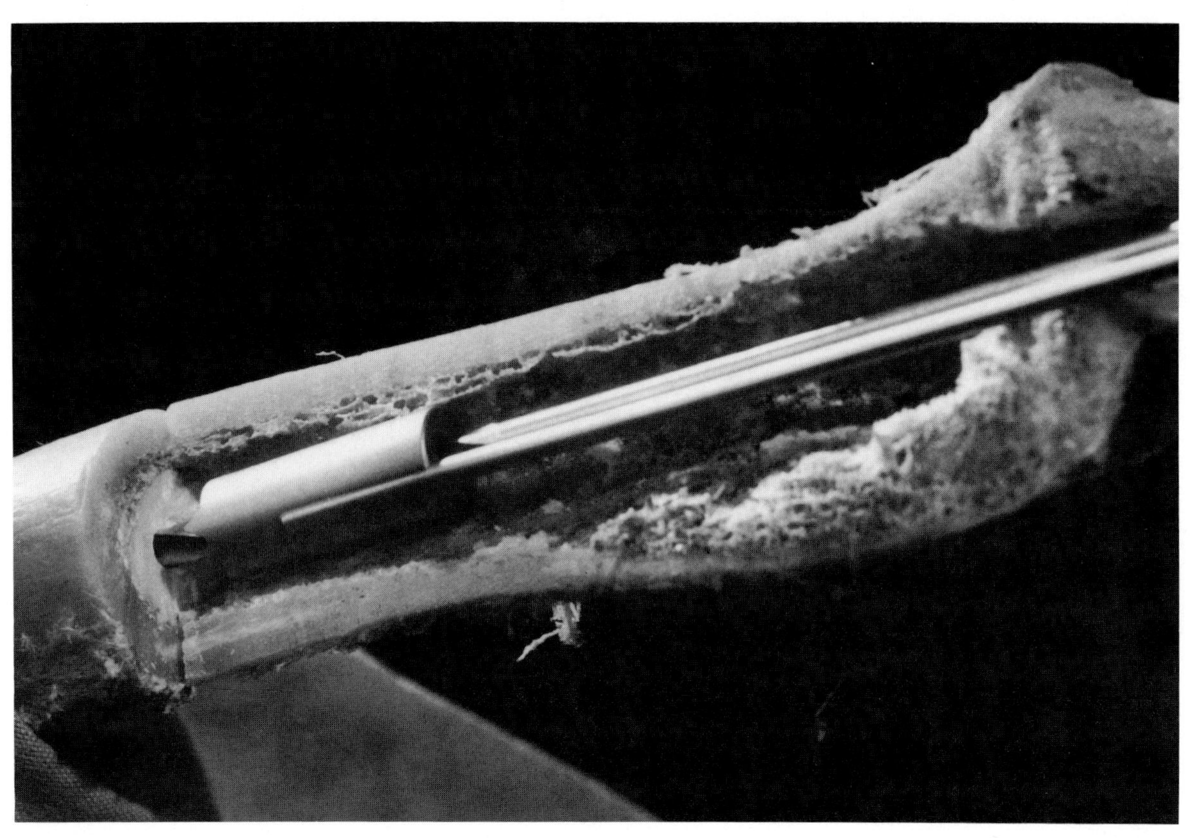

Abbildung 130. Führung des 4,5-mm-Spiralbohrers in der Markraumbohrbüchse zum Anbohren eines distalen kompakten Zementzapfens.

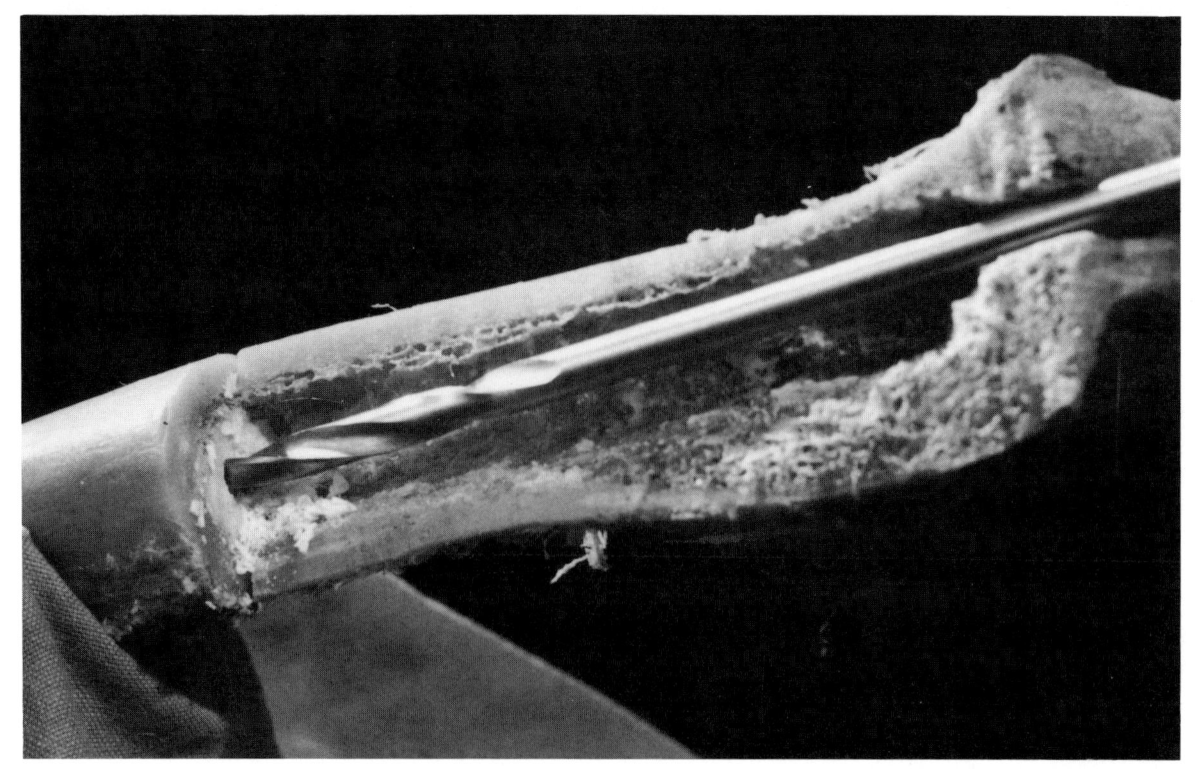

Abbildung 131. Nach Perforation des Zementzapfens mit dem 4,5-mm-Spiralbohrer erweitert der 6-mm-Spiralbohrer das Loch.

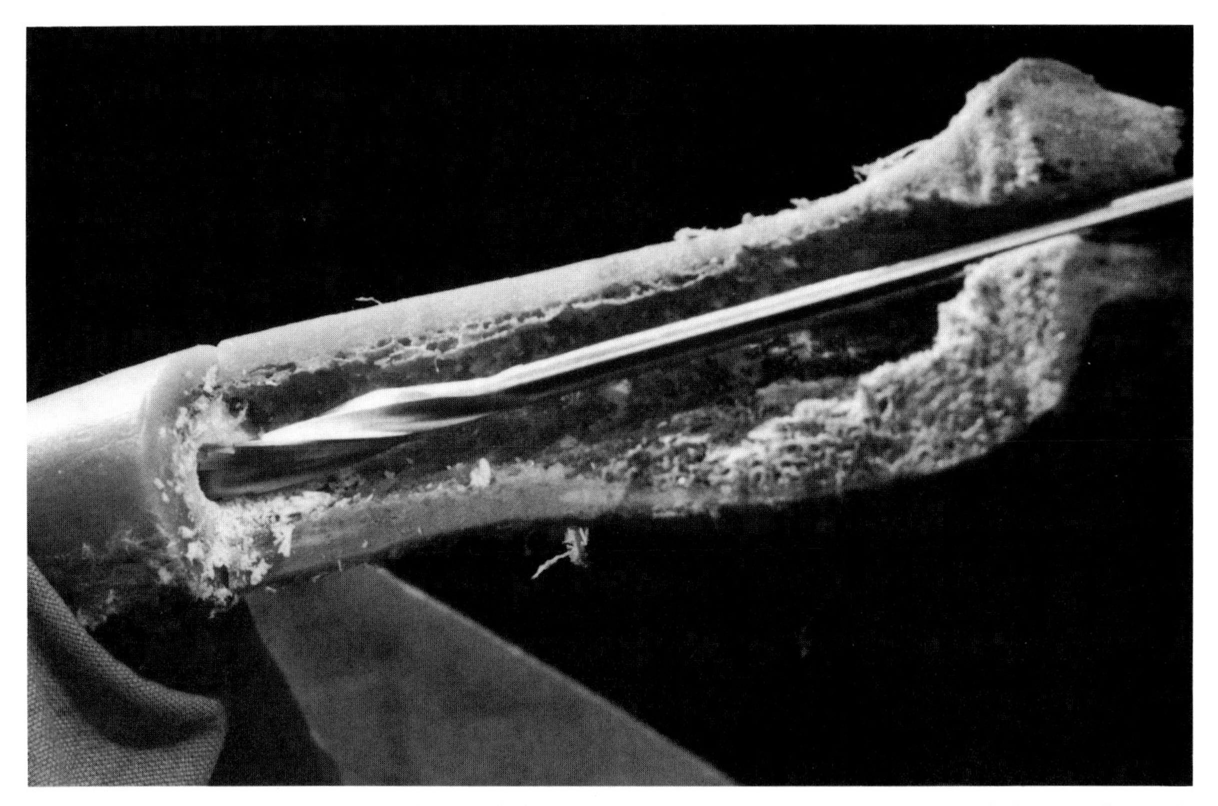

Abbildung 132. Ausweiten desLochs auf 8 mm mit dem 7-mm- und 8-mm-Markraumbohrer. 8 mm sind notwendig zur Einführung des Extraktionshakens und der Hakenmeißel.

Die Abdeckung muß die zuverlässige Palpation der Spinae iliacae und der beiden Malleolen ermöglichen. Die Haut ist im Operationsgebiet sofort nach Spitaleintritt mit einem remanent bakterizid und bakteriostatisch wirkenden Mittel bestrichen worden. Es muß unbedingt verhindert werden, daß Spitalkeime sich auf der Haut ansiedeln können. Dieser Anstrich ist bis zur Operation etwa alle 12 Stunden zu wiederholen. Das Aufkleben einer durchsichtigen, dünnen, elastischen Kunststoff-Folie auf das Operationsfeld hat sich bewährt. Wir kleben die Folie zweizeitig auf. Zuerst wird ein randständiger Folienbereich, der später außerhalb des Schnittes zu liegen kommt, auf die Haut massiert und dann abgezogen. Damit wird eine Menge kleiner Hautschuppen und Haartrümmer entfernt und der nach Verschieben der Folie aufgeklebte Teil haftet besser. Die Folie darf zum Aufkleben nicht gespannt werden.

Hautschnitt und Eingehen auf den Trochanter, Satteldachosteotomie, Kapseldarstellung und -exzision wie unter 3.3.4 beschrieben. Nach Luxation wird mit einem Hebel hinter dem oberen Femurende der Faszienrand so nach dorsal gehalten, daß der Oberschenkel in mittlerer Rotationshaltung quer zur Längsachse eingestellt werden kann. Die Patella bleibt ventral, das Kniegelenk wird um 60–70° gebogen, der Unterschenkel hängt über den gegenseitigen Tischrand. Der zweite Assistent hält das Bein in dieser Lage und sorgt für die korrekte Rotationshaltung, indem er den Fuß senkrecht unter dem Kniegelenk hält. Das quere Einstellen des Femurs hat sorgfältig zu erfolgen. Die mediale Kapsel muß gut exzidiert sein, damit sie nicht zusammen mit dem Zug der Psoassehne ein mediales Fragment mit dem Trochanter minor ausbricht.

Die Prothese liegt nun frei dem Operateur zugewandt. Ihre Instabilität läßt sich leicht feststellen. Es fällt auch auf, daß der Prothesenkragen niemals mehr auf dem Knochen aufstützt, wenn distal das Prothesenende fest im Zementbett fixiert ist. Die Gelenkhöhle wird mit einer großen, feuchten Kompresse ausgestopft. Eine zweite, dunkelgrüne Kompresse deckt die ganze Gegend um die Prothese ab. Damit erschwert man anfallenden Zementpartikeln die Ansiedelung an unerwünschtem Ort. Nach dem Ausschlagen der Prothese wird der Tisch hochgestellt und gekippt, um den Einblick ins Zementlager bequem zu ermöglichen. Bei stärkerer Zerrüttung ist das Abtragen des obersten Teils des Zementköchers mit der LUER-Zange einfach. Damit wird der Knochen im Bereich der Trochanterosteotomie soweit als nötig abgetragen, daß die laterale Begrenzung des Zementköchers frei liegt.

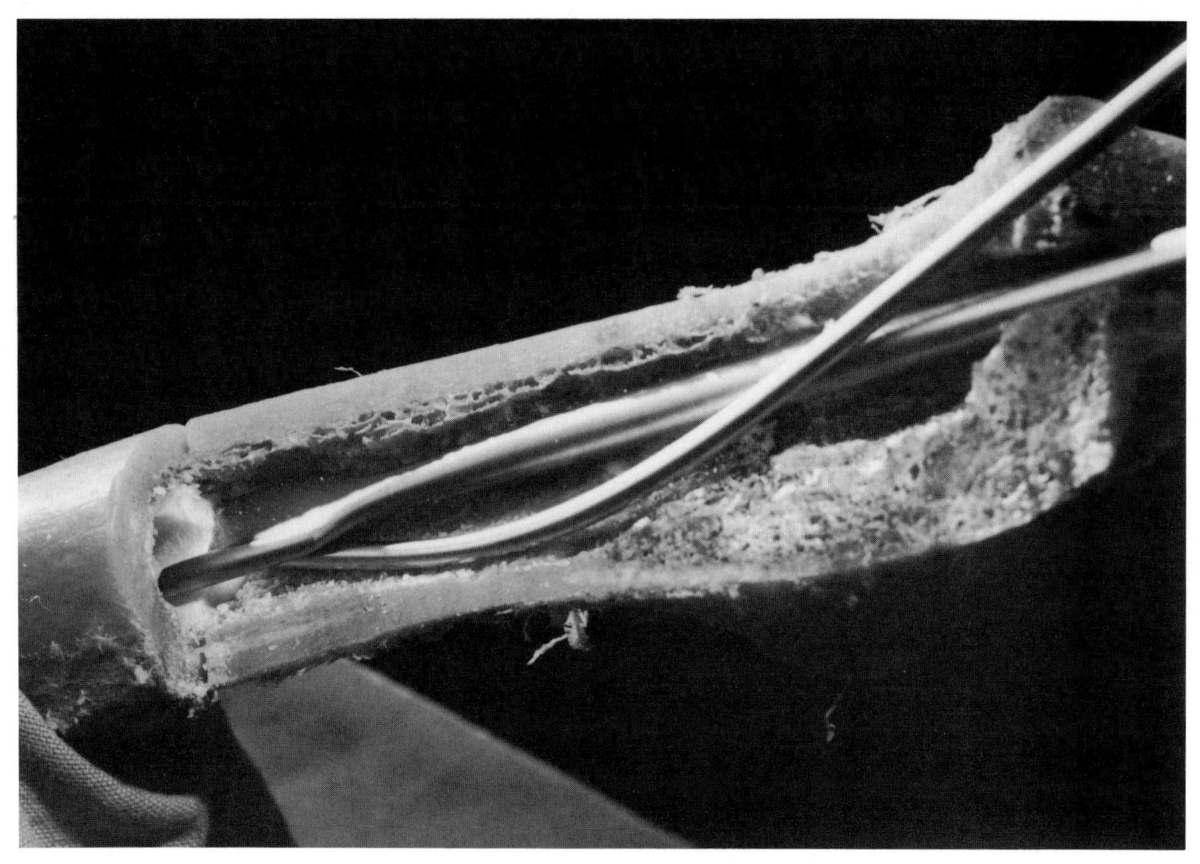

Abbildung 133. Wenn die Extraktion eines sehr festsitzenden Zementzapfens mit dem Haken nicht gelingt, wird er unter genauer Kaltlichtkontrolle durch weiteres Aufbohren geschwächt. Der Bohrer darf jedoch nicht einseitig den Knochen angreifen können! Die festsitzende Zementhülse wird nun mit dem Fahnenmeißel längs gespalten und fragmentweise mit den Hakenmeißeln herausgeschlagen. Stetige Inspektion mit Hilfe des Kaltlichtes nach Spülung und Absaugung.

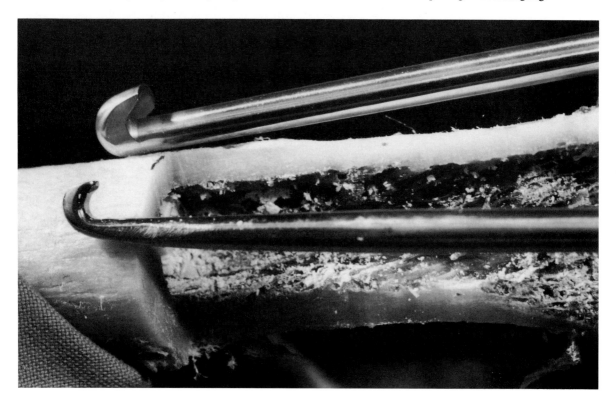

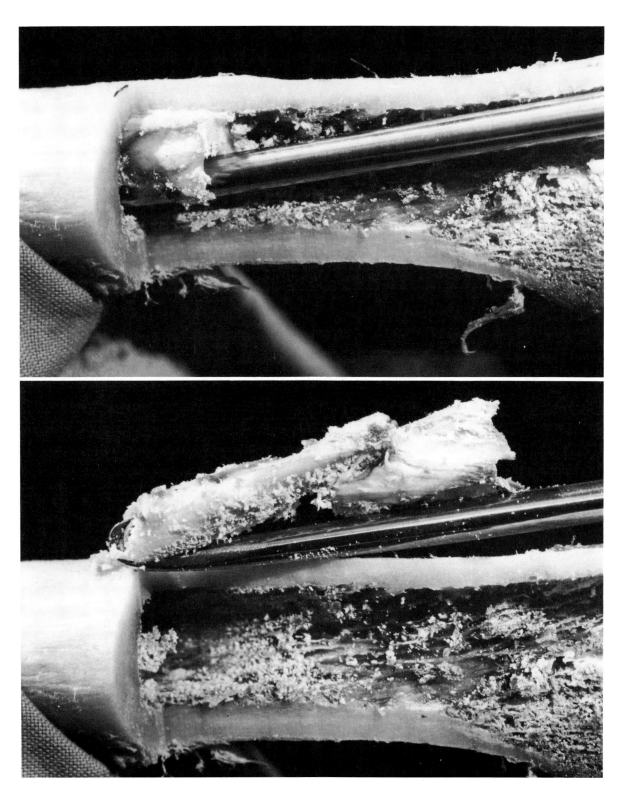

Abbildung 135. Häufig gelingt es, einen nicht sehr fest mit dem Knochen verbundenen Zementzapfen mit Hilfe des Extraktionshakens herauszuschlagen.

◁ *Abbildung 134.* Extraktionshaken und Hakenmeißel nach G. STÜHMER.

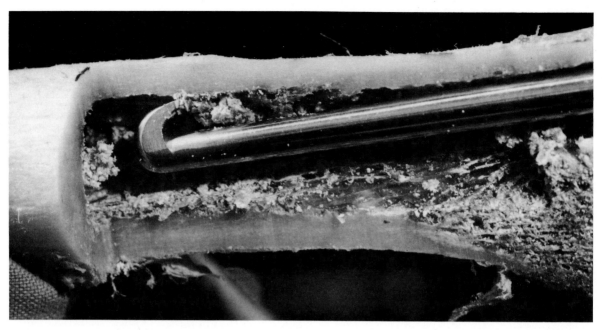

Abbildung 136. Abschließend wird die Markhöhle mit dem kleinen scharfen Löffel oder mit den Hakenmeißeln von letzten Bindegewebs- oder Zementresten befreit.

Vorgehen bei Instabilität I und III

Bei der Instabilität I oder III wird der Zement mit den speziellen Meißeln bis unterhalb des Trochanter minor zirkulär entfernt. Es muß eine grobe Sprengung des Zementköchers peinlich vermieden werden. Sie könnte eine ärgerliche Knochensprengung im Bereich der Trochanterosteotomie oder auch weiter distal bewirken. Eine gewisse Beweglichkeit des Zementköchers im Knochen kann bei Instabilität I und III fast immer festgestellt werden. Es wird nun der Auszieher für Schenkelköpfe in den Zementköcher eingeschraubt. Bei der Instabilität I gelingt es oft, mit kleinen Hammerschlägen gegen eine den Kopfextraktor haltende Tonnenzange («Grip»-Zange) den ganzen Zementköcher auszuschlagen. Bei der Schaftinstabilität III können mit den Meißeln größere Zementfragmente gelöst und mit der Rongeur-Zange extrahiert werden. Auch hier soll versucht werden, mit dem Kopfextraktor den distalen Teil des Zementköchers in toto zu entfernen. Gelingt dies nicht, wird die Fragmentation mit dem Meißel unter Sicht und die Extraktion mit der Rongeur-Zange versucht. Mißlingt auch dieser Versuch, wird die Markraumbohrbüchse eingeführt und der distale Zementzapfen mit dem 4,5-mm-Spiralbohrer zentral durchbohrt. Das Bohrloch wird anschließend auf 6, 7 und 8 mm aufgeweitet. Es gelingt dann, den Extraktionshaken nach G. Stühmer einzuführen und den restlichen Zement herauszuschlagen. Abschließend wird die Höhle mit dem scharfen Löffel von allem Bindegewebe befreit. Bakteriologische und histologische Untersuchung dieses Gewebes.

Vorgehen bei Schaftinstabilität II

Hier haftet der Zement in größeren Bezirken, speziell lateral oben sehr fest am Knochen. Die Gefahr, mit der Spaltung des Zementes durch den Meißel auch den Knochen zu sprengen, ist groß. Das Zementmassiv muß mit einem Meißel in kleinen Portionen abgetragen werden. Die Luer-Zange leistet auch gefahrlose Dienste. Unterhalb des Trochanter minor kann mit dem sogenannten «Fahnenmeißel» das Zementbett längs gespalten werden, im ganzen Umfang in etwa 6 Teile von jeweils etwa 3 cm Länge. Der Meißel ist so konstruiert, daß er sich nicht in die Kortikalis verirren kann. Die einzelnen Zementsegmente lassen sich dann mit schaufelförmigen Meißeln abtragen. Spülung und Kaltlicht helfen, immer wieder den Zement zu lokalisieren und zu erkennen, in welchem Bereich bereits Knochen bloßliegt. Die Meißel dürfen niemals blind angesetzt werden, sondern nur unter genauer visueller Kontrolle. Einen distalen Zementzapfen bohrt man mit Hilfe der Markraumbohrbüchse zentral auf 4,5 mm aus. Anschließend wird das Loch auf 8 mm erweitert. Es kann nun der Extraktionshaken eingeführt und der Zementpfropf auf diese Weise in vielen Fällen mit dem Schlitzhammer ausgeschlagen werden. Gelingt dies nicht, so wird der Zement mit dem Fahnenmeißel gespalten und portionenweise mit den Hakenmeißeln von G. Stühmer herausgeschlagen. Auskratzung der Markhöhle mit dem scharfen Löffel und den Hakenmeißeln von G. STÜHMER. Bei aseptischen Verhältnissen und genügender Länge der freien Markhöhle kann ein distaler Zementzapfen als Markraumsperre belassen werden. Grundsätzlich sollte das Prinzip der Markraumsperre zur Anwendung kommen. Es kommt vor, daß die Situation in der Tiefe der Markhöhle zu wenig übersichtlich ist. Einseitig in der Tiefe festhaftender Zement kann und darf mit dem Bohrer nicht angegriffen werden. Es würde die gegenseitige Kortikalis weggebohrt. Mit den Meißeln kann die Entfernung auch sehr schwierig sein. In diesen Fällen ist ein ventrales Fenster wie beim Prothesenstielbruch anzulegen (siehe 3.4.5.2).

Es ist wichtig, den Zement im ganzen Umfang zu entfernen, da in seinem Haftbereich die Elastizität des Knochenrohrs ausgeschaltet ist. Der Verkeilungsdruck kann deshalb viel leichter eine Schaftsprengung verursachen.

Nach Säuberung der Markhöhle wird die Manipulierprothese eingeführt.

3.4.4.2 *Die Bestimmung des Prothesentyps*

Sie erfolgt normalerweise bereits vor der Operation. Wenn die Kortikalis des oberen Femurendes genügend stark ist, wird eine Geradschaftprothese vorgesehen. Oft ist man aber wegen der Schwäche oder wegen Defekten im Bereich des oberen Knochenrohrs auf einen längeren Prothesenstiel angewiesen, der eine Fixation weiter distal erlaubt. Der Einsatz einer Langschaftprothese wird heute wenn möglich vermieden und die Geradschaftprothese in Kombination mit intramedullären Platten bevorzugt (siehe 3.4.4.3). Vielversprechend ist die Technik der intramedullären Spanplastik mit Hilfe der Spantragplatte (siehe Abbildung 142). Ausnahmsweise und meistens nach mehreren früheren Austausch-Eingriffen liegt ein derart zerstörtes und für eine Prothesenfixation nicht mehr taugliches Knochenrohr vor, daß nur noch eine Krückstockprothese Hilfe bringen kann. Halslänge, Höhe der Prothese und deren Rotationsstellung können nur bei einer korrekten Proberepositi-

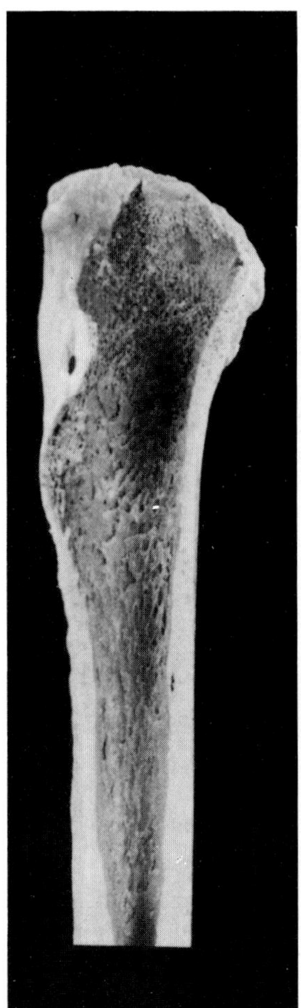
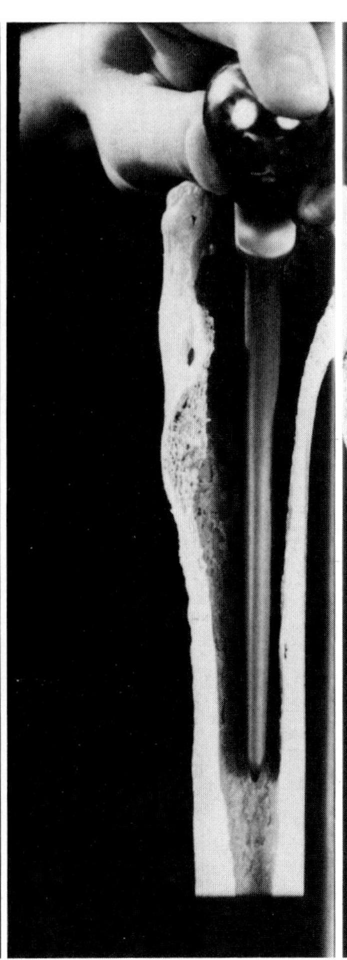
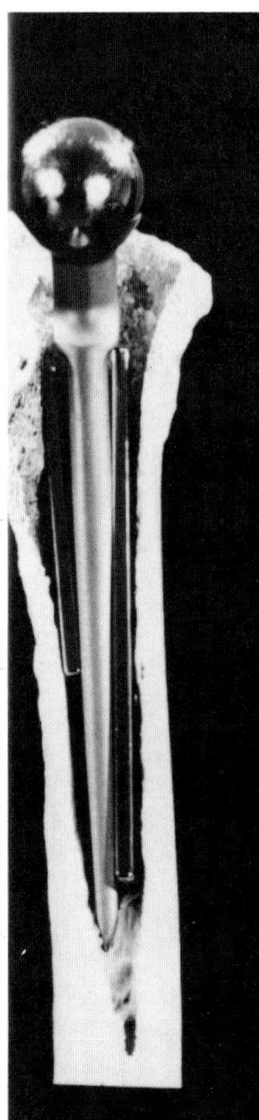
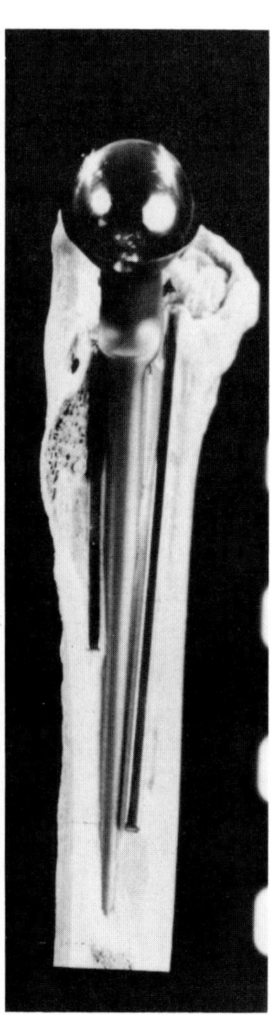

Abbildung 137

a Weite Markhöhle.

b Die Verkeilung mit Platten gestattet eine individuelle Anpassung an die Raumverhältnisse.

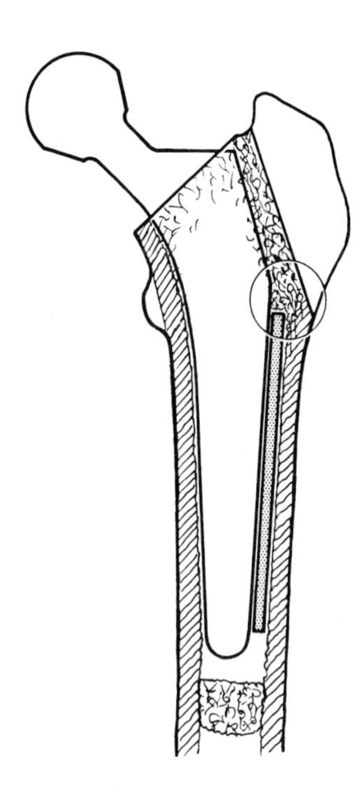

Abbildung 138. Eine individuell angefertigte Maßprothese erforderte zur Einführung eine Resektion von Knochen im eingekreisten Bereich. Dieser Knochen ist aber wichtig zur Stabilisierung und Heilung des Trochanters beim Schaftersatz. Die Platte kann im Zement vor dem Einführen der Prothese «um die Ecke» in situ gebracht werden.

tion bestimmt werden. Dazu ist eine solide Verklemmung in der Markhöhle unerläßlich. Oft ist ein Prothesentyp mit der korrekt sich verkeilenden Schaftdicke nicht vorhanden, da bei Zweiteingriffen nach der Zementausräumung die Markhöhle viel zu weit ist. Es ist nicht gestattet, alten Zement in einem größeren Umkreis in der Markhöhle zu belassen mit dem Ziel, die Verkeilung zu ermöglichen. Es entsteht dadurch die Gefahr der Sprengung des Knochenrohrs, da der festhaftende Zement eine gleichmäßige elastische Dehnung des Knochens verhindert. Eine solide Verkeilung ist nur mit zusätzlichen Hilfsmitteln zu realisieren. Die Verklemmung in der Markhöhle muß primär so solid sein, daß eine zuverlässige Versteifung des geschwächten Knochenabschnittes zur Ausschaltung von Relativbewegungen bei der Belastung erreicht wird. Spongiöser Knochen eignet sich dazu ebensowenig wie Zement, da seine Steifigkeit ungenügend ist. Kortikaler Knochen als Span ist auch zu wenig steif, und außerdem ist eine exakte Konfektionierung der Spandimension mit großen praktischen Schwierigkeiten verbunden. Eine Fraktur des Spans würde bei der Verkeilung der Manipulierprothese seine weitere Verwendung erschweren. Wir haben deshalb bei Erstoperationen ebenso wie bei der Reoperation die aus biomechanischen Gründen angestrebte Verkeilung immer dann mit geraden Osteosyntheseplatten realisiert, wenn kein genügend dicker Prothesenschaft vorhanden war.

3.4.4.3 *Philosophie der Plattenverkeilung bei der Totalprothese der Hüfte. Ein gangbarer Weg zur «Individualprothese»*

Angesichts der variablen Form der Markhöhlen, speziell bei Zweiteingriffen, hat sich das sehr flexible System der Plattenverkeilung seit 9 Jahren bewährt. Im Frühjahr 1977, anläßlich einer 2. Reoperation, war eine extra lange Schaftprothese in einer weiten Markhöhle so instabil, daß man sie mit einem Finger um 90° drehen konnte. Nur mit der Hilfe von 3 Osteosyntheseplatten konnte die damalige Langschaftprothese in korrekter Stellung und korrekter Höhe in der Markhöhle verkeilt werden. Auf diese Weise entstand schon ohne Zement eine initiale Stabilität. Die Zementmenge und damit die Polymerisationsvolumenschwindung wurden reduziert. Der Zement war nicht mehr alleiniger initialer Stabilisator und nicht mehr alleiniger Kraftüberträger. Das klinische Resultat war überraschend gut. Im selben Jahr konnte auf gleiche Weise eine 4. Ersatzoperation erfolgreich gestaltet werden. Nach heute 8 Jahren ist das Resultat bei normaler Beanspruchung perfekt geblieben (siehe Abbildung 85).

1977 wurden auch Standardschäfte erfolgreich mit Platten verkeilt. In der Folge haben wir bei gewissen Situationen auch Geradschaftprothesen mit Platten gesichert. *Heute wird die Plattenverkeilung bei der Geradschaftprothese von* M. E. Müller *als Argument gegen die Formgebung dieser Prothese ins Feld geführt!*

Worum geht es? *Die generelle Anpassung des Prothesenmodells an die Krümmungen der Markhöhle.*

Sie bedingt grundsätzlich ein Modell für rechts und links. Die kaufmännische und praktische Konsequenz liegt auf der Hand; die Verantwortung dafür zu tragen, erfordert den Beweis der Überlegenheit des Systems. Dieser Beweis ist heute noch nicht erbracht; dabei ist zu bedenken, daß nicht der Einzelfall, sondern der erreichbare Durchschnitt bei breiter Anwendung Maßstab ist!

Zu bedenken ist außerdem die absolute Notwendigkeit, die Prothese ohne größere Beschädigung des Knochenlagers entfernen zu können. Diese Forderung besteht unabhängig von der Verwendung von Zement.

Die Krafteinleitung durch Verkeilung in der Markhöhle dürfte bei gekrümmten Schäften erschwert sein, da die geplante Höhe und notwendige Rotationsstellung möglicherweise nicht mit dem optimalen Verkeilungsanschlag übereinstimmen. Es ist deshalb denkbar, daß für gekrümmte Modelle das biomechanische Prinzip der Krafteinleitung über eine Calcarabstützung günstiger ist. Jedes Prothesenmodell mit Calcarabstützung hat den ärgerlichen Nachteil, daß die korrekte Beinlänge nur mit verschiedenen Halslängen zu realisieren ist, was eine eventuell unerwünschte Verlagerung der Traglinie auf Kniehöhe beinhaltet.

Die individuelle Prothese

Es ist möglich, mit Computertomographie eine Markhöhle individuell auszumessen und z. B. aus Titan eine maßgeschneiderte Prothese herzustellen. Dabei müssen die proximalen Querschnitte mit den distalen so fluchten, daß mit oder ohne Torsion die Entfernbarkeit der Prothese gesichert bleibt.

Grundsätzliche Vorbehalte:

- Da eine Formraspel fehlt, sind Überraschungen durch Formdifferenzen nicht auszuschließen.
- Die Form der heutigen Geradschaftprothese läßt ventral und dorsal Raum frei, in dem bei Bedarf Schrauben verankert werden können. Dies ist notwendig bei Plattenosteosynthesen von Femurfrakturen und Trochanterpseudarthrosen. Wie könnte man eine Fraktur im Prothesenlager überhaupt noch stabilisieren, wenn der ganze Markraum durch eine maßgenaue Prothese ausgefüllt wäre?
- Die Planung entscheidet endgültig über die zukünftige Beinlänge. Das System hat nur dann einen Sinn, wenn der vorgeplante Prothesensitz realisiert wird. Eine Unsicherheit bleibt bei Zweiteingriffen, wegen der Höhe der ersetzten Pfanne.
- Die Überlegenheit des Systems müßte erwiesen und groß sein, um den riesigen Aufwand bei weltweiter Anwendung überhaupt zu rechtfertigen! Politisch und menschlich gesehen wären Luxusprothesen für Auserwählte doch nur schwer vertretbar.

Die Möglichkeiten der Plattenverkeilung

Ein gerader Prothesenschaft hat gegenüber dem «Bananenschaft» die bekannten Vorteile der günstigeren Krafteinleitung jedoch den Nachteil einer geringeren Rotationsstabilität. Die Rotationsstabilität wird grundsätzlich bestimmt durch die Distanz der Kontaktpunkte von der Drehachse. Die Geradschaftprothese von M.E. Müller sucht dieselben in der Frontalebene. Wegen der Markhöhlenkrümmung in der Sagittalebene kommt es dabei zu Verklemmungen ventral und dorsal. Bei Zunahme der Stieldicke über die ganze Länge vermindert sich automatisch die mögliche Stielbreite und damit die Distanz der Kontaktpunkte von der Drehachse.

Es gibt bei Erstoperationen ausnahmsweise Fälle, bei denen der rotationsstabile Anschlag der Geradschaftprothese nicht der erstrebten Rotationsstellung entspricht. Die Plattenverkeilung sichert in diesen Fällen auf eindrückliche Weise die stabile Verkeilung in korrekter Rotationsstellung. Relativ häufig besteht diese Notwendigkeit bei Prothesen nach intertrochanteren Osteotomien. Hier ist die Anatomie so verändert, daß eine Standardform immer Schwierigkeiten bereiten wird und eine flexible, individuell realisierbare Verkeilung mit Platten hochwillkommen ist.

Ein für uns sehr wichtiges Prinzip kann durch die Plattenverkeilung beachtet werden: *Der Knochen soll nicht durch Bearbeitung geschwächt werden, um Platz für ein vorgegebenes Prothesenmodell zu schaffen.* Möglichst viele gewachsene Strukturen müssen erhalten bleiben. Gerade nach intertrochanteren Osteotomien ist auch wegen der veränderten Lage der Schaftachse in der Sagittalebene eine standardisierte proximale Schaftverdickung unerwünscht.

Bei Ersatzoperationen ist die Anatomie der Markhöhle so verschieden, daß Platten nur ventral oder dorsal Platz finden können. Ein optimales Standardmodell ist undenkbar. Die Platten verbessern die Stabilität durch zusätzliche Verkeilung einerseits, durch Reduktion der Zementmenge und damit der Zementschwindung andererseits. Die Zementschwindung bewirkt nicht nur ein solides Einschließen des Prothesenstiels, sondern mit zusätzlicher Hilfe der Plattenlöcher auch einen soliden Verbund der Platte mit der Prothese unter Vorlast.

Zusätzliche Funktionen von intramedullären Halbrohrplatten

– Es kommt vor, daß die erwünschte Verkeilung mit der geplanten Prothesenhöhe nicht übereinstimmt. Die größere Nummer ergibt eine zu starke Beinverlängerung. Um unserem Prinzip, den Knochen nicht unnötig zu schwächen, treu zu bleiben, legen wir eine 7–8-Loch-Halbrohrplatte medial oder lateral ein. Sie paßt genau auf die Geradschaftprothese und ergibt eine «Zwischennummer». Eine medial geplante Platte wird vorher auf die mediale Kante der Manipulierprothese angelegt und mit wenigen Hammerschlägen der Prothesenform angepaßt. Es ergibt sich daraus nicht nur eine geringere Gefahr einer Schaftsprengung durch bessere Druckverteilung, es entstehen auch von der Rotationsachse entferntere Kontaktpunkte, die eine bessere Rotationsstabilität bewirken.

– Halbrohrplatten dienen zur Prothesenführung bei vorliegenden Schaftperforationen oder gefährlichen herdosteolytischen Kortikalisdefekten. Normalerweise werden Platten nach der Zementfüllung in die vorher mit der Manipulierprothese getestete Lage eingestoßen. Bei Schaftperforationen erfolgt die Zementfüllung nach Einbringen der Platte und in diesem Fall mit einer Zementspritze mit langem Rohr von distal nach proximal.

– Bei stark geschwächter Kortikalis scheint sich die intramedulläre Knochenplastik zu bewähren. Die Halbrohrplatte eignet sich vorzüglich zum Aufbinden von Knochenspänen. In der Funktion als *Span-*

tragplatte ergibt sie außerdem eine bei geschwächtem Knochenrohr willkommene bessere Druckverteilung und damit eine Verminderung der Gefahr von Schaftsprengung.

Die Frage der Metallverträglichkeit

Kobaltlegierungen und AO-Stahl (umgeschmolzener AISI 316L) sind verträglich. Eine lange Erfahrung mit Osteosynthesefällen bei denen die AO-Stahlschrauben die Prothesenoberfläche nicht nur berühren, sondern sogar verletzen, hat uns gelehrt, daß dabei keine gewebeschädigende Korrosion auftritt. S. STEINEMANN vom metallurgischen Forschungsinstitut Straumann in Waldenburg hat durch Korrosionsversuche im Labor und tierexperimentell unsere klinische Erfahrung bestätigt. Wir verweisen auf seine Arbeit «Elektrochemie der Implantatmaterialien», Jahrbuch der Schweizerischen Naturforschenden Gesellschaft, 1982. Der nicht umgeschmolzene Stahl AISI 316L gibt allerdings Anlaß zu Spaltkorrosion und Lochfraß.

Wenn bei erfolgreichen Reoperationen die gleichen Materialien verwendet werden, kann als Ursache des Ausgangsschadens eine Metallunverträglichkeit ausgeschlossen werden. Wir haben noch keinen Fall erlebt, bei dem wir als Lockerungsgrund eine Metallunverträglichkeit hätten annehmen müssen. Unsere Erfahrung bezieht sich auf über 800 Mehrfacheingriffe.

Aus Gründen der Verfügbarkeit haben wir AO-Stahlplatten (breite, schmale und Halbrohrplatten) verwendet. Selbstverständlich können Titanplatten zur Anwendung kommen. Empfehlenswert ist auch die Kombination Titanschaft und AO-Stahl-Platte.

Grundsätzliches

Es geht bei der Plattenverkeilung nicht um ein Argument gegen die Gestaltung der Geradschaftprothese von M. E. MÜLLER. Es geht um einen flexiblen, gangbaren Weg, beim Vorliegen besonderer Verhältnisse das Implantat zu individualisieren und zu optimieren. *Das Implantat soll dem Knochen und nicht der*

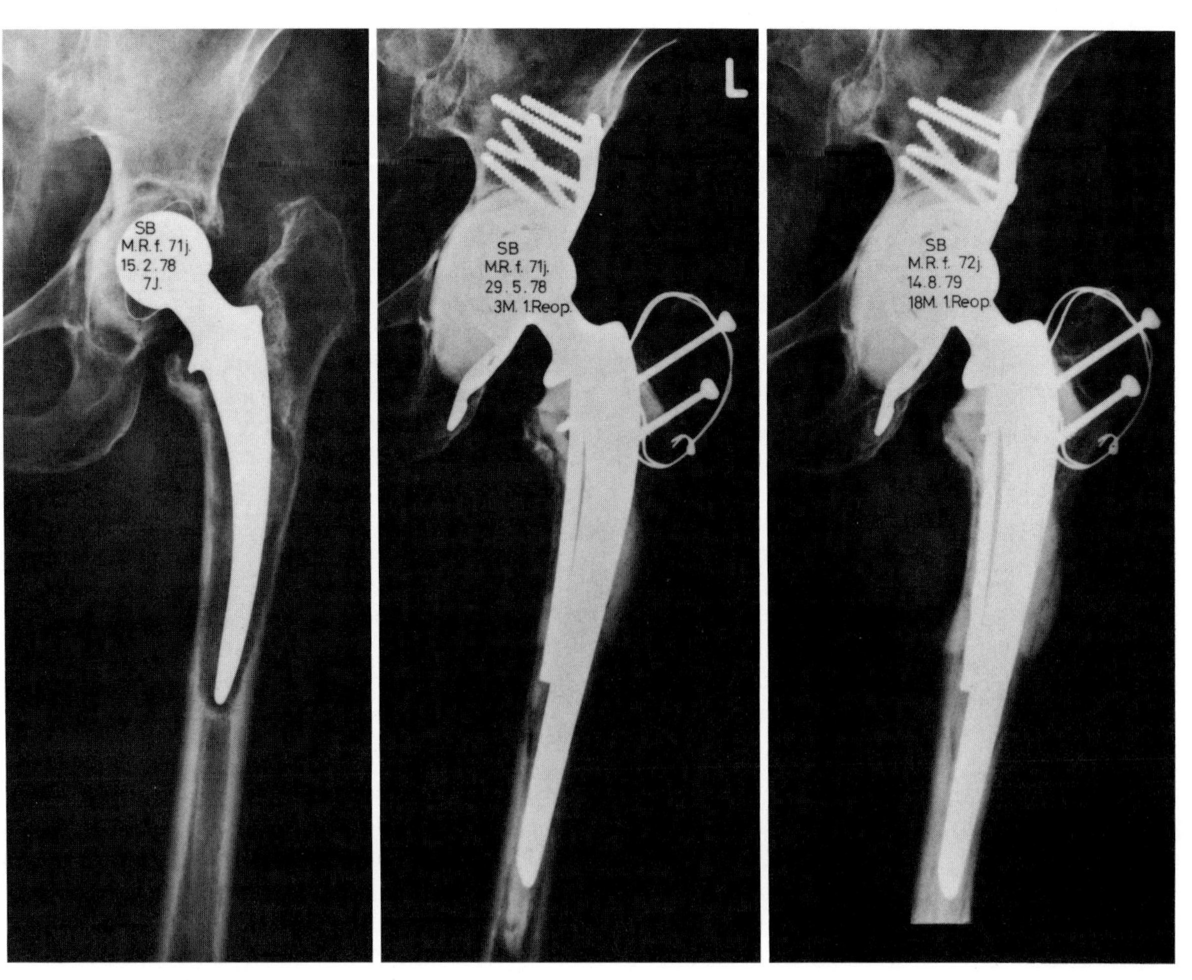

Abbildung 139. Verkeilungsprinzip bei schwerer Instabilität III.
Stabilisierung der Langschaftprothese mit medialer Verkeilungsplatte. Nach 18 Monaten ist die Rekonstruktion der Schaftkortikalis unter stabilen Verhältnissen eindrücklich. Die Patientin ist völlig beschwerdefrei.

Knochen unter entsprechender Schwächung dem Implantat angepaßt werden.

Diese Verkeilung im Schaft erzeugt Vorlast mit Beanspruchung der Elastizität des Knochenrohrs. Gleichzeitig versteift sie das betroffene Knochensegment und reduziert Deformation, Relativbewegung und Nulldurchgang.

3.4.4.4 *Technik der Verkeilung mit Platten (Abbildungen 139–144)*

Die Raumverhältnisse neben dem in der Markhöhle mehr oder weniger lose pendelnden Prothesenstiel werden inspiziert. Da wo bei korrekter Prothesenstellung, d.h. bei möglichst koaxialer Stellung der Prothese zum Femurschaft, am meisten Platz vorhanden ist, wird eine schmale oder breite Osteosyntheseplatte oder eine Halbrohrplatte neben dem Manipulierprothesenstiel und mit ihm in die Markhöhle eingeführt. Erfahrungsgemäß liegen diese Platten am häufigsten ventral. Diese Lage hat den Vorteil, daß die Platten hochkant am wirkungsvollsten die Belastungsdeformation blockieren. Ventrale Platten sind schmale oder breite Platten. *Ventrale Platten erhöhen auch die Rotationsstabilität.* Eine mediale Lage mit Anmodellierung an die Schaftkonfiguration halten wir für nützlich bei starker Schwächung der medialen Kortikalis und zur Erzielung einer Val-

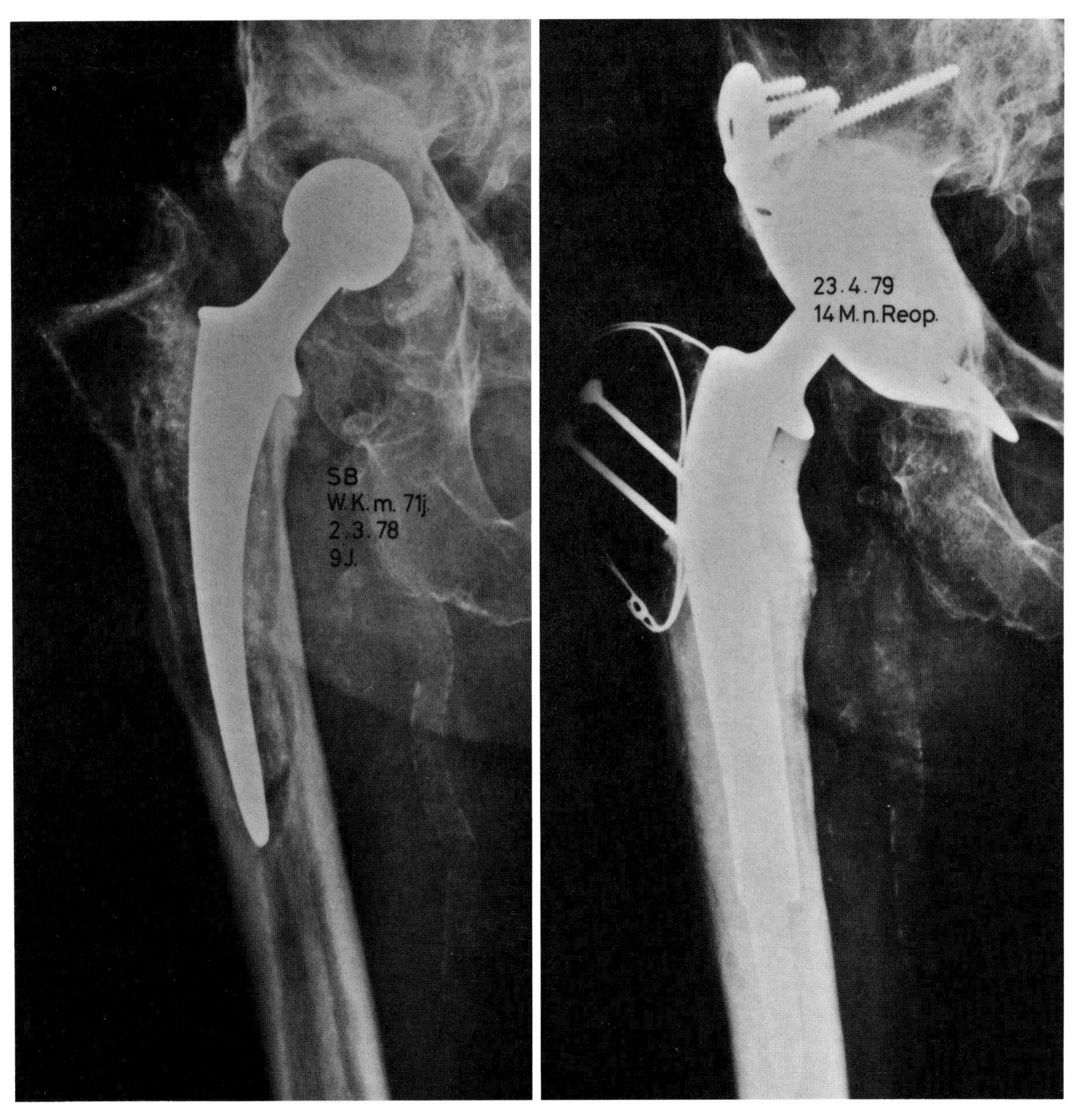

Abbildung 140. 71jähriger Landwirt mit Instabilität III im Schaftbereich und Pfanneninstabilität mit kranio-medialer Dislokation.

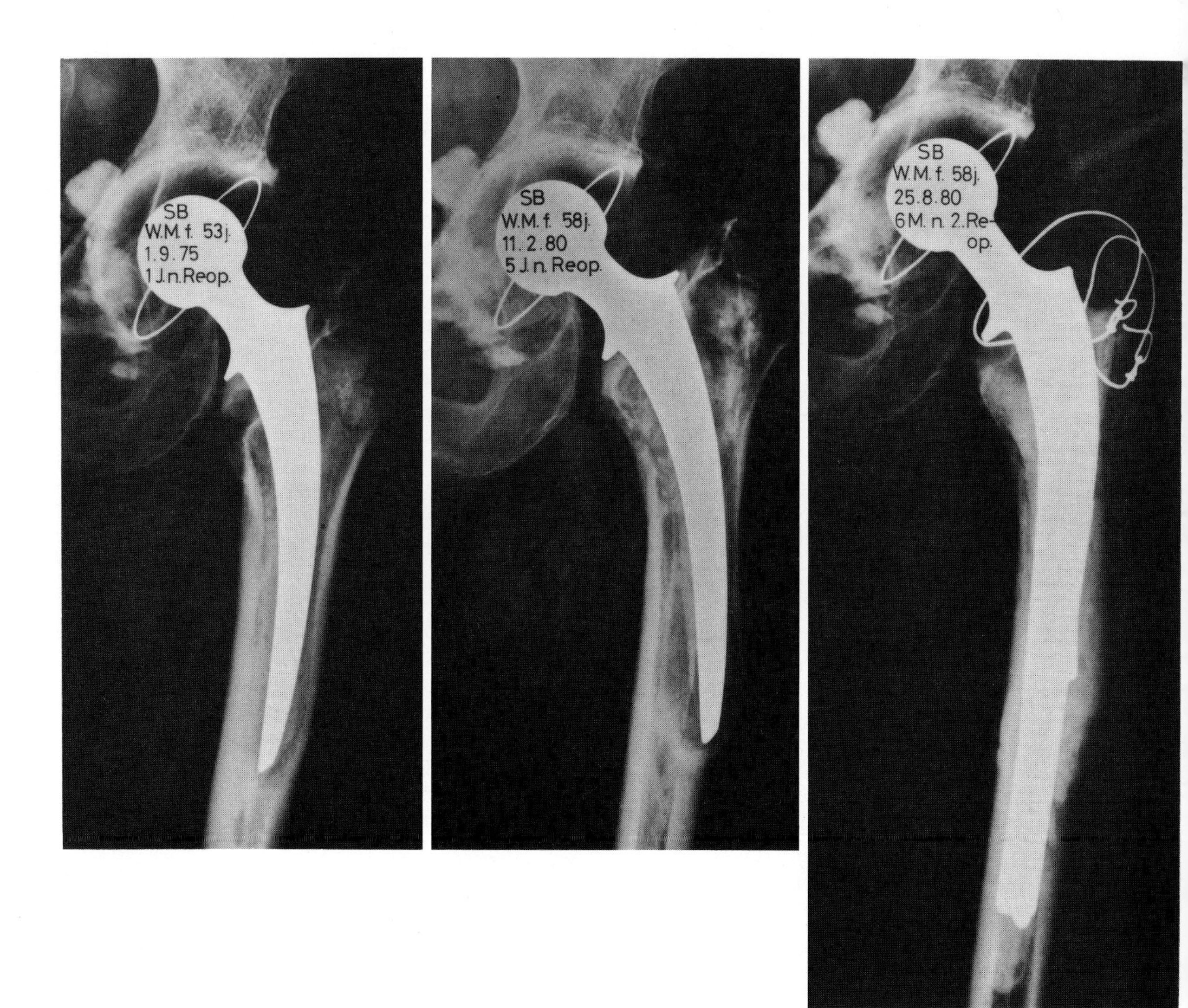

Abbildung 141. Laterale Schaftusur durch dekompensierten progressiven Nulldurchgang.

a Ungenügend einzementierte Prothesenspitze 1 Jahr nach Reoperation. Usur der lateralen Kortikalis.

b 5 Jahre nach der Reoperation ist die Schaftprothese um 1,5 cm eingesunken und die Prothesenspitze hat die laterale Schaftkortikalis perforiert. Instabilität II.

c 6 Monate nach 2. Reoperation ist das Bein schmerzfrei und stabil. Eine 6-Loch-Halbrohrplatte und eine schmale 6-Loch-Platte in der Markhöhle dienen als Defektschienung und Verkeilung der Langschaftprothese. Wegen Schwäche des Knochenrohrs wäre der Einsatz einer Geradschaftprothese sehr problematisch.

gusposition. Mediale Platten sind schmale Platten oder Halbrohrplatten. Eine laterale Lage der Platte ist erforderlich bei Defekten der lateralen Kortikalis auf Höhe der Prothesenschaftspitze. Ungenügend einzementierte Schaftenden arrodieren durch Relativbewegung (progressiver dekompensierter Nulldurchgang) die laterale Kortikalis bis zur Perforation. Lange, lateral liegende Halbrohrplatten überbrücken den Defekt. Sie verhindern den falschen Weg, den die Prothesenspitze nach der Zementfüllung nehmen könnte. Sie leiten die Prothesenspitze der zu verwendenden Prothese korrekt in die distale Markhöhle. Halbrohrplatten, die als Führungsschiene einen Defekt oder eine Schaftperforation überbrücken oder als Spantragplatten dienen, werden nach der Probeverkeilung mit der Manipulierprothese in situ belassen. Der Zement soll in diesen Fällen mit einer langen Spritze von distal nach proximal eingebracht werden. Zur genauen Prüfung der Verhältnisse hat sich die Ablösung des M. vastus lateralis und die Darstellung des Knochendefektes bewährt. Zwei bis drei Zentimeter vor dem Erreichen

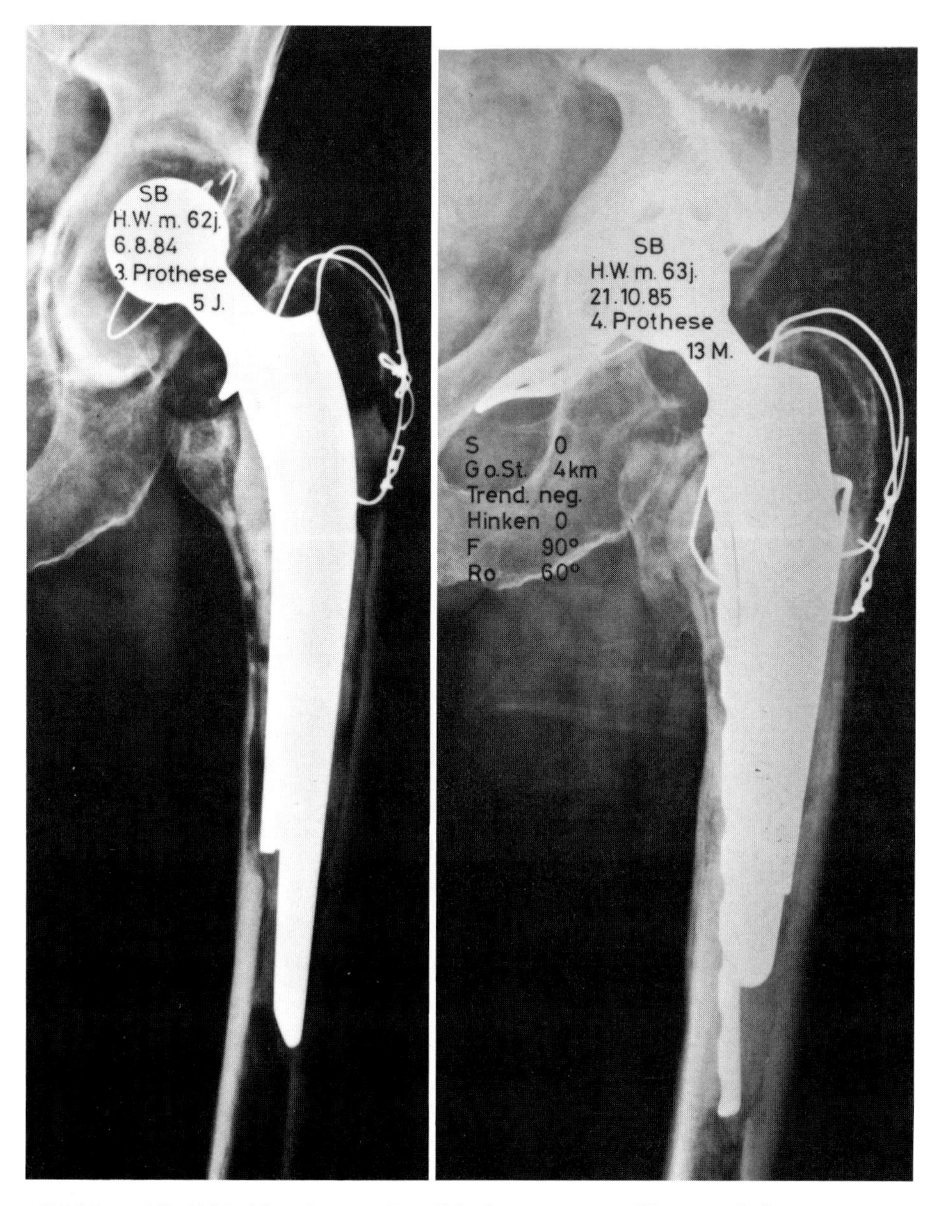

Abbildung 142. Fehlschlag eines zweiten Schaftersatzes trotz Plattenverkeilung wegen ungenügender Einzementierung. Die 4. Prothese ist perfekt stabil nach autologer intramedullärer Knochenplastik mit Hilfe der Spantragplatte. Guter Wiederaufbau der Kortikalis. Voll arbeitender 63jähriger Laborant.

der gewünschten Prothesenhöhe soll die Verklemmung beginnen. Das Einschlagen bis zum korrekten Sitz erzeugt die gewünschte Verkeilung. Nach Verkeilung der Manipulierprothese erfolgt die Reposition in gewohnter Weise. Wenn Prothesenhöhe und Prothesenstellung korrekt sind, schlägt man die Manipulierprothese aus und merkt sich die genaue Plattenlage. Nach dem Einbringen des Zementes werden die Platten in der vorbestimmten Lage in den Zement gestoßen und dann die Prothese eingeführt und eingeschlagen. Nach Bedarf werden auch die Platten mit einem Stößel tiefer versenkt. Auf diese Weise entsteht eine primäre Stabilität, wie sie mit Zement allein niemals zu erreichen ist. Klinisches Korrelat zu dieser primären Stabilität durch Verkeilung ist eine auffallende Beschwerdefreiheit und Sicherheit bei der ersten Belastung.

Das Keilvolumen kann individuell angepaßt werden durch:

- Die Plattenlänge. Erfahrungsgemäß werden häufig 6-Loch-Platten benötigt, seltener 3- bis 10-Loch-Platten.

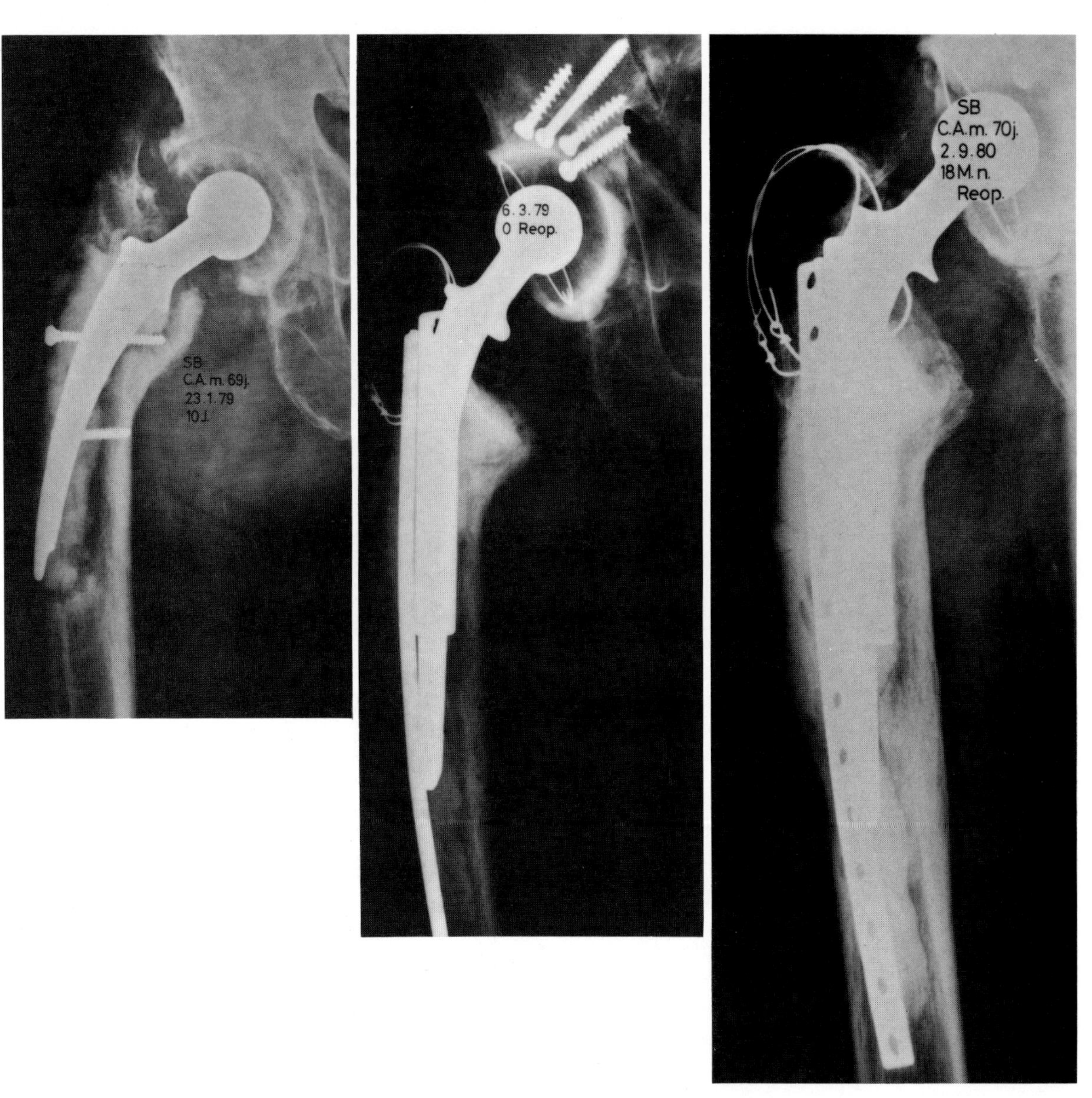

Abbildung 143. Instabilität nach Reoperation trotz (biomechanisch falscher) Schrauben-Transfixation. Laterale Schaftperforation durch Usur. 18 Monate nach 2. Reoperation mit Plattenschienung und Plattenverkeilung, außerdem Pfählung des Pfannendachs wegen Pfanneninstabilität, ist der Patient beschwerdefrei und die Prothese stabilisiert.

- Die Plattendicke und Plattenbreite. Wenn zuviel Platz vorhanden ist, wird eine breitere Platte versucht.
- Plattenzahl. Bei sehr weiten Markhöhlen können mehrere Platten nötig sein.
- Die Plattenwölbung. Da die Platten in querer Richtung gewölbt sind, kann das Umdrehen der Platte mit der konvexen Seite zum Prothesenstiel die Verkeilung wesentlich verstärken.
- Die Plattenform. Speziell bei medialer Lage kann ein leichtes Zurechtbiegen der Platte mit Anpassung an die Prothesenstielform das gewünschte Verkeilungsmaß leichter realisieren lassen.

Kortikalisperforationen – durch Usur oder iatrogen entstanden – werden grundsätzlich mit einer meist langen Halbrohrplatte überbrückt. Die korrekte Lage der Platte kann oft durch Freilegen der Perforationsstelle kontrolliert werden. Diese Platte sichert die korrekte Prothesenstellung. Die Freilegung der Perforationsstelle hat auch den Vorteil, allfällig ausgetretenen Zement entfernen zu können. Beim Vorliegen einer Schaftperforation ist ein Dekompressionsdrain überflüssig.

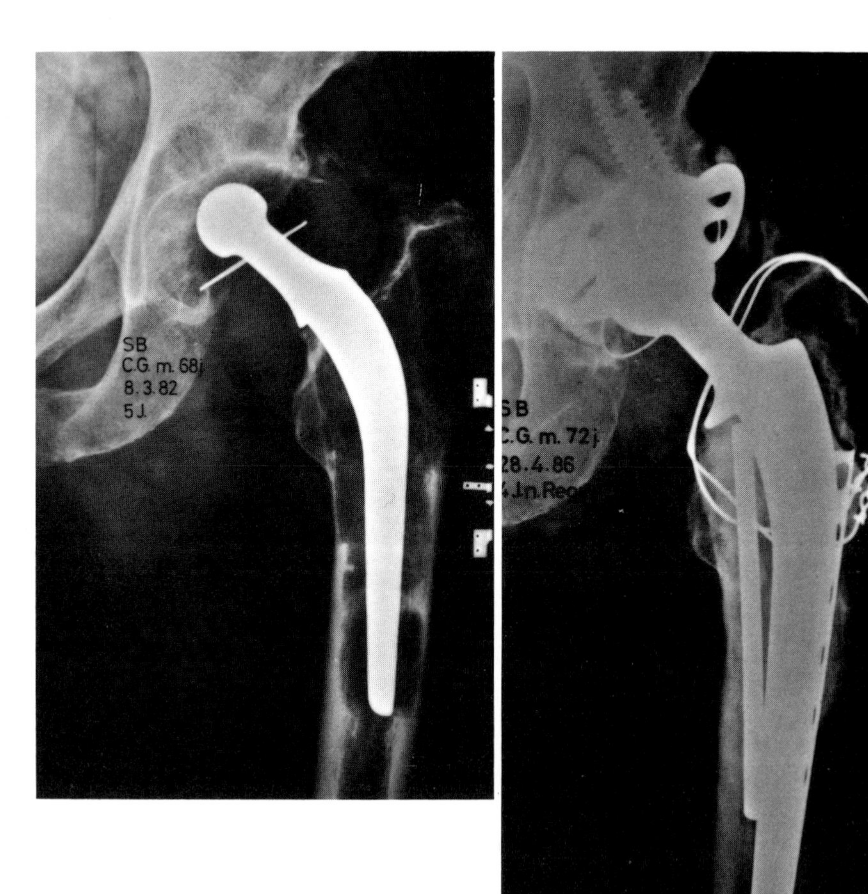

Abbildung 144. Schwere Pfannenusur, Pfanneninstabilität und Schaftinstabilität 5 Jahre nach CHARNLEY-Prothese. Typische herdförmige Osteolysen (siehe 3.4.3). Eindrücklicher Aufbau der Schaftkortikalis nach Plattenverkeilung in 11 Monaten. Langschaftprothese geschient und verkeilt durch eine latero-ventrale Halbrohrplatte, zusätzlich eine mediale schmale Platte. Pfannendachschale nach M.E.MÜLLER. Kontrolle nach 4 Jahren.

Die Halbrohrplatte hat sich außerdem bewährt:

- Aufgesetzt auf die mediale Kante überbrückt sie Nummerndifferenzen der Geradschaftprothesen. Es kommt vor, daß eine Geradschaftprothese zu wenig klemmt, die größere Nummer jedoch zu viel. Da wir grundsätzlich möglichst wenig Knochen entfernen wollen, ziehen wir das Einführen einer Platte dem Aufweiten der Markhöhle vor.
- Die Halbrohrplatte als *Spantragplatte* (SCHNEIDER) *bei Reoperation.* Eine medial liegende Halbrohrplatte kann auf der Außenseite mit kortikospongiösen Spänen versehen werden. Diese Späne werden mit feinen resorbierbaren Fäden so auf die Platte gebunden, daß die spongiöse Seite gegen die Markhöhle gerichtet ist. Auf diese Weise läßt sich eine *gezielte intramedulläre Knochenplastik* realisieren. Die Platte wird eingeführt, die Verkeilung mit der Manipulierprothese geprüft, die Platte in situ belassen und dann der Zement mit Hilfe einer langen Zementspritze von distal nach proximal eingebracht. Wegen des Reibungswiderstandes und Schaftperforationen ist die Zementfüllung von proximal unsicher.

Die Notwendigkeit der Trochanterosteosynthese erfordert zusätzlich die Einführung der Zuggurtungsdrähte vor der Zementierung. Nachdem Prothesenhöhe, Prothesenstellung und Plattenlage bestimmt sind, werden Manipulierprothese und Platte entfernt. Zwei 2-mm-Bohrlöcher lateral vorn und lateral hinten etwa 1 cm distal der Trochanterosteotomieflächen nehmen je einen 50 cm langen, 1,2 mm dicken Protasul 10-Draht mit Öse auf. Die Drähte werden in der Markhöhle ventral und dorsal so gelegt, daß sie das Einführen von Prothese und Platte nicht stören. Die Ösen liegen der Außenfläche des Knochens dicht an. Ein Kunststoffdrain von 3 mm Stärke wird zur Dekompression in die Markhöhle eingeführt, sofern distal keine Kortikalisperforation vorliegt. Der Zement wird nun mit der Spritze in die Markhöhle eingebracht. Bei Reoperationen ist es gerechtfertigt, antibiotischen Zement zu verwenden. Entfernung des Kunststoffdrains, bevor der letzte Zementrest eingespritzt ist. Trocknen der Zementoberfläche und Einstoßen der Platten in der vorbestimmten Lage. Einstoßen der Prothese von Hand soweit als möglich. Anschließend werden Platte und Prothese mit Hammerschlägen in die vorbestimmte Stellung eingeschlagen. Die Drähte sind einzementiert und verlassen den Zement medial der Trochanterosteotomiefläche vorn und hinten. Jeglicher Zementüberschuß muß peinlich entfernt werden. Es kann vor der Erhärtung des Zementes reponiert werden, da die Verkeilung die korrekte Stellung sichert. Beendigung des Eingriffs mit der Zuggurtungsosteosynthese der Satteldachosteotomie des Trochanters, Abschluß der Operation. Lagerung und Nachbehandlung wie in Kapitel 3.3.4 beschrieben.

Operationstechnik bei Prothesenstielbruch siehe 3.4.5.2.

3.4.5 Die Prothesenstielbrüche

Bei Belastung wird wegen der exzentrischen Krafteinleitung jede Prothese auf Biegung beansprucht. Ein gebogener Prothesenstiel wird stärker beansprucht als ein gerader. Varusstellung der Prothese verlängert den Hebelarm wie ein längerer Hals. Jede Prothese verbiegt sich bei Belastung. Das Maß der Form- und Stellungsveränderung der Prothese unter Belastung ist abhängig:

- von der Position der Prothese und deren Halslänge;
- von der Festigkeit des medialen knöchernen Lagers;
- von der Dicke der medialen Zementschicht;
- vom Ausmaß der Formveränderung des ganzen knöchernen Prothesenlagers;
- von den Materialeigenschaften des Metalls und des Zementes;
- von der Gestaltung und Dimensionierung des Prothesenstiels.

Wir haben früher ausgeführt, daß ein dünner Prothesenstiel in einem dicken Zementmantel das Knochenlager nicht genügend versteifen kann, um Relativbewegungen auszuschalten. Diese verursachen oft einen Abbau des knöchernen Lagers im Bereich des Kalkars. Dadurch verliert das Zementbett seine mediale Abstützung und läuft Gefahr, zerrüttet und gebrochen zu werden. Die Belastungsexkursionen und damit die Biegebeanspruchung des Prothesenstiels nehmen zu. Entscheidend ist der feste Sitz des unteren Drittels des Prothesenstiels im soliden Knochenrohr und intakten Zementmantel. Während die zu große Relativbewegung proximal medial eine progressive Form des dekompensierten Nulldurchgangs mit Knochenabbau begründet, bleibt sie distal im Bereich des soliden Sitzes unterschwellig, so daß eine anschauliche Kompensationsgrenze zwischen dem dekompensierten und dem kompensierten Nulldurchgang zustande kommt. Die solide distale Fixation des Prothesenstiels erhöht die Biegebeanspruchung im Bereich des Übergangs. Der Prothesenstielbruch ist niemals ein Gewaltbruch, sondern ein Ermüdungsbruch als Folge der fortgesetzten Wechselbiegebeanspruchung. Die oben angeführten Faktoren, die die Formveränderung beeinflussen, sind gegenseitig voneinander abhängig. Eine großdimensionierte Prothese, die sich im Markraum verkeilt, ist nicht nur steifer, sie verhindert auch die Deformation des Knochenlagers und damit die Relativbewegung. Weil die Folgen der Relativbewegung ausbleiben, wird sie weniger auf Biegung beansprucht, die sie wegen ihrer Dimensionierung auch besser aushält.

Die Prothesen aus Protasul 10 mit breiter medialer Abstützung und verbesserter Steifigkeit und Ermüdungsfestigkeit, wie wir sie seit Herbst 1973 verwendet haben, sind in unserem Krankengut alle intakt geblieben.

Die Analyse der früheren Prothesenstielbrüche ist lehrreich. Eine Querschnittsvermehrung mit etwas breiterer medialer Kante in Verbindung mit einer Verbesserung der Gußqualität hat von 1971 auf 1972 die Bruchhäufigkeit um ein Vielfaches gesenkt. 1973 hofften wir, mit Stahlprothesen eine Optimierung zu erzielen. Heute wissen wir, daß diese Prothesen wegen zu geringer Steifigkeit mehr Deformation erleiden und ebenfalls brechen. 1973 endet unsere Bruchstatistik mit einem kleinen Anstieg der Bruchfrequenz, der auf die Verwendung von Stahlprothesen zurückzuführen ist.

Damit ist nur gesagt, daß die damalige Dimensionierung der Stahlprothesenstiele ungenügend war. 1965/1966 haben wir eine Geradschaftprothese mit dickem Stiel aus Stahl verwendet. Diese Prothese hat sich oft verkeilt. Ein Bruch ist nie beobachtet worden!

Die ab 1967 aus gegossener Kobaltlegierung hergestellten Prothesenstiele waren sehr unterschiedlich bruchanfällig. Diese Legierung war z.T. sehr großkörnig. Wenn nun die Korngrenzen mit ihrer zufälligen Orientierung ungünstig zu den einwirkenden Kräften lagen, kamen Brüche schon nach Monaten

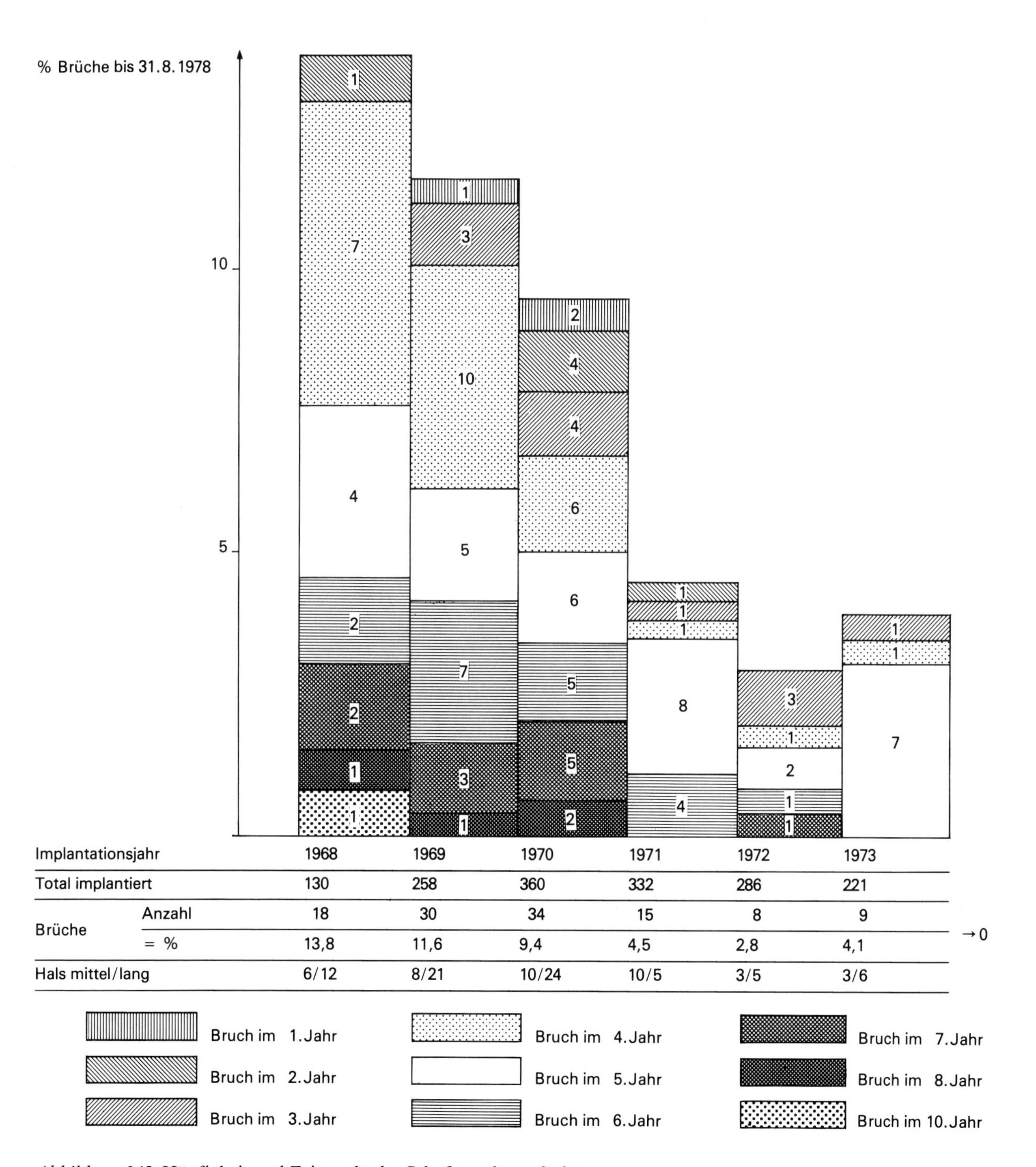

Implantationsjahr		1968	1969	1970	1971	1972	1973
Total implantiert		130	258	360	332	286	221
Brüche	Anzahl	18	30	34	15	8	9
	= %	13,8	11,6	9,4	4,5	2,8	4,1
Hals mittel/lang		6/12	8/21	10/24	10/5	3/5	3/6

Abbildung 145. Häufigkeit und Zeitpunkt der Schaftprothesenfrakturen.

Eindrücklich ist das Absinken der Schaftfrakturrate von 9,4% auf 4,5% zwischen 1970 und 1971 als Folge einer Verbesserung des Schaftquerschnittes (siehe Abbildung 52) und das Ausbleiben dieser Komplikation seit 1973, d.h. seit Einführung der Kobalt-Schmiedelegierung. Die Steigerung von 1973 gegenüber 1972 ist auf den mißglückten vermehrten Einsatz von Stahl-Standardschäften zurückzuführen. Von den «Setzholz»-Stahl-Prothesen der Jahre 1965 und 1966 ist keine gebrochen. Die heutigen Geradschaftprothesen aus Stahl sind auch nicht bruchgefährdet.

und bei relativ bescheidener Beanspruchung vor. In einem Fall fanden wir in einem völlig intakten Zementköcher eine gebrochene Prothese! Das Metall hat also in diesem Fall die Knochen/Zement-Deformationen nicht ausgehalten. Es kamen auch 2-Etagen-Brüche vor und Aussprengungen von medialen «Biegungskeilen».

Mit der neuen, aus der Schmiedelegierung Protasul 10 oder Stahl hergestellten, sich verkeilenden Geradschaftprothese ist das Kapitel Prothesenstielbrüche mit größter Wahrscheinlichkeit abgeschlossen *(Abbildung 145)*.

3.4.5.1 *Diagnose und Klinik*

Ein aus heiterem Himmel akut einsetzender Schmerzzustand mit Lokalisation im Oberschenkel nach mehreren Jahren völliger Zufriedenheit ist auf Prothesenstielbruch äußerst verdächtig *(Abbildung 146)*. Die Röntgenuntersuchung in zwei Ebenen bestätigt meistens den Verdacht, kann aber trotz vorliegendem Bruch negativ sein. Die Schwere des Zustandes zwingt dann zur Reoperation, die nach unserer Erfahrung mit 140 Prothesenbrüchen den Verdacht immer bestätigt hat. Ohne radiologische Dislokation kann ein Stielbruch extrem schmerzhaft sein und den Patienten wie ein dislozierter Schenkelhalsbruch lähmen. Es braucht dem akut einsetzenden Schmerzzustand kein chronisches Beschwerdebild vorangegangen zu sein. Eine plötzliche Verschlimmerung eines seit Monaten oder Jahren bestehenden Beschwerdebildes ist selbstverständlich auch auf Prothesenstielbruch verdächtig.

Es gehört zu den ungeklärten Rätseln unseres Berufes, warum einige z. T. stark dislozierte Stielbrüche relativ beschwerdearm ertragen werden. Ein 62jähriger Patient hat zwei Jahre nacheinander mit einem dislozierten Prothesenstielbruch den Engadiner Skimarathon gelaufen, ehe er sich zur Ersatzoperation entschloß! Selten geben Patienten ein Reiben oder das Gefühl eines harten Anschlags im Bein an.

Der Stielbruch stellt eine absolute Indikation zur Ersatzoperation dar. Bei radiologisch unverdächtigen stabilen Polyäthylenpfannen wird lediglich die Schaftprothese ersetzt. Eine Polyesterpfanne wech-

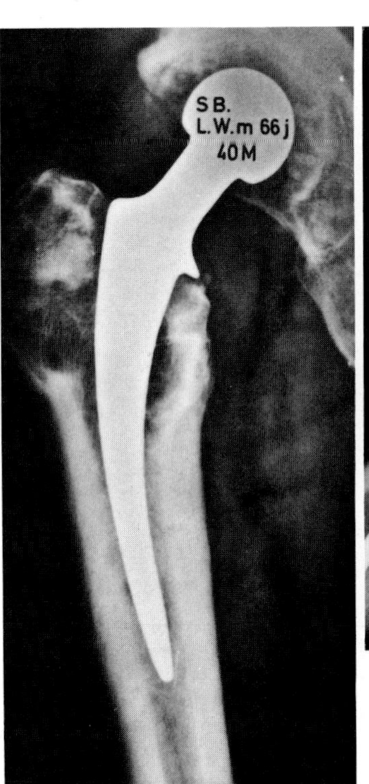

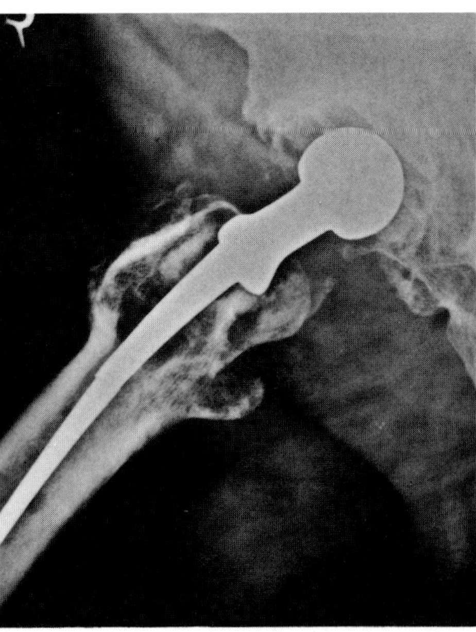

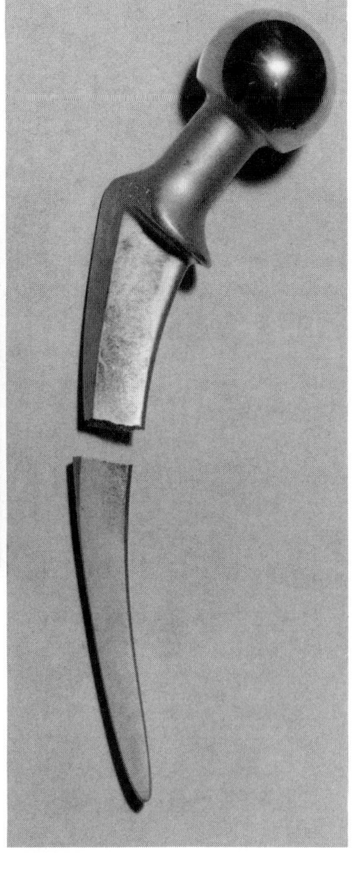

Abbildung 146. 66jähriger Polizeiwachtmeister. Nach 40 Monaten akuter Schmerzzustand auf der Straße. Nur in der axialen, notfallmäßig vorgenommenen Röntgenaufnahme kommt der Prothesenbruch zur Darstellung.

Schliffspuren bei Prothesenstielbrüchen finden sich proximal im dekompensierten Osteolysebereich, aber auch distal innerhalb der Kompensationsgrenze, wo Relativbewegungen in geringerem Umfang ebenfalls vorkommen.

seln wir grundsätzlich aus mit Ausnahme von sehr alten Patienten. Beim Vorliegen radiologischer Anhaltspunkte für eine beginnende Pfanneninstabilität wird immer auch die Pfanne ausgewechselt.

3.4.5.2 *Operationstechnik bei Prothesenstielbruch (Abbildungen 147–151)*

Vorbereitung, Lagerung, Abdeckung und Zugang wie beim Schaftersatz (siehe 3.4.4). Satteldachosteotomie des Trochanters, Kapselexzision und Luxation. Die Prothese kann normalerweise von Hand entfernt werden. Bei sehr weiter Markhöhle und stark proximaler Prothesenfraktur gelingt es, nach Entfernung des oberen Zementbettes bis auf Frakturhöhe den Zement neben der Prothese aufzubohren und wegzumeißeln, so daß das Stielfragment mobilisiert und mit einer Faßzange extrahiert werden kann. Bei Fraktur in Stielmitte und bei engeren Markhöhlen ist es ratsam, ein ventrales Fenster anzulegen. Die Gefahr, die Kortikalis zu verletzen und den Eingriff ungebührlich zu verlängern, wird zu groß.

Hautschnitt lateral bis etwa Oberschenkelmitte. Spaltung der Faszie in der Ausdehnung des Hautschnittes. Die L-förmige Ablösung des M. vastus lateralis vom Septum intermusculare erfolgt bis auf eine Höhe etwa 3 cm distal der Zementspitze. In der Regel müssen zwei Paare von Vasa perforantia mit Klemmen gefaßt, durchtrennt und zuverlässig umstochen oder koaguliert werden. Der M. vastus lateralis wird in der dargestellten Ausdehnung von der Außenseite des Femurs abgelöst, im Bereich des vorgesehenen ventralen Fensters bei Außenrotation des Beines auch der M. vastus intermedius. Durch Messung mit einer Manipulierprothese wird die Höhe der Prothesenspitze bestimmt. Das untere Ende des Fensters soll knapp distal der Prothesenspitze liegen. Dadurch wird die Befreiung des Prothesenfragmentes aus der soliden Zementumklammerung wesentlich erleichtert. Wir haben mit dieser Fensterlage bei etwa 140 Eingriffen niemals eine Komplikation im Sinne eines Schaftbruchs oder einer Fensterdeckelsequestration erlebt.

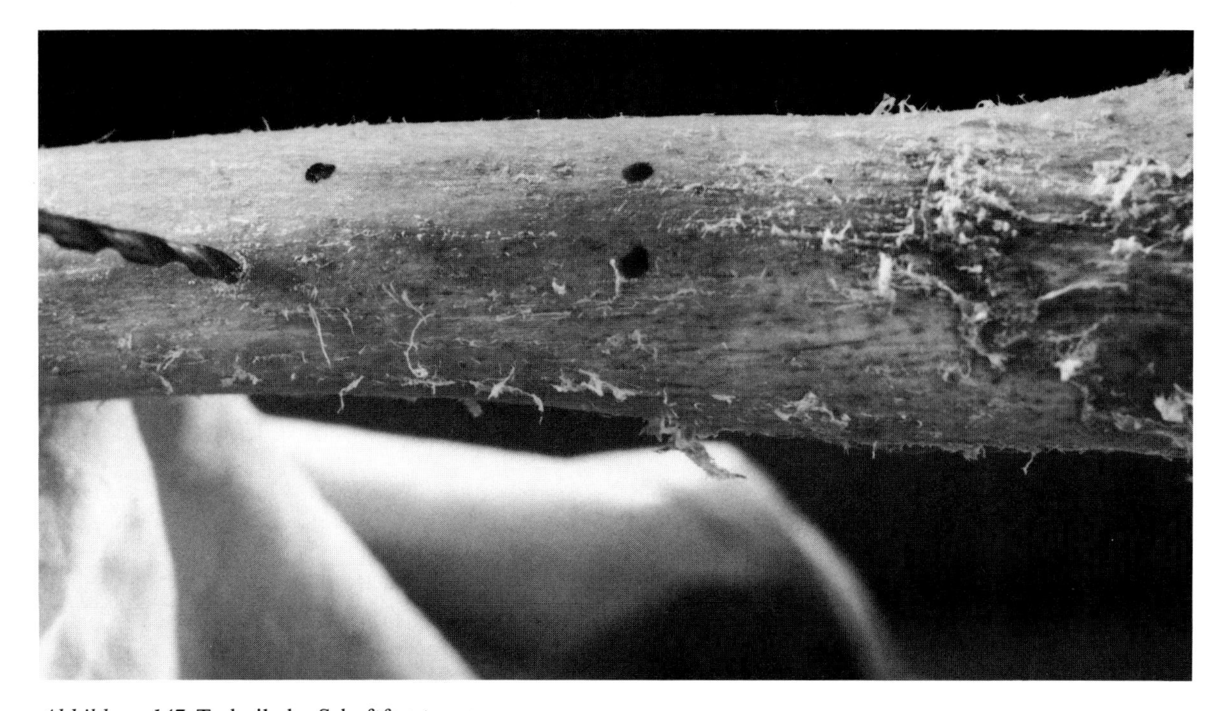

Abbildung 147. Technik der Schaftfensterung.

Ein Schaftfenster darf nur auf der Ventralseite angelegt werden. Es soll auf der Höhe der Prothesenspitze liegen. Es ist in der Regel 12 mm breit und 5–6 cm lang. Mit dem 3,2-mm-Spiralbohrer werden auf der Höhe der Ecken Löcher gebohrt. Dabei dürfen die beiden distalen Löcher nicht auf gleicher Höhe liegen. Auf diese Weise verteilen sich die gefährlichen Spannungen.

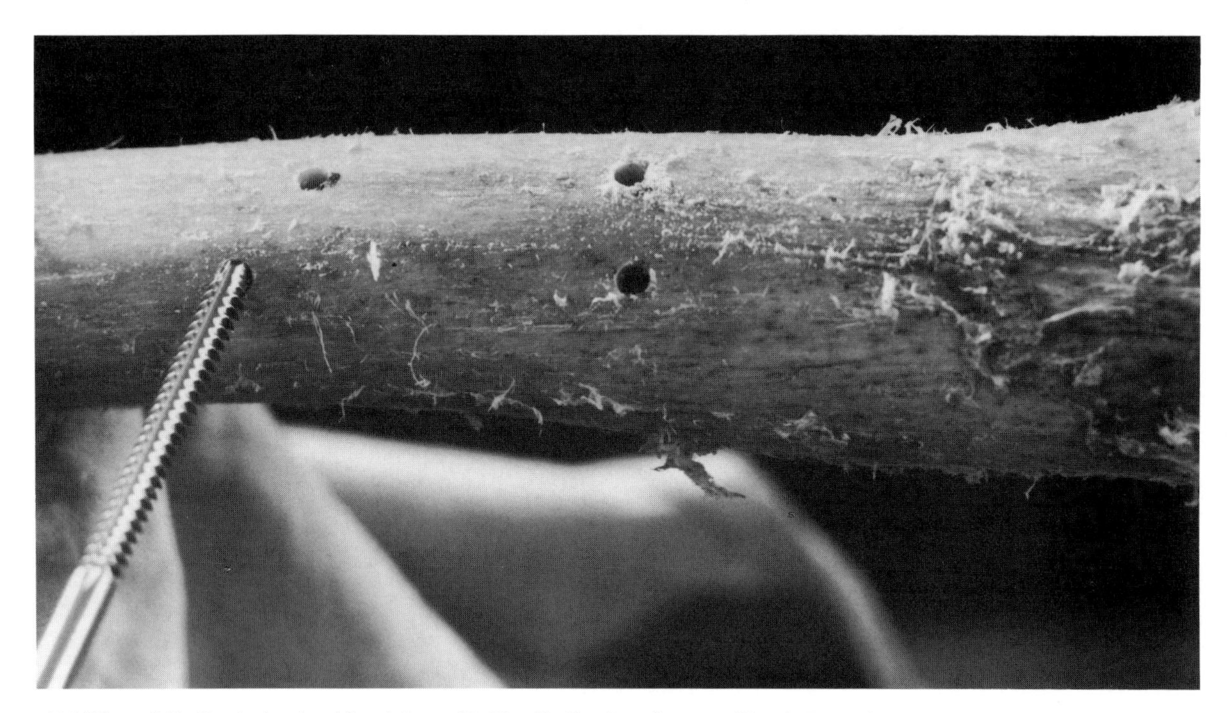

Abbildung 148. Gewindeschneiden 4,5 mm für Kortikalisschrauben von Hand. Es muß sorgfältig darauf geachtet werden, daß beim Anschlag des Gewindeschneiders auf dem Zement oder auf dem Prothesenstiel das Gewinde nicht zerstört wird.

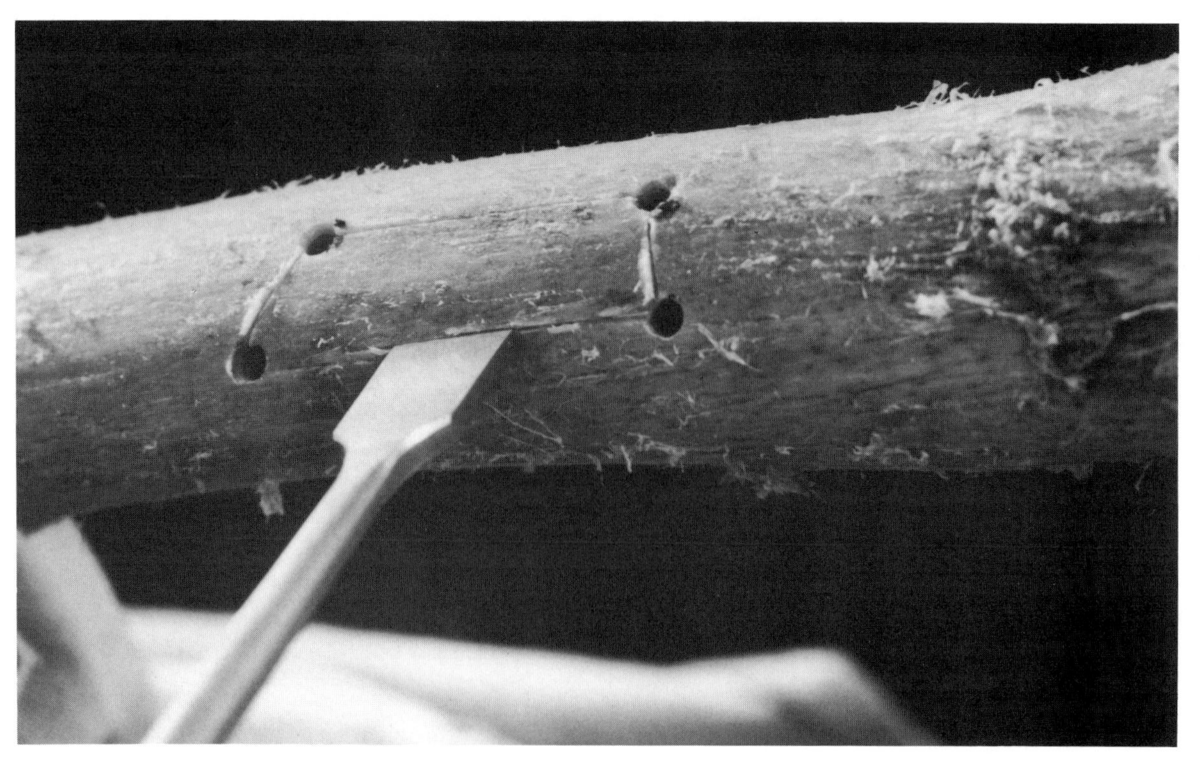

Abbildung 149. Die Schnittlinie zwischen den Löchern wird mit einem Meißel angezeichnet. Das Sägeblatt wird mit Leichtigkeit der vorgezeichneten Ritze folgen.

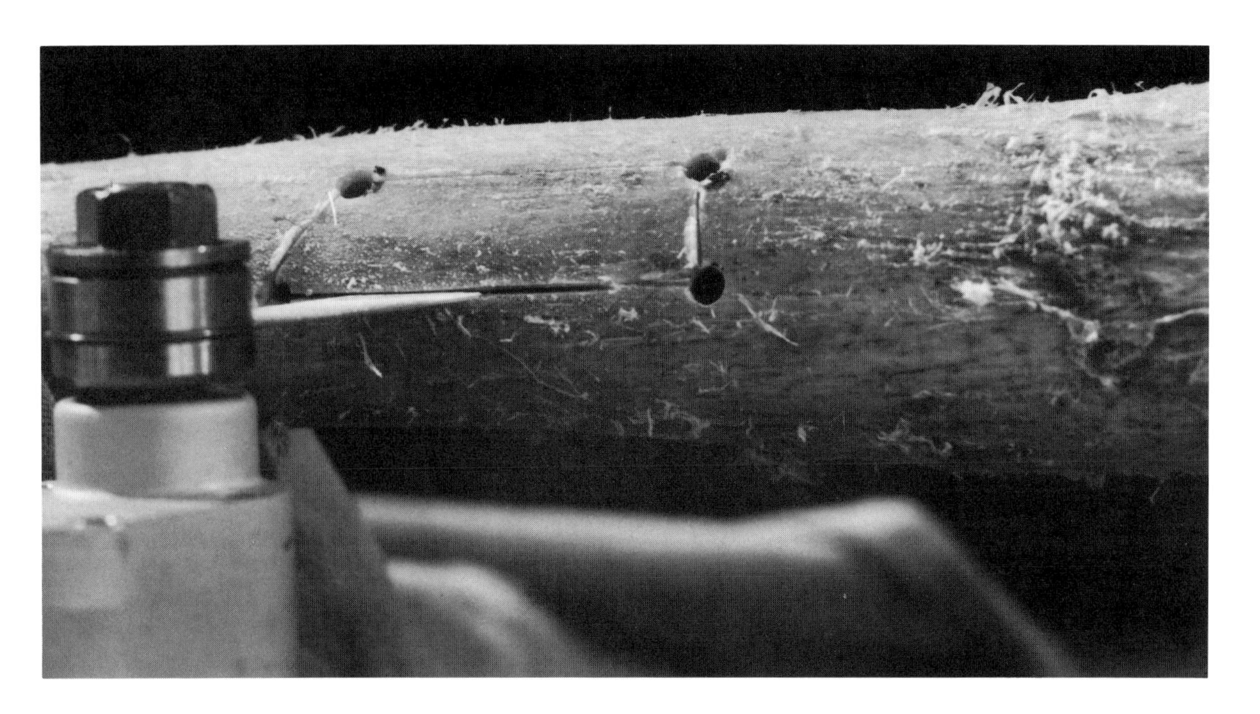

Abbildung 150. Schneiden des Knochendeckels mit dem kurzen schmalen Sägeblatt der Oszillationssäge. Der Sägeschnitt muß genau in den Löchern enden und sollte speziell distal die Löcher nicht überschreiten, um eine gefährliche Ansammlung von Kraftlinien zu vermeiden. Der Schnitt wird bis in den Zement hinein geführt.

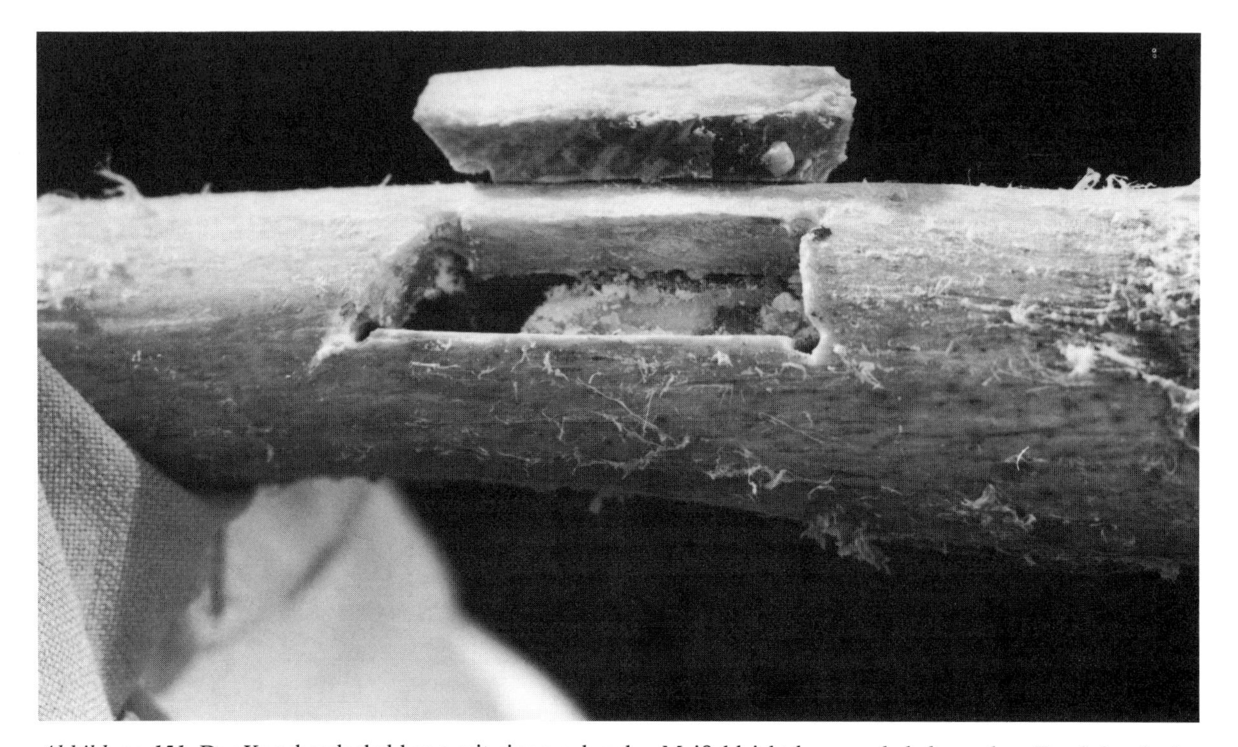

Abbildung 151. Der Knochendeckel kann mit einem schmalen Meißel leicht herausgehebelt werden. Er wird auf seiner Markhöhlenseite von Zement und Bindegewebe befreit und in einer feuchten Kompresse aufbewahrt.

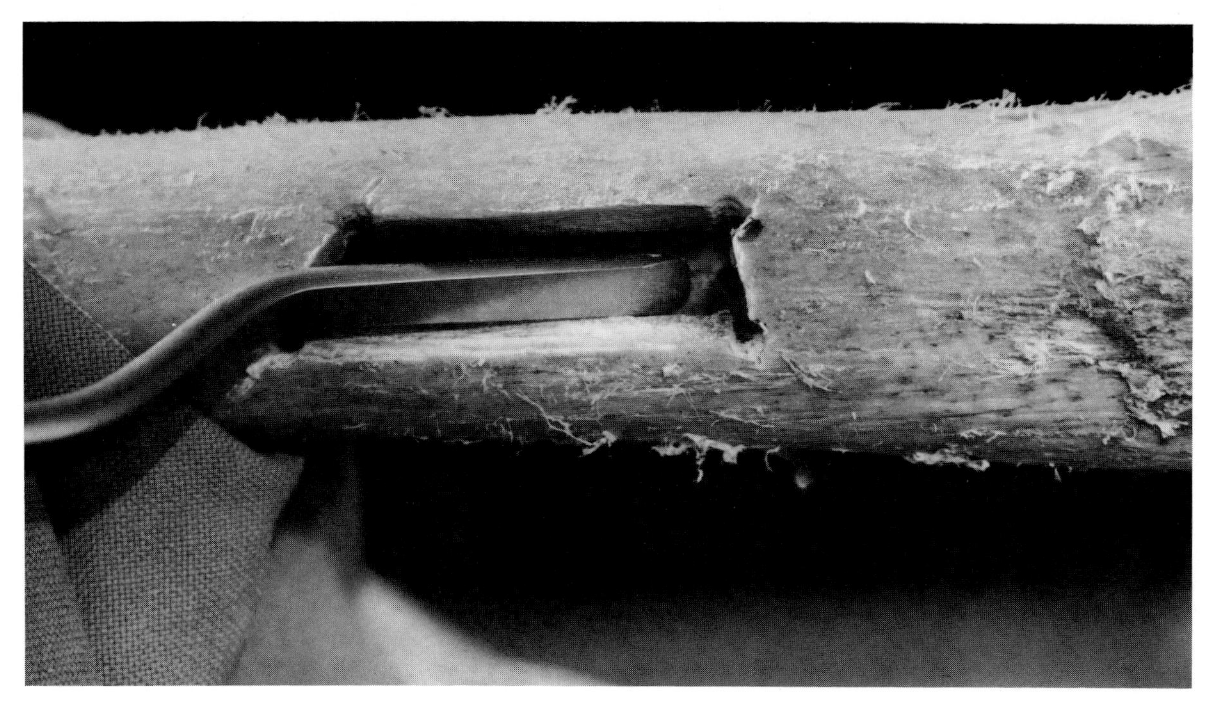

Abbildung 152. Zuerst wird mit einem schmalen Meißel der Zement zur Freilegung des Prothesenstiels vorsichtig weggemeißelt. Eine Kompresse schützt vor wegspringenden Zementfragmenten! Nach Freilegen der Spitze des abgebrochenen Prothesenstielendes kann dieses mit Leichtigkeit nach proximal geschoben werden. Der doppelt abgewinkelte Meißel erleichtert das Arbeiten durch das Fenster hindurch zum Ablösen des oft festhaftenden Zementes proximalwärts. Wenn distalwärts ein größerer festhaftender Zementzapfen vorliegt, erlaubt das Fenster die genaue Kontrolle eines zentrierten Anbohrens dieses Zapfens mit Hilfe der Markraum-Bohrbüchse durch die Markhöhle vom proximalen Femurende aus.

Das Fenster erlaubt die Kontrolle der Langschaftraspel, der Manipulierprothese und der Lage eventueller zusätzlicher Verkeilungsplatten. Beim Arbeiten vom proximalen Femurende aus wird der Einblick ins Fenster erleichtert durch Streckung des Kniegelenkes zur Entspannung der Streckmuskulatur.

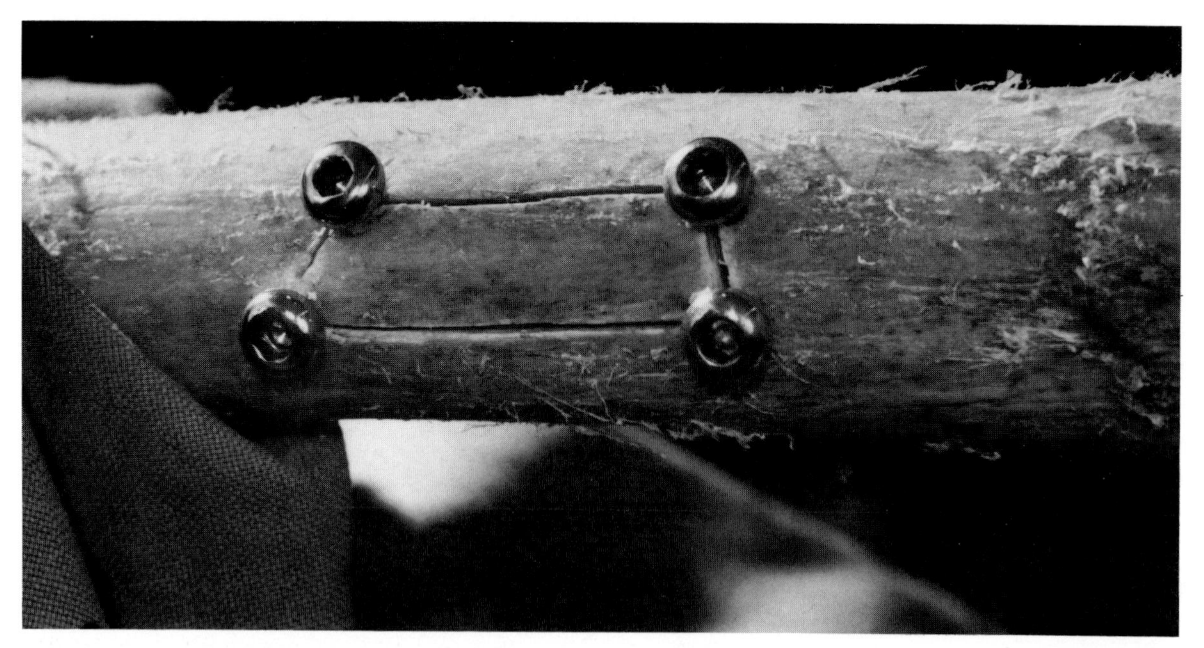

Abbildung 153. Nach Säuberung der Markhöhle von Zement und Bindegewebsresten (Hakenmeißel nach G. Stühmer, scharfer Löffel, Spülung) wird der Knochendeckel wieder eingesetzt und durch 14 mm lange 4,5-Kortikalisschrauben mit Hilfe des vorgeschnittenen Gewindes in den Ecken befestigt. Diese Art der Befestigung vermeidet eine weitergehende Ablösung von Weichteilen durch Haltezangen oder Cerclagedrähte. Erfahrungsgemäß heilen die Knochendeckel ein. In über 140 Fällen haben sie nie als Sequester Störungen verursacht.

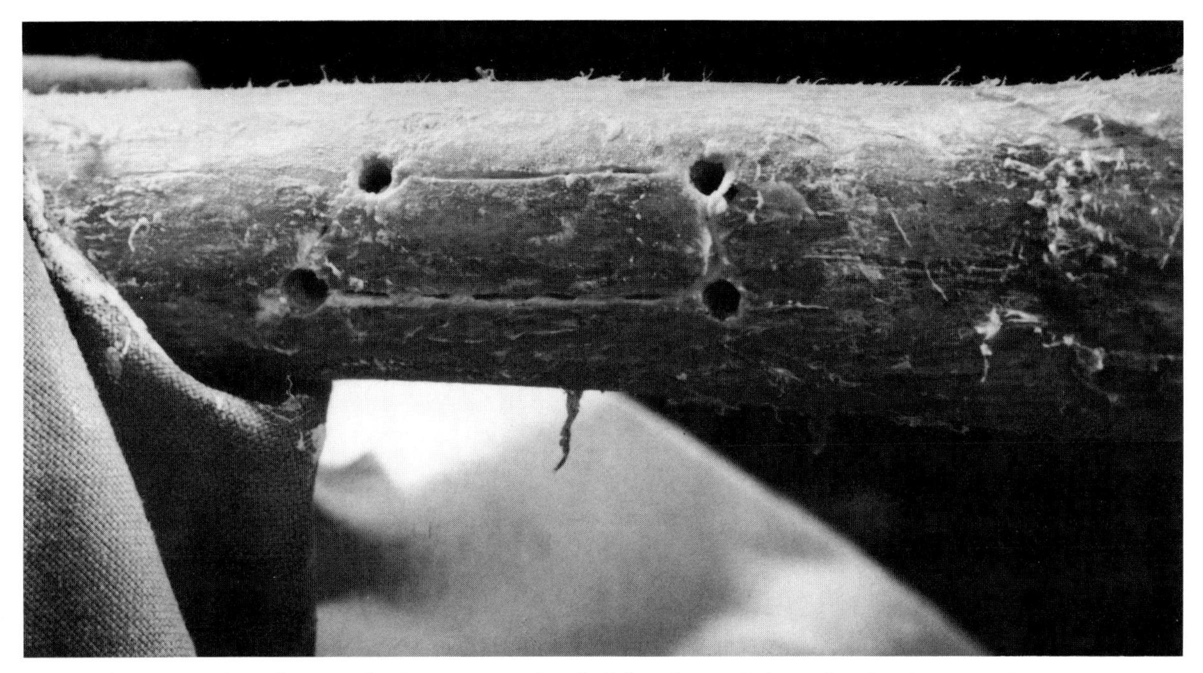

Abbildung 154. Nach Aushärtung des Zementes werden die Schrauben und überstehender Zement entfernt. Der gut durchblutete M. vastus intermedius wird sich an der Revaskularisation des Knochendeckels beteiligen.

Schraubenfixation des Knochendeckels (R. SCHNEIDER). Zuerst werden mit einem 3,2 mm Spiralbohrer die Ecken des Fensters durch die Kortikalis bis in den Zement gebohrt. Die distalen Löcher sollen in der Höhe um etwa 1 cm versetzt sein, damit nicht eine quere Fenstergrenze entsteht, die vermehrt die Rolle einer Sollbruchstelle spielen könnte. Länge des Fensters etwa 6 cm, Breite etwa 1,5 cm. Von Hand wird in den Löchern sorgfältig ein Gewinde geschnitten. Dann schlägt man mit dem geraden Meißel eine oberflächliche Kerbe in den Knochen, die die 4 Löcher verbindet. Es ist nun sehr leicht, senkrecht zur Knochenoberfläche mit dem kurzen schmalen Sägeblatt der Oszillationssäge der Kerbe folgend den Schnitt bis auf den Zement zu vertiefen. Es ist wichtig, daß die Schnitte exakt in den gebohrten Löchern enden. Diese vermeiden eine gefährliche Ansammlung von Kraftlinien. Mit einem flachen Meißel wird der Knochendeckel abgehoben und in einer feuchten Kompresse aufbewahrt. Der distale Zement kann nun unter Sicht weggemeißelt, das Prothesenfragment freigelegt und nach oben geschoben werden. Säuberung der Markhöhle unter Sicht. Dies gelingt mit den Meißeln. Es ist empfehlenswert, die distale Markhöhle mit einer Kompresse zu verschließen, damit nicht Zementfragmente sich nach distal verirren. Mit einem speziell abgewinkelten Meißel wird der Zement auch nach proximal soweit wie möglich entfernt. Erneute Beinlagerung quer über den Tisch, so daß der Einblick in die Markhöhle von oben wieder möglich wird. Verbleibender Zement wird nach Spülung und Besichtigung weggemeißelt. Bei leichter Streckung im Kniegelenk entspannt sich die Streckmuskulatur, so daß mit Hebeln das ventrale Fenster eingestellt werden kann. Es lassen sich so die Lage der Raspel und anschließend auch die Lage des Prothesenstiels leicht kontrollieren. Die Manipulierprothese wird nun eingeführt. Zur erwünschten Schienung auf Fensterhöhe verwendeten wir Langschaftprothesen. Heute würden wir Geradschaftprothesen in Kombination mit Halbrohrplatten vorziehen. Bei Bedarf werden zusätzliche Platten eingebracht. Wenn die Probereposition die richtige Prothesenhöhe und -stellung bestätigt hat, setzt man den Knochendeckel im Fenster wieder ein. Vier 14 mm Kortikalisschrauben, in den Ecken in die vorbereiteten Löcher eingedreht, halten den Deckel gegen den Zementdruck fest. Eventuell können Unterlagsscheiben nötig sein. Anschließend erfolgt das Anbringen der zwei Zuggurtungsdrähte für die Trochanterosteosynthese und die Einzementierung wie beim Schaftersatz (siehe 3.4.4). Der Drain für die Markhöhle kann weggelassen werden, da das Fenster genügend für die Dekompression sorgt. Nach der Einzementierung wird überschüssig vorstehender Zement im Fensterbereich abgetragen. Auch die vier Kortikalisschrauben in den Fensterecken werden nach Erhärtung des Zementes entfernt. Es ist von größter Wichtigkeit, daß das Fenster nicht zu weit nach proximal reicht. Eine Längsfissurierung nach oben ist unbedingt zu vermeiden. Um solche Spaltbildungen zu umgehen, darf der Meißel beim Anlegen des Fensters nur zum Zeichnen des Fensters gebraucht werden. Die temporäre Schraubenfixation des Deckels hat sich bestens bewährt. Sie vermeidet eine zusätzliche Denudierung des geplagten Knochens, wie sie für Zangen oder Cerclagen nötig ist. Wir haben nie Einheilungsstörungen beobachtet. Der Kontakt mit dem gutdurchbluteten Muskel einerseits und mit dem sich rekonstruierenden medullären Gefäßsystem andererseits ermöglicht eine Revaskularisation und kallusarme Einheilung. Diese Einheilung haben wir ausnahmslos bei 7 Fällen von 2. Ersatzoperation wegen Stielbruch feststellen können. Aus naheliegenden Gründen haben wir davon keine Kortikalissegmente zur histologischen Untersuchung entnehmen dürfen. Die Schrauben sollen nicht belassen werden, weil sie bei einer eventuellen Reoperation wegen Infekt ärgerlich stören und zu einer unerwünschten Erweiterung des Eingriffs zwingen. Die Nachbehandlung ist gleich wie beim Schaftersatz (siehe 3.4.4).

3.5 Die Trochanterpseudarthrosen

Wir hofften 1981, daß dieses Kapitel bald ebenso der Geschichte angehören wird wie das der Prothesenstielbrüche. Es hat sich gezeigt, daß die Satteldachosteotomie eine zuerst nicht erlebte Gefahr beinhaltet. Wenn der Dachfirst zu nahe an die Knochenoberfläche zu liegen kommt, bricht der Trochanter entweder sofort, beim Weghalten mit dem Trochanterhebel, oder durch den Drahtzug bei der Osteosynthese. In diesen Fällen genügen zwei Zuggurtungsdrähte nicht. Es muß zusätzlich eine polare Cerclage angebracht werden. Wichtig ist auch die Tatsache, daß der 1,2-mm-Protasul®-Draht wohl für die Falzung sehr geeignet ist, bei Torsion dagegen gerne bricht!

3.5.1 **Klinik**

Es gibt straffe Trochanterpseudarthrosen, die schmerzfrei sind und eine Standfestigkeit des Beines mit hinkfreiem Gang erlauben. Wir verfügen über den 10 Jahre alten einschlägigen Fall eines Patienten, der auch heute beschwerdefrei ist. Normalerweise macht aber die Trochanterpseudarthrose Beschwerden. Es sind lokale Schmerzen und eine Standunfestigkeit des Beines. Standunfestigkeit ist fast immer Funktion der Größe der Dislokation des Trochanterfragments. Wenn diese Beschwerden nicht spontan zurückgehen, ist eine operative Trochanterfixation nicht zu umgehen.

3.5.2 **Operationstechnik** *(Abbildungen 155 und 156)*

Es handelt sich um einen schwierigen Eingriff. Die Probleme gründen in der Osteoposose des Trochanterfragmentes und oft auch des oberen Femurendes. Dicke Schichten von interponiertem Gewebe erschweren eine Stabilisierung. Eine stabile Unterdrucksetzung ist wegen der Porose und der Größe der einwirkenden Kräfte sehr problematisch, so daß hier Verhältnisse vorliegen, die sich nicht mit der Pseudarthrose eines Röhrenknochens vergleichen lassen. Der einzige Vorteil ist die gesicherte Vaskularisation.

Grundsätzlich haben wir deshalb das fibröse Pseudarthrosengewebe sorgfältig exzidiert und die Trochanterunterfläche wie den Knochen im Femurbereich etwas angeschnitten. Nach Möglichkeit werden die Knochenflächen im Sinne eines Satteldachs zurechtgeschnitten. Am Femur liegt immer eine mehr oder weniger große Zementfläche frei. Es werden nun aus dem Darmbein Späne entnommen und zwischen Trochanter und Femur eingebaut. Die Stabilisierung des Trochanters und seine Konsolidie-

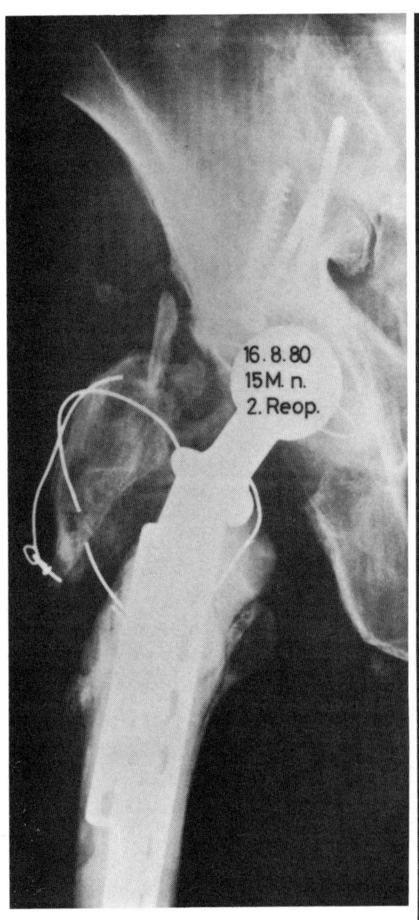

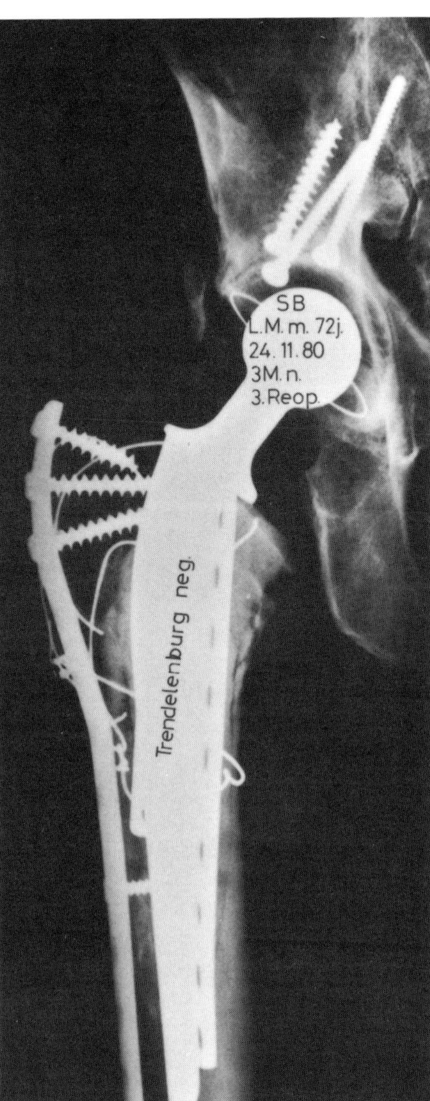

Abbildung 155. Trochanterabriß 15 Monate nach 2. Reoperation bei 71jährigem Gärtnermeister. Erfolgreiche Stabilisierung der Schaftprothese durch Plattenverkeilung und der Pfannenprothese durch Pfählung. Operation des Trochanters mit ausgiebiger kortiko-spongiöser Plastik zwischen dem Trochanterfragment und der großen Zementfläche. Stabile Fixation mit langer schmaler Platte und Drahtzuggurtung. 3 Monate nach der Trochanterfixation ist der Patient mit standfestem Bein völlig beschwerdefrei.

rung werden dadurch erleichtert. Die Späne verbessern die stabilisierende interfragmentäre Reibung und induzieren an der Peripherie einen stabilisierenden Kallus. Die Osteosynthese kann nun mit Zuggurtungscerclagen vorgenommen werden. Die Ösendrähte laufen wie bei der Osteosynthese des Trochanters beim bloßen Pfannenersatz vorn und hinten neben dem Prothesenschaft durch Bohrkanäle, werden genau über der Trochanterkuppe nach außen geleitet und mit 2 AO-Drahtspannern sehr stark angezogen. Hier ist die Verwendung des zähen, 1,2 mm dicken Drahtes aus Protasul 10® von besonderer Wichtigkeit. Die auseinanderliegenden Fußpunkte der beiden Drähte verbessern die Stabilität. Zusätzlich kann zur Verbesserung der Rotationsstabilität eine lange Platte anmodelliert werden. Spongiosaschrauben fixieren dabei den Trochanter und 2 Kortikalisschrauben genügen normalerweise im Schaftbereich. Gut eignen sich Halbrohrplatten, deren Ende flachgeschlagen und mit der Drahtschneidezange so zurechtgeschnitten wird, daß 2 Spitzen entstehen, die man als Krallen umbiegen kann, um den Trochanter zu umfassen. Sie wird im Trochanterfragment mit 3 Spongiosaschrauben verankert, distal der Prothesenspitze mit dem Plattenspanner unter Zug gesetzt und mit 2 Kortikalisschrauben fixiert. Auf Höhe des Prothesenstiels genügt in der Regel eine proximale Schraube, die wegen des möglichen Pendelmechanismus in den Löchern bequem dorsal vom Prothesenstiel eingebracht werden kann.

Eine sorgfältige Nachbehandlung mit konsequenter Entlastung mit zwei Krückstöcken für 3–4 Monate ist notwendig. Da sich die Patienten an der sofort bemerkten guten Standfestigkeit freuen, ist die Durchsetzung des Entlastungspostulates meist erschwert.

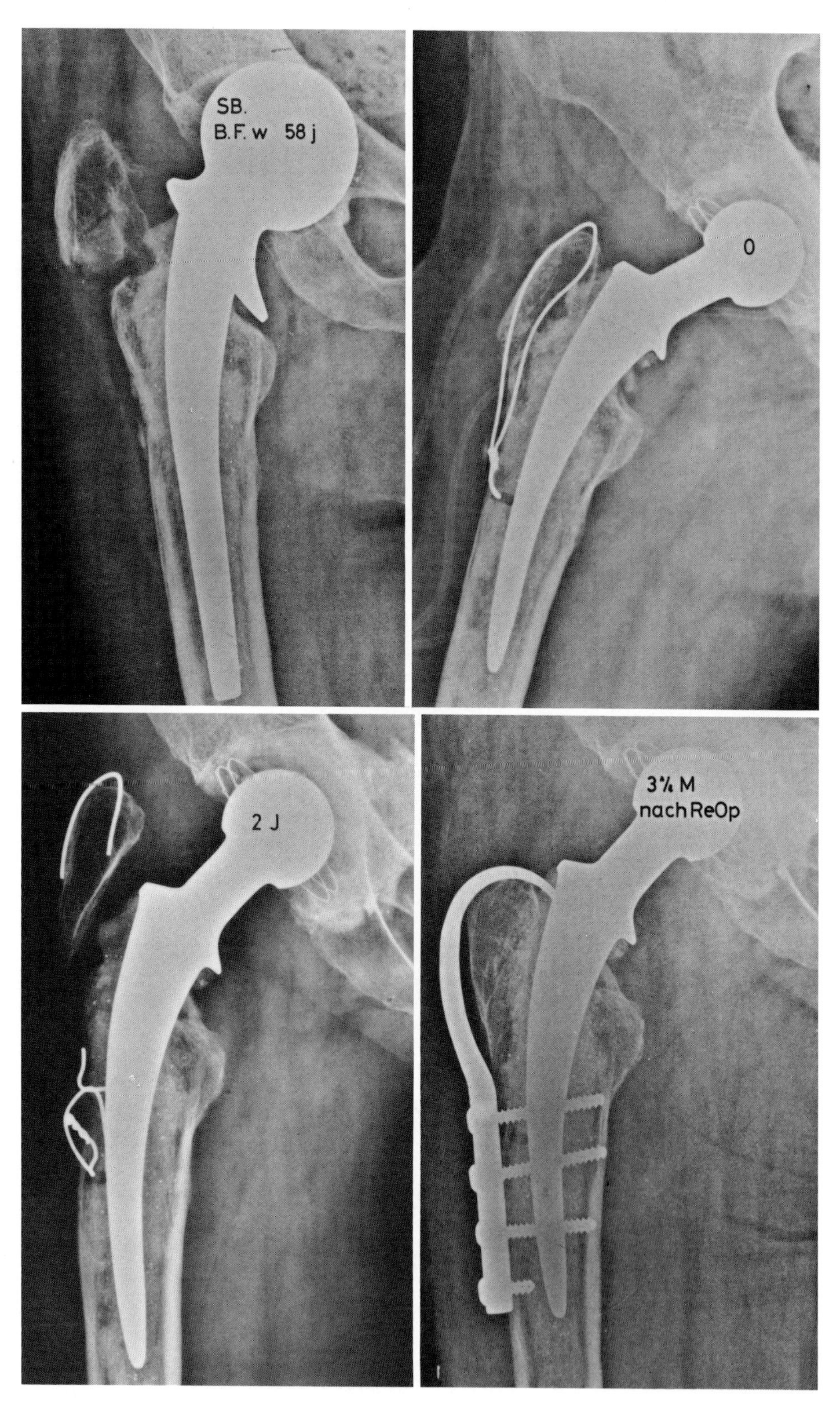

Abbildung 156. 58jährige Hausfrau mit stark schmerzhafter THOMPSON-Prothese. Instabile Trochanterpseudarthrose mit großer Zementfläche als femorale Kontaktzone. Ohne Satteldach-Mechanismus ist eine Drahtzuggurtung zu wenig fest. Auch eine stabile Osteosynthese z.B. mit einer Hakenplatte allein hat sich als ungenügend erwiesen. Das schöne Heilresultat nach 3½ Monaten wurde durch Interposition von kortiko-spongiösen Spänen aus dem Darmbeinkamm erzielt. Wir haben heute die Hakenplatte verlassen und ziehen eine lange schmale Platte, die hauptsächlich distal der Prothese verschraubt wird, vor. Diese kommt nur zum Einsatz, wenn eine Satteldachkonfektionierung der Kontaktfläche mit Knochenplastik und Drahtzuggurtung zu wenig stabil erscheint.

3.6 Die periartikulären Ossifikationen

3.6.1 Wesen und Klinik

Periartikuläre Kalkeinlagerungen sind die Grundlage für die in Einzelfällen rasch einsetzende Ossifikation. Sie findet in der Gelenkkapsel, im periartikulären Gewebe und z.T. auch in der Muskulatur statt. Der häufigste Typ ist der kraniale mit Ossifikationen zwischen Trochanterspitze und Darmbein. Seltener ist ein zirkulärer Typ, der das Gelenk ganz einschließt. Fast nie kommt eine Ossifikation nur distal der Prothese vor.

Oft sind Verknöcherungen klinisch stumm. Kleine Ossifikationen begründen auch kaum Bewegungsausfälle. Ausgedehnte Ossifikationen machen immer Bewegungsausfälle, wobei die Abduktion und die Rotation stärker betroffen sind als die Flexion. Sie können als Endstadium zu einer soliden knöchernen Fusion Anlaß geben. Dieser Zustand ist dann in der Regel schmerzfrei. Vorher bestehen unterschiedlich starke Schmerzen, die bei größeren Ossifikationen vor allem in den ersten Monaten erheblich sein können.

Die Häufigkeit periartikulärer Ossifikationen schätzen wir auf 25%. Davon verursachen höchstens 1/10 Beschwerden. Behandlungsbedürftig sind demnach etwa 2% der Patienten. Die Ossifikationen bilden sich immer in den ersten Monaten. Normalerweise findet eine Zunahme in der 2. Hälfte des ersten Jahres nicht mehr statt. Nur in den Fällen, die mit völliger Versteifung enden, ist die Durchstrukturierung erst nach etwa einem Jahr abgeschlossen. Die Schmerzen bilden sich in der Regel nach ungefähr 6 Monaten zurück. Die Beweglichkeit nimmt im zweiten Jahr leicht zu.

Als Ursachen der periartikulären Ossifikationen möchten wir anfügen:

- die individuelle Disposition;
- pathologische zerebrale Zustände wie die PARKINSONsche Krankheit oder postkontusionelle Störungen;
- Hämatomdruck mit Weichteilnekrosen;
- operationstechnische Faktoren wie Schaffung von unnötigen offenen Knochenwunden bei Abtragung von Osteophyten, belassene Fräsenspäne und Knochensplitter, unnötige Resektion der dorsalen Gelenkkapsel, Quetschung und Zerreissung von Muskeln.

Einen Beweis für die individuelle Disposition sehen wir in den relativ häufigen doppelseitigen Fällen. Das Wesen dieser individuellen Disposition ist unbekannt. Sie kann vor einer Totalprothesenoperation nicht erkannt werden.

Wir haben den Eindruck, daß in den letzten Jahren die periartikulären Ossifikationen zurückgegangen sind. Von den ersten 120 kontrollierten Geradschaftprothesen hatten 7 eine periartikuläre Ossifikation, die jedoch klinisch stumm war. 5 dieser Fälle zeigten trotz der periartikulären Ossifikation einen Funktionsgewinn. In den letzten 2 Jahren haben wir keine Reoperation wegen periartikulärer Ossifikation machen müssen. Möglicherweise hat eine verbesserte Operationstechnik mit geringerer Muskeltraumatisation Anteil an dieser günstigen Entwicklung. Der frühere Zugang, modifiziert nach WATSON-JONES, hat immer eine vermehrte Traumatisierung der Abduktorenmuskulatur ergeben. Der Zugang mit sauberer Ablösung des M. glutaeus minimus im Sehnenbereich und des M. glutaeus medius anterolateral ebenfalls in seinem sehnigen Übergang schützt diese Muskeln vor Traumatisierung. Noch besseren Schutz ergibt der heutige transgluteale Zugang. Die Pfannenfräse wird weniger gebraucht als früher und ist jetzt soweit geschlossen, daß die Späne nicht in die Umgebung gelangen können. Osteophyten werden nicht mehr grundsätzlich, sondern nur nach Bedarf abgetragen. Die hintere Kapsel bleibt oft intakt und die kleinen Außenrotatoren werden nicht mehr durchtrennt, wodurch die Verletzung der A. circumflexa colli medialis viel seltener geworden ist.

Wir haben nicht den Eindruck, daß ein Infekt die periartikuläre Ossifikation besonders begünstigt.

Abbildung 157. 59jähriger Fabrikarbeiter. ▷

Oben links: Einwandfreie Situation der TP mit Polyesterpfanne.
Oben Mitte: Periartikuläre Ossifikationen nach 4 Monaten. Schmerzen und Bewegungseinschränkung.
Oben rechts: Saubere Verhältnisse nach der 1. Exzision der Ossifikation 4½ Monate nach der Implantation.
Unten links: Schweres Rezidiv 3 Monate nach der ersten Exzision.
Unten rechts: Situation im 10. Jahr nach Erstimplantation. 2 weitere Exzisionen wurden in den ersten 3 Jahren vorgenommen. Schließlich war eine 4. Reoperation wegen Instabilität notwendig. Pfahlschrauben und Plattenverkeilung. 6 Monate nach der 4. Reoperation ist der Patient schmerzfrei. Ein Ossifikationsrezidiv ist ausgeblieben. Flexionsumfang 90°, kein Streckausfall, Rotationsumfang 40°.

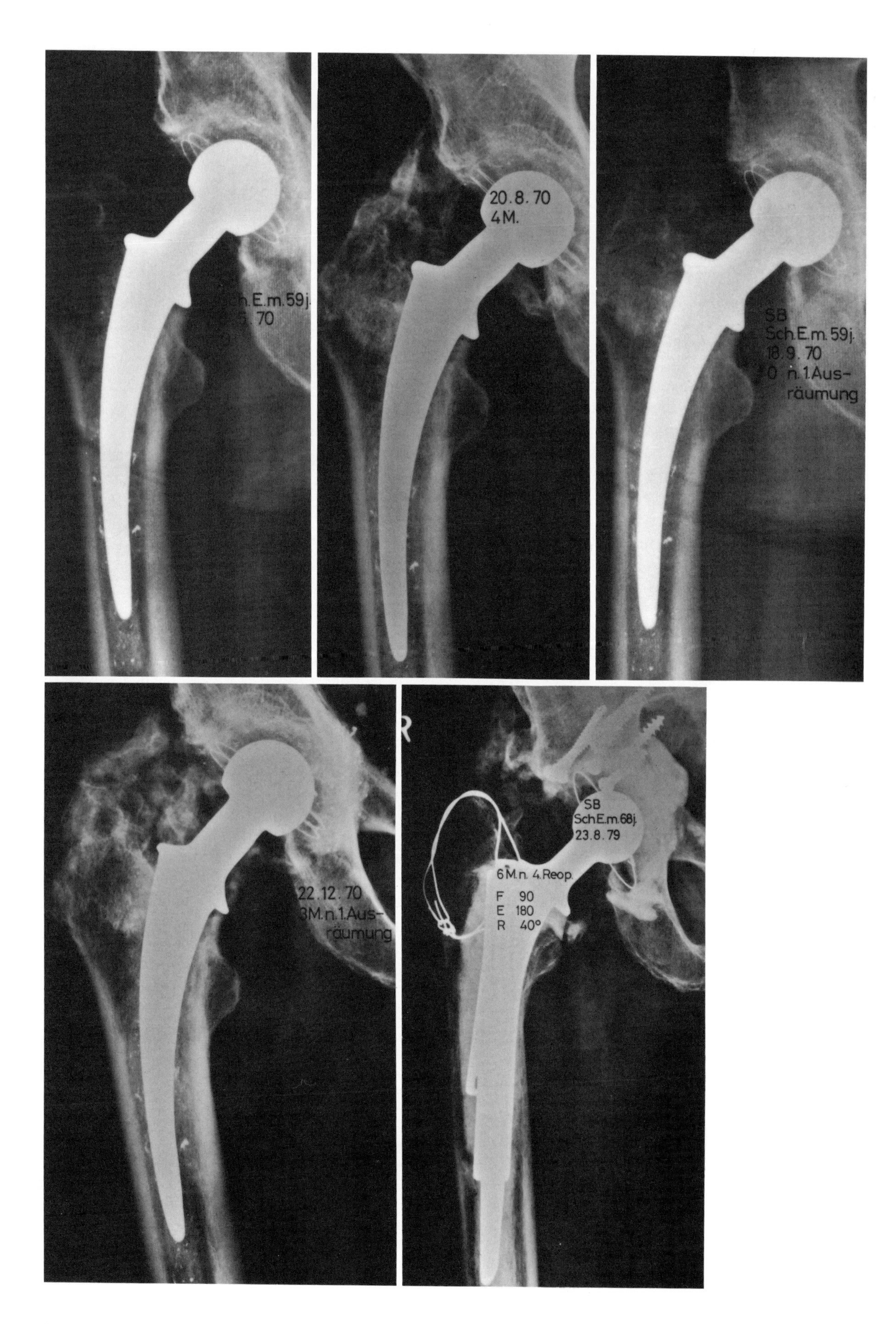

h.E.m.59j.
5. 70
20.8.70
4M.
SB
Sch.E.m.59j.
18.9.70
0 n.1.Aus-
räumung
22.12.70
3M.n.1.Aus-
räumung
R
SB
Sch.E.m.68j.
23.8.79
6M.n. 4.Reop.
F 90
E 180
R 40°

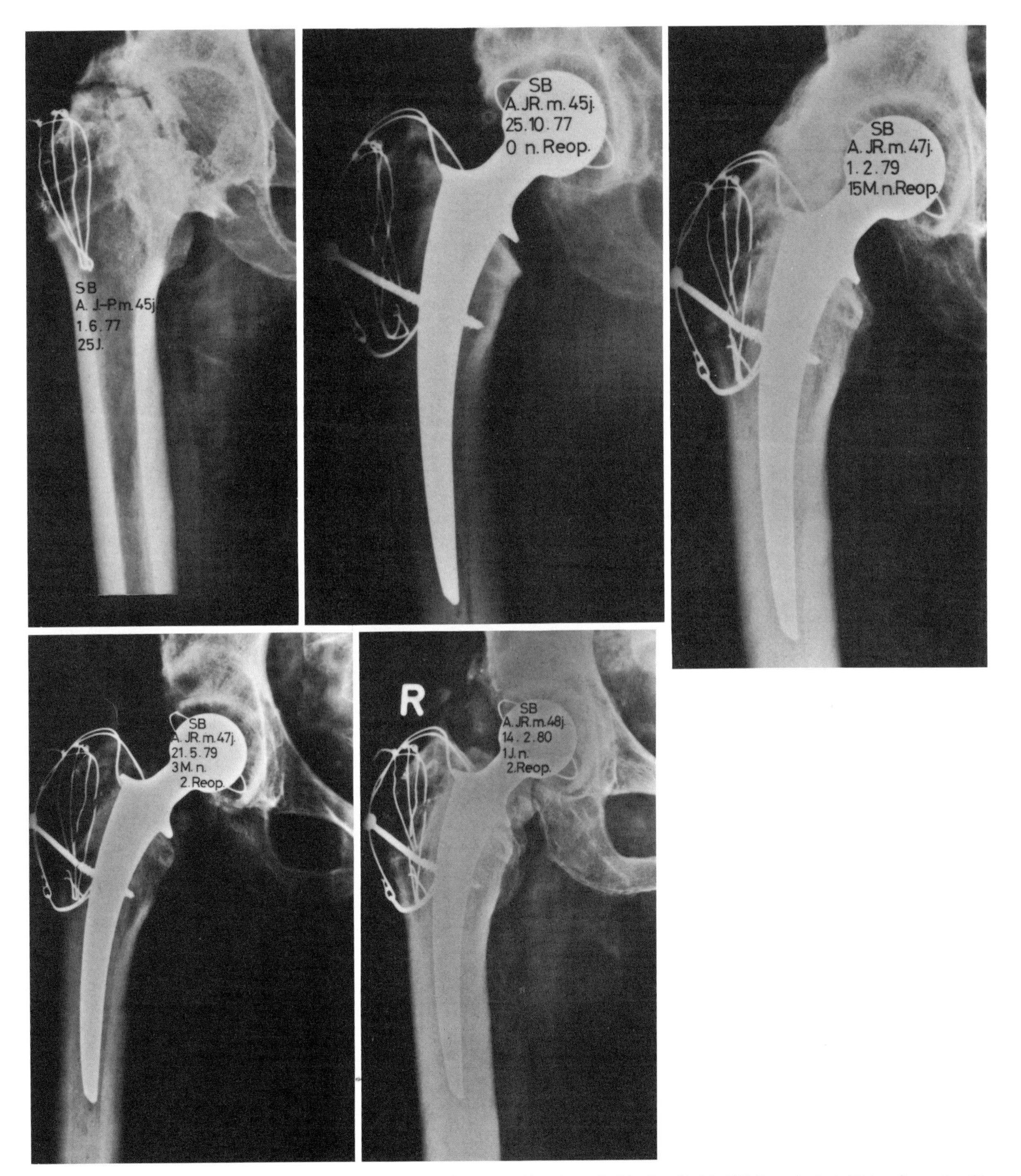

Abbildung 158. 45jähriger Uhrmacher. 25 Jahre nach JUDET-Prothese beidseits. Beide Hüften sind steif durch ossäre Einmauerung. Mäßiger Schmerzzustand rechts wegen fehlendem knöchernem Durchbau. Schwere Gehbehinderung. Einbau einer Totalprothese im Oktober 1977 unter völliger Exzision der Ossifikationen. Sofortiges Rezidiv der Ossifikationen, das nach 15 Monaten zum völligen ossären Durchbau durch eine kraniale Knochenbrücke führte. Exzision dieser Knochenbrücke 15 Monate nach der TP-Implantation. Nur geringes Ossifikationsrezidiv nach 3 Monaten und nach einem Jahr. Seither noch Schrauben- und Drahtentfernung und Resektion von Restossifikationen. Es ist nur ein Flexionsumfang von 30° erzielt worden. Der Patient ist trotzdem sehr befriedigt.

3.6.2 **Therapie** *(Abbildungen 157–160)*

Eine medikamentöse Beeinflussung der bereits eingetretenen Ossifikation gibt es nach unserer Erfahrung nicht. Die von H.A. Fleisch entwickelten Diphosphonate sind in der Lage, für die Dauer ihrer Verabreichung die Entstehung von Ossifikationen zu verzögern oder zu verhindern. Ihre Medikation ist für den Patienten zu belastend, als daß man sie als generelle Prophylaxe verwenden könnte. T.J.J.H. Sloof et al. haben beobachtet, daß sich nach Absetzen der Medikation Ossifikationen einstellen, die aber geringfügiger sind, jedenfalls die Funktion wesentlich weniger beeinflussen. Es ist nach bisheriger Erfahrung gerechtfertigt, die Exzision von Ossifikationen unter dem Schutz von Diphosphonaten vorzunehmen. G.A.M. Finerman et al. schlagen 20 mg/kg/die EHDP einen Monat vor der Operation und 10 mg/kg/die 6 Monate postoperativ vor, T.J.J.H. Sloof 6 Wochen präoperativ und 6–12 Wochen postoperativ.

Röntgenbestrahlungen wirken in gewissen Fällen günstig auf den Schmerzzustand. S. Rudicel weist 1985 auf die guten Erfahrungen von M.B. Coventry von 1981 hin und empfiehlt 2000 rd, verteilt auf 10 Dosen zu 200 rd in etwa 2 Wochen, Beginn wenige Tage postoperativ. Wir sind daran, eigene Erfahrungen zu sammeln.

Sonst bleibt praktisch nur der Versuch, operativ die Ossifikationen zu exzidieren. Wenn dieser Eingriff im ersten Jahr vorgenommen wird, ist die Wahrscheinlichkeit eines ebenso schweren Rezidivs groß. Wir halten deshalb eine Exzision erst nach 18 Monaten für indiziert. In diesem Zeitpunkt ist der Zustand subjektiv und in bezug auf Beweglichkeit auch objektiv in vielen Fällen gebessert, so daß auf den Ein-

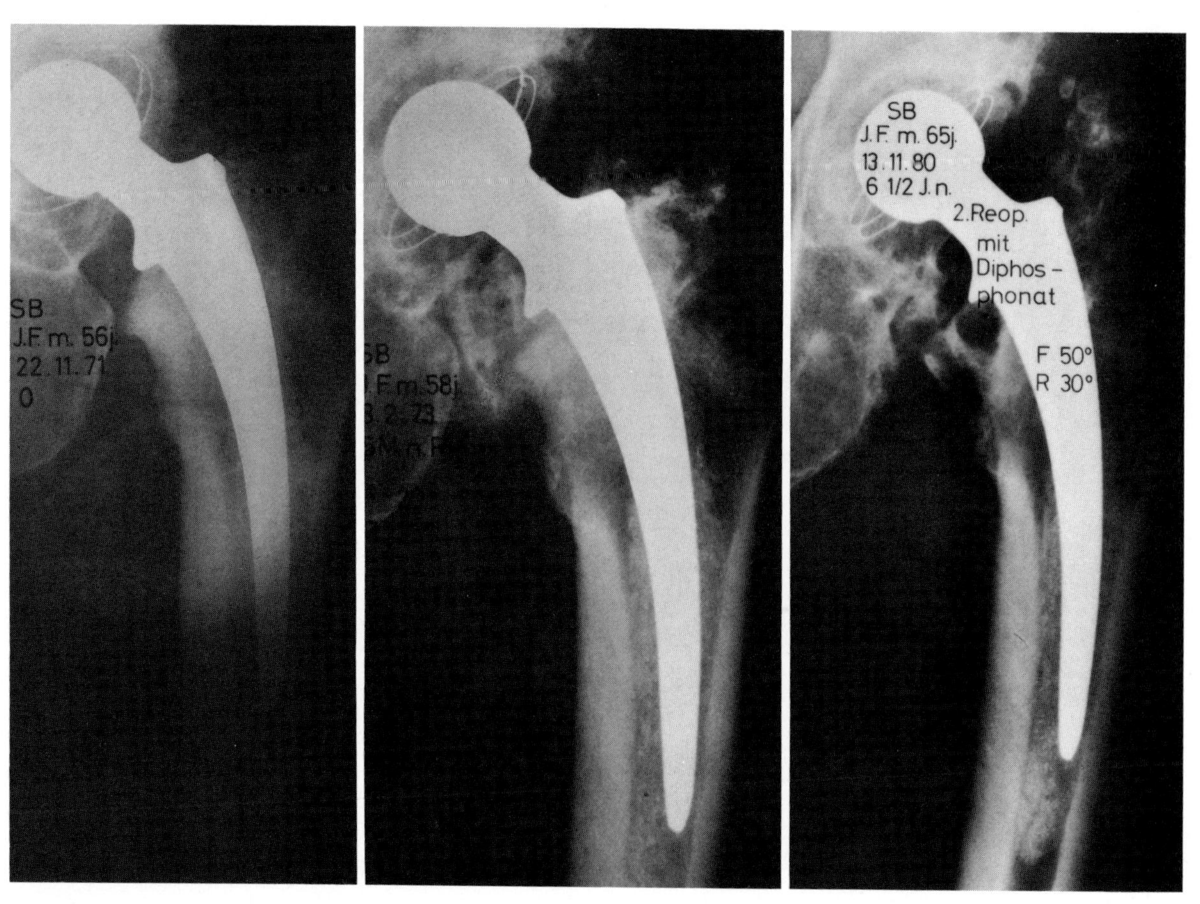

Abbildung 159. 56jähriger Landarbeiter.

a Postoperatives Bild. In der Folge schwere periartikuläre Ossifikation mit Versteifung. Exzision der Knochenmassen nach 10 Monaten.

b Rezidiv der Ossifikation mit erneuter Versteifung 5 Monate nach Exzision.

c 6½ Jahre nach 2. Entfernung der Ossifikationen unter Diphosphonatschutz ist der Patient beschwerdefrei. Geringes Rezidiv. Flexionsumfang 50°, Rotationsumfang 30°.

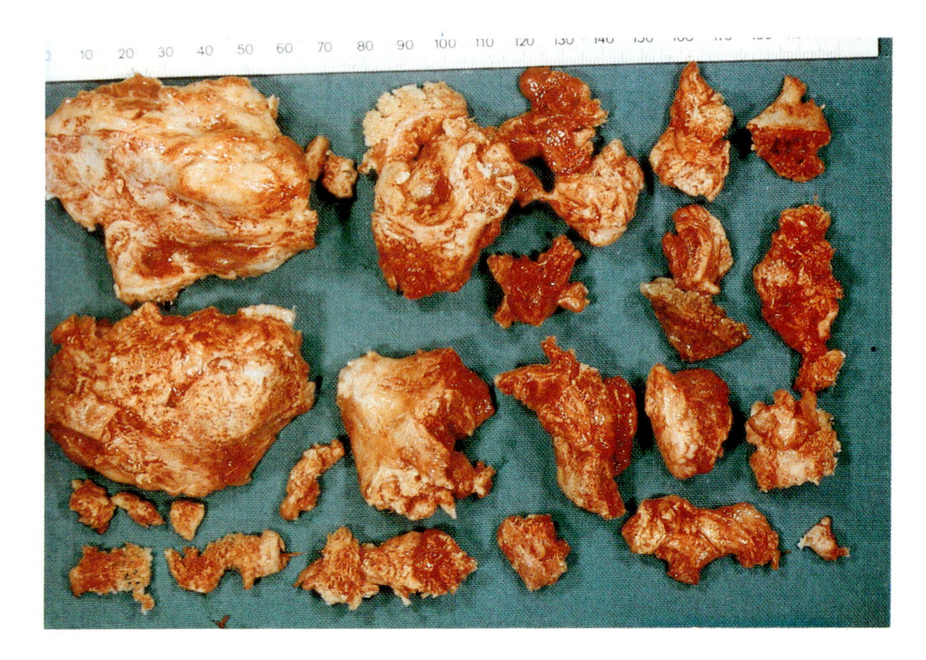

Abbildung 160. Aspekt der Knochenmassen nach Exzision periartikulärer Ossifikationen. Im vorliegenden Fall der Abbildung 152 fand sich keine Beteiligung der Muskulatur.

griff verzichtet werden kann. Mit einem gewissen Rezidiv ist auch nach 18 Monaten noch zu rechnen. Erfahrungsgemäß ist dieses jedoch relativ gutartig, so daß sowohl ein Rückgang der Beschwerden als auch eine Verbesserung der Beweglichkeit erwartet werden darf. Als operativen Zugang empfehlen wir grundsätzlich die Satteldachosteotomie des großen Trochanters. Vorgängig müssen jedoch oft größere Knochenmassen ventral und kranial mit dem scharfen Meißel exzidiert werden. Die Osteotomie des Trochanters ermöglicht eine muskelschonenden Zugang zur Exzision der häufig vorhandenen lateralen und dorsalen Ossifikationen. Eine temporäre Luxation des Gelenkes kann die Exzision von medial und distal liegenden Knochenmassen erleichtern.

Die Indikation sollte bei Einseitigkeit durch einen Schmerzzustand begründet sein, nicht durch den Bewegungsausfall. Wir haben einen Fall von doppelseitiger schmerzfreier knöcherner Fusion in leichter Abduktionsstellung. Der Patient ist dadurch standfest und kann sich durch Rotationsbewegungen um die Längsachse ordentlich vorwärtsbewegen. Treppensteigen seitlich mit Knieflexion. In diesem Fall haben wir angesichts eines sehr schwerfälligen, pastösen Habitus auf eine Reoperation verzichtet.

Wichtig erscheint uns, bei Ossifikationen eine Reizung durch Gymnastik mit Forcieren der Bewegungsendlagen zu unterlassen. Der Grundsatz, wonach jede schmerzhafte Bewegung schädlich ist, gilt auch hier ganz besonders.

3.7 Femurschaftfrakturen im Bereich des Prothesenlagers

Es sind in unserem Krankengut immer adäquate Traumen, die zu diesen Frakturen Anlaß gegeben haben, sofern nicht durch einen operativen Fehler eine Bruchdisposition geschaffen worden ist. Die Schaftinstabilität macht früh genug ein Symptombild, um rechtzeitig, vor Eintritt einer Spontanfraktur, einen Ersatzeingriff vornehmen zu können. In eigenen Fällen haben wir diese Komplikation nur einmal erlebt. Insbesondere haben wir nie eine Fraktur auf Höhe eines Schaftfensters erlebt.

Zwei Fälle von operativtechnischen Fehlern, die zur Schaftfraktur geführt haben, sollen hier angeführt werden:

– Bei einem Landarbeiter mit sehr dicker Kortikalis und enger Markhöhle ist die Raspelspitze in der Markhöhle abgebrochen. Sie wurde fälschlicherweise von einem lateralen Fenster aus entfernt. Ein solches unterbricht die Zugkraftlinien und schafft eine gefährliche Bruchdisposition. Das Fenster war ohne Bohrlöcher angelegt worden, wodurch möglicherweise Anrißfissuren entstanden sind. Auf eine an sich indizierte Langschaftprothese mußte wegen der engen Markhöhle verzichtet werden. Diese Fehler begründeten eine Fraktur auf der Höhe des lateralen Fensters schon während des Spitalaufenthaltes. Die Prothese war im proximalen Fragment stabil geblieben, weshalb eine einfache Plattenosteosynthese mit Spongiosaplastik die Situation retten konnte.

– Bei einer 75jährigen Frau mit Osteoporose sollte mit einem 3,2 mm-Bohrer durch eine Troikarthülse hindurch ein laterales Dekompressionsloch auf der Höhe der Prothesenspitze angelegt werden. Der Bohrer glitt nach ventral ab und durchbohrte die vordere Kortikalis tangential, ohne die Markhöhle zu eröffnen. Ein zweites Loch auf gleicher Höhe war dann korrekt. Fünf Wochen nach der Operation glitt die Patientin in der Badewanne aus und erlitt eine Querfraktur auf Höhe der Anrißkerbe der falschen Bohrung. Auch hier blieb der Prothesensitz stabil, und eine Plattenosteosynthese brachte eine schnelle Knochenheilung.

Akzidentelle peroperative Schaftfrakturen durch Torsion haben wir in den letzten 15 Jahren nicht mehr erlebt. Bei Reoperationen gestattet die Trochanterosteotomie und eine sorgfältige Exzision der fibrösen Sekundärkapsel eine atraumatische Luxation ohne Gefährdung des Knochens oder sogar der Gefäße. Bei sattem Schluß der Manipulierprothese im Gelenk, z.B. nach einer Verlängerung, schützt bei der Luxation ein kräftiger Hakenzug am Prothesenhals den Schaft vor übermäßiger Torsionsbeanspruchung. Für die Reposition ist der mit kräftigem Druck auf den Kopf angesetzte Einschläger in gleicher Funktion.

Eine akzidentelle peroperative Schrägfraktur durch Sprengung haben wir beim intramedullären Meißelangriff auf einen festsitzenden Zementzapfen anläßlich einer Reoperation bei schwerem Infekt erlebt. Primäre Knochenheilung durch Plattenosteosynthese trotz gleichzeitiger Reimplantation der Prothese (siehe Abbildung 174).

Bei den Femurschaftfrakturen im Prothesenlager nach adäquaten Traumen haben wir drei Situationen mit verschiedenen therapeutischen Konsequenzen zu unterscheiden:

a) *Die Fraktur hat zu keiner Instabilität der Prothese geführt (Abbildung 161)*

Die Prothese ist in einem Fragment solid mit dem Knochen verbunden geblieben. Es wird eine Plattenosteosynthese mit einer dynamischen Kompressionsplatte vorgenommen, die ein Schwenken der Schrauben gestattet. Im Zement lassen sich Löcher bohren und Gewinde schneiden. Auf eine anatomische Reposition muß großes Gewicht gelegt werden. Es darf niemals ein Achsenfehler resultieren. Die Gesetze der korrekten Plattenosteosynthese mit Plattenvorbiegung und perfektem Schluß der plattenfernen Frakturspalten müssen beachtet werden.

b) *Die Prothese ist instabil*

Meist gibt es auch freie Zementfragmente. Die Fraktur ist nicht sehr komplex, der Patient hat noch eine ordentliche Lebenserwartung. In dieser Situation gibt es zwei Wege:

– *Das zweizeitige Vorgehen mit Reimplantation der instabilen Prothese nach Knochenheilung.* Die freien Zementfragmente werden entfernt, da sie die anatomische Reposition stören. Nach Möglichkeit tangentiale Verschraubung, eventuell mit kleinen Kortikalisschrauben. Plattenosteosynthese. Nach erfolgter Frakturheilung wird bei Beschwerden die instabile Prothese ausgewechselt. Dies ist nach etwa einem Jahr möglich. Die Trochanterosteotomie ist dabei besonders wichtig, weil sie den Schaft für die Einstellung zur Zemententfernung vor stärkerer Beanspruchung schützt. Das Osteosynthesematerial muß vollständig entfernt werden, wenn es in die Markhöhle eindringt. Kleine tangentiale Schrauben sollen belassen werden. Dieses zweizeitige Vorgehen hat den Vorteil, daß kein Zement in Frakturspalten eindringen kann und hier die Heilung verzögert. Grundsätzlich ist die Heilungstendenz dieser Schaftfrakturen gut, da sich der Knochen eines Prothesen-

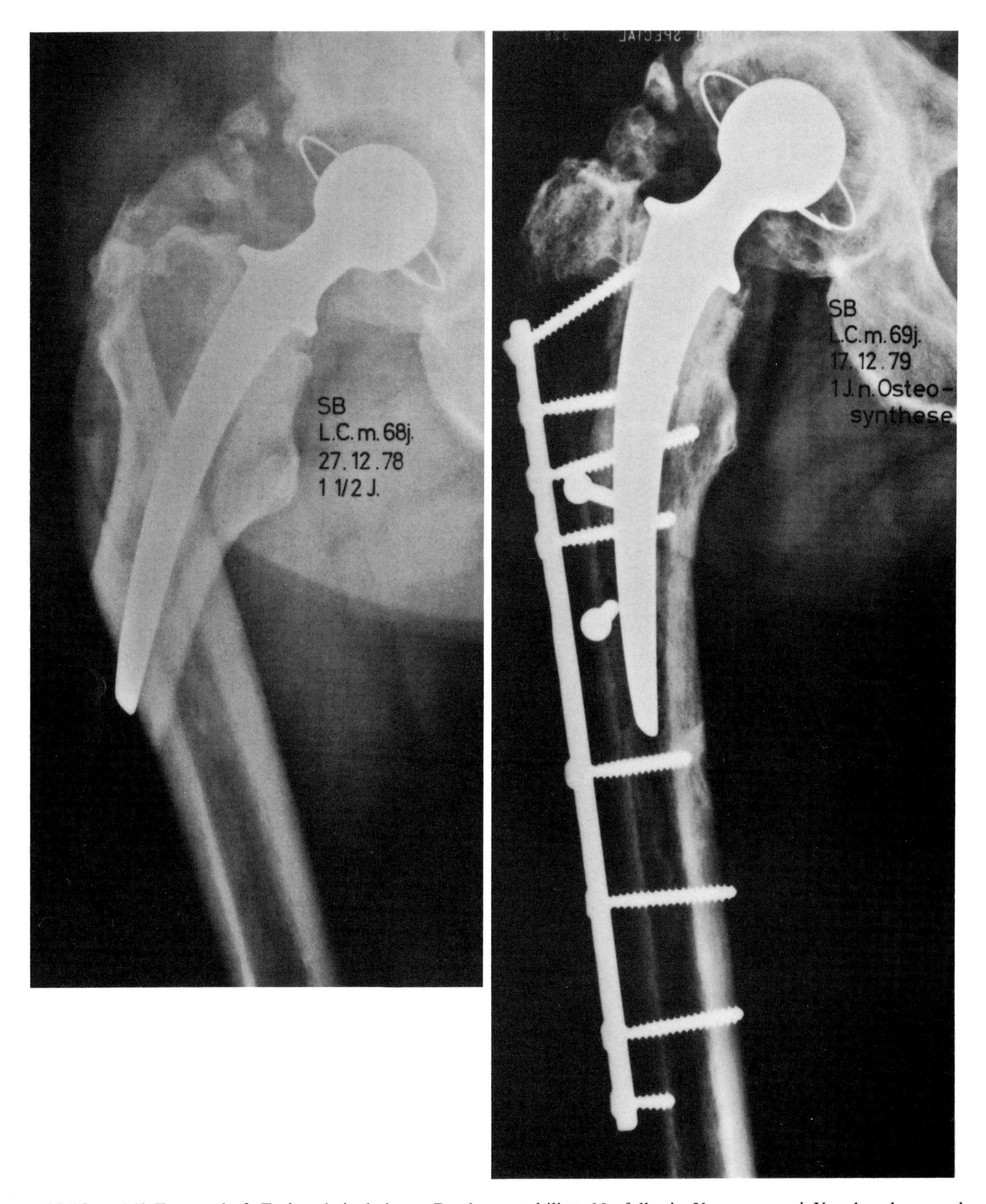

Abbildung 161. Femurschaft-Fraktur bei erhaltener Prothesenstabilität. Notfallweise Versorgung mit Verschraubung und Neutralisationsplatte. Problemlose primäre Knochenheilung. Die Heilungsbereitschaft des Kortikalisrohrs nach Totalprothese ist größer als beim normalen, ruhenden Knochen, da die Umbaurate der Osteone wesentlich erhöht ist.

lagers immer in vermehrtem Umbauzustand mit Erweiterung der HAVERSschen Gefäße befindet.

– *Das einzeitige Vorgehen.* Zu Beginn wird der Trochanter osteotomiert und die Prothese nach Kapselexzision entfernt. Von der freigelegten Fraktur und von der Markhöhle aus wird der Zement mit Luerzange und feinen Meißeln abgetragen. Anatomische Reposition und Verschraubungsosteosynthese mit Schluß der Frakturspalten. Tangentiale kleine Kortikalisschrauben als Zugschrauben leisten gute Dienste. Einbringen einer Manipulierprothese. Osteosynthese mit breiter DC-Platte, wobei die Schrauben ventral und dorsal vom Prothesenstiel zu liegen kommen. Diese Neutralisationsplatte muß dem Knochen genau anmodelliert sein. Mäßige Kompression lediglich mit einer Schraube in Spannstellung. Alle anderen Schrauben werden in Neutralstellung eingebracht. Einzementieren der Prothese und Osteosynthese der Satteldachosteotomie des Trochanters wie üblich. Sorgfältige Nachbehandlung mit Belastungsbeginn eventuell erst nach 3 Monaten! Die Verwendung von antibiotischem Zement ist gerechtfertigt.

c) *Die Prothese ist instabil, die Fraktur ist sehr komplex, eine Osteosynthese nach b) kommt nicht in Frage oder ist gescheitert, oder der Patient hat nur noch eine kurze Lebenserwartung*

In dieser Situation wird der Trochanter osteotomiert, die Kapsel exzidiert, die Prothese luxiert und entfernt. Die Länge des Frakturbereichs wird festgestellt und die benötigte Krückstock-Prothese ausgesucht. Quere Osteotomie des Femurschaftes auf der Höhe des Beginns des intakten Knochenrohrs. Laterale und vordere mehr oder weniger freie Fragmente werden entfernt, dorsale und mediale bleiben in situ mit den Weichteilen verbunden. Der Zement wird entfernt. Wenn nötig Ausbohren der Markhöhle auf 14 mm und Schneiden des Konus mit der Spezialfräse im Bereich der Krone des distalen Fragmentes. Knochennekrosen durch Bohrung und Zementverschluß sind hier weniger zu fürchten, da der Knochen vermehrt im Umbau ist. Wenn die Markhöhle zu weit ist und sich der Stiel der Krückstock-Prothese nicht solid verklemmen kann, erzeugen wir die gewünschte Verkeilung durch Einlegen der benötigten Anzahl von 2,0, eventuell 2,5 mm dicken Kirschnerdrähten oder einer Halbrohrplatte in die Markhöhle. Probereposition mit Kontrolle der Beinlänge. Einzementieren in Mittelstellung mit antibiotischem Zement. Fixation des Trochanters auf der Prothese mit Hilfe der Krallenplatte und Spezialschrauben, eventuell zusätzlich mit Zuggurtungsdrähten. Zuverlässige Naht des M. vastus lateralis an den Trochanter. Zur Sicherung eines guten Gelenkschlusses ist eine Beinverlängerung von etwa 1 cm anzustreben.

3.8 Neurologische Komplikationen

3.8.1 Die Meralgia paraesthetica

Beim früheren Zugang nach WATSON-JONES war eine Verletzung des N. cutaneus femoris lateralis relativ häufig. Es entsteht das Bild der Meralgia paraesthetica mit dem typischen Sensibilitätsausfall und der lokalen Narbendruckempfindlichkeit im Bereich des Neuroms. Dieser Schmerzzustand kann jahrelang unverändert weiterbestehen. Die Indikation zur Narbenrevision, zum Aufsuchen des Nerven und zu seiner Versenkung ins Beckeninnere ist gegeben. Wegen der stark variierenden Lage des Nerven ist der Eingriff oft schwierig und nutzlos, wenn das Corpus delicti nicht gefunden wird. Beim heutigen Zugang ist eine Gefährdung dieses Nerven ausgeschlossen.

3.8.2 Der N. femoralis

Der Druck der Hebel oder eine Quetschung beim unvorsichtigen Einsetzen der Spitze des Hebels ins Becken kann eine Femoralisparese verursachen. In unserem Krankengut haben wir inklusive Reoperationen 0,5% Femoralisparesen. Sie haben sich alle nach Tagen, Wochen oder ausnahmsweise nach Monaten völlig erholt.

3.8.3 Der N. obuturatorius

Von einem defekten Pfannenboden aus kann der N. obturatorius verletzt werden. Auch eine thermische Schädigung des Nerven bei großen intrapelvinen Zementpilzen muß in Betracht gezogen werden. Wir können hier keine Erfahrungen mitteilen, da wir die Diagnose nur einmal gestellt haben *(Abbildung 162).* Eine systematische Prüfung der Adduktorenkraft und der Sensibilität auf der Innenseite des Oberschenkels haben wir unterlassen, wodurch uns möglicherweise einige Paresen entgangen sind. Ein persistierender Ausfall der Adduktoren ist uns nicht bekannt.

3.8.4 Der N. ischiadicus

Bei Erstoperationen haben wir nie eine Schädigung dieses Nerven durch den Eingriff selbst erlebt. Ein 70jähriger pensionierter Prokurist erlitt in der Nacht vom 5. auf den 6. postoperativen Tag einen heftigen Schmerz im ganzen operierten Bein und bot am 6. Tag das Bild einer völligen Ischiadicuslähmung. In der Folge erholte sich die tibiale Hälfte im Verlauf von etwa 10 Monaten. Die Peronaeusparese persistiert heute nach 6 Jahren. In den ersten postoperativen Tagen war die Funktion völlig normal. Der Patient

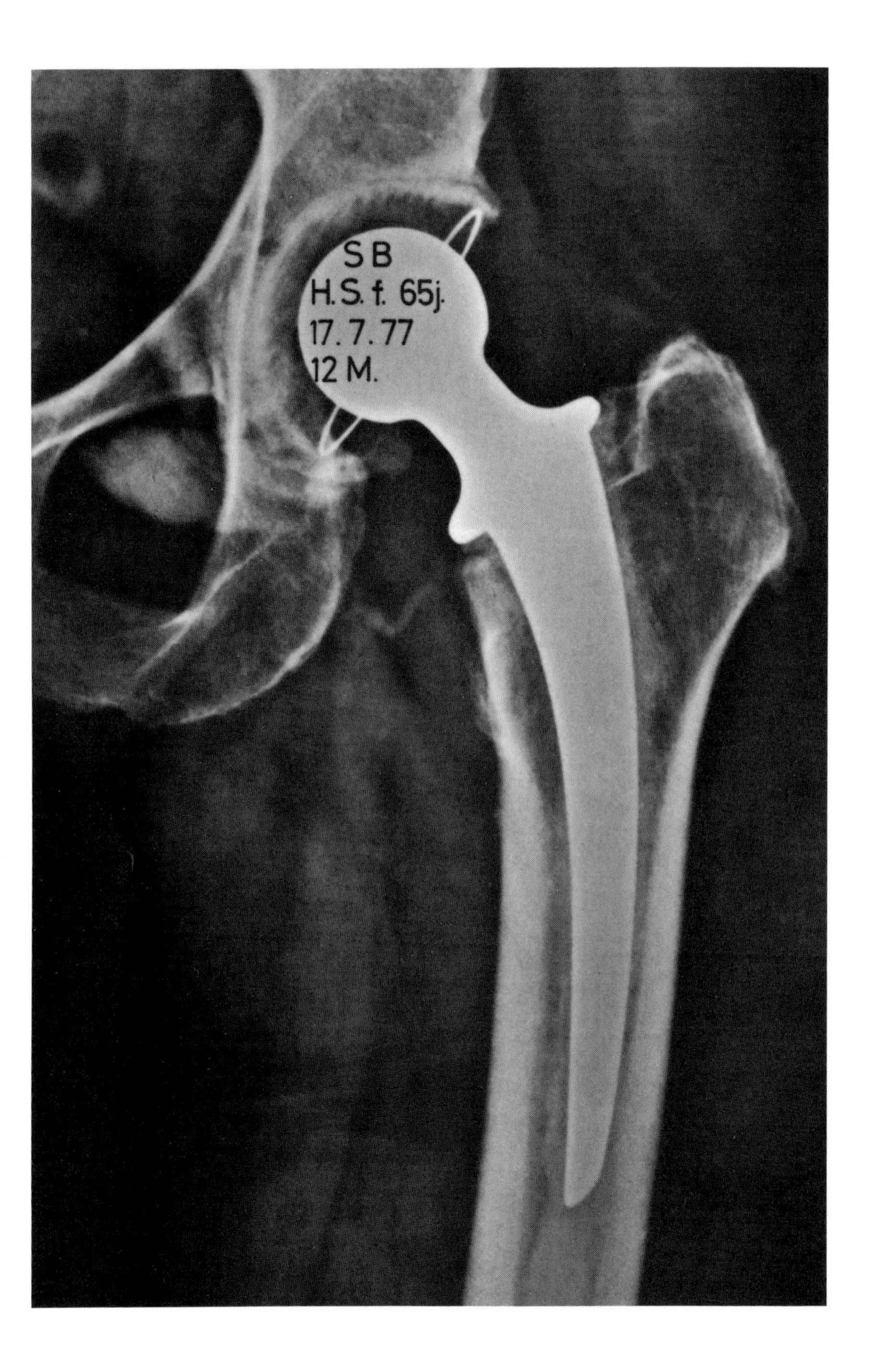

Abbildung 162. Intrapelviner Zementzapfen bei einer 65jährigen Patientin mit chronischer lymphatischer Leukämie. Postoperative temporäre Parese des N. obturatorius mit Adduktorenlähmung. Spontane Remission nach einem Jahr.

stand auf. Es handelt sich wahrscheinlich um eine Thrombose des ernährenden Gefäßes. Keine klinischen Symptome einer tiefen Thrombose. Die heutige Technik der Erstoperation mit Schonung der hinteren Kapsel und der kleinen Außenrotatoren schließt eine peroperative Verletzung des N. ischiadicus praktisch aus.

Anders verhält es sich bei den Reoperationen wegen Protheseninstabilität. Der Nerv kann durch narbiges Gewebe verlagert oder gefangen sein, so daß er bei extremen Stellungen, speziell bei Verlagerung des Femurs nach dorsal, gequetscht oder gezerrt werden kann. Unsere Reoperationsstatistik ist mit drei solchen Ischiadicusschädigungen belastet. Einmal war der ganze Nerv betroffen, zweimal nur der N. peronaeus. Die Peronaeusparesen haben sich alle teilweise erholt, die Lähmung des N. tibialis hat sich auch teilweise erholt, so daß freies Gehen ohne orthopädische Hilfen möglich ist. Es ergibt sich somit eine Häufigkeit von etwa 1% für Ischiadicusparesen nach Reoperationen.

Wir haben dreimal den N. ischiadicus wegen Schädigung nach Hüftoperationen (auch intertrochanteren Osteotomien) in weiter Ausdehnung freigelegt und nie eine Farbveränderung, Kaliberveränderung oder narbige Adhäsion feststellen können. Diese Revisionen haben am klinischen Bild nichts geändert. Peronäusparesen sind häufiger durch Druckverbände oder falsche Lagerung auf einer Schiene verursacht. Sie verschwinden in der Regel spontan, spätestens nach einem Jahr.

3.9 Unklare postoperative Schmerzzustände

Ein unklarer postoperativer Schmerzzustand ist zunächst auf eine Instabilität verdächtig. Wenn das Röntgenbild keinen diesbezüglichen Verdacht zuläßt und die Operation eine gute Stabilisierung mit wenig Zement ermöglicht hat, denken wir vor allem an einen Infekt. Eine nach drei Monaten noch deutlich erhöhte Senkung bestärkt diesen Verdacht und gibt Anlaß zu einer Gelenkspülung mit bakteriologischer und zytologischer Untersuchung. Ist eine unerkannte aseptische oder septische Instabilität Grund zu den Beschwerden, haben wir spätestens nach 6 Monaten einen positiven Röntgenbefund. Bleibt der Röntgenbefund negativ und nehmen die Beschwerden ab, um schließlich zu verschwinden, dann darf man vielleicht an eine individuelle Empfindlichkeit auf die lokale reparative Entzündung und Tendenz zu lokaler Azidose denken.

Den bei vielen Patienten speziell im ersten Jahr vorhandenen typischen Anlaufschmerz erklären wir mit schmerzhaften Myogelosen, welche die reparative Entzündung begleiten. Der Anlaufschmerz ist keineswegs typisch für die Totalprothese. Wir finden ihn auch nach intertrochanteren Osteotomien und Arthrodesen. Sobald sich nach einigen Schritten die Myogelosen lösen, verschwinden die Schmerzen und stundenlanges schmerzfreies Gehen kann möglich werden.

Daneben gibt es in seltenen Fällen Schmerzen, die akut neuralgisch nur bei gewissen Beinstellungen auftreten. Der neurologische Befund ist unauffällig. Es handelt sich möglicherweise um unglückliche Einklemmungen kleiner Nerven. Schmerzhafte Einklemmungen von Ossifikationen bei gewissen Beinstellungen sind bekannt. Wenn sie spontan nicht verschwinden, so hilft meist die Reoperation im zweiten Jahr.

Schmerzen, die sich nach Jahren einstellen und vom Röntgenbild nicht erklärt werden, können wahrscheinlich durch einen Dekompensationszustand des Abtransportes von Abriebpartikeln erklärt werden *(Abbildung 163)*; auf die Reproduktion der Abbildung wurde verzichtet, siehe dazu Abbildung 68, S. 67. Es entsteht eine aseptische Entzündung mit Spannung der sensiblen Sekundärkapsel, die sich als Speichergewebe verdickt, auf der Innenseite nekrotisiert und so den Gelenkinhalt vermehrt. Wir haben auffallende Besserungen dieses Zustandes durch Gelenkspülung erlebt. Wir verweisen auf das Kapitel 5, Gelenkspülung. Die Schmerzhaftigkeit der Gelenkkapsel auf Dehnung kann durch einen Überdruck bei der Spülung leicht nachgewiesen werden.

Unbemerkte Zementüberschüsse können wie kartilaginäre Exostosen vorstehen und eine schmerzhafte Bursitis unterhalten. Wenn sie im Röntgenbild a.-p. und seitlich festgestellt sind, muß eine sorgfältige Palpation von außen und von rektal beziehungsweise vaginal feststellen, ob sie druckempfindlich sind. Wir haben einmal nach einer schwierigen Totalprothese bei Status nach hinterer Luxationsfraktur einen vom distalen Pfannenrand ausgehenden Zementdorn mit Bursa von glutäal freigelegt und basal abgetragen. Die Schmerzen waren damit behoben. Vaginal oder rektal palpierbare intrapelvine Zementüberschüsse werden nur dann operativ entfernt, wenn sie auffallend druckempfindlich sind; das ist die Ausnahme. Als Zugang eignet sich die erweiterte Femoralpforte, wobei die großen Gefäße bei leichter Flexion im Hüftgelenk nach lateral weggehalten werden. Wir konnten auf diese Weise mit dem Zeigefingerdruck eine schmale Basis des Zementpilzes brechen und den Pilz extrahieren. Der Zugang konnte durch Abmeißelung des Tuberculum pubicum mit dem Leistenband erweitert werden.

Zementüberschüsse vorn am Pfannenrand können wie der vorstehende Rand eines Metallstützringes eine Peritendinitis der Psoassehne verursachen. Eine typische lokale Druckschmerzhaftigkeit weist in diese Richtung und begründet eine Arthrotomie auf dem üblichen Weg.

Nach Reoperationen mit Trochanterosteosynthese sind schmerzhafte Bursitiden durch reibendes Osteosynthesematerial, wie Drähte oder die vorstehenden Köpfe nicht versenkter, gebrochener oder gelockerter Schrauben relativ häufig. Das störende Osteosynthesematerial muß entfernt werden. Einzementierte Drähte lassen sich mit der kleinen «Grip»-Zange fassen. Die Rundung der Zangenbacken wird dann auf die seitliche Femurfläche als Hypomochlion abgestützt und die Zangenlänge als Hebel zur Extraktion benützt. Nur mit dieser großen, kontinuierlich wirkenden Kraft kann ein 1,2-mm-Draht aus dem Zement gezogen werden.

Ein ganz wichtiges Kapitel sind vertebragene Schmerzzustände, die vom Patienten nach einer Totalprothese als Hüftschmerzen interpretiert werden. Wenn wir an der Hüfte nichts finden, sind wir verpflichtet, die Wirbelsäule zu untersuchen. Eine Druckempfindlichkeit im Bereich der gleichseitigen Spina iliaca posterior superior weist in diese Richtung. Wenn nun eine Lokalanästhesie auf diesen Druckschmerzpunkt die Schmerzen augenblicklich und hie und da nachhaltig beseitigt, dann wissen wir, daß unsere Hüfte als pathogenetische Zone ausscheidet.

3.10 Die radiologische Beschreibung der Instabilität nach M. Bard et al.

Die Bezeichnung der radiologischen Kontaktsituation mit Zahlen erscheint uns rationell und sinnvoll. Sie bezieht sich entweder auf eine bestimmte Stelle des Kontaktbereiches oder auf dessen ganzen Umfang. Die Zahlen müssen durch die Bezeichnung der Lokalisation ergänzt werden.

1	= Implantat
2	= Spaltbildung zwischen Implantat und Zement
3	= Zement
4	= Spaltbildung zwischen Zement und Knochen
5	= Kortikale Grenzlamelle
6	= Knochen
1-6	= Schluß Implantat/Knochen. Stabilität
1-3-6	= Schluß Implantat/Zement/Knochen. Stabilität
1-2-3-6	= Spalt zwischen Implantat und Zement. Beweis der Ruptur des Zementbettes. Diese Spaltbildung war charakteristisch beim Standardschaft lateral oben
1-3-4-6	= Spalt zwischen Zement und Knochen. Normaler Schluß Implantat/Zement. Zunahme der Spaltbildung bedeutet Instabilität
1-3-4-5-6	= Spalt zwischen Zement und Knochen. Abgrenzung des Knochens durch eine kortikale Grenzlamelle. Normaler Schluß Implantat/Zement. Beweis der stationären Form eines dekompensierten Nulldurchgangs. Stabilität, sofern nur in einem Teilbereich vorhanden

3.11 Die Tücken der radiologischen Beurteilung

a) *Spaltbildung an der Implantatgrenze (Abbildung 164)*

Eine auftretende Spaltbildung an der Implantat/Knochen-Grenze ist ein Lockerungszeichen.

Die Spaltbildung kann vorgetäuscht werden durch

- *Ausbildung einer Sekundärmarkhöhle.* Die Sekundärmarkhöhle umfaßt nicht den ganzen Knochenumfang. Sie erscheint nur in bestimmten Rotationshaltungen. Es dürfen deshalb nicht Bilder unterschiedlicher Rotationsstellungen miteinander verglichen werden.
- *Unvollständige Zementfüllung.* Primär fehlender Zement/Knochen-Kontakt in gewissen Bereichen ergibt das Bild eines Spaltes. Verschiedene Projektionen liefern dann verschiedene Bilder. Es ist klar, daß bei ungenügender Zementfüllung der Schritt zur progressiven Lockerung nicht groß ist.
- *Verschiedene Härte der Röntgenbilder.* Große Vorsicht ist am Platz beim Vergleichen von Röntgenaufnahmen verschiedener Härte. Es können durch zu harte Aufnahmen Spaltbildungen vorgetäuscht werden.

b) *Die Dicke der Schaftkortikalis*

Eine ungestörte Kraftübertragung zeichnet sich grundsätzlich durch engen Implantatschluß mit dem Knochen, durch eine gute Strukturierung der Kortikalis und oft durch eine Verdickung der Kortikalis aus. Es muß darauf hingewiesen werden, daß normalerweise, speziell ventral, aber auch dorsal die Kortikalis wesentlich dünner ist als seitlich. Auf einer Schrägaufnahme werden wir immer eine «Rarefizierung» der Kortikalis beobachten. Eine gleiche Rotationshaltung ist also auch für die Beurteilung der Kortikalis von Bedeutung.

Mit zunehmender Härte der Röntgenaufnahme erscheint eine Kortikalis dünner. Eine vergleichbare Aufnahmetechnik ist auch für die Beobachtung der Wandstärke wichtig.

c) *Die Beurteilung der Geradschaftprothese*

Die Geradschaftprothese klemmt in der Markhöhle, füllt diese auch entsprechend im Röntgenbild aus, sofern sie vom Zentralstrahl orthograd getroffen wird und in der Mitte der Markhöhle liegt. Bei schräg einfallendem Zentralstrahl erscheint sehr schnell ein Spalt zwischen Implantat und Knochen und erschreckt den unkundigen Operateur, der von seiner guten Verkeilung überzeugt ist. Ein wegen Schaftkrümmung exzentrisch in der Markhöhle liegender, gut verkeilter Prothesenschaft wird auch bei senkrecht auftreffendem Röntgenstrahl immer einen Randsaum zwischen Metall und Kortikalis (Höhe größter Durchmesser) aufweisen *(Abbildung 165).*

d) *Die periostale Reaktion*

Eine periostale Knochenauflagerung im Schaftbereich gehört normalerweise zur Osteomyelitis einer infizierten Totalprothese. Wir haben bei der Geradschafttechnik mit der Reibahle (Markraumfräse) und nachfolgender Einzementierung periostale Reaktionen erlebt, die nach dem Ergebnis der Bakteriologie und Histologie nicht infektbedingt waren. Es handelte sich um die Reaktion auf eine Knochennekrose. Eine periostale Reaktion kann auch bei einer Schaftfissur auftreten. Zuletzt sei noch vor einer Fehlinterpretation der Linea aspera im Seitenbild gewarnt!

e) *Das Implantat ohne Osteolysezone*

Eine fehlende Osteolysezone darf dann nicht als Stabilitätszeichen interpretiert werden, wenn das «Implantat» sich in den Weichteilen befindet und lediglich auf den Knochen projiziert wird *(Abbildung 166).*

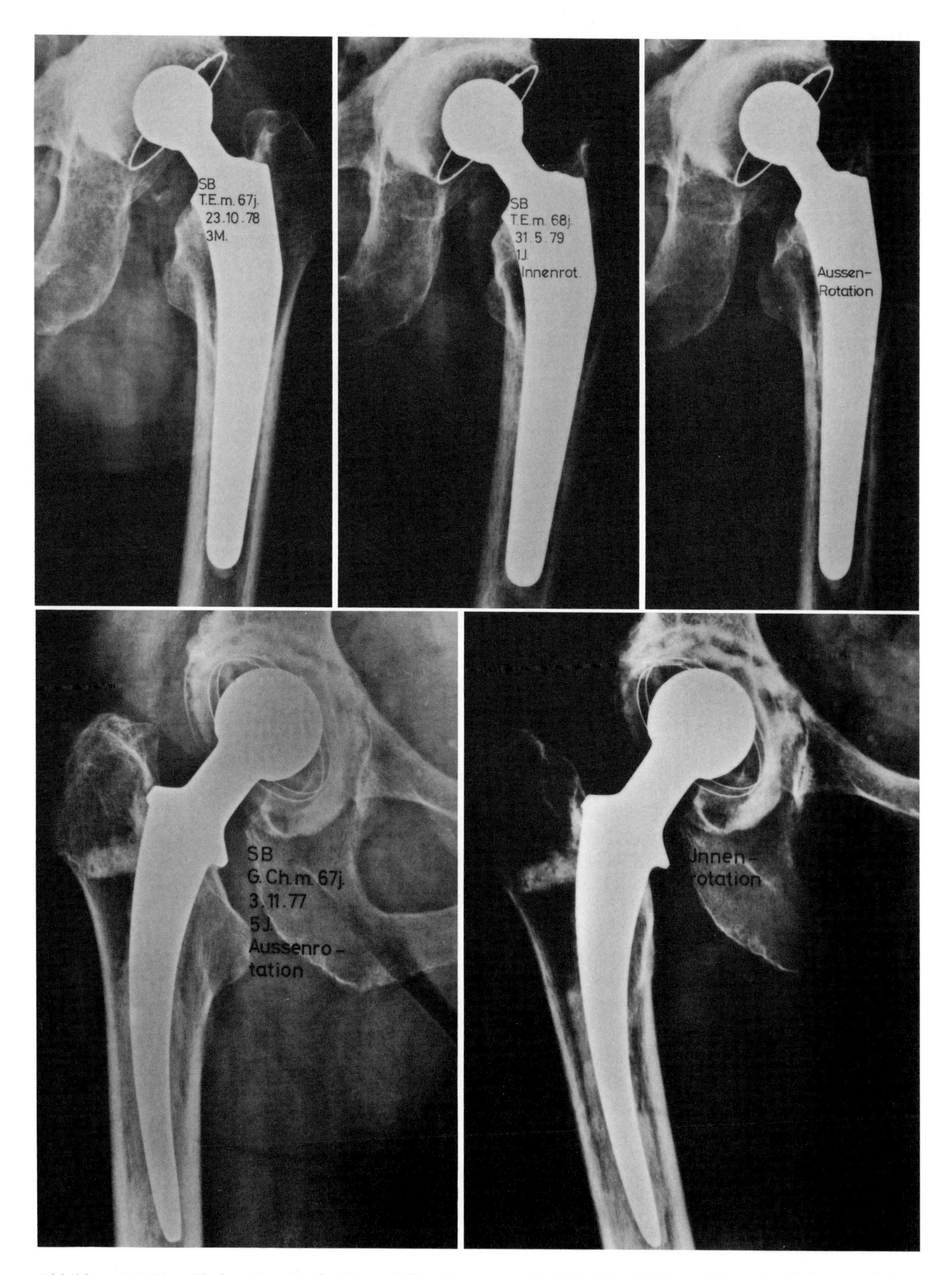

Abbildung 164. Verschiedene Aspekte der Zement/Knochengrenzen im Schaftbereich je nach Rotationshaltung und Härte des Röntgenbildes. Aufnahmen vom gleichen Tag. Oben: Geradschaftprothese bei der Jahreskontrolle. Unten: Standardprothese nach 5 Jahren, wobei es um die Frage ging, ob bei der 67jährigen Patientin neben der schwer instabilen Pfanne auch die Schaftprothese zu ersetzen sei.

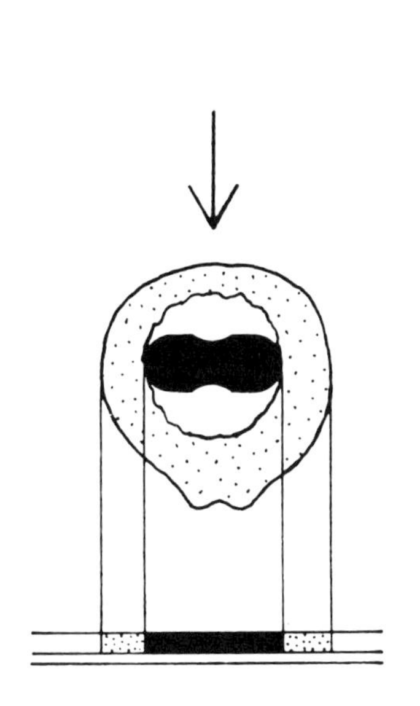

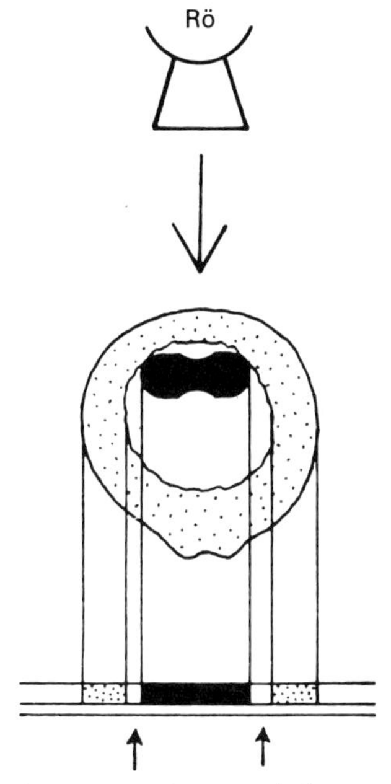

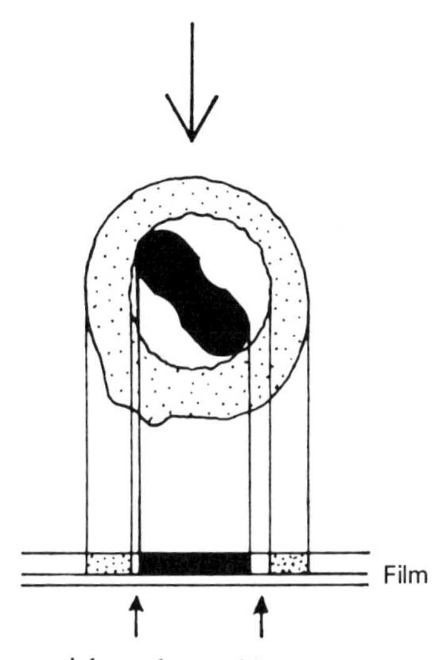

a orthograd in Schaftmitte: kein Saum

b orthograd exzentrisch: scheinbarer Saum

c nicht orthograd in Schaftmitte: scheinbarer Saum

Abbildung 165. Korrekt klemmende Geradschaftprothese im Röntgenbild.

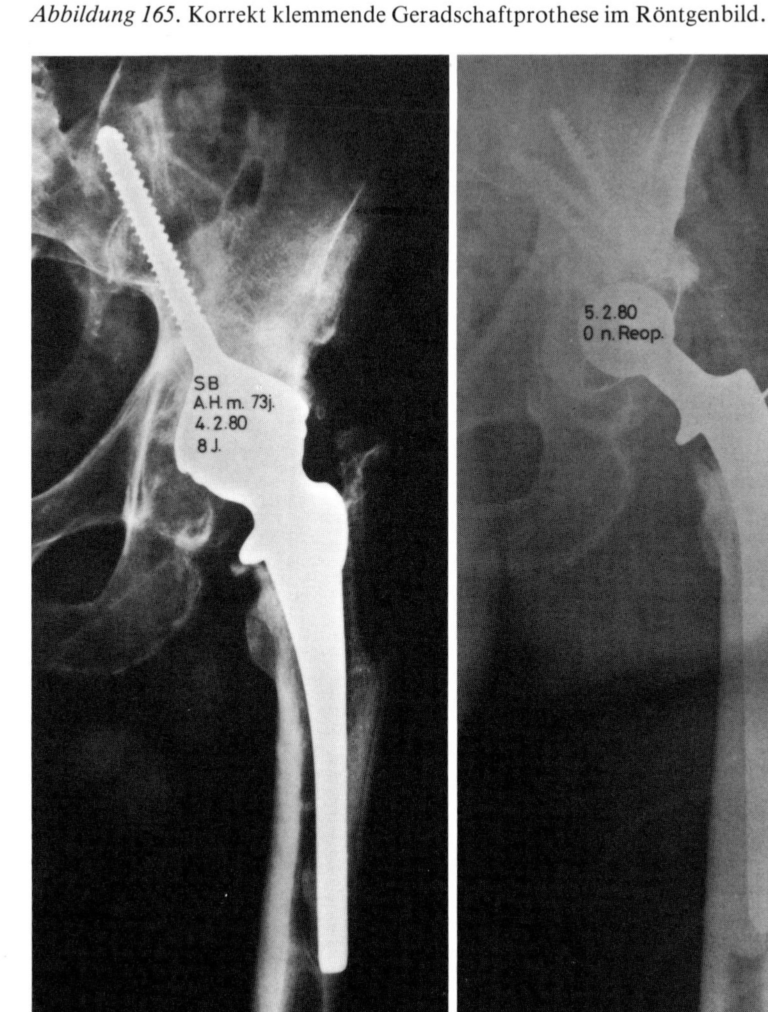

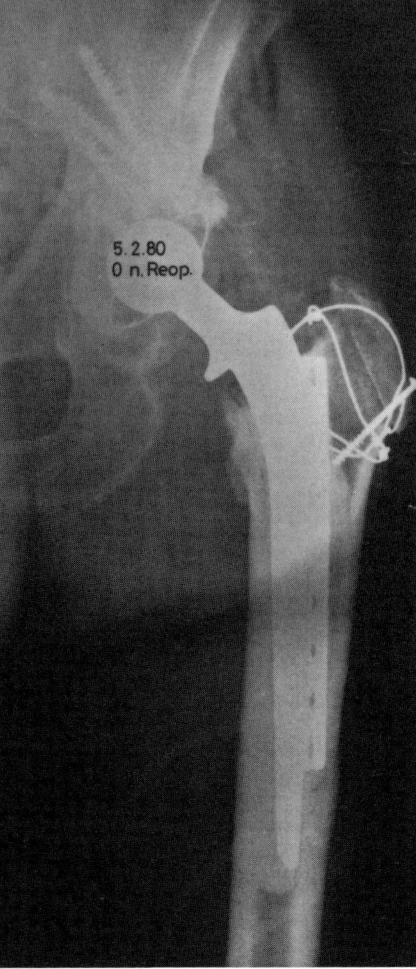

Abbildung 166. Völlig instabile RING-Prothese. Es fehlen Resorptionserscheinungen im Gewindebereich. Die Pfanne wurde deshalb irrtümlich als stabil betrachtet. Der Gewindebolzen liegt nicht im Knochen, sondern in den abdominalen Weichteilen! Im Pfannendach findet sich die stationäre Form eines dekompensierten Nulldurchgangs mit Bindegewebsmembran und solidem Knochen.

4. Der Infekt

4.1 Problematik einer Infektstatistik

In der Literatur werden von verschiedenen Autoren Infektraten mitgeteilt, die in der Größenordnung weit auseinanderliegen. Das Problem einer Infektstatistik liegt in der Tatsache begründet, daß kaum je Gleiches mit Gleichem verglichen werden kann. Voraussetzung für die Vergleichbarkeit einer Infektstatistik sind die folgenden Faktoren:

a) Gleiche Definition des Infektes.
b) Gleiche Rate von Totalprothesenoperationen als Zweit- oder Mehrfacheingriffe oder Angabe der Infektrate nur für Ersteingriffe.
c) Gleiche Beobachtungszeit.
d) Vergleichbares Durchschnittsalter.
e) Vergleichbare Qualifikation des Operateurs.
f) Minimale Dunkelziffer bei den Nachkontrollen.

ad a) Wir definieren den Infekt als eine bakteriell verursachte Beeinträchtigung des Endresultates oder erhebliche Verlängerung der Behandlungszeit. Der bloße Erregernachweis, d.h. der Nachweis einer Kontamination, hat bei der Totalprothese ebensowenig eine Bedeutung wie bei einer problemlos geheilten Osteosynthese. Die heutige Kenntnis der Keimzahlen der Haut und der Luft der Operationssäle mit und ohne Laminarflow läßt erwarten, daß es eine nicht kontaminierte Operationswunde praktisch nicht geben kann. Die besondere Schwierigkeit bei der Totalprothese liegt in der Tatsache, daß es mechanisch bedingte Instabilitäten mit Osteolysen gibt, bei denen Erreger nachweisbar sind, die jedoch den Zustand nicht verursacht haben. Kontaminationskeime werden ebenso nachgewiesen wie Infektionskeime (siehe 3.4.3.2). Entscheidend ist in solchen Fällen die Histologie, das Röntgenbild, meistens auch die Blutsenkung und vor allem das klinische Bild. Die Operationswunde, die nach Entleerung eines postoperativen Hämatoms problemlos abheilt, werden wir auch dann nicht zu den Infektfällen zählen, wenn die Bakteriologie eines Abstrichs positiv ist. Die Abgrenzung eines solchen Bildes vom sogenannten normalen Heilungsverlauf, bei dem kein manifestes Hämatom besteht, bei dem man aber mit genügend feiner Untersuchungstechnik auch Keime nachweisen könnte, wäre glattweg unmöglich.

Die Insuffizienz der uns in der Praxis zur Verfügung stehenden bakteriologischen Untersuchungsmethoden zwingt andererseits dazu, einen Infekt anzunehmen, wenn Klinik und Röntgenbild eindeutig sind, die Kulturen jedoch steril bleiben. Diese Fälle sind in unserer Statistik relativ häufig, nämlich in 10 von 70 Fällen, das sind etwa 15%. Es ist unzulässig, bei negativem bakteriologischem Untersuchungsergebnis einen Infekt auszuschließen. In der deutschsprachigen Literatur von 1976 wird diese Auffassung vielfach vertreten.

ad b) Auf Implantaten vorausgegangener Eingriffe können nach vielen Jahren Keime nachweisbar sein. Reoperationen dauern in der Regel länger und finden teilweise in ungünstigem Narbengewebe statt. Deshalb ist die Infektrate bei Reoperationen etwa dreimal größer als bei Ersteingriffen. 18 unserer Infektfälle traten bei Patienten auf, die an der betreffenden Hüfte durch Schenkelhalsnagelung, intertrochantere Osteotomie oder irgendwelche Prothesenoperation schon ein- oder mehrmals voroperiert worden waren. Unsere Gesamtinfektrate beträgt 1,68% für 2856 Eingriffe. Auf 290 Reoperationen wegen aseptischer Instabilität inklusive Prothesenbrüche fallen 12 Infekte, das sind 4,1%. Infektstatistiken sind deshalb nur vergleichbar, wenn sie sich auf gleichgelagerte Kollektive beziehen.

ad c) Nach unserer Erfahrung werden Infekte bei Totalprothesen zu über 85% im Verlauf des ersten postoperativen Jahres manifest. Sogenannte Spätinfekte, wie sie z.B. von A. Boitzy und H. Zimmermann 1969 beschrieben worden sind, haben wir in 15 Fällen erlebt. Davon sind 7 nach 84, 78, 60, 60, 48, 21 und 18 Monaten aufgetreten. Um Infektraten vergleichen zu können, muß sich eine Statistik auf eine Beobachtungszeit von mindestens einem Jahr beziehen. Eine Statistik, die sich über eine Beobachtungszeit von 8 Jahren erstreckt, darf etwa 15% mehr Infekte aufweisen, um als gleich gut taxiert zu werden wie eine solche, die sich auf nur ein Jahr Beobachtungszeit bezieht.

ad d) Zwei gleiche Infektraten haben ein anderes Gewicht sowohl für die Beurteilung der Operationsverhältnisse wie für das Schicksal der Patienten, wenn ein Kollektiv mit einem Durchschnittsalter von 43 Jahren einem anderen mit einem Durchschnittsalter von 65 Jahren gegenübergestellt wird. Mit zunehmendem Alter nimmt das Infektabwehrpotential wahrscheinlich ab, mit Sicherheit aber wegen der Altersporose die Möglichkeit einer zuverlässig stabilen Verankerung der Prothese. Bei der überragenden Bedeutung der Stabilität für die Infektabwehr wird die Bedeutung des Alters für die Vergleichbarkeit einer Statistik evident. Anders liegen natürlich die Verhältnisse, wenn eine Klinik gezwungen ist, vielen jüngeren Patienten mit schwerer chronischer Polyarthritis zu helfen.

ad e) Die Infektrate eines Kollektivs, das von einem einzigen, besonders erfahrenen Operateur stammt, ist aus vielfachen und naheliegenden Gründen, wie

Operationszeit, Gewebetraumatisierung, Güte der Technik zur Stabilisation usw., nicht zu gebrauchen zur Beurteilung von Operationssaalverhältnissen, wenn sie mit einer Zahl verglichen wird, die aus einer großen Ausbildungsklinik stammt.

ad f) Schließlich sind statistische Zahlen nur dann verwendbar, wenn die Dokumentation lückenlos ist. Es ist niemals statthaft, besonders bei einer Infektstatistik nicht, mit einer Nachuntersuchungsrate von 50% Schlüsse auf das Ganze zu ziehen. Wenn der Kontakt zu einem Patienten abgebrochen ist, steigt die Gefahr einer nicht registrierten Komplikation. Praktisch kann mit zunehmender Zeit dieser Kontakt nur mit Fragebogen oder telephonischen Anfragen aufrechterhalten werden. Diese Hinweise sollen die Schwierigkeiten bei der Beurteilung von Infektraten aufzeigen. Sie mögen zum Nachdenken anregen und zur Vorsicht mahnen. Besonders der Anfänger neigt erfahrungsgemäß zu Überheblichkeit, wenn er bei den ersten 50 Totalprothesen während der Hospitalisationszeit keinen manifesten Infekt erlebt hat.

4.2 Krankengut

Dieser Bericht stützt sich auf die Erfahrung mit 95 infizierten Totalprothesen bei 93 Patienten. Die Infekte von 1961 bis 1967 sind nicht berücksichtigt, da in allen Fällen die Prothese entfernt wurde. Die Gesamtinfektionsrate in dieser Periode betrug 4,5%. Von Interesse ist heute hauptsächlich das Resultat von Reimplantationen. Wir haben deshalb 18 Infekte mitberücksichtigt, die primär nicht von uns operiert worden sind und also nicht zum bearbeiteten Kollektiv gehören. 6 Prothesenentfernungen und ein Débridement, die in auswärtigen Kliniken vorgenommen werden mußten, sind in unseren Zahlen inbegriffen.

Bis Juli 1972 ist angesichts der Notwendigkeit einer Reoperation, d.h. praktisch bei fast allen Infekten, die Prothese entfernt worden. Seit 1972 wurde immer die Reimplantation in gleicher Sitzung angestrebt. Nur noch in 9 Fällen wurde die Prothese primär entfernt; in allen war der schlechte Allgemeinzustand der Grund, eine Reimplantation nicht zu wagen.

4.3 Klassifikation, klinisches Bild und Diagnose

Wir unterscheiden den Frühinfekt vom Spätinfekt. Bei beiden kommt ein akutes und ein chronisches Bild vor.

4.3.1 **Der Frühinfekt**

Unter Frühinfekt verstehen wir ein bakteriell bedingtes Beschwerdebild, das vom Spitalaufenthalt an besteht. Beim Frühinfekt fehlt eine beschwerdefreie postoperative Phase. Es kann sich dabei um einen schnell einsetzenden, dramatischen Infektzustand mit Fieber und Eiterentleerung handeln. Diesen Zustand nennen wir akuten Frühinfekt. Als chronischen Frühinfekt bezeichnen wir einen bakteriell bedingten Beschwerdezustand, der knapp subfebril oder kaum febril verläuft und eventuell erst nach Wochen oder Monaten als Infekt erkannt wird. In 54 unserer ersten 70 Infektfälle lag ein Frühinfekt vor.

Beim *akuten Frühinfekt* (18 Fälle) bleibt die Temperaturkurve unruhig subfebril und weist in der Regel auch einige febrile Zacken auf. Das Operationsgebiet ist geschwollen und meist auch leicht gerötet. Oft lassen sich in der Umgebung der Inzision wegen des Ödems Dellen pressen. Nach wenigen Tagen stellt sich eine hämoseröse bis purulent-fibrinöse Sekretion ein. Das ist das Stadium des Weichteilinfektes. Der Patient erlebt diesen Zustand sehr verschiedenartig. Von angeblicher Schmerzfreiheit über Bewegungsschmerzen bis zum Dauerschmerz ist alles möglich. Blutsenkung und Röntgenbefund sind für die Diagnose nicht zu verwerten. Relativ häufig, d.h. in 12 unserer Fälle, entstand der akute Frühinfekt im Anschluß an ein postoperatives Hämatom. Diese Hämatome sind fast immer schmerzhaft. Sie setzen die Weichteile unter Druck; dieser erzeugt Nekrosen im subkutanen Fettgewebe und durch Spannung im Bereich der Nähte auch Nekrosen der Hautränder. Sobald die weißen Blutkörperchen des Hämatoms abgestorben sind, d.h. vom 3. Tag an, bilden sowohl das Hämatom selbst als auch die drucknekrotischen Zellen der Weichteile einen guten Nährboden für die immer vorhandenen Keime. Die frühe Entleerung eines Hämatoms ist deshalb wegen der Druckentlastung, die eine Revaskularisation der Weichteile erlaubt, und wegen der Beseitigung des Nährbodens von größter Wichtigkeit. Ein Hämatom, das sich spontan oder nach bloßer Spreizung auch nur teilweise zu entleeren beginnt und zu einer dauernden oder intermittierenden Fistelung führt, muß immer als infiziert betrachtet werden. Trotz allen Vorsichtsmaßnahmen, wie wiederholter Desinfektion und sterilen Druckverbänden, ist Keimbefall und -vermehrung in einer Hämatomhöhle nicht zu vermeiden. Glücklicherweise kommt es dabei meistens nicht zu einem progressiven Weichteil- oder sogar Knocheninfekt. Diese Hämatomhöhlen heilen oft folgenlos innerhalb von 2–3 Wochen aus. Trotzdem stellen sie ein ernstes Risiko dar, und die grundsätzliche Forderung, sie frühzeitig chirurgisch auszuräumen, geschädigtes Weichgewebe zu exzidieren, zu spülen und zu drainieren, bleibt gültig. Die Mehrzahl der Hämatome liegt subkutan. wir haben 3 Fälle eines tiefen subfaszialen Hämatoms erlebt, bei dessen Ausräumung die Prothese völlig freigelegt wurde. Zwei sind folgenlos abgeheilt. Einwandfreies 5-Jahres-Resultat bei einem dieser Fälle.

Sowohl das subkutane, epifasziale wie das tiefe, subfasziale Hämatom können sich sofort nach der Operation oder aber verzögert auch erst in der 2. Woche einstellen. Das tiefe, subfasziale Hämatom äußert sich klinisch durch das Auftreten eines Schmerzzustandes mit Ruhe- und Bewegungsschmerz. Die Hautnaht ist dabei nur geringgradig unter Spannung. Trotzdem besteht die Indikation zur notfallmäßigen Entleerung dieser tiefen, subfaszialen Hämatome.

Der *chronische Frühinfekt* (36 Fälle). Seine Diagnose ist schwieriger. Der Patient ist postoperativ nie beschwerdefrei. Die lokalen Symptome können sich auf eine gewisse Druckempfindlichkeit und Infiltration des Operationsgebietes beschränken. Die Blutsenkung bleibt meistens auffallend hoch. Im Röntgenbild beginnt eine gewisse Auflockerung der Kortikalisstruktur im Schaftbereich, eine Saumbildung an der Zement/Knochengrenze oder eine Verwischung mit Verbreiterung postoperativ scharfer Säume an der Zement/Knochengrenze sowohl im Schaft- wie im Pfannenbereich. Feine periostale Knochenauflagerungen im Schaftbereich sind äußerst infektverdächtig. Hüten muß man sich nur vor der Verwechslung mit der periostalen Reaktion bei einer Schaftfissur, wie sie durch die Sprengwirkung einer Raspel oder eines inkongruenten Prothesenstiels auftreten kann. Auch darf in der Seitenaufnahme die Rauhigkeit der Linea aspera nicht als periostale Reaktion interpretiert werden! Einen spezifischen Röntgenbefund finden wir nur im Schaftbereich, leider fehlt ein solcher bei der Pfanne (Abbildung 173). Eine aseptische Pfannenlockerung kann nicht von einer septischen unterschieden werden. Aufgrund fehlender radiologischer Zeichen im Schaftbereich dürfen wir niemals einen Infekt im Pfannenbereich ausschließen (siehe Kas. Nr. 27).

Das Vorliegen einer Fistel beweist nach unserer Erfahrung in jedem Fall den Infekt. Vorerst negative bakteriologische Abstriche dürfen uns nicht von der Diagnose abbringen. Wir haben konsiliarisch einen Fall erlebt, bei dem erst der 19. Abstrich positiv war! Sehr wertvoll für die Diagnose ist die Gelenkpunktion. Sie ergibt beim Infekt ein trübes, flockiges Punktat, aus dem oft Erreger kultiviert werden können und das überwiegend segmentkernige Leukozyten enthält. Nicht der Erregernachweis allein ist für die Diagnose entscheidend, sondern das Gesamtbild.

4.3.2 **Der Spätinfekt**

In 15 von 69 Fällen lag ein Spätinfekt vor; davon waren 3 akut und 12 chronisch. Postoperativ erscheint der Verlauf vorerst normal. Nach einem beschwerdefreien Intervall von mehr als 3 Monaten entsteht ein Beschwerdebild, an dem Bakterien maßgeblich beteiligt sind. Im Gegensatz zum Frühinfekt sind beim Spätinfekt Fisteln relativ selten. Er ist häufig mit einer Protheseninstabilität verbunden und wird in der Regel durch eine solche ausgelöst, für die er primär vielleicht nicht verantwortlich ist. Normalerweise gleicht der Spätinfekt dem Bild des chronischen Frühinfektes. Ausnahmsweise kann er auch nach Jahren mit Schmerzen und hohem Fieber dramatisch einsetzen (siehe Kas. Nr. 3). Ein solcher Fall eines akuten Spätinfektes kann durch eine akute Implantatlockerung zustande kommen. Wir kennen eine solche akute Lockerung nur bei der Pfanne. Es vermag auch ein hämatogener Infekt ohne Implantatlockerung das Bild eines akuten Spätinfektes zu bieten. Wir haben einen akuten Streptokokkeninfekt im 7. Implantationsjahr erlebt (Kas. Nr. 58)! Die Diagnose des meistens chronisch auftretenden Spätinfektes ist bei lokalen Symptomen im Narbengebiet eventuell in Verbindung mit Temperaturerhöhung einfach. Normalerweise fehlt eine solche, und auch die lokalen Symptome können sich auf eine gewisse Druckempfindlichkeit beschränken. Wie beim chronischen Frühinfekt sind deshalb für die Diagnose Blutsenkung, Röntgenbefund und Gelenkpunktion wichtig. Grundlage des chronischen Spätinfektes ist häufig eine Implantatlockerung aus mechanischer Ursache in Verbindung mit relativer Abwehrschwäche.

Unsere biomechanischen Überlegungen haben zum Schluß geführt, daß Stabilität ein relativer Begriff ist. Der Zustand einer stationären Form des dekompensierten Nulldurchgangs findet sich immer im distalen Pfannenbereich und häufig auch im proximalen Schaftbereich stabiler Implantate. Es handelt sich hier um eine lokalisierte Instabilität wegen Relativbewegungen. Es braucht nicht immer eine manifeste Protheseninstabilität, um einen Spätinfekt auszulösen. Die Reduktion des Abwehrpotentials durch interkurrente Erkrankungen, wie septische Prozesse (Kas. Nrn. 17, 24 und 57) oder Tumormetastasen (Kas. Nrn. 33, 49 und 51), kann ebenso verantwortlich sein für die Auslösung des Infektzustandes.

Jede Instabilität mit erhöhter Senkung ist in hohem Maße infektionsverdächtig. Das Auftreten einer Fistel beweist den Infekt, auch wenn vorerst bakteriologische Untersuchungen negativ ausfallen. Eine Fistelung als Ausdruck einer aseptischen Entzündung, z. B. durch Materialunverträglichkeit, ist uns unbekannt. Fisteln können nach monatelangem Bestand mit oder ohne Behandlung versiegen. Grund zum Rückgang der Sekretion mag die Eliminierung einer Gewebsnekrose oder eine Änderung der Abwehrlage oder der Virulenz der Erreger sein. An den Beschwerden ändert sich dabei wenig, es sei denn, daß sie durch eine temporäre Sekretstauung verstärkt werden. Die Schmerzlokalisation beim Infekt entspricht derjenigen bei Instabilität. Wir werden also auch beim Infekt mit gelockerter Pfanne eine Schmerzlokalisation im Gelenkbereich, vor allem in der Leiste, erwarten dürfen. Bei Lokalisationen im Oberschenkel ist meist mit einer Schaftinstabilität zu rechnen.

4.3.3 **Bakteriologie**

Keimtypen von 70 Fällen

	Zahl	Erfolgreicher einzeitiger Ersatz	Mißerfolg einzeitiger Ersatz	Konservativ oder primärer Girdlestone
kein Keimnachweis	10	7	1	2
nicht untersucht	5	1		4
Staph. albus	3	1	1	1
Staph. albus + Proteus mirabilis	1	1		
Staph. albus → Staph. epidermidis → Staph. aureus	1		1	
Staph. epidermidis	5	3	1	1
Staph. aureus	27	7	4	16
Staph. aureus + Proteus	1		1	
Staph. albus → Staph. epidermidis + Sproßpilze	1		1	
Staph. albus + Enterokokken	1		1	
Streptokokken hämolys.	4	2	2	
Streptokokken + Enterokokken	1	1		
Coli	2		1	1
Coli + aerobe Sporenbildner	1		1	
Pseudomonas	3	1	2	
Klebsiella	1		1	
Anaerobe Bacteroides	1	1		
Pneumokokken	1		1	
Anaerobe Kokken	1			1

In 27 von 69 Infektfällen bestand eine Fistelung. Bakteriologisch waren daran beteiligt:
16× Staphylococcus aureus
1× Staphylococcus aureus + Proteus
2× hämolysierende Streptokokken
3× E. coli
1× Staphylococcus albus
1× Staphylococcus albus + Proteus
1× Pseudomonas aeruginosa

Bei 2 Fistelfällen wurde der bakteriologische Befund irrtümlicherweise nicht erhoben. *Die Tatsache der Fistelung hatte in unseren Beobachtungen keinen Einfluß auf das Resultat der Behandlung!*

4.4 Voraussetzungen zur Entstehung eines Infektes

4.4.1 Die Luftkontamination

Auch bei besten Operationsverhältnissen, wie sie sterile Operationskabinen mit Laminarflow ermöglichen, ist mit einer Zahl von 0,5–3 keimtragenden Luftpartikeln im Kubikmeter Luft zu rechnen. Im konventionellen Saal sind diese Zahlen wesentlich höher. Da sich die vorliegende Arbeit ausschließlich auf Operationen bezieht, die in konventionellen Operationssälen ausgeführt worden sind, haben wir mit einer einfachen praktischen Fragestellung versucht, die Bedeutung der Luftkeimzahl einzuschätzen. Alle Untersucher sind sich einig, daß im konventionellen Saal die Luftkeimzahl zwei Stunden nach Programmbeginn auf etwa das Dreifache ansteigt. Da wir oft zwei Totalprothesen nacheinander auf dem gleichen Tisch eingesetzt haben, sind also diejenigen Patienten, die als zweite operiert worden sind, einer wesentlich höheren Luftkeimzahl ausgesetzt gewesen. Nach den ersten 29 Infektfällen haben wir bei 16 den Zeitpunkt im Operationsprogramm feststellen können. 11 waren bei Programmbeginn mit niedriger Luftkeimzahl operiert worden. Davon waren 8 Primär und 3 Sekundäreingriffe. 5 unserer Infektfälle waren in der zweiten Hälfte des Vormittags operiert worden bei zweifellos stark erhöhten Luftkeimzahlen. Es handelte sich um 4 Erst- und einen Zweiteingriff. Niemals traten bei zwei Patienten, die nacheinander operiert worden sind, Infekte auf, d.h., daß 11mal der zweite infektfrei blieb. Der Beweis für einen dominanten Luftfaktor im Operationssaal konnte nicht erbracht werden. Eine andere ähnliche praktische Erfahrung stammt aus dem Wallis, wo wir im gleichen kleinen Operationssaal auf dem gleichen Tisch an einem Tag bis zu 5 Totalprothesen eingesetzt haben. Die Turbulenz von bis zu 4 Wechseln hat zweifellos die Luftkeimzahl wesentlich erhöht. Von den 80 unter solchen Umständen eingesetzten Totalprothesen ist nach 5 Jahren einzig eine Wundkontamination bei der Reoperation wegen Prothesenbruch festgestellt worden. Da der pathogenetische Faktor bei einem Prothesenbruch ein mechanischer ist, klinisch und radiologisch kein Infektverdacht bestand, können wir diesen Fall trotz Keimnachweis nicht den Infekten zuordnen.

Unsere Statistik spricht im gleichen Sinn. Die folgenden Zahlen stammen ausschließlich von Hüfteingriffen des gleichen Operateurs. Keimzählungen durch J. D. Joubert.

Klinik A: Schlechter Operationssaal mit 424 Keimen pro Kubikmeter Luft. 5 Infekte (davon 2 Reoperationen) auf 600 Eingriffe = 0,8%.

Klinik B: Guter Saal, 61 Keime pro Kubikmeter Luft. 8 Infekte (davon 3 Reoperationen) auf 350 Operationen = 2,2%.

Zahlreiche Kliniken (J. Charnley, B. G. Weber usw.) haben bewiesen, daß sie mit Sterilboxen ihre Infektraten senken konnten. Diese Erfahrungen sollen hier nicht bezweifelt werden. Wir möchten lediglich auf die durch das Operieren in einer Kabine automatisch bedingte größere Ruhe und Disziplin, auf den Ausschluß des Anästhesiepersonals, einer Banalitäten fragenden Person, auf das Vermeiden unsteriler Hände des zudienenden Personals über einem Instrumententisch usw. hinweisen. Es sind dies quasi Nebenerscheinungen, die wir jedoch für sehr wichtig erachten.

4.4.2 Die Kontaktkontamination

Sie ist nach unserem Eindruck höher einzustufen als diejenige durch die Luft. Wasserdurchlässige Abdecktücher und Operationsmäntel auf unsteriler Unterlage sind als kontaminiert zu betrachten. Diese Kontamination wird kraß, wenn diese Tücher oder Operationsmäntel von Blut oder Spülflüssigkeit benetzt werden. Der Patient ist deshalb wasserdicht abzudecken. Die Oberarme der Operationsequipe sind in den Händedesinfektionsprozeß regelmäßig einzubeziehen, da der wasserdichten Abdeckung der Personen wegen Wärmestauung und gefährlicher Schweißbildung Grenzen gesetzt sind. Die Operationsmäntel sind weder mit den Händen noch mit Instrumenten, Schläuchen usw. zu berühren. Es ist eine grobe Farce, wenn in einer Sterilbox ein steril eingepackter Fuß unter dem Arm eines Assistenten eingeklemmt, ein nicht wasserdicht eingepackter Fuß mit feuchter Hand berührt oder die Hände am Operationsmantel zur Trocknung abgewischt werden. Das Tragen von 2 Paar Gummihandschuhen erscheint uns angesichts der Verletzungsgefahren und der auch bei neuen Handschuhen vorkommenden Undichtigkeiten eine Notwendigkeit, das Tragen von zusätzlichen Zwirnhandschuhen für den Operateur eine sehr empfehlenswerte Maßnahme. Zwirnhandschuhe schützen die Gummihandschuhe und sparen dem Operateur viel Kraft beim Führen der Instrumente. Spülwasserspritzer sind zu vermeiden. Der Operationstisch muß am Ende eines Eingriffs trotz Spülung völlig trocken sein.

Wichtig ist vor allem, die Haut des Patienten vor Kontamination mit pathogenen Spitalkeimen zu schützen. Dies geschieht am besten, wenn sofort beim Spitaleintritt die Haut des Patienten mit einer bakteriziden Lösung versehen wird. Die Haut selbst kann nie völlig keimfrei gemacht werden. Aus diesem Grund ist es unmöglich, keimfrei zu operieren. Da die Haut nicht als keimfrei angesehen werden kann, wird bekanntlich nach dem Hautschnitt das Messer gewechselt. Es ist logisch und sinnvoll, anschließend an den Hautschnitt die Hautränder mit einer gewebefreundlichen alkoholfreien Jodlösung zu desinfizieren. Angesichts der Großzahl von Hautkeimen erscheint die fleißige Jagd nach den letzten Bakterien im Kubikmeter Luft mit perfektionierten Filtern besonders fragwürdig. Sinnvoller als allzu perfektionierte Filter erscheint eine genügende, korrekte Luftströmung, die die zahlreichen von den Menschen abgegebenen kontaminierten Partikel wegschwemmt.

4.4.3 Der Allgemeinzustand als Disposition zum Infekt

Das Abwehrpotential genügt unter normalen Umständen, die Kontaminationskeime zu vernichten oder wenigstens eine Keimvermehrung zu verhin-

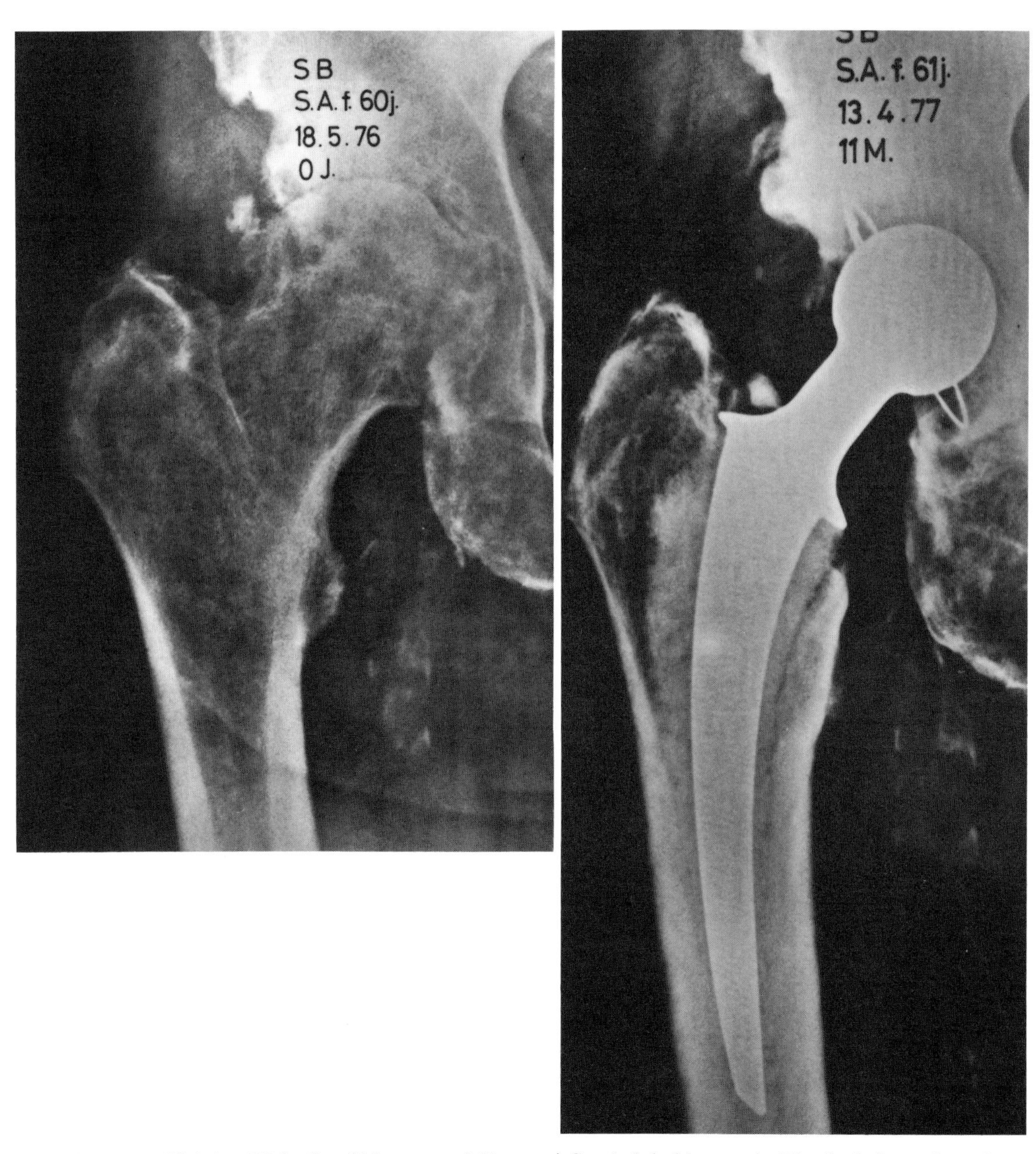

Abbildung 167. 60jähriger Diabetiker 3 Monate nach Koma mit Staphylokokkensepsis. Histologisch purulente Osteomyelitis des Femurkopfes. Totalprothese wegen Suizidgefahr. Erhaltene Schmerzfreiheit nach 5 Jahren. Gentamycin-Zement! Es ist ein interessanter Ausnahmefall, der zur Kenntnis zu nehmen ist.

Krankheit geschwächtes kann gleiche Folgen haben wie eine besondere Pathogenität der Keime und einen Infekt auslösen. Die Fälle Nr. 21 und 24 der Kasuistik sind Beispiele für offensichtliche Resistenzschwächen. Im Fall Kas. Nr. 24 ist bei der rechtsseitigen Totalprothese ein akuter Frühinfekt aufgetreten, 2 Jahre später auf der linken Seite eine chronische Spätinfektion nach 6 Monaten anschließend an eine fieberhafte Viruserkrankung. Beim Fall Kas. Nr. 21 waren früher beidseits intertrochantere Osteotomien infiziert, auf der einen Seite 2 Jahre später auch die folgende Arthrodese, 5 Jahre später konsequenterweise auch die Totalprothese der andern Seite. Die infizierte Reoperation in Kas. Nr. 42 betraf einen Patienten mit lymphatischer Leukämie und zytostatischer Behandlung seit 5 Jahren. Der Fall Kas. Nr. 33 wies einen chronischen Coli-Spätinfekt auf bei zytostatischer Behandlung eines metastasierenden Prostatakarzinoms. Beim Fall Kas. Nr. 17 trat der Staph. aureus-Infekt ein Jahr nach Einsetzen der Totalprothese anschließend an eine abszedierende Lymphangitis des Beines auf, Folge einer Holzsplitter-Verletzung des Fußes im Stall. Wegen fehlender Keimtypisierung kann in diesem Fall der Beweis der hämatogenen Infektion nicht erbracht werden.

Wie überall gibt es auch hier Ausnahmen. Bei einem 60jährigen adipösen Diabetiker *(Abbildung 167)* waren wir wegen schwerstem Schmerzzustand und Suizidgefahr gezwungen, 3 Monate nach Staphylokokkensepsis und diabetischem Koma eine Totalprothese einzusetzen. Es lag eine purulente Osteomyelitis des Femurkopfes vor. Verwendung von Gentamycin-Zement. Entgegen unserer Verordnung hat er seine Arbeit nach 2 Monaten voll aufgenommen und ist nach 5 Jahren noch beschwerdefrei.

4.4.4 **Das postoperative Hämatom**

Ein postoperatives Hämatom setzt alle begrenzenden Gewebe unter Druck und damit der Gefahr einer ischämischen Drucknekrose aus. Diese Gefahr besteht besonders für das subkutane Fettgewebe und für die Hautränder im Bereich der Nähte. Nach Absterben der weißen Blutkörperchen, d.h. etwa vom 3. Tag an, bildet das Hämatom selber einen guten Nährboden für die anwesenden Keime. Exakte Blutstillung durch möglichst selektive Koagulation der Gefäße und die Verwendung von leistungsfähigen Redondrains stehen im Dienste der Infektprophylaxe. Im gleichen Sinn wirkt das rechtzeitige Ausräumen eines Hämatoms in Verbindung mit Débridement, Spülung und Drainage.

4.4.5 **Gewebsnekrosen**

Gewebsnekrosen stellen in jedem Fall einen Nährboden für die Bakterien dar und sind möglichst zu vermeiden. Sie entstehen durch Reibung, Quetschung, vielschichtige Schnittführung, Gewebsstrangulation mit fehlerhaften Nähten oder Ligaturen und durch Austrocknung. Atraumatisches Operieren mit möglichster Schonung der Gewebe stellt deshalb eine wichtige Infektprophylaxe dar. Speziell ist eine Quetschung der Hautränder zu vermeiden. Genügend lange Schnitte helfen Infekte vermeiden! Wir decken nicht nur die Haut mit sorgfältig spannungslos aufgeklebten Plastikfolien ab, sondern auch den Hautrand inklusive subkutane Fettgewebsschicht mit feuchten grünen Darmtüchern, die an die Faszie angenäht werden. Damit schützen wir den Hautrand und die ganze subkutane Fettschicht vor Traumatisation, vor allem vor Reibung, Austrocknung und Insemination mit Gewebe-, Knochen- oder Zementpartikeln und Luftkeimen. Die Kontusionierung von Muskeln durch Sperrhaken ist zu vermeiden. Wichtig erscheint auch, die peroperative Quetschung der Abduktoren durch scharfes Ablösen dieser Muskeln im Insertionsbereich oder durch den heute üblichen transglutealen Zugang zu vermeiden. Schutz der Weichteile vor Traumatisation durch Verwendung von Kunststoffhülsen für rotierende Bohrer- und Fräsenschäfte.

4.4.6 **Die Instabilität**

Die Erfahrung mit den Osteosynthesen hat uns die überragende Bedeutung der Stabilität beim Kampf des Organismus gegen pathogene Keime gelehrt. Die stabile Osteosynthese hat sich als Infektprophylaxe bei der offenen Fraktur und als Therapie bei der infizierten Pseudarthrose bewährt. Vitaler Knochen vorausgesetzt, heilt eine purulente Osteoarthritis des Hüftgelenkes durch die stabile Kreuzplattenarthrodese. Wie W. W. Rittmann und S. M. Perren im Experiment gezeigt haben, heilt eine Osteotomie unter stabilen Bedingungen auch beim Vorliegen eines Infektes. Unruhe an der Grenze von Implantaten erschwert die Infektabwehr und begünstigt die Keimpropagation. Eine primäre Instabilität, wie sie wegen der Polymerisationsschwindung großer Zementmassive unvermeidlich ist, begünstigt das Entstehen eines Infektes (Kas. Nr. 2). wir haben wiederholt erlebt, daß ein purulenter Infekt mit Fistelung monatelang nur auf der instabilen Pfanne zu finden ist. Die Zement/Knochengrenze eines stabil verankerten Schaftes kann dabei frei von jeder Osteomyelitis bleiben (Kas. Nrn. 1 und 27)! Umgekehrt haben wir bei jedem Infekt mit Schaftinstabilität damit zu rechnen, daß das Pfannenlager ebenfalls beteiligt ist.

Nach einer gewissen Zeit ist auch eine stabile Pfanne im distalen Bereich durch die Relativbewegung des Pfannenlagers bei der dynamischen Belastung instabil, womit die Infektion im Pfannenlager beginnt und bis zur völligen Auslockerung fortschreiten kann. Dieser Mechanismus kommt oft auch an der Schaftprothese zustande, wenn im proximalen Bereich bei großen Zementmengen bei der Belastung Relativbewegungen auftreten. Die Unruhe an der Knochen/Zementgrenze durch Relativbewegungen erzeugt im betroffenen Bezirk einen Abbau der Knochenanker (H. G. Willert, 1973) und begünstigt die Ausbreitung eines Infektes. Verschlimmert wird die Situation bei Zementzerrüttung (Instabilität II).

4.4.7 **Hämatogener Infektionsweg**

U. Saxer hat im Tierexperiment Prothesen direkt kontaminiert oder die Keime prothesenfern subkutan eingespritzt. Ein tiefer Infekt der Prothese ließ sich mit fast gleicher Häufigkeit erzielen. Aufgrund dieser Erfahrung ist es erstaunlich, daß klinisch nicht häufiger tiefe Infekte auftreten. Die Anzahl und die besondere Virulenz dieser Keime, auf die der Organismus nicht eingestellt ist, dürfte eine wichtige Rolle spielen. Die Erfahrung von U. Saxer unterstreicht unsere Auffassung, daß die Rolle der Luftkontamination zu relativieren ist.

Die Fälle Kas. Nrn. 3, 5, 17, 57, 58, 59 und 64 lassen den hämatogenen Infektionsweg annehmen. Bakteriämien sind wahrscheinlich häufiger, als man geläufig vermutet. Beim Vorliegen eines Zahngranuloms kann schon der Kauakt eine Bakteriämie erzeugen. Sie sind geläufig bei akuten oder chronischen Infekten des Magen-Darm-Traktes, der Gallen- und der Harnwege, bei Furunkeln, Lymphangitis usw. Hämatogene Keimansiedlungen an den Implantatgrenzen dürften häufig sein. Besonders bei stabilen Implantaten entsteht dadurch in der großen Mehrzahl der Fälle kein tiefer Infekt. Eine einigermaßen normale Abwehrlage vorausgesetzt, dürften diese Keime wie die peroperativen Kontaminationskeime meistens vom Körper überwunden werden. Daraus geht hervor, daß eine Schwächung durch eine allgemeine Erkrankung die Entwicklung eines hämatogenen Spätinfektes ebenso fördert wie diejenige eines Frühinfektes.

Im Einzelfall bleibt die Entscheidung, ob ein hämatogener Infekt vorliegt oder nicht, oft recht schwierig, wie die beiden folgenden Beobachtungen darlegen mögen:

- Eine alte, gebrechliche Frau wies 7 Jahre nach Prothesenimplantation einen Schmerzzustand, eine Protheseninstabilität und hohes Fieber auf. Die Drainage des Gelenkes mit Ausspülen großer Detritusmassen besserte den Schmerz, änderte aber nichts am Fieberzustand. Es lag eine Endocarditis lenta mit Viridans-Streptokokkensepsis vor. Wiederholt waren die Blutkulturen positiv. 2 Kulturen mit Gelenkinhalt blieben steril! Erfolgreiche konservative Behandlung der Sepsis. Auch in der Folge trat kein Infekt im Prothesenbereich auf. Der Fall gehört wohl zu den Ausnahmen, mit denen wir uns immer wieder auseinanderzusetzen haben. Er mag aber auf die Möglichkeit hinweisen, daß eine Sepsis nicht zwangsläufig einen tiefen Infekt zur Folge hat. Die vorliegende Protheseninstabilität war als begünstigender Faktor relativ harmlos, da der schlechte Allgemeinzustand über viele Wochen keine Belastung zuließ.
- Konsiliarisch haben wir einen Fall erlebt, bei dem die Frage «Haut- oder hämatogene Kontamination» nicht zu beantworten war. Es handelte sich um einen Typhus-Gärtner-Frühinfekt mit Prothesenlockerung und Fistelung mit monatelangem reichlichem Eiterfluß. Regelmäßiger Nachweis der Typhus-Erreger im Eiter. Der Patient gehörte eine Woche vor der Operation zu einer Gäste-Gruppe mit Typhus-Infektion durch Austern-Genuß. Er war daran nicht klinisch erkrankt, sondern nur Bakterienausscheider.

4.5 Kasuistik

Das Studium der Vielfalt der beteiligten Faktoren lehrt uns, daß es bei so kleinen Zahlen kaum vergleichbare Fälle gibt, und daß Schlüsse nur mit großer Vorsicht gezogen werden dürfen. Die Darstellung der Einzelfälle erscheint besonders wichtig, weil jeder von ihnen einen Beitrag an die schließliche Wahrheitsfindung leistet.

Kas. Nr. 1 (A.W., 65jähriger zerebral-sklerotischer Hilfsarbeiter). Reoperation wegen Schaftinstabilität Februar 1973. Akuter Frühinfekt mit Staph. aureus und Fistel. Wegen des relativ schlechten Allgemeinzustandes wurde im Mai 1973 die Prothese entfernt. Bei der Reoperation ging die Fistel lediglich auf die instabile Pfanne, kein Infekt an der Zement/Knochengrenze des Schaftes. Der Schaft war völlig stabil. Prothesenentfernung wegen schlechtem Allgemeinzustand.

Kas. Nr. 2 (B.G., 72jähriger pensionierter Ingenieur). Frühinfekt nach Einsetzen einer Totalprothese im März 1972. Irrtümlicherweise wurde der intraartikuläre Redondrain während 11 Tagen belassen! Staph.-albus. Reoperation Juli 1972 mit Ersatz lediglich der instabilen Pfanne, Verwendung von Gentamycin-Zement. Im November 1972 wurde die nunmehr instabile Schaftprothese ersetzt. Dabei wurde Palacos® mit Zusatz von Polybactrin® verwendet. Eine Stabilisierung gelang nicht. Die Markhöhle war enorm weit, die Zementmenge viel zu groß, die Verkeilung mit Platten war damals noch nicht eingeführt! Postoperativ dauerte der Schmerzzustand an, so daß 7 Monate später die Prothese entfernt werden mußte.

Kas. Nr. 3 (B.H.). Bei diesem 70jährigen, schwer adipösen, pensionierten Steuerexperten trat im 5. Jahr nach Einsetzen einer linksseitigen Totalprothese beim Pilzsammeln im Wald ein hochakuter Schmerzzustand ein. Beginn mit einem Knacken durch einen kleinen Mißtritt. Sofortige Gehunfähigkeit und Fieberanstieg auf 39° nach 4 Stunden. Notfallmäßige Hospitalisierung mit Ambulanz und Tragbahre. Eine Gelenkpunktion am gleichen Tag ergab Eiter und das Vorliegen eines Staph. aureus haemolyticus. In der Folge waren wiederholt auch Blutkulturen positiv. Nach 2 Tagen septische Thrombophlebitis mit der Notwendigkeit einer Thrombektomie aus der V. iliaca. Antikoagulation, schwere Magenblutung, Magenresektion. Keine Fistel. Nach 4 Monaten wurde die völlig instabile Prothese entfernt und mit Spezial-Gentamycin-Zement (1 g Gentamycin-Sulfat auf 40 g Polymer) eine neue Prothese eingebaut. Nach 6 Wochen traten wiederum Schmerzen auf. Offensichtlich war die Stabilisation ungenügend. Rezidiv des Infektes. Entfernung der Prothese 5 Monate nach der Austauschoperation. Der Girdlestone-Zustand ist relativ befriedigend, Gehfähigkeit mit einem Stock mehr als 1 km, Beschwerdearmut.

Kas. Nr. 4 (B.A., 65jähriger Fabrikarbeiter). Durch eine forcierte Bewegung am 6. postoperativen Tag trat ein schmerzhaftes Knacken in der Leiste auf. In der Folge Schmerzzustand offenbar aufgrund einer Pfanneninstabilität, Pyocyaneus-Infekt. Ersatzoperation im Februar 1973 mit Belassen eines Zementrestes in der Markhöhle. Verwendung von Gentamycin-Zement. Resultat unbefriedigend. 2. Austauschoperation im März 1975. Bakteriologischer Befund hierbei negativ. Schönes Zweijahresresultat mit standfestem Bein und Gehfähigkeit von 6 km. 2½ Jahre später Velosturz und anschließend Tragen eines schweren Koffers während 20 Minuten. In der Folge zunehmende Schmerzen und Anstieg der Blutsenkung. Eine Gelenkpunktion im November 1977 ergab massenhaft neutrophile Granulozyten und das Vorliegen von Pseudomonas aeruginosa-Keimen. Im Juni 1978 fanden sich wiederum massenhaft Leukozyten, dagegen war die Bakteriologie negativ. Anschließend wurde im Juni 1978 ein 3. Totalersatz vorgenommen. Das Resultat blieb unbefriedigend, obwohl der Patient mit einem Stock 4 km gehfähig wurde! Gelenkpunktion im Oktober 1978 wieder mit negativer Bakteriologie, jedoch vielen segmentkernigen Leukozyten. Eine 9tägige intensive Securopen®-Kur (Azlocillin) mit V. cava-Katheter änderte weder am Beschwerdebild noch an der Senkungsgeschwindigkeit etwas. Im März 1979 wurde der Patient zur Prothesenentfernung bestellt. Es bestand lediglich ein Lockerungsverdacht der Pfanne. Die verkeilte Schaftprothese war völlig verdachtfrei. Der Patient und seine Familie baten mich, doch noch eine Reimplantation der Prothese zu versuchen, da er ja bisher im großen und ganzen mit diesen Eingriffen sehr zufrieden gewesen sei! Es wurde deshalb lediglich die instabile Pfanne ersetzt und nunmehr mit einer Stützschale stabilisiert. 1 Jahr später mußte die instabile Schaftprothese von einem ventralen Fenster aus entfernt werden. Die Pfanne mit der Stützschale wurde belassen. Nach vorerst sehr befriedigendem Verlauf trat erneut ein Schmerzzustand ein mit erhöhter Senkung, Schwellung und Rötung, der zur nochmaligen Revision mit Entfernung der Stützschale zwang. Die vorliegende Azlocillin-resistente Pseudomonasinfektion war offensichtlich bösartig. Der Fall figuriert in der Statistik unter den Versagern, obwohl er nach dem 2. Totalersatz jahrelang praktisch beschwerdefrei war!

Kas. Nr. 5 (E.M., 63jährige Hausfrau). Schenkelkopfnekrose nach Nagelung. Verschwiegener heißer Zahnabszeß auf dem Operationstisch. 2 Tage später wurde dieser Abszeß durch Inzision entleert. Frühinfekt mit Staph. aureus haemolyticus. Keine Fistel. Nach 6 Monaten im August 1969 wurde die Prothese entfernt. Relativ befriedigender Girdlestone-Zustand. Gehfähigkeit an einem Stock zur Besorgung von Einkäufen über 2 km.

Kas. Nr. 6 *(Abbildung 168)* (G.L., 64jährige Kindergärtnerin). Schmerzzustand 2 Monate nach Einsetzen einer Totalprothese, nach 6 Monaten osteolytische Prozesse im Schaft, periostale Reaktion, zunehmender Pfannensaum. Nach 4 Monaten war das Arthrogramm negativ und das Gelenkpunktat in der Kultur steril. Bei der Ersatzoperation nach 7 Monaten fand sich im Gelenk ein Granulationsgewebe und eitrig-schleimiger Gelenkinhalt. Wiederum sterile Kulturen. Verwendung von Gentamycin-Zement. Belassung eines Zementzapfens in der Markhöhle. In der Folge Schmerzzustand auf Höhe dieses Zementzapfens mit Auflockerung der Kortikalis in diesem Bezirk und periostale Reaktion. 5½ Monate später wurde die Femurmarkhöhle durch ein ventrales Fenster auf der Höhe dieses Zementzapfens eröffnet. Er lag in trübem, eitrigem Exsudat und war instabil. Er wurde entfernt und der Knochendefekt mit Gentamycin-Zement geschlossen. Die Senkung war normal 6 mm. In der Folge völlige Schmerzfreiheit. Schönes 13-Jahresresultat! Gehfähigkeit ohne Stock über 5 km. Trotz mißlungenem Keimnachweis und normaler Senkung sind wir gezwungen, diesen Fall zu den Infekten zu zählen.

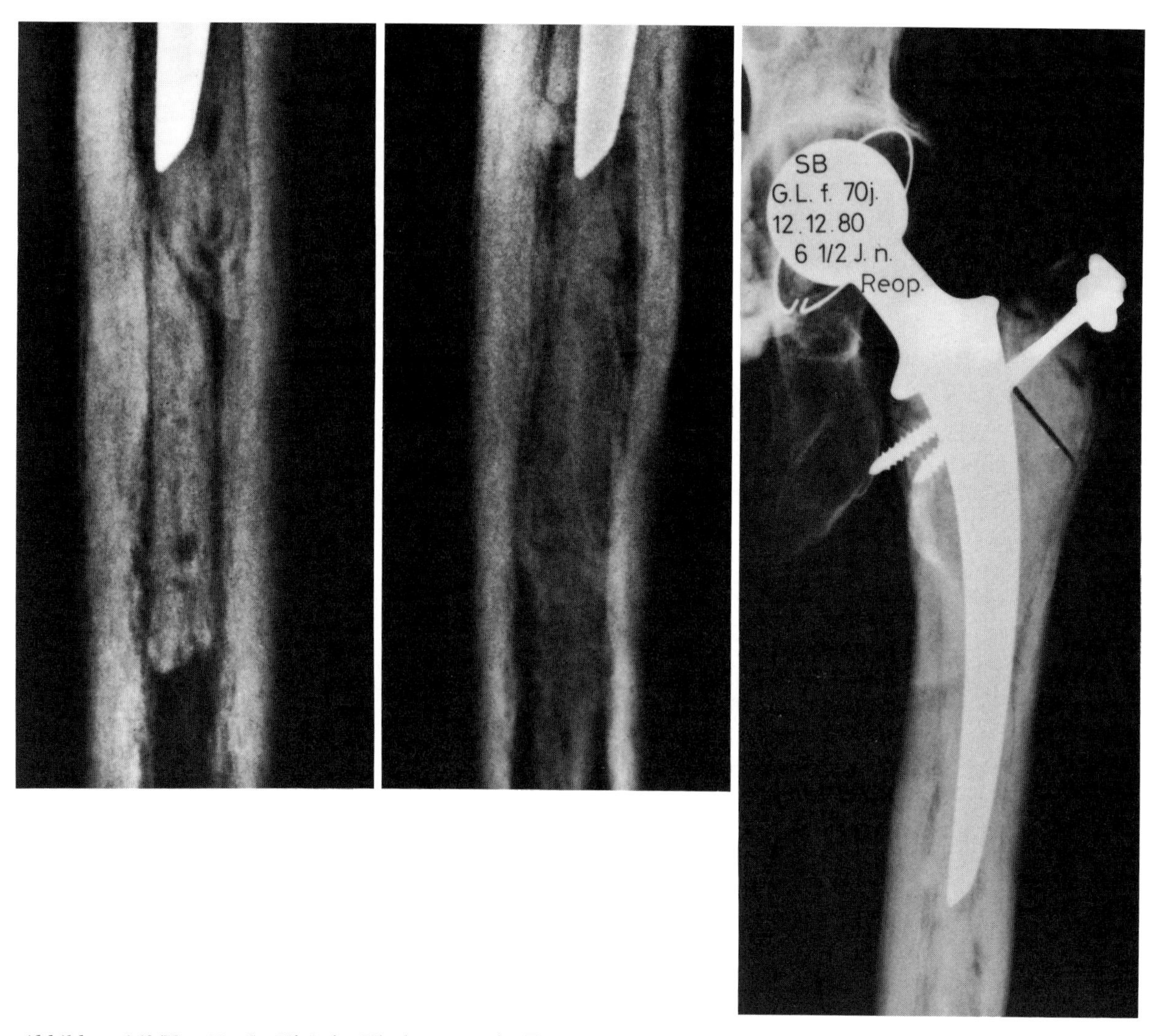

Abbildung 168 (Kas. Nr. 6). 64jährige Kindergärtnerin. Femurschaftosteomyelitis mit periostalem Saum auf der Höhe eines bei der Ersatzoperation belassenen Zementfragmentes. Abheilung nach Exstirpation dieses im Eiter schwimmenden Fragmentes von einem ventralen Fenster aus und Plombierung mit Gentamycin-Zement. Sofortige Schmerzfreiheit. Ideales klinisches Resultat nach heute 13 Jahren trotz fehlender Verkeilung.

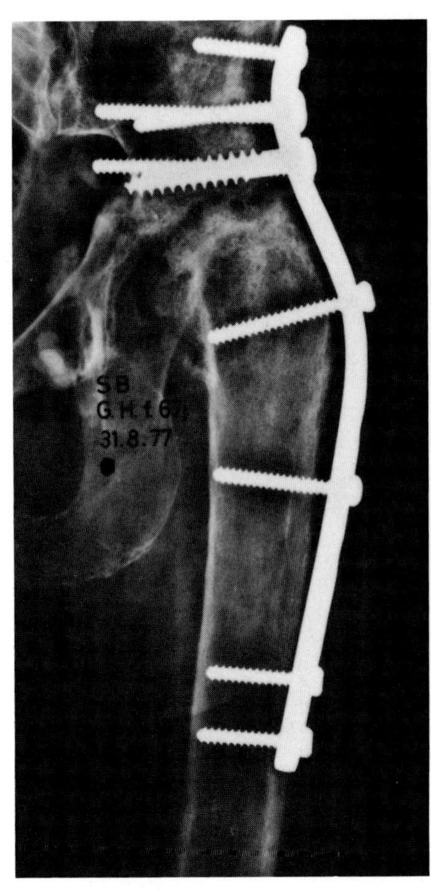

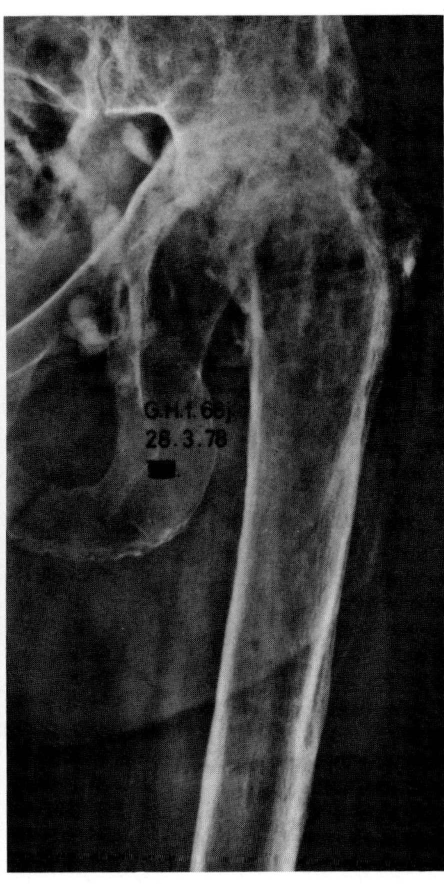

Abbildung 169 (Kas. Nr.7). Wegen unbefriedigendem GIRDLESTONE-Zustand 16 Monate nach Prothesenexzision Kreuzplattenarthrodese mit Beckenosteotomie. Mißerfolg wegen schwerster Osteoporose mit ungenügender Stabilisierung trotz initialer Gipshose. Klinischer Erfolg mit Besserung der Stabilität. Flexionsumfang 30°.

Kas. Nr.7 *(Abbildung 169)* (G.H., pensionierte, 65jährige Hebamme). Akuter Frühinfekt trotz korrekter Hämatomausräumung. Nach 2½ Monaten im Röntgenbild schwere Femurosteomyelitis. Gelenkpunktion ohne Erregernachweis. Fucidin®-Kur löst schwere Anorexie aus mit starker Abmagerung und Reduktion des Allgemeinzustandes. Entfernung der Totalprothese im September 1975. Unbefriedigender GIRDLESTONE-Zustand. Arthrodesen-Versuch im März 1977. Die Arthrodese mißlingt, verbessert aber die Standfestigkeit und den Beschwerdezustand!

Kas. Nr.8 (G.H., 63jähriger Polizeiwachtmeister). Spätinfekt nach 3 Monaten mit Staph. albus. Periostale Reaktion und Auflockerung der Schaftkortikalis. Intraartikuläre Injektionen in der Anamnese! Unmittelbar vor der Ersatzoperation war die Senkung mit 3 mm normal. Reoperation nach 8 Monaten. Lincomycin®-Vorbereitung, Gentamycin-Zement. Nach 4½ Jahren völlig beschwerdefreier Zustand mit unbeschränkter Gehfähigkeit. Später Pseudomonas-Infekt einer Totalprothese auf der Gegenseite. Siehe Kas. Nr.68.

Kas. Nr.9 (G.K., 76jährige Frau in reduziertem Allgemeinzustand). Frühinfekt mit Gentamycin-resistenter Klebsiella, keine Fistel. Radiologisches Vollbild des Infektes. Ersatzoperation nach 2 Jahren mit Verwendung von Gentamycin-Zement. Osteoporose, ungenügende Stabilisierung. Die Patientin bleibt gehunfähig wie vor der ersten Totalprothesenoperation. Eine Gelenkspülung 20 Monate nach der Ersatzoperation ergab kein Wachstum von Bakterien! Die nunmehr 81jährige Frau lehnt jede weitere Operation ab.

Kas. Nr.10 (G.H., 74jähriger, pensionierte Pferdewärter mit Lues III). Akuter Frühinfekt mit E. coli und Fistelung. Radiologisches Vollbild des Infektes. Nach 3 Monaten Versiegen der Fistel, möglicherweise unter dem Einfluß einer antibiotischen Behandlung. Verschwinden der lokalen Entzündungszeichen. Trotzdem Persistenz eines schweren Schmerzzustandes bei jeder kleinsten Bewegung. Versuchsweise wurde nach 6 Monaten eine Verschraubungstransfixation des Zementmassivs mit dem Kortikalisrohr vorgenommen. Sofortige Beschwerdefreiheit. Damit war die vorliegende kleine Schaftinstabilität als Grund des schweren Beschwerdebildes bewiesen! Nach 6 Wochen trat eine Lockerung der Verschraubung auf (Nulldurchgang!), so daß 1 Jahr nach dem Einsetzen der Totalprothese im

Jahre 1969 die Prothese entfernt werden mußte. Obwohl bei der Prothesenentfernung keinerlei Eiter vorlag, ergab ein Abstrich von der rauhen, geröteten Knochenoberfläche des Femurschaftes wiederum Wachstum von E. coli. Relativ befriedigender Zustand der GIRDLESTONE-Situation.

Kas. Nr. 11 (K. B., 45jährig, Zwergwuchs, Rheuma). 1974 mußte eine 1969 eingebaute Metallpfannen-Gleitlager-Prothese wegen Pfanneninstabilität ausgewechselt werden. Schlechter Allgemeinzustand, Körpergewicht 27 kg, torpide Gewebe. Es stellte sich ein akuter Staph. aureus-Frühinfekt ein, der nach 3 Monaten zur Entfernung der Prothese zwang. Wenig befriedigendes Resektionsresultat.

Kas. Nr. 12 (K. F., 78jähriger Rentner mit Status nach intertrochanterer Osteotomie bei liegendem Osteosynthesematerial). Chronischer Frühinfekt mit Staph. aureus. Nach 8 Monaten mußte 1971 die Prothese entfernt werden. Wenig befriedigende Resektions-Hüfte.

Kas. Nr. 13 (K. I., 64jähriger, adipöser, pensionierter Küchenchef). Chronischer Frühinfekt mit

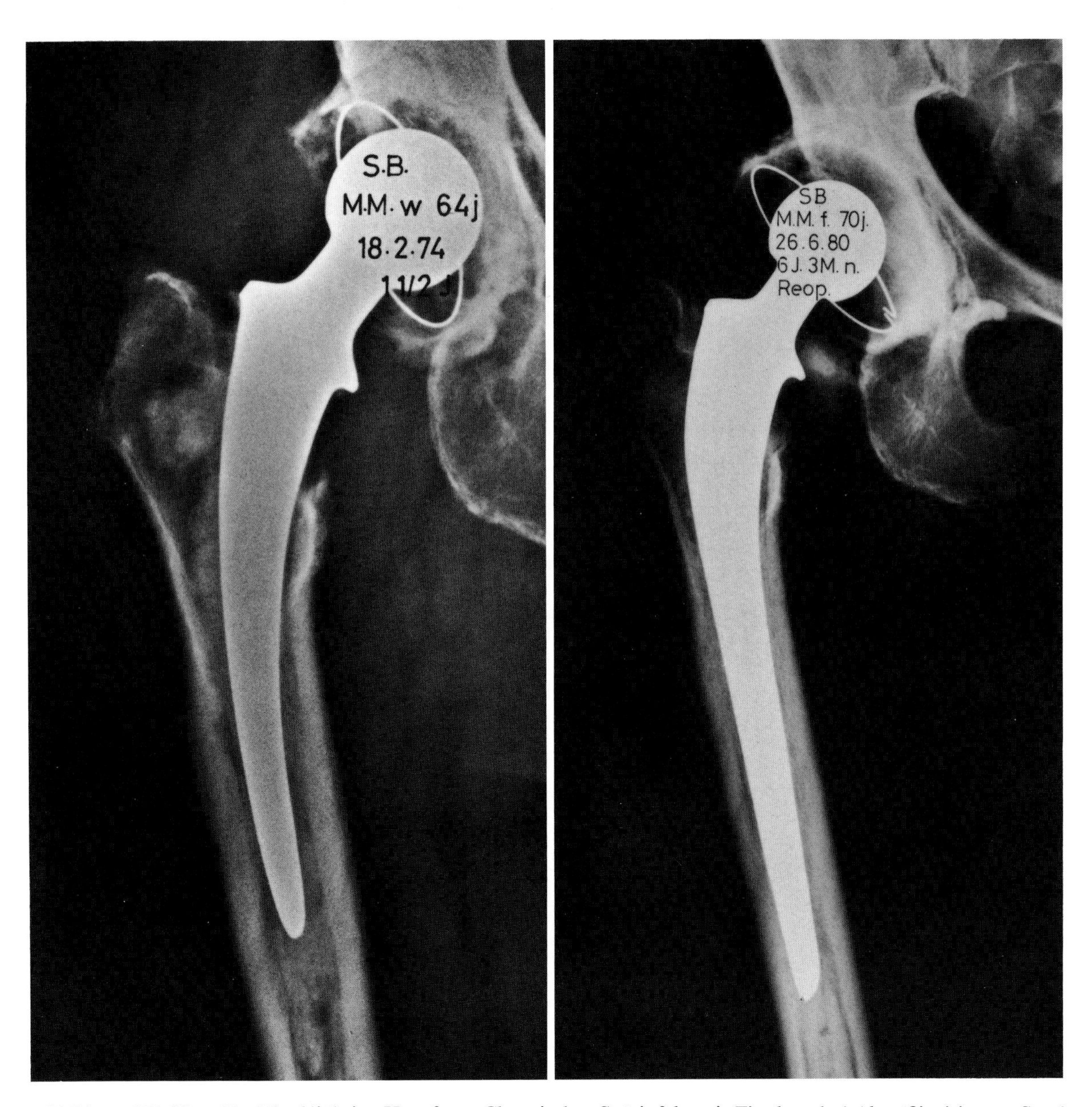

Abbildung 170 (Kas. Nr. 15). 64jährige Hausfrau. Chronischer Spätinfekt mit Fistel nach 4 Abszeßinzisionen. Staph. aureus. Schweres radiologisches Infektbild. Totalersatz mit Langschaftprothese. Im 7. postoperativen Jahr anhaltende Beschwerdefreiheit, volle Standfestigkeit. Flexionsumfang 115°, Streckausfall 10°, Rotationsumfang 70°. Im Röntgenbild eindrückliche Rückbildung der pathologischen Strukturen und stabile Verhältnisse trotz Überlastung wegen Instabilität und Trochanterpseudarthrose einer gegenseitigen Totalprothese.

Staph. albus. Typischer Röntgenbefund. Senkung 75 mm. Totalersatz mit Spezial-Gentamycin-Zement (1 g Gentamycinsulfat auf 40 g Polymer), 9 Monate nach der Implantation im Frühjahr 1975. Das Resultat der Reoperation blieb unbefriedigend, wahrscheinlich infolge ungenügender Stabilisierung der Schaftprothese. Gelenkspülung 4 Monate nach der Reoperation ergab keinen Keimnachweis (Gentamycin-Wirkung?). Wegen progressiver Lockerung und starken Schmerzzustandes 2. Reoperation im Februar 1977. Verwendung von Sulfix® mit Polybactrin® und Pfannenstabilisierung mit Stützschale, außerdem kortikospongiöse Plastik wegen Pfannendefekten mit Knochen aus dem Beckenkamm. Bakteriologisch fand sich anläßlich des zweiten Totalersatzes ein Staph. epidermidis. Die Situation blieb unbefriedigend, die Senkung auf 45 mm erhöht. Es war nicht gelungen, eine genügende Stabilisierung im Schaftbereich zu erreichen. Aus diesem Grunde mußte im März 1978 der Schaft ein 3. Mal ersetzt werden. Diesmal wurde wiederum Gentamycin-Zement gebraucht und eine Verkeilung mit 2 Platten erzwungen. Bei der dritten Reoperation ist in der Kultur ein Staph. aureus gewachsen! Radiologisch, klinisch und peroperativ fanden sich keinerlei Anhaltspunkte für eine Instabilität im Pfannenbereich. Nach dieser Verkeilung besserte sich der Zustand zusehends, so daß der Patient 1 Jahr später beschwerdefrei war. Seine allgemeine Gebrechlichkeit und die Adipositas zwingen ihn zum Stockgebrauch. Er ist immerhin 500 m gehfähig. Flexionsumfang 65°, Streckausfall 20°, Rotationsumfang 35°. In der Folge verschlechterte sich der Zustand wieder. 1 Jahr später wurde von einem ventralen Fenster aus die Schaftprothese entfernt, die straffe, z.T. ossifizierte Kapsel mit Stützschale und Pfanne belassen, um eine bessere Stabilität mit geringerer Beinverkürzung zu erzielen. Der Versuch mißlang, so daß auch das letzte Fremdmaterial entfernt werden mußte.

Kas. Nr. 14 (L.R., 65jährige Hausfrau). Frühinfekt mit «Pyococcus aureus» anschließend an ein nicht ausgeräumtes Hämatom. Entfernung der Prothese 10 Monate später im Sommer 1969.

Kas. Nr. 15 *(Abbildung 170)* (M.M., 64jährige Hausfrau, Status nach früheren intraartikulären Injektionen!). Spätinfekt nach 6 Monaten mit Staph. aureus, Abszedierung, Fistel. 4 Abszeßinzisionen. Totalersatz im Mai 1974 mit Spezial-Gentamycin-Zement (1 g Gentamycinsulfat auf 40 g Polymer). Einfacher postoperativer Verlauf. 6 Jahre nach der Reimplantation ist das Resultat gut. Stabile Hüfte, stockfreies Gehen, Beschränkung der Gehstrecke nur durch die Situation auf der gegenüberliegenden Seite.

Kas. Nr. 16 (M.L., 71jährige Rentnerin). Instabile THOMPSON-Prothese, Staph. aureus. Frühinfekt ohne Fistel. Nach einem Jahr, 1972, wurde die Prothese entfernt. Heutiger Zustand unbekannt.

Kas. Nr. 17 (M.A., 64jähriger Landwirt). Spätinfekt mit Staph. aureus ohne Fistel nach einem Jahr anschließend an eine Holzsplitter-Verletzung des Fußes mit konsekutiver abszedierender Lymphangitis im ganzen Bein. Abszeßinzision oberhalb des Kniegelenkes. 4 Monate nach Auftreten des Infektes wurde 1971 die Prothese entfernt.

Kas. Nr. 18 (M.J., 62jähriger Fabrikarbeiter). Chronischer Frühinfekt mit Staph. aureus haemolyticus ohne Fistel. Prothesenentfernung 1971 nach fast 2 Jahren.

Kas. Nr. 19 (M.L., 68jährige Hausfrau). Status nach genagelter Schenkelhalsfraktur mit spontanem Austritt des gelockerten Nagels 6 Wochen vor der Totalprothesenoperation! Trotz prophylaktischem Gebrauch von Polybactrin® im Zement entstand ein akuter Frühinfekt mit Fistelung. Ausgedehntes Débridement mit Spüldrainage 14 Tage nach dem Eingriff. Anschließendes intermittierendes Fließen der Fistel. Der Zustand blieb stationär. Die Patientin war mit oder ohne Stock fast ganztags auf den Beinen und kam an einem Karzinom ad exitum.

Kas. Nr. 20 (G.W., 59jähriger Landwirt). Chronischer Frühinfekt mit Fistel, Staph. aureus. Totalersatz mit Gentamycin-Zement 3 Monate postoperativ. Der Zustand bleibt unbefriedigend, obwohl die Senkung 13 Monate später 4 mm beträgt! 18 Monate nach der Ersatzoperation wird die Totalprothese entfernt. Der resultierende GIRDLESTONE-Zustand ist relativ befriedigend.

Kas. Nr. 21 (Sch.H., 61jähriger Landwirt). Akuter Frühinfekt mit Staph. aureus und Fistel 1968. 1961 infizierte intertrochantere Osteotomie links. 1962 infizierte intertrochantere Osteotomie rechts. Heilung nach Spüldrainagen und Materialentfernung. 1964 Arthrodese links mit folgendem Infekt. 1968 Totalprothese rechts ebenfalls mit folgendem Infekt. 1970, nach 20 Monaten, wird die Totalprothese entfernt. Typischer Fall von Resistenzschwäche.

Kas. Nr. 22 *(Abbildung 171)* (Sch. W., 68jähriger Chirurg). Frühinfekt nach Hämatomausräumung mit Fistel. Staph. aureus. 3 Monate später Entfernung der Totalprothese. Sensationelle Spontanarthrodese in guter Stellung trotz intensiver Physiotherapie zur Mobilisierung!

Kas. Nr. 23 (St.P., 59jähriger Braumeister). Reoperation wegen Prothesenbruch 1974. Chronischer Frühinfekt ohne Fistel. Die Gelenkpunktion ergab nach 6 Monaten das Vorliegen eines Staph. albus-Infektes mit einer Senkung von 22 mm. 5 Jahre später beträgt sie 30 mm. Der Patient ist aber schmerzfrei! Gehfähigkeit mit einem Stock 100–200 m infolge schmerzhafter Gegenseite. Wegen der auffallenden

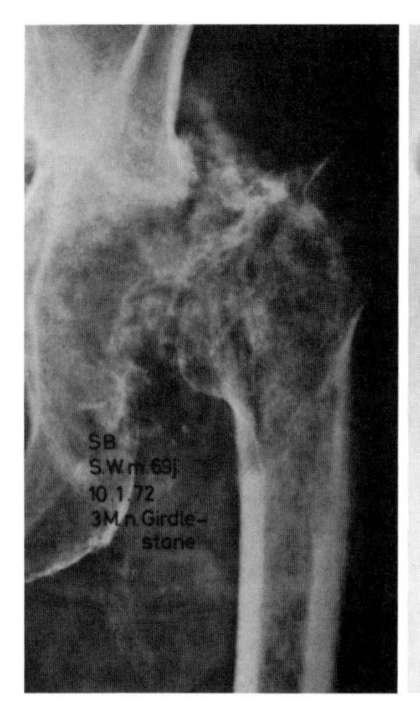

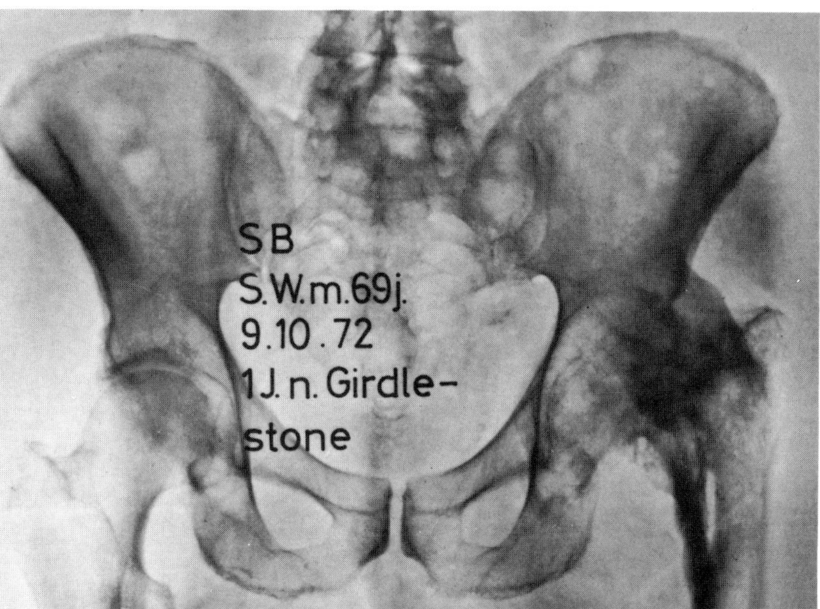

Abbildung 171 (Kas. Nr.22). 68jähriger Chirurg. Staphylokokken-Infekt nach Hämatomausräumung mit Fistel. Prothesenexzision. Trotz intensiver Physiotherapie spontane Arthrodese nach 1 Jahr.

Beschwerdefreiheit kann sich der Patient begreiflicherweise nicht für einen Zweiteingriff entschließen.

Kas. Nr.24 (St.R., 60jährige, pensionierte Gemeindekrankenschwester). 1970 Frühinfekt mit Fistel durch Staph.aureus. Prothesenentfernung nach 6 Monaten. 1972 Totalprothesenoperation der Gegenseite unter Verwendung von Nebacetin®-Zement. Chronischer Spätinfekt mit Staph.aureus 8 Monate nach der Prothesenimplantation und 1 Monat nach schwerem, hochfebrilem Virusinfekt. 1 Jahr nach der Erstoperation Totalersatz mit Verwendung von Gentamycin-Zement. Der Zustand blieb unbefriedigend. Auch in diesem Fall muß eine besondere Resistenzschwäche angenommen werden. Aus heutiger Sicht war auch die Stabilisierung ungenügend und so für den Mißerfolg mitverantwortlich.

Kas. Nr.25 (U.P., 65jähriger, adipöser Bäckermeister, Diabetiker, Varicosis, Ulcera cruris). Frühinfekt mit Fistel durch einen Staph.aureus. Prothesenentfernung nach 9 Monaten.

Kas. Nr.26 (W.F., 66jähriger Hilfsarbeiter). 1974 akuter Frühinfekt mit Fistel durch Staph.aureus. Débridement und Spüldrainage 14 Tage später. Ersatzoperation mit Spezial-Gentamycin-Zement (1 g Gentamycinsulfat auf 40 g Polymer) nach 5 Monaten. Befriedigender Zustand nur während 2 Monaten. Erneuter hochfebriler Schub mit Einsetzen von neuen Schmerzen, die 4 Monate nach der Ersatzoperation zur Prothesenentfernung zwangen. Der Schaft war völlig instabil. Auch in diesem Fall mußte eine primär ungenügende Schaftstabilisierung verantwortlich gemacht werden.

Kas. Nr.27 (W.I., 64jährige Hausfrau). Reoperation 4 Monate nach Prothesenimplantation wegen Pfanneninstabilität im Jahre 1971. Frühinfekt mit Fistel durch Staph.aureus. 9 Monate Fistelung mit zwei Verbandwechseln täglich. Anschließend spontaner Fistelschluß. 19 Monate nach der Reoperation wurde die Totalprothese ersetzt unter Verwendung von Gentamycin-Zement. Keinerlei Infektzeichen im Bereich des Prothesensitzes im Femurschaft. Die Infektion betraf lediglich die instabile Pfanne! 6 Jahre nach dieser Ersatzoperation ist der Zustand befriedigend, stockfreies Gehen möglich, Trendelenburg knapp negativ. Das heutige Röntgenbild ist allerdings auf Pfanneninstabilität verdächtig. Trotzdem bestehen keinerlei Infektzeichen mehr. Dieser Fall hat uns sehr eindrücklich gelehrt, daß trotz monatelanger Eiterung keinerlei Lockerung im Schaftbereich eingetreten ist. *Es handelt sich um einen eindrücklichen Beweis für die Wirksamkeit der Stabilität als Infektprophylaxe!*

Kas. Nr.28 (Sch.H., 50jähriger Hilfsarbeiter mit Status nach zentraler Luxationsfraktur der rechten Hüfte). Totalprothese 1972. 1975 Ersatzoperation wegen Pfanneninstabilität. Auftreten eines chronischen Frühinfektes ohne Fistel. Die Gelenkpunktion ergab Staph.albus und Enterokokken. 15 Monate nach der Ersatzoperation wurde die Prothese entfernt und eine Kreuzplatten-Arthrodese mit Beckenosteotomie vorgenommen.

Kas. Nr.29 (St.F., 59jähriger Industrieller, sehr aktiver Sportsmann). 1976 Totalersatzoperation wegen Prothesenbruch nach 6 Jahren. Chronischer Spätinfekt durch Pfanneninstabilität. Keine Fistel. Die Gelenkpunktion ergab trüb-flockiges Exsudat ohne Keimwachstum. Senkung 42 mm. Nach 1 Jahr Ersatzoperation mit Verwendung von Gentamycin-Zement und Pfannenstabilisierung durch Stützschale. 3 Monate später Senkung 5 mm. Völlige Beschwerdefreiheit. Bei der Operation fand sich Eiter im Gelenk und eine ziemlich starke periartikuläre Ossifikation. Schwere Pfanneninstabilität. Trotz negativer Bakteriologie muß dieser Fall als Infekt betrachtet werden. 10 Monate postoperativ Schmerzrezidiv nach körperlicher Überlastung. Gleichzeitig mit lokaler Fango-Anwendung Senkungsanstieg. Schaftinstabilität. Erneute Reoperation mit Entfernung von blockierenden Schrauben im Schaft und Einsetzen einer speziell angefertigten, großen Geradschaftprothese. Bei dieser 2. Reoperation konnte ein Staph. aureus nachgewiesen werden. In der Folge Ruptur der Trochanterdrähte und vorübergehende Trochanterinstabilität. Im Rahmen dieser Instabilität Bildung eines Abszeßes, der 7 Wochen nach der Operation entleert wurde. Trotz Drahtruptur entstand keine Trochanterpseudarthrose. Entlastung und die Vorteile der Satteldachosteotomie des Trochanters ermöglichten eine perfekte knöcherne Konsolidation! Sekundär mußten nach einem halben Jahr die den Infekt unterhaltenden Trochanterdrähte entfernt werden. In der Folge entwickelte sich eine fistelnde Schaftosteomyelitis mit wechselndem Beschwerdebild bei progressiver Schaftinstabilität. Knochennekrosen nach der aufwendigen Entfer-

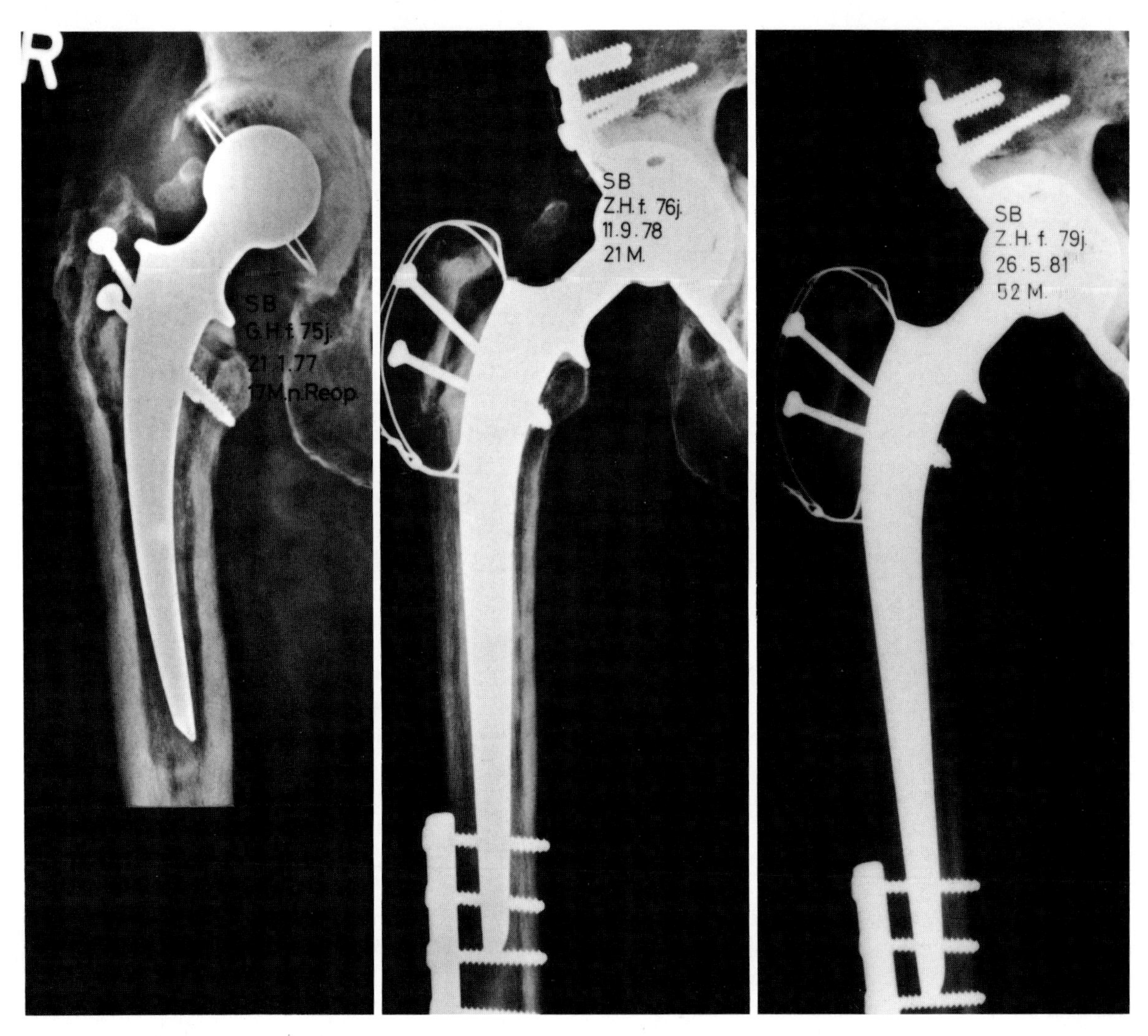

Abbildung 172 (Kas. Nr.30). 75jährige, leptosome Greisin, geschwächt durch Diverticulitis. Chronischer Frühinfekt ohne Fistel. Bakteriologie negativ. Schwere Schaftosteomyelitis. Totalersatz mit Langschaftprothese und Stützschale nach 1½ Jahren. 5 Monate nach der Operation Sturz mit Femurschaftfraktur. Plattenosteosynthese mit problemloser Heilung. Nach 52 Monaten schön erhaltene Stabilität und Rückbildung der pathologischen Strukturen.

nung alter, abgebrochener Schrauben (nach früherer intertrochanterer Osteotomie) dürften für den Mißerfolg verantwortlich sein. Aus heutiger Sicht haben wir Hemmungen, gleichzeitig zu Markraumbohrung oder Knochendevitalisation mit Zylinderfräsen zwecks Schraubenentfernung die Rekonstruktion des medullären Gefäßsystems mit Zement zu verhindern. Ein zweizeitiges Vorgehen wäre im vorliegenden Fall vorsichtiger gewesen.

Kas. Nr. 30 *(Abbildung 172)* (Z.G.H., 75jährige, leptosome Greisin, Diverticulitis des Dickdarms). Totalprothese 1971. Reoperation wegen Protheseninstabilität 1975. Chronischer Frühinfekt nach der Reoperation. Keine Fistel. Negative Bakteriologie.

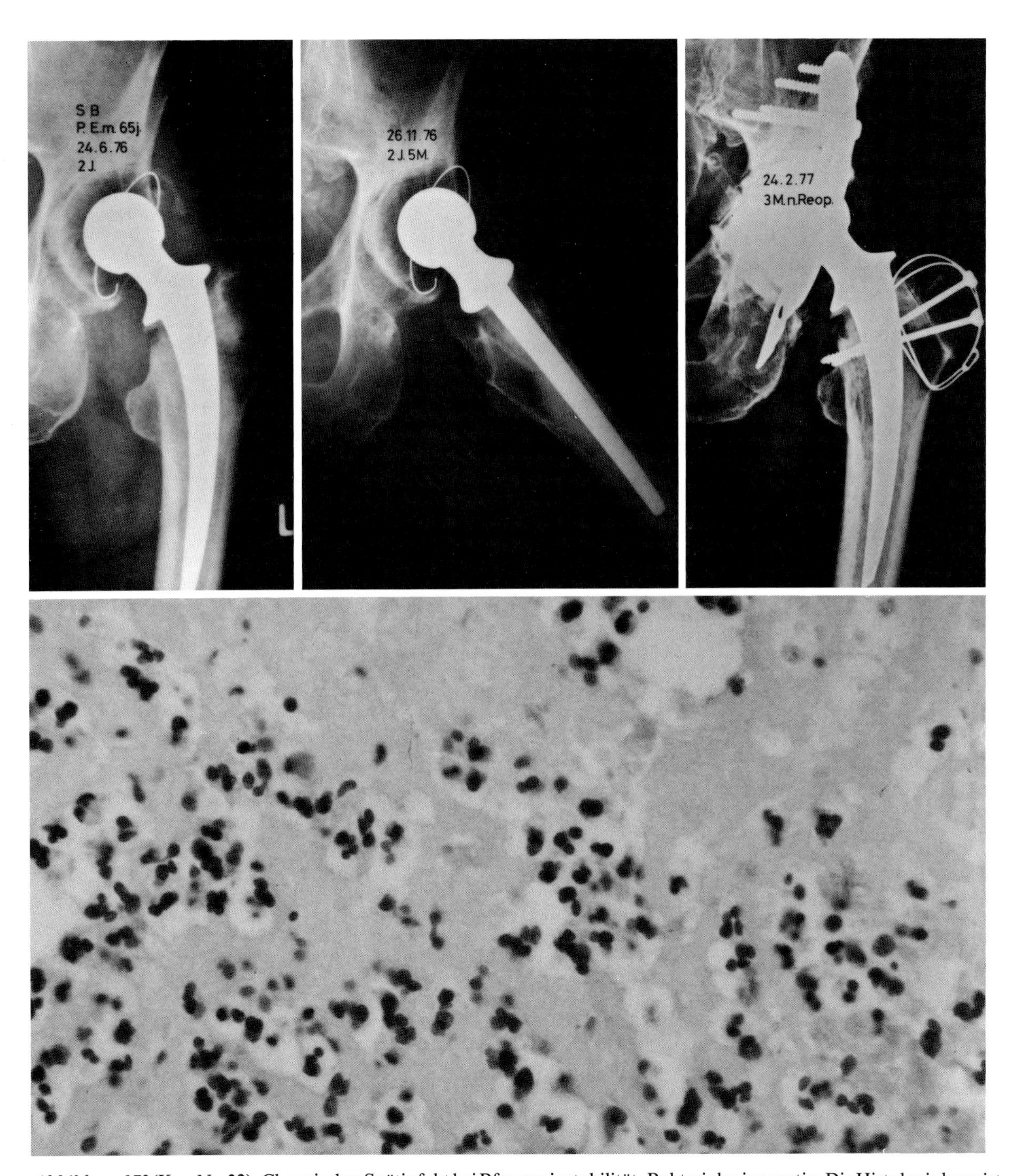

Abbildung 173 (Kas. Nr. 32). Chronischer Spätinfekt bei Pfanneninstabilität. Bakteriologie negativ. Die Histologie beweist den Infekt. Das Röntgenbild eines Infektes im Pfannenbereich ist uncharakteristisch. Pfannenersatz mit Stützschale ohne Wechsel des stabilen Schaftes.

Typisches Infektröntgenbild. Senkung 57 mm. Totalersatz nach 17 Monaten unter Verwendung von Gentamycin-Zement und Stützschale zur Pfannenstabilisierung. Bei der Operation fand sich im Gelenk Eiter und eine schwere Instabilität sowohl im Bereich der Pfanne wie des Schaftes. Unauffälliger postoperativer Heilungsverlauf. Die Patientin ist praktisch beschwerdefrei. Sie hat unterdessen eine Osteosynthese wegen suprakondylärer Femurfraktur der gleichen Seite komplikationslos überstanden. Schönes Resultat nach 4½ Jahren.

Kas. Nr. 31 (M.M., 71jährige Bauernfrau). Nach einem postoperativen Hämatom hat sich vor 2 Jahren ein fistelnder Coli-Infekt eingestellt. Ersatzoperation mit Gentamycin-Zement. Schlechtes Resultat wegen ungenügender Pfannenstabilisierung mit zunehmender Subluxation der Pfanne. Fast 4 Jahre später 2. Totalersatz unter Verwendung von Polybactrin®-Zement und Stabilisierung der Pfanne mit einer Stützschale. Erneuter Nachweis von E. coli und anaeroben Sporenbildnern anläßlich der 2. Ersatzoperation. Postoperativ Fistelung während 2 Wochen. 6 Wochen postoperativ ist die Patientin schmerzfrei. In der Folge Schmerzrezidiv und erneute Fistelung. 17 Monate nach dem 2. Totalersatz erfolgte ein 3. Totalersatz unter Tobramycin-Schutz. Auswechslung der Stützschale und Vornahme einer Verkeilung im Schaft. In der Folge und bis heute deutliche Besserung des Zustandes. Die Fistel fließt immer noch intermittierend. Gehfähigkeit an einem Stock 500 m. Die Beschwerden sind verhältnismäßig gering, die Patientin ist von der 3. Ersatzoperation relativ befriedigt. Rückgang der Senkung von 110 auf 40 mm. 2½ Jahre später verrichtet sie leichte Gartenarbeiten.

Kas. Nr. 32 *(Abbildung 173)* (Pf. E., 64jähriger Fabrikarbeiter). Chronischer Frühinfekt ohne Fistel. Status nach vorausgegangenen intraartikulären Injektionen! Nach der Operation im Juni 1974 vorübergehende hämoseröse Fistelung. Interkurrente Osteomyelitis am linken Unterschenkel nach Fraktur 6 Monate nach Einsetzen der Totalprothese. Verstärkung der Hüftbeschwerden durch manifeste Pfanneninstabilität. Pfannenersatzoperation im November 1976. Einbau einer Stützschale, Knochenplastik vom Beckenkamm zur Deckung von Pfannendefekten. Trüb-flockiges Exsudat im Gelenk. Postoperativ einfacher Verlauf. Bei der 3-Monate-Kontrolle standfestes Bein mit negativem Trendelenburg. Schmerzfreiheit. Bakteriologie mit dem entnommenen Granulationsgewebe negativ. Histologisch fand sich jedoch eine massive Infiltration mit segmentkernigen Leukozyten. Da die Schaftprothese im Röntgenbild vollkommen unverdächtig war und bei der Operation völlig stabil imponierte, wurde sie belassen. Einbau der Stützschale ohne Entfernung der Kopfprothese. Erhöhte Blutsenkung. Histologie und Operationsbefund sprachen für Infekt. 2½ Jahre nach diesem Eingriff war der Patient praktisch beschwerdefrei. Gehfähigkeit ohne Stock bis 4 km. Flexionsumfang 110°, völlige Streckung, Rotationsumfang 60°. Nach einem weiteren Jahr entstand ohne Schmerzen eine Fistelung, nach einem weiteren Jahr zunehmende Schmerzen, die im Juli 1981 zur Prothesenentfernung zwangen. Sowohl Stützschale wie Schaftprothese waren instabil. Nachweis eines Staph. aureus.

Kas. Nr. 33 (Z. E., 67jähriger Angestellter mit Prostatakarzinom, massenhaft Beckenmetastasen, Status nach zytostatischer Behandlung). Totalprothese rechts von 1971 beschwerdefrei. Totalprothese links von 1974 nach 18 Monaten schmerzhaft. Röntgenbefund völlig negativ. Reoperation im Februar 1977 wegen äußerst schmerzhafter Situation am linken Hüftgelenk. Es fand sich ein eitriger Coli-Infekt mit Pfanneninstabilität. Völlig stabile Verhältnisse im Schaftbereich. Es wurde lediglich die Pfanne ersetzt und mit Stützschale und Gentamycin-Zement verankert. Postoperativ schmerzfrei. Verhältnismäßig gute Gehfähigkeit. Der Allgemeinzustand verschlechterte sich in der Folge. Ein Jahr nach der Reoperation ist der Patient bei mäßigen Schmerzen im Bereich des reoperierten Hüftgelenkes an seinem Grundleiden gestorben.

Kas. Nr. 34 (G. H., 68jährige Hausfrau). Akuter Frühinfekt mit hämolysierenden Streptokokken, stark sezernierende Fistel. Im Röntgenbild zunehmende Saumbildung an der Zement/Knochengrenze im Schaft, kein Befund an der Pfanne; Atrophie der Schaftkortikalis. Fucidin®-Kur ohne Einfluß auf die Fistel. Totalersatz mit Gentamycin-Zement 10 Monate nach Einbau der Totalprothese. Schaft- wie Pfannenprothese waren völlig instabil. Die Pfanneninstabilität war im Röntgenbild nicht zur Darstellung gekommen. Postoperativ einfacher Verlauf. Schmerzfreiheit und gute Standfestigkeit des Beines 3 Jahre nach der Reoperation. Normalisierung der Senkung auf 10 mm. Erhaltenes Resultat im 6. Jahr nach telephonischer Auskunft.

Kas. Nr. 35 (K. A., 67jähriger Landwirt). Totalprothesenoperation im Oktober 1975. 11 Monate lang beschwerdefrei. Chronischer Spätinfekt ohne Fistel. Kein charakteristischer Röntgenbefund! Gelenkpunktion vom 4. 11. 1976 ergibt 10 cm^2 Eiter. Irrtümlicherweise unterblieb eine bakteriologische Abklärung. Erhöhung der Blutsenkung zum Zeitpunkt der Operation auf 124 mm. Postoperativ einfacher Verlauf. Nach 3½ Monaten Rückgang der Blutsenkung auf 20 mm. Der Patient ist auch im 5. Jahr völlig beschwerdefrei.

Kas. Nr. 36 (M. A., 69jährige Hausfrau). Reoperation wegen Schaftinstabilität am 8. 11. 1975. Chronischer Frühinfekt. Im Röntgenbild Säume an der Zement/Knochengrenze der Pfanne und des Schaftes. Senkung im November 1976 52 mm. Totalersatz am 22.2.1977. Fixation der Pfanne mit Stützschale und Gentamycin-Zement. Postoperativ sehr einfacher Verlauf. Die Patientin ist nach 4½ Jahren schmerzfrei.

Kas. Nr.37 (Chr.R., 68jährige Spitalangestellte). Chronischer Spätinfekt mit Fistel. Staph.albus und Proteus mirabilis. Im Röntgenbefund Pfanneninstabilität. Pfannenersatzoperation am 28.6.1976. Die Schaftprothese wurde temporär entfernt, sterilisiert und ohne neuen Zement im alten Zementlager wieder eingesetzt. Verwendung von Spezial-Gentamycin-Zement (1 g Gentamycinsulfat auf 40 g Polymer) zur Verankerung der Pfanne. Postoperativ einfacher Verlauf. Rezidivfrei nach 5 Jahren.

Kas. Nr.38 *(Abbildung 174)* (M.K., 61jähriger Landwirt). Chronischer Frühinfekt 4 Monate nach der Operation. Temporäres Aufbrechen einer Fistel mit eitriger Sekretion. Staph.aureus. Radiologisches Vollbild eines Infektes mit Pfannen- und Schaftinstabilität und weiter werdenden Säumen und Osteolysenherden im Schaftbereich. 6 Monate nach der Prothesenimplantation fand die Ersatzoperation statt. Viel Eiter im Gelenk, Instabilität von Schaft- und Pfannenprothese, stark entzündliche Reaktion des Knochens: hochrote, rauhe Oberfläche des Femurschaftes. Distal der Prothesenspitze fand sich in der Markhöhle ein stabiles Zementmassiv. Beim Versuch, von der Markhöhle aus mit dem Meißel zwischen Zement und Knochen vorzudringen, trat eine Schrägfraktur des Femurschaftes ein! Länge der Frakturfläche 6 cm. Osteosynthese mit einer vorgebogenen schmalen 8-Loch-Platte mit Verankerung nur in einer Kortikalis. Günstige biomechanische Situation mit Verkeilung des proximalen Frakturschnabels zwischen Platte und Knochen distal. Einzementieren der neuen Prothese mit Gentamycin-Zement, sorgfältige Nachbehandlung, Aufstehen nach 2 Wochen mit Teilbelastung von maximal 20 kg. Steigerung der Belastung erst nach 3 Monaten. Nach 8 Monaten ist die Senkung normal. Nach 1½ Jahren besteht völlige Schmerzfreiheit und volle Belastungsfähigkeit mit negativem Trendelenburg und Gehfähigkeit ohne Stock über mehrere Kilometer. Nach 5 Jahren ist die Blutsenkung normal, das Bein standfest bei leichter Ermüdungsschmerzhaftigkeit. Geh-

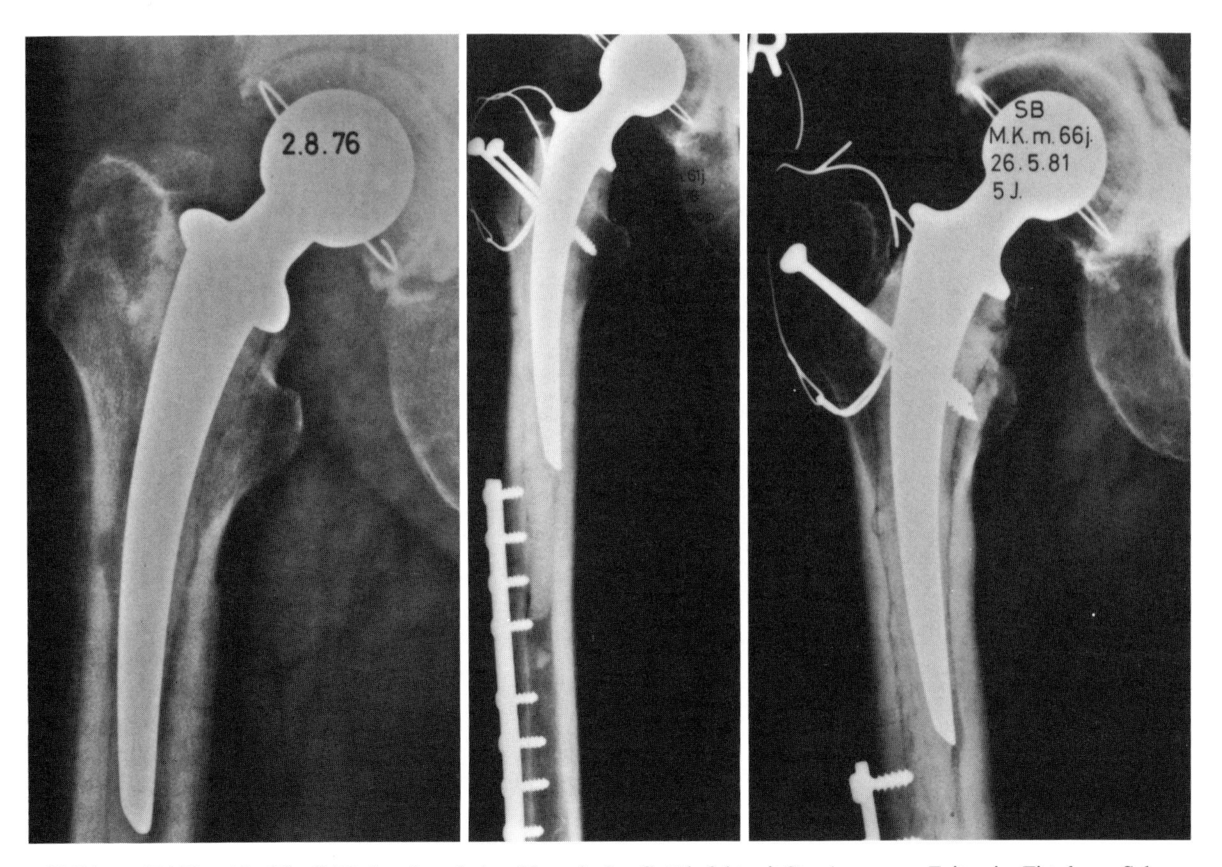

Abbildung 174 (Kas. Nr.38). 61jähriger Landwirt. Chronischer Spätinfekt mit Staph.aureus. Zeitweise Fistelung. Schwerste Femurschaftosteomyelitis. Ersatzoperation ohne Verkeilung. Iatrogene peroperative Schrägfraktur des Femurschaftes durch Meißelsprengung. Problemlose Frakturheilung und Infektsanierung. Nach 5 Jahren besteht eine Instabilität I mit leichter Ermüdungsempfindlichkeit. Relative Überlastung als Bergbauer!

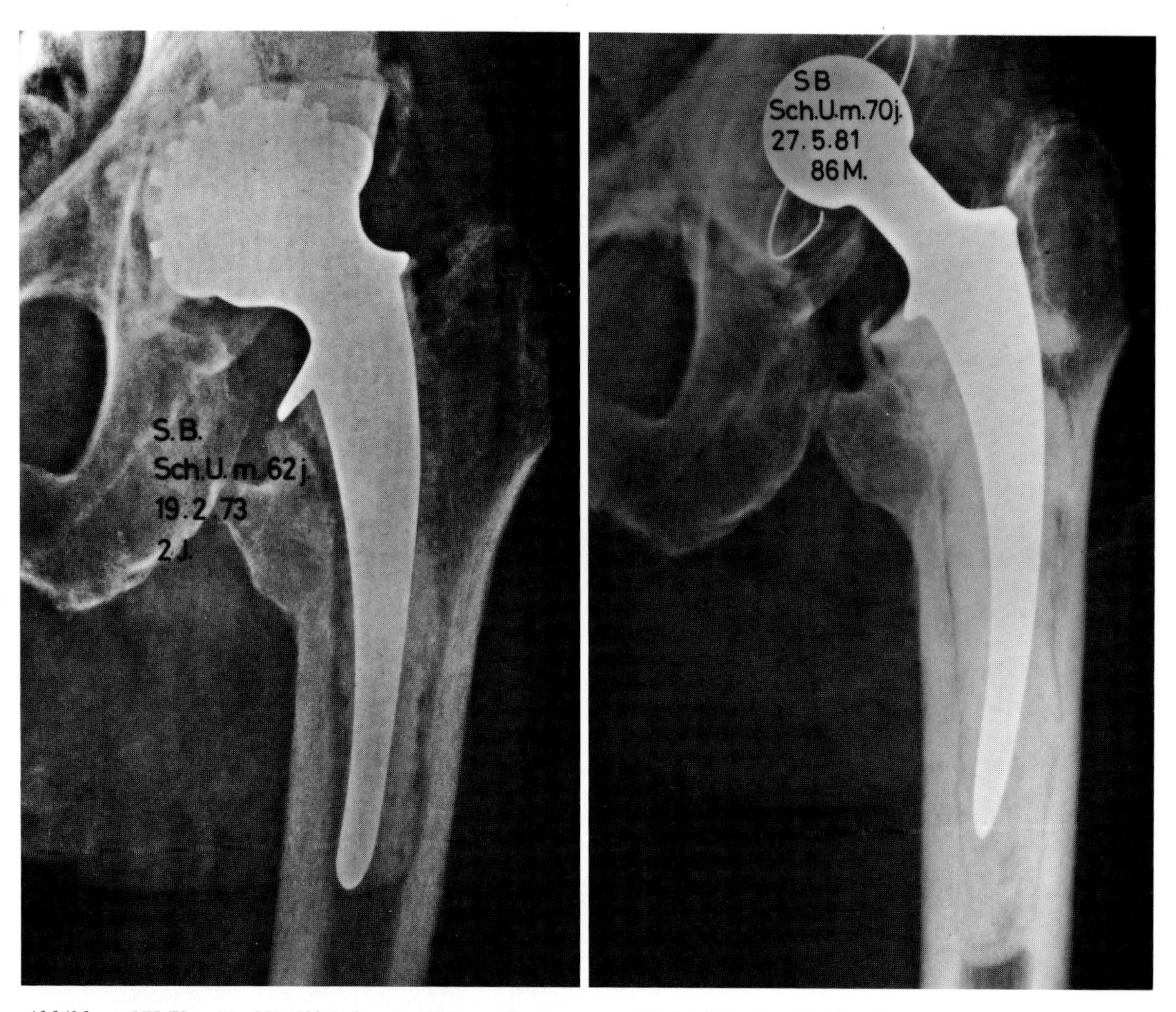

Abbildung 175 (Kas. Nr. 39). 62jähriger Radiologe. Staph. aureus-Frühinfekt einer McKEE-Prothese. Ersatzoperation mit Standardschaft ohne Verkeilung mit viel zu großer Zementmenge. Nach 99 Monaten besteht eine leichte, klinisch kaum bemerkte Instabilität I. Tagelange Wanderungen mit 1–2 Stöcken.

strecke ohne Stock 1 km. Radiologisch besteht eine Schaftinstabilität I. Fehlende Verkeilung im Schaft und relative Überlastung als Landwirt haben das schöne Resultat beeinträchtigt. Flexionsumfang 100°, Streckausfall 10°, Rotationsumfang 60°.

Kas. Nr. 39 *(Abbildung 175)* (Sch. U., 62jähriger Radiologe). Frühinfekt einer McKEE-Prothese ohne Fistel mit Staph. aureus. Typisches Infektröntgenbild. Senkung 19 mm. Antikoagulation wegen Herzinfarkt. Totalersatz im April 1973 mit Gentamycin-Zement. Peroperativ schwere Verbrauchskoagulopathie. Hämatomausräumung 4 Tage später. Nach 8 Jahren ist der Patient schmerzfrei und geht vorsichtshalber an einem Stock. Tagelange Wanderungen beschwerdefrei möglich.

Kas. Nr. 40 *(Abbildung 176)* (K. I., 59jährige adipöse Hausfrau). Chronischer Spätinfekt fast 2 Jahre nach Implantation im Jahre 1973. Keine Fistel. Typisches Infektröntgenbild. Enterokokken und betahämolysierende Streptokokken. Senkung vor der Ersatzoperation am 6. 7. 1976 mit Trochanterosteotomie, Stützschale und Gentamycin-Zement. Senkung 3 Monate später 5 mm. Die Patientin ist nach 5 Jahren schmerzfrei, das Bein vollkommen standfest und gut beweglich.

Kas. Nr. 41 *(Abbildung 177)* (A. I., 50jähriger Notariatsangestellter). Akuter Frühinfekt mit Staph. aureus, Fistel. Typisches Röntgenbild. Ulcus duodeni. Débridement und Spüldrainage nach 5 Monaten ohne Erfolg. Totalersatzoperation nach 9 Monaten mit Verwendung von Gentamycin-Zement. Senkung vor der Ersatzoperation 36 mm. Postoperativ einfacher Verlauf. Der Patient ist 6 Monate nach der Operation schmerzfrei mit normaler Senkung. Einwandfreier Zustand nach 4 Jahren.

Kas. Nr. 42 (C. R., 66jähriger Landwirt). Voll ar-

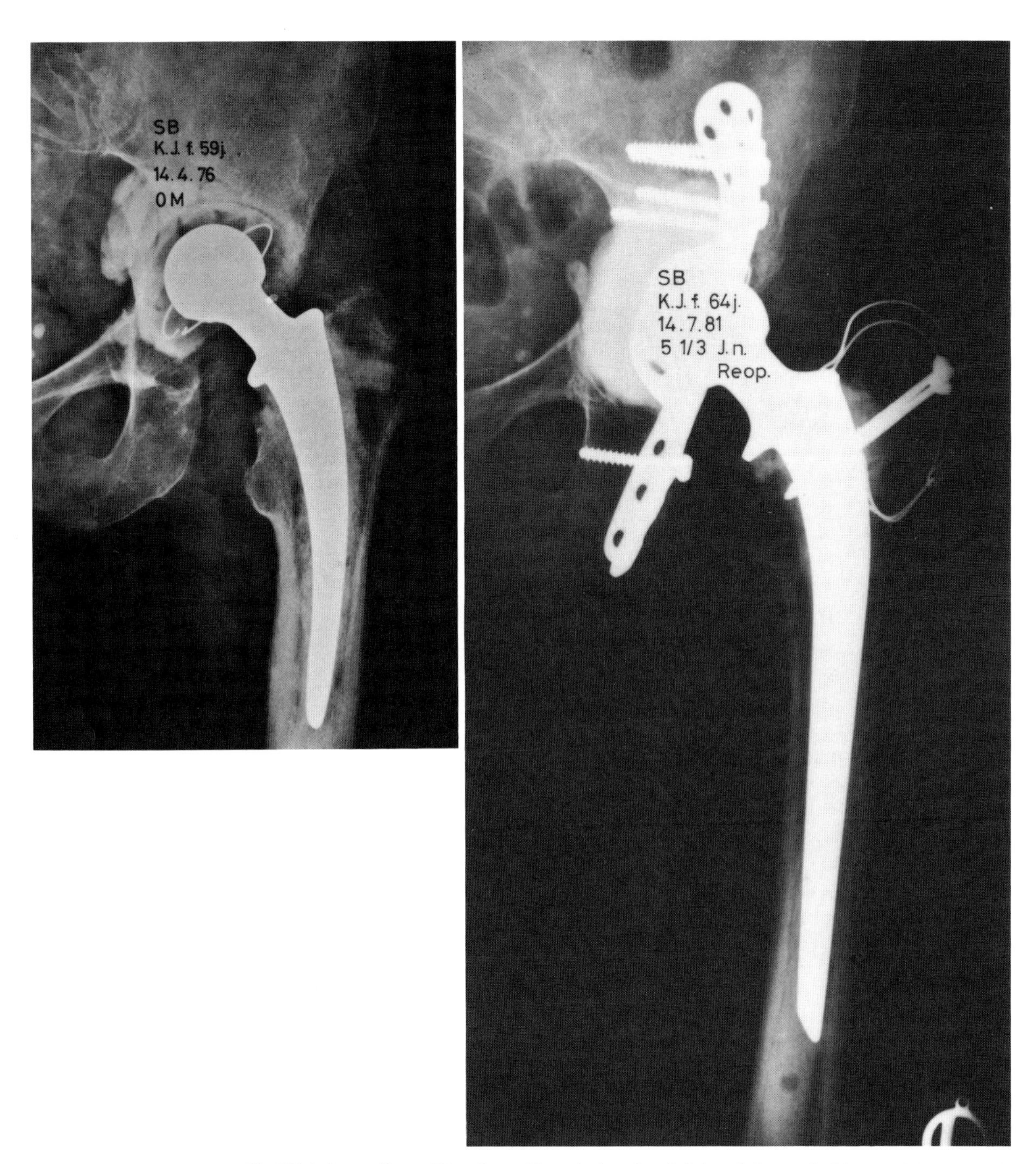

Abbildung 176 (Kas. Nr. 40). 59jährige, adipöse Hausfrau. Chronischer Spätinfekt mit Enterokokken und β-hämolysierenden Streptokokken. Senkung 126 mm. Schweres Infektbild mit Schaftosteomyelitis und Pfanneneinbruch ins Becken. Reoperation mit Stützschale (1. Modell BURCH) und Langschaftprothese. 3 Monate postoperativ war die Senkung auf 5 mm normalisiert. Beschwerdefreiheit und normale Aktivität nach 5 Jahren.

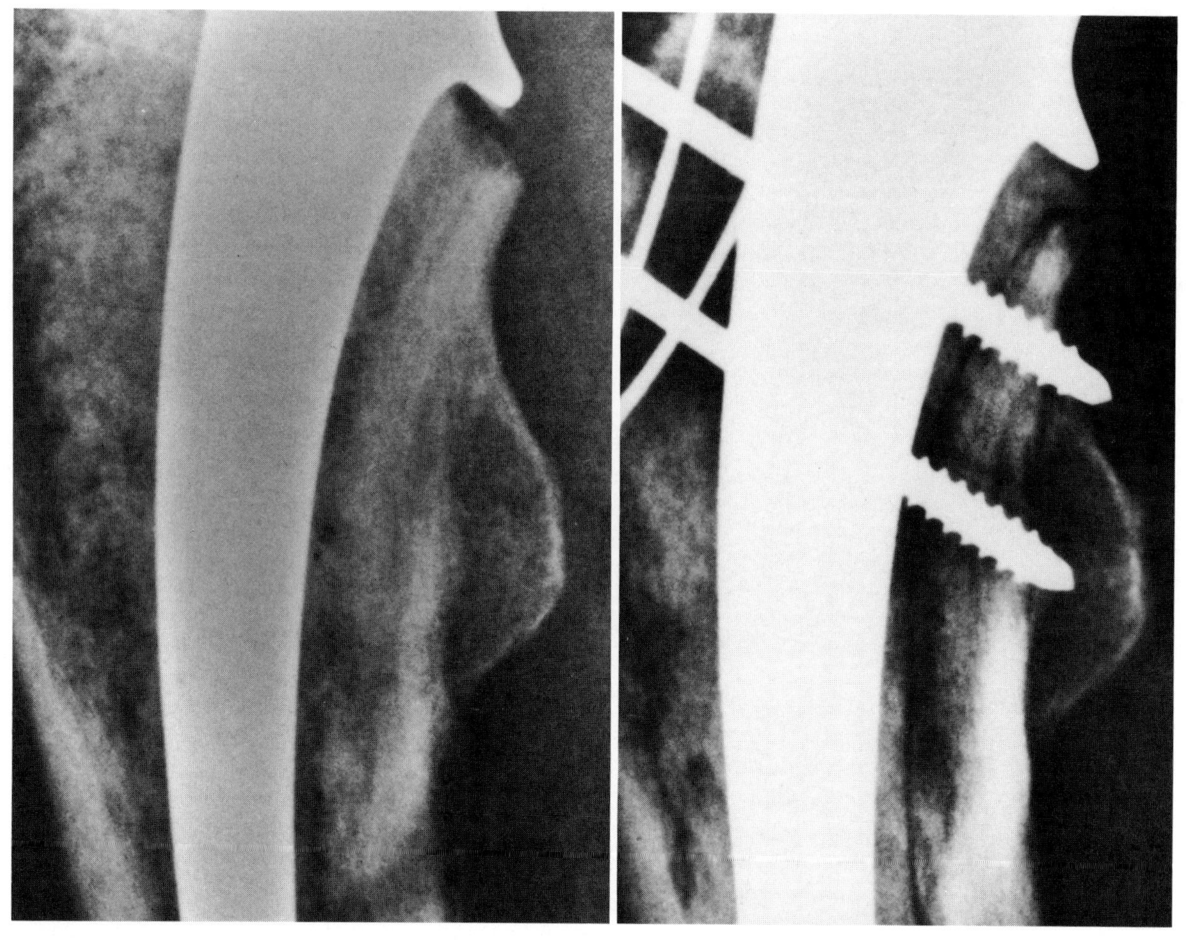

Abbildung 177 (Kas. Nr. 41). Eindrückliche Rückbildung der pathologischen Strukturen 1 Jahr nach Reimplantation. Verdichtung der Kortikalis, Verschwinden der periostalen Reaktion. Fehlende Verkeilung! Trotzdem anhaltende Beschwerdefreiheit nach 3 Jahren. Aktiver Jäger.

beitsfähig trotz Totalprothese und lymphatischer Leukämie, beides seit 5 Jahren. Schaftersatzoperation wegen Prothesenstielbruch am 8.9.1976. Frühinfekt mit Fistel durch anaerobe Kokken. Débridement, Spüldrainage und Fucidin®-Kur am 19.10. 1976. Beim ersten Aufstehen Pfannenluxation der stabil geglaubten und wegen der Leukämie nicht ersetzten Pfanne. Mit dieser Pfanne hatte der Patient bis zum akuten Prothesenstielbruch beschwerdefrei auf dem Feld gearbeitet! Deshalb Pfannenersatzoperation am 30.10.1976 mit Polybactrin®-Zement. Seither war der Patient schmerzarm, die Fistel bestand jedoch weiter, weshalb am 28.2.1977 nochmals ein Débridement durchgeführt wurde. Dabei mußte ein großer nekrotischer Knochensequester der Femurvorderwand entfernt werden. Es zeigte sich jedoch bei diesem Débridement, daß der Infekt wiederum auf der wahrscheinlich zu wenig stabilen Pfanne saß. Die Prognose ist angesichts der allgemeinen Schwäche durch die zytostatische Behandlung der chronischen lymphatischen Leukämie schlecht.

Kas. Nr. 43 (T. G., 60jährige Hausfrau. Colitis ulcerosa, Status nach Probeexzision aus der lateralen Kortikalis!). Frühinfekt ohne Fistel mit Pseudomonas aeruginosa. Typisches Infektröntgenbild. Senkungserhöhung auf 32 mm. Totalersatz 21 Monate nach der Implantation unter Verwendung von Gentamycin-Zement. Im Gelenk fand sich nicht Eiter, sondern ein matschiges Granulationsgewebe. Pfanne und Schaft waren instabil. 2 Jahre später war die Patientin völlig schmerzfrei, das Bein standfest. 1 Jahr später entstehen eine Fistel und ein mäßiger Schmerzzustand. Die Patientin lehnt vorerst einen weiteren Eingriff ab. Der Fall unterstreicht unsere Schwierigkeiten mit den Pseudomonas-Infekten.

Kas. Nr. 44 (St. A., 70jährige Hausfrau). Totalersatz wegen Pfannenluxation nach Sturz auf der Straße am 23.11.1976. Chronischer Frühinfekt ohne

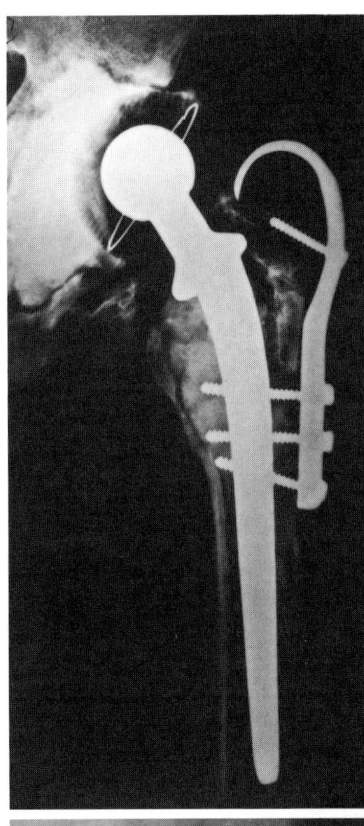

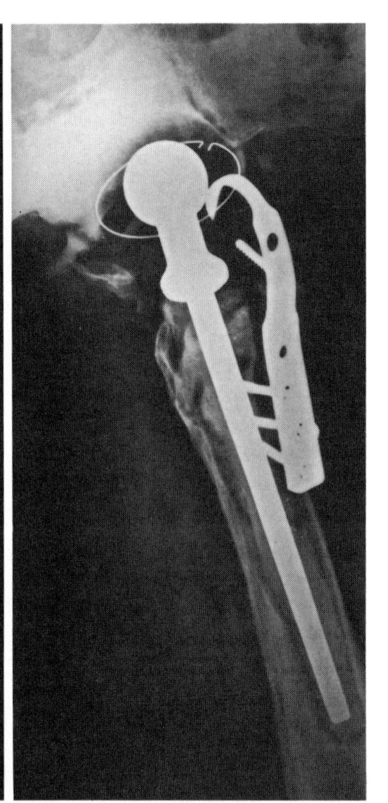

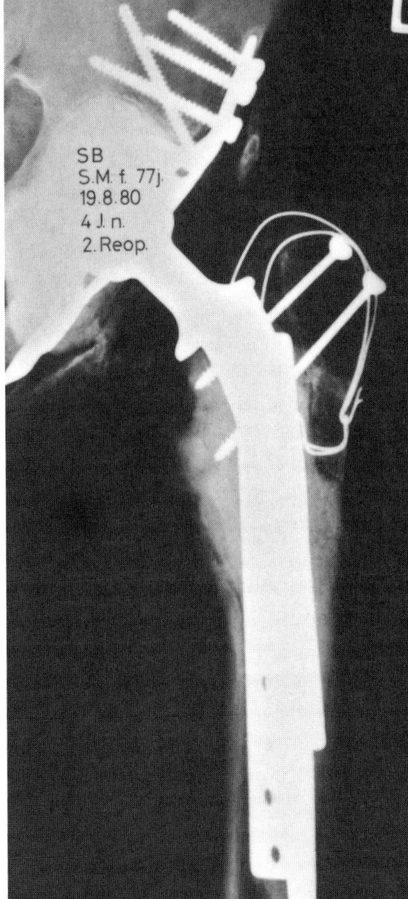

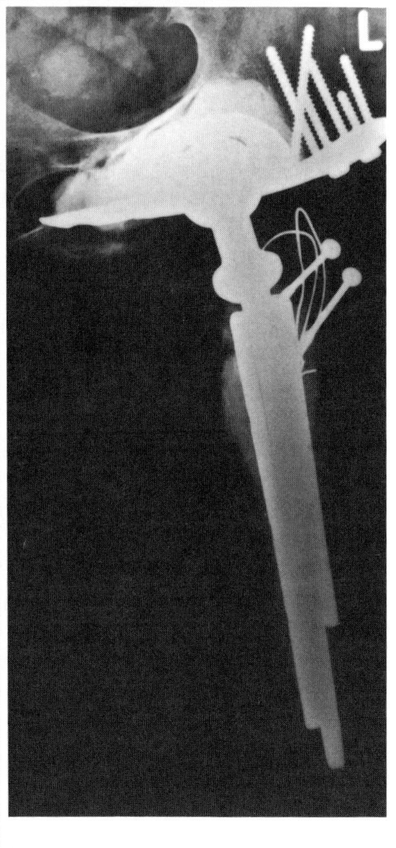

Abbildung 178 (Kas. Nr. 45). 74jährige, adipöse Wirtin. 2 Jahre nach Totalersatz und 7 Monate nach Hakenplattenosteosynthese einer Trochanterpseudarthrose besteht ein chronischer Frühinfekt mit Instabilität I der Pfanne und des Schaftes. Senkung 35/60 mm. Bakteriologie negativ. Histologisch: schwere granulierende, fibrinöse Entzündung. 2. Totalersatz mit Stützschale und Plattenverkeilung. Nach 4 Jahren ist die Patientin schmerzfrei. Gehstrecke mit einem Stock 4 km. Stabile Verhältnisse im Schaft, kortikale Grenzelamelle im Stützschalenbereich.

Fistel. Staph. aureus. Einzeitige Ersatzoperation am 24.5.1977. Einsetzen einer Pfannenstützschale. Verwendung von Gentamycin-Zement für die Pfanne und Nebacetin®-Zement für den Schaft. Einfacher postoperativer Verlauf. Entgegen unseren Weisungen geht die Patientin 2 Monate nach dieser zweiten Reoperation ohne Stock in die Badeferien an die Atlantikküste! In der Folge stellt sich ein Schmerzzustand ein. Trochanterpseudarthrose, 2 Schrauben und der Zuggurtungsdraht gebrochen. Diese Instabilität führt zu Senkungsanstieg und zum Infektbild. Die Beschwerden sind relativ gering. Die Patientin besorgt nach wie vor ihre Haushaltung und geht an einem Stock einen Kilometer weit. Sie ist nicht bereit, sich reoperieren zu lassen.

Kas. Nr. 45 *(Abbildung 178)* (S.M., 74jährige Wirtin). Chronischer Frühinfekt nach Totalersatz wegen Instabilität im August 1975. Ungenügende Stabilisierung, weil sehr viel Zement erforderlich. Einzeitiger Totalersatz im Juli 1977 mit Gentamycin-Zement, Pfannenstützschale und Verkeilung im Schaft mit Hilfe von Platten. Die Bakteriologie war negativ. Die Histologie wies eine schwere granulierende, fibrinöse Entzündung nach. Senkung vor der Reoperation 35 mm in der ersten Stunde. Bei der Jahreskontrolle war die Senkung normal, die Patientin völlig beschwerdefrei. Flexionsumfang 100°, Streckausfall 20°, Rotationsumfang 50°. Gehstrecke mit einem Stock 2 km. Nach 4 Jahren anhaltende Schmerzfreiheit und unveränderter Bewegungsumfang.

Kas. Nr. 46 (H. J., 76jähriger, pensionierter Arbeiter). Chronischer Frühinfekt nach Totalersatz bei Pfanneninstabilität im September 1976. Vorliegen einer Fistel. Die Gelenkspülung ergab einen Staph. albus. Keine Senkungserhöhung, 8 mm. Der Infekt hat sich eingestellt, obwohl Polybactrin®-Zement verwendet worden war. Am 15.6.1978 Ersatz des völlig instabilen Schaftes. Die Bakteriologie war negativ, jedoch wies die histologische Untersuchung eine purulente Entzündung an der Zement/Knochengrenze nach. Verwendung von Gentamycin-Zement bei der Ersatzoperation. 1 Jahr später ist alles stabil. Gehstrecke mit einem Stock 1–5 km, zeitweise lanzinierende Schmerzen vom Kreuz zum Trochanter wahrscheinlich vertebragen. Flexionsumfang 70°, Streckausfall 10°, Rotationsumfang 25°. Nach 3 Jahren zunehmender Schmerzzustand. Schaftinstabilität II. Senkung 12 mm. Gelenkspülung. Bakteriologie: Staph. epidermidis und Sproßpilze. Indikation zum erneuten Prothesenersatz, eventuell zur Prothesenentfernung beim nunmehr 79jährigen Patienten. Mißerfolg der 2. Schaftersatzoperation ist möglicherweise in der damals praktizierten Kombination von Markraumbohrung und Zementierung zu suchen!

Kas. Nr. 47 (St. J., 61jährige Hausfrau). Chronischer Frühinfekt einer im März 1977 eingesetzten Geradschaftprothese. Keine Fistel. Bakteriologie negativ. Periartikuläre Ossifikation. Totalersatz unter Verwendung von Gentamycin-Zement im Dezember 1977. Histologisch fand sich eine fibrinöse Entzündung und bei der Operation Eiter im Gelenk. Senkungserhöhung auf 68 mm. Ein Jahr später ist die Patientin zufrieden. Lediglich die Einschränkung der Beweglichkeit durch die periartikulären Ossifikationen sind hinderlich. Flexionsumfang 25°, Streckausfall 25°. Die Rotationen sind blockiert. Senkung 10 mm. Nach einem weiteren Jahr ist der Zustand unverändert. Wir erachten in diesem Fall den damaligen Gebrauch der Reibahle in Kombination mit Zementfüllung als verantwortlich für eine infektbegünstigende Knochennekrose.

Kas. Nr. 48 *(Abbildung 179)* (M.K., 68jährige Hausfrau). 4 Jahre nach Implantation einer Totalprothese mußte im August 1975 wegen eines chronischen Spätinfektes mit Abszeßbildung hinter dem Trochanter die Prothese entfernt werden. Radiologisches Vollbild eines Infektes. 2½ Jahre später war der Status mit starker Beinverkürzung und völliger Standunfestigkeit unbefriedigend. Es fanden sich keinerlei entzündliche Reaktionen mehr. Senkung 1 mm. Im Februar 1978 wurde mit Verwendung einer Dachschale nach M.E. MÜLLER und Gentamycin-Zement eine Prothese reimplantiert. Histologisch fand sich Narbengewebe ohne Entzündungszeichen. Eine bakteriologische Untersuchung ergab keinen positiven Befund. Problemlose Heilung. Wegen muskulärer Insuffizienz blieb das Bein standunfest, jedoch schmerzfrei.

Kas. Nr. 49 (H.R., 71jähriger Landwirt). 9 Jahre nach einer intertrochanteren Osteotomie wurde 1970 die Platte entfernt und eine Totalprothese eingesetzt. Schmerzzustand 5 Jahre später bei reduziertem Allgemeinzustand wegen eines Magenkarzinoms. 1976 wurde auswärts die Prothese entfernt. Es handelt sich offensichtlich um einen Spätinfekt bei reduziertem Allgemeinzustand. Einige Monate später ist der Patient am Grundleiden gestorben. Die Bakteriologie ist unbekannt.

Kas. Nr. 50 (Sch. E., 65jähriger Angestellter). Geradschaftprothese im Juni 1978. Akuter Frühinfekt. Septisches Hämatom. Staph. aureus. Unter Lincocin®-Schutz und mit Hilfe von Spülungen mit Avitracid® 1:1 wurde am 13. postoperativen Tag ein Débridement durchgeführt. In der Folge problemlose Heilung. Gutes Einjahresresultat.

Kas. Nr. 51 (K.A., 67jähriger Hilfsarbeiter mit Lungentuberkulose). Einsetzen einer Totalprothese 1972. Chronischer Frühinfekt. Auftreten einer Fistel nach einem Jahr. Zunehmende Schaftinstabilität. Ausgedehnte periartikuläre Ossifikationen.

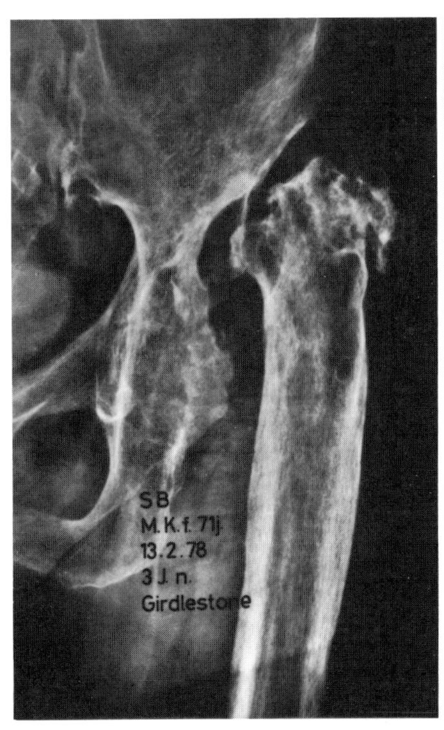

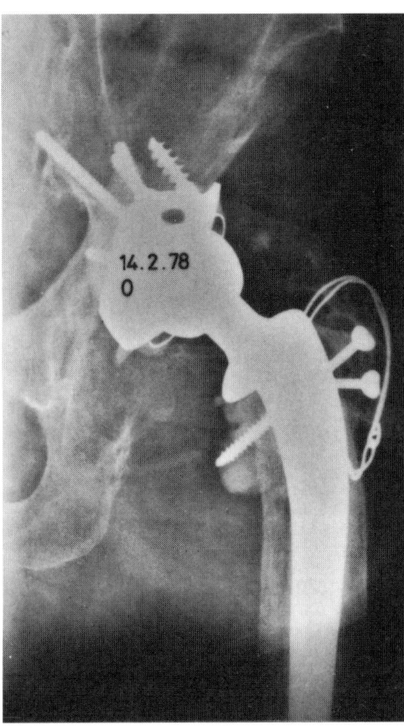

Abbildung 179 (Kas. Nr.48). 71jährige Hausfrau. Unbefriedigender Zustand 3 Jahre nach Prothesenexzision. Reimplantation mit Hilfe einer Pfannendachschale, Langschaftprothese.

Schlechter Allgemeinzustand durch Ösophagus-Karzinom, Reoperation deshalb unmöglich.

Kas. Nr.52 (B.V., 53jährige Krankenschwester). Totalprothese im Oktober 1975. Chronischer Frühinfekt mit Fistel nach 4 Monaten. Staph.aureus im Fistelabstrich. Gelenkspülung nach 6 Monaten mit negativer Bakteriologie. Es handelte sich offensichtlich um einen Weichteilinfekt bei gutem Allgemeinzustand. Spontane Ausheilung. Perfektes Dreijahresresultat mit 12 km Gehstrecke ohne Stock. Flexionsumfang 110°, Streckausfall 5°, Rotationsumfang 40°.

Kas. Nr.53 (H.E., 55jähriger Landwirt). Geradschaftprothese im April 1978. Akuter Frühinfekt mit Fistelbildung. Betahämolysierende Streptokokken. Spontane Ausheilung des Weichteilinfektes. Guter Allgemeinzustand. Verlängerung des Spitalaufenthaltes um 10 Tage. Jahreskontrolle mit perfekter Funktion und Beschwerdefreiheit. Flexionsumfang 100°, Streckausfall 10°, Rotationsumfang 40°.

Kas. Nr.54 (J.A., 60jährige Hausfrau, Status nach 4 intraartikulären Injektionen!). Geradschaftprothese im September 1977. Chronischer Frühinfekt mit Bildung eines periostalen Saumes und Auflockerung der Schaftkortikalis. Ausbildung einer kortikalen Grenzlamelle. Keine Fistel. Gelenkspülung im Januar 1979. Bakteriologie negativ. Totalersatz im Februar 1979. Kein Erguß, Bakteriologie negativ. Histologisch: chronische Entzündung, Fremdkörpergranulom, Vernarbung. Reimplantation einer Geradschaftprothese. Pfählung des Pfannendachs. Verwendung von Gentamycin-Zement. Die Senkung war nie erhöht. Zweijahresresultat gut: Beschwerdefreiheit, gute Funktion. Trotz eines typischen «Infektröntgenbildes» im Schaftbereich gehört der Fall nach heutiger Einsicht wahrscheinlich nicht in die Infekt-Statistik. Er ist darin auch nicht mehr aufgeführt. Wir zählen ihn zu den Knochennekrosen wegen der damaligen Kombination von Markraumbohrung mit der Reibahle und Zementierung.

Kas. Nr.55 (U.M., 42jährige Sekretärin, Totalnekrose des Hüftkopfes nach einer pertrochanteren Fraktur). Akuter Pneumokokkenfrühinfekt ohne Fistel, Erregernachweis aus Gelenkpunktat 4 Monate später. Ausbildung eines osteomyelitischen Herdes in der medialen Schaftkortikalis mit lokaler periostaler Reaktion. Antibiotische Kur mit Keflex®. 4 Monate später völlig beschwerdefreier Zustand mit unbeschränkter Gehstrecke. Rückgang der Senkung von 125 auf 60 mm. Deutlicher Rückgang des radiologischen Befundes. Im 6. Jahr ist die Patientin schmerzfrei. Gehstrecke ohne Stock 8 km. Flexionsumfang 85°, kein Streckausfall, Rotationsumfang 40°. Senkung 30 mm (Bronchitis).

Kas. Nr.56 *(Abbildung 180)* (H.A., 55jähriger Landwirt). Double Cup-Totalprothese nach M.A.R. Freeman im Dezember 1978. Akuter Frühinfekt mit Fistel. Staph.aureus. Totalersatz im Februar 1979 mit Geradschaftprothese und Pfählung des Pfannendachs. Verwendung von Gentamycin-Zement.

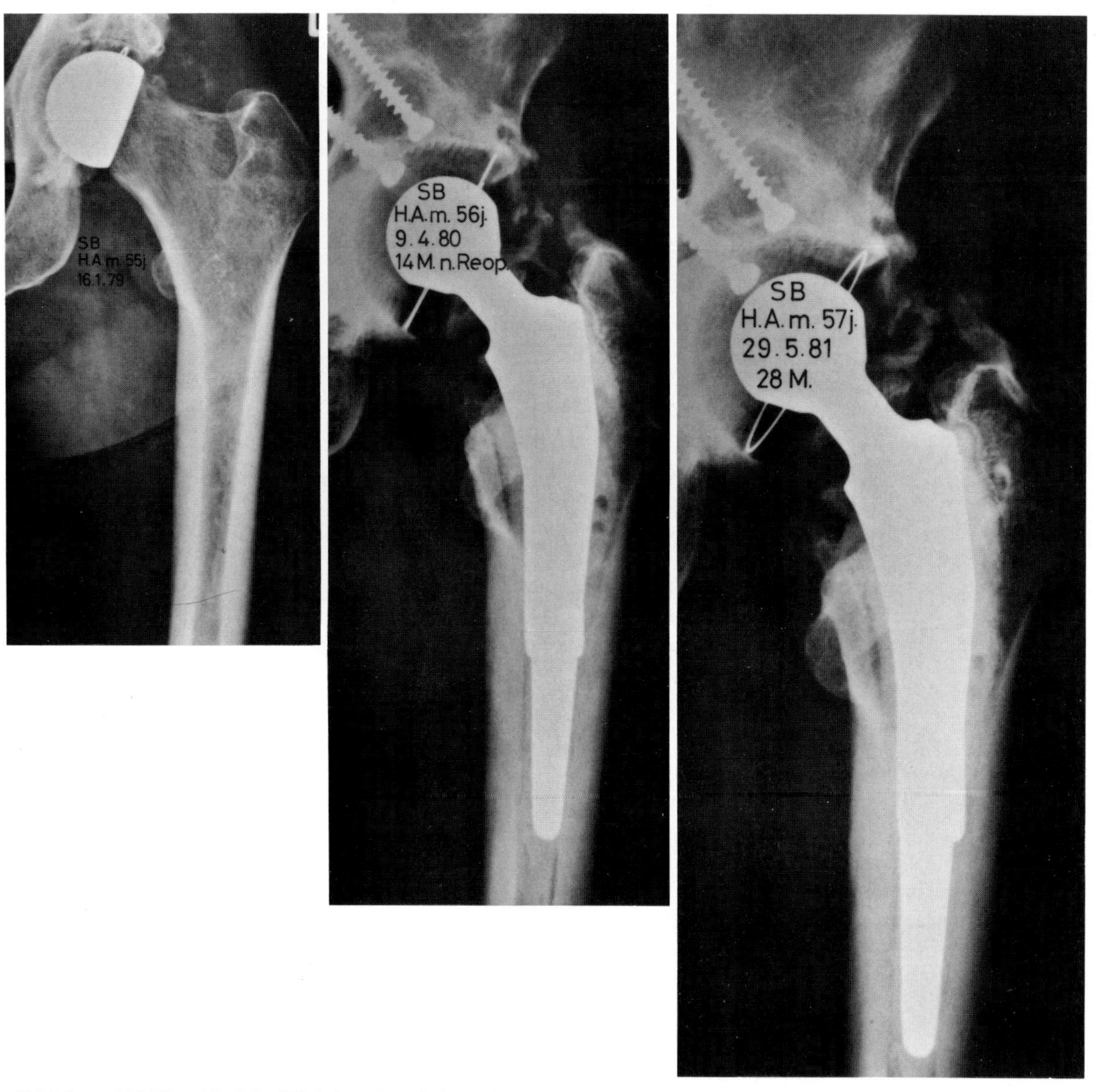

Abbildung 180 (Kas. Nr. 56). 55jähriger Landwirt. Akuter Frühinfekt einer Doppelschalen-Prothese mit Fistel. Staph. aureus. Ersatz mit Verkeilung im Schaft und Pfahlschrauben als Pfannenarmierung. Nach 28 Monaten volle Arbeitsfähigkeit und Schmerzfreiheit. Die periartikulären Ossifikationen haben die Beweglichkeit nicht eingeschränkt. Flexionsumfang 100°, kein Streckausfall, Rotationsumfang 70°. Blutsenkung 2 mm.

Sowohl die Pfanne wie die Kopfprothese waren instabil. Einfacher postoperativer Verlauf. Dreimonatekontrolle: Schmerzfreiheit, Gehstrecke 4 km mit 2 Stöcken, Trendelenburg negativ, Flexionsumfang 85°, Streckausfall 10°, Rotationsumfang 30°. Im 3. Jahr ist der voll arbeitende Landwirt unbeschränkt gehfähig und schmerzfrei. Senkung 2 mm. Flexionsumfang 100°, kein Streckausfall, Rotationsumfang 70°.

Kas. Nr. 57 (W.F., 67jährige Hausfrau mit Erysipelen und Ekthymata an beiden Beinen). Chronischer Spätinfekt nach 4 Jahren mit Fistel. Staph. aureus. Wegen der Annahme einer allgemeinen Resistenzschwäche wurde die Prothese 6 Jahre nach Implantation im Sommer 1976 entfernt und ein Resektionszustand belassen.

Kas. Nr. 58 (M.H., 74jähriger Rentner). 6½ Jahre nach Einsetzen einer Totalprothese akuter hämatogener Streptokokkeninfekt ohne Instabilität (histologisch nachgewiesen). Exzision der Prothese. Exitus an Streptokokkensepsis und Myokarditis. Die Entfernung war ein belastender Fehler! Angezeigt wäre die bloße Spülung gewesen.

Kas. Nr. 59 (P.E., 68jähriger Arbeiter). Akuter

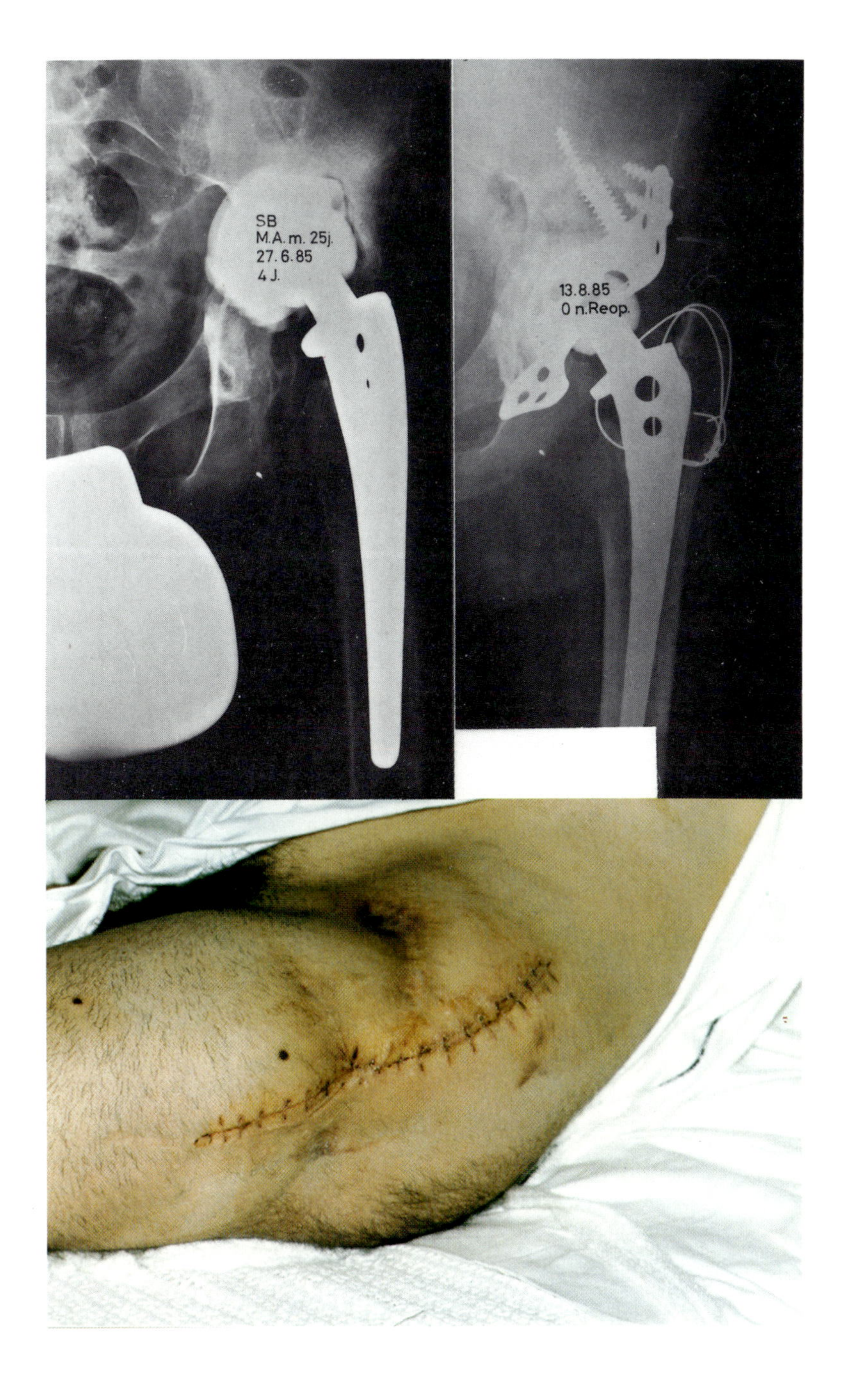

Abbildung 181

a Staphylococcus-aureus-Infekt bei zementloser MITTELMEIER-Prothese 4 Jahre postoperativ. 25jähriger, gehunfähiger Mann. Fistelfluß seit 2 Jahren mit 3 Verbandwechseln täglich. Septischer Pfanneneinbruch ins Becken. Kein Infekt im Schaftbereich! Einzeitiger Ersatz lediglich der Pfanne mit homologer Knochenplastik (2 Femurköpfe!) und Stützschale. Präoperative Gelenkspülung mit G-X-Lösung 1‰ und Blaufärbung.

b Aspekt am 16. Tag. Fistelgegend postoperativ sofort trocken. SR nach 6 Monaten 2 mm. Völlige Schmerzfreiheit nach 1 Jahr.

Staph.aureus-Spätinfekt nach 7 Jahren mit Beugekontraktur und Gehunfähigkeit. Gelenkspülung und Spüldrainage, später Prothesenexzision mit befriedigendem GIRDLESTONE-Zustand. Nach einem Jahr Exitus an metastasierendem Blasenkarzinom. Dieses Grundleiden hat das Angehen des möglicherweise hämatogenen Infektes begünstigt.

Kas. Nr.60 (L.M., 70jährige Hausfrau). Chronischer Frühinfekt mit Staph.epidermidis nach Totalersatzoperation mit Stützschale. Infekt im Schaftbereich. Keine Fistel. Nach 4 Jahren wurde lediglich die Schaftprothese ausgewechselt. Verkeilung mit 3 Platten. Histologisch: fibrinös-eitrige Entzündung. Verwendung von Gentamycin-Zement. 1 Jahr später ist die Patientin schmerzfrei. Gehstrecke mit einem Stock 1,5 km. Flexionsumfang 100°, Streckausfall 10°, Rotationsumfang 60°. Der schleichende Infekt hatte wahrscheinlich vorbestanden. Die erste Prothese war wegen schwerer posttraumatischer Koxarthrose 4 Jahre vor der ersten Ersatzoperation eingesetzt worden. Diese war ohne Verkeilung vorgenommen worden. Eindrücklich ist der Erfolg der Plattenverkeilung. Ein Fragezeichen bleibt wegen der nicht ersetzten Pfanne mit Stützschale. Der Beckendefekt war sehr groß und radiologische Lockerungszeichen fehlten.

Kas. Nr.61 (d.S.M., 79jährige Rentnerin). Chronischer Frühinfekt mit Staph.epidermidis nach Totalersatz mit Gentamycin-Zement. Nach 4 Jahren war das proximale Femur so sehr zerstört, daß ein Totalersatz mit Krückstockprothese und Stützschale vorgenommen wurde. Eiter im Gelenk. 9 Monate später mußte wegen Hüftinsuffizienz und lokaler Schmerzen der Trochanter erneut fixiert werden. Nach weiteren 7 Monaten klagt die Patientin lediglich über Rückenbeschwerden. Gehfähigkeit an einem Stock 1–2 km.

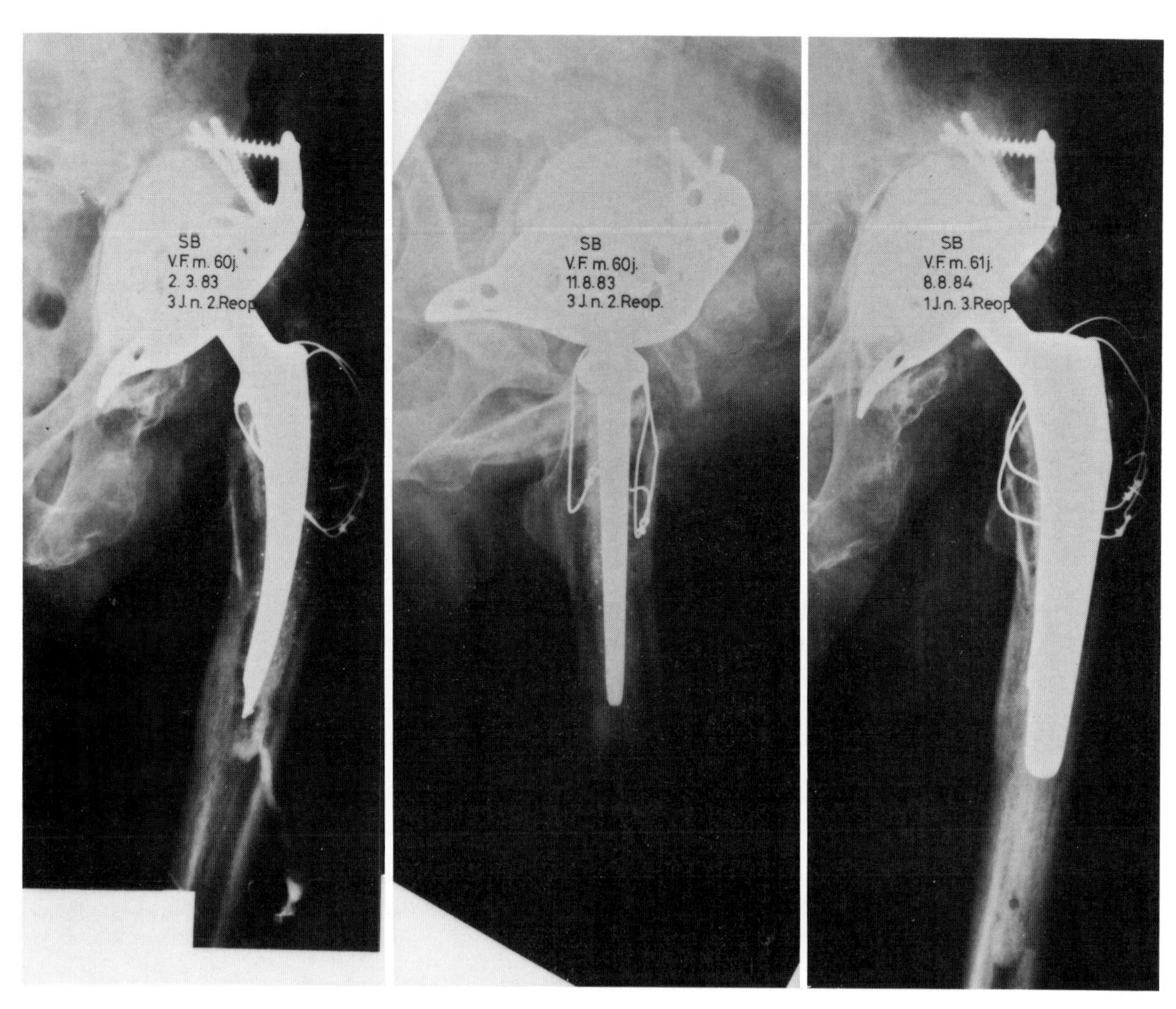

Abbildung 182. 60jähriger Hilfsarbeiter. 8 Jahre nach Schaftersatz und 2 Jahre nach Pfannenersatz besteht eine septische Schaftlockerung mit distaler Fistel hinten am Oberschenkel. Bakteriologie negativ. Ausnahmsweise wurde nur der Schaft nochmals ersetzt. 1 Jahr später sind die osteolytischen Herde verschwunden. Eindrücklicher Erfolg der Stabilisierung mit Geradschaftprothese und Plattenverkeilung.

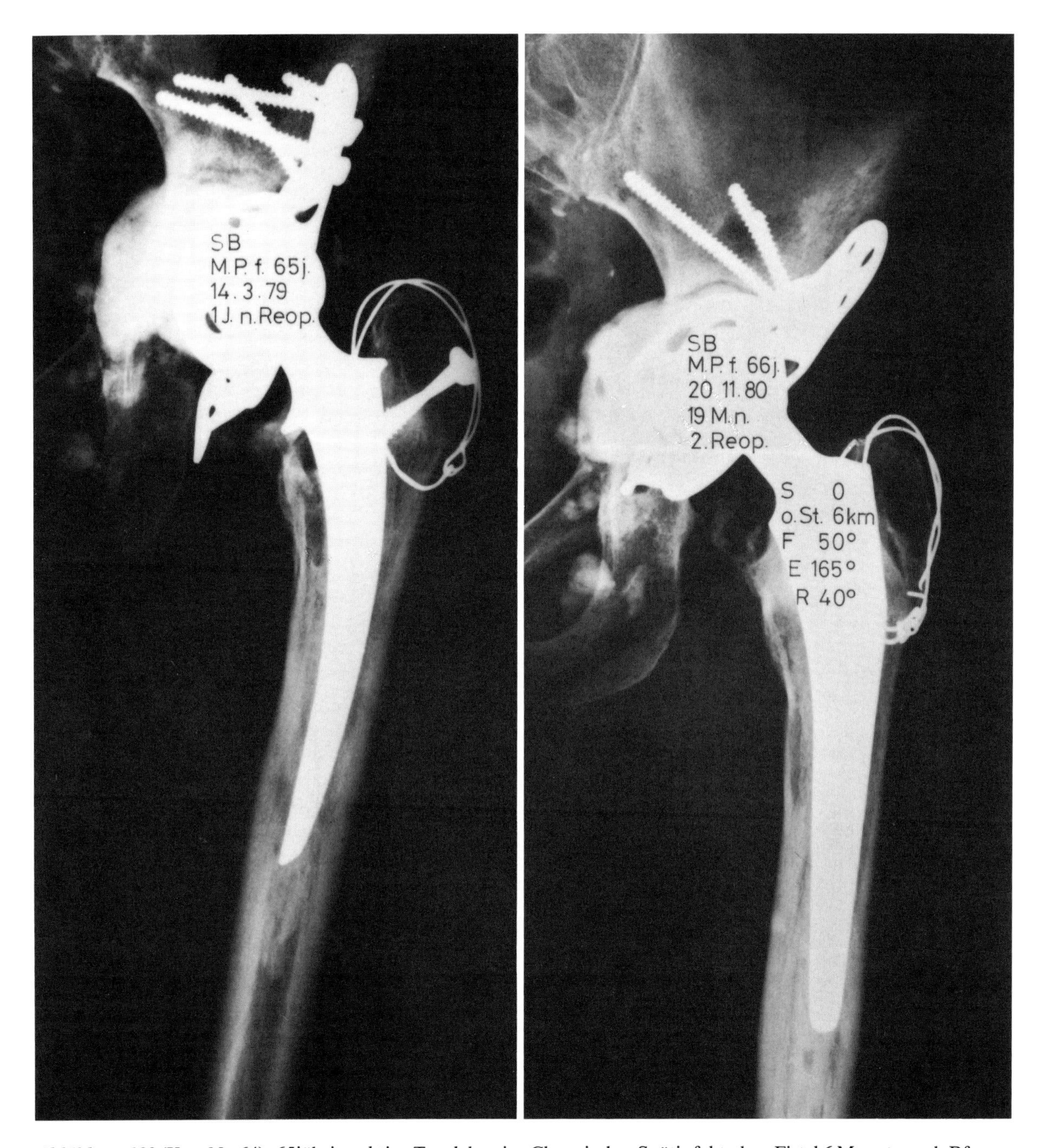

Abbildung 183 (Kas. Nr. 64). 65jährige aktive Turnlehrerin. Chronischer Spätinfekt ohne Fistel 6 Monate nach Pfannenersatz mit Stützschale im Anschluß an eine fieberhafte Erkrankung in den Ferien. Staph. aureus. Der Pfannenersatz war nötig wegen Einbruchs einer 44er-Pfanne schon 3 Jahre postoperativ. Verminderte Stabilität der Stützschale wegen Lage des distalen Schnabels lateral vom Sitzbein. Totalersatz mit Auswechslung der Stützschale. Massenhaft Eiter im Gelenk, Instabilität aller Prothesenteile. 19 Monate später ist die Patientin beschwerdefrei. Gehfähigkeit ohne Stock 6 km.

Kas. Nr.62 (W.E., 73jähriger Fabrikdirektor in schlechtem Allgemeinzustand). Chronischer Frühinfekt mit Staph.epidermidis unter Fistelbildung nach Totalersatz mit Stützschale, Plattenverkeilung und Gentamycin-Zement. Nach 2 Jahren erfolglose Wundausschneidung mit Entfernung des Trochanter-Osteosynthesematerials und Einlegen einer Gentamycin-Zement-Kette. Der Patient hat relativ wenig Beschwerden und kann sich zu einem neuen Eingriff vorerst nicht entschließen. Als einzige Lösung käme angesichts des schlechten Allgemeinzustandes mit offensichtlicher Resistenzschwäche die Entfernung der Prothese in Frage.

Kas. Nr.63 (G.M., 76jährige Patientin mit metastasierendem Mammakarzinom). Chronischer Staph. epidermidis-Frühinfekt einer LUBINUS-Prothese, die wegen pathologischer Schenkelhalsfraktur eingesetzt worden war. Schaftinstabilität I. Ersatzoperation nach den Prinzipien der Verkeilung und Pfannenarmierung mit Pfahlschrauben. 6 Monate später drohte eine wahrscheinlich pathologische Ermüdungsfraktur des Femurschaftes auf Höhe der Prothesenspitze. Plattenosteosynthese. Wegen zunehmendem Marasmus und Bettlägrigkeit kann nicht von einer erfolgreichen Reimplantation gesprochen werden.

Kas. Nr.64 *(Abbildung 183)* (M.P., 65jährige Turnlehrerin). Akuter Staph.aureus-Spätinfekt 1 Jahr nach Einbau einer Stützschale wegen Einbruch einer 44er-Pfanne. Keine Fistel. Dieser Infekt trat anschließend an eine akut fieberhafte Erkrankung während Ferien in Spanien auf, obwohl beim Pfannenersatz Gentamycin-Zement verwendet worden war. Möglicherweise war eine ungenügende Stabilität der Stützschale, deren Spitze lateral neben dem Sitzbein keinen knöchernen Halt gefunden hatte, mitverantwortlich. Bei der 2. Reoperation fand sich Eiter im Gelenk, und Stützschale wie Prothesenschaft waren gelockert. Totalersatz mit Verkeilung und korrekt implantierter Stützschale unter Lincomycin-Schutz und erneut Verwendung von Gentamycin-Zement. 2 Jahre später ist die Patientin schmerzfrei. Gehstrecke ohne Stock 6 km. Stabile Verhältnisse im Röntgenbild. Flexionsumfang lediglich 50°, Streckausfall 15°, Rotationsumfang 40°.

Kas. Nr.65 (N.E., 69jähriger Spitalküchenchef im Ruhestand). Chronischer Frühinfekt mit anaerobem Bakteroides. Keine Fistel. Ersatzoperation nach 5 Monaten. Eiter im Gelenk. Femurschaft rauh und rot. Instabilität von Pfanne und Schaft. Eingriff unter Clamoxyl® und mit Verwendung von Gentamycin-Zement. Einbau einer Geradschaftprothese und einer Pfannendachschale. 1 Jahr später ist der Patient beschwerdefrei. Gehstrecke ohne Stock 3 km, Beugeumfang 105°, Streckausfall 10°, Rotationsumfang 40°. Blutsenkung 2/5 mm.

Kas. Nr.66 (L.J., 75jähriger, pensionierter Kaufmann, Pykniker in reduziertem Allgemeinzustand). Insuffizienz der Haut- und Fasziennaht nach 12 Tagen. Sekundärnaht. Anschließend Weichteilinfekt. Große Wundausschneidung und offene Nachbehandlung. Sehr torpide Gewebe. Es resultierte eine Fistel. Schwere periartikuläre Ossifikationen. Nach 6 Monaten bestanden wenig Schmerzen. Keine Indikation zur Prothesenentfernung. Gehfähigkeit mit 2 Stöcken 1 km. Flexionsumfang 55°, Streckausfall 30°, Rotationsumfang 10°.

Kas. Nr.67 (B.R., 59jähriger Landwirt, äthylische Fettleber, Pykniker). Akuter Frühinfekt mit eitrigem Hämatom. Bakteriologie negativ. Erfolgreiche Wundausschneidung mit normalem Verlauf nach 1½ Jahren.

Kas. Nr.68 (G.H., 68jähriger, pensionierter Polizist). 1974 erfolgreiche einzeitige Ersatzoperation bei Staph. albus-Infekt einer rechtsseitigen Totalprothese (siehe Kas. Nr.8). Akuter Frühinfekt der linksseitigen Totalprothese durch Pseudomonas aeruginosa. Erfolglose Wundausschneidung nach 7 Tagen. Keimnachweis bei diesem Eingriff und bei einer Gelenkspülung 2 Monate später. Keine Fistel. Einzeitige Ersatzoperation mit Pfannendachschale und Verkeilung unter Azlocillin-Schutz mit Gentamycin-Zement. Senkungsreaktion 46 mm in der ersten Stunde. Nach 5 Monaten war der Patient schmerzfrei. Gehstrecke ohne Stock 4 km. Senkungsreaktion 5 mm. Flexionsumfang 100°, Streckausfall 5°, Rotationsumfang 60°. Auffallend an diesem Kasus ist der beidseitige tiefe Infekt im Abstand von 6 Jahren. Individuelle Abwehrschwäche? Ebenso ist die Sanierung des Pseudomonas-Infektes unter Azlocillin-Schutz über 9 Tage und perfekter Stabilisierung beachtenswert. Gute Resultate nach 11 und 4 Jahren erhalten!

Kas. Nr.69 (W.P., 79jähriger Rentner). Pfanneninstabilität I und Schaftinstabilität II nach 10 Jahren. Indikation zur Reoperation. Der Patient erschien zu diesem Eingriff mit einem heißen Abszeß, offensichtlich als Folge von ambulanten intraartikulären Injektionen! Nicht-hämolysierende Streptokokken. Wundausschneidung, Spülung, Antibiotika. Persistierende Fistel. 4½ Monate später Totalersatz mit Plattenverkeilung und Dachschale. Nach 3 Monaten war der Patient schmerzfrei. Gehstrecke ohne Stock 1 km (entgegen der ärztlichen Verordnung!), Flexionsumfang 90°, Streckausfall 15°, Rotationsumfang 30°. Normalisierung der Blutsenkung von 56 mm auf 9 mm.

Kas. Nr.70 (R.A., 67jährige Gärtnerin). Chronischer Staph.epidermidis-Frühinfekt 3 Jahre nach Reoperation ohne Verkeilung im Schaft und ohne Pfannenarmierung. Zahlreiche frühere Operationen. Völlige Gehunfähigkeit. Totalersatz mit Plattenverkeilung und Dachschale. Nach 3 Monaten ist die Patientin schmerzfrei, das Bein standfest. Flexionsumfang 90°, Streckausfall 15°, Rotationsumfang 35°. Besserung der Blutsenkungsreaktion von 35/75 mm auf 17/36 mm. Gutes Resultat nach 5 Jahren.

4.6 Therapie der infizierten Totalprothese

Unserer Infekt-Definition folgend gibt es von der einfachen Rötung im Bereich eines Fadens bis zum kleinen, rasch abheilenden, oberflächlichen Hämoserom Weichteilinfekte ohne Verlängerung der Behandlungszeit, die nicht in der Infektstatistik erscheinen. Die Kas. Nrn. 50, 52 und 53 sind Grenzfälle, die konservativ mit Verlängerung der Behandlungszeit ausgeheilt sind.

Grundsätzlich kommt sowohl beim Früh- wie beim Spätinfekt eine aktive Behandlung (Gelenkspülung, Débridement) in Frage. Ziel der Behandlung beim Spätinfekt ist Dekontamination durch Spülung, wenn nötig Behebung einer Instabilität durch Reoperation.

Eine antibiotische Behandlung allein kann einen Infekt nicht überwinden, wenn eine Instabilität besteht. Die mißlungene Securopen®-Kur beim Pseudomonas-Infekt des Falles Kas. Nr. 4 spricht in dieser Richtung. Aus ärztlichen Gründen verfügen wir über keine Versuchsfälle von Instabilitätsbehebung ohne Antibiotikum, so daß uns eine Beweisführung nicht möglich ist. Die antibiotische Behandlung hat mit dem Beginn des Eingriffs einzusetzen.

Beim chronischen Frühinfekt und beim Spätinfekt haben wir grundsätzlich die Entscheidung zwischen zwei Alternativen:

a) Débridement und Prothesenentfernung. Dieser oft unbefriedigende Zustand einer Resektionshüfte kann als Endlösung bei schlechtem Allgemeinzustand in Frage kommen. Die Prothesenentfernung kann aber auch vorgenommen werden mit der Absicht, nach Abheilung der Entzündung später wieder eine Prothese einzusetzen. Dieses zweizeitige Vorgehen hat den Nachteil des größeren Aufwandes und der zunehmenden Osteoporose, die einer späteren Prothesenstabilisierung nicht förderlich ist.

b) Bei gutem Allgemeinzustand haben wir uns grundsätzlich zur *einzeitigen Ersatzoperation* entschlossen. Die Vorteile des einzeitigen Vorgehens sind folgende:

- Einfachere Operationstechnik, kürzere Behandlungszeit.
- Bessere Stabilisierungsmöglichkeit.
- Lokale antibiotische Therapie durch den Zement.

Nach unserer Erfahrung ist für den Erfolg der einzeitigen Ersatzoperation eine zuverlässige Stabilisierung von größter Bedeutung. Die erarbeiteten Stabilisierungsprinzipien – Armierung der Pfanne und Verkeilungsprinzip im Schaft – haben hier ihre ganz besondere Bedeutung (siehe 2.3.1).

4.6.1 Operationstechnik beim akuten Frühinfekt

Der akute Frühinfekt ist ein Weichteilinfekt. Die Prothesenverankerung ist durch das Infektgeschehen unbeeinflußt. Sobald die Diagnose gestellt ist, wird unter gleichen Operationssaalbedingungen wie beim Ersteingriff die Wunde in voller Länge eröffnet. Wenn genügend Haut zur Verfügung steht, wird die Naht exzidiert. Gespannte Nähte zum Wundverschluß müssen aber unbedingt vermieden werden. Entfernung der Fasziennähte und der Nähte zwischen den Abduktoren und dem M. vastus lateralis. Darstellen des Gelenkes durch Einsetzen von Hebeln. Exzision aller avitalen Gewebeteile mit Messer, Schere, scharfer Hohlmeißelzange und Kürette. Ausgiebige Spülung mit Ringerlösung zur mechanischen Reinigung, anschließend Einbringen von nicht-alkoholischer Jodlösung oder 1‰ Biguanidlösung. Einlegen von drei 4-mm-Redondrains ins Gelenk, subfaszial und subkutan. Adaptationsnähte mit resorbierbarem Nahtmaterial, nur soweit sie spannungslos und ohne Gewebetraumatisierung gelegt werden können. Übliche Hautnaht unter Vermeidung von Spannung. Die subkutane Gewebeexzision erleichtert den spannungsarmen Hautverschluß. Redondrainage für 3 Tage anschließend nach Bedarf Gelenkspülungen (siehe 5.). Vor dem Eingriff wird mit einer antibiotischen Therapie begonnen, die anfänglich zwangsläufig ungezielt ist. Wir haben 2–3 g Lincomycin pro die verwendet und nach Vorliegen des bakteriologischen Befundes die antibiotische Behandlung gezielt während 2–3 Wochen fortgesetzt.

4.6.2 Operationstechnik beim chronischen Frühinfekt und beim Spätinfekt

Bei jedem Beschwerdebild, das erst später und oft in Verbindung mit einem entsprechenden Röntgenbefund als Infekt erkannt wird, muß mit einer Prothesenlockerung gerechnet werden. Im Gegensatz zum akuten Frühinfekt werden wir immer eine Gelenkpunktion mit Spülung, bakteriologischer und histologischer Untersuchung vornehmen, ebenso eine radiologische Abklärung (siehe 5.).

Die Operation ist nach Sicherung der Diagnose Instabilität immer indiziert. Eine antibiotische Behandlung wird mit dem Eingriff begonnen. Das Vorgehen erfolgt technisch wie eine Instabilitätsoperation ohne Infekt. Wir operieren grundsätzlich in Rückenlage von einem lateralen Längsschnitt aus. Unabhängig vom Vorhandensein einer Fistel wird vorgängig das Gelenk durch Punktion gespült und mit etwa 10 cm^2 Indigocarmin gefüllt. Dadurch erreichen wir eine Desintoxikation, eine starke Verminderung der Keimzahlen und der Keimvirulenz und eine Darstellung des Abszeß- und Fistelsystems (siehe 5.). Ein Fistelgang wird im Rahmen des notwendigen Débridements exzidiert. Beim Infekt ist es besonders wichtig, eine Devitalisierung von Gewebe durch vielschichtiges Schneiden zu vermeiden. In die Grenzzone zwischen Muskeln und Sehnen einerseits und dem sehr dicken, schwartigen, z. T. ossifizierten Kapselgewebe andererseits geht man nach unserer Erfahrung am vorteilhaftesten mit einem sehr scharf geschliffenen gebogenen Hüftmeißel ein. Dadurch bekommt man schöne glatte, nicht zerfetzte Wundränder. Der Meißel wird dabei wie ein Stechbeitel von Hand geführt. Sobald auf diese Weise latero-kranial das Gelenk eröffnet und der Rand der Kunststoffpfanne freigelegt ist, wird die Orientierung für die Fortsetzung einfach. Die derbe, schwartige Kapsel wird zirkulär exzidiert. Dorsal besteht die Gefahr einer Verletzung des N. ischiadicus. Es ist wichtig, daß man sorgfältig mit dem scharfen gebogenen Meißel, unterstützt von sehr behutsamen Hammerschlägen, der hinteren Pfannenkontur folgt. Medial besteht die Gefahr einer Verletzung der Psoassehne. Sie muß lokalisiert und mit einem Hebel sorgfältig abgehoben werden. Nur wenn sie weggehalten wird, entgeht sie bei der Kapselexzision der Gefahr der Durchtrennung. Die schwartige Kapsel kann beim Infekt daumendick sein. Wenn sie korrekt exzidiert ist, gelingt die Luxation ohne Schwierigkeit. Die Schaftprothese wird auf Stabilität geprüft. Erweist sie sich bei unverdächtiger Zement/Knochengrenze im Röntgenbild als stabil, kann sie in situ belassen werden. Der transgluteale Zugang ist besonders günstig, um ohne Trochanterosteotomie den bloßen Pfannenersatz zu erlauben. Ohne Entfernung der Schaftprothese ist es möglich, in Adduktion, leichter Flexion und Innenrotation des Beines den Kopf durch einen Hebel nach latero-dorsal neben und hinter die Pfanne zu halten, so daß der Weg schön frei wird für den bloßen Pfannenersatz. Es ist wichtig, den luxierten Kopf mit einer Plastikkappe zu schützen. Für die Dorsal-Dislokation der Schaftprothese kann auch der Gewichtshebel verwendet werden. Dies muß jedoch sehr vorsichtig erfolgen, da die Gefahr einer Zerrung des N. ischiadicus besteht.

In allen Fällen mit Verdacht auf Schaftinstabilität im Röntgenbild wird vor der Kapselexzision eine Satteldachosteotomie des Trochanter major vorgenommen. Der bessere Zugang erleichtert die anschließende Kapselexzision. Zur Luxation wird gleichzeitig mit einem kräftigen Haken am Prothesenhals gezogen und der Oberschenkel quer zur Körperlängsachse über das andere Bein gehalten. Die Patella bleibt ventral, das Kniegelenk wird gebeugt, so daß der Unterschenkel auf der gegenüberliegenden Tischseite möglichst senkrecht nach unten hängt. Der Tisch wird in die höchste Position gebracht und etwas nach der Gegenseite gekippt. Nach Entfernen des fibrösen Gewebes im Bereich des Prothesenkragens kann die Schaftprothese ausgeschlagen werden. Dabei ergeben sich 2 Möglichkeiten. Bei einer Schaftinstabilität I, bei der das Zementmassiv in sich intakt ist, kann der Ausschlag-Widerstand groß sein. Dies ist ein glücklicher Umstand, denn er zeigt an, daß es möglich ist, die Prothese samt dem Zementlager auszuschlagen. Mit einem schmalen, fast punktförmigen Meißel soll nur der Zement im oberen Schaftbereich soweit als möglich abgetragen werden. Der Angriff auf den Zement darf nicht in der Zement/Knochengrenze erfolgen, da eine Knochenverletzung unbedingt vermieden werden muß. Die Schläge richten sich betont gegen das Metall. Auf diese Weise begünstigen wir das Ausschlagen der Prothese samt dem Zementmassiv. Bei einer Schaftinstabilität II oder III, bei der das Zementbett gebrochen ist, kann die Prothese problemlos aus dem Zementlager herausgeschlagen werden. Beim Spätinfekt liegt häufig eine Instabilität III vor. In diesem Falle wird der mehr oder weniger gebrochene Zement der oberen Zementhälfte mit dem spitzen Meißel und mit dem Fahnenmeißel fragmentiert und extrahiert. Die distale Hälfte des Zementlagers ist häufig intakt, jedoch in diesem Fall nicht mehr fest am Knochen adhärent. Ein Zementextraktor wird nun ins Zementlager eingeschraubt. Dazu eignet sich der zur Kopfextraktion verwendete «Zapfenzieher» vorzüglich. Leichte Hammerschläge gegen eine den Extraktor fassende Grip-Zange haben in der Regel Erfolg. Gelingt die Extraktion auf diese Weise nicht, dann wird unter Kaltlicht-Sicht die Fragmentierung bis auf die Höhe der Prothesenspitze weiterbetrieben. Im ganzen Umfang wird der Zement bis auf diese Höhe abgetragen. Mit Hilfe einer Markraum-Bohrbüchse von 14 mm Durchmesser kann der distale Zementzapfen nunmehr mit dem 4,5 mm-Bohrer zentral durchbohrt werden. Diese Bohrung wird mit dem Spiralbohrer auf 6 mm und mit dem Markraumbohrer auf 8 mm erweitert. Durch dieses Loch kann nun ein Extraktionshaken eingeführt werden, mit dem ein nicht festhaftender Zementzapfen mit großer Sicherheit extrahiert werden kann.

Auch beim Infekt kann ein Instabilitätstyp II vorliegen. Dabei haftet ein Teil des Zementes noch sehr fest am Knochen. Dies ist häufig im lateralen und distalen Bereich des Zementköchers der Fall. Bis auf die Höhe der Prothesenspitze wird der Zement längs gespalten und unter Sicht mit Hilfe von Kaltlicht weggemeißelt. Dabei leistet der rückwärts gebogene Meißel besonders gute Dienste. Der festsitzende distale Zementzapfen wird in gleicher Weise durchbohrt. Die Bohrung wird jedoch auf etwa 10 mm erweitert, so daß die rückwärts schneidenden, hakenförmigen Meißel eingeführt werden können. Diese Meißel tragen den Zementzylinder stückweise ab. Die Gefahr, Zementfragmente in der distalen Markhöhle zu verlieren, ist beim rückwärtigen Schneiden viel kleiner. Niemals darf ein festsitzender Zementzapfen mit einem Meißel an der Zement/Knochengrenze angegangen werden. Die Gefahr der Sprengung des Kortikalisrohrs ist viel zu groß (siehe Abbildung 174).

Wenn bei unübersichtlichen Verhältnissen, hauptsächlich bei sehr enger Markhöhle, die Gefahr besteht, die Kortikalis zu verletzen, ist es vorsichtiger, ein ventrales Fenster anzulegen, um mit Sicherheit allen Zement entfernen zu können. Lose Zementfragmente dürfen bei einem Infekt nicht in der Markhöhle zurückbleiben. Der laterale Standardschnitt erlaubt nicht nur die Trochanterosteotomie und wenn nötig das Einsetzen einer Pfannenstützschale, er ermöglicht auch die typische Ablösung des M. vastus lateralis zur Anlegung eines vorderen Kortikalisfensters. Die Technik der Fensterung der Markhöhle ist gleich wie beim Prothesenstielbruch (siehe 2.4.5.2). Auch beim Infekt kann der temporär entfernte Knochendeckel wieder fixiert werden. Wir haben niemals eine Sequestrierung dieses Deckels erlebt!

Der Pfannenersatz beim Infekt ist obligat. Es besteht nämlich die Gefahr, daß der Infekt im Bereich der unumgänglichen Instabilitätszone der distalen Pfannenhälfte, wo sich regelmäßig eine mehr oder weniger dicke Bindegewebsschicht befindet, erhalten wird. Die Pfannenauswechslung erfolgt nach den gleichen Regeln wie bei der aseptischen Lockerung. Wir werden allerdings intrapelvine Zementbrocken durch Fensterung des Pfannengrundes möglichst entfernen. Dabei ist Vorsicht geboten. Es kann u.a. die A. obturatoria verletzt werden. Der Einsatz von homologen Spongiosatransplantaten kommt auch hier in Frage.

4.7 Resultate

4.7.1 Periode 1973–31.7.1981

4.7.1.1 *Konservative Behandlung*

Nur in 6 Fällen wurde nicht operiert:

- 2 Fälle von oberflächlichen Frühinfekten, die spontan ausheilten (Kas. Nrn. 52, 53),
- eine lokalisierte Femurschaftosteomyelitis durch Pneumokokken bei einer stabilen Geradschaftprothese konnte durch eine Langzeitbehandlung mit Antibiotika und Gelenkspülungen, auf welche die Patientin schnell schmerzfrei wurde, erfolgreich behandelt werden (Kas. Nr. 55),
- ein wenig aktiver Infekt nach Reoperation wegen Prothesenstielbruch ist auch im 5. Jahr so wenig beschwerlich, daß der Patient eine Reoperation nicht für notwendig hält (Kas. Nr. 23),
- ein Staphylokokken-Infekt bei schwerer Resistenzschwäche und GIRDLESTONE-Zustand auf der Gegenseite. Die Patientin wurde später auswärts operiert, ohne daß das Resultat befriedigend wurde (Kas. Nr. 24),
- ein Fall von schlechtem Allgemeinzustand bei Ösophaguskarzinom, bei dem ein Eingriff nicht mehr verantwortet werden konnte (Kas. Nr. 51).

4.7.1.2 *Die Wundexzision (Débridement)*

Nur 2 von 10 Wundexzisionen haben Heilung gebracht. Es handelte sich um akute Frühinfekte, die am 3. bzw. 4. Tag reoperiert wurden (Kas. Nrn. 50, 67). Eine am 7. postoperativen Tag vorgenommene Wundexzision bei akutem Pseudomonasinfekt mißlang (Kas. Nr. 68). Ebenso versagte ein Débridement 3 Wochen nach Spritzen-Infekt mit Streptokokken bei vorbestehender Instabilität, sowie ein solches, das bei einem Staphylokokken-Infekt nach 4½ Monaten vorgenommen wurde (Kas. Nrn. 41, 69). Diese 3 Fälle konnten durch einzeitige Reoperation erfolgreich behandelt werden. Von den übrigen 5 erfolglosen Fällen endete einer mit einer Arthrodese (Kas. Nr. 28), einer mit einem «GIRDLESTONE» und anschließender Spontanarthrodese (Kas. Nr. 22), und 3 behielten eine zeitweise fließende Fistel mit mehr oder weniger Beschwerden (Kas. Nrn. 19, 62, 66). Die Wundexzision dieser Versager-Fälle ist zwischen dem 1. und 22. Monat postoperativ vorgenommen worden.

Die Wundexzision scheint nur Erfolg zu versprechen, wenn sie bei einem akuten Frühinfekt in den ersten Tagen ausgeführt wird. Retrospektiv müssen wir feststellen, daß wir während langen Jahren zu wenig aktiv waren.

4.7.1.3 *Die Resektionshüfte* («GIRDLESTONE»)

In 26 Fällen mußte die Prothese entfernt werden. Dies erfolgte 19mal primär, 1mal nach einem Débridement und 6mal nach erfolgloser Reoperation. 13 dieser Prothesenentfernungen fallen in die Jahre 1969–1973, d.h. in eine Zeitperiode, in der wir die Reimplantation noch nicht gewagt haben. In den letzten 3 Jahren haben wir 2 Prothesen primär entfernen müssen (Kas. Nrn. 58, 59). In dieser Zeit sind auswärts wegen Spätinfekten nach 4 und 5 Jahren 2 unserer Fälle mit Prothesenentfernung saniert worden (Kas. Nrn. 49, 57). Die Resektionshüften sind ausnahmslos instabil. Stockfreies Gehen ist meistens nur zu Hause in beschränktem Umfange möglich. In der Regel fehlt ein Ruheschmerz. Das Schuhebinden ist normalerweise möglich. Die Beinverkürzung variiert zwischen 3,5 und 5,5 cm. Die Patienten fühlen sich durch die Prothesenentfernung gebessert. Der schwere Insuffizienzzustand der Hüften kann aber kaum als befriedigend betrachtet werden. In 1 Fall kam nach einem Jahr eine spontane Arthrodese mit solidem knöchernem Durchbau in guter Stellung zustande. In 2 Fällen war die Belastungsunfähigkeit so hinderlich, daß eine Kreuzplattenarthrodese mit Beckenosteotomie vorgenommen werden mußte. Davon mißlang eine; trotzdem war die Patientin wegen der verbesserten Stabilität zufrieden. Eine weitere, in unserer Kasuistik nicht enthaltene Arthrodese haben wir geplant zweizeitig auswärts durchgeführt. Der GIRDLESTONE-Zustand hatte eine schwere Fehlstellung in Außenrotation und Adduktion mit völliger Belastungsunfähigkeit zur Folge gehabt. Die knöcherne Fusion gelang perfekt.

4.7.1.4 *Die Ersatzoperation*

Wir haben den Prothesenersatz 39mal einzeitig ausgeführt, um zu testen, was für Ergebnisse dieses offensichtlich einfachere Verfahren (siehe 4.6) bringt. Der einzige zweizeitige Ersatz betrifft eine Patientin, bei der auswärts eine in der Folge unbefriedigende Prothesenexzision vorgenommen worden war (Kas. Nr. 48).

Von diesen 40 erstmaligen Auswechslungen waren 23 nach 4–99 Monaten (Durchschnitt 48 Monate) erfolgreich, d.h. beschwerdefrei gehfähig. Es handelte sich um 21 Totalersatz-Eingriffe und je einen Schaft- und einen Pfannenprothesenersatz. An 17 Mißerfolgen waren 11 Totalersatz- und je 3 Pfannen- und Schaftersatz-Eingriffe beteiligt. Mit 2 Ausnahmen waren die Mißerfolge schon im ersten Jahr manifest.

Interessant ist die Steigerung der Erfolgsquote

durch die Verbesserung der Stabilität, d.h. die konsequente Verkeilung im Schaft mit Geradschaftprothese oder zusätzlichen Platten und die Armierung der Pfanne. Bis Mai 1977, d.h. vor Einführung der Verkeilung im Schaft, gab es von 22 Totalersatz-Operationen 10 Versager, nachher von 12 nur noch einen. Dieser schlechte Fall einer Patientin (Kas. Nr.63), die wegen Karzinommetastasen bettlägerig wurde und radiologisch keine Instabilität aufwies, könnte hinsichtlich der Infektsanierung auch zu den guten Fällen gezählt werden.

Problematisch ist die Auswechslung nur eines Prothesenteils. Von 4 ersten Pfannenauswechslungen war nur eine erfolgreich (Kas. Nr.37), von 3 Schaftersatzoperationen ebenfalls nur eine (Kas. Nr.60). Ein Mißerfolg fällt in die Verkeilungsperiode (Kas. Nr.46). Die kleinen Zahlen lassen keinerlei verbindliche Schlüsse zu. Daß bei einem Coli-Infekt mit Schwächung durch ein metastasierendes Prostatakarzinom auch die beste Pfannenstabilisierung wenig nützt, scheint gesichert zu sein. Je ein Coli-, ein Pseudomonas- und ein Staphylokokkeninfekt (Erregerwechsel Staph. albus - Staph. epidermidis - Staph. aureus) haben Anlaß gegeben zu wiederholten Ersatzoperationen (Kas. Nrn.4, 13, 31). Ganz im Gegenteil zu den aseptischen Lockerungen scheinen einzeitig wiederholte Ersatzoperationen beim Infekt sehr fraglich zu sein. Von 4 wiederholten Totalersatzoperationen war keine erfolgreich, ebensowenig 4 wiederholte Schaft- und Pfannenauswechslungen. Offenbar spielen Knochennekrosen, Resistenzschwäche, vor allem aber eine besondere Erregervirulenz eine zu große Rolle. Zu unserer Entlastung dürfen wir feststellen, daß z.B. die 4. Pfannenauswechslung (Kas. Nr.4) auf ausdrücklichen Wunsch des Patienten erfolgte, da er nach früheren Reoperationen immer eine gewisse Zeit zufrieden war!

Aufgrund dieser Erfahrungen muß für das Infektrezidiv der zweizeitige Prothesenersatz vorgesehen werden, wenn nicht die Umstände den GIRDLESTONE-Zustand als angemessen erscheinen lassen.

Ende 1985 dürfen wir feststellen, daß das gute Resultat der in der Zeit von 1973 bis zum 31.8.1981 erfolgreich reoperierten 24 Patienten erhalten geblieben ist. 3 sind gestorben. Die durchschnittliche Beobachtungszeit beträgt 9 Jahre. Auch das Resultat von 4 mit Erfolg konservativ (Gelenkspülungen, Antibiotika) behandelten Fälle blieb gut.

Tiefer Infekt: Resultate

	1973	1974	1975	1976	1977	1978	1979	1980	1981	1982	1983	1984	1985	1986
Ersatzoperationen ● gut	2	3		6	4	1	3	4	3	3	2	1	6	2
○ schlecht	2	1	4	1	4	1	1				2	2	1	
Girdlestone ▲ primär	1	1	2	2	1		1	1			1			
△ sekundär	2		4	1	1						1	1		1
Gelenkspülungen x gut				1			1			4	2	2	2	1
	● ● ▲ ○ △ ○ △	● ● ● ○ ▲	▲ ▲ ○ △ ○ △ ○ △ ○ △	● ● ● ● ● ▲ ● ▲ ○ △ x	● ● ● ● ○ ○ ○ ▲ ○ △	● ○	● ● ● ○ ▲ x	● ● ● ● ▲	● ● ●	x ● x ● x ● x	● ● ○ ▲ x ○ △ x	● ○ x ○ △ x	● ● ● ● ● ● x ○ x	● ● △ x

1980-1986

32 Tiefe Infekte geheilt, davon 11 nur durch Spülung
5 Mißerfolge

4.7.2 **Periode 1.8.1981–31.12.1985**

In dieser Zeit wurden 15 infizierte Prothesen einzeitig ersetzt, 14 davon anscheinend erfolgreich. Ein 77-jähriger Mann, auswärts schon mehrfach reoperiert, litt an einem Pseudomonas-Infekt. Der Femurschaft hatte auf der Außenseite einen Defekt von 13 × 2 cm. Die Stabilisierung blieb wahrscheinlich ungenügend. Keine Vorbereitung mit Gelenkspülung, da der Infekt mit viel Eiter vorgängig nicht diagnostiziert wurde! Die Prothese mußte entfernt werden. Ein Patient mit zweizeitiger Ersatzoperation ist noch in Behandlung.

In 7 Fällen war eine konservative Behandlung mit Gelenkspülungen erfolgreich, 2 heilten nach früher Exzision. In einem einzigen Fall wurde primär die Prothese entfernt. Es ist einer der beiden Fälle von zweizeitigem Ersatz. Eine Patientin mit einem Pseudomonas-Infekt wurde von uns erfolglos gespült, später im Ausland anscheinend erfolgreich reoperiert.

4.7.3 **Beurteilung**

Die Erfahrungen von 1981 haben sich 1986 bestätigt. Von 37 tiefen Infekten konnten 33 operativ oder konservativ klinisch geheilt werden. Ein einziger hat heute eine GIRDLESTONE Hüfte, 2 sind noch in Behandlung und 1 Fall wurde auswärts reoperiert.

Gelenkspülungen scheinen eine besonders erfolgreiche Waffe im Kampf gegen den Infekt zu sein. Ihre Möglichkeiten wurden bis heute nicht genutzt. In der Weltliteratur ist über therapeutische Gelenkspülungen nach Totalprothese der Hüfte nichts zu finden. Da sie auch bei aseptischen Schmerzzuständen eine wichtige Rolle spielen, wird ihnen ein besonderes Kapitel gewidmet.

5. Die Gelenkspülung bei Totalprothese der Hüfte

5.1 Definition

Unter Gelenkspülung verstehen wir eine ambulant durchführbare Gelenkpunktion. Dabei wird Gelenkinhalt aspiriert und durch Injektion und Aspiration einer Spüllösung das Gelenk klar gespült.

Nach unserer Erkenntnis und den Unterlagen der elektronischen Dokumentationszentrale DOKDI in Bern sind Gelenkspülungen als Therapie aseptischer oder septischer Reizzustände bei Totalprothese der Hüfte in der Literatur nicht beschrieben. Unsere Erfahrung bezieht sich auf 187 Spülungen an 86 Patienten. Davon waren 44 Zustände aseptisch und 42 septisch.

5.2 **Technik der Punktion und der Spülung** (Abbildung 184, Abbildungen 185a–f)

Der Einstich erfolgt am flach liegenden Patienten angesichts eines a.-p.-Röntgenbildes senkrecht über dem Prothesenhals. Die Stelle wird bestimmt durch Palpation der Trochanterspitze, der Spina il. a.s. und des Tuberculum pubicum. Bei normalen Verhältnissen liegt sie etwa 2–3 Querfinger senkrecht von der Mitte einer Verbindungslinie der beiden letztgenannten anatomischen Strukturen entfernt. Mit einer feinen Nadel wird die Haut anästhesiert und mit einer spitzen Skalpellklinge eine 2–3 mm lange Inzision angelegt. Durch diese Inzision wird eine etwa 10 cm lange Anästhesienadel unter Injektion einer Anästhesielösung senkrecht eingestoßen. Diese Stichkanalanästhesie soll sparsam sein und nicht durch Diffusion den N.fem. erreichen. Die lange schlanke Anästhesiekanüle sucht den unverwechselbar charakteristischen Metallkontakt mit dem Prothesenhals. Nur ganz ausnahmsweise muß die Hilfe eines Bildverstärkers in Anspruch genommen werden. In unserer Serie von 187 Gelenkspülungen war dies 2mal der Fall. Periartikuläre Ossifikationen können als ganz große Ausnahme die Gelenkpunktion verunmöglichen. Nach Metallberührung wird die dünne Nadel entfernt und in gleicher Richtung eine Spinal-Kanüle mit Madrin (90×1,2 mm) bis zum Metallkontakt seitlich am Prothesenhals eingestoßen. Das schabende Geräusch beim Kratzen am Prothesenhals ist gut hörbar. Meistens liegt ein Erguß vor, der aspiriert und bakteriologisch untersucht wird. Aseptische Reizzustände sind von einem trüben, flockigen, gelb-braunen Erguß begleitet. Beim Infekt finden sich oft erstaunliche Eitermengen bis 30 cm³ und mehr. Als Spülflüssigkeit dient Ringerlösung, Ringerlösung mit Nebacetin® oder eine antiseptische Lösung. Es handelt sich um das flüssige Konzentrat GX, ein Biguanid als gewebeverträgliche bakterizide Spüllösung 0,1% (siehe B. Roth et al.). Beim Infekt scheint sich eine abschließende Instillation von etwa 5 cm³ 2% Taurolin® zu bewähren. Taurolin® ist beschrieben von H. U. Bühler et al.

Die Kanülen sind nur einmal zu verwenden, da die Spitzen durch den Metallkontakt zwangsläufig beschädigt werden.

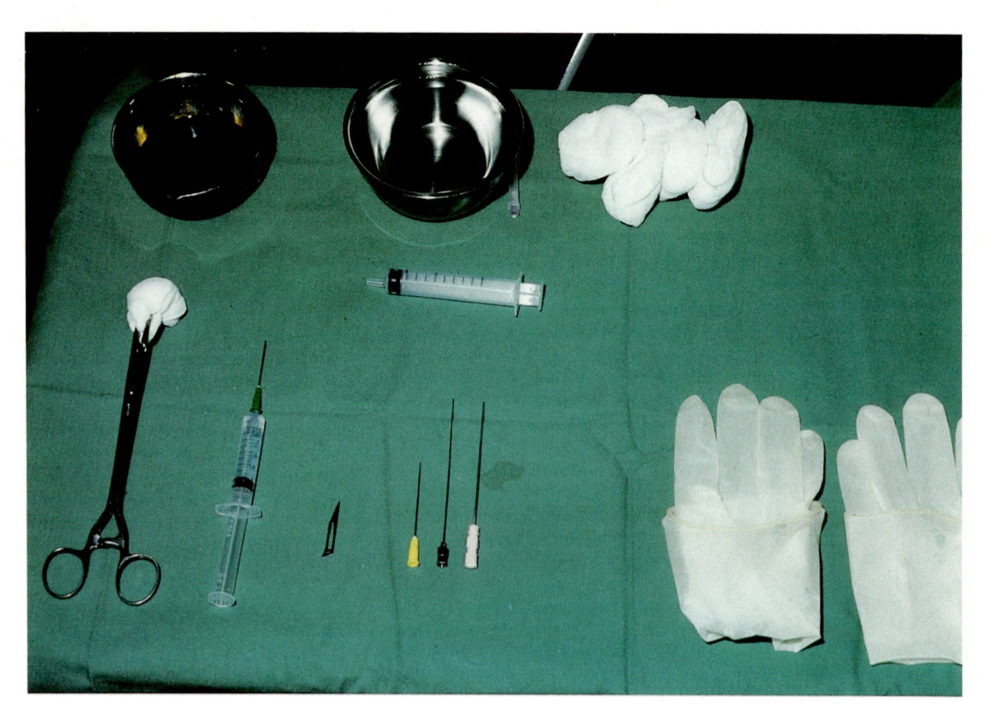

Abbildung 184. Instrumententisch.

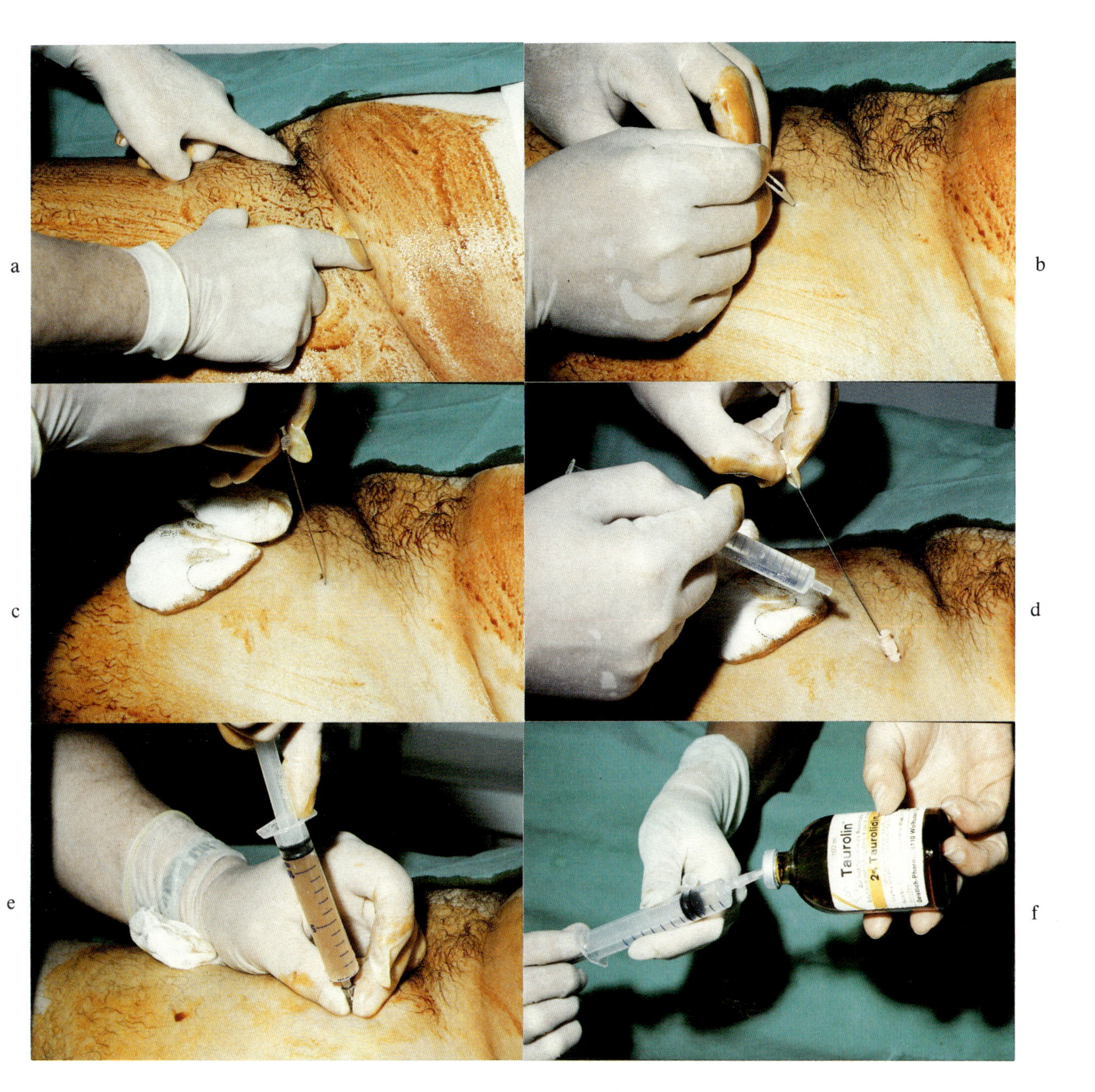

Abbildungen 185a–f. Punktionstechnik.

a Palpation der Spina i.a.s. und des Tuberculum pubicum zur Bestimmung der Einstichstelle.
b Stichinzision in Anästhesiequaddel.
c Aufsuchen des Prothesenhalses mit dünner, 10 cm langer Anästhesienadel.
d Eine Spinalanästhesienadel erreicht in der in (c) bestimmten Richtung den Prothesenhals. Entfernung des Madrins.
e Aspiration der Spülflüssigkeit.
f Abschließende, z.B. Taurolin®-2%-Instillation beim Infekt.

5.3 Indikation der Gelenkspülung

Jeder unklare postoperative Schmerzzustand, bei dem das Röntgenbild also keine Lockerungszeichen zeigt und ein Lumbovertebralsyndrom oder eine Neuropathie nicht anzunehmen ist, soll grundsätzlich durch Gelenkpunktion und Spülung abgeklärt werden. Wenn dieser Zustand 8 oder mehr Jahre postoperativ eintritt, ist ein Reizzustand durch Abriebpartikel wahrscheinlich. H. G. Willert hat 1975 und 1978 die Histologie dieses Reizzustandes beschrieben. Normalerweise besteht ein gewisses Gleichgewicht zwischen Partikelanfall und Abtransport. Eine Speicherung im Kapselgewebe ist die Regel *(Abbildung 186)*. Polyesterpartikel scheinen mehr zu Speicherung zu neigen. Es entstehen par-

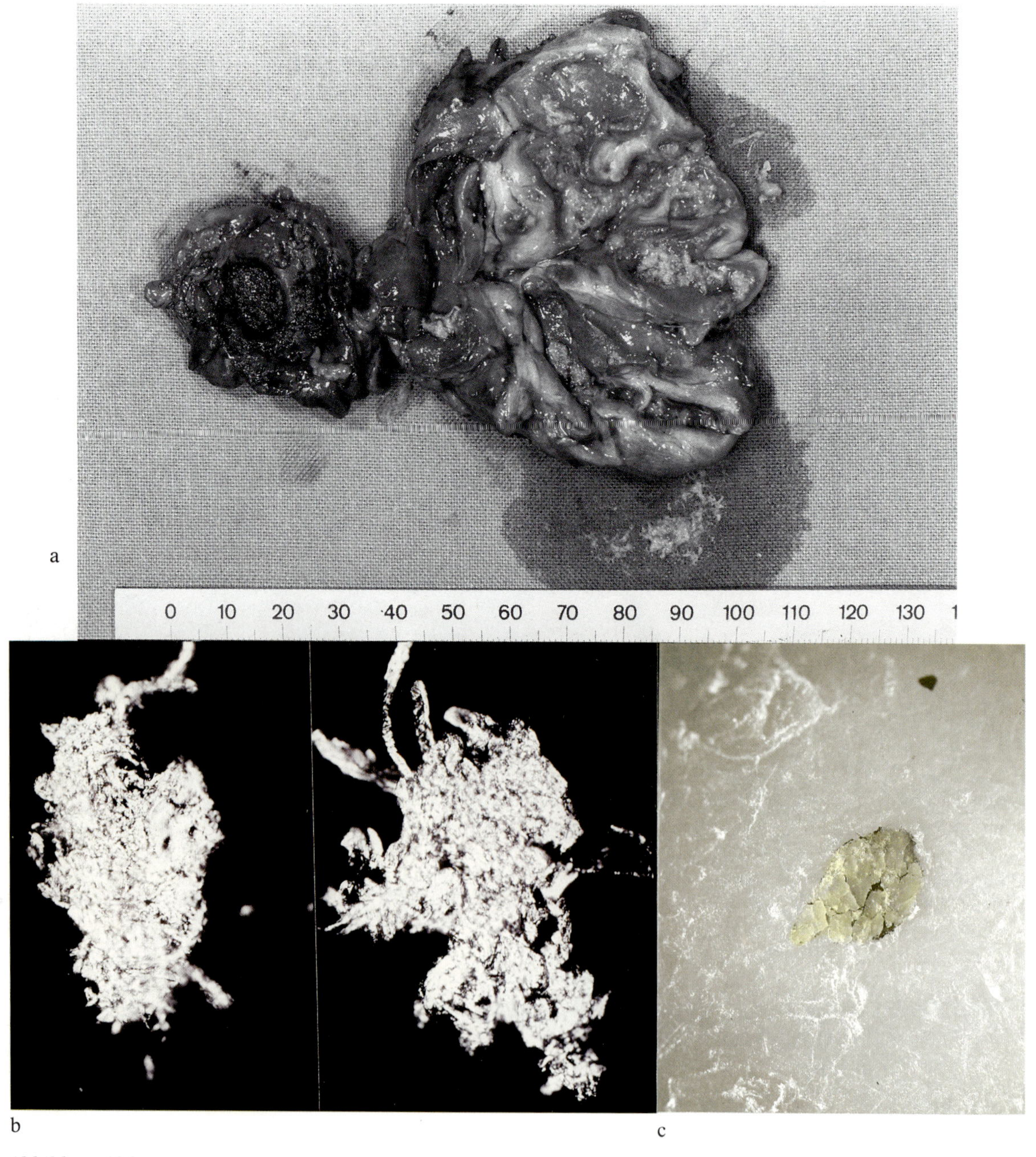

Abbildung 186

a Partikelspeicherung im Kapselgewebe und in Granulomen. Präparat einer exzidierten Kapsel bei Polyesterpfanne.
b Polyesterpartikel isoliert aus Spülflüssigkeit (links) und als Abriebprodukt im Labor (rechts).
c Zementpartikel auf Polyäthylenoberfläche im Gelenk.

tielle Kapselnekrosen, deren gespeicherte Partikel wieder ins Gelenk geraten. Auch Polyäthylen liefert über den bekannten Mechanismus Materialermüdung/Abscherung und Adhäsion mit Polyäthylentransfer auf die Kugeloberfläche Partikel, die einen Reizzustand begründen können. Polyäthylen im Kontakt mit Knochen, wie es bei zementlosen Pfannen verwendet wurde, reibt sich ab. Die mechanische Unruhe in der Grenzschicht und das partikelinduzierte Granulationsgewebe erzeugen eine Osteolyse, die mit der Zeit eine Pfanneninstabilität zur Folge hat. Die Gelenkspülung mit Analyse der Spülflüssigkeit bleibt im Zweifelsfall eine wichtige Maßnahme, das Geschehen im Gelenk zu rekognoszieren.

Bei Verdacht auf Infekt, sei er akut früh oder chronisch spät, ist die Indikation zwingend. Diagnose, Keimermittlung und Therapiemöglichkeit ergeben eine vielfache Begründung der Spülung. Beim Vorliegen einer Fistel ist die Instillation von Indigocarmin zum Nachweis einer Kommunikation mit dem Gelenkinnern von größtem Interesse. Präoperativ ist die Indigocarmin-Instillation eine wichtige Maßnahme zur Färbung des Abszeß-Systems, dessen Exzision dadurch wesentlich erleichtert wird.

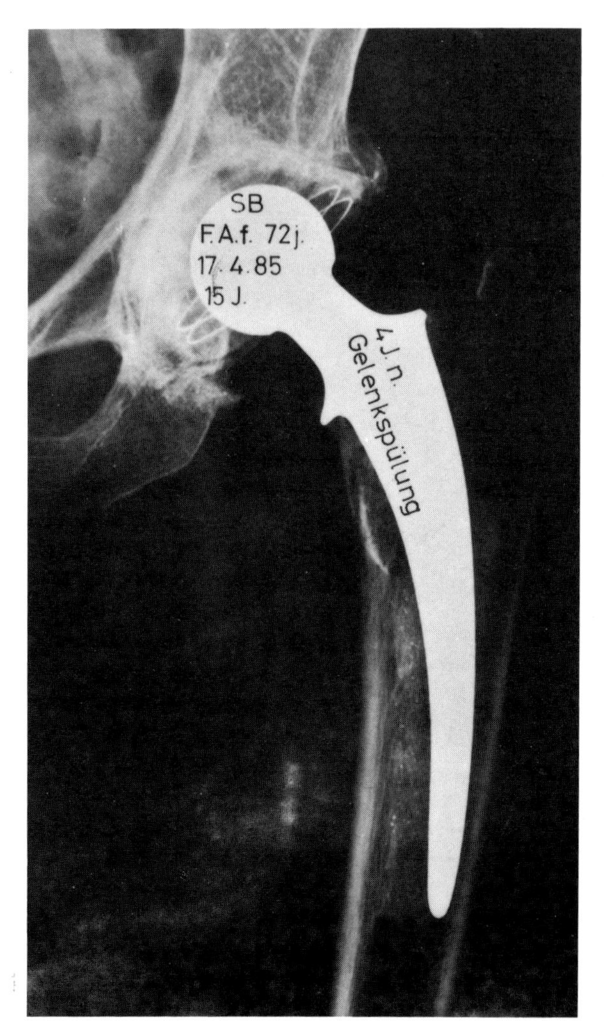

◁ *Abbildung 187.* 72jährige Zahnärztin 15 Jahre nach Implantation einer Polyesterpfanne. Partikelreizzustand nach 11 Jahren durch eine einmalige Gelenkspülung behoben. Heute beschwerdefrei.

5.4 Wirkung der Gelenkspülung

5.4.1 Bei einem aseptischen Reizzustand

Die einmalige Spülung ist in der Lage, Entzündungsfaktoren (z.B. Prostaglandine) stark zu verdünnen und schwebende oder auf die Kapsel sedimentierte

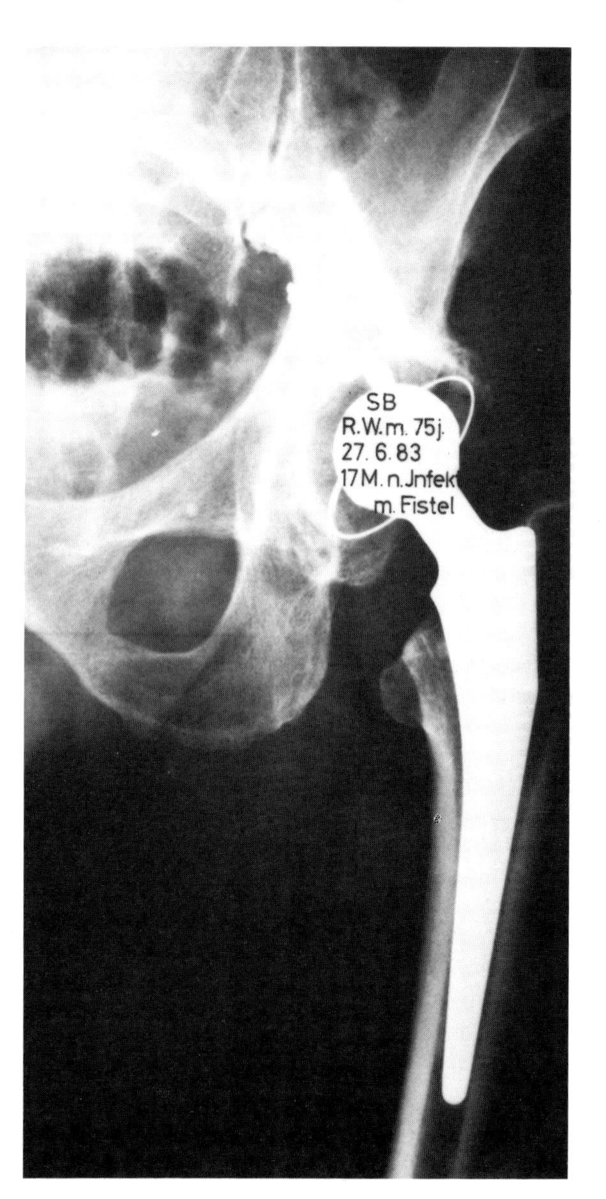

Abbildung 188. 75jähriger pensionierter Fabrikarbeiter 17 Monate nach akutem Streptokokken-Frühinfekt mit Fistel und reichlichem Eiterfluß in der 3. postoperativen Woche. Heilung nach 2 Gelenkspülungen und Megacillin für 10 Tage.

Abriebpartikel zu beseitigen. Wir haben aus der Spülflüssigkeit Polyesterpartikel isoliert und identifiziert (siehe Abbildung 186). Neben den Abriebpartikeln der Pfanne kommen auch Zement- und Kontrastmittelpartikel als Reizelemente in Frage. Interpositionen von Zementpartikeln zwischen Kopf und Pfanne finden sich bei Reoperationen relativ häufig. Es ist eindrücklich, daß eine einzige Gelenkspülung einen viele Monate dauernden Schmerzzustand beheben kann *(Abbildung 187)*.

5.4.2 **Beim Infekt**

Gespült wird nur der Gelenkraum. Unter stabilen Verhältnissen ist nicht anzunehmen, daß Spülflüssigkeit die Zement-Knochen-Grenze erreicht. Hier spielt sich aber der entzündliche Prozeß ab, der zu osteolytischen Kortikalisherden mit typischer periostaler Reaktion Anlaß gibt. Die Spülung, die größere Eitermengen aus dem Gelenkraum entfernt, hat die Wirkung einer Abszeßeröffnung mit Desintoxikation. Man muß das Infektgeschehen als Zweikampf zwischen Körperabwehr und bakteriellem Angriff auffassen. Solang noch keine mechanische Unruhe in der Kontaktzone vorhanden ist, d.h. solange noch stabile Verhältnisse vorliegen, kann die Desintoxikation durch Spülung in Verbindung mit einem gezielt eingesetzten Antibiotikum den Organismus befähigen, den Kampf gegen den Infekt zu gewinnen. Die abschließende Instillation eines Antiseptikums, wie z.B. 2% Taurolin®, ist wahrscheinlich nützlich. Es ist anzunehmen, daß auch der Zusatz von Nebacetin® oder Polybactrin® zu Ringerlösung sinnvoll ist. Ob der Einsatz einer neu entwickelten gewebeverträglichen antiseptischen Lösung Vorteile bringt, wird die Zukunft weisen *(Abbildungen 188–192)*.

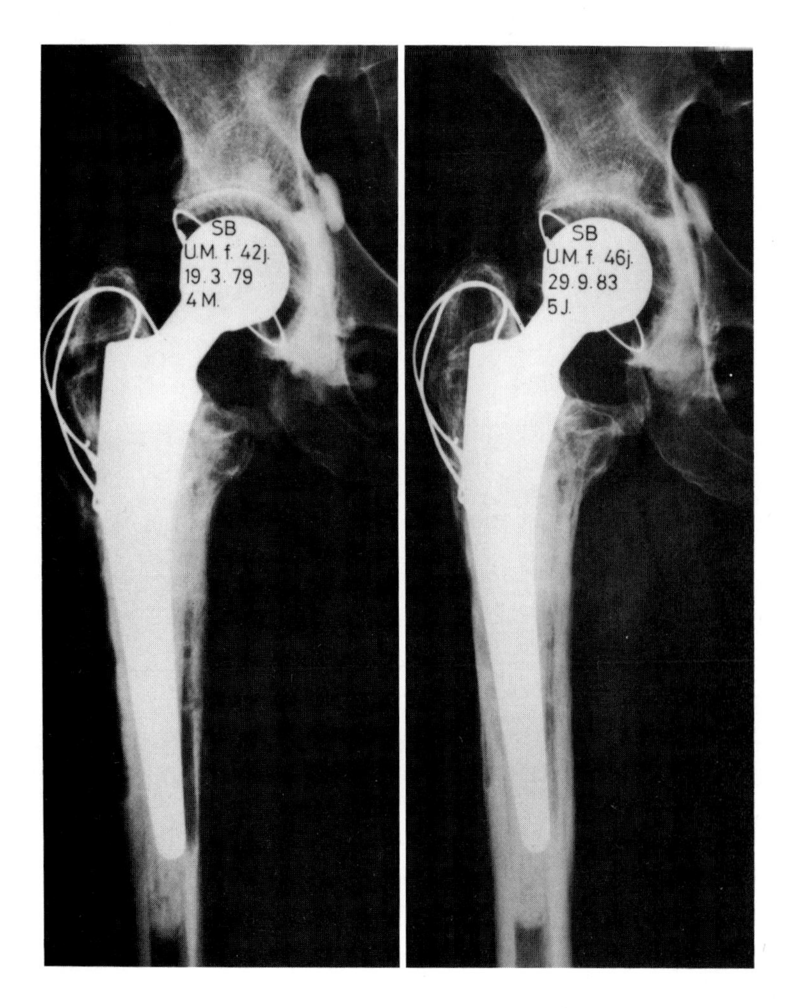

Abbildung 189. 42jährige Verkäuferin mit chronischem Pneumokokken-Frühinfekt. Großer osteolytischer Herd und periostale Reaktion in der medialen Schaftkortikalis nach 4 Monaten. Heilung durch eine Spülung und monatelange Keflexmedikation. Kontrollspülung nach 8 Monaten. Bakteriologie negativ. Beobachtungszeit 6 Jahre.

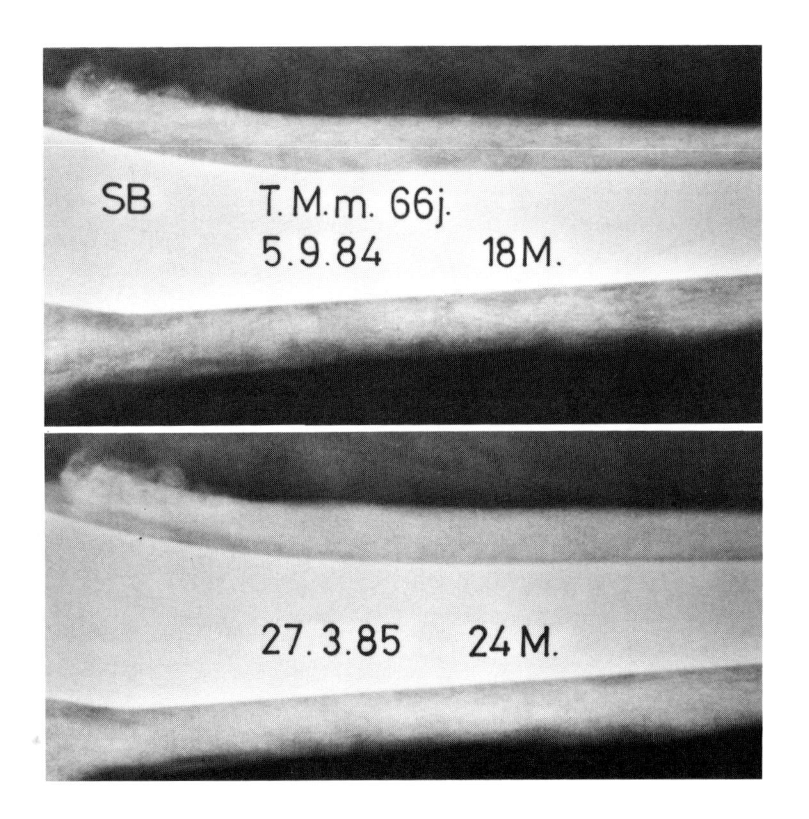

Abbildung 190. 65jähriger Kollege mit chronischem Frühinfekt. Auflockerung der Schaftkortikalis und periostale Reaktion nach 18 Monaten. 12 cm³ Pus im Gelenk. BSR 60 mm. Bakteriologie negativ. 6 Spülungen in 5 Wochen mit Instillation von 2% Taurolin® in Verbindung mit Rocephin intravenös für 10 Tage, anschließend 3 × 500 mg Lincocin. Nach 6 Monaten ist die Kortikalisstruktur gebessert, die periostale Reaktion verschwunden, der Patient nunmehr schmerzfrei. Rückgang der BSR auf 24 mm. Schmerzfreiheit seit 18 Monaten.

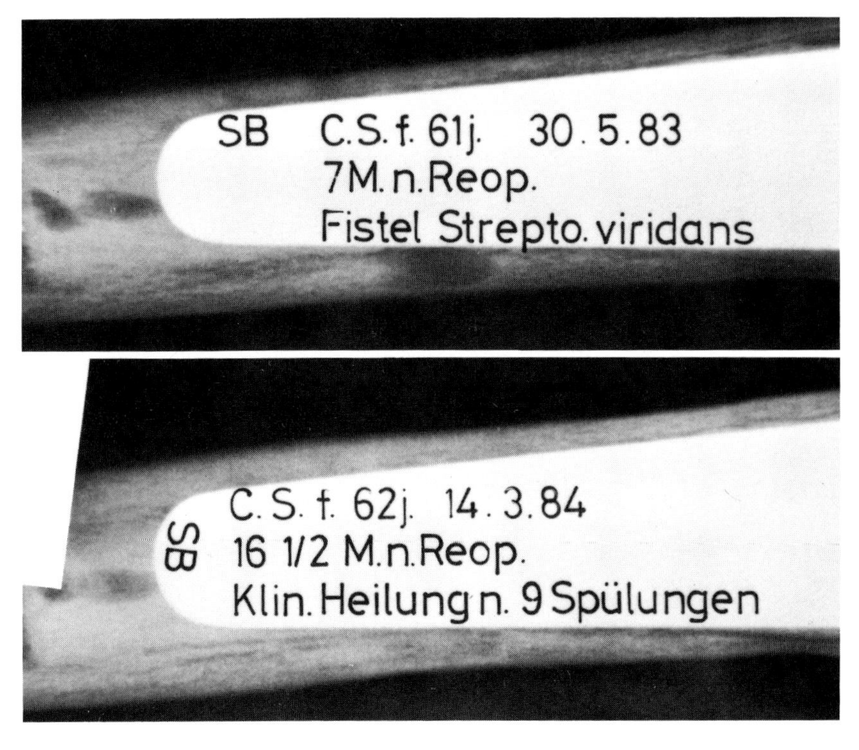

Abbildung 191. 61jährige Hausfrau. Chronischer Frühinfekt. Streptococcus viridans. Status 7 Monate nach einer Schaftersatzoperation mit Schmerzen und Fistel mit Eiterfluß. Über 20 cm³ flockiger Eiter im Gelenk. Indigocarmin fließt sofort aus der Fistel ab.

1 Woche nach der ersten Spülung schließt sich die Fistel endgültig. Spülungen mit Ringer-Nebacetin®-Medikation von Megacillin 2 Wochen, dann Keflex, 2 × 1 g für 2 Monate. Nach 9 Spülungen in 13 Wochen ist der Gelenkinhalt von 10 cm³ klar gelb und die Patientin schmerzfrei. 10 Monate später ist die radiologische Situation wesentlich gebessert. BSR 5 mm. Gehfähigkeit nach 16 Monaten 2 km ohne Stock.

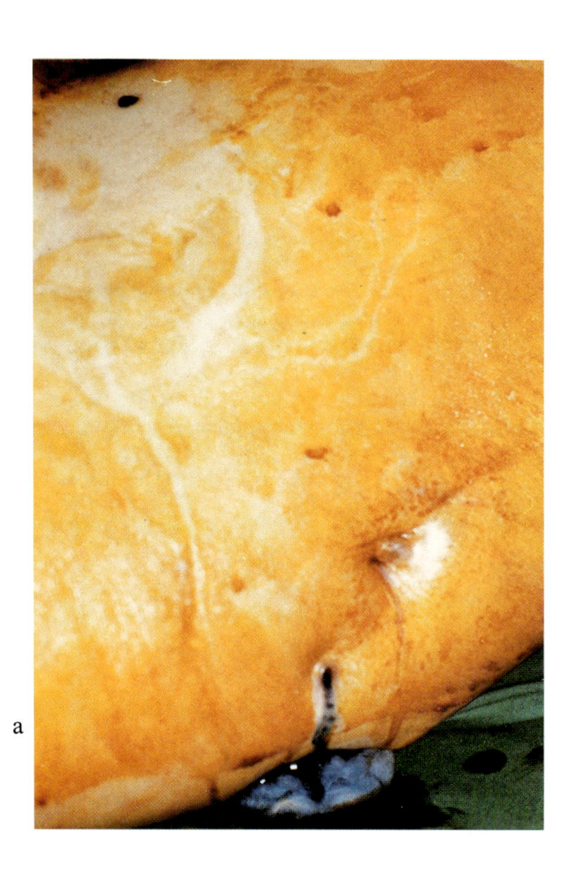

Abbildung 192. 55jährige Hausfrau mit akutem Frühinfekt. Serratia species. Reoperation mit Exzision und Drainage ohne Erfolg. Fistel. Adipositas.

a Bei Gelenkspülung fließt die Spüllösung durch die Fistel ab, ebenso die Indigo-Karmin-Instillation.
b Einzeitige Ersatzoperation mit Exzision eines stark verzweigten Abszeßsystems unter Moxalactam mit schneller Schmerzfreiheit und Normalisierung der BSR. Bakteriologie negativ. Lange Flugreise nach Hause ohne Antibiotika-Schutz.
c Zu Hause Schmerzen in der Leiste durch tiefes Hämatom, Fieber 39°, lokale riesige Rötung und Schwellung. Wiedereintritt mit Abszeß ante perforationem.
BSR 75 mm. Exzision mit Drainage für 3 Tage. Serratia species wieder positiv. Moxalactam. Anschließend 8 Gelenkspülungen in 2 Monaten mit 2‰ GX und Taurolin®-Instillationen. Nach 2 Wochen Bactrim statt Moxalactam. Nach der Exzision des Riesenabszesses bestand nie mehr ein Fistelfluß. Kontrollspülung 10 Wochen später: 8 cm^3, wenig trüb. Bakteriologie negativ in 6 Proben ab der 2. Woche nach Behandlungsbeginn.
d 7 Monate nach Behandlungsbeginn ist die Patientin schmerzfrei. BSR 3 mm.
e Jahreskontrolle BSR 2 mm.
f Nach 1 Jahr sind Kortikalisherde und die periostale Reaktion fast verschwunden.

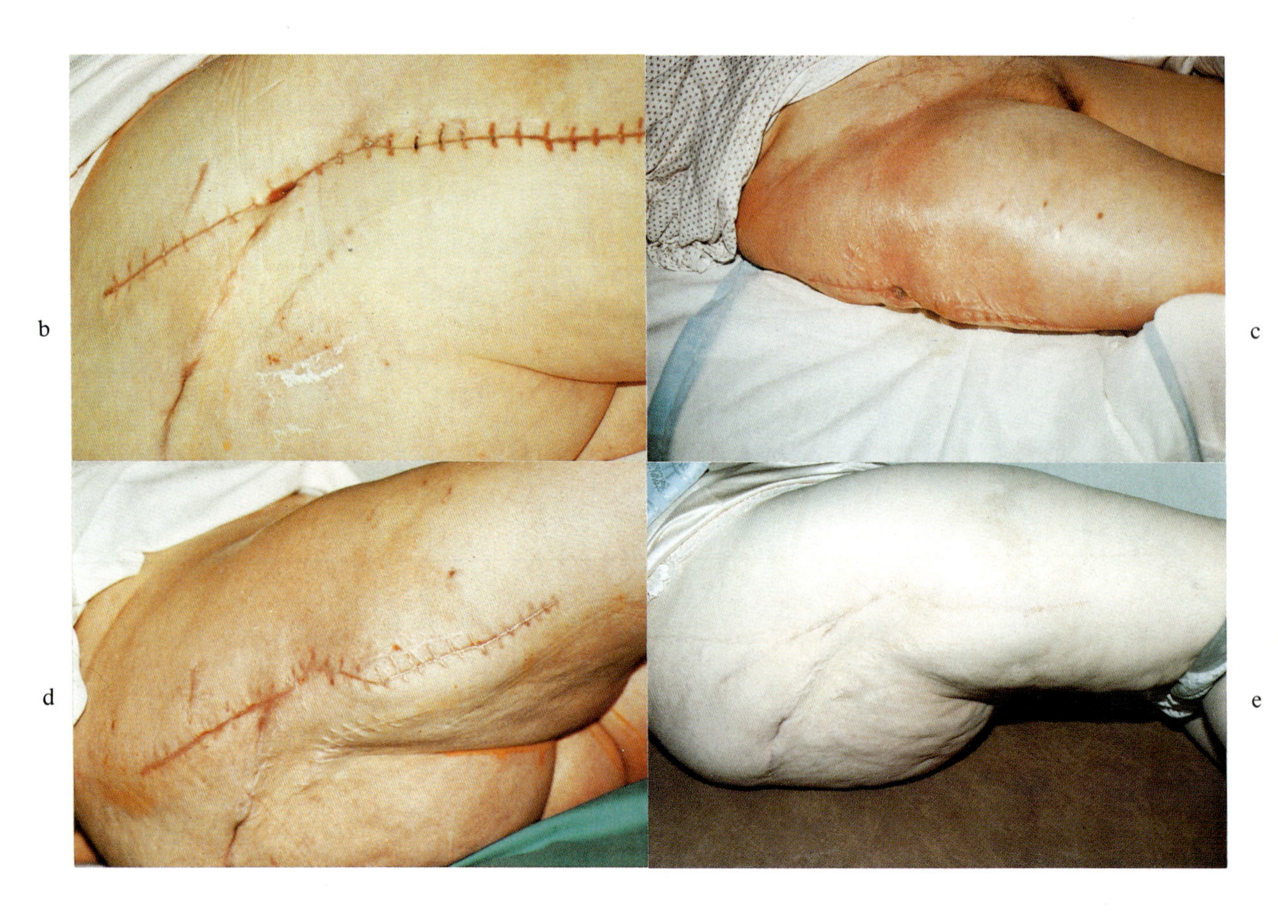

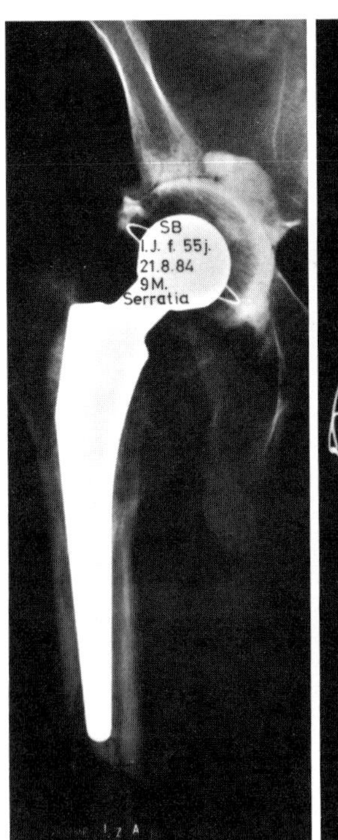

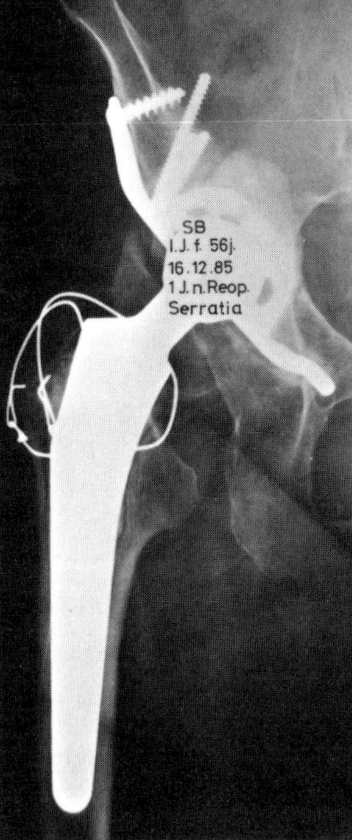

f

5.5 Resultate

5.5.1 Erfolgreiche Spülungen bei aseptischen Reizzuständen

Bei einem nach vielen Jahren auftretenden coxogenen Schmerzzustand kann die Differentialdiagnose Lockerung oder aseptischer Reizzustand durch Verschleißpraktikel schwierig sein. Das Verschwinden der Schmerzen nach einer Gelenkspülung ergibt die Diagnose Partikelreizzustand ex juvantibus. Bessert sich der Zustand nicht, dann bleibt nur noch die Instabilität, der Spätinfekt oder eine nicht coxogene Ursache. Es gibt Schmerzzustände durch Instabilität der Pfanne oder des Schaftes, die im Röntgenbild nicht klar zum Ausdruck kommen.

In 24 Fällen wurde durch eine einmalige Spülung Schmerzfreiheit erzielt.

- 20 bei Polyesterpfannen nach durchschnittlich 9,9 Jahren;
- 4 bei Polyäthylenpfannen nach durchschnittlich 12,75 Jahren.

Von diesen 24 Fällen wurde nach 1–4 Jahren die Spülung wegen Schmerzrezidiv wiederholt in 4 Fällen:

- 65jährige Hausfrau, 9 Jahre postoperativ mit Polyesterpfanne. Erfolgreiche 2. Spülung 4 Jahre nach der ersten.
- 65jährige Hausfrau, 10 Jahre postoperativ mit Polyesterpfanne. Wiederholung der Spülung nach 3 Jahren ohne Erfolg wegen Pfanneninstabilität und Pfannenfraktur. Heilung durch Pfannenersatz.
- 57jähriger Landwirt, 11 Jahre postoperativ. Wiederholung der Spülung nach 1 Jahr ohne genügenden Erfolg, so daß nach einem weiteren Jahr die Pfannenersatzoperation wegen Pfanneninstabilität notwendig wurde.
- 74jähriger pensionierter Fabrikarbeiter mit Polyesterpfanne. Wiederholung der Spülung nach 2 Jahren. Es besteht eine beginnende Schaftinstabilität als Erklärung des Beschwerdebildes. Die Reoperation ist vorerst nicht indiziert, da der Patient noch 5 km ohne Stock gehen kann.

5.5.2 Erfolglose Spülungen bei aseptischen Schmerzzuständen

Lumbovertebralsyndrom		4
Diabetische Neuropathie		1
Protheseninstabilität		15
– davon erfolgreich reoperiert	11	
– wegen Allgemeinzustand nicht reoperiert	3	
– Infekt bei Reoperation	1	

5.5.3 **Mißlungene Gelenkspülungsversuche**

In 5 Fällen war die Gelenkspülung nicht möglich. Periartikuläre Ossifikationen können die Punktion unmöglich machen oder fibröses Gewebe neben dem Prothesenhals verhindert die freie Verbindung mit dem Gelenkraum.

- 83jähriger Landwirt, 9 Jahre postoperativ. Spülung unmöglich wegen periartikulären Ossifikationen. Keine Reoperation wegen Allgemeinzustand.
- 63jähriger pensionierter Fabrikarbeiter, 10 Jahre postoperativ Heilung nach Pfannenersatz.
- 70jähriger pensionierter Beamter, 7 Monate nach Reoperation. Spülung unmöglich. Reoperation wegen Schaftinstabilität. Nach diesem Eingriff Infekt mit Staphylococcus epidermidis. Heilung konservativ durch wiederholte Gelenkspülungen.
- 69jährige Hausfrau, 10 Monate postoperativ. Spülung unmöglich. Heilung durch Reoperation wegen Schaftinstabilität durch Kortikalisnekrose!

5.5.4 **Erfolgreiche Spülungen bei Infekt mit Eiter im Gelenk mit oder ohne Fistel**

- nach der ersten Operation 4
- nach Reoperation 6

Von diesen 10 Patienten wiesen 6 radiologische Infektzeichen auf wie periostale Reaktionen und osteolytische Kortikalisherde.

Bakteriologie

hämolysierende Streptokokken	5
Staphylococcus epidermidis	1
Serratia species	1
Pneumokokken	1
kein Keimnachweis	2

Es gibt immer wieder Fälle, bei denen trotz klarer klinischer Situation (hohe SR, Eiter im Gelenk, radiologische Infektzeichen) der Keimnachweis nicht gelingt.

Anzahl der notwendigen Spülungen

- 75jähriger Mann mit akutem Frühinfekt in der dritten Woche. Fistel mit reichlichem Eiterfluß. Hämolytische Streptokokken. Rasche Abheilung nach *2 Spülungen in 1 Woche.* Penicillin.
- 61jährige Hausfrau mit chronischem Frühinfekt und Fistel. Hämolysierende Streptokokken. *9 Spülungen in 4 Monaten.*
- 61jähriger Bäckermeister mit chronischem Frühinfekt nach Reoperation. Hämolysierende Streptokokken. *2 Spülungen in 1 Monat.* Penicillin.
- 65jähriger Arzt. Chronischer Frühinfekt. Gelenkinhalt 12 cm^3 dünner, flockiger Eiter. Bakteriologie negativ. *6 Gelenkspülungen in 5 Wochen.* Rückbildung der Periostreaktion. Rückgang der SR von 60 mm auf 24 mm. Schmerzfreiheit seit 18 Monaten. Rocephin®, Lincocin®.
- 71jähriger Industrieller. Chronischer Spätinfekt. Streptococcus viridans. *10 Spülungen in 10 Monaten.* Rückgang der SR von 46 auf 8 mm. Penicillin.
- 55jährige Hausfrau. Akuter Frühinfekt mit Serratia species. Status nach Exzision und Drainage. Totalersatz mit einfachem postoperativem Verlauf und mit negativer Bakteriologie beim Spitalaustritt. Traumatisierung durch weite Rückreise mit tiefem Hämatom. Akutes Infektrezidiv mit riesigem Abszeß. Serratia positiv. Exzision und Drainage für 3 Tage, anschließend *9 Gelenkspülungen in 3 Monaten.* Am Schluß 6 negative Bakteriologien. Rückgang der SR von 75 mm auf 3 mm. 2 Moxalactam-Kuren von je 10 Tagen und anschließend für 2 Monate Medikation von Bactrim.
- 72jähriger Industrieller. Chronischer Frühinfekt nach Schaftersatzoperation. Bakteriologie negativ. Schmerzfrei nach *2 Spülungen in 1 Monat.*
- 42jährige Verkäuferin mit akutem Frühinfekt mit Pneumokokken. Osteolytischer Kortikalisherd im distalen Schaftdrittel medial. *2 Spülungen in 8 Monaten.* Dauerbehandlung mit Keflex. Abheilung des osteolytischen Herdes. Beschwerdefrei nach 6 Jahren.
- 85jähriger Landwirt. Chronischer Frühinfekt nach Reoperation. Streptokokken. Abheilung nach *6 Spülungen in 3 Monaten.* Gleichzeitig wurde noch ein Cerclage-Draht-Rest entfernt.

5.5.5 **Gelenkspülungen bei Vorliegen einer Fistel ohne Eiter im Gelenk. Gelenkinhalt steril**

Anschließend an die Spülung wurde Indigocarmin ins Gelenk injiziert. Kein Blauaustritt aus der Fistel als Beweis der fehlenden Kommunikation.

5 Fälle. Alle spontan abgeheilt.

5.5.6 **Erfolglose Gelenkspülungen bei Protheseninstabilität und Eiter im Gelenk**

Es handelt sich um 4 Fälle:

- 63jähriger Fabrikarbeiter. 3 Jahre postoperativ. Akuter (wahrscheinlich hämatogener) Spätinfekt. 6 Spülungen ohne Erfolg. Schwere Osteomyelitis mit Schaftinstabilität. Heilung durch zweizeitigen Prothesenersatz. Bakteriologie negativ. Der Patient hatte auswärts massive Dosen von Antibiotika bekommen.
- 77jähriger pensionierter Polizeibeamter. Pseudomonas-Infekt nach 5 auswärtigen Operationen, lateraler Femurdefekt von 13 × 2 cm. Bei der vermeintlich aseptischen Reoperation wurden wir vom Abszeß überrascht. Trotz 21 Spülungen und

einer Azlocillin-Kur erneuert sich ein Inhalt von über 30 cm^3 schmutzigen Eiters in 2–3 Wochen. Die Spülungen bringen nur Besserung, nicht Heilung. Geht an zwei Stöcken 2 km. Die Prothese wird entfernt werden müssen. Radiologische Instabilitätszeichen fehlen 18 Monate nach der 4. Reoperation.

- 62jährige Hausfrau mit chronischem Frühinfekt. Hämolysierende Streptokokken. 9 Spülungen in 2 Monaten brachten keine Heilung. Diese wurde durch einzeitigen Totalersatz erreicht. Es bestand eine Schaftinstabilität.
- 62jährige Hausfrau mit chronischem Frühinfekt. Serratia species. 9 Spülungen in 15 Monaten in Verbindung mit mehreren Moxalactam-Kuren hielten den Zustand mit meist hinkfreiem Gehen und suffizienter Hüfte (Trendelenburg negativ) mehr oder weniger stationär. Nach den Moxalactam-Kuren war die Bakteriologie monatelang negativ, zuletzt aber wieder positiv, so daß die Patientin zum Prothesenwechsel eine andere Klinik aufsuchte.

5.5.7 **Einmalige Gelenkspülungen bei offensichtlicher Instabilität mit Eiter im Gelenk zur Desintoxikation und Keimbestimmung mit Resistenzprüfung**

Heilung durch einzeitigen Prothesenersatz	11
unbekanntes Resultat nach auswärtiger einzeitiger Ersatzoperation	2
Heilung durch zweizeitigen Prothesenersatz	2
Infektheilung nach GIRDLESTONE	2
konservative Behandlung wegen schlechtem Allgemeinzustand	4
keine Reoperation wegen zu guter klinischer Situation	1

5.6 Komplikationen

Die ambulant vorgenommenen Gelenkspülungen werden in Lokalansäthesie durch eine Stichinzision durchgeführt. Die Haut ist demgemäß nicht vorbereitet und nur einzeitig durch Betadine desinfiziert. Die einzige Komplikation die wir erlebt haben, ist eine B. coli-Infektion im Bereich der Stichkanäle nach 9 erfolglosen Spülungen bei Infekt mit hämolysierenden Streptokokken. Es lag eine Schaftinstabilität vor. Deshalb mußte die Prothese ersetzt werden. 2 Monate nach der Reoperation klagte die Patientin über heftige Leistenschmerzen. In der Leiste fand sich druckdolentes Infiltrat im Bereich der ehemaligen Stichkanäle. Inzision und Drainage des Coli-Abszesses. Abheilung in 2 Wochen. 10 Monate später ist die Patientin beschwerdefrei. Bemerkenswert ist die Tatsache, daß der Prothesenbereich nicht in das Coli-Infektgeschehen einbezogen worden ist. Mit Ausnahme dieses Falles bestand nie der Verdacht, mit der Gelenkspülung einen Schmerzzustand ausgelöst oder verschlimmert zu haben.

5.7 Diskussion

Die vorgeschlagenen Gelenkpunktionen und Spülungen sind ambulant durchführbare, wenig belastende Eingriffe. Die Technik muß gekonnt sein, da der Erfolg nur von einer korrekten Spülung mit Aspiration des gesamten Spülvolumens zu erwarten ist. Bei allen Schmerzzuständen stellt sie ein wertvolles Mittel zur Differentialdiagnose Partikelreizzustand / Prothesenlockerung / Infekt / Extraartikulärer Schmerz dar. Ein Partikelreizzustand kann nur durch eine Gelenkspülung behoben werden. Die Alternative wäre ja ein operatives Vorgehen. Die Gelenkspülung kann beim Vorliegen einer Prothesenlockerung einen begleitenden Partikelreizzustand günstig beeinflussen und die Ersatzoperation eventuell weniger dringend erscheinen lassen. Es ist eigentlich erstaunlich, daß, obwohl Partikelreizzustände seit 1962 (Teflon-Pfannen!) bekannt sind, die Methode der Gelenkspülung nicht früher angewandt wurde. Wir sind doch alle Automobilisten und kennen die Notwendigkeit des Ölwechsels beim Automotor!

Beim Infekt ist die Gelenkpunktion und Spülung eine zwingende Notwendigkeit. Sie muß beim ersten Verdacht und *vor jeder antibiotischen Behandlung* vorgenommen werden. Es besteht dabei kein Unterschied zwischen dem akuten Frühinfekt und dem chronischen Spätinfekt. Sie dient der Desintoxikation, vor allem aber der möglichst frühen Keimbestimmung mit Resistenzprüfung. Eine gezielte antibiotische Therapie ist sowohl für den Erfolg einer einzeitigen Reoperation wie für die konservative Behandlung mit Gelenkspülungen unabdingbar. Ein schmerzhafter Pyarthros ohne Fistel oder eine schmerzfrei fistelnde Totalprothese bilden eine zwingende Indikation zu wiederholten Gelenkspülungen. Es gibt in diesen Situationen keine alternative Therapie. Wenn die Gelenkspülungen nicht zum Erfolg führen, stellen sie eine gute Vorbereitung der Reoperation dar, die fast nur beim Vorliegen einer Instabilität nötig wird. Zeit wird mit den Spülungen nicht verloren.

6. Die Geradschaftprothese nach M.E. Müller

Konsequenz eines biomechanischen Prinzips

6.1 Einleitung

Wir haben mit unseren biomechanischen Darlegungen gezeigt, daß die Versteifung des prothesentragenden Schaftsegmentes durch ein schlüssiges Implantat am besten geeignet ist, Belastungsdeformation und damit Relativbewegungen auszuschalten. Vorlast durch Verkeilung schaltet bestmöglich Nulldurchgang aus und damit den biomechanisch bedingten Lockerungsgrund.

Das ist die Erklärung für die guten Erfahrungen, die wir mit einer massiven Geradschaftprothese aus Stahl gemacht haben, welche 1965 und 1966 implantiert wurde. Auch Standardschäfte in engen Markhöhlen weisen in der Regel gute Langzeitresultate auf.

Gemeinsamer Nenner dieser beiden Erfahrungen:

- Der Prothesenstiel hat Kontaktpunkte mit dem Knochen, so daß eine Verklemmung in der Markhöhle zustandekommt. Er versteift dadurch das Implantatlager.
- Das Zementbett wird im Bereich der Kontaktpunkte getrennt. Es wird im übrigen Bereich mechanisch viel weniger beansprucht, weil ein Teil der Kraftübertragung direkt auf den Knochen erfolgt.

Relativbewegungen fehlen fast ganz, womit die Beanspruchung des Zementes zusätzlich verkleinert wird. Die Unterbrechung des Zementbettes hat unter diesen Bedingungen keine nachteiligen Folgen.

Unsere 1976 vertretene Auffassung über den «Mechanismus der Protheseninstabilität der Hüfte» und 1978 über «Die Verkeilung im Schaft als Prinzip» hat sich, besonders auch durch die Erfahrung mit den Reoperationen, als richtig erwiesen. Wir gehen ganz klar auf die Versteifung des Prothesenlagers im Schaftbereich aus und können deshalb keine «elastische» Konzession machen. Wir haben deshalb auch kein Verständnis für eine Prothese aus Titan, sofern sie aus Elastizitätsgründen empfohlen wird. Die Konsequenz dieses biomechanischen Prinzips ist die Geradschaftprothese, die M.E. Müller in Zusammenarbeit mit dem Chef seines biomechanischen Labors, P.G. Niederer, in den Jahren 1975 und 1976 entwickelt hat. *Abbildung 193* zeigt die günstigere Krafteinleitung bei der Geradschaftprothese, vor allem die geringere Belastung des Zementes medial oben.

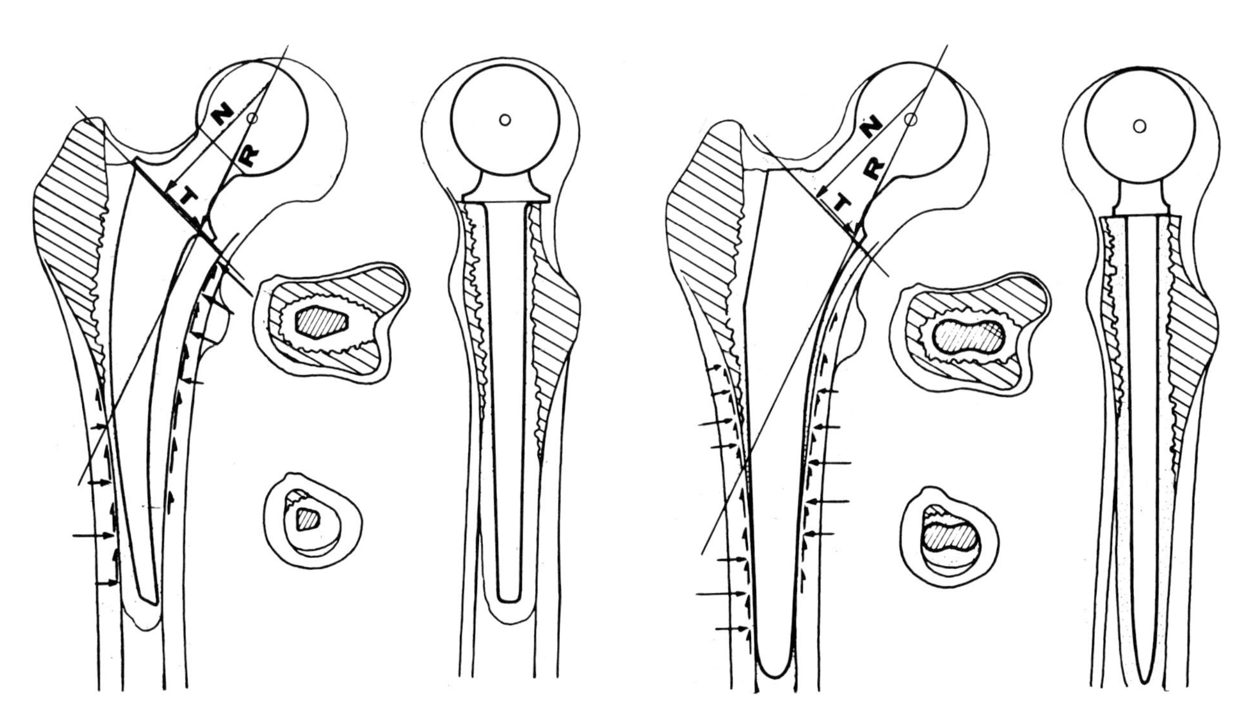

Abbildung 193. Unterschiedliche Krafteinleitung ins Femur bei der Standardschaftprothese links und bei der Geradschaftprothese rechts. Wichtig ist die Entlastung des Zementbettes oben medial bei der Geradschaftprothese.

6.2 Merkmale der neuen Geradschaftprothese *(Abbildungen 194–197)*

Diese Prothese ist kragenlos und weist keilförmige, in der Frontalebene abgeflachte, gerade Schäfte mit 6 verschiedenen Kalibern auf. Der Anzugwinkel der Schäfte beträgt ungefähr 6°. Die Halsausladung bleibt bei den verschiedenen Kalibern konstant, da die Dickenapposition ausschließlich lateral erfolgt. Die Schäfte sind nur in der Frontalebene breit, in der Sagittalebene relativ schmal. Die Kanten sind rund. An der Vorder- und Hinterfläche befindet sich eine nach distal durchlaufende Strukturierung. Sie verbessert den Verbund mit dem Zement und wirkt Scherkräften entgegen. Die Schäfte sind aus der zähen Schmiedelegierung Protasul 10 aus Kobalt, Nickel, Chrom, Molybdän und Titan angefertigt. Die Oberfläche ist sandgestrahlt, wodurch gegenüber polierten Schäften eine bessere Verbindung mit dem Zement erreicht wird. Die Geradschaftprothese wird ebenfalls aus Stahl hergestellt. Heute wird eine Titan-Legierung mit Kreamikkopf bevorzugt. Die Dimensionierung des Stiels ist so, daß mit Metallbrüchen nicht zu rechnen ist. Es ist keine einzige der früheren Stahl-Geradschaftprothesen aus den Jahren 1965–1966 gebrochen.

Es hat sich gezeigt, daß zwei Modelle mit verschiedener Halsausladung notwendig sind. Die Prothese mit dem längeren Hals ergibt lediglich eine Lateralisation des Trochanters und nicht einen Längengewinn. Sie heißt deshalb auch Lateralisationsprothese.

Die Halsausladung beeinflußt die Lage der Traglinie auf Höhe des Kniegelenkes:

- Bei normalen Achsenverhältnissen ist eine Medialisierung oder Lateralisierung des Trochanters durch die Prothese möglichst zu vermeiden. Mit zwei verschiedenen Halsausladungen kann diese Forderung annähernd erfüllt werden.
- Bei einem Valgusknie sollte der Trochanter grundsätzlich lateralisiert, auf keinen Fall medialisiert werden. Einsatz der Pfannendachschale nach M.E. Müller bei Coxa profunda oder Protrusio acetabuli und Einsatz einer Prothese mit großer Halsausladung sind entsprechende Mittel.
- Bei einem Varusknie sollte der Trochanter medialisiert werden. Wir werden also eine Prothese mit kleinerer Halsausladung einsetzen.

Für extreme Fälle sind sowohl in bezug auf Schaftdimension wie auf Halslänge Spezialanfertigungen notwendig.

Die korrekte Beinlänge wird durch Wahl der Schaftdicke und entsprechende Bearbeitung der Markhöhle mit der Formraspel erzielt. In der Regel wird mit dem nächst breiteren Schaft ein Längengewinn von 2–3 cm erreicht. Als Zwischengröße hat sich der Einsatz einer Halbrohrplatte bewährt (siehe Abbildung 198b).

Der Prothesenkopf ist von der Standardprothese unverändert übernommen worden. Er mißt 32 mm im Durchmesser und ist aus der Kobalt-Chrom-Molybdän-Nickel-Gußlegierung Protasul 2 angefertigt oder aus Aluminiumoxydkeramik (siehe 2.4). Heute steht auch der 22-mm-Kopf zur Verfügung. Die Verbindung der beiden hochedlen Metalle durch eine elektronische Schweißung hat erfahrungsgemäß nie galvanisch begründete Komplikationen verursacht. Für die Beurteilung des Kopfdurchmessers verweisen wir auf unsere biomechanischen Überlegungen unter 2.1.1.c und 2.6.2.

Für Dysplasiefälle mit engen Markhöhlen und/oder flachen, dünnwandigen Pfannen sind die Dysplasie-Prothesen CDH geschaffen worden *(Abbildung 198a)*.

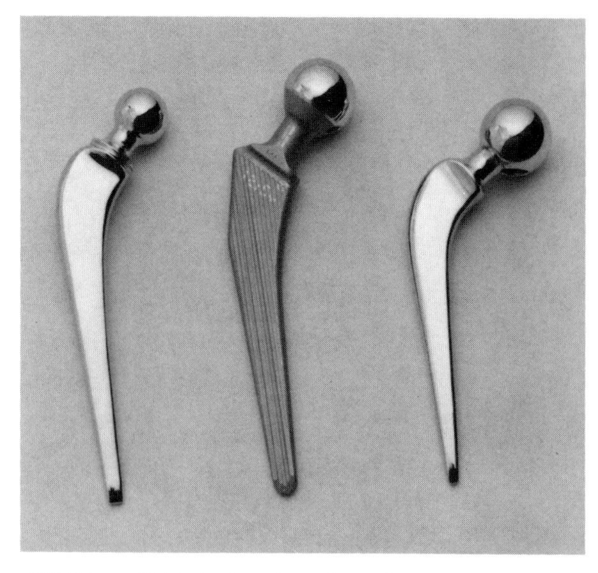

Abbildung 194. Die Geradschaftprothese von M.E. Müller zwischen ihren Vorgängerinnen von 1964 und 1965, die auffällig gute Spätresultate erbracht haben.

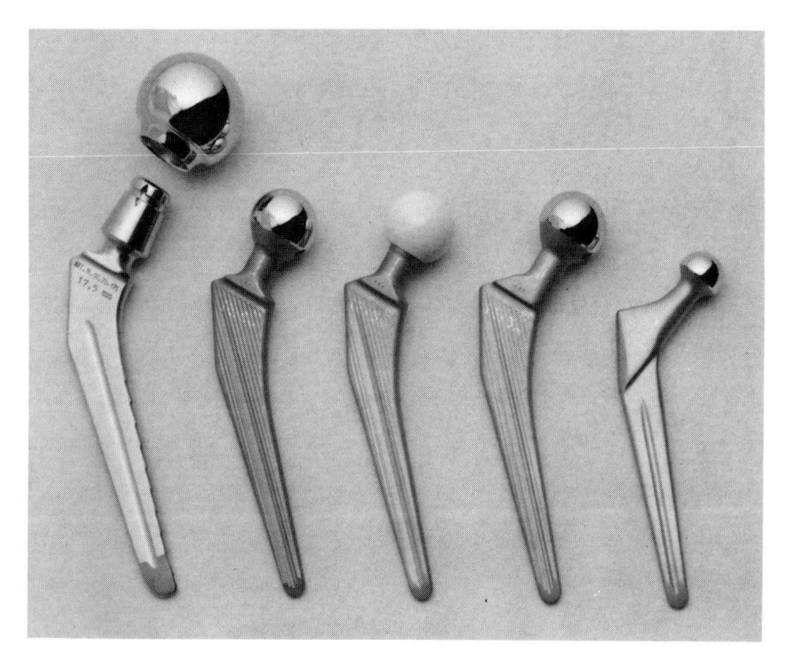

Abbildung 195. Die verschiedenen Typen von Geradschaftprothesen. Von links:

- Frakturprothese mit Schaftkerben.
- Geradschaftprothese ohne Lateralisation.
- Geradschaftprothese ohne Lateralisation mit Keramikkopf.
- Lateralisationsprothese.
- CDH-Dysplasie-Prothese mit 22-mm-Kopf.

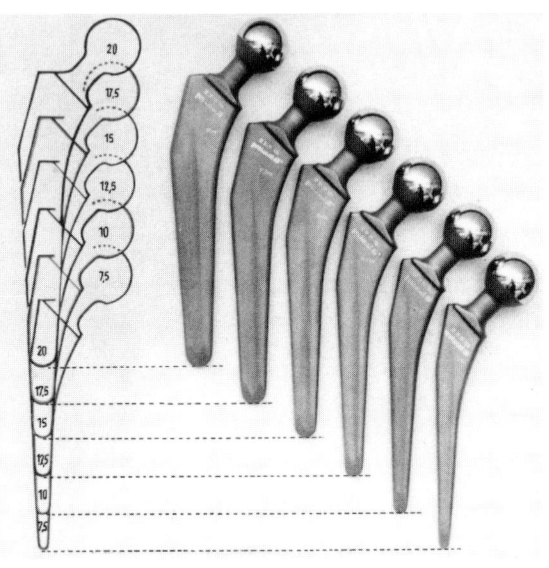

Abbildung 196a. Die 6 verschiedenen Stielbreiten der Geradschaftprothese von links nach rechts: 20,0, 17,5, 15,0, 12,5, 10,0, 7,5. Dargestellt ist der Längengewinn von einer Nummer zur anderen.

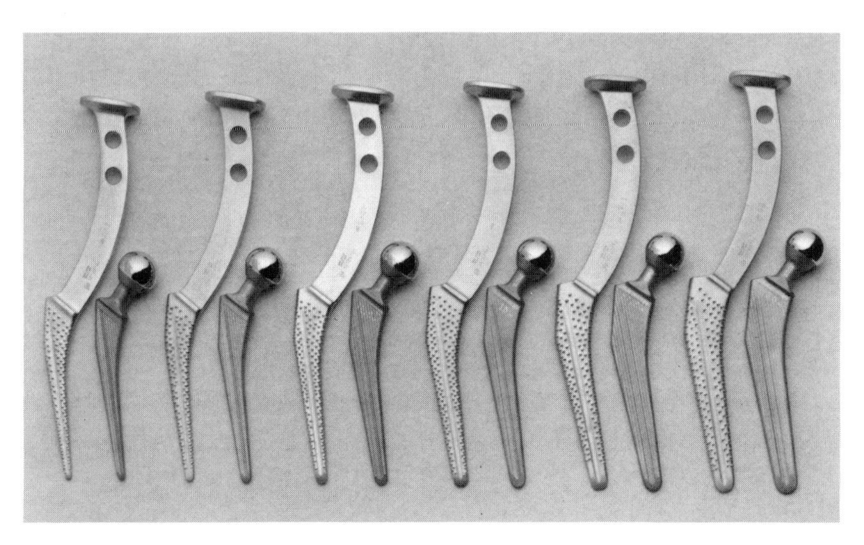

Abbildung 196b. Die Geradschaftprothesen 075–200 mit den zugehörigen Formraspeln.

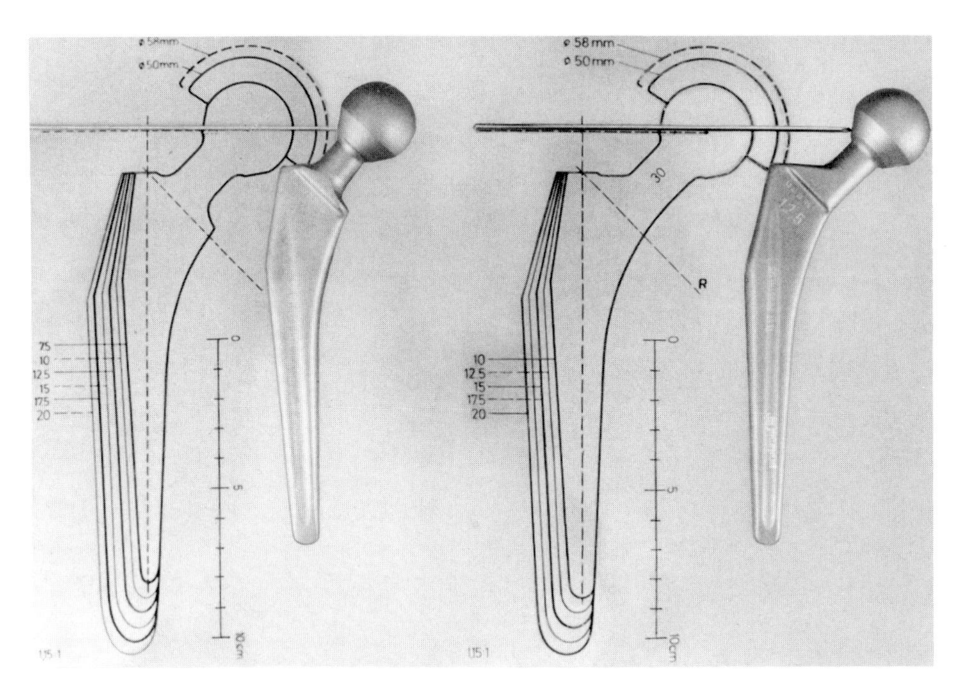

Abbildung 197. Die Geradschaftprothese mit dem längeren Hals ergibt lediglich eine Lateralisation des Trochanters und keinen Längengewinn!

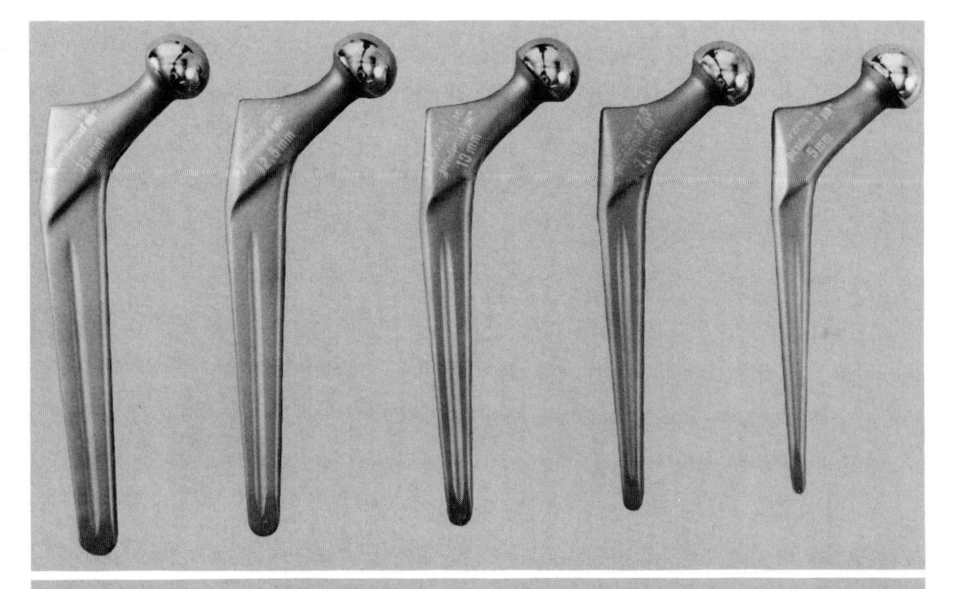

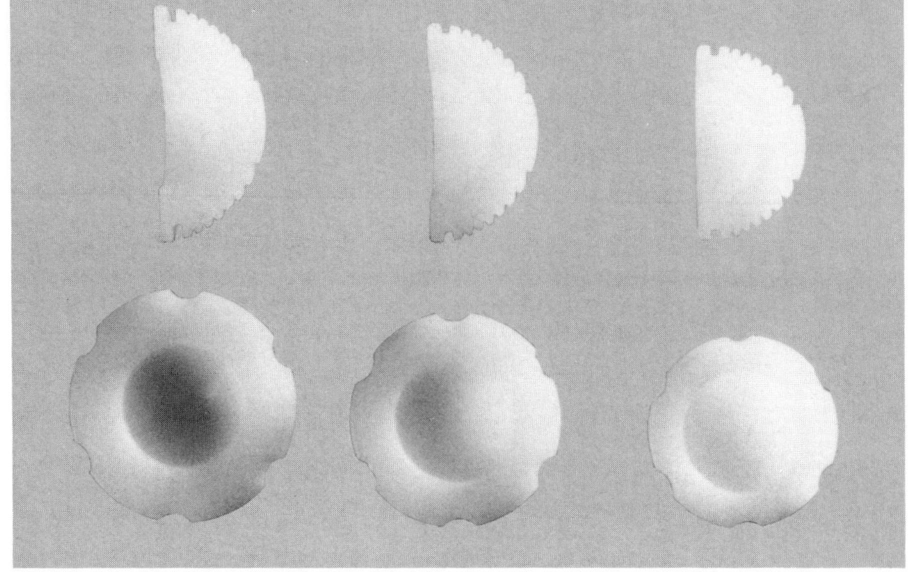

Abbildung 198a. Die Dysplasie-Prothese CDH für sehr enge Markhöhlen. Kopfdurchmesser 22 mm. Die entsprechenden Pfannen von 36, 40 und 44 mm Außendurchmesser sind meist in Verbindung mit der Dachschale nach M. E. MÜLLER zu verwenden.

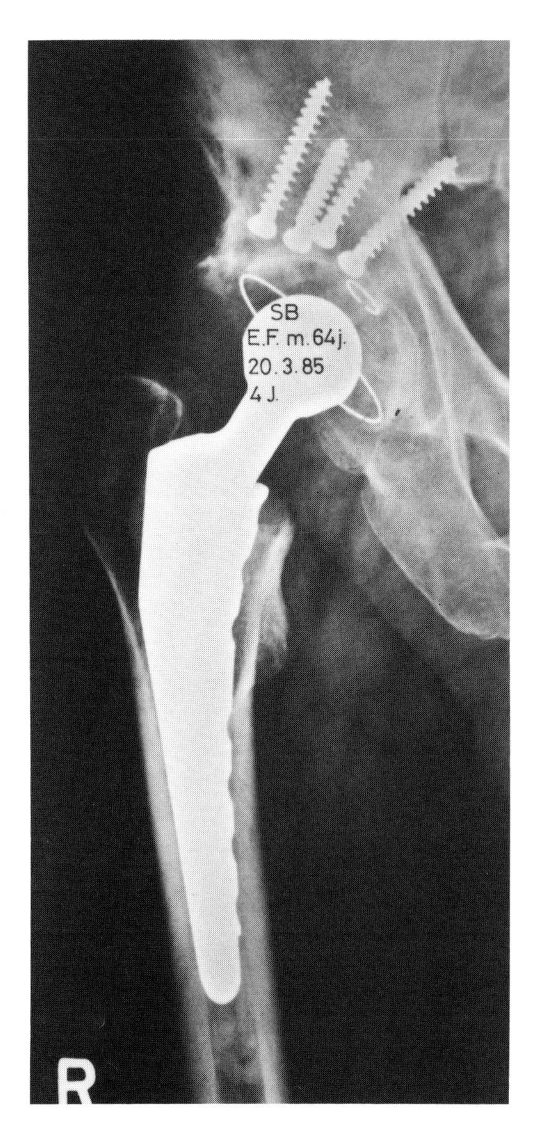

Abbildung 198b. Eine mediale Halbrohrplatte realisiert eine Zwischengröße zwischen 2 Schaftkalibern. Es ergeben sich durch eine solche Verkeilung besonders stabile Verhältnisse. Wir neigen dazu, das Implantat dem Knochen und nicht den Knochen dem Implantat anzupassen.

6.3 Operationsplanung

Die folgende Planungstechnik gilt sowohl für Erst- wie für Mehrfacheingriffe. Sie ist unabhängig von Trochanter und Schenkelhalsstumpf. Ein osteotomierter Trochanter ist nicht verwendbar, und bei Reoperationen kann ein Schenkelhalsstumpf fehlen.

6.3.1 **Ziel der Planung**

Es ist die Realisation einer erwünschten Beinlänge, d.h. der notwendigen Höhe der Schaftprothese in Berücksichtigung der Lage der Pfanne. Gleichzeitig wird die zur Verkeilung notwendige Prothesenstielbreite bestimmt. Zur Planung gehört auch die Festlegung der Halsausladung wegen ihres Einflusses auf die Lage der Traglinie des Beines.

6.3.2 **Technik der Planung**

Zur Planung benötigt man ein Meßblatt *(Abbildung 199)* und ein Röntgenbild des Beckens a.-p.

Das Meßblatt dient zur Messung

- *der Höhe des Meßpunktes über dem Trochanter minor.* Meßpunkt ist die Halsbasis, d.h. die frühere distale Kragenbegrenzung. Er muß sowohl auf dem Meßblatt wie auf der Prothese erkennbar sein. Bei der CDH-Prothese gilt die kaudale Kopfgrenze als Meßpunkt.
- *der Höhendifferenz der Pfannen gegenüber einem Beckenbeziehungspunkt.*
- *der notwendigen Prothesenstieldimension.*

Vorgang der Planung

1) Meß-Schablone auf die gegenseitige Hüfte legen. Die Pfannenkonturen werden in Übereinstimmung gebracht. Es erfolgen 2 Ablesungen.
   a) Meß-Schablone parallel zum Femur. Ablesen der Distanz a zwischen Meßpunkt und Trochanter minor auf der Skala.
   b) Meß-Schablone parallel zur Beckenachse. Ablesen der Höhe der distalen Sitzbeinbegrenzung auf der entsprechenden Skala.
2) Meß-Schablone umwenden und auf die zu operierende Hüfte legen. Pfannenkonturen auf Implantationshöhe einstellen, die Meß-Schablone parallel der Beckenachse. Ablesen der Höhe der distalen Sitzbeingrenze auf der entsprechenden Skala. Die Höhendifferenz zur Gegenseite entspricht der Pfannenhöhendifferenz. Es ist die Zahl b.
   Es ergeben sich drei Möglichkeiten:
   - Pfanne auf der Operationsseite höher = +b
   - Pfanne auf der Operatonsseite tiefer = -b
   - Pfannehöhe gleich = ± b

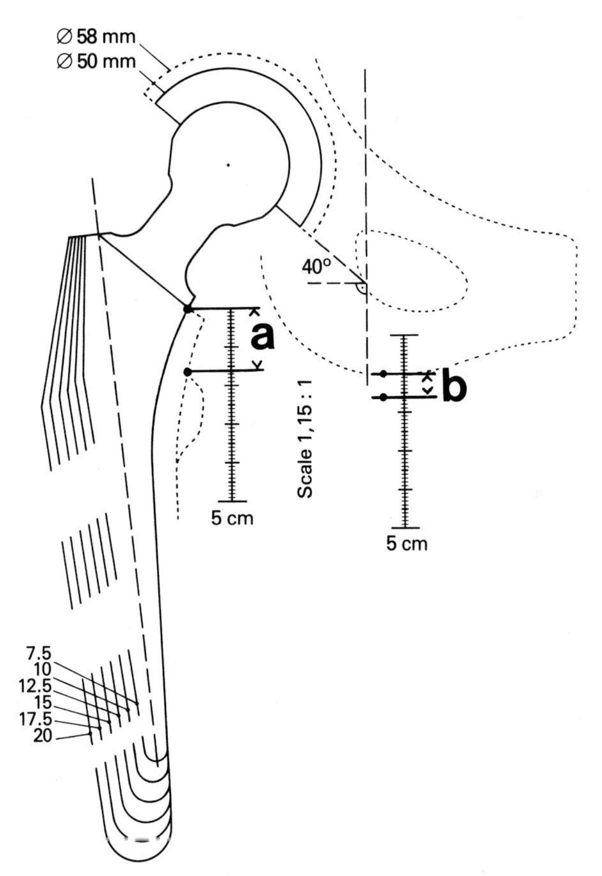

Abbildung 199. Meßblatt zur Planung s. 6.3.2.

Die Maße a + b oder a – b ergeben die zu realisierende Höhe des Meßpunktes über dem Trochanter minor. Diese Höhe wird eingestellt, die Schablone dabei parallel zum Femur und die mediale Prothesengrenze genau auf die mediale Markhöhlengrenze. Lateral kann die richtige Stieldimension abgelesen werden. a + b heißt also, daß die Pfanne auf der Operationsseite höher, a – b daß sie tiefer steht. a ± b heißt, daß die Pfannen gleich hoch stehen und die Zahl a keiner Korrektur bedarf.

Vereinfachte Planung

Wenn keine Fehlstellung besteht, kann man mit der Meß-Schablone auf der zu operierenden Seite lediglich die Distanz a ablesen. Ihre Realisierung garantiert die gleiche Beinlänge. Sie wird um einen erwünschten Korrekturbetrag verändert.

Die Skalen auf dem Meßblatt berücksichtigen die divergenzbedingte Vergrößerung des Röntgenbildes.

Bei doppelseitiger Koxarthrose wird für die erste Seite normalerweise eine gewisse Verlängerung (maximal 2 cm) angestrebt. Eine vorbestehende Beinverkürzung (z.B. nach Fraktur) kann zusätzlich in der Planung berücksichtigt und nach Möglichkeit korrigiert werden.

Der Einbau einer Dachschale oder Stützschale ergibt normalerweise eine Verlängerung von etwa 0,5 cm. Beim Vorliegen von Knochendefekten im Dach kann die Verlängerung auch mehr als 1 cm betragen, bei intraazetabulären Knochenplastiken in Verbindung mit der Dachschale zur Versetzung der Pfanne nach distal entsprechend mehr.

Die Planung der Halsausladung ist unabhängig vom Meßblatt. Sie berücksichtigt die individuelle Schenkelhalslänge und die Lage der Traglinie nach dem klinischen Bild im Stehen (siehe 6.2).

6.4 Operationstechnik

Die Operationsplanung ermittelt die Prothesendimension. Man wird in der Praxis vorsichtshalber immer 3 Prothesen bereitstellen, nämlich die nächst schmalere und die nächst breitere. Es ist an die Krümmungen des Femurs in der Sagittalebene zu denken.

Bis 1967 gehörte die Osteotomie des Trochanters zur Standardtechnik. Sie erschien unerläßlich für das Einsetzen einer Geradschaftprothese. Entscheidend für die Entwicklung der Standardprothese 1967 mit gebogenem Schaft war die Möglichkeit der Implantation ohne Trochanterosteotomie.

Operationstechnische Voraussetzung zum Einsetzen einer Geradschaftprothese ist der freie Zugang in der Achse der Femurmarkhöhle. Ein nach Fraktur oder Osteotomie nach medial dislozierter Trochanter maior muß nach wie vor osteotomiert werden. Bei normalen anatomischen Verhältnissen gelingt jedoch der *Zugang ohne Trochanterosteotomie.*

a) *Lagerung* flach auf dem Rücken, der Trochanter über der seitlichen Tischkante. Die Abdeckung ist wasserdicht. Sie gestattet die Palpation der Spinae iliacae und der medialen Malleolen.

Praktisch wichtige Vorbemerkung zuhanden des Pflegepersonals und des Labors: Intravenöse Injektionen und Blutentnahmen müssen am Arm der Operationsseite, subkutane oder intramuskuläre Injektionen immer am Bein der Gegenseite vorgenommen werden. Damit stehen dem Anästhesisten intakte Venen und dem Operateur ein nicht kompromittiertes Operationsgebiet zur Verfügung.

Die Haut ist seit Spitaleintritt mit einer remanent bakteriziden Lösung vorbereitet. Rasiert wird mit einem sterilen Rasiermesser erst unmittelbar vor der Operation und nur im Bereich des Hautschnittes. Die Nützlichkeit einer Folienabdeckung der Haut wird heute anerkannt. Wir haben sie bis heute immer zweizeitig vorgenommen, d.h. mit einer ersten Klebung eine Menge Hautschuppen entfernt, die Folie verschoben und dann definitiv spannungslos aufgeklebt.

b) *Der Hautschnitt (Abbildung 200).* Der Hautschnitt erfolt längs über dem Trochanter, 3 Querfinger kranial der Trochanterspitze beginnend, bis etwa 3 Querfinger distal der Trochanterbegrenzung. Bei dicker subkutaner Fettgewebsschicht wird der Schnitt entsprechend länger gewählt, damit während des Eingriffs der Hautrand niemals unter Spannung gerät. Messerwechsel nach dem Hautschnitt und Desinfektion der Hautränder mit einer nicht-alkoholischen Jodlösung. Es ist von großer Wichtigkeit, den Schnitt von der Haut bis zur Faszie in einer klaren Ebene zu führen.

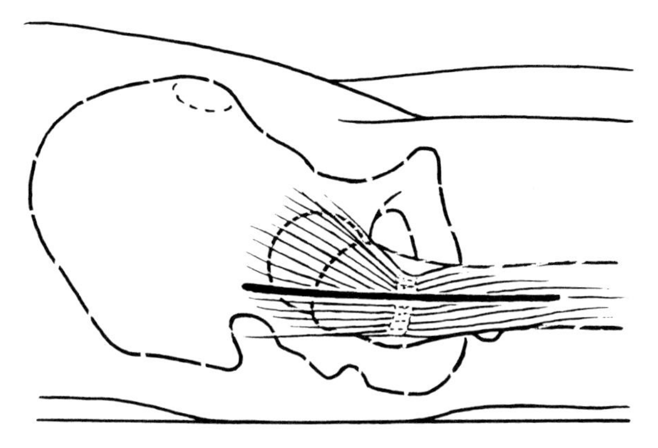

Abbildung 200. Längsschnitt über dem Trochanter.

c) *Durchtrennung der Fascia lata* genau dem Hautschnitt folgend.

d) *Der transgluteale Zugang.* Mit einem ventralen Haken und einem dorsalen Hebel wird der Trochanter eingestellt und durch Exzision der Bursa gesäubert. In Mittelstellung des Beines erfolgt mit dem Messer eine Längsinzision hart auf den Knochen, genau in der Mitte des Trochanters. Sie wird nach distal etwa 5 cm weit, leicht nach ventral abbiegend, in die Faszie des M. vastus lateralis fortgesetzt. Proximal werden in der Verlängerung des Schnittes die Fasern des M. glutaeus medius stumpf gespreizt. Ein scharf geschliffener, leicht gebogener Hüftmeißel von 18 mm Breite folgt nun dem Messerschnitt und de-

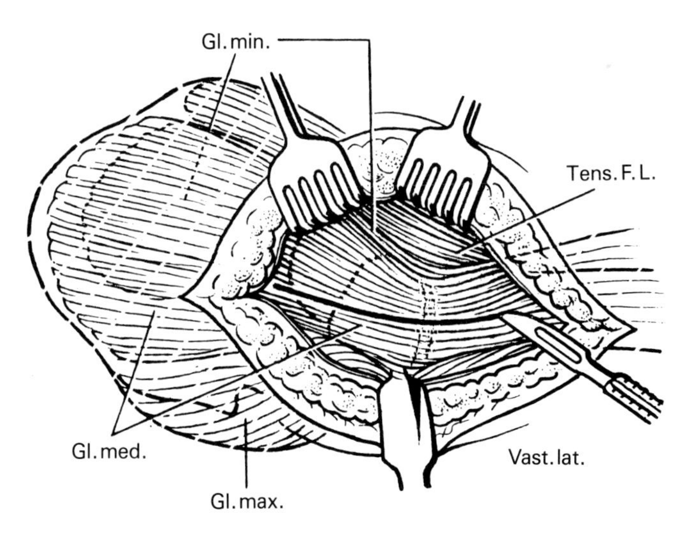

Abbildung 201. Inzision mit dem Messer hart auf den Knochen längs über der Mitte des Trochanters. Distal wird die Faszie des M. vastus lateralis auf etwa 6 cm Länge leicht nach ventral ansteigend gespalten. Proximal spreizt die Schere in Schnittrichtung die Fasern des M. glutaeus medius.

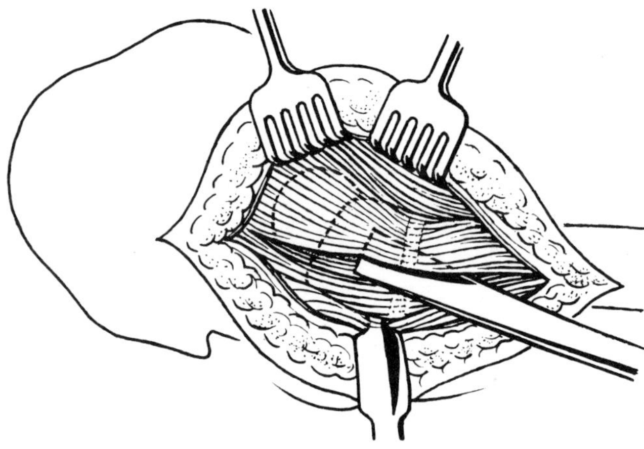

Abbildung 202. Mit dem scharfen Meißel werden, dem Knochen folgend, die Weichteile bis zur Kapsel abgelöst.

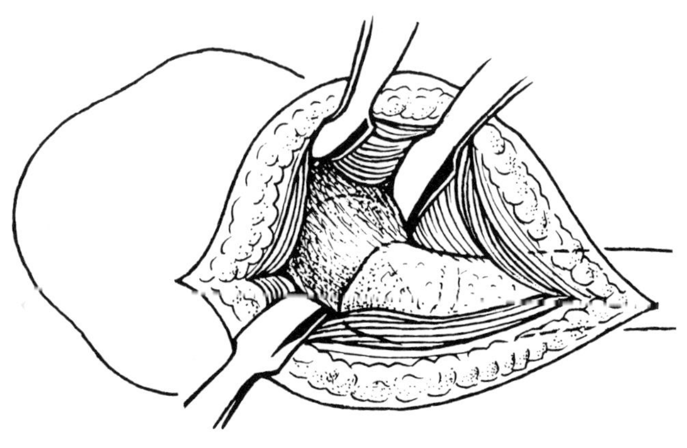

Abbildung 203. Auch die Kapsel wird bis zum Pfannenrand vorteilhaft mit dem scharfen Meißel präpariert. Hüfthebel besorgen die Einstellung.

kortiziert ventralwärts 2–3 cm weit den Trochanter mit Hilfe von leichten Hammerschlägen. Anschließend wird die ganze ventrale Trochanterfläche mit dem gleichen, nunmehr von Hand bedienten Meißel dicht dem Knochen entlang freigelegt. Dabei bleibt die Verbindung von M. glutaeus medius zum M. vastus lateralis erhalten. Die Insertion des M. glutaeus minimus bleibt in Verbindung mit der Umgebung. Sie wird bei diesem Vorgehen automatisch vom Knochen gelöst, und es entsteht keine Blutung. Wundhebel werden nun in der Gegend des Calcar und kranial um den Schenkelhals eingesetzt. Es ist nun einfach, mit dem scharfen Meißel die Kapsel freizulegen. Dabei wird die Einstellung mit Hebeln besorgt, die medial und ventral den Pfannenrand und kranial den Schenkelhals umgreifen *(Abbildungen 201–203).*

e) *Inzision und Exzision der Gelenkkapsel (Abbildung 204).* In der Achse des Schenkelhalses wird die

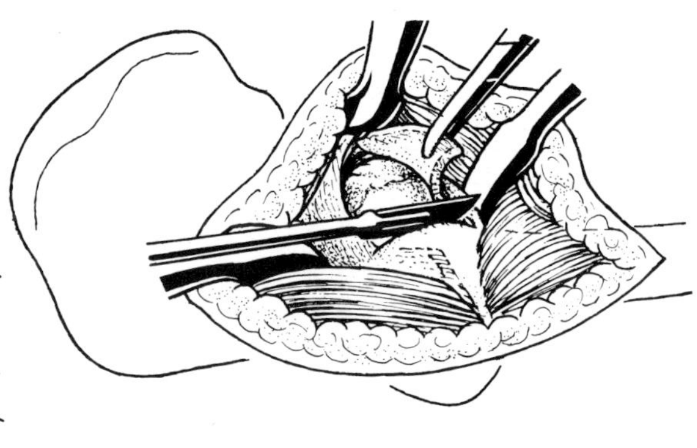

Abbildung 204. Inzision und Exzision der Kapsel im dargestellten Umfang, wobei ihre kranio-lateralen Teile zu exzidieren sind. Sofern nicht eine Coxa profunda vorliegt, kann nun in der Regel durch Außenrotation und Adduktion der Kopf ohne Gefährdung des Kniegelenkes luxiert werden. Die Ausrenkung erleichtert die Kopfextraktion beträchtlich.

Kapsel gespalten und im ganzen freigelegten Umfeld mit dem Messer unter genauer visueller Kontrolle exzidiert. Im kranialen Bereich kommen dabei kleine Blutungen aus Ästen der A. glutaea superior und der A. circumflexa colli medialis vor. Der vordere Schenkelhalsumfang wird dargestellt. Dazu sind Osteophyten und Kapselzotten abzutragen.

f) *Schenkelhalsosteotomie und Kopfextraktion (Abbildung 205).* Mit Ausnahme von versteiften Hüften oder sehr tiefen Köpfen bei Protrusionshüften läßt sich der Hüftkopf durch Außenrotation und Adduktion des Beines luxieren oder subluxieren. Dies muß mit Leichtigkeit gelingen, d.h. mit Kräf-

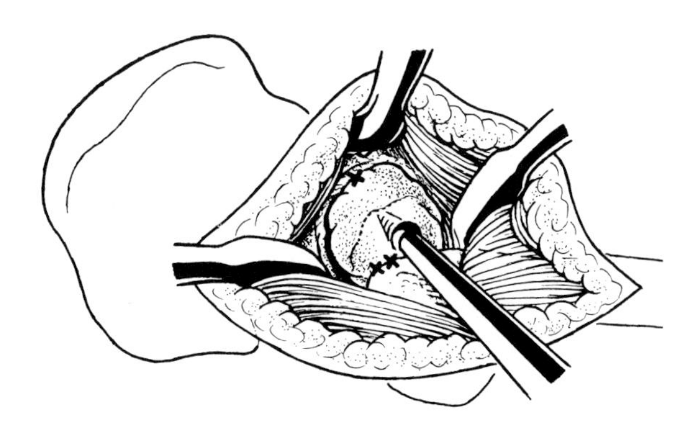

Abbildung 205. Schenkelhalsresektion mit der oszillierenden Säge nach Maßgabe der Knieachse. Der Schnitt muß auf alle Fälle die Spitze des großen und den kleinen Trochanter meiden. Dieser ist leicht lokalisierbar. Kopfexstirpation mit dem Extraktor. Bei sehr straffen Verhältnissen oder Protrusionsfällen empfiehlt sich die Resektion eines Halssegmentes, wodurch die Kopfextraktion erleichtert wird. Ganz selten ist bei riesigen Köpfen und steifen Gelenken eine Fragmentierung des Kopfes mit dem Meißel notwendig.

ten, die niemals den Oberschenkelschaft oder den Bandapparat des Kniegelenkes gefährden. Pfannenrandosteophyten, die den Kopf einschließen, werden vorgängig abgetragen. Die Schenkelhalsosteotomie mit der Oszillationssäge ist angesichts des freiliegenden Schenkelhalses einfach. Sie erfolgt ungefähr 45° schräg zur Femurachse in anterio-posteriorer Richtung, und zwar so, daß lateral der Sägeschnitt die Trochanterspitze meidet. Die Kniegelenksachse orientiert über die Schnittrichtung von vorn nach hinten. Die Luxationszwangshaltung hat den Vorteil, daß sich die Vollständigkeit der Schenkelhalsosteotomie durch eine kleine, ruckartige Dislokation bemerkbar macht, und daß die folgende Kopfextraktion mit dem Extraktor erleichtert ist. Bei versteiften Hüften oder sehr tief sitzenden Köpfen erfolgt die Schenkelhalsosteotomie ohne Luxation im Schutz von Hebeln. Es ist in diesen Fällen ratsam, eine Knochenscheibe von 1–2 cm Dicke aus dem Schenkelhals auszuschneiden und zu entfernen. Damit entsteht Platz und Manövrierfähigkeit für die Kopfexstirpation. Der Kopf wird mit dem Extraktor möglichst von vorn nach hinten solid angebohrt und gefaßt. Er wird durch schwenkende Bewegungen mit dem Extraktor mobilisiert und mit Hilfe des Luxationslöffels luxiert. Dieses Instrument kann kranio-lateral ins Gelenk oder auch in die Schenkelhalsosteotomie eingeführt werden, um mit Hilfe des Pfannenrandes oder des Schenkelhalsstumpfes als Hypomochlion den Kopf zu luxieren. Gelingt wegen zu starker Versteifung die Ausrenkung nicht, so muß der Kopf mit dem geraden Hüftmeißel gespalten und in Teilen exzidiert werden. Dazu leistet der Schwanenhalsmeißel gute Dienste. Jedenfalls muß auch das letzte Kopfkalottensegment entfernt werden. Für die folgende Arbeit an der Pfanne ist es wichtig, nicht bei einem zu langen Schenkelhalsstumpf arbeiten zu müssen. Es hat sich in der Praxis ein kleiner Kunstgriff bewährt: wenn nach Exzision einer straffen kranialen Kapsel bei kräftigem Hakenzug am Schenkelhalsstumpf nach lateral und distal der palpierende Finger keinen Zwischenraum zwischen distalem Pfannenrand und Halsstumpf nachweisen kann, ist der Schenkelhals noch zu lang. Cave größere Pfannenrandosteophyten! Cave Resektion der Trochanterspitze! Die Geradschaftprothese erfordert keine Auflagekongruenz eines Kragens auf dem Schenkelhalsstumpf. Dieser braucht nicht angepaßt zu werden. Sowohl die Höhe des Schenkelhalsstumpfes als auch die Orientierung seiner Fläche sind fast ohne Einfluß auf die erstrebte Positionierung der Prothese. Bei einer Coxa vara mit kurzem Hals kann die Resektionsebene zur Schonung des Trochanters steil angelegt werden, weil eine Kragenabstützung auf dem Halsstumpf fehlt. Dies ist ein großer Vorteil der Geradschaftprothese.

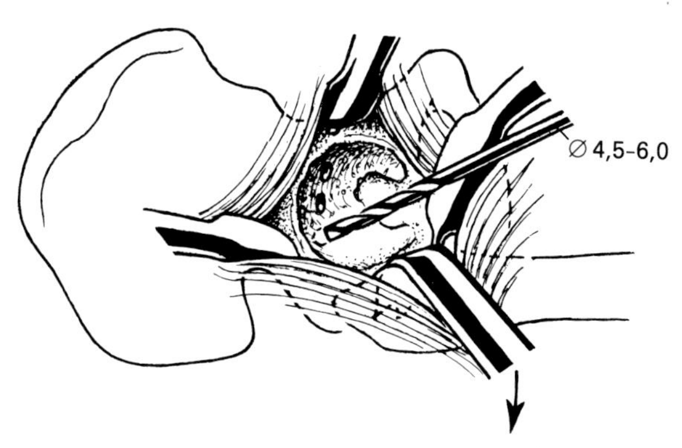

Abbildung 206. Bei gut beweglichen Gelenken ziehen wir mit einem kräftigen Einzinkerhaken das Trochantermassiv nach lateral und setzen den Gewichtshebel ohne Exzision der dorsalen Kapsel hinter dem hinteren Pfannenrand ein. Hie und da müssen straffe, pfannenrandnahe Kapselpartien mit dem Messer entfernt werden. Die Sehnen der kleinen Außenrotatoren bleiben immer intakt. Der Gewichtshebel gibt eine perfekte Übersicht über die Gelenkpfanne. Es können nun die Verankerungshilfen (Pfahlschrauben, Dachschale) eingebracht werden. Die Pfanne wird eingesetzt.

g) *Darstellung der Präparation der Pfanne (Abbildung 206).* Die dorsale Kapsel wird nur so weit inzidiert beziehungsweise exzidiert, als sie das Einsetzen des Gewichtshebels stört oder durch eine straffe Falte den Zugang zum Acetabulum hindert. In jedem Fall bleiben die kleinen Außenrotatoren intakt. Einsetzen des Gewichtshebels lateral hinter die Gelenkpfanne. Dabei öffnet ein Hakenzug am Schenkelhalsstumpf den Zwischenraum, wodurch das Einsetzen erleichtert wird. Dieser Hebel hält das Femur nach dorsal und gibt den Einblick in die Pfanne frei. Randständige Kapselreste und störende Limbusanteile sind zu exzidieren. *Pfannenrandosteophyten* sollten weder primär noch zu ausgiebig weggemeißelt werden. Dafür gibt es zwei Gründe:

- Osteophyten verhindern eine Zementpenetration neben dem Pfannenrand hinaus. Der überschüssige Zement kann exakt entfernt werden. Nach Erhärtung des Zementes werden größere, hauptsächlich ventrale, die Flexion störende Osteophyten mit scharfem Meißel oder LUER-Zange abgetragen.
- Nicht störende Osteophyten werden belassen. Ihre Resektionsflächen bluten und begünstigen möglicherweise Ossifikationen.

Pfannenweite und -tiefe werden inspiziert. Pfannengrundosteophyten sollen bei zu flacher Pfanne mit dem Schwanenhalsmeißel entfernt werden. Die folgende Arbeit mit der Pfannenfräse hat in erster Linie die Entknorpelung der Pfanne und die Abtragung von inkongruenten, das kugelige Lager störenden Knochenpartien zum Ziel. Bei zu flachen Pfannen wird eine Vertiefung der Pfanne erstrebt. Der Druck der Pfannenfräse ist demzufolge nach medial und nicht nach kranial gerichtet. Da die Fräswirkung am Pol fast null ist, wird die Fräsarbeit durch vorgängiges Wegmeißeln des Knochens im Polbereich bedeutend erleichtert. Ziel des Ausfräsens der Pfanne ist also nicht deren Erweiterung. Man beginnt in der Regel mit einer zu kleinen Fräse. Die Kortikalis der vom Darmbein gebildeten Gelenkfläche in der Tragzone darf nicht weggefräst werden! Die Manipulierpfanne kontrolliert den Pfannensitz. Sie wird auf das Pfanneneinschlaggerät mit Zielvorrichtung aufgesteckt. Angestrebt wird eine Pfannenneigung von etwa 40° und eine Anteversion von rund 15°.

Bei einer Coxa profunda ist keine Fräsarbeit im Pfannengrund erlaubt. Diese beschränkt sich auf die nötige Erweiterung des Pfanneneingangs. Die Entknorpelung in der Tiefe erfolgt zweckmäßiger mit einem scharf geschliffenen gebogenen Raspatorium. Bei zu flacher Pfanne werden lateral am Pfannendach ein oder mehrere Kopffragmente verschraubt und anschließend mit der Fräse konfektioniert. Auf diese Weise erhalten wir eine laterale Erweiterung des knöchernen Pfannenlagers. Sowohl bei der Coxa profunda wie bei der Pfannendysplasie ist die Verwendung der Pfannendachschale nach M. E. Müller indiziert. Hinter der Pfannendachschale ist der Pfannengrund prinzipiell mit Knochen aufzufüllen.

Je nach Pfannengröße werden nun im Pfannendach nach kranial-medial 3–4 Bohrungen bis 50 mm Tiefe oder bis zur Perforation angelegt. Der Bohrer palpiert dabei die Resistenz der Dachstrukturen. Wir haben seit 1979 die Pfählung mit Schrauben systematisch in allen Fällendurchgeführt (Technik siehe 2.2.6). Die zu große Zahl von Pfannenlockerungen nach 10 und mehr Jahren haben uns dazu veranlaßt. Im distalen Pfannenabschnitt wird Weichgewebe nur so weit entfernt, als es Knochen bedeckt. Das Lig. transversum acetabuli bleibt teilweise intakt, der Stumpf des Lig. capitis femoris wird nicht ausgeräumt.

h) *Einzementieren der Pfanne.* Das Acetabulum wird von Blut, Gewebe- oder Knochenresten durch Spülung befreit und mit Kompressen satt tamponiert. Mit der Zementspritze wird gerade nicht mehr fließender Zement sofort nach Entfernung der Tamponade in das durch Stieltupfer zusätzlich getrocknete Pfannenlager eingebracht. Ein Stieltupfer verteilt den Zement so, daß die Schicht medial und distal dünner bleibt. Die Pfanne wird nun von Hand horizontal eingelassen und dann mit Einschläger und Zielgerät in die richtige Lage gebracht. Eventuell sind Schläge mit einem schweren Hammer zusätzlich nötig. Eine zu dicke medial gelegene Zementschicht, im Röntgenbild als «Mondsichel» erkennbar, muß vermieden werden. Hammerschläge sind nur so lange nützlich, als bei jedem Schlag noch etwas Zement hervorgepreßt wird. Nach erfolgtem Anschlag darf nicht mehr gehämmert werden. Unnötiges Schlagen trennt das Zementbett und vermindert die Stabilität. Es ist ratsam, in ein genau 58 mm weites Pfannenlager nur eine 54-mm-Pfanne einzusetzen, um dem überschüssigen Zement das Ausweichen zu erleichtern. In diesen Fällen wird der Hammer nicht gebraucht. Bis zum Erhärten des Zementes sichert der konstante Druck des Einschlaginstrumentes den Anschlag gegen das Pfannendach. Dazu soll die Führungskappe entfernt werden, damit nicht die Unruhe des Haltens auf die Pfanne übertragen wird. Jeglicher überstehende, für die Stabilität der Pfannenverankerung belanglose Zement ist zu entfernen. Dazu eignen sich eine kleine Kürette, das gebogene Raspatorium und besonders eine lange, feine Pinzette. Ventral darf der Gleitbereich der Psoassehne nicht durch Zementvorsprünge gestört werden. Es ist immer daran zu denken, daß lose Zementpartikel zu schweren Pfannenusuren Anlaß geben können. Die Pfannengleitfläche muß durch Spülung und durch Auswischen mit Stieltupfern auch von feinsten Zementlamellen befreit werden. Nach unserer schlechten Erfahrung mit Zementdesintegration bei mechanischer Störung in einer späten Gelphase im Schaftbereich warnen wir vor einer nachträglichen Stellungskorrektur der Pfanne.

i) *Vorbereitung des Prothesenlagers im Femur, Einsetzen der Manipulierprothese und Probereposition (Abbildungen 207* und *208).* Durch Adduktion und 90° Außenrotation wird die Einstellung des Zugangs zur Markhöhle bewerkstelligt. Der zweite Assistent zieht das Bein zu sich herüber, beugt das Kniegelenk um etwa 70° und hält den Unterschenkel horizontal, d.h. den Fuß auf Kniehöhe. Eine Kniebeugung von 90° kann bei muskulösen Patienten eine unangenehme Quetschung des M. vastus lateralis verursachen. Zwei Hebel, der erste im Bereich des Trochanter minor zum Weghalten des M. tensor fasciae latae, der zweite in der Gegend der Trochanterspitze zum Weghalten der Abduktoren, stellen die Schenkelhalsresektionsfläche schön ein. Mit dem abgekröpften Hohlmeißel wird die Spongiosa, so weit es der Zugang erfordert, entfernt und die Markhöhle eröffnet. Diese kann nun mit der kleinen Kürette palpiert werden. Gleichzeitig entfernt man lose Spongiosafragmente. Vorbereitung des Lagers mit den Formraspeln. Man beginnt mit einer zu kleinen, die man mit leichter Hand einführen kann. Damit ist man über die Richtung der Markhöhle genau orientiert. Eine via falsa wird vermieden. Die Raspel arbeitet nach dem Prinzip von Mikrofrakturen und schädigt die Blutversorgung des Knochens weniger als

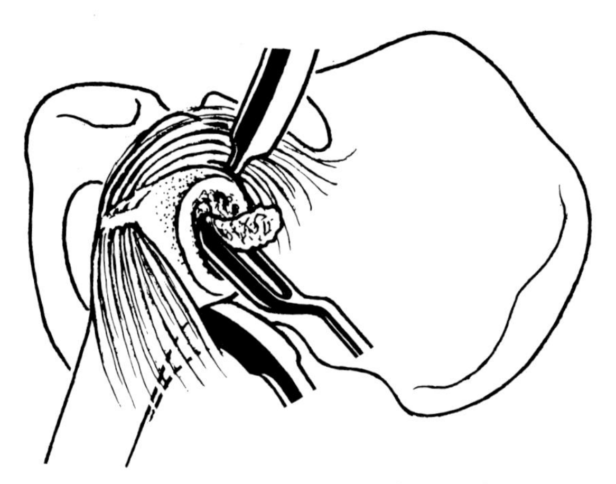

Abbildung 207. Adduktion und Außenrotation von ungefähr 90° bei etwa 60° gebeugtem Kniegelenk, der Unterschenkel also in der Frontalebene, stellen den Schenkelhalsstumpf (über der Tischkante!) so ein, daß die Markhöhle problemlos in der Achse erreicht werden kann. Dazu werden ein Hebel um den Calcar, ein bis zwei weitere kranial und lateral am Trochanter eingesetzt. Mit einem schmalen abgekröpften Hohlmeißel entfernen wir so weit als notwendig die Trochanterspongiosa und eröffnen damit die Markhöhle.

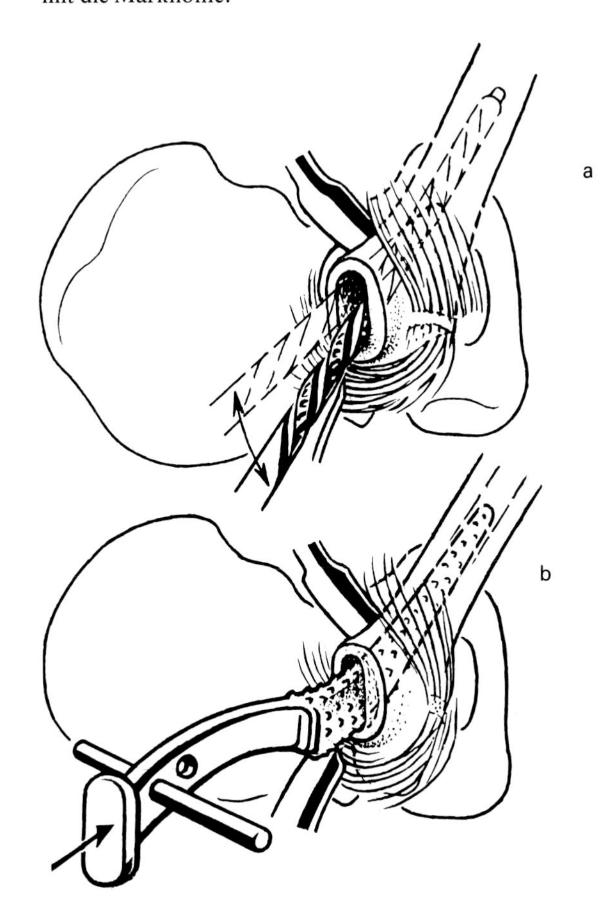

Abbildung 208a. Motorische Bearbeitung der Markhöhle in Verbindung mit Zement ist verantwortlich für Nekrosen mit sekundärer Instabilität.

Abbildung 208b. Formraspeln beeinträchtigen die Knochenvitalität weniger. Sie sollen zum Einsatz kommen.

eine motorische Markraumbohrung (Abbildung 223–227).

Die Manipulierprothese wie die definitive Prothese werden mit dem Kunststoffeinschläger und dem Dorn eingeschlagen. Der Dorn greift in einer speziellen Grube lateral an der Halsbasis an. Mit ihm ist in jedem Fall die Prothese in den endgültigen Verkeilungssitz zu versenken. Dadurch werden stärkere Schläge auf den Kopf vermieden. Im Gegensatz zum Kunststoffeinschläger hat man mit dem Einschlagdorn keine Möglichkeit, die Rotationsstellung der Prothese zu beeinflussen, da sein Angriff ziemlich genau in der Stielachse erfolgt. Das Verklemmen in der Markhöhle soll 2–3 cm vor dem Erreichen der korrekten Prothesenhöhe beginnen. Realisierung der vorgeplanten Distanz a nach Freilegung der proximalen Begrenzung des Trochanter minor (Abbildung 199). Je nach Konfiguration der Markhöhle klemmt die Prothese auf einem längeren Weg ohne jede Erhöhung der Schlagkraft, oder aber sie kommt bald einmal in einen satten Anschlag, der niemals durch Erhöhung der Schlagkraft überwunden werden darf. Es könnte dadurch eine Schaftsprengung erfolgen. Bei sehr kräftiger Kortikalis kann mit Hilfe der Raspel das Lager erweitert werden. Bei relativ schwachen Knochen ziehen wir es vor, die nächst kleinere Prothese zusammen mit einer medial angepaßten Halbrohrplatte zu verwenden (siehe Abbildung 198b). Der beschriebene Zugang erlaubt diese Arbeit ohne Traumatisierung der Weichteile. Wichtig ist die Lagerung auf dem Tischrand. Die Höhendifferenz bei gleicher Verklemmung von einer Nummer zur andern beträgt etwa 2,5 cm. Die angestrebte Rotationsstellung der Prothese ist die Neutralstellung. Sie ist nicht immer zu realisieren. Gelegentlich kommt es wegen der Konfiguration der Markhöhle zu einer Zwangsanteversion, die aber kaum funktionsstörende Ausmaße annimmt. Es folgt nun die Probereposition mit Prüfung der Bewegungsexkursion und der Beinlänge. Dazu sind die Spinae des Beckens und der medialen Malleolen zu palpieren. Die Geradschaftprothese hat gegenüber den bisherigen Prothesen den großen Vorteil, beim Einstellen der Beinlänge nicht durch Halsstumpflänge mit Prothesenkragenauflage gebunden zu sein. Es ist ohne weiteres erlaubt, mit einer größeren Stieldicke Länge zu gewinnen. Die korrekte Prothesenhöhe wird gemäß Planung gemessen. Die Rotationsstellung der definitiven Prothese entspricht praktisch in allen Fällen zwangsläufig derjenigen der Manipulierprothese. Das Ausschlagen der Manipulierprothese erfolgt mit dem Dorn, der in einer Grube distal am Kopf angreift.

k) Es folgt das Einbringen eines Knochenzapfens in die Markhöhle als Markraumsperre (MRS). Die

Markraumsperre verhindert ein zu weites, unerwünschtes Eindringen von Zement in die Markhöhle, d.h. die Bildung eines zu langen nach distal überstehenden Zementzapfens. Vor allem verhindert sie eine Zerreißung des Zementlagers bei Einführung des Prothesenstiels, eine häufige Ursache von bisherigen Schaftinstabilitäten. Die Technik der Markraumsperre ist in den *Abbildungen 209–215* dargestellt.

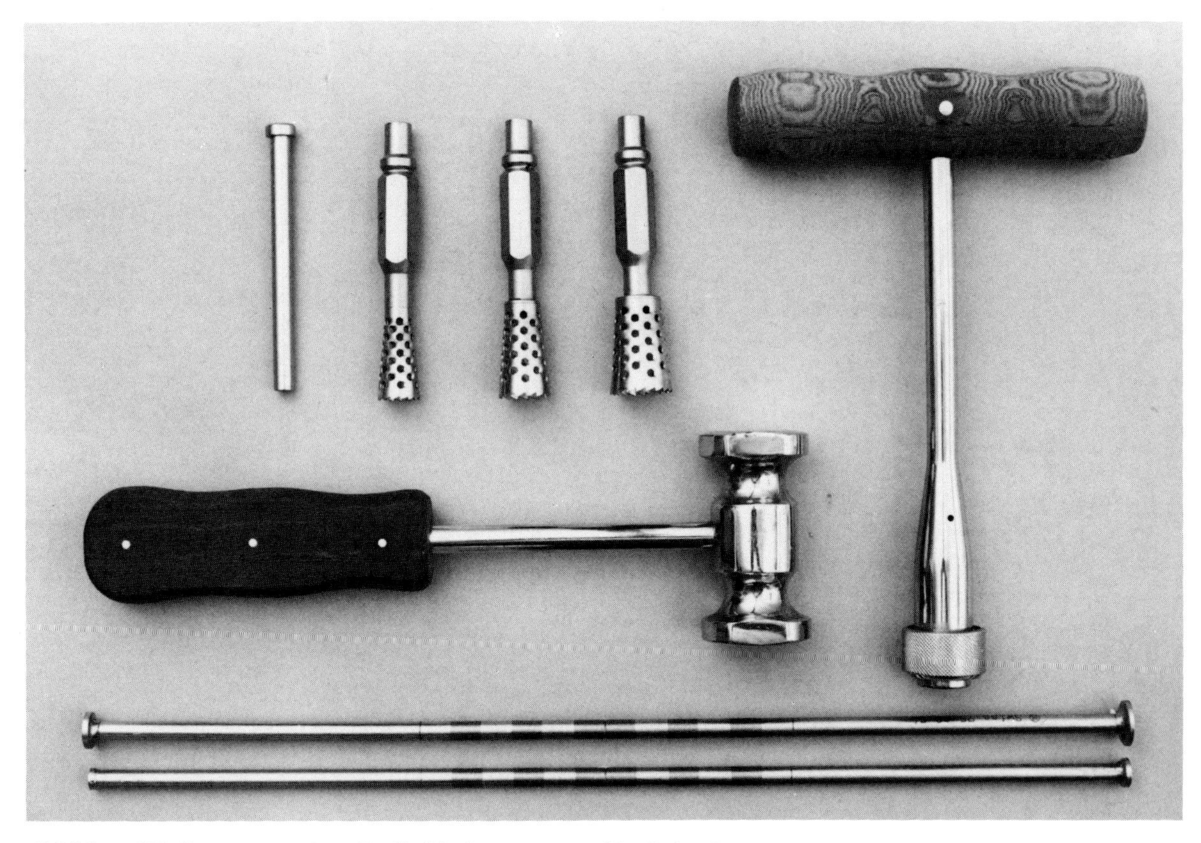

Abbildung 209. Instrumentarium für die Markraumsperre. Von links oben:

- Schlagbolzen
- 3 Größen Zapfenfräser für 075/100-, 125/150- und 175/200-Schäfte
- Handgriff mit Schnellverschluß
- Hammer
- Markraumstößel zur Tiefenmessung und zum Versenken des Knochenzapfens

Abbildung 210. Die entsprechende Zapfenfräse wird mit dem Schlagbolzen versehen und wenige mm in die Hals-Kopf-Spongiosa eingeschlagen.

Abbildung 211. Der Zapfen wird nach Aufsetzen des Handgriffs etwa 2 cm tief durch abwechselndes Rechts-Links-Drehen geschnitten. Die linke Hand hält dabei den Femurkopf fest.

Abbildung 212. Die Oszillationssäge trennt den Zapfen los.

Abbildung 213. Der Zapfen springt nach Durchtrennung seiner letzten Verbindung meist spontan heraus.

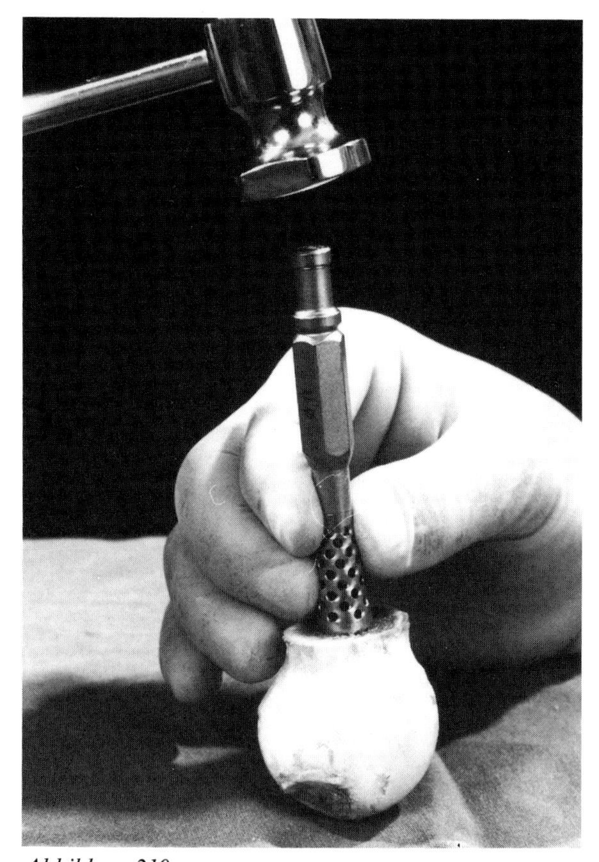

Abbildung 210

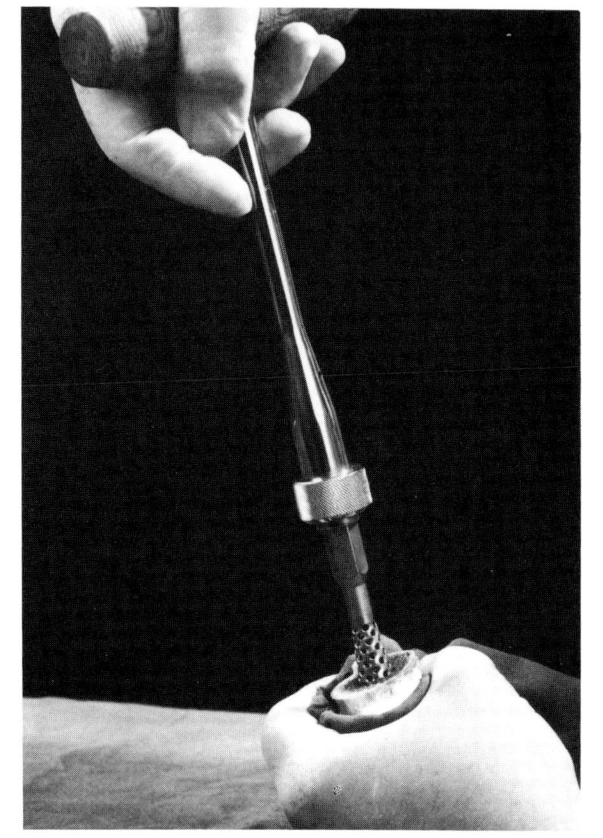

Abbildung 211

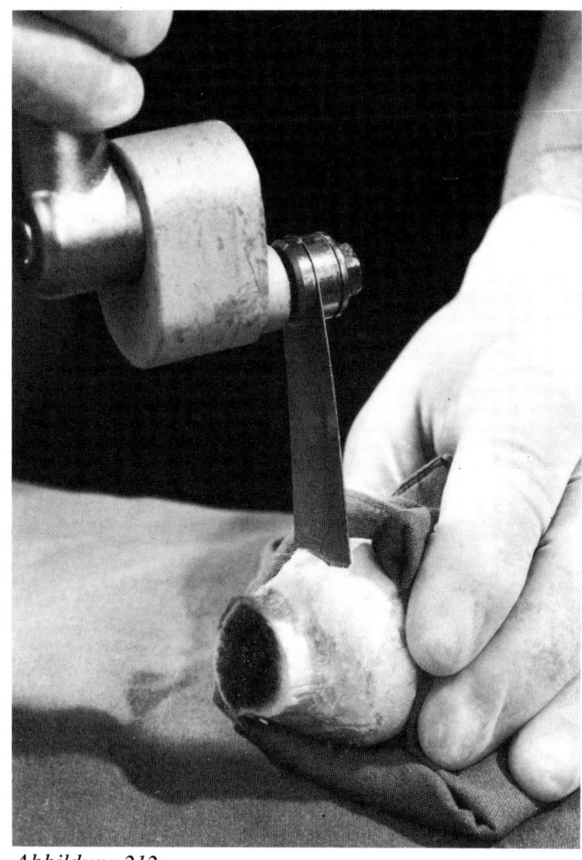

Abbildung 212

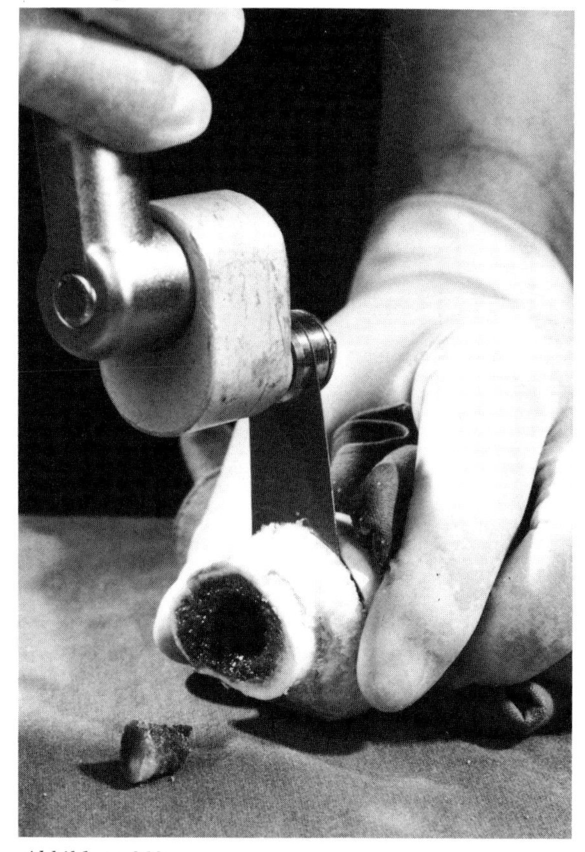

Abbildung 213

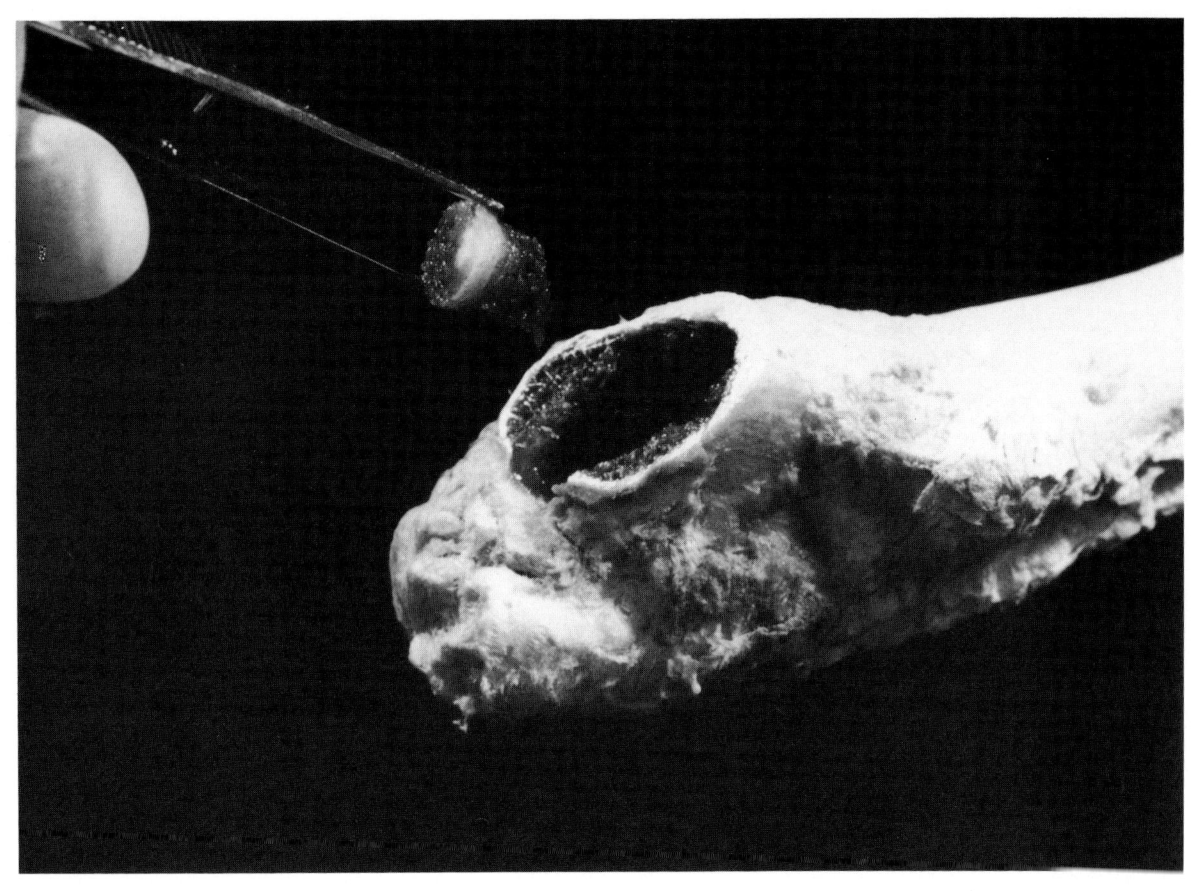

Abbildung 214. Einführen des Zapfens, der vorher eventuell mit einer LUER-Zange noch konfektioniert worden ist, in die Markhöhle.

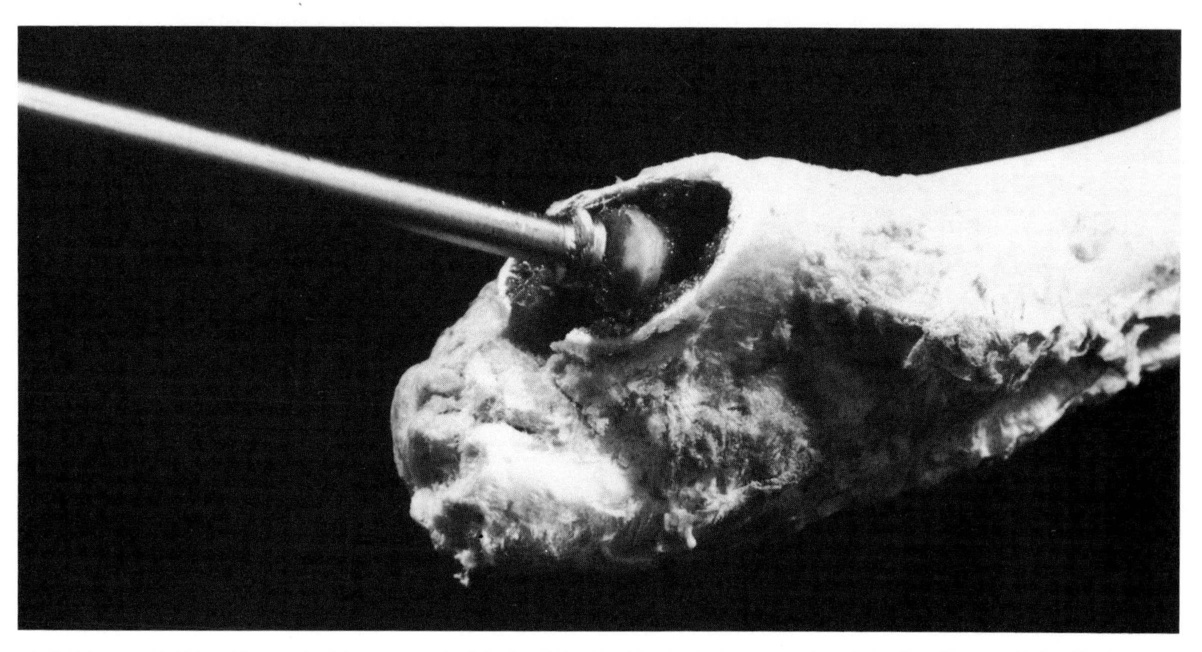

Abbildung 215. Einschlagen des Zapfens in die Markhöhle. Die Tiefe wird entsprechend der Stiellänge mit der Skala gemessen.

l) *Das Einsetzen der Geradschaftprothese und die Reposition (Abbildungen 216 und 217).* Nach biomechanischen Überlegungen sollte eine solid verklemmte Geradschaftprothese zementfrei eingesetzt werden können. Klinisch hat sich gezeigt, daß die Resultate wenig befriedigend sind. Wir haben diesen Weg nur ausnahmsweise beschritten (Abbildung 203), da wir überzeugt sind, daß Zement unter stabilen Verhältnissen auch langzeitig gut ertragen wird. Hier wird der Zement nicht überbeansprucht, so daß eine Zerrüttung nicht zu befürchten ist. Er hat lediglich eine Zusatzfunktion, die vor allem der Rotationsstabilisierung zugutekommt. Vor dem Einbringen des Zementes stopft eine Kompresse die Gelenkhöhle aus. Sie verhindert das Eindringen von Zementpartikeln ins Gelenk. Der Zement wird grundsätzlich mit der Zementspritze in die durch Auskratzung und Spülung-Saugung von Knochentrümmern und Blut einigermaßen befreite Markhöhle eingebracht. Die benötigte Zementmenge richtet sich nach der Weite der Markhöhle.

Das Einbringen des Zementes in die Markhöhle mit der Zementspritze erfolgt immer nach Einlegen eines Kunststoffdrains von 3 mm Durchmesser zur Druckentlastung. Wenn etwa 4/5 des vorgesehenen Zementes eingeführt sind, wird der Drain herausgezogen und gleichzeitig der Zementrest eingepreßt. Damit schließen wir den durch die Drainentfernung entstandenen Kanal vor dem Einbringen des Prothesenschaftes. Im Drainkanal kann eine Blutstraße unvermeidlich sein. Sie wird durch den nachdrängenden Zement reduziert. Ihre Längsorientierung ist in bezug auf mechanische Schwächung des Zementlagers viel harmloser als eine mehr quer verlaufende Blutschicht, wie sie beim portionenweisen Einpressen mit dem Finger häufig vorkommt. Eine trockene Kompresse entfernt Blut und überstehenden Zement von der Osteotomiefläche. Dic saubere, trockene und mit Kopfschutz versehene Prothese kann nun von Hand in den Zement gestoßen werden. Jede Berührung mit Gewebe oder Blut ist zu vermeiden. Die zuvor bestimmte Prothesenstellung kann durch entsprechendes Versenken mit Hammer und Einschlagdorn problemlos wiederholt werden. Jeglicher überstehender Zement ist genau zu entfernen. Erst unmittelbar vor der Reposition wird der Kopfschutz entfernt. Die Kompresse wird aus dem Gelenk herausgezogen und der ganze Gelenkraum nach eventuellen Zementbröckeln abgesucht und ausgespült. Die Reposition unter Längszug und Innenrotation kann nach Bedarf durch Druck auf den Kopf mit dem Kunststoffeinschläger unterstützt werden. Bei korrekter Verklemmung im Schaft braucht man die Aushärtung des Zementes nicht abzuwarten. Die Berührung der Kopfoberfläche mit dem Metall eines Hebels ist auf alle Fälle zu vermeiden.

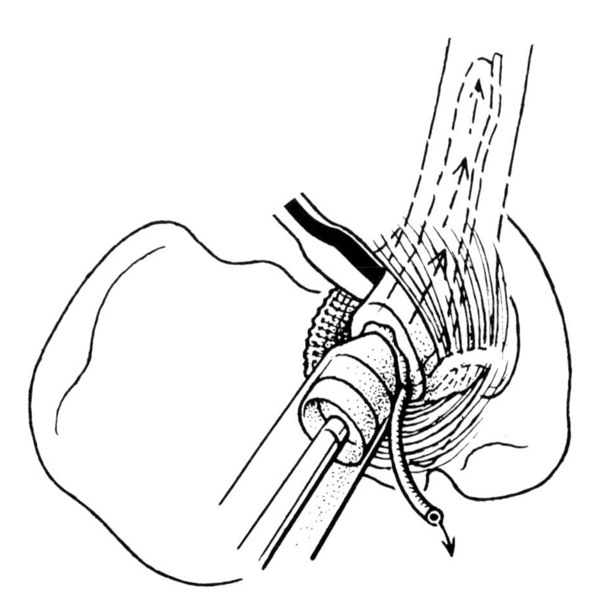

Abbildung 216. Einbringen des Zementes mit Zementspritze unter Markraumdekompression mit Kunststoffdrain. Defekte schließen sich durch den Mechanismus der Spaltheilung, sobald in Spalten medulläre Gefäße Platz finden.

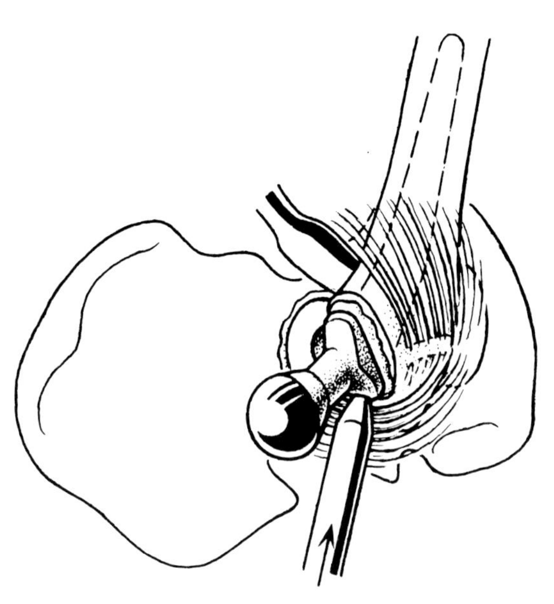

Abbildung 217. Einschlagen der Prothese in die endgültige Stellung ohne Unterbruch, um eine Desintegration des Zementbettes in einer späteren Gelphase zu vermeiden. Peinliche Entfernung aller überstehenden Zementanteile und freien Zementfragmente.

m) *Abschluß des Eingriffs (Abbildung 218).* Nach der Reposition ist das Gelenk zu inspizieren und das Gelenkspiel zu kontrollieren. Eventuelle Blutungen können durch Koagulation oder Umstechung be-

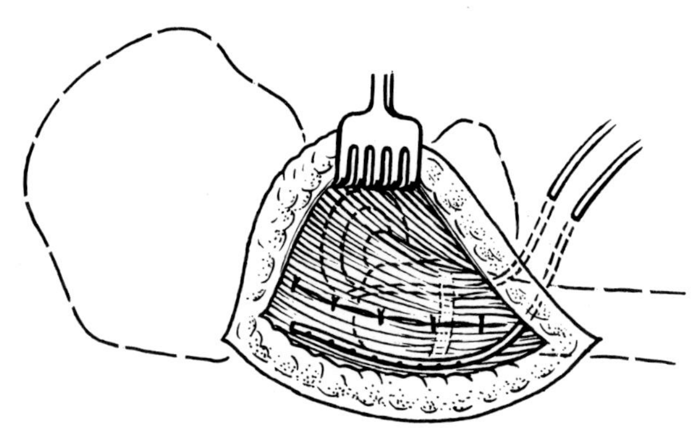

Abbildung 218. Kopfnähte schließen spannungslos den Zugang zum Gelenk, indem sie die Lippe mit dem dorsalen Rand der Inzision über dem Trochanter wieder vereinigen.

herrscht werden. *Es sind 5 typische Blutungsquellen zu kontrollieren:*

- Äste der A. glutaea superior, die mit der A. circumflexa colli medialis anastomosieren.
- Die A. circumflexa colli medialis am hinteren Umfang des Halsstumpfes. Wenn das Gefäß nicht isoliert gefaßt und koaguliert werden kann, hilft eine U-Naht-Umstechung mit großer Nadel hinter dem Prothesenhals hindurch.
- Äste der A. circumflexa colli lateralis im Bereich der Psoassehne und auf der medialen Seite.
- Gefäßstümpfe des Ramus ascendens der A. circumflexa colli lateralis ventral.

Auf eine exakte Blutstillung muß Wert gelegt werden, da ein tiefes Hämatom eine in vieler Beziehung zu fürchtende Komplikation darstellt.

Ein 3,5-mm- oder 4-mm-Redondrain kommt ins Gelenk und wird subfaszial nach vorn distal durch die Haut gestochen. In Innenrotation des Beines kann die ventrale Lippe des transglutealen Zugangs mit wenigen spannungsarmen Knopfnähten reponiert und damit der Zugang geschlossen werden. Es gibt keinen muskelschonenderen Zugang zum Hüftgelenk! Die an den Faszienrändern angenähten Kompressen werden entfernt. Wir füllen die Gelenkhöhle mit Ringerlösung oder einer verdünnten wässerigen Jodlösung, damit die Luft verdrängt wird. Schluß der Fascia lata mit einer fortlaufenden Naht. Ein zweiter Redondrain liegt subkutan und wird distal vom ersten aus der Haut gestochen. Nach Spülung und peinlichster Blutstillung erfolgt der Hautschluß mit fortlaufender, evertierender, arretierter Naht oder mit fortlaufender halbseitiger Rückstichnaht. Es ist zweckmäßig, mit einer intrakutanen Naht in Wundmitte den Redondrain am Verlassen der Wunde zu hindern. Jede Berührung der Haut ist zu vermeiden. Die Haut ist nach Entfernen der Folie als kontaminiert zu betrachten. Wir desinfizieren sie grundsätzlich mit einem weiteren Anstrich. Nur wenn die subkutane Fettgewebsschicht sehr mächtig ist, erscheinen drei weit ausgreifende, möglichst wenig strangulierende, stützende subkutane Nähte als zweckmäßig.

n) *Postoperative Maßnahmen.* Auf dem Operationstisch heben wir beide Beine hoch und massieren sie von den Zehen bis zur Leiste aus. Korrekter Kompressivverband von den Zehen bis inklusive Spica coxae auf der operierten Seite, bis zum Knie auf der Gegenseite. Diese Verbände werden nach 48 Stunden mit den Redondrains entfernt. Sie können auch durch passende Kompressionsstrümpfe ersetzt werden. Lagerung des Beines im Bett in einer Schaumstoffschiene, die bei potentiell unruhigen Patienten angewickelt werden kann. Dextranmedikation mit Operationsbeginn, am 1. und 3. postoperativen Tag. Bei erhöhter Thrombosegefährdung Fortsetzung am 5. und 7. postoperativen Tag und eventuell Fortsetzung mit Antikoagulation durch Kumarine. Atemgymnastik vom 1. Tag an. Alle halben Stunden werden beide Arme hochgehoben und tief eingeatmet, gefolgt von raschem Armsenken und ruckartigem Ausatmen. Sorge für Blasenentleerung vor der ersten Nacht! Verbandfreie Operationswunde vom 3. Tag an. Bei losem Gelenkschluß besteht auch bei korrekter Prothesenlage in der ersten Zeit eine Luxationsgefahr. Es ist die vordere Ausrenkung bei Außenrotation des gestreckten Beines und die hintere in Flexion, Innenrotation und Adduktion. Die Luxationen sind in der Regel leicht und ohne Anästhesie zu reponieren. Geduldiger Dauerzug ist dabei wichtig. Nach einer vorderen Luxation ist als einzige Maßnahme für eine mäßige Flexionshaltung (Kissen unter dem Knie) zu sorgen. Die Mobilisation darf unter bewußter Vermeidung von Extension-Außenrotation normal weitergeführt werden. Eine Verlängerung des Spitalaufenthaltes ist nicht notwendig. Abstellfläche und Telephon sind grundsätzlich auf der Operationsseite anzuordnen. Der Griff auf die Gegenseite erzeugt die luxationsbegünstigende Streckung und Außenrotation! Die hintere Luxation kommt vor allem bei Seitenlage auf der gesunden Seite vor, wenn das operierte Bein flektiert, adduziert und etwas innenrotiert wird. Es besteht daher die formelle Vorschrift, in den ersten postoperativen Wochen bei Seitenlage mit einem dicken Kissen zwischen den Knien eine Adduktion und Innenrotation zu verhindern.

Aufstehen vom 4. postoperativen Tag an und langsam steigerndes Gehen an 2 Stöcken. Vorsichtige Physiotherapie: Atmungs-, Quadrizepsübungen und Fußkreisen vom 1. Tag an. Unterstützte Flexionsübungen vom 2. Tag an. Das Heben des gestreckten Beines im Liegen ist 3 Monate lang verboten. Vollbelastung in der Regel nach 3 Monaten. Kör-

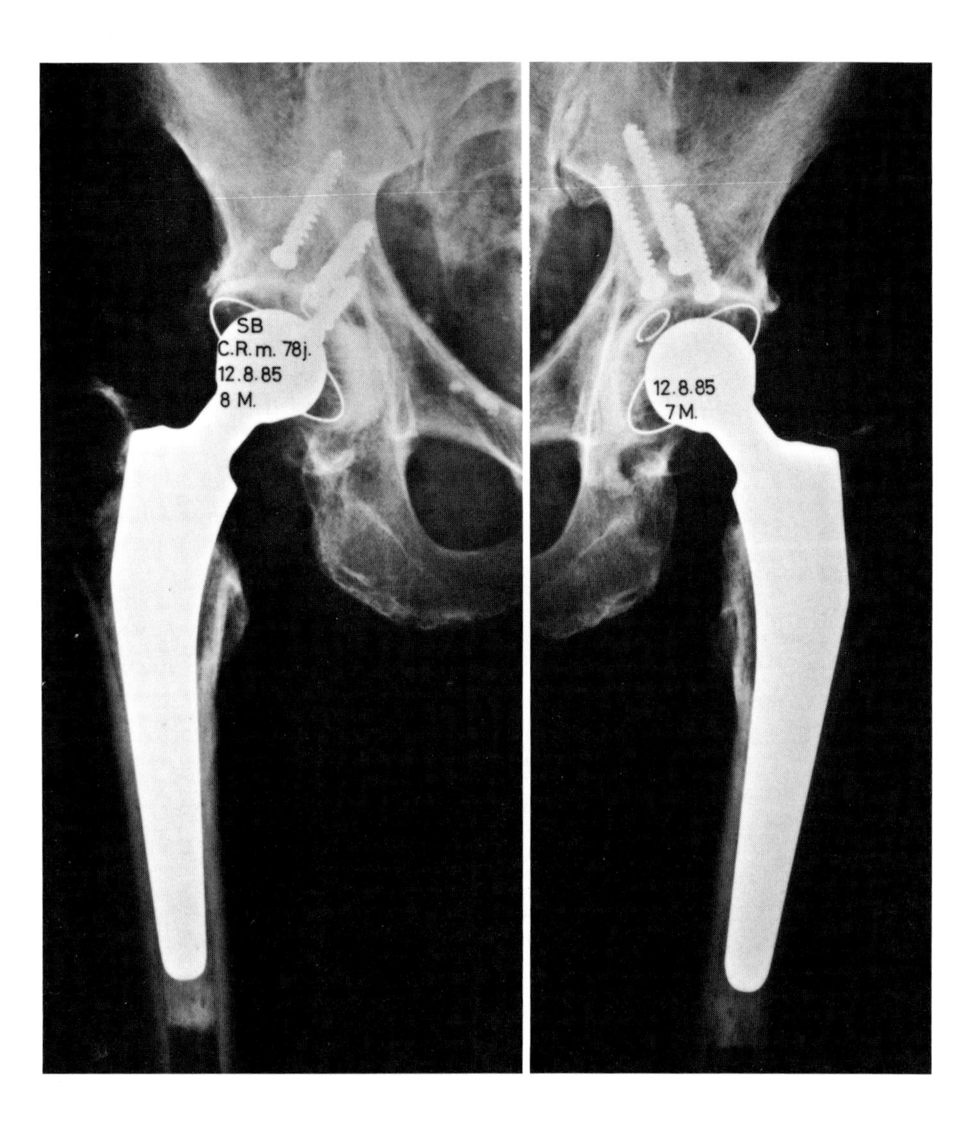

Abbildung 219. Korrekte Markraumsperren beidseits. Problemlose Verhältnisse von Geradschaftprothesen und Pfahlschrauben.

pergewicht, Resistenz der Knochenstrukturen, Güte der Pfannenverankerung und Bewegungsdrang sind so verschieden, daß individuelle Anweisungen notwendig sind. Wir müssen uns klar sein, daß besonders ältere Patienten ungeachtet aller Vorschriften häufig voll belasten. Bei guter Operationstechnik hat dies glücklicherweise in den meisten Fällen keine nachteiligen Folgen. Es ist außerordentlich schwer, eine Teilbelastung von 10, 20 oder 30 kg konsequent zu realisieren. Jeder Arzt, der eine solche Vorschrift erläßt, möchte sich doch persönlich mit 2 Krückstöcken ausgerüstet beim Gehen auf einer Meßplatte von den Schwierigkeiten selbst überzeugen! Stabilität ist grundsätzlich Funktion der Belastungsgröße. Die postoperative Entlastung hat den Sinn, den ausgedehnten Spaltheilungsprozessen im Bereich der Zement/Knochen-Grenze bestmögliche Bedingungen zu bieten. Klinische Beispiele *Abbildungen 219* und *220*.

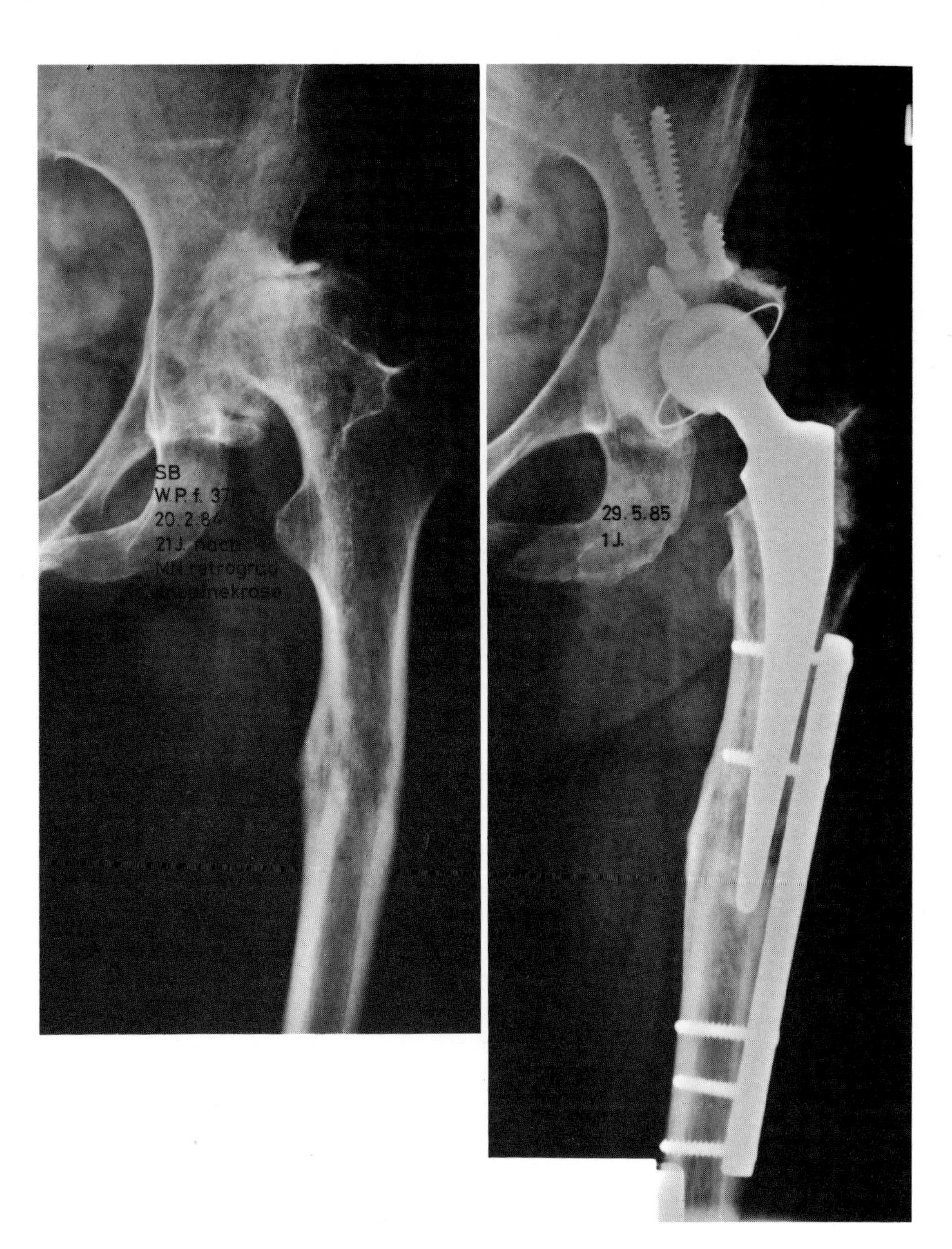

Abbildung 220.
Coxarthrose bei Kopfnekrose durch retrograde Marknagelung einer Schaftfraktur im Alter von 16 Jahren. Pfannendysplasie. Geradschaftprothese mit Keramikkopf, Pfahlschrauben, Dekortikation und Korrektur-Osteotomie einer Varusfehlstellung mit drohender Ermüdungsfraktur 21 Jahre später.

6.5 Komplikationen

6.5.1 **Die Instabilität der Geradschaftprothese** *(Abbildungen 221–227)*

Von den ersten 237 Patienten mit Implantation einer Geradschaftprothese haben 18 postoperativ im Oberschenkel mehr oder weniger starke Beschwerden angegeben. 4 Fälle wiesen einen tiefen Infekt auf; 3 davon wurden geheilt, in einem Fall mußte die Prothese entfernt werden.

In 14 Fällen lag eine aseptische Lockerung vor; 4 davon wurden reoperiert und durch Einsetzen einer breiteren Schaftprothese geheilt. Die Mehrzahl der nicht reoperierten Fälle zeigte spontan eine Besserung.

Als Grund zu diesen Prothesenlockerungen wurde histologisch eine Knochennekrose festgestellt. Nekrotischer Knochen hält die Wechselbelastung auf die Dauer nicht aus. Er bricht zusammen und wird durch Bindegewebe ersetzt. Die entstandene Instabilität wird offenbar in vielen Fällen nicht durch Einsinken der Prothese behoben. Es ist vorstellbar, daß Zementvorsprünge an der unregelmäßigen Knochenoberfläche hängenbleiben und ein rechtzeitiges Einsinken verhindern. Die Knochennekrose haben wir auf die Devitalisierung der Kortikalis durch motorisches Ausfräsen der Markhöhle mit der Reibahle (analog Markraumbohrung) zurückgeführt. Anders als bei der Marknagelung wird die Rekonstruktion des medullären Gefäßsystems durch die Zementfüllung über lange Zeit, bis zur Ausbildung von Sekundärmarkhöhlen, verzögert. 1981 konnten wir schreiben: Wir haben deshalb die motorische Markraum-

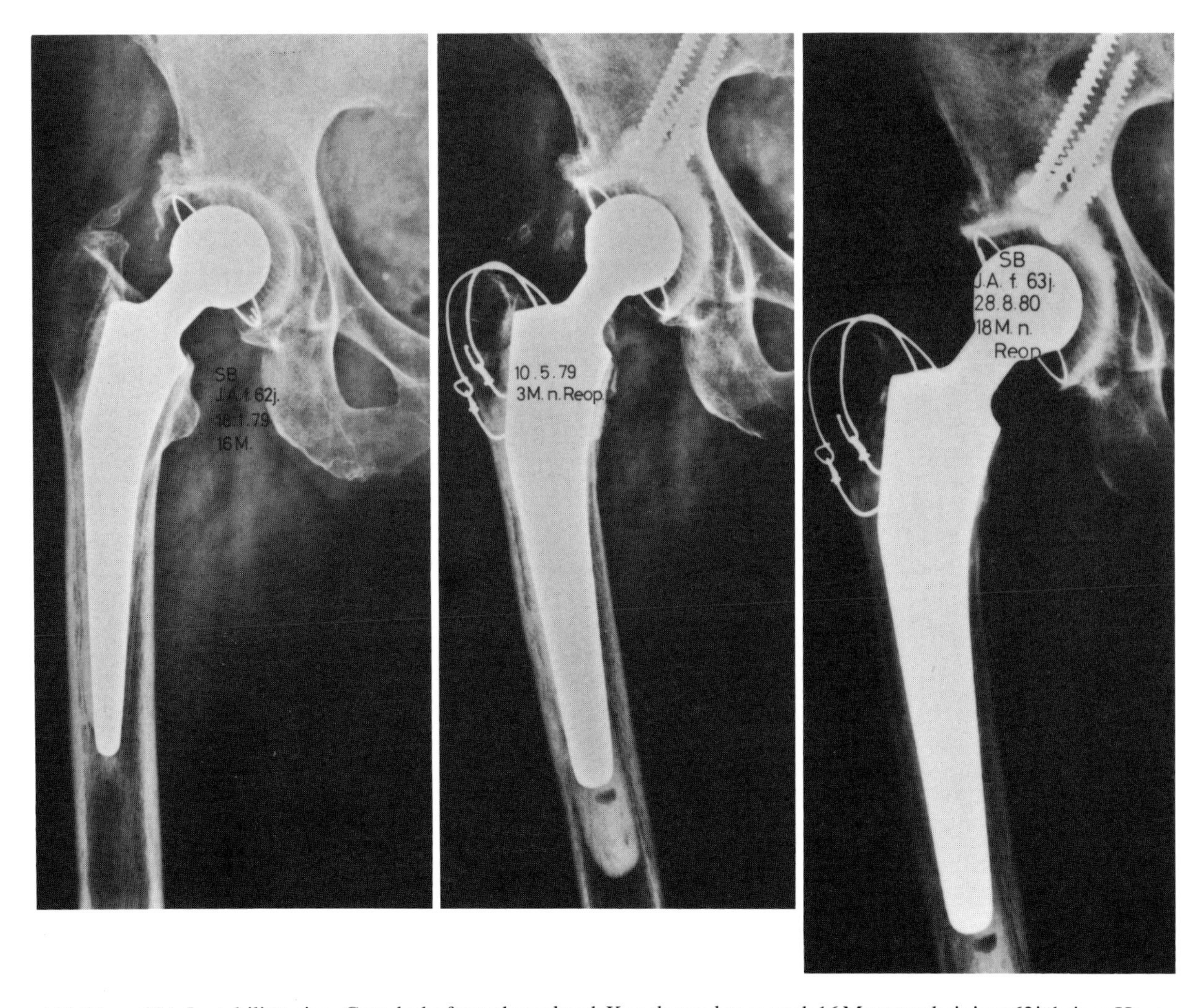

Abbildung 221. Instabilität einer Geradschaftprothese durch Knochennekrose nach 16 Monaten bei einer 62jährigen Hausfrau. Andauernder Schmerzzustand. Kortikale Grenzlamelle. Beschwerdefrei nach Reoperation mit größerem Schaft und Pfannenersatz mit Pfahlschrauben.

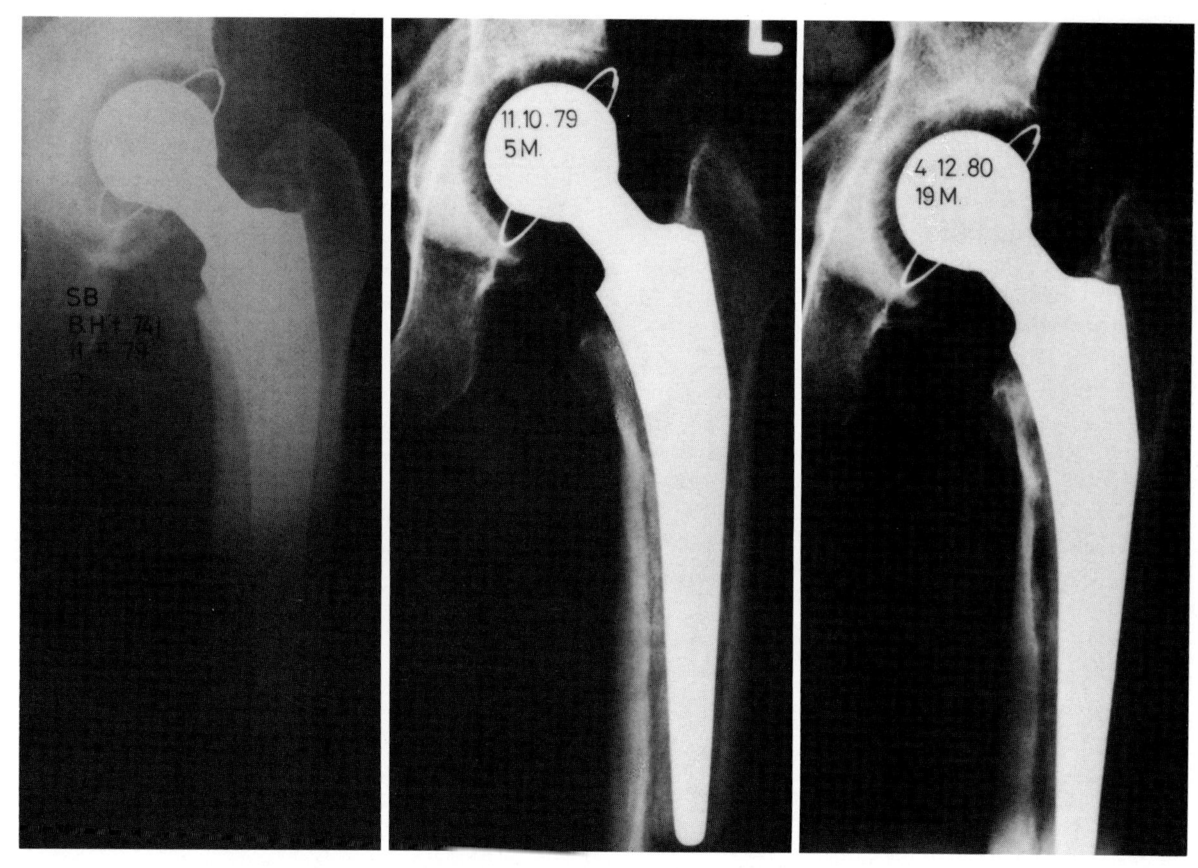

Abbildung 222. Geradschaftprothese bei 74jähriger Hausfrau. Gebrauch der Reibahle, Einzementierung. Entwicklung einer typischen Instabilität mit entsprechenden Beschwerden aufgrund einer Kortikalisnekrose. Die Zunahme der Instabilität zwischen dem 5. und 19. postoperativen Monat ist eindrücklich. Keine klinischen Anhaltspunkte für einen Infekt.

bearbeitung mit der «Reibahle» verlassen und verwenden die Formraspel.

Von den folgenden 126 Geradschaftprothesen, die auf diese Weise operiert wurden, ist nur eine instabil geworden. Alle anderen Patienten waren postoperativ bemerkenswert schmerzfrei. Persönliche Kontrollen in 98% der Fälle. Beobachtungszeit 4–18 Monate. Der Patient mit der Instabilität und Schmerzbeginn in der 3. Woche postoperativ mußte wegen unhaltbaren Schmerzen nach 3 Monaten reoperiert werden. In diesem Fall war ausnahmsweise Nebacetin®-Zement verwendet worden. Die Bakteriologie war negativ, die Blutsenkung mäßig erhöht und die Histologie wies plasmazelluläre Infiltrate im Grenzbereich auf und keine segmentkernigen Leukozyten. Entsprechende Fälle wurden z. T. zahlreich zur gleichen Zeit nach Verwendung desselben Zementes an ausländischen Kliniken beobachtet. Diese Komplikationen traten plötzlich auf, nachdem der gleiche Zement jahrelang bestens vertragen worden war. Die Prüfung von frisch ausgebautem Zement in einer Fibroblastenkultur ergab keinerlei Hinweis auf eine Toxizität. Auch ein Zement aus der wahrscheinlich gleichen Charge verhielt sich wie alle Zemente, d.h. es trat monomerbedingt nur 16 Minuten lang eine Wachstumshemmung der Fibroblastenkulturen auf (A. Kallenberger, Basel). Wir haben diesen Fall primär in die Infektstatistik aufgenommen und nachträglich wieder gestrichen. Seit dem einzeitigen Schaftersatz ist der Patient völlig schmerzfrei. Die Blutsenkung hat sich normalisiert. Die ausländischen Kollegen haben in diesen Fällen einen Infekt ebenfalls ausgeschlossen.

1986, nach weiteren vier Jahren, hat sich die gute Erfahrung mit der Geradschaftprothese bestätigt. Ein Zwischenfall wie der mit dem Nebacetin®-Zement beschriebene konnte bei über 500 weiteren Geradschaftprothesen nicht mehr beobachtet werden. Die Reoperationsstatistik 1981–1984 beweist den Rückgang der Ersatzoperationen (siehe S. 104).

Eindrücklich ist die Erfahrung einer wesentlichen Verbesserung der Ergebnisse seit Verwendung der Formraspel.

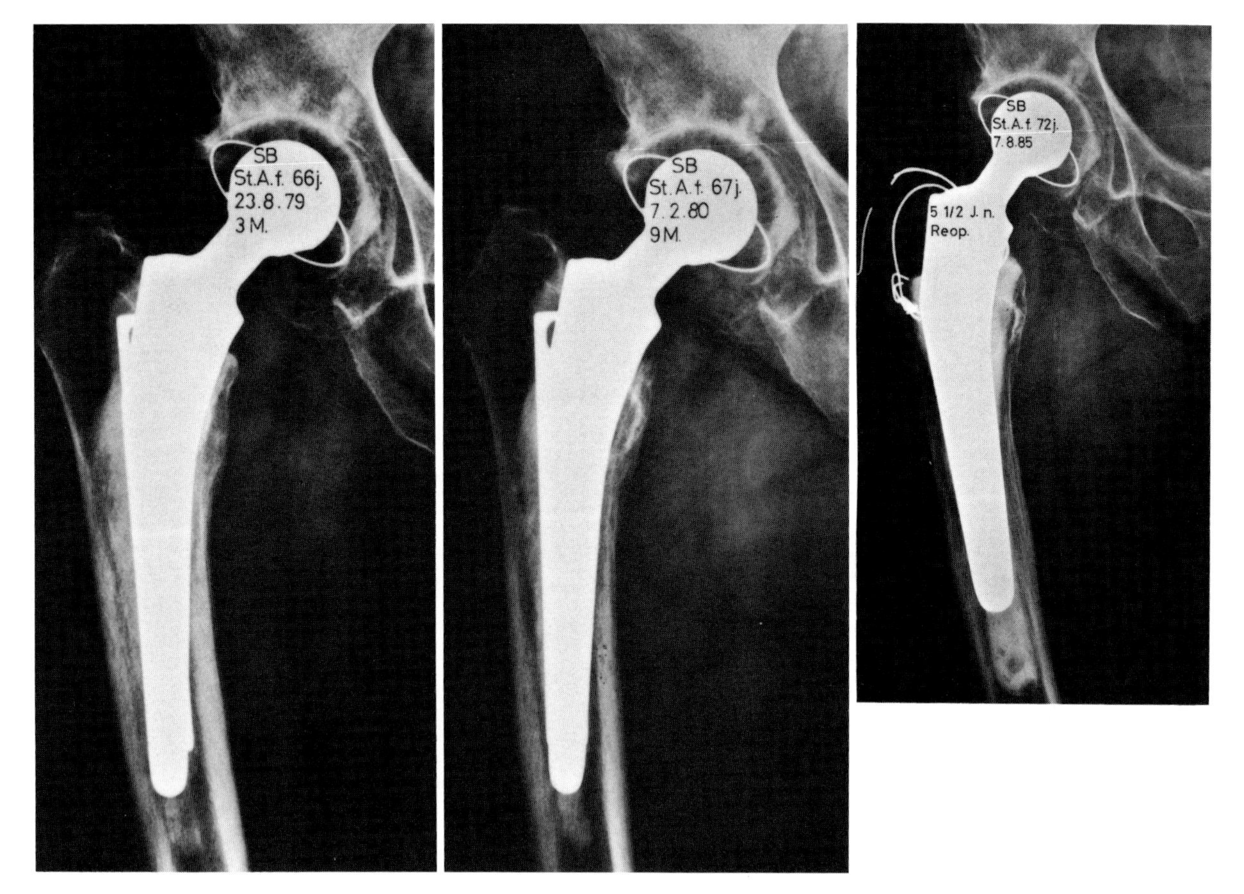

Abbildung 223. Instabilität einer Geradschaftprothese durch Kortikalisnekrose wegen Kombination von ausgiebiger Markraumbohrung mit der Reibahle und Zementpressung. Eine Tendenz zu Rotationsfehlstellung sollte durch stärkeres Fräsen des Lagers behoben werden – ohne Erfolg. Erst die Verkeilung mit einer Platte sicherte eine korrekte Stellung. Periostale Reaktion medial. Heilung durch Reoperation. Histologie: Knochennekrose, keine leukozytäre Infiltration. Bakteriologie negativ und Blutsenkung normal. Stabile Verhältnisse und Schmerzfreiheit nach 5½ Jahren.

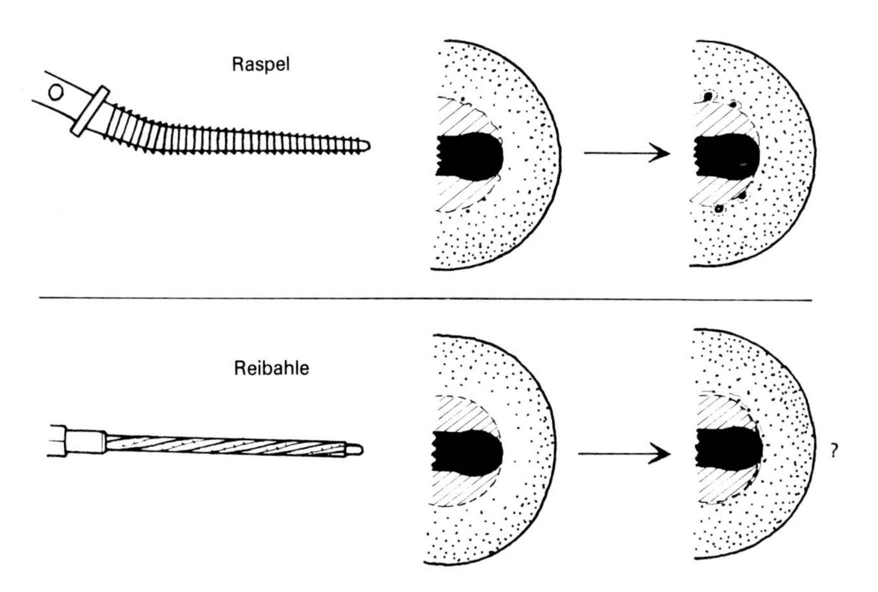

Abbildung 224. Unterschiedliche Beeinträchtigung der Vaskularität des Knochenrohrs je nach Bearbeitung. Die Raspel wirkt nach dem Prinzip von Mikrofrakturen und nur gerade im notwendigen Kontaktbereich. Die motorisch angetriebene Reibahle erzeugt durch Hitze, Fett- und korpuskuläre Embolien einen größeren Durchblutungsschaden.

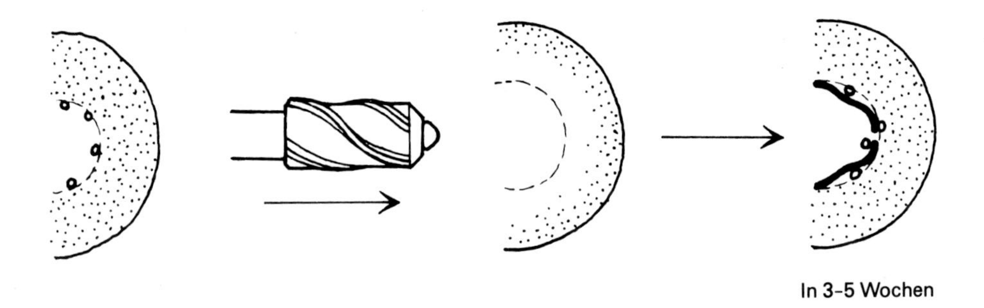

Abbildung 225. Darstellung der bekannten Avaskularität des Kortikalisrohrs nach Markraumbohrung. Bei der Marknagelung erfolgt die Rekonstruktion des medullären Gefäßsystems in 3–5 Wochen mit Normalisierung der Knochenzirkulation.

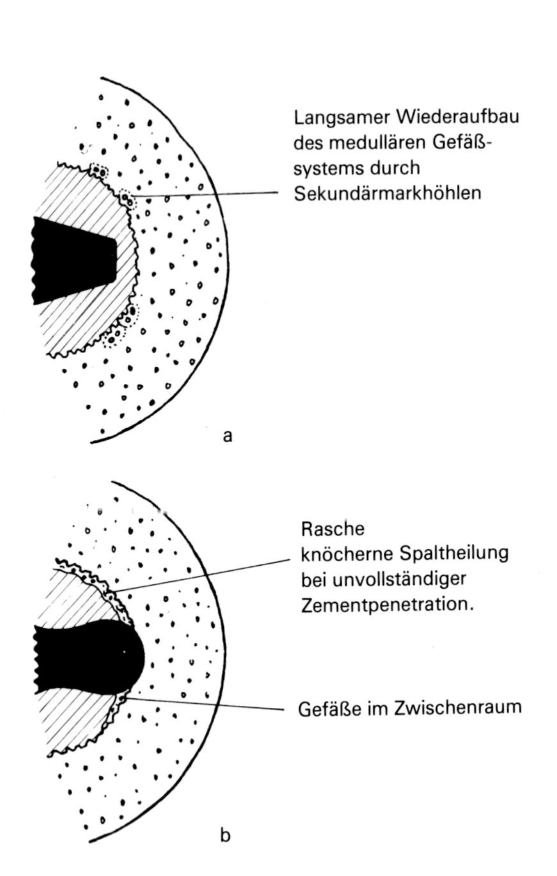

Abbildung 226.

a Standardschaft. Zementfüllung ohne Defekte mit guter Zementpenetration in die Strukturen zur Sicherung der Stabilität. Langsamer Wiederaufbau des medullären Gefäßsystems durch Sekundärmarkhöhlen.

b Geradschaftprothese. Primäre Stabilität durch Verkeilung. Zementpenetration in die Strukturen zur Stabilisierung nicht notwendig. Spaltheilungsprozesse zwischen Zement und Knochen, weil die Rekonstruktion des medullären Gefäßsystems in den Spalten möglich ist.

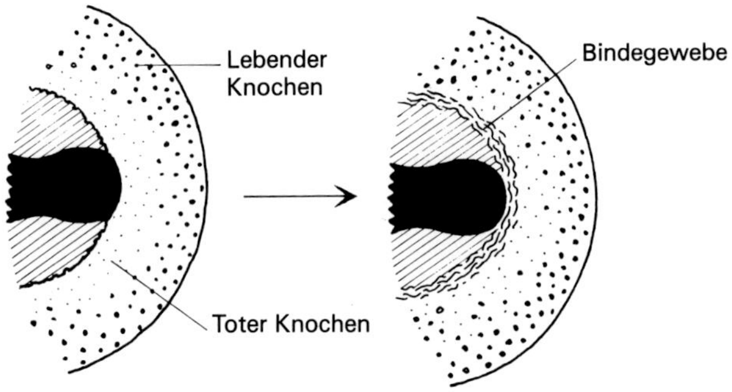

Lebender Knochen

Toter Knochen

Bindegewebe

Abbildung 227. Nekrosegefahr im Kontaktbereich des Implantates durch Kumulation von stärkerer Avaskularität des Knochens und Zementpressung mit Behinderung der Rekonstruktion des medullären Gefäßsystems. Strukturermüdung des toten Knochens und Ersatz durch Bindegewebe.

6.5.2 **Die Schaftsprengung**

Es ist verständlich, daß die Verkeilung grundsätzlich die Gefahr der Schaftsprengung beinhaltet und daß eine Längsfissur das Verkeilungsprinzip kompromittiert. Nach unserer Erfahrung erfolgt eine Schaftsprengung vom proximalen Knochenende aus. Bei der Standardtechnik ohne Trochanterosteotomie erfolgt sie medial. Nach Osteotomie des Trochanters und besonders gleichzeitiger Schwächung der lateralen Kortikalis durch ein Plattenlager kann sie auch lateral auftreten. Deshalb ist der Zugang zur Markhöhle beim Einschlagen der Manipulierprothese zu kontrollieren. Randständige Verklemmungen sind durch Abtragen der betreffenden Knochenteile zu beseitigen. Damit vermeiden wir gefährliche Randspannungen.

Eine fissurierte Kortikalis muß zementdicht geschlossen werden, damit der Knochen heilen kann. Dazu dienen tangentiale kleine Kortikalisschrauben als Zugschrauben und/oder temporär angelegte stark gespannte Drahtcerclagen. Dann ist eine Prothese einzuzementieren, die kaum mehr klemmt. Völlige Entlastung für 6–8 Wochen. Die Belastungssteigerung darf keinerlei Schmerzen auslösen. Wir dürfen annehmen, daß nach 3 Monaten diese Fissuren knöchern geheilt sind, sofern nicht Zement interponiert ist. In einem Fall haben wir einen jahrelangen Beschwerdezustand erlebt, den wir mit stark verzögerter Knochenheilung erklärt haben. Auf 391 Geradschaftprothesen haben wir 8 Schaftsprengungen beobachtet. Alle sind befriedigend geheilt. In einem Fall von lateraler Sprengung bei Trochanterosteotomie, Entfernung einer Osteosyntheseplatte und Vorliegen einer Totalnekrose des Femurkopfes kam es zu einer Pneumokokkenosteomyelitis des Femurschaftes (Infekt-Kas. Nr. 55). Da die Fissur sich nur auf das Plattenbett erstreckte, distal die Prothesenspitze stabil im intakten Knochenrohr ankerte und außerdem die mediale Kortikalis unversehrt war, bestand keine Instabilität. Negativer Trendelenburg und hinkfreier Gang. Entlastung und eine gezielte antibiotische Behandlung. Der Fall scheint im 7. Jahr geheilt zu sein. Wir empfehlen bei osteoporotischem Knochen die Kombination der Geradschaftprothese mit Halbrohrplatten, die auf die Kanten zu liegen kommen. Dadurch entsteht eine bessere Druckverteilung, und die Gefahr einer Schaftsprengung nimmt ab.

6.5.3 **Der Infekt**

Nach aller Erfahrung ist Stabilität Infektprophylaxe. Von der Geradschaftprothese war also grundsätzlich eine günstigere Infektstatistik zu erwarten. Diese Hoffnung wurde zunächst nicht bestätigt, da unter den ersten 237 Fällen 3 tiefe Infekte zu verzeichnen waren (Kas. Nrn. 47, 55 und 68). Erst das Erkennen der bearbeitungsbedingten Knochennekrosen der Schaftkortikalis (Verwendung der motorisch angetriebenen Reibahle) hat die Erklärung gegeben. Unter den 126 folgenden Operationen mit Raspelbearbeitung des Knochens haben wir keinen tiefen Infekt mehr erlebt. Die Fälle Kas. Nrn. 47 und 68 scheinen durch die Ersatzoperation geheilt zu sein, die Kas. Nr. 55 durch die konservative Behandlung.

Die jüngste Erfahrung scheint die Infektprophylaxe durch bessere Stabilität der Geradschaftprothese zu bestätigen.

6.5.4 **Die periartikulären Ossifikationen**

Wer die von uns angegebene Operationstechnik nicht kennt und gewohnt ist, in Rückenlage des Patienten zu operieren, kann sich nur schwer vorstellen, daß es möglich ist, ohne Trochanterosteotomie und ohne Muskeltraumatisierung einen freien Zugang zur Markhöhle in der Femurachse zu schaffen. Die Muskeltraumatisierung gilt als eine der möglichen Ursachen für die periartikuläre Ossifikation.

Von den ersten 176 Hüften mit Geradschaftprothesen sind 7 Fälle von periartikulärer Ossifikation zu verzeichnen, die klinisch alle stumm sind. Der Einfluß auf die Beweglichkeit ist relativ gering. 5 dieser Fälle haben trotz Ossifikation einen Flexionsgewinn von 50, 25, 15, 15 und 10°. Einer hat einen Flexionsumfang von 55° unverändert behalten und 2 haben Verminderungen des Flexionsumfangs von 90 auf 80° bzw. von 70 auf 50°. Ähnlich liegen die Verhältnisse für die Drehfähigkeit. 5 haben einen Rotationsgewinn von 30, 20, 20, 20 und 15°. Einer hat seine Rotationssteife unverändert behalten und einer hat einen Rotationsumfang von 30° völlig eingebüßt.

Wir sehen in diesen relativ günstigen Ergebnissen einen Vorteil der empfohlenen Operationstechnik.

6.5.5 **Die Beinlängendifferenz**

Einfacher als bei einem wegen des Kragens die Prothesenhöhe bestimmenden Halsstumpf ist die Einstellung der Beinlänge bei der Geradschaftprothese. In 75% der Fälle sind die Beinlängen seitengleich, in 17% besteht eine Mehrlänge. Eine solche findet sich in 12% im Ausmaß von 0,5–1 cm und in 5% von 1,5–2,5 cm. Mit 3 Ausnahmen sind die Mehrlängen erwünscht, da die Gegenseite auch operiert werden muß. Längendefizite weisen 8% auf, davon 5% bis zu 1 cm und 3% bis 2,5 cm, wobei in diesen Fällen ausnahmslos ein beträchtliches Längendefizit vorbestand.

Wichtig ist die präoperative Planung und die peroperative Palpation der Spinae iliacae und der medialen Malleolen bei exakt orthograder Rückenlage. Die Abdeckung hat entsprechend zu erfolgen. *Wir sehen in der Operationstechnik in Rückenlage, die allein diese peroperative Längenkontrolle erlaubt, einen ganz wesentlichen Vorteil.*

6.6 Prothesentypenhäufigkeit

398 Prothesen verteilen sich wie folgt

Schaftdimension	Anzahl
075	35
100	126
125	152
150	58
175	15
190 (200)	9
220 (Spezialanfertigung)	1
CDH	2
	398

6.7 Die Geradschaftprothese bei Reoperation wegen Instabilität

Bei Reoperationen ist der Einsatz der Geradschaftprothese besonders sinnvoll, da in der Regel die Markhöhlen relativ weit sind und eine Stabilisierung mit Zement allein ohne genügenden Knochenkontakt des Prothesenstiels nach unserer heutigen Erkenntnis sehr zweifelhaft ist. Voraussetzung ist allerdings eine genügende Festigkeit des prothesentragenden Knochenrohrs. Die Verkeilung im Femurschaft haben wir in diesen Fällen mit dem Einsatz von Osteosyntheseplatten verwirklicht (siehe 3.4.4.3). Eine möglichst autologe intramedulläre Knochenplastik z.B. mit Hilfe einer Spantragplatte scheint gute Resultate zu liefern.

Wir verweisen auf unsere Reoperationsstatistik 1977–1980 und 1981–1984 (3.2).

7. Die Krückstockprothese

Sie ist bestimmt, einen kleineren oder größeren Teil des proximalen Femurendes zu ersetzen.

7.1 Indikation

Die Krückstockprothese ist indiziert bei Tumoren und bei ausgedehnter Zerstörung des Kortikalisrohrs durch Osteolysen nach mehrfachen Totalprothesenoperationen, speziell bei Frakturen eines schwer geschädigten Prothesenlagers. Ausnahmsweise besteht auch eine Indikation nach mißlungener Osteosynthese von pertrochanteren Trümmerbrüchen mit Nekrose des Schenkelkopfes.

Indikation bei 24 Patienten:

Schwerste Osteolysen nach mehrfachen T.P.-Operationen	14
Pertrochantere Trümmerbrüche nach Osteosynthese	4
Schaftfrakturen im Prothesenlager	3
Pathologische Fraktur bei Tumormetastase	1
Status nach SCHANZ-Osteotomie	1
Schaftresorption unter instabiler Hakenplatte	1

7.2 Beschreibung *(Abbildung 228)*

Die Krückstockprothese besteht aus rostfreiem Stahl AISI 316L. Sie ist in Längen von 80–160 mm erhältlich. Die Länge des in der Markhöhle zu verklemmenden Schaftes beträgt einheitlich 150 mm. Der Hals ist zur Luxationsprophylaxe stark ausladend, so daß oft eine Lateralisation des Trochanters resultiert. Diese kann wegen der Spannung der kleinen Außenrotatoren anfänglich zu einer Außenrotationsfehlstellung Anlaß geben. Metallschrauben und eine Kunststoffplatte dienen zur Fixation des Trochanterfragmentes auf der Prothese. Diese Fixation ist nur dann genügend, wenn die proximale Schraube in die obere Trochanterhälfte zu liegen kommt. Wenn nur die distale Trochanterhälfte fixiert wird, besteht die Gefahr eines Ermüdungsbruchs des Trochanters. Wir empfehlen deshalb eine Drahtzuggurtung mit 2 Ösendrähten über die Trochanterkuppe. Diese ankern in der Gegend des Trochanter minor auf der Prothese und laufen vor und hinter dem Prothesenschaft über die Trochanterspitze. Auf der Höhe des Trochanter minor finden sich auf der Innenseite 3 Ösen, die zur Drahtfixation eines kleinen Trochanter minor-Fragmentes bestimmt sind. Sie eignen sich auch für die Verankerung von Zuggurtungsdrähten zur Fixation des Trochanter maior. Der Übergang zum Schaft ist konisch gestaltet und strebt eine Verklemmung an. Der Sitz im Knochen wird durch eine entsprechende konische Fräse vorbereitet. Der Schaft weist zur Verbesserung der Rotationsstabilität längsverlaufende Nuten auf. Aus naheliegenden Gründen ist es angesichts der Seltenheit der Indikation nicht möglich, neben den verschiedenen Halslängen noch verschiedene Schaftdurchmesser vorrätig zu halten. Nach unseren biomechanischen Darlegungen ist eine Verkeilung des Schaftes erstrebenswert. Sie muß durch Einbringen von Kirschnerdrähten oder von Halbrohrplatten verwirklicht werden.

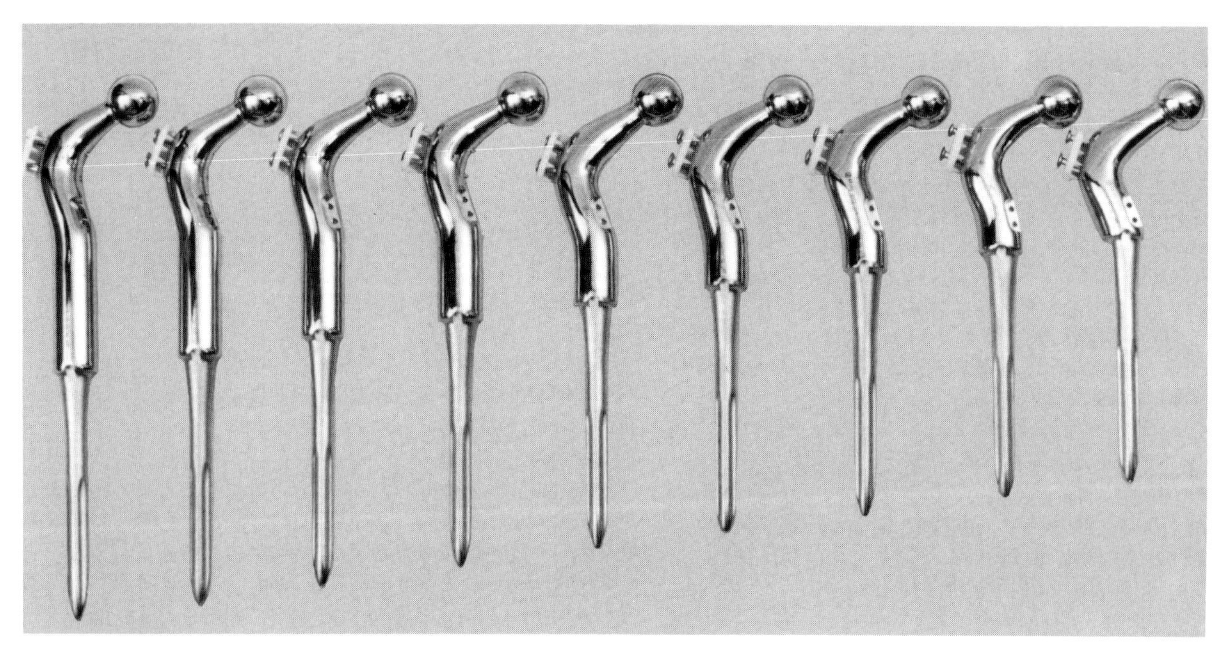

Abbildung 228. Die Krückstockprothesen mit verschiedener Gesamtlänge, gleicher Ausladung und gleicher Schaftlänge. Zu beachten sind die Vorrichtungen zur Fixation der Trochanteren.

7.3 Biomechanisches Fixationsprinzip der Krückstockprothese

Es ist die Kombination einer Verkeilung im Schaft mit einer solchen im konischen Aufsitz. Die Zementierung erhöht die Stabilität durch Kongruenzverbesserung, z.T. durch Verankerung in Knochenstrukturen und verkleinert mindestens die von Knochenbildung im Sinn der Spaltheilung zu überbrückenden Räume.

Die Verkeilung im Schaft wird erreicht durch Ausbohren auf 13–14 mm, je nach Stärke der Antekurvation des Femur. Die Markraumbohrung erfordert nur eine geringe Arbeit und ist oft nicht notwendig. Bei den in Frage kommenden Indikationen ist der Knochen in vermehrtem Umbau mit erhöhter Vaskularisation begriffen, so daß die Nekrosegefahr durch die Kombination Markraumbohrung/Zementverschluß kleiner ist als beim ruhenden Knochen. Wenn der Schaft der Krückstockprothese nicht satt klemmt, so daß er von Hand noch zu drehen ist, muß eine Verkeilung im diaphysären Knochenrohr durch Einführen von Halbrohrplatten oder von 2,0–2,5 mm-Kirschnerdrähten erzwungen werden *(Abbildungen 229* und *230).*

Eine genügende muskuläre Führung der Krückstockprothese wird erreicht durch

- Insertion des Trochanter maior auf dem Metall der Prothese mit Naht zum M. vastus lateralis,
- Belassung in situ, wenn immer möglich, von medialen und dorsalen Fragmenten mit den Insertionen des M. iliopsoas und des M. glutaeus maximus.

Sofern nicht ein Tumor vorliegt, ist der Knochen grundsätzlich im Sinn einer Dekortikation freizulegen. Es wird dann die Bildung eines ossifizierenden fibrösen Mantels um das Prothesenmetall gefördert. Dieser fixiert mit der Zeit sowohl den Trochanter als auch die anderen belassenen Knochenfragmente.

Die Luxationsgefahr wird durch dieses Vorgehen stark reduziert und die Standfestigkeit gefördert.

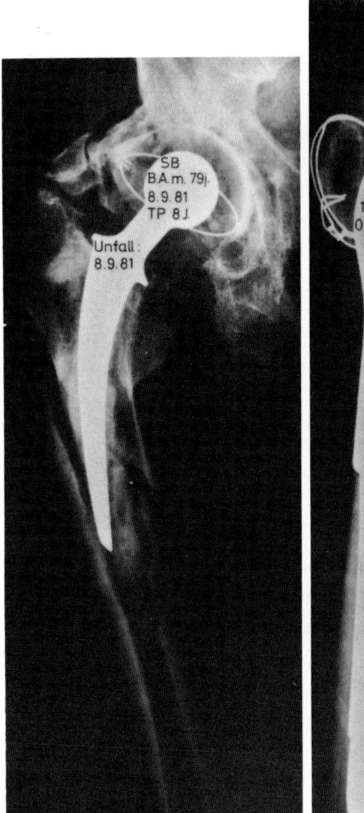

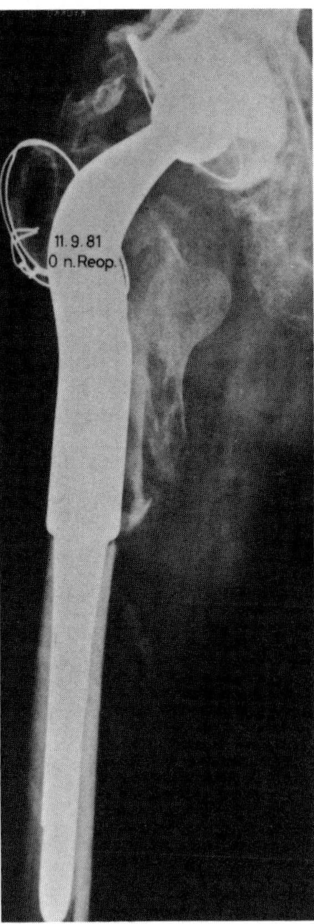

Abbildung 229. 79jähriger Rentner. Schwere Schaftinstabilität mit Osteolysen speziell im Bereich der medialen Schaftkortikalis. Schaftfraktur durch Sturz. Krückstockprothese mit Verkeilung durch eine Halbrohrplatte. Trochanterfixation mit Zuggurtung. Sofortige Schmerzfreiheit und Frühmobilisierung.

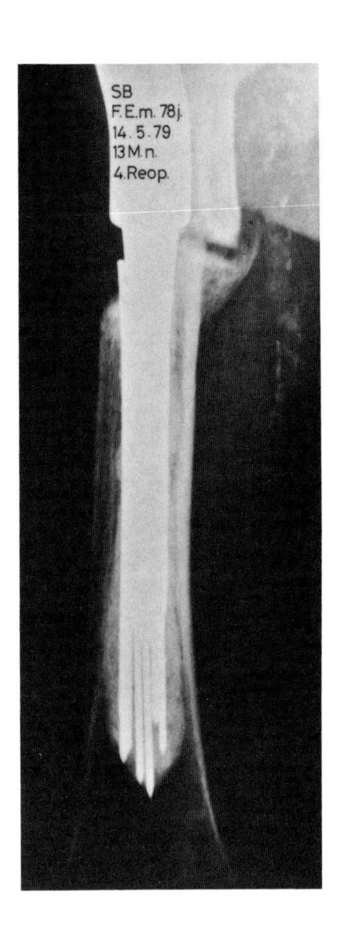

Abbildung 230. Anwendung des Verkeilungsprinzips bei der Krückstockprothese. Bei zu weiter Markhöhle wird die Verkeilung durch ein Bündel von Kirschnerdrähten erreicht. Stabile Verhältnisse 13 Monate nach 4. Reoperation. Schmerzfreiheit auch nach 25 Monaten, jedoch schwere Herzkrankheit, die eine weitere Röntgenkontrolle verhindert.

7.4 Operationstechnik und Nachbehandlung

7.4.1 Operationstechnik bei Knochentumoren

Langer seitlicher Standardzugang. Der Trochanter wird osteotomiert, sonst wird wenigstens die Ablösung der Abduktoren im Sinn einer Dekortikation angestrebt. Der tumortragende Knochenabschnitt ist en bloc zu resezieren. Die Resektionshöhe des Schaftes wird vor dem Eingriff geplant, ausgemessen und die betreffende Prothese vorausbestimmt. Die Kapsel wird exzidiert, der kleine Trochanter wenn möglich reseziert und die Muskulatur zirkulär abgelöst. Die Äste der A. profunda femoris sind zuverlässig zu fassen und zu umstechen. Einsetzen der Pfanne wie üblich. Wenn nötig, Ausbohren der Markhöhle von Hand auf 13–14 mm. Fräsen des Eingangskonus und provisorisches Einsetzen der Prothese in Mittelstellung. Probereposition. Kontrolle der Beinlänge. Eine Verlängerung von 1 cm ist zur Verbesserung des Gelenkschlusses ratsam. Bei zu weiter Markhöhle empfehlen wir eine Verklemmung des Prothesenstiels durch Einbringen von Halbrohrplatten oder eines Bündels von Kirschnerdrähten von entsprechender Länge. Nach dem Einbringen des Zementes stecken wir die Platte oder die Drähte in der vorher bestimmten Zahl und Lage in die Zement/Knochengrenze in etwa halber Länge ein und schlagen miteinander Prothese und Platten oder Drähte in die endgültige Verkeilungsstellung. Der Trochanter minor mit der Psoassehne wird in einer auf der medialen Prothesenseite vorhandenen Öse befestigt, der Trochanter maior mit der Kunststoffplatte auf der Prothese verschraubt oder mit Zuggurtungsdrähten fixiert. Der M. vastus lateralis findet durch kräftige U-Nähte wieder Verbindung mit dem Trochanter oder der abgelösten Trochantermuskulatur. Um die Prothese herum bildet sich eine fibröse Narbe, die die Muskulatur fixiert.

7.4.2 Operationstechnik bei frischen pertrochanteren Trümmerbrüchen oder bei Komplikationen nach pertrochanteren Frakturen

Langer seitlicher Standardzugang. Der Trochanter wird osteotomiert und die Gelenkkapsel exzidiert. Ein sehr scharfer gebogener Hüftmeißel dekortiziert so gut als möglich die ventralen und lateralen Fragmente der Fraktur. Die Ablösung des M. vastus lateralis erfolgt also im Sinn einer großzügigen Dekortikation bis auf die vorbestimmte Höhe des intakten Kortikalisrohrs. Hier erfolgt im Schutz von Hebeln mit breitem Schnabel die quere Osteotomie des Schaftes mit der Oszillationssäge. Auslösen von

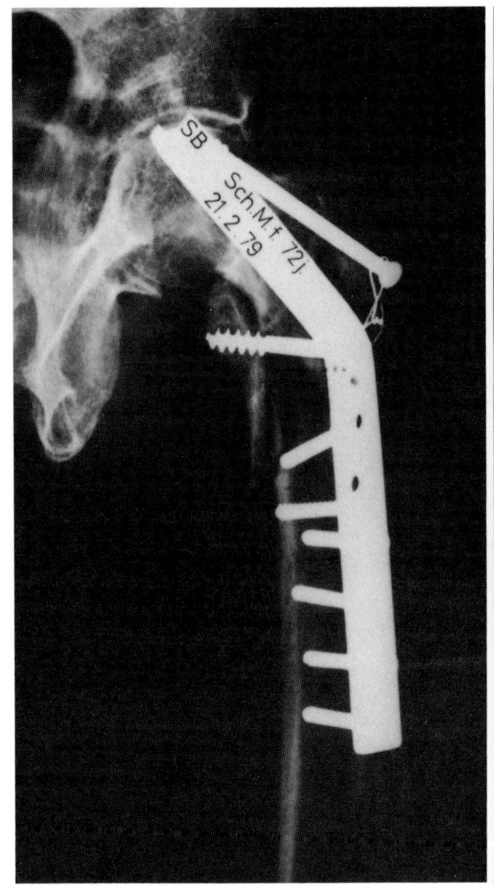

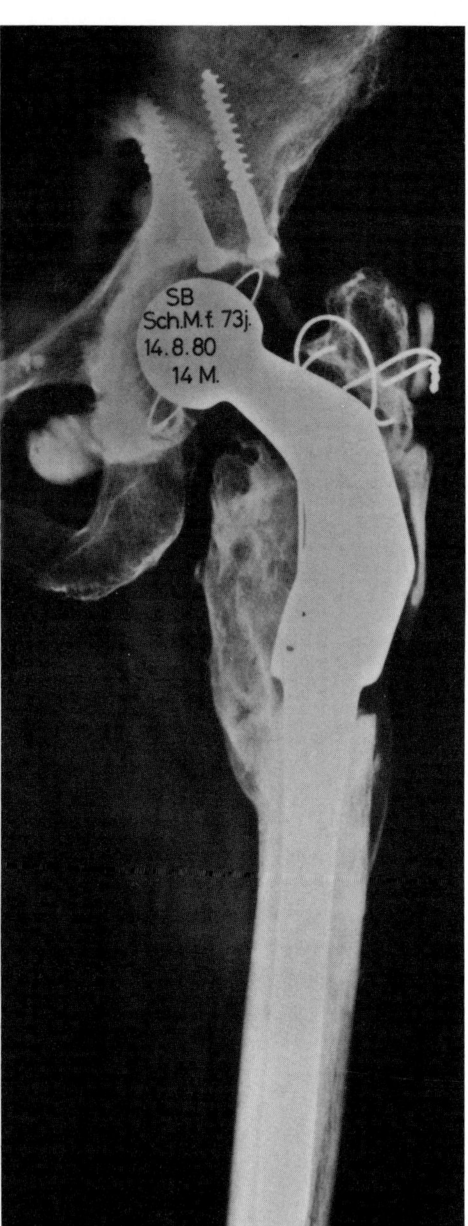

Abbildung 231. 72jährige Hausfrau. Mißglückte Osteosynthese einer pertrochanteren Fraktur. Notwendigkeit einer Mobilisation. Krückstockprothese. Trochanterfragmentation mit behelfsmäßiger Cerclage. Nach 2 Jahren stockfreie Gehstrecke von 1 km, Trendelenburg negativ! Pfannenarmierung mit Pfahlschrauben wegen fehlender Dachsklerose zwingend notwendig.

Schenkelkopf und Schenkelhals zusammen mit ventralen und lateralen Fragmenten. Dorsale und mediale Fragmente mit den Muskelansätzen am trochanter minor und an der Linea aspera bleiben in situ. Einsetzen der Prothese und Abschluß wie oben beschrieben. Der Vorteil dieses Vorgehens ist die viel kleinere Weichteilverletzung und vor allem die Erhaltung der Muskelansätze. Auf eine Fixation des isoliert abgebrochenen Trochanter minor kann verzichtet werden *(Abbildung 231).*

7.4.3 **Operationstechnik bei Totalprothesen mit schwerster Osteolyse im proximalen Femurabschnitt**

Langer seitlicher Standardzugang. Osteotomie des Trochanters. Sparsame, nur seitliche Ablösung des M. vastus lateralis bis auf die vorbestimmte Höhe des soliden Knochenrohrs durch Dekortikation. Quere Osteotomie des Schaftes mit der Oszillationssäge bis auf den Zement lateral hinten, lateral und lateral vorne. Exzision der ventralen Gelenkkapsel. Laterale Meißelosteotomie des dünnen Kortikalisrohrs von der Trochanterosteotomie bis zur partiellen Schaftosteotomie. Aufsperren dieses Rohrs durch Eingehen mit Hebeln. Zementfragmente, Zementdetritus und Prothese können nun auf einfachste und ungefährliche Weise entfernt werden. Das morsche Prothesenlager wird von der dicken Bindegewebsmembran befreit und die quere Schaftosteotomie vervollständigt. Säuberung der Markhöhle von Zementresten und wenn nötig Ausbohren auf 13–14 mm. Einsetzen der Prothese wie vorher beschrieben. Die Knochenschale legt sich abschließend um die Krückstockprothese. Störende kraniale, vordere und laterale Knochenpartien werden reseziert. Der Blutverlust und die Weichteilverletzungen sind relativ gering. Die Muskelinsertionen bleiben intakt. Der Vorteil dieses Vorgehens mit Belassen der Muskelansätze an den entsprechenden Knochenfragmenten besteht in wesentlich verbessertem Gelenkschluß. Damit werden postoperative Luxationen vermieden und die Standfestigkeit sowie die aktive Beweglichkeit erhöht *(Abbildungen 232, 233)*.

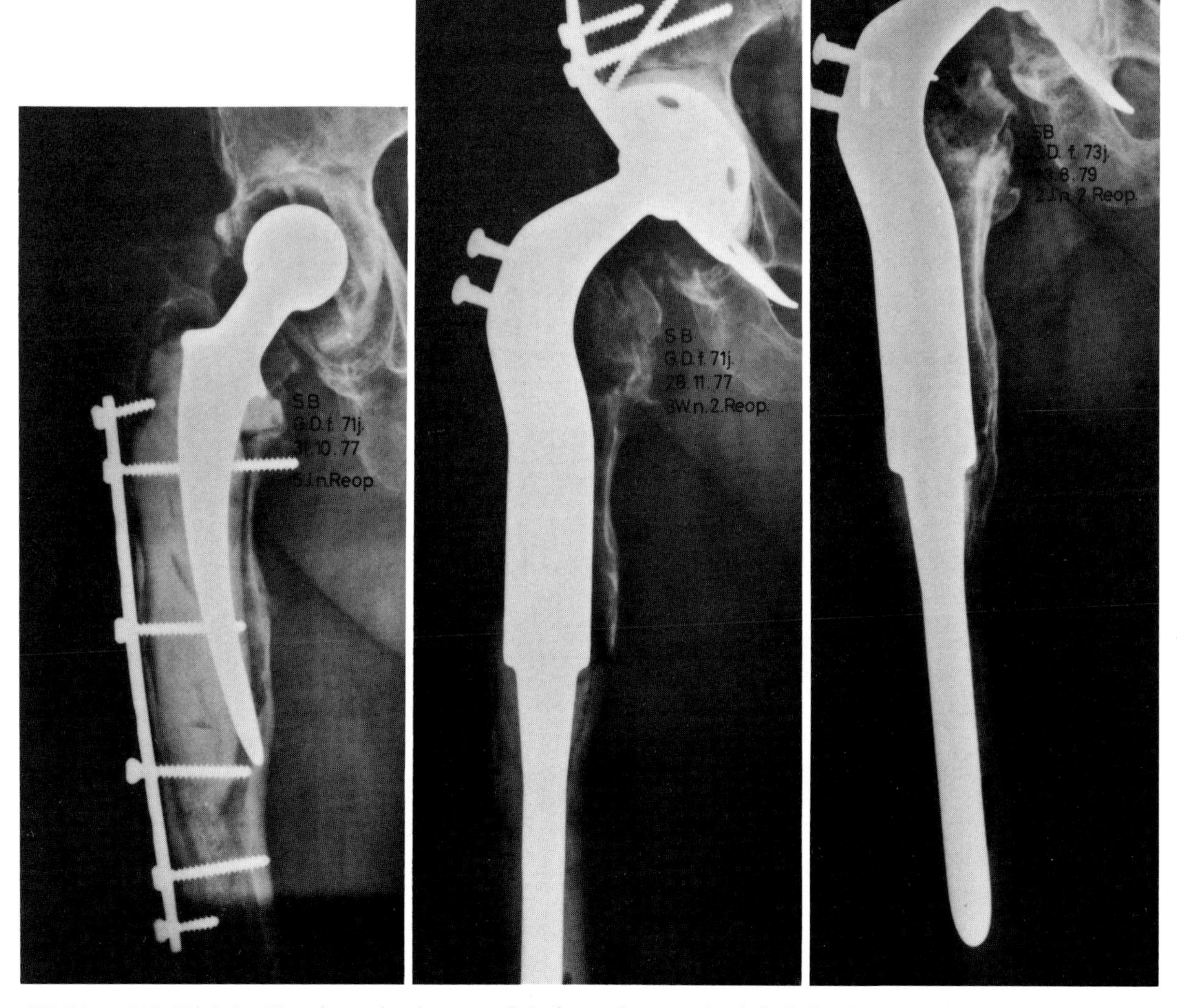

Abbildung 232. 71jährige Hausfrau mit schwersten Schaftosteolysen nach wiederholten Reoperationen. Krückstockprothese und Stützschale ergeben nach 4 Jahren eine stock- und schmerzfreie Gehstrecke von 4 km. Eine alte, gestreckte Krückstockprothese mußte wegen rezidivierender Luxationen nach 2 Wochen gegen das heutige Modell mit der weiten Halsausladung ausgewechselt werden!

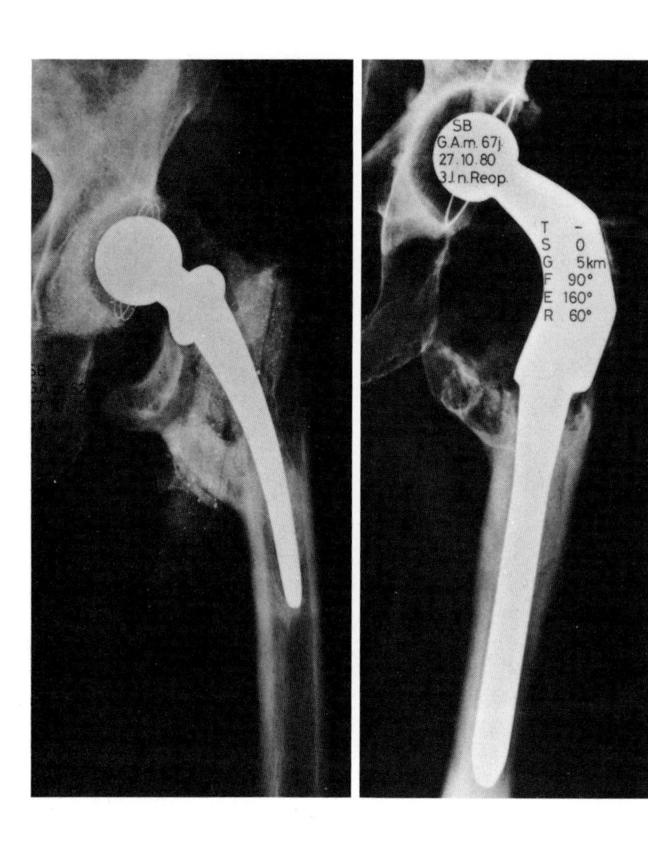

Abbildung 233. Katastrophale Situation einer Totalprothese 5 Jahre nach der Implantation bei einem 62-jährigen Hilfsarbeiter. Gehunfähigkeit, Schmerzzustand. Implantation einer Krückstockprothese wegen der schweren Zerstörung des oberen Femurendes. Nach 3 Jahren ist die Hüfte suffizient, der Patient schmerzfrei, Gehstrecke 5 km, Flexionsumfang 90°, Streckausfall 20°, Rotationsumfang 60°. Status nach Entfernung der störenden Kunststoffplatte.

7.4.4 **Nachbehandlung**

Wir haben unsere alten Patienten grundsätzlich früh mobilisiert und gleich nachbehandelt wie eine Erst- oder Reoperation. Bei unauffälligen Wundverhältnissen wurden sie am 3. postoperativen Tag auf den Bettrand gesetzt. Gehübungen an 2 Krückstöcken vom 4. Tage an.

Als Luxationsprophylaxe ist eine Lagerung in Semiflexion der Hüften und der Kniegelenke empfehlenswert. Bei stärkerer Außenrotationstendenz können in dieser Stellung wenigstens zeitweise die Knie zusammengebunden werden. Bei Seitenlage gehört ein dickes Kissen zwischen die Kniegelenke.

7.5 Resultate (Stand 1981)

Von 24 Patienten mit Krückstockprothesen sind 2 während des gleichen Spitalaufenthaltes gestorben. Ein Patient verschied an den Folgen von Tumormetastasen, nachdem die wegen pathologischer Fraktur operierte Hüfte schmerzfrei war. Eine zerebralsklerotische Patientin mit schwerem psycho-organischem Syndrom erhielt eine Krückstockprothese zur Behebung eines quälenden Zustandes bei mißglückter Osteosynthese einer pertrochanteren Trümmerfraktur. Die Operation erfüllte ihren Zweck. Leider verstarb die Patientin an einer Pneumonie nach Pneumothorax durch Lungenverletzung beim Einlegen eines Cava-Katheters zur künstlichen Ernährung.

Wir können deshalb nur über die Resultate von 22 lebenden Patienten mit einem Durchschnittsalter von 74½ Jahren und einer Beobachtungszeit von 2 Wochen bis 6 Jahren berichten.

Ein 79jähriger Patient war zum Ersatz einer schwer instabilen Totalprothese bestellt. Wegen Femurschaftfraktur im Bereich des Prothesenlagers wurde notfallweise eine Krückstockprothese eingesetzt (Abbildung 229). Nach 2 Wochen war er völlig schmerzfrei an 2 Krückstöcken gut gehfähig und konnte die Treppen von 2 Stockwerken bewältigen.

Zwei Patienten mit Wohnsitz im Ausland setzten uns telephonisch von ihrem befriedigenden Zustand mit Angabe der Gehstrecke in Kenntnis.

19 Patienten konnten persönlich nachuntersucht werden:

Schmerzfrei	16
Befriedigend	2
Schlecht (Coli-Infekt)	1
Trendelenburg negativ	14
Trendelenburg positiv	4
Trendelenburg nicht geprüft	1
Mittlere Gehstrecke (meist mit Stöcken)	1200 m

Funktionelle Beinlängen (durchschnittliche vorbestehende Beinverkürzung 3 cm)

seitengleich	7
- 0,5 cm	1
- 1,0 cm	2
- 2,0 cm	2
- 2,5 cm	1
- 6,0 cm	1
+ 1,0 cm	5

Durchschnittliche Bewegungsumfänge		
Flexionsumfang	81°	
Streckausfall	12°	
Rotationsumfang	54°	
Mittlere Rotationshaltung		
Außenrotation	5°	2
	10°	2
	15°	4
	20°	4
	25°	3
	30°	2
Innenrotation	10°	1
	15°	1

Der Coli-Infekt wurde erst nach Abschluß unserer Infektstatistik manifest und ist in dieser nicht enthalten.

Es ist bemerkenswert, daß neben Beschwerdearmut in fast ¾ der Fälle ein standfestes Bein mit negativem Trendelenburg erzielt werden kann.

Ende 1985 können wir bestätigen, daß kein Fall des vorliegenden Kollektivs von 1981 reoperiert werden mußte. Seit Einführung der Plattentechnik, speziell der intramedullären autologen Knochenplastik mit der Spantragplatte, ist die Indikation zur Krückstockprothese seltener geworden.

7.6 Komplikationen

7.6.1 Die Luxation

Bei 4 von 24 Krückstockprothesen-Trägern haben wir postoperativ eine oder mehrere Luxationen erlebt. Die Patientin mit wiederholter Luxation wurde nach 2 Wochen reoperiert, wobei die steile alte Prothese durch eine neue mit der weiten Halsausladung ersetzt wurde. Der weitere Verlauf war völlig normal, und heute liegt ein 4½-Jahresresultat vor mit stockfreier Gehfähigkeit über mehrere Stunden. Die anderen 3 Fälle blieben nach der einfachen unblutigen Reposition rezidivfrei. Eine besondere Ruhigstellung nach einer Luxation erscheint uns nicht sinnvoll, da es sich um alte Leute handelt und zur Ausbildung einer bindegewebigen Fixation doch viele Wochen notwendig wären. In dieser Zeit der Ruhigstellung würden die Muskeln geschwächt. Auf eine gute muskuläre Führung als Luxationsprophylaxe sind wir aber gerade bei der Krückstockprothese angewiesen. Nach einer Reposition lassen wir die Patienten sofort wieder aufstehen und Muskeltraining betreiben. Wichtig ist die Lagerung mit mäßig flektierten Hüft- und Kniegelenken, um eine extreme Extension/Außenrotation zu verhindern. In Seitenlage gehört ein dickes Kissen zwischen die Knie.

Bei der Operation ist eine Mehrlänge von 1 cm anzustreben. Dadurch werden die Standfestigkeit verbessert und die Luxationsgefahr vermindert. Luxationen außerhalb der ersten postoperativen Wochen haben wir nicht erlebt.

7.6.2 Die Trochanterkomplikationen

In mehreren Fällen haben wir Trochanterausrisse erlebt. Der Schraubendruck kann einen geschwächten Trochanter fragmentieren. Wenn wegen einer Beinverlängerung nur die distale Hälfte des Trochanters mit der Platte fixiert werden kann, erzeugt der starke Muskelzug leicht einen Ermüdungsbruch in den ersten Monaten. Wir raten deshalb in diesen Fällen zu einer zusätzlichen Drahtzuggurtung über die Trochanterspitze oder einer alleinigen Drahtzuggurtung mit 2 1,2-mm-Protasul-10-Drähten.

Mehrfach hat die auf Höhe der Trochanterkuppe liegende Platte mit den Schrauben eine schmerzhafte Bursitis begründet, so daß die Platte später entfernt werden mußte. Der Druck des Tractus iliotibialis auf den Trochanter ist wegen der Lateralisation durch die betonte Halsausladung erhöht!

7.6.3 Der Infekt

In 23 unserer 24 Fälle war die Krückstockprothese Endstation nach vielfachen Eingriffen. Nach aller Erfahrung mit schleichenden, nicht erkannten Infekten und der größeren Gefährdung durch Umfang und Dauer des Eingriffs war von vornherein mit einer hohen Infektrate zu rechnen. In einem Fall wurde denn auch ein Staphylococcus epidermidis gefunden, in einem anderen «leukozytäre Infiltrate». Diese beiden Fälle heilten bis heute komplikationslos. Dagegen haben wir einen chronischen Spätinfekt mit E. coli zu beklagen. Da auffallend wenig Schmerzen angegeben werden und eine Gehfähigkeit von 200 m vorhanden ist, haben wir uns nicht zu der bei einem Coli-Infekt wohl notwendigen, wenigstens temporären Prothesenentfernung entschließen können.

Eine besondere Infektgefährdung der Krückstockprothese liegt nach unserer Erfahrung nicht vor. Die Operation ist im Wesen mit einer radikalen Wundausschneidung und Entfernung eventuell devitalisierter Knochenbezirke verbunden. Wir erblicken darin den Grund der relativ erfreulichen Erfahrung.

7.6.4 Die Instabilität

Wir haben bis heute keinen einzigen Fall wegen Instabilität reoperieren müssen. Da das Durchschnittsalter hoch ist und aus zahlreichen Gründen (Kniegelenke, Rücken, Allgemeinzustand) keine großen, mit normalen Totalprothesen vergleichbaren Ansprüche an die Krückstockprothesen gestellt werden, ist die Lockerungsgefahr kleiner.

Die Krückstockprothese ist für uns eine hochgeschätzte Möglichkeit, in sonst ausweglosen Katastrophenfällen Hilfe zu bringen.

8. Diskussion

Uns zugängliche und erwähnenswert erscheinende Arbeiten aus der Literatur sollen in der Folge aufgeführt und so weit als nützlich aus unserer Sicht diskutiert werden. Eine solche Erörterung ergibt auf der einen Seite Bestätigungen unserer Erfahrungen und Unterstützung unseres biomechanischen Konzepts, andererseits eine Konfrontation mit Fehlinterpretationen objektiv richtiger Befunde und Kritik an Entwicklungen, die nicht sinnvoll erscheinen.

Selbstverständlich besteht keinerlei Anspruch auf Lückenlosigkeit, und unsere subjektive Stellungnahme hat dann ihren Zweck erfüllt, wenn sie zum Überdenken der Probleme Anlaß gibt.

Da der Zeitpunkt einer Veröffentlichung zur Gewichtung einer Aussage bedeutsam ist, haben wir uns entschlossen, eine chronologische Reihenfolge einzuhalten. Innerhalb eines Jahrganges wird ungefähr die Kapitelfolge des Buches beachtet.

1951

E. D. McBride: Beschreibung einer Kopfprothese mit geradem Schaft und queren Tragrippen.

Das Prinzip von Tragrippen ist auch später wieder angegeben worden. Wir können kein Prothesenmodell akzeptieren, das eine Ersatzoperation ohne Gefährdung der Integrität des Knochenrohrs nicht zuläßt. Die Indikation zu einer Reoperation kann vielfältig sein, z. B.:

- *Schmerzzustand bei Instabilität ohne genügenden Abbau der Knochenanker*
- *Infekt*

Pfannenusur durch Kratzverletzung des Kopfes. Zusätzlich wird die Ermüdungsfestigkeit durch die Kerbwirkung der Tragrippen stark herabgesetzt.

1952

R. Merle d'Aubigné: Empfehlung der seitlichen Verschraubung eines Kopf- oder Beckenknochenfragmentes bei Pfannendysplasie.

Unsere Erwähnung dieser Arbeit erfolgt aus medizinhistorischer Gerechtigkeit, gilt sie doch einem seither bewährten Verfahren, das auch im Dienste der Pfannenverankerung steht.

1954

J. Debeyre, P. Doliveux: Die Autoren besprechen verschiedene Verfahren der Trochanterosteotomie. Als persönliche Technik geben sie das «relèvement d'une lame trochantérienne épaisse taillée en dos d'âne» an.

Es handelt sich um die von B. G. Weber *1976 eingeführte, von uns übernommene und Satteldachosteotomie genannte Methode. Sie hat sich allen anderen Techniken als weit überlegen erwiesen.*

G. Osborne und B. McFarland. Erste Beschreibung eines transglutealen Zugangs!

Im Gegensatz zum heutigen Zugang wurde auch die dorsale Seite abgelöst. Er diente der Hüftarthrodese.

1965

J. Charnley hat die andauernde Relativbewegung zwischen Implantat und Knochen, das «fretting», für die Lockerung verantwortlich gemacht. Damit hat er zweifellos recht. Leider ist seine Bemühung, mit Zement das «fretting» ausschalten zu können, nicht belohnt worden. Er gründete auf der Tatsache, daß bei großflächiger Verzahnung mit dem Zement ein Knochenanker nur im Ausmaß von etwa 1/300 seiner statischen Scherfestigkeit beansprucht werde. Ohne Zement würden speziell bei älteren Leuten die wenigen Knochenanker wegen fehlender großflächiger Druckverteilung bis an die Grenze der Scherfestigkeit beansprucht. Das ist der Kern von Charnleys Forderung nach Zement.

Als Folge des Nulldurchgangs sind bei ungünstigen biomechanischen Verhältnissen auch die nur zu einem kleinen Teil belasteten Knochenanker bei Zementierung dem Abbau verfallen und die Prothesen instabil geworden. So berichtet Charnley *1968, daß in 44,8% der Fälle die Pfannenverankerung eine kortikale Grenzlamelle aufweise und in 37,2% eine Resorption des Calcars bestehe. Beides erachtet er als «physiologisch». Bei der Pfanne sei es nicht ein Stabilitätsmangel, und beim Schaft sei die Resorption des Calcars Beweis für die Krafteinleitung in der Markhöhle.*

Die kortikale Grenzlamelle kommt aber nur zustande, wenn die Knochenanker abgebaut und durch eine Bindegewebsschicht ersetzt sind! Nach unserer Nulldurchgangstheorie ist Charnleys *Überlegung zur Calcarresorption zweifellos richtig.*

1967

A. LANGENSKIÖLD et al.: Beschreibung eines hämatogenen Salmonelleninfektes auf einer Totalprothese bei akuter intestinaler Erkrankung 3½ Jahre nach Implantation. Beweis durch bakteriologische Spezifizierung.

Seither sind zahlreiche hämatogene Infekte nachgewiesen worden. Im Tierexperiment an der Katze hat U. SAXER *(persönliche Mitteilung 1980) einen hämatogenen Infekt mit Staphylokokken fast ebenso leicht erzeugen können wie mit direkter Kontamination eines Implantates. Beim Vorliegen eines Zahngranuloms kann schon der Kauakt eine Bakteriämie verursachen! Chronische Infektherde, die streuen können, sind relativ häufig. Es ist eher erstaunlich, daß Prothesen-Infekte nicht häufiger sind. Diese Erkenntnisse relativieren den prophylaktischen Wert der Reinraumtechnik.*

1969

G. DANCKWARDT-LILLIESTRÖM: Markraumbohrung erzeugt Knochentrümmer-Embolien der kortikalen Gefäße und ist damit ein Grund für die Schwere der kortikalen Zirkulationsstörung.

Diese wichtige Arbeit erschien vor derjenigen von F. ROASENDA *und* G. L. LORENZI. *Wir verweisen auf unsere Stellungnahme zu der letzteren.*

F. ROASENDA, G. L. LORENZI: Polychrome Sequenzmarkierung und Mikroangiographie zur Darstellung der Spaltheilung, die einen Marknagel fixiert. Darstellung und Beweis der Fettembolie und der korpuskulären Embolie der Kortikalisgefäße als zusätzlichen Grund der schweren Vitalitätsstörung der Kortikalis nach Markraumbohrung.

11 Jahre nach dieser Publikation ist es kaum mehr begreiflich, warum diese Befunde nicht eher bewußt in den Dienst der Prothesenverankerung gestellt wurden. Es brauchte die Erkenntnis der primären Stabilisierung durch Verkeilung, damit überhaupt eine Spaltheilung wirksam werden kann. Jede Bearbeitung einer Markhöhle mit Bohrung zur Schaffung eines Prothesenlagers ist jedenfalls dann besonders bedenklich, wenn eine abdichtende Zementfüllung die rasche Rekonstruktion des medullären Gefäßsystems verhindert.

J. OHNSORGE, G. GOEBEL: Vorschlag der Prothesenkühlung zur Reduktion der Zementtemperatur. Am Leichenknochen wird der Eiweißkoagulationspunkt überschritten. Der Blutzirkulation wird nur eine unwesentliche Rolle beigemessen.

Wir wissen heute, daß bei nicht zu dicken Zementschichten kaum ein thermischer Schaden nachgewiesen werden kann. Wir verweisen auf die Arbeiten von K. DRAENERT *sowie* J. SCHUPPLER *und* W. REMAGEN, *die eine frühe Spaltheilung in den ersten Wochen gefunden haben. Wohl sind Kontaktbereiche der Kortikalis über kürzere oder längere Zeit durch Traumatisierung und Zirkulationsunterbruch devitalisiert. Die Blutzirkulation des Knochens spielt offenbar bei der Wärmeableitung eine größere Rolle. Das Einbringen einer stark gekühlten Prothese verzögert und stört den Polymerisationsvorgang, so daß ein geschwächtes Zementlager resultiert.*

1970

J. CHARNLEY: Bei stabiler Einzementierung wird die bilaterale Kortikalisverdickung nach Osteoporose demonstriert. 1970 ist CHARNLEY von einer Volumenzunahme des Zementes nach der Polymerisation überzeugt. Es fehlen jedoch beweisende Experimente.

L. SCHWEIBERER et al.: Nach stabiler Osteosynthese der frakturierten Hundetibia erfolgt eine rasche Rekonstruktion des medullären Gefäßsystems. Die Revaskularisation der Kortikalis erfolgt hauptsächlich von der medullären Zirkulation aus.

Für uns heißt diese Feststellung, daß wir Interesse haben an Spalten, die zwischen Knochen und Implantat Platz für die Gefäße offenlassen.

J. N. WILSON et al.: Bei Metall/Metall-Paarung verursacht das hohe Reibedrehmoment die Pfannenlockerung. Metall/Polyäthylen sei viel günstiger. Die Pfanne müsse genügend dick und gut abgestützt sein, um deren Deformation zu verhindern.

Diese Arbeit unterstützt unsere Auffassung über die Pfannenprobleme und die Konsequenz der Pfannenarmierung.

T. J. J. H. SLOOFF: Empfehlung des Zementeinbringens mit der Zementspritze. Die Spannungsmessungen am Leichenknochen haben für uns keine große Bedeutung mehr, da ihnen eine statische Betrachtungsweise zugrundeliegt.

H. C. AMSTUTZ: Bei mäßiggradigem Infekt kann der Keimnachweis sogar mit Gewebekulturen schwierig sein. Das Pfannenlager muß sparsam ausgehoben und trocken sein.

Es ist uns ein großes Anliegen zu betonen, daß ein mißlungener Keimnachweis einen Infekt nicht ausschließen läßt.

Bemerkenswert ist die Forderung des Autors betreffend Pfannenlager. Er plädierte schon vor mehr als 10 Jahren für die Erhaltung der Dachkortikalis. Wir sind ihm in dieser Erkenntnis gefolgt.

1971

N. C. ROLES: Prophylaxe des Infektes durch Beseitigung von Erregerquellen (Zähne, Nase, Urin, Blutkultur). Ausschluß von Anämiefällen unter 70% Hb. Cave Neutropenie und Handschuhlöcher! Peroperative Spülung mit Neomycin-Polymyxin. Trockene Verbände. Vermeiden von übertriebenen postoperativen Bewegungen verbessert die Wundheilung. Sofortige Hämatomentleerung! Therapie des Infektes mit Ruhigstellung (Extension oder Gips), eventuell Spüldrainage, Lincomycin oder Fucidin®. Meist ist die Prothesenentfernung notwendig.

1971 haben auch wir die Reimplantation nicht gekannt. Die Grundsätze der Prophylaxe und der Therapie des Autors sind auch heute noch gültig.

J. P. LEDDY et al.: Sanierung von 11 tiefen Infekten «ohne Rezidiv» durch frühzeitige Exzision und einzeitige Reimplantation mit Wechsel der Instrumente und der Operationswäsche. Peroperative Spülung mit antibiotikumhaltiger Lösung und Detergentien. Spüldrainage durch vier 6,4-mm-Drains, 2 Tage mit 6 Liter Flüssigkeit, anschließend 3 Liter, bis die Erreger nicht mehr nachweisbar sind. Verwendung von Zement ohne Antibiotikum!

Diese Arbeit gründet auf Erfahrungen von mehr als 10 Jahren und ist für diesen Zeitpunkt sensationell. Unsere ersten guten Resultate von einzeitiger Reimplantation stammen von 1973 und sind immer mit gentamycinhaltigem Zement erzielt worden. Wir sind dem antibiotikumhaltigen Zement treu geblieben, weil wir darin einen zusätzlichen Sicherheitsfaktor erblicken. Dabei ist anzunehmen, daß die Vitalität von Knochen und Weichteilen, die Stabilität und die Abwehrlage vor allem über den Erfolg einer einzeitigen Reimplantation entscheiden.

1972

S. M. PERREN et al.: Wichtige Grundlagenarbeit über mechanisch induzierte Knochenresorption.

G. B. J. ANDERSSON et al. finden am Leichenknochen, daß zur Pfannenauslockerung Lösedrehmomente nötig sind, die vier- bis zwanzigmal größer sind als sie im Leben bei der Totalprothese vorkommen.

Pfannenlockerung durch Hitzeschaden und durch Ermüdungsbrüche, weshalb Polyäthylen besser ist als Polyester. Die Rolle des Reibungswiderstandes ist noch nicht geklärt. Metall/Polyäthylen ist wahrscheinlich besser als Metall/Metall-Paarung.

Den Hitzeschaden können wir heute praktisch ausschließen. Das Polyäthylen hat sich als Gleitpartner bewährt. Der Reibungswiderstand spielt nach der Erkenntnis des Nulldurchgangs mit großer Wahrscheinlichkeit eine Rolle.

J. G. BONNIN: Hitzeschaden als Grund zur Pfanneninstabilität. Ermüdungsfrakturen des Beckens nach zementfreien RING-Prothesen wegen zu großer Ausfräsung. Wenig Beckenringfrakturen mit Polyäthylenpfannen wegen der besseren elastischen Druckverteilung. Vor allzu bereitwilliger Reoperation bei periartikulären Ossifikationen wird gewarnt. Kleine Löcher in der Gelenkpfanne sind besser als größere wegen der geringeren Pfannenschwächung.

Von großer Wichtigkeit ist der Hinweis auf die Ermüdungsfrakturen des Beckens bei großer Auffräsung und steifen Implantaten. Diese Erfahrung dürfte bei der Beurteilung großer Keramik- oder Metallimplantate bedeutungsvoll sein. Acht Jahre nach dieser Publikation gehen wir in bezug auf Polyäthylen, Reoperationszeitpunkt bei periartikulären Ossifikationen und Größe von Verankerungslöchern mit dem Autor vollkommen einig.

A. J. MILLER: Mikrobewegungen unter Last machen Knochenerosion bei der Metall/Metall-Paarung von RING- oder MCKEE-Prothesen wegen der Elastizitätsdifferenz. 9 Beckenfrakturen als Ermüdungsbrüche im Pfannenbereich beobachtet. Dabei seien ein Übergewicht, ein weites, weibliches Becken, das Ausfräsen von großen Löchern und starre Pfannen ein Grund zu diesen Ermüdungsbrüchen. Mit Kunststoffpfannen käme diese Komplikation nicht vor.

Wir halten diese Beobachtung für wichtig, da sie zur Vorsicht bei großen, starren Keramikpfannen mahnt.

H. G. WILLERT, P. PULS: Das Implantatlager ist möglichst wenig zu schädigen. Die lokale Reaktion des Lagergewebes ist abhängig vom Allgemeinzustand. Jedes Implantat wird von einer Bindegewebskapsel umgeben. Der Zement haftet nie fester im Knochen als sofort nach der Implantation. Lockerung bei ungenügender Verzahnung. Mechanische Irritation (Überlastung) erzeugt Knochenresorption beim Überschreiten der elastischen Verformbarkeit der Gewebselemente.

Wir halten heute die Forderung nach einem möglichst vitalen Implantatlager für besonders wichtig. ***Der Zeitpunkt der Einleitung der immer nötigen Spaltheilung hängt von der Vitalität des Knochenlagers ab.*** *Diese ist auch Funktion des Allgemeinzustandes, der außerdem für die Abwehr der unvermeidlichen Kontaminationskeime wichtig ist.*

Glücklicherweise stimmt es nicht, daß eine Bindegewebskapsel jedes Implantat umgibt. Wir haben sichere Beweise, daß es auch nach langer Implantationszeit bindegewebsfreie Kontaktzonen gibt, die die Stabilität sichern.

1972 (Fortsetzung)

Die Kenntnis der Zementretraktion nach der Polymerisation sowie der unvermeidbaren Blut- und möglicherweise auch Spülwasser- und Luftinterposition zwingt zur Annahme primärer Spaltbildungen in Teilbereichen der Zement/Knochengrenze. Unter stabilen Verhältnissen erfolgt eine knöcherne Spaltheilung, ferner nach den Messungen von J. Schuppler *und* W. Remagen *auch eine Knochenverdichtung im Bereich der Krafteinleitungszonen. Dadurch verbessert sich die Belastbarkeit mit der Zeit. Unsere Forderungen nach einer gewissen Entlastung in den ersten Monaten wird dadurch begründet. Eine gute Verzahnung des Zementes im Knochen ist wohl wünschenswert und erhöht die primäre Stabilität. Über die dauernde Stabilität entscheidet aber die biomechanische Gesamtkonstellation. Bei zu großer Deformation des Lagers entsteht ein dekompensierter Nulldurchgang, der auch die beste Verzahnung abbaut. Die Stabilisierung bei einer Reoperation, bei der die Verzahnungsmöglichkeit minimal ist, kann nicht durch Verzahnung erreicht werden. Hier sind Verminderung der Relativbewegungen durch Verkeilung und Spaltheilung besonders wichtig. Überlastung erzeugt Knochenresorption über den Weg des dekompensierten Nulldurchgangs, nicht aber im Sinne einer Druckatrophie!*

J. Charnley: Reduktion der Infektquote durch Reinraumtechnik und andere Maßnahmen wie dichte Operationskleidung von 7% auf 0,5%. Mit Reinraumtechnik allein komme man nicht unter 1,5%. Hämatogener Infektweg für nur 5% der Fälle. Eine Infektstatistik ist erst nach 2–3 Jahren Beobachtungszeit möglich. Im Spital gibt es keine «cross-infection». Der Zement ist am Entstehen eines Infektes nicht beteiligt.

Die Arbeit ist für uns von grundsätzlicher Bedeutung. Sie beweist, daß mit Reinraumtechnik allein lediglich eine Infektquote erreicht werden kann, die im Bereich unseres langjährigen Durchschnitts im konventionellen Saal liegt. Sie sagt aus, daß eine Reinraumkabine wünschbar ist, das Problem allein aber nicht lösen kann. Besonders wichtig ist Charnleys *Hinweis, daß es postoperativ im Spital erworbene Infekte praktisch nicht gibt. Wir haben die gleiche Erfahrung gemacht. Diese Einsicht hat spital- und pflegetechnische Konsequenzen.*

H. W. Buchholz, H. D. Gartmann: Die Autoren geben nach Austauschoperationen wegen Infekt eine Rezidivquote von 3,1% an. Infektquote ohne Antibiotikumprophylaxe 3%, mit einer solchen 0,99%.

Eine Rezidivquote muß sich auf eine bestimmte Beobachtungszeit beziehen. Die damals ermittelte Zahl konnte später nicht bestätigt werden. Die Reoperationstechnik der Autoren mit nach oben durchgehender Fensterung des Kortikalisrohrs kompromittiert die Stabilität der Schaftprothese, die für uns eine wichtige Voraussetzung zum Erfolg ist.

R. D. Coutts et al.: Histologisch nachgewiesene, klinisch und radiologisch stumme Kopfosteomyelitis in zwei Fällen.

Wir verfügen über zwei Fälle von histologisch nachgewiesener purulenter Osteomyelitis des Femurkopfes nach Schenkelhalsnagelung und nach Staphylokokkensepsis eines Diabetikers, welche die Implantation einer Totalprothese mit Gentamycin-Zement problemlos ertragen haben. Beobachtungszeit 5 Jahre. Entscheidend ist eine optimale Stabilität.

1973

F. W. Rhinelander: Beschreibung der medullären Gefäßrekonstruktion nach Marknagelung. Unter stabilen Bedingungen erfolgt eine endostale Knochenneubildung, die den Marknagel fixiert.

Es handelt sich um die Spaltheilung, auf die wir zählen, die auch die Prothesen mit oder ohne Zement zusätzlich fixiert.

G. Ritter et al.: Die Prothese wird bei Insuffizienz der Abduktoren erhöht beansprucht, ähnlich wie bei Varusstellung.

Es ist anzunehmen, daß diese Feststellung für bruchgefährdete Implantate von Bedeutung ist. Schon bei den Standard-Schäften aus geschmiedeter Kobaltlegierung sind keine Ermüdungsbrüche mehr vorgekommen. Umso weniger werden sie bei Geradschaftprothesen zu erwarten sein.

H. G. Willert: Das knöcherne Implantatlager reagiert auf Knochenzement in drei Phasen: Nekrose in der Initialphase, Bindegewebsmantel in der Reparationsphase, kollagenfaserige Bindegewebsmembran mit zunehmendem Abbau der Knochentrabekel in der Stabilisationsphase.

Die Befunde stammen von Lockerungsfällen mit dekompensiertem Nulldurchgang und gelten ausschließlich für diese Situation.

E. Kuner: Eine homogene Blutbeimischung im Zement beeinträchtigt den Härtegrad, nicht aber die Schlagzähigkeit oder die Biegefestigkeit. Die Gefahr eines Hitzeschadens wird wegen der Blutzirkulation als klein erachtet. Vor groben Trennschichten wird gewarnt. Ein falsches Mischungsverhältnis mit doppelter Monomerdosis vermindert bei Palacos® die Härte, die Schlagzähigkeit und die Biegefestigkeit wenig, bei CMW® wegen höherer Temperatur, stärkerer Monomerverdampfung und größerer Porosität ganz wesentlich um etwa ⅔!

M. C. Ruckelshausen: Bei der Metall/Metall-Paarung der McKee-Prothese findet der Autor sechsmal mehr Pfannenlockerungen als bei der Metall/Polyäthylen-Paarung der Charnley-Prothese. Er macht dafür die dreimal größere Reibung verantwortlich.

Aus heutiger Sicht ist die Erhöhung der Relativbewegung beim steiferen Implantat und das größere übertragene Drehmoment, beides mit vermehrtem Nulldurchgang, Hauptursache der erhöhten Lockerungsrate der McKee-*Prothese.*

P. Aglietti et al.: In der Reinraumkabine mit vertikalem Luftstrom kann eine signifikant kleinere Keimzahl peroperativ neben der Operationswunde nachgewiesen werden. Auch die am Schluß des Eingriffes gemessene Wundkontamination ist eindeutig geringer.

Die Autoren bestätigen unsere langjährige Überzeugung, daß eine Wundkontamination auch mit Reinraumtechnik nicht ausgeschlossen werden kann. Die festgestellte Keimreduktion ist selbstverständlich erfreulich und ein nützlicher Faktor im Rahmen unseres Kampfes gegen die Infektion.

R. Glaesener et al.: Behandlung der infizierten Totalprothese mit genauer Exzision der Prothese, Einstellung des Trochanters in die Gelenkpfannengegend und Fixation desselben am Darmbein mit einem Fixateur externe.

Wir haben keine eigene Erfahrung. Ziel ist eine bessere Standfestigkeit. Wir suchen eine bessere Stabilität zu erreichen durch Belassen der dorsalen und lateralen Kapsel. Dies ist nur möglich, wenn die Trochanterosteotomie unterlassen und die Schaftprothese mit dem Zement von einem breiten ventralen Fenster aus entfernt wird. Dieses Procedere schließt eine spätere Reimplantation aus, es sei denn, man wage noch eine Krückstockprothese unterhalb des Schaftfensters.

R. H. Fitzgerald jr. et al.: Bei 95 positiven bakteriologischen Kulturen von peroperativen Wundabstrichen sind 7 tiefe und 7 oberflächliche Infekte aufgetreten. Wundabstriche waren bei 11 Erst- und 84 Reoperationen positiv.

Positive Wundabstriche sind immer wieder festgestellt worden. Die Zahlen steigen mit der Güte der Untersuchungstechnik. Letztlich halten wir die Annahme für richtig, daß jede Operationswunde kontaminiert ist. Die von den Autoren festgestellte fast 8mal häufigere Kontamination bei den Reoperationen dürfte mit der Dauer des Eingriffs und mit residuellen Keimen auf den Implantaten erklärt werden. Die Frage, ob aus der Kontamination ein Infekt wird, entscheiden neben Keimzahl und Virulenz die Abwehrlage, die Größe der Gewebetraumatisierung peroperativ oder nachträglich als innerer Dekubitus durch ein Hämatom, ein solches nach dem 2. Tag als Nährboden, die Güte der Ruhigstellung und der Schutz vor lokaler Traumatisierung.

T. H. Mallory: Beschreibung eines Pneumokokken-Infektes einer Totalprothese nach Pneumokokken-Pneumonie als Beweis eines hämatogenen Infektweges.

Einzelfälle dieser Art mahnen uns, daß wir bei anderen Keimen, deren Provenienz nicht so klar nachweisbar ist, diesen Infektionsweg im Auge behalten müssen.

H. W. Buchholz: Tiefe Infektionen mit 78,3% Erfolg der Austauschoperation.

Diese Zahl ist 1973 Weltspitze, doch etwas glaubwürdiger als die Zahl des Vorjahres.

1974

M. Jäger et al. berichten über experimentelle Torsionslockerung technisch verschieden implantierter Hüftpfannen. Es sind Versuche am toten Knochen. Sie ergeben, daß die Verankerung der Pfanne in der Beckenspongiosa zu erfolgen hat, und daß wegen der Gefahr der Schwächung von Strukturen nicht zu viele Löcher angelegt werden dürfen. Die Verankerungszapfen halten die Torsionskräfte um ein Mehrfaches aus.

Diese zweifellos richtigen Laboratoriumserkenntnisse haben sich für die Praxis nicht bewährt. Es wurden die Faktoren Pfannendeformation unter Last, Erhaltung der tragenden Strukturen und die biomechanischen Folgen des Nulldurchgangs nicht berücksichtigt.

H. Weigand, G. Ritter: Eine Saumbildung ist nicht identisch mit Instabilität. Verlaufskontrollen sind nötig. Beschreibung der kortikalen Grenzlamelle. Prothesenstabilität trotz Anwesenheit von Pannusgewebe. Arthrographie sei unsicher. Pfannendislokation bei Porose und Entzündung. Ossifikationen sind häufig bei Spondylitis ankylosans.

Wir gehen mit den Autoren einig. Dekompensierter Nulldurchgang mit Pannusgewebe ist bei jeder stabilen Pfanne zu finden. Die Stabilität wird durch einen Pfannendachbezirk mit kompensiertem Nulldurchgang gesichert.

Durch Umbau dislozieren mit der Zeit auch stabile Pfannen in geringem Umfang. Bei Porose und Entzündung ist die Dislokation stärker und meistens schon Folge der eingetretenen Instabilität.

1974 (Fortsetzung)

K.E. BRINKMANN, K. HEILMANN: Aus Untersuchungen an ausgelockerten Prothesen ziehen die Autoren die folgenden Schlüsse:

Die Grenzmembran ist eine biologische Folge des Zementes. Es gibt einen biologischen Zementabbau. Invasives Wachstum des Granuloms zerstört das Knochenlager. Polyesterpartikel sind vor allem schuldig.

Die Beurteilung der Vorgänge, die zur Lockerung führen, ist angesichts des Vollbildes der Lockerung schwierig oder unmöglich, und die damalige Häufung von Lockerungen bei Polyesterköpfen läßt auch die besondere Inkriminierung des Polyesters verstehen.

E.M. EVANS et al.: Die Autoren diskutieren die Möglichkeit einer Metallallergie als Grund zu Knochennekrose und Prothesenlockerung.

Wir haben keinen Lockerungsfall erlebt, bei dem wir den vermuteten Mechanismus hätten annehmen müssen. Unsere Erfahrung bezieht sich auf die Metalle Stahl AISI 316L, auf eine Kobalt-Gußlegierung (27–30% Cr, -1% Fe, 5–7% Mo, -1% Mn, -2,5% Ni, -1% Si, 0,2–0,35% C, Rest Co) und auf eine Kobalt-Schmiedelegierung (19–21% Cr, -1% Fe, 9,5–10,5% Mo, -0,15% Mn, 33–37% Ni, -0,15% Si, 0,65–1,0% Ti, 0,025% C, Rest Co).

H.U. DEBRUNNER: Sulfix® hat die niedrigste Maximaltemperatur. Ohne Blutzirkulation ist ein Temperaturabfall von 5° pro mm Gewebeschicht anzunehmen. Kleine Zementschichten sind günstiger. 56° werden in der Praxis kaum erreicht. Die Polymerisationszeit ist stark von der Raumtemperatur abhängig.

A. GRÜNERT, G. RITTER: Die Änderung der physikalischen Eigenschaften der Knochenzemente durch Beimischung von Fremdsubstanzen wird untersucht.

- *Wasseraufnahme nach Lagerung in Wasser von 37° während 96 Stunden.*
  Im Vergleich zu Palacos K:

Palacos R	+26%
Palacos R mit Gentamycin	+56%

- *Verminderung der Zugfestigkeit*

Palacos K	380 kp/cm²
Palacos R	287 kp/cm²
Palacos R mit Gentamycin	340 kp/cm²!

- *Änderung des formalen E-Moduls*

CMW ohne $BaSO_4$	1959 kp/cm²
CMW mit $BaSO_4$	1919 kp/cm²
Palacos K	1898 kp/cm²
Palacos R	1571 kp/cm²
Palacos R mit Gentamycin	1736 kp/cm²

Demnach würde Gentamycin die mechanischen Eigenschaften bei der vorliegenden Versuchsanordnung ohne Wasserlagerung verbessern.

P. TEINTURIER: Senkung der Infektrate von 8% auf unter 1% durch die Reinraumtechnik.

Wir halten die Beeinflussung der Infektrate für ein so multifaktorielles Problem, daß uns die Zuordnung zu einer einzigen Maßnahme nicht zulässig erscheint.

B. BERGSTRÖM et al.: Der radiologische Befund der infizierten Totalprothese ist für die Schaftprothese klar und charakteristisch. Für die Pfanne fehlt ein typischer radiologischer Befund.

Wir haben die gleiche Erfahrung gemacht. In der letzten Zeit sind wir etwas unsicherer geworden, da zunehmende Saumbildung an der Zement/Knochengrenze des Schaftes, Auflockerung der Kortikalis durch lebhaften Umbau und periostale Saumbildung auch zum Bild der schweren inneren Kortikalisnekrose ***ohne Infekt*** *gehören können. Diese Zustände haben wir erst bei der Geradschaftprothese mit fehlerhafter Markraumfräsung plus Zementpressung erlebt.*

P.D. WILSON et al.: Einzeitige Ersatzoperation bei tiefem Infekt mit einzementierter Prothese und antibiotischer Therapie. 19 Fälle, 2 Jahre Beobachtungszeit. 17 Fälle sehr gut bis mäßig, jedenfalls «besser als ein GIRDLESTONE-Zustand». Zwei Versager werden einem möglicherweise falschen Antibiotikum angelastet.

Die Arbeit beweist, daß antibiotischer Zement entbehrlich ist und bestätigt die Erfahrung von J.P. LEDDY et al. *von 1971. Unsere Stellungnahme entspricht derjenigen zur Arbeit dieser Autoren.*

1975

H. WAGNER betont, daß eine starre Verankerung zwischen Implantat und lebendem Knochen ein wichtiges Prinzip der dauerhaften Fixation sei.

A. SCHREIBER et al.: **Die Autoren haben das Deformationsverhalten des Acetabulums unter Belastung untersucht und machen dessen Verformung für die Pfannenimplantatlockerung verantwortlich. Sie fordern die Erhaltung der Dachkortikalis, da die Druckspannungen oberhalb des Acetabulums dreimal größer sind als die statische Belastbarkeit der Spongiosa.**

In Simulatorversuchen haben sie Pfannenlockerungen an der Zement/Knochengrenze nach 2,5 Mio Zyklen und Schaftlockerungen der MÜLLER-Standard-Prothese nach 1,5 Mio Zyklen durch Zementzerrüttung gefunden.

Die Arbeit ist von grundlegender Bedeutung, da die Belastungsdeformation des Acetabulums zu einer dynamischen Betrachtungsweise zwingt und nach den Erkenntnissen des Nulldurchgangs die neuen Lösungen der Pfannenarmierung begründet.

R. Feith: Der Autor weist im Tierexperiment mikroradiographisch eine vollständige Kortexrevaskularisation nach drei Wochen nach. Die Sequenzmarkierung zeigt einen Knochenanbau an der Zementgrenze nach 7 Wochen.

Der Autor weist mit dem Befund einer «cancellization or medullization of the cortex» offenbar auf die Ausbildung einer Sekundärmarkhöhle hin.

Für uns ist diese Arbeit von großer Wichtigkeit. Wir zählen beim Einzementieren auf die baldige Revaskularisation der Kortikalis. Noch nicht entschieden und experimenteller Abklärung bedarf die Frage, wie groß die peroperative Traumatisierung des Knochenrohrs sein darf, ohne die Revaskularisation gefährlich zu verzögern. Wie groß ist der Unterschied, wenn die gleiche Traumatisierung einen ruhenden Knochen betrifft (Erstoperation) oder aber einen im Umbau begriffenen (Reoperation)? Der Befund des Knochenanbaus an der Zementgrenze nach 7 Wochen ist ein weiterer Beweis der Spaltheilung. Die Sekundärmarkhöhle ist einerseits Platz für das medulläre Gefäßsystem, andererseits Anpassung an eine reduzierte funktionelle Beanspruchung im Sinne des Wolff*schen* *Gesetzes.*

O. Oest et al.: Die Schaftkortikalis sichert die Stabilität, nicht die Spongiosa. Die Spitze der Schaftprothese muß nach M. E. Müller einzementiert sein.

Wir können dieser Auffassung nur zustimmen. Es geht aus unserer Sicht nicht nur um einen Beitrag zur günstigeren Kraftverteilung, sondern auch zur besseren Versteifung des Prothesenlagers mit dem Ziel, die Relativbewegungen zu verkleinern.

K. J. Münzenberg, R. Dennert: Pfanneninstabilität wird begünstigt durch altersbedingten Knochenverlust. Die Pfannenverankerung muß ohne Spongiosaeröffnung erfolgen.

Wir gehen mit den Autoren einig, daß die gewachsenen druckaufnehmenden und druckverteilenden Strukturen möglichst nicht zerstört werden sollen.

M. Semlitsch, A. de Carvajal beschreiben den Anstieg des auf die Pfannenprothese übertragenen Drehmomentes, sobald die vorgegebene Kaliberdifferenz von 0,2 mm beim 32 mm-Kopf durch Abrieb und Kaltfluß verschwunden ist. Im instrumentierten Bewegungssimulator wurde ein Anstieg bis auf das Dreifache gemessen.

D. E. Hastings, S. M. Parker: Die Gefahr bei der Protrusio acetabuli der rheumatischen Arthritis wird betont. Warnung vor Steroiden. Zentrale Pfanneneinbrüche sind dabei häufig.

In diesen Fällen kann nur die Pfannenarmierung eine erfolgreiche Stabilisierung ergeben.

A. Kallenberger, H. R. Schneider: Aus der menschlichen Haut gezüchtete Fibroblastenkulturen werden zur Toxizitätsprüfung von 3 verschiedenen Knochenzementen verwendet. Im Kontaktbereich mit dem Zement werden die Zelldichte und der prozentuale Anteil von pyknotischen Kernen beurteilt. CMW® und Palacos® zeigen von der 16. Minute nach Beginn der Polymerisation an kaum noch einen Einfluß auf das Wachstum der Fibroblasten. Der monomertoxische Hemmeffekt sinkt nach der 15. Minute auf unter 10%. Lediglich Surgical Simplex® war noch nach 12 Stunden zelltoxisch. Mit zunehmender Kulturdauer bis 24 Stunden fanden aber auch hier deutliche Zellregenerationen in der Kontaktzone statt.

Monomere sind zweifellos stark zelltoxisch. Es ist deshalb von großer Wichtigkeit, durch Einhalten des genauen Mischungsverhältnisses Monomerüberschüsse im Zement zu vermeiden. Auspolymerisierter Zement ist nicht zytotoxisch.

Alle geprüften, für die Praxis in Frage kommenden Metalle waren gewebefreundlich.

Die in der Literatur zu wenig beachtete Arbeit scheint uns von großer Bedeutung zu sein. K. Draenerts *Beobachtungen von aktiven Osteoblasteninseln auf dem Zement in Spaltbereichen (nach wenigen Tagen!) wären bei anhaltender Zelltoxizität des Zementes unmöglich.*

Praktisch wichtig ist der Hinweis, das Mischungsverhältnis genau einzuhalten, um Monomerüberschüsse zu vermeiden.

Die Arbeit unterstreicht unsere Auffassung, daß das Stabilitätsproblem nicht durch Verbesserung der Biokompatibilität der Metalle gelöst werden kann (siehe Abbildung 84).

H. U. Debrunner, A. Wettstein: Die Härtungszeit des Zementes ist stark abhängig von der Ausgangstemperatur. Zwischen 15° und 25° verkürzt sie sich auf die Hälfte. Die Verarbeitung muß bei einer Zementtemperatur von 30–32° beendet sein. Eine spätere Zementbearbeitung kompromittiert die Endfestigkeit.

Wir verfügen über drei Fälle von früher, «unerklärlicher» Zementzerrüttung nach 2–3 Jahren, die wir auf einen Verstoß gegen diese Vorschrift auffassen müssen (Abbildung 79). In der irrigen Meinung, durch verzögertes letztes Einschlagen des keilförmigen Prothesenstiels könne man einen Teil der Poly-

merisationsschwindung kompensieren und eine bessere seitliche Pressung erreichen, haben wir die betreffenden Zementlager schon initial zerrüttet. Die Schwindung findet erst nach der Erhärtung statt!

W. H. HARRIS, W. N. JONES: Verwendung eines Drahtnetzes
- bei Protrusio acetabuli
- als Draht- oder Schraubenverankerung bei porotischem oder fragmentiertem Trochanter.

Unsere Technik der Pfannenarmierung hat das Netz verdrängt. Interessant ist der Netzeinsatz im Trochanterbereich. Wir haben keine eigene Erfahrung.

H. G. WILLERT, M. SEMLITSCH: Schilderung des Kompensationszustandes, bei dem der Organismus den Kunststoffabriebanfall durch Abtransport bewältigen kann, und des Dekompensationszustandes mit zunehmender Speicherung in der Kapsel, Nekrotisierung derselben, allgemein zunehmender histiozytärer Speicherung und Bildung des sogenannten aggressiven Granuloms. Dieses wird als hauptsächliche Lockerungsursache angesehen.

Heute wissen wir, daß nur ein außergewöhnlicher Partikelanfall primärer Lockerungsgrund sein kann. Gewöhnlich ist das Primum movens der Nulldurchgang oder die mechanische Zementzerrüttung. Die Granulombildung verschlimmert normalerweise die bereits eingetretene Instabilität.

K. HEILMANN et al.: Hauptgrund für die Prothesenlockerung ist die Tätigkeit von Histiozyten (Granulomen), die Kunststoffpartikel speichern und den spongiösen Knochen zerstören. Histiozyten speichern Polyester- und Polyäthylenpartikel. Zementpartikel werden von Riesenzellen phagozytiert. Polyester ist schlimmer als Polyäthylen.

Die Autoren beschreiben sowohl den Abtransport von Kunststoffpartikeln auf dem Lymphweg als auch deren Speicherung in der Kapsel.

Die spezielle Inkriminierung des Polyesters stammt von den Befunden der ersten WEBERschen *Rotationsprothese, die außergewöhnliche Abriebmengen geliefert hat.*

Heute wissen wir, daß die Anfallmenge des Abriebs wichtiger ist als dessen Qualität. Das Primum movens der Prothesenlockerung ist der dekompensierte Nulldurchgang. Es entscheidet die biomechanische Konstellation. Die Lockerungen der MCKEE-*Prothesen kommen ohne Polyester- oder Polyäthylenabrieb zustande. Wir erachten Zementzerrüttungsprodukte, auch wenn sie nach den Befunden der Autoren an der Granulombildung nicht beteiligt sind, als mitverantwortlich für eine Verschlimmerung der bereits aus biomechanischen Gründen eingeleiteten Prothesenlockerung. Zementabrieb ist raumfordernd!*

W. R. MURRAY, J. J. RODRIGO: Der Wert einer Arthrographie zur Diagnose einer Instabilität wird in Frage gestellt. 20% symptomloser Fälle zeigen arthrographisch eine Lockerung. Häufig ist ein negativer Trendelenburg bei positivem Arthrogramm zu finden. Nur in 7 von 12 Fällen bestätigte die Operation den arthrographischen Instabilitätsbefund.

Nach unserer Erfahrung ist ein Arthrogramm positiv, wenn die Instabilität durch **wechselnde** *Bilder bei Zug und bei Druck bewiesen ist. Falsch positive Befunde gibt es dann nicht. Eine peroperative Beurteilung der Stabilität ist besonders im Pfannenbereich äußerst schwierig. Sie erfordert schon eine klare Darstellung der Zement/Knochengrenze im Dachbereich, um bei starkem Lastwechsel Flüssigkeitsaustritte beobachten zu können. Klinik und radiologischer Befund genügen zur Diagnose auch ohne Arthrogramm. Falsch negative Befunde sind besonders im Schaftbereich häufig. Hier ist das Arthrogramm entbehrlich. Wir sind mit den Autoren einig, daß der Wert der Arthrographie in der Praxis nicht groß ist.*

W. D. SCHELLMANN, H. P. VITTALI: Die Autoren erachten die Arthrographie für die Instabilitätsdiagnose als wichtig.

Wir verweisen auf unsere Ausführungen zu der Arbeit von W. R. MURRAY *und* J. J. RODRIGO.

J. DECOULX: Messung der Schallübertragung vom Femur auf das Becken zur Stabilitätsbeurteilung.

Erst eine Bestätigung, daß der Apparat «Coxonare» bei negativem Röntgenbild eine wirklich bestehende Instabilität zu diagnostizieren vermag, könnte unser Interesse wecken. Diese Fälle sind selten. Außerdem sind wir sehr zurückhaltend, wenn es um eine aufwendige Erweiterung des diagnostischen Arsenals geht.

F. A. WEBER, J. CHARNLEY: In 1,5% von 6649 Fällen werden Frakturen des Zementbettes um den Prothesenschaft gefunden. Sie sind klinisch stumm, solange sie eine Breite von 4 mm nicht erreichen. Es wird eine Dislokation in eine stabilisierende Endstellung angenommen.

Wir sind Zementfrakturen gegenüber sehr skeptisch. Der Mechanismus ist wahrscheinlich klar (siehe Abbildung 46). Die lateralen Zugspannungen in Verbindung mit Inhomogenitäten des Zementbettes sind verantwortlich. Grundsätzlich ist biomechanisch die Dislokation in einen stabilisierenden An-

schlag möglich (siehe Abbildung 12). Es besteht aber die Gefahr von allmählich zunehmender Zementzerrüttung, weil eine Zementruptur doch nur bei einem relativ großen Deformationsgrad des prothesentragenden Knochenabschnitts zu erwarten ist. Das Verkeilungsprinzip hat Zementrupturen ausgeschaltet.

R. JUDET: Erfolgreiche Reoperationen mit zementfrei, aber mit Vorlast eingebrachten Porometall-Prothesen. Die Vorlast im Pfannenbereich wird mit Einschlagen eines Implantates in ein etwas zu kleines Lager realisiert. Im Schaft werden kortikospongiöse Späne eingekeilt. Lange Entlastungszeit.

Wir glauben an die Möglichkeit dieses Vorgehens in günstig gelagerten Fällen. Das Becken muß dick und stark genug sein und der Pfannendefekt nicht zu ausgedehnt. Im Schaft darf keine zu große Kaliberdifferenz zwischen Implantat und Markhöhle bestehen. Die lange Entlastungszeit und die Unsicherheit der genügenden primären Stabilität sind Nachteile des Verfahrens, handelt es sich doch um ältere Leute, die früh mobilisiert werden sollten und oft zu wenig zuverlässig sind, korrekt zu entlasten.

D. J. DANDY, B. C. THEODOROU: Bei MCKEE-FARRAR-Prothesen 6,6% Reoperationen nötig nach mehr als 2 Jahren. Dabei etwa dreimal häufiger Pfannen- als Schaftinstabilität. Nur 40% der Reoperationen ohne weitere Reoperation. 17% Infekte nach Reoperationen. Die Prothesenentfernung wird auch bei aseptischer Lockerung für durchschnittlich besser als die Reimplantation gehalten.

Die Arbeit bestätigt die Notwendigkeit der Prinzipien der Schaftverkeilung und Pfannenarmierung ebenso wie die Stabilität als Infektprophylaxe.

D. R. NOLAN et al.: Häufigkeit von Komplikationen nach Reoperation in der Reihenfolge
- Infekt
- Pfanneninstabilität
- Trochanterpseudarthrose
- Ossifikationen
- Schaftinstabilität.

3,5% Reoperationen auf 3204 Ersteingriffe.

Die 3,9% sagen so lange wenig aus, als sie nicht auf eine Beobachtungszeit festgelegt sind und nicht bekannt ist, wie zurückhaltend die Indikation gestellt wird. Wichtig für uns ist die relative Häufigkeit der Pfanneninstabilität nach den Reoperationen. Sie beweist die Notwendigkeit der Pfannenarmierung.

H. KONERMANN: Zur Vermeidung von Femurfrakturen nach Schaftfensterung wird das Anlegen des Fensters zwischen Bohrlöchern empfohlen. Damit wird eine gefährliche Ansammlung von Kraftlinien an den Ecken vermieden. Das Fenster darf niemals lateral angelegt werden.

Wir gehen mit dem Autor einig. Die Bohrlöcher gehören seit 12 Jahren zu unserer Technik der ventralen Fensterung. Bei über 130 ventralen Schaftfensterungen haben wir keine Fraktur erlebt, dagegen in einem Fall bei fälschlicherweise lateral angelegtem Fenster.

F. SCHUMM et al.: 30 Fälle peripherer Nervenläsionen nach Totalprothesen:

N. femoralis	16
N. ischiadicus	5
N. glutaeus sup.	5
N. obturatorius	2
N. cut. fem. lat.	2

Als Hauptursache der Femoralis- und Ischiadicusparese wird Überstreckung angenommen.

Die Häufigkeitsverteilung entspricht unserer Erfahrung.

M. E. MÜLLER: Technik der Operationsplanung, Operationstechnik und Komplikationen. Empfehlung der Trochanterosteotomie bei schwierigen Verhältnissen der Erstoperation. Empfehlung des EICHLER-Rings zur Pfannenverstärkung. Darstellung der Technik der Osteosynthese bei Frakturen des Prothesenlagers. Zugschrauben und Plattenosteosynthese bei eingebrachter Manipulierprothese.

Der Autor ist der Vater einer systematischen Operationsplanung. Sie soll vor allem dem Anfänger helfen, einen Eingriff fehlerfrei durchzuführen.

R. L. CRUESS et al.: Drei nachgewiesene hämatogene Spätinfekte bei interkurrenten prothesenfernen Infektherden. Empfehlung von antibiotischer Abschirmung für Prothesenträger beim Auftreten von Allgemeininfektionen oder lokalen Infektherden.

Auch wir haben akute hämatogene Infekte perfekt stabiler Prothesen erlebt (siehe Abbildung 21). Der hämatogene Infektionsweg muß immer befürchtet werden. Es sind deshalb allfällige Infektherde vorgängig zu sanieren.

G. S. CAMBLIN, E. S. MITCHELL: 14222 Eingriffe von 1970 bis 1975 ohne Antibiotika in konventionellem Operationssaal mit einer Infektrate von 0,9%. Metall/Metall-Gelenke mit 8mal häufigerer Infektion als bei Metall/Polyäthylen-Kombination.

Obwohl wir angesichts dieser Zahlen auf unsere allgemeinen Vorbehalte gegenüber Infektionsstatistiken hinweisen müssen, unterstützt diese Arbeit unsere Überzeugung, daß die Luftkeimzahl nur ein kleiner Teilfaktor in der Infektkausalität sein kann. Mit dem Laminarflow allein ist das Infektproblem ebensowenig zu lösen wie mit Antibiotika.

1975 (Fortsetzung)

Die von den Autoren festgestellte hohe Infektrate bei Verwendung einer starren Metallpfanne beweist die Wichtigkeit der Stabilität als Infektionsprophylaxe. Die höhere Instabilitätsrate steiferer, hemisphärischer Pfannenimplantate ist unbestritten.

L.P. Brady et al.: 300 Charnley-Prothesen in der Sterilbox mit 3 Infekten, wovon 2 nach Reoperationen ohne jeglichen Gebrauch von Antibiotika.

Der Nutzen einer Sterilbox ist nicht zu bezweifeln. Er wird aber relativiert durch die mächtigen Faktoren wie z.B. Operationsdisziplin, Gewebeschonung und Stabilisierungstechnik.

R. Plaue, J. Staedtler: Bei tiefem Infekt ist die Schaffung einer Girdlestone-Situation eine echte Alternative. Von 49 Infekten sind 39 so behandelt worden. Infekt und Schmerzen sind beseitigt, die Patienten zufrieden.

Beinverkürzung, Standunfestigkeit und nur selten völlige Beschwerdefreiheit lassen uns den Girdlestone-*Zustand nicht als erstrebenswerte Alternative, sondern als letzte Lösung erscheinen.*

1976

J. Schuppler, W. Remagen machen aufgrund von Leichenpräparaten für uns wichtige Feststellungen.

Sie finden in den ersten drei Wochen eine metaplastische Bildung von Faserknochen im Bereich der Zement/Knochengrenze. Das ist das Bild der Spaltheilung! Dieser Knochen ist teilweise mit dem Zement fest verhaftet. Osteoidsäume sind stark verbreitert als Folge einer großen Osteoblastentätigkeit. Die Blutversorgung des Knochens ist im wesentlichen nicht verändert. Diese Befunde passen zu den tierexperimentellen Ergebnissen von K. Draenert et al. und sprechen klar gegen eine persistierende Monomertoxizität und auch gegen eine umfassende initiale thermische Knochennekrose. In Nachbarschaft von nekrotischem Knochenmark beschreiben sie dünnwandige Riesenkapillaren. Dieser Befund darf wohl als Beweis für reparative Vorgänge angesehen werden.

Nach 1–3 Jahren finden die Autoren einen allgemein gesteigerten Knochenumbau. Sie beschreiben das Bild der kortikalen Grenzlamelle und darunter eine Membran aus kollagenen Fasern im Kragenbereich. Dies ist unsere Vorstellung einer stationären Form des dekompensierten Nulldurchgangs. Sie finden eine signifikante Abnahme der Osteoklastentätigkeit nach mehr als einem Jahr, so daß der Knochenaufbau ansteigt. Große Osteoblastentätigkeit mit breiten Osteoidsäumen. Es finden sich auffallende Verbreiterungen der Spongiosabälkchen medial und lateral. Dagegen besteht eine Porose im vorderen und hinteren proximalen Femurabschnitt und im Trochanter. *Proximal-medial und distal-lateral steigt die Volumendichte.*

Wir halten diese Befunde, die zweifellos von stabilen Prothesen stammen, für besonders bedeutungsvoll. Sie kontrastieren mit den Feststellungen von H.G. Willert, der die zunehmende Rarefizierung bei offenbar instabilen Prothesen beschrieben hat.

G. Ritter et al.: Die Autoren beschreiben die Zuggurtungs-Hüftendoprothese von Ritter.

Obwohl die Konzeption einer statischen Betrachtungsweise entsprang, genügt sie theoretisch auch unseren dynamischen Nulldurchgang-Vorstellungen. Unser Vorbehalt bezieht sich auf die Ermüdungsbruch-Gefahr des Zuggurtungsbolzens angesichts der großen Belastungsdeformation im Trochantergebiet.

D. Tönnis, H. Asai: Im Interese der Schaftbeanspruchung und Schaftinstabilität wird die sogenannte «Unterstellung» empfohlen, d.h. die Bevorzugung kurzer Schenkelhälse und steiler Schenkelhalswinkel, ferner das Vermeiden einer Varusstellung durch Verwendung von langen Schäften.

Wir können uns dieser Forderung nicht anschließen, da eine vermehrte Unterstellung eine größere Pfannenbeanspruchung bewirkt und die Gefahr der Valgusgonarthrose birgt (siehe 2.3.3).

G. Muhr et al.: Beschreibung der tierexperimentellen Befunde von «isoelastischen» Totalprothesen aus Polyazetal. An den Grenzflächen findet sich durchwegs ein kollagenes Fasersystem. Bei Instabilitäten wurde «wie immer» Knochenresorption beobachtet.

Nach unseren Vorstellungen ist das regelmäßige Vorliegen eines kollagenen Fasersystems an den Grenzflächen Beweis von kleinen Relativbewegungen entsprechend der stationären Form eines dekompensierten Nulldurchgangs bei erhaltenen Knochenankern. Ein gleicher Befund bei klinischen Fällen kann mit Beschwerdefreiheit einhergehen, obwohl diese Prothesen nach unserer Definition theoretisch instabil sind. Es ist durchaus möglich, daß die Knochenanker langzeitig erhalten bleiben und klinisch die Situation durchaus befriedigend bleibt. Der Schritt zur weiteren Dekompensation mit Abbau der Knochenanker scheint uns aber kleiner zu sein als von einer wenn auch einzementierten Prothese, die nach unserer Definition auch theoretisch stabil ist und in einem Kontaktbereich kein interponiertes Bindegewebe aufweist.

K.F. Schlegel: Der Autor zweifelt mit Recht daran, daß der Adamsche Bogenstachel die Endoprothese trägt. Seine Resorption ist nicht ein Instabilitätszeichen. Dies gilt für alle herkömmlichen einzementierten Schaftprothesen.

Wie wir dargelegt haben, kann der Calcar die Krafteinleitung unter der Bedingung übernehmen, daß ein Kragenaufsitz möglichst horizontal ist, und daß die Prothesenspitze in der Markhöhle etwas Spiel hat. Auch bei der Zuggurtungsprothese von G. Ritter *trägt der* Adamsche *Bogenstachel die Prothese.*

R. Schneider: Erste Publikation über die Theorie des Nulldurchgangs sowohl für die Pfannen- wie für die Schaftverankerung.

K. J. Münzenberg: Die Güte der Pfannenfixation ist von der Knochenstruktur abhängig. Verankerungslöcher in Richtung der Belastungsrichtung. Trockenes Knochenlager wichtig. **Rasterelektronenmikroskopisch nachgewiesener bindegewebsfreier Schluß zwischen Zement und Knochen nach 10 Monaten.**

Diese Beobachtung ist von größtem Interesse und in der Literatur für den Pfannenbereich unseres Wissens erstmals beschrieben. Es fehlt die Angabe über die Belastungsgröße in den 10 Monaten. Wir haben im 8. postoperativen Jahr nach Normalbelastung diesen Kontakt nachgewiesen. Es gibt bei den guten Fällen Kontaktbereiche mit kompensiertem Nulldurchgang ohne Bindegewebe (siehe Abbildung 21).

H. U. Debrunner: Die Porosität des Zementes verhindert die Volumenschwindung nicht, auch dann nicht, wenn versucht wird, durch starkes Rühren Luft einzuschließen.

Die Porosität verschlechtert alle mechanischen Eigenschaften. Sie ist größer bei hoher Polymerisationstemperatur und kleiner bei hohem Druck. Entgegen den Möglichkeiten im Labor ist klinisch eine Unterdrucksetzung in der Polymerisationsphase nicht möglich. Eine Zementkühlung, z. B. durch tiefgekühlte Prothesen im Interesse der Porenreduktion (Verminderung der Monomerverdampfung) ist wegen der allgemeinen Polymerisationsstörung und Erhöhung der Restmonomere nicht erwünscht. Wir verweisen 1986 auf Zementzubereitungsmöglichkeiten unter Druck oder in Vakuum, die eine kleinere Monomermenge erlauben.

J. Rudigier et al.: Bariumsulfat steigert in einem gewissen Umfang die primäre Knochennekrose, ohne jedoch den direkten Knochenkontakt zu verhindern. Mit Bariumsulfat ist der Umbau gesteigert, der Anbau nicht gestört.

M. Wannske et al.: In Schafversuchen wird die Abgabe von Antibiotika aus Knochenzement untersucht. Je nach 2,5 g Carbenicillin, Cephalotin und Lincomycin ist die Abgabe drei Wochen lang hoch, nachher praktisch null. Mit 250 mg Gentamycin ist auch nach 44 Wochen noch eine hochwirksame Abgabe feststellbar.

M. Semlitsch et al.: Die Werkstoffkombination Polyäthylen / Aluminiumoxidkeramik / Metall verspricht eine verlängerte Funktionsdauer. Die günstige tribologische Situation wird durch die bessere Benetzbarkeit der Keramikoberfläche erklärt.

Die Klinik hat heute die Bestätigung geliefert (siehe 2.4.2).

D. Wolter et al.: Die physikalischen Eigenschaften von Polyazetalharz, Polyester, Polyäthylen und Teflon® werden nach Implantation im Tier und mehrfachem Sterilisieren untersucht. Polyester versprödet sehr stark durch das Autoklavieren. Polyäthylen ist am stabilsten und überragend gewebeverträglich.

Die Autoren bestätigen mit ihren Befunden die langjährige klinische Erfahrung.

K. H. Täger: Oberflächen- und Kapseluntersuchungen getragener McKee-Farrar-Prothesen ergeben, daß praktisch kein Abrieb vorhanden ist und das Gelenk unbegrenzt haltbar sei.

Dem ist entgegenzuhalten, daß leider die große Metall/Metall-Reibung mit dem entsprechend großen übertragenen Drehmoment (Nulldurchgang) und die Steifigkeit der hemisphärischen Pfanne zu viele Pfannenlockerungen verursachen.

M. Jäger, M. Ungethüm: Kobalt wird besser abtransportiert als Chrom. Obwohl im Verschleißfall Co stark überwiegt, ist das Verhältnis in der Detritusmasse 1:1. Die Oberflächenkonfektionierung bestimmt u.a. die Größe der Reibung. Der Prothesenkragen erhöht im Laborversuch die Tragfähigkeit der Schaftprothese. Varusposition erzeugt ein bis 16% ungünstigeres Hebelmoment auf den Schaft. Ein 22 mm-Kopf ergibt im Labor eine doppelte Wanddickenabnahme gegenüber dem 32 mm-Kopf. Die Pufferwirkung der Polyäthylenpfanne erzeugt nur eine Verminderung der Kraftübertragung an den Grenzflächen in der Größenordnung von 1–2%. Gummielastische Schuhe sind wirksamer.

Wir können dazu wie folgt Stellung nehmen:

Die Varusstellung einer Prothese ist zweifellos ungünstig. Polyäthylen ist nicht als Puffer, sondern als elastisches Material mit einer größeren Kontaktfläche von kompensiertem Nulldurchgang interessant. Die Langzeitergebnisse von J. Charnley *mit dem 22 mm-Kopf lassen vermuten, daß sich im Labor die klinische Situation nicht getreu imitieren läßt. Die Oberflächenkonfektionierung der Gleitkörper ist zweifellos wichtig. Die Sorgfalt des Herstellers darf nicht durch Unsorgfalt des Reinigungs- und Sterilisationspersonals oder des Operationsteams kompromittiert werden. Nach unseren biomechanischen Vorstellungen hat der Prothesenkragen keine Bedeutung für die Langzeitstabilität einer Hüftprothese. Der Kobaltabtransport kann bei einer Kobaltallergie von Bedeutung sein. Wir verfügen über keinen einschlägigen Fall.*

H. Scheier, J. Sandel: Die Autoren nehmen an, die Pfannenusur sei bei Polyester größer als bei Polyäthylen.

Wir haben 806 Polyesterpfannen eingebaut und können aufgrund unserer Reoperationsbefunde diese Auffassung nicht bestätigen. Der Grad der Usur schwankt stark wegen unterschiedlicher Belastung, unterschiedlicher Verletzung der Kopfoberfläche und unterschiedlichen Zementpartikelinterpositionen, wobei diese als Schmirgel wirken.

O. Oest et al. weisen auf die Schwierigkeiten der radiologischen Diagnose einer Prothesenlockerung hin. Besonders die Darstellung der Zement/Knochengrenze im Schaftbereich hängt stark von der Rotationshaltung ab.

Wir haben die gleiche Erfahrung gemacht. In der Praxis stößt eine genaue Standardisierung der Aufnahmetechnik angesichts des stets wechselnden Röntgenpersonals auf größere Schwierigkeiten. Es ist wichtig, diesen Mechanismus zu kennen, um nicht voreilige Schlüsse zu ziehen. Zu ergänzen wäre, daß das Auftreten einer Girlandenform auch bei einem schmalen Spalt Instabilität bedeutet. Diese Einsicht ist besonders wichtig für die Beurteilung von Langschaftprothesen nach Reoperationen.

J. Breitenfelder, R. Weidner: Das Bild der herdförmigen Osteolyse mit folgender Auslockerung wird mit einer «elektrogalvanischen Entzündung» als Ursache erklärt.

Wir können nicht an diese These glauben, weil Rezidive nach Reoperationen mit den gleichen und oft noch zusätzlichen Metallen (Pfannenarmierung, Verkeilung im Schaft mit Osteosyntheseplatten) in über 90% der Fälle nicht auftreten (siehe 3.2).

W. H. Harris et al.: Im Bereich von herdförmigen Osteolysen fanden die Autoren Makrophagen, Riesenzellen und multiple doppelbrechende Partikel. Bakteriologie negativ. Dabei sei die Instabilität nur «leicht» gewesen. 4 Fälle mit 4 guten Reoperationsresultaten.

Die Autoren beweisen, daß eine Verbesserung der biomechanischen Situation Heilung bringt, nicht die Verwendung anderer Materialien.

K. J. Probst, M. Baake: Röntgenstereoverfahren zur Diagnose der Hüftprothesenlockerung.

Wir haben keine diesbezügliche Erfahrung und möchten vor allem die Verantwortung für eine aufwendige Erweiterung unseres diagnostischen Arsenals nicht übernehmen. Eine Verlaufskontrolle mit vergleichbarer Röntgentechnik (Bildhärte, Zentrierung und Rotationshaltung) ist billiger und aufschlußreicher.

T. J. J. H. Sloof et al.: Lockerungsdiagnose mit Szintigraphie. Hauptursache der Lockerung sei ein Infekt. Beste Therapie ist die Prothesenentfernung. Je nach dem bakteriologischen Befund ist eine spätere Reimplantation möglich.

Wir können die Erfahrung der Autoren in keiner Weise bestätigen. Wir verweisen auf unsere Darlegungen über die biomechanische Erklärung der Prothesenlockerungen. Die aseptische Prothesenlockerung ist nach unserer Erfahrung mindestens 10mal häufiger als die septische. Die Szintigraphie ist zur Lockerungsdiagnose entbehrlich. Nach unserer Erfahrung ist ein positiver bakteriologischer Befund anläßlich einer Lockerungsreoperation in keiner Weise ein Beweis für das Vorliegen eines Infektes. Auf Prothesen können Kontaminationskeime ebensogut nachgewiesen werden wie auf Osteosyntheseimplantaten bei reizloser Frakturheilung.

A. Motta et al.: Szintigraphie zur Diagnose der Hüftprothesenlockerung. Besonders bei Infekt ist die Szintigraphie früher positiv als das Röntgenbild.

Das Verfahren zeigt unspezifisch die lokale Hyperämie an. Wir machen die gleichen Vorbehalte wie zur Stereoskopie.

H. G. Willert, M. Semlitsch: Warnung vor Überlast. Notwendigkeit von maximaler primärer Fixationstechnik. Abriebprodukte sind Lockerungsursache.

Bei keinem Prothesenmodell nach 1973 ist der Abrieb Lockerungsursache. 1976 erfolgte unsere erste Publikation über den Nulldurchgang als Lockerungsgrund (siehe 2.4).

B. Rosemeyer, W. Pförringer: Nach schlechter Erfahrung mit der ersten Weber-Prothese wird die Schuld dem Polyester angelastet.

Es wird der grundsätzliche mechanische Fehler des weichen Kopfes im harten Lager und damit die Rolle der Partikelmenge verkannt. Mit einem dreimal weicheren Polyäthylenkopf wäre die Katastrophe wahr-

scheinlich noch größer. Wir besitzen heute zu viele einwandfreie 10-Jahresresultate mit Polyesterpfannen, als daß man im Werkstoff Polyester das Hauptübel sehen dürfte.

V.L. Fornasier, H.U. Cameron: Bei 5 Autopsie-Fällen, 7 Wochen bis 5 Jahre nach Implantation von Charnley-Müller-Prothesen, ist eine Bindegewebsschicht zwischen dem Metall des Prothesenschaftes und dem Zementbett nachgewiesen worden. Diese Schicht ermöglicht Mikrobewegungen und wird als Lockerungsgrund betrachtet. Als Erklärung werden eine thermische Retraktion des Metalls, die Volumenabnahme des CMW®-Zementes von 2% oder eine primäre Flüssigkeitsschicht in Betracht gezogen.

Wir haben in Einzelfällen eine solche Bindegewebsschicht auch beobachtet. Sie stellt die Nützlichkeit einer Oberflächenstrukturierung der Schaftprothese in Frage. Die von den Autoren diskutierten Entstehungsmechanismen fallen nach unserer Ansicht außer Betracht. Die thermische Volumenänderung des Metalls liegt in einer ganz anderen Größenordnung und wird durch die Retraktion des Zementes mehr als kompensiert. Diese Zementretraktion bewirkt nämlich einen sehr festen Einschluß des Prothesenstiels. Der Zement schrumpft konzentrisch auf das Metall zu. Unsere Laboratoriumsversuche haben das eindeutig bewiesen. Eine primäre Blut- oder Spülwasserschicht ist sogar bei einer sehr unsorgfältigen Implantationstechnik schwer vorstellbar. Sie kann beim korrekten Einstoßen des sauberen, trockenen Prothesenstiels in ein durch Kompressendruck blutfreies Zementlager nicht vorkommen.

Die Ursache dieser Spaltbildung sehen wir in technischen Fehlern bei der Implantation. Die Standardschäfte der Charnley-Müller-*Prothesen haben sich sehr häufig in der Markhöhle nicht verklemmt. Sie schwimmen quasi im Zement. Wenn vor der endgültigen Erhärtung des Zementes der Prothesenstiel bewegt wird, drängt er den noch plastischen Zement weg und schafft damit den Spaltraum. Seitliche Ausschwenkungen des Prothesenstiels entstehen durch Schläge auf den Kopf bei inkongruenter Auflage des Prothesenkragens auf dem Schenkelhalsstumpf. Wir halten den Prothesenkragen für die hauptsächliche Ursache dieser Pendelbewegung des Prothesenstiels. Bei ungünstiger Auflagesituation kann aus der angestrebten Valgusstellung durch die letzten Hammerschläge eine ärgerliche Varusposition entstehen. Eine Bewegung des Prothesenstiels kann auch durch eine Reposition vor dem endgültigen Erstarren des Zementes zustande kommen. Bei nicht sehr solid in der Markhöhle verklemmten Prothesen ist deshalb die Reposition erst nach sicherer Erstarrung des Zementes erlaubt.*

K.P. Schulitz, H.O. Dustmann: Das aggressive Granulom wird als Lockerungsgrund hervorgehoben. 1,8% Frühkomplikationen stehen 0,9% Spätkomplikationen gegenüber. Schaftperforationen sollen vermieden werden durch Verwendung eines flexiblen Bohrers. Die Protrusio acetabuli ist eine Kontraindikation gegen die Totalprothese. Auch der Eichler-Ring verhindere die Protrusion nicht. Kalkeinlagerung ins degenerierte Bindegewebe sind nach 3–4 Monaten abgeschlossen. PMMA-Monomere sind für Kapseldegeneration verantwortlich. Polyester erzeugt das aggressive Granulom. Eine Saumbildung um die Pfanne mit «Kondensation» des Knochens deutet auf Funktionstüchtigkeit hin. Eine verwaschene Struktur des Saumes bedeutet ungenügende funktionelle Beanspruchung der Prothese. 3 Kreislauf-Todesfälle auf 395 Operationen werden den Restmonomeren angelastet, die wie Schockkatecholamine das Blutfett desemulgieren.

Wenn es nur 0,9% Spätkomplikationen gäbe, wäre gerade der Mechanismus des aggressiven Granuloms als primärer Lockerungsgrund äußerst unwahrscheinlich! Eine Markraumbohrung ist wegen der ausgedehnten Devitalisation der Kortikalis, die heute von der Marknagelung her bekannt ist, abzulehnen. Dies gilt für die Erstoperation. Bei Reoperationen ist sie kaum je notwendig. Hier wäre sie wegen der besseren Vaskularität des Knochens mit dem gesteigerten Umbau weniger gefährlich. Eine Schaftperforationsgefahr besteht mit dem heute geübten transglutealen Zugang und Raspelbeginn mit einer zu kleinen Raspel nicht mehr, sofern das Kortikalisrohr intakt ist. Der Zugang in der Femurschaftachse ist ohne Muskeltraumatisierung frei. Die Pfannenarmierung mit Dachschale und Knochenplastik hat das Protrusionsproblem gelöst. Ein nicht verschraubter Eichler-*Ring kann instabil sein und deshalb zum Mißerfolg führen. Die Ossifikationen sind auch nach unserer Erfahrung meistens nach 4–6 Monaten abgeschlossen. Die angenommene nekrotisierende Wirkung der Monomere ist in Anbetracht der Befunde der frühen Spaltheilung* (K. Draenert, J. Schuppler *und* W. Remagen) *unwahrscheinlich. Bei Verwendung von Sulfix® Knochenzement müßten wegen der viel kleineren Monomerabgabe wesentlich weniger Ossifikationen vorkommen, wenn das Monomer dafür verantwortlich wäre. Eine solche Beobachtung fehlt. Nach unseren dargelegten Erfahrungen ist das aggressive Granulom in keiner Weise spezifisch für den Werkstoff Polyester. Trotz einer persönlichen Erfahrung von gegen 4800 Eingriffen mit Zementanwendung bei Wahloperationen kennen wir die von den Autoren erlebten Todesfälle nicht. Aus diesem Grunde können wir die Restmonomere als Ursache für diese Todesfälle nicht anerkennen. Wenn sie wirklich verantwortlich wären, dürfte nur noch Sulfix® zum Einsatz kommen, bei dem wesentlich weniger Restmonomere an die Umgebung abgegeben werden. Die Autoren beschreiben im Pfannenbereich eine kortikale Grenzlamelle, also eine stationäre Form des dekompensierten Nulldurchgangs. Eine verwaschene Saumstruktur entspricht einer progressiven Form und geht bald auch einer klinisch signifikanten Lockerung entgegen.*

H. Rettig: Frakturen des Prothesenschaftlagers werden mit Plattenosteosynthesen versorgt. Bei alten Patienten mit schwierigen Fraktursituationen kommt eine Tumorprothese in Frage. Die muskuläre Führung der Tumorprothese ist schwierig.

Das erste Tumorprothesenmodell mit geringer Halsausladung erschwerte die muskuläre Führung. Wichtig ist, daß die Fragmente, welche die Tuberositas glutaea und die Linea aspera und den Trochanter minor tragen, in situ belassen werden. Außerdem muß der Trochanter maior zuverlässig an der Prothese fixiert werden. Eine zuverlässige Naht zwischen den Abduktoren und dem M. vastus lateralis ist wichtig.

M.A. Ritter, J.C. Randolph: Die Frage der einzeitigen bilateralen Operation wird erörtert. Thrombosen und Ossifikationen sind häufiger, sonst sei das Verfahren empfehlenswert. Man darf die Thrombosehäufigkeit bilateraler Operationen nicht mit einer gleichen Zahl monolateraler Eingriffe vergleichen. Gerechterweise muß die doppelte Zahl einseitiger Eingriffe berücksichtigt werden.

Die Frage nach der Möglichkeit, beide Hüften gleichzeitig zu operieren, wird immer wieder gestellt. Angesichts einer Komplikation nach doppelseitigem Eingriff am gleichen Tag kann der Arzt auf die besorgte Frage eines Angehörigen, ob es nicht vorsichtiger gewesen wäre, nur eine Seite zu operieren, nur mit «ja» antworten. Aus diesem Grunde haben wir uns nie bereitgefunden, einzeitig bilateral zu operieren.

K.H. Vogt, W. Krause: 427 Totalprothesenoperationen im Zeitraum 1967 bis 1972 im konventionellen Saal mit kleinem, diszipliniertem Team ergab eine Infektionsrate von 1,17%.

Auch diese Arbeit liegt auf unserer Linie. Operationsdisziplin kann nicht durch Reinraumtechnik ersetzt werden.

M.H. Hackenbroch et al.: Von 690 Patienten mit 760 Totalprothesen 3–6 Jahre postoperativ werden 209 Patienten mit 236 Totalprothesen nachuntersucht:

17,8% aseptische Lockerungen,
2,7% septische Lockerungen,
1,3% schmerzhafte periartikuläre Ossifikationen.

Pfannenlockerungen 4mal häufiger als Schaftlockerungen.

Weber-Huggler Pfanne 3mal häufiger gelockert als die McKee-Pfanne. Die Schäfte beider Prothesentypen weisen eine gleiche Lockerungsrate von ungefähr 2% auf.

Primäre Randsaumbildung sowohl bei der Pfanne wie beim Schaft hat keine große prognostische Bedeutung. Pfannenlockerungsrate bei fehlendem primärem Saum 17,7%, bei partiellem primärem Saum 13%, bei 4 Fällen mit durchgehendem primärem Saum 0%! Schaftlockerungsrate ohne primären Saum 5,6%, mit primärem Saum 4,3%.

Pfannendysplasie-Fälle mit 4fach erhöhter Lockerungsrate.

Schräger Kragenaufsitz auf dem Schenkelhalsstumpf als Lockerungsgrund zusammen mit Varusstellung ergibt eine etwa 2mal größere Schaftlockerungsrate.

Nicht einzementierte Prothesenspitze oder primäre Randsäume im Schaftbereich haben keine vermehrte Lockerungsrate.

Zu dieser Arbeit möchten wir bemerken, daß uns eine Dunkelziffer von 69% untragbar erscheint. Alle Zahlen müssen mit großer Vorsicht zur Kenntnis genommen werden.

Immerhin ist für uns die Feststellung bedeutungsvoll, daß Pfannenlockerungen viel häufiger sind als Schaftlockerungen. Die vermehrten Pfannenlockerungen der Weber-Huggler-*Prothese gehen zu Lasten des Polyester-Granuloms, nicht der Steifigkeit der Metallprothese. Der unmäßige Partikelanfall dieses Prothesentyps mit Granulombildung verschlimmert schnell die Instabilität der starren, hemisphärischen Pfanne. Es entsteht eine aseptische Entzündung, die den Kompensationsmechanismus blockiert.*

Von großer Bedeutung ist die Feststellung, daß Schaftlockerungen bei beiden Prothesentypen gleich häufig sind. Dies ist ein Beweis dafür, daß das «aggressive Granulom» normalerweise nicht das Primum movens der Instabilität, sondern nur einen verschlimmernden Faktor bei bereits mechanisch bedingter Instabilität darstellt.

Primäre Randsaumbildungen im Pfannenbereich sind Beweis der erhaltenen Dachkortikalis. Daß sie eine bessere Prognose haben als eine saumlose Verzahnung in der Spongiosa, erstaunt uns nicht. Wenn Säume Räume sind, so gestatten sie, sofern die primäre Stabilität mehr punktförmig gesichert ist, eine rasche Gefäßrekonstruktion und die Spaltheilungsprozesse.

Die vermehrte Lockerungsrate bei Pfannendysplasien ist eindrücklich und bestätigt unsere These der Pfannenarmierung.

Ein schräger Aufsitz des Kragens auf dem Schenkelhalsstumpf kann über den Mechanismus der Schaftschwenkung beim Einschlagen zu Saumbildungen zwischen Zement und Metall Anlaß geben (siehe 2.3.4).

C. W. NORDEN: Der Vorteil einer generellen systemischen Antibiotikumprophylaxe wird in Frage gestellt.

Wir sind mit dem Autor einig und fürchten die Resistenzbildung mit ihren Gefahren. Dagegen befürworten wir eine gezielte allgemeine Antibiotikumprophylaxe bei Vorliegen eines Infektherdes oder eines reduzierten Allgemeinzustandes.

D. K. COLLIS, K. STEINHAUS: Die Autoren beobachten 2–5 Jahre nach dem Eingriff des gleichen Operateurs bei systematischer antibiotischer Prophylaxe im konventionell gut belüfteten Saal 2 tiefe und 3 oberflächliche Infekte auf 108 Totalprothesen und 2 tiefe und 5 oberflächliche Infekte auf 109 Eingriffe in einem Luftisolationssystem. Sie schließen daraus, daß die bakterienfreie Luft der Isolatorgruppe die Infekte nicht verhindert hat.

Die Arbeit bestätigt unsere Überzeugung, daß eine Wundkontamination von der Haut und hämatogen unvermeidlich sind, und daß schließlich die Abwehrlage und das Ausmaß von Gewebeschäden wichtiger sind als die Luftkeimzahl.

R. RUBIN et al.: Drei Spätinfekte nach Zahnbehandlungen. Empfehlung von antibiotischer Prophylaxe in solchen Fällen.

Wir erwähnen diese Beobachtungen gerne, da sie uns auf eine anamnestische Lücke hinweisen. Wir haben es unterlassen, systematische Zahnanamnesen zu erheben und sind damit möglicherweise in bester Gesellschaft!

U. LINDGREN et al.: Bakteriologische Untersuchung des Inhalts von Redon-Drainagen und der Haut. ⅓ positive Befunde im Wundsekret. In über der Hälfte der Fälle waren die gefundenen Keime mit den Hautkeimen nicht identisch.

Die Autoren liefern den wichtigen Beweis, daß eine Wundkontamination fast immer anzunehmen ist. Wir müssen eine hohe Zahl falsch negativer Befunde voraussetzen. Relativ häufig sind es Hautkeime, womit die Notwendigkeit einer guten Hautvorbereitung, sorgfältigen Hautabdeckung und Desinfektion der Hautränder begründet wird.

1977

K. P. SCHULITZ et al.: Die Erfolgsaussichten nach Prothesenwechsel aseptischer Hüften sind zweifelhaft. Bei schlechten Knochenverhältnissen wird die Prothesenentfernung empfohlen. Die Ursache der Mißerfolge sei wahrscheinlich mechanisch, eventuell bestehe das aggressive Granulom weiter fort. 62% der Reoperierten weisen Randsäume im Schaftbereich, 57% im Pfannenbereich auf.

Das Bild ist düster, besonders die Vision eines aggressiven Granuloms, das wie ein maligner Tumor weiterhin sein Unwesen treibt. Unsere eigene Erfahrung (siehe Reoperationsstatistik, 3.2) hat uns bewiesen, daß das Problem biomechanisch gelöst werden kann.

H. KRISTEN et al.: Holz heilt in Bohrlöchern von Kaninchentibiae ohne bindegewebige Zwischenschicht ein. Es ist mit Knochengewebe verträglich. Getestet wurden Eschen- und Birkenholz. In bezug auf Zug- und Druckfestigkeit entspreche es der Knochenkompakta. Zur Stabilisierung sei die Verzahnung wichtig.

So interessant dieses Ergebnis ist, so bedeutungslos erscheint es für die Praxis, weil eine Festigkeit ähnlich der Kompakta für ein Implantat ungenügend ist. Wertvoll ist die erneute Bestätigung unserer Auffassung, daß die sogenannte Verträglichkeit eines Materials (außerhalb Toxizität und Korrosion) Funktion der Stabilität ist. Sobald Holz eine mechanische Aufgabe übernehmen müßte, würde seine «Verträglichkeit» im Knochengewebe bald einmal anders eingeschätzt.

G. C. BROWN et al.: Die Autoren schließen eine Metallallergie auf Kobalt oder Chrom als Lockerungsgrund aus. 17 MCKEE-FARRAR-Fälle wurden untersucht. Alle Patch-Tests negativ. Histologisch keine Hinweise auf Allergie.

Wir schließen uns gerne dieser Auffassung an.

K. H. TÄGER: Die Heilungsanstrengungen des Organismus werden durch ein verbleibendes Fremdmaterial immer wieder gestört. Deshalb sind die zu setzenden Wunden möglichst klein zu halten. Die Kunststoffpfanne müsse mehr ein «Adplantat» als ein «Implantat» sein.

Wenn damit die Auffassung vertreten wird, die Pfannendachkortikalis sei nicht zu entfernen, dann sind wir, wenn auch aus anderen Überlegungen, durchaus einverstanden. Die «Verträglichkeit» des Fremdmaterials ist vor allem Funktion der Stabilität. Wenn zur Realisation stabiler Verhältnisse mehr Fremdmaterial benötigt wird, dann ist mehr Fremdmaterial besser «verträglich» als weniger ungenügend stabilisierendes Fremdmaterial!

W. H. HARRIS et al.: Empfehlung der Pfanneneckenplastik mit einem Kopffragment bei schweren Dysplasien.

Nach unserer Erfahrung ist es günstig, die sehr dichte kraniomediale Kopfpartie zu verwenden und sie als zuverlässigen Halt der Zugschrauben zu nutzen. Nach der Verschraubung wird der Knochenblock mit der Pfannenfräse konfektioniert und eine Pfannendachschale eingebaut.

J. MERX: Gute Erfahrung mit dem EICHLER-Ring zur Pfannenstabilisierung bei Reoperationen.

Der EICHLER-*Ring hat für uns nur noch historische Bedeutung. Das große Verdienst* EICHLERS, *den Weg zur Armierung der Pfanne mit einem metallenen Stützelement aufgezeigt zu haben, soll gebührend anerkannt werden.*

F. BOCCO et al.: An zahlreichen Original-CHARNLEY-Prothesen wurde eine Resorption des Calcars gefunden, in 8,1% bei Valgus- und in 47% bei Varusposition.

Die Beobachtung entspricht der Erfahrung, die auch mit anderen Prothesenmodellen gemacht wurde. Die erhöhte Biegebeanspruchung bei Varusstellung erzeugt mehr Belastungsdeformation, mehr Relativbewegung und damit mehr Nulldurchgang.

Wir können eine Erklärung mit bloßer «Drucküberlastung» nicht akzeptieren, weil Druck keine Knochenresorption macht.

H. KONERMANN, W. HUPFAUER: Ursache der Lockerung sind die unterschiedlichen Elastizitätsmoduli mit ungleicher Verformung von Metall, Zement und Knochen. Der Lockerungssaum führe zur Überschreitung der zulässigen Grenzbelastung der Knochen/Zementbrücken. Dadurch Mikrobewegungen an der Knochen/Zementgrenze und Einsinken wegen mangelnder Kragenabstützung. Ein Lockerungsbeginn auch an der Metall/Zementgrenze, wo oben medial bis zu 1680 kp bei einem ungünstigen Schaft auftreten können. Die durchschnittliche Zementdruckfestigkeit liege nach OEST bei 835 kp/cm^2. Dadurch entstünden zuerst Mikrorisse im Zement, dann ein Sägeeffekt am Zementmantel mit Schliffspuren.

Die Beobachtungen der Autoren passen genau in unser Konzept, die Erklärung des Lockerungssaums jedoch nicht. Wir glauben an den Knochenabbau durch Nulldurchgang als Grund zum Lockerungssaum und nicht an eine Überschreitung einer Grenzbelastung. Wenn aber als «Grenzbelastung» die Kompensationsgrenze zwischen kompensiertem und dekompensiertem Nulldurchgang gemeint wäre, dann könnten wir uns der Meinung der Autoren anschließen. «Grenzbelastung» wie «Kragenabstützung» sind Begriffe, die in eine uns nicht mehr genügende, statische Betrachtungsweise gehören.

H. J. WALDE et al.: Die Autoren befassen sich mit dem Problem der Pfannenverankerung.

Wir begrüßen diese Arbeit, der die Erfahrung zugrundeliegt, daß die herkömmliche Pfannenverankerung insuffizient ist. Die Autoren erkennen, daß die Pfannenlockerung biomechanisch begründet ist. Verankerungszapfen sollen nur in der Hauptbelastungszone in Richtung der Resultanten R angebracht werden. Eine wahllose Verteilung über die ganze Zirkumferenz sei zu unterlassen. Dies entspricht unserer Forderung von 1976, die wir voll aufrechterhalten. Bei dysplastischen Pfannen sei die Wirkung einer schiefen Ebene, die Scherkräfte nach außen erzeuge, durch Fräsen eines kugelförmigen Lagers auszuschalten. Um nicht zu viel tragende Pfannendachkortikalis wegzufräsen, sei eine kleinere Pfanne einzusetzen. Wir können den biomechanischen Überlegungen zustimmen.

H. RÖHRLE et al. beschreiben den Kraftfluß bei Hüftprothesen und stellen fest, daß die RITTER-Prothese auch das Lager versteife.

Die Versteifung des Prothesenlagers hat für uns eine entscheidende Bedeutung.

P. GRISS et al. machen eine wichtige Aussage bei der Empfehlung der Mannheimer Oxidkeramik/Metall-Verbundendoprothese. Vorlast befreie vor Relativbewegung bei der eingeschraubten Keramikpfanne.

J. EICHLER berichtet nach Konsultation von 36 Autoren mit einem Erfahrungsgut von 15571 Totalprothesen, daß biomechanische Kräfte schuld seien an den etwa 7% Instabilitäten nach 9 Jahren. Die praktisch immer vorhandene Resorption des Calcars sei eine «Druckatrophie». Im Bestreben, den schädlichen Druck zu verteilen, hat er seine Trochanterplatte entwickelt.

Es gelingt selbstverständlich, im Labor am Leichenknochen mit dem Hüftsimulator nachzuweisen, daß die Trochanterplatte die Prothese weniger einsinken läßt. Auch hier wird von einer Betrachtungsweise ausgegangen, die die Faktoren Belastungsdeformation und konsekutiver Nulldurchgang mit Resorption an der Implantatgrenze nicht berücksichtigt.

K. CHIARI et al.: Es wird eine zementlose Keramikgelenkpaarung empfohlen. Für die Pfanne muß bis auf die Lamina interna, auf alle Fälle bis in die Spongiosa aufgefräst werden. Der Schaft aus Titan trägt auf einem Konus den Keramikkopf und ist mit einer oberflächenrauhen Keramikbeschichtung versehen.

Die vorgeschlagene Lösung ist Folge der Vorstellung, der Zement sei nicht gewebeverträglich. Wir können diese Vorstellung nicht teilen. Die vorgeschlagene Pfannenverankerung ist mindestens bei grazilen Becken problematisch. Die Steifigkeit von Titan und Keramik ist so sehr verschieden, daß eine Ruptur des Keramikmantels zu befürchten ist. Die zwangsläufige Maßverschiedenheit zwischen Anatomie des Einzelfalls und möglichem Angebot an Prothesenmodellen erschwert eine genügende primäre Stabilisierung, wodurch mindestens eine stark verlängerte Entlastungszeit in Kauf genommen werden muß.

H. J. Refior, H. Stürz: Es wird vor den Krückstockprothesen mit konischem Sitz gewarnt. Indikation bei maligenen Tumoren. Der konische Sitz beinhalte eine Sprenggefahr. Es wird eine seitlich aufgeschraubte Zuggurtungslasche empfohlen.

Wir haben 24 Krückstockprothesen eingesetzt und keine Schaftsprengung erlebt. Die Idee der Zuggurtungslasche ist biomechanisch naheliegend. In Schaftmitte ist die Zuggurtungssituation weniger klar als am oberen Femurende. Das hat zur Folge, daß mit Relativbewegungen zwischen Knochen und Lasche zu rechnen ist. Diese bergen die Gefahr jeder Plattenosteosynthese in Schaftmitte, auf die Dauer die Kortikalis im Bereich des Plattensitzes zu usurieren, in den Knochen einzusinken. Wir würden diese Schwächung des Knochenrohrs in der Krafteinleitungszone einer Krückstockprothese scheuen. Wir legen Wert darauf, auch bei der Krückstockprothese das Prinzip der Verkeilung zu realisieren, wenn nötig mit einem Bündel dicker Kirschnerdrähte oder Halbrohrplatte(n). Damit wird der konische Aufsitz entlastet.

F. W. Hansen, K. Rechnagel: 95 Monk-Prothesen. Beobachtungszeit 12–30 Monate. 8 Reoperationen hauptsächlich wegen Schaftlockerungen. 1 Fall mit massiver Fremdkörperreaktion auf Polyäthylenabrieb.

Die Mitteilung ist von Interesse, weil sie unsere immer vertretene Auffassung stützt, daß die Fremdkörperreaktion (aggressives Granulom) eine Funktion der Partikelmenge und nicht der Qualität ist. Die mitgeteilte Komplikationsrate, bezogen auf maximal 2½ Jahre Beobachtungszeit, ist nicht annehmbar.

K. Hardinge et al.: Zur Mobilisierung einer versteiften Hüfte durch Einsetzen einer Totalprothese. Als Indikation wird angegeben

- Versteifung in Fehlstellung,
- Knieschmerzen,
- Rückenschmerzen.

10 Jahre nach einem Infekt bestehe bei gutem trabekulärem Durchbau keine Infektrezidivgefahr mehr. Die Kulturen seien nie positiv. Rückenschmerzen werden besser beeinflußt als Knieschmerzen. Eine Beinverlängerung von maximal 4 cm sei möglich.

Auf das Hauptproblem der TP nach Arthrodese, nämlich auf das fehlende Pfannendach, wird nicht eingegangen. Ohne Pfannenarmierung ist das Problem schwer lösbar. Deshalb muß die Indikation sehr differenziert gestellt werden. Bei einer Fehlstellung kann eine Korrekturosteotomie die Rücken- und Kniebeschwerden ausschalten. Besonders bei kleinen und jüngeren, körperlich arbeitenden Patienten, sollte immer zuerst eine Korrekturosteotomie ausgeführt werden. Wir sind durchaus mit den Autoren einig, daß ein vorausgegangener Infekt keine Kontraindikation darstellt. Umsomehr muß eine perfekte Stabilität nach den Prinzipien der Pfannenarmierung und der Verkeilung im Schaft erzielt werden. In solchen Fällen ist antibiotikahaltiger Zement indiziert.

L. Linder: Der Autor hat die Markhöhle von Kaninchentibiae mit Zement gefüllt und die Zement/Knochengrenzen untersucht, um die Frage der Toxizität von Bariumsulfat abzuklären. Er fand keine Anhaltspunkte für eine Toxizität von Bariumsulfat. Dagegen fand er regelmäßig in etwa 60% der Kontaktzonen einen direkten Zement/Knochenkontakt, in 40% ein Bindegewebe als Zwischenschicht.

Zu Recht macht er biomechanische Gründe verantwortlich. 60% der Kontaktzone liegen innerhalb der Nulldurchgangskompensationsgrenze.

J. Rudigier et al.: Bariumsulfat ist «latent» toxisch im Gegensatz zum Zirkondioxid. Die Zugfestigkeit des Zementes nimmt nach Zugabe von Bariumsulfat mehr ab als nach Zugabe von Zirkondioxid. Diese steigert jedoch die Wasseraufnahme im Zement mehr als Bariumsulfat. Die Autoren beschreiben «direkt auf dem Zement» entstandenen Geflechtknochen.

Die Toxizität der Kontrastmittel spielt wahrscheinlich in der Praxis kaum eine Rolle. Umschriebene Osteolysen dürfen nicht mit dem Kontrastmittel begründet werden, da es ja diffus im Zement vorhanden ist. Es liegen zuviele gute Langzeitergebnisse mit Bariumsulfat-Zement vor, so daß eine generelle Schädigung mit großer Wahrscheinlichkeit ausgeschlossen werden kann.

K. Rossak, K. E. Brinkmann: Zementfrei eingebrachte Keramikpfannen bei Ersatzoperationen.

Gute Erfahrung mit Cialit-konservierter Fremdspongiosa. Ruhigstellung mit Becken/Bein-Gips über 6 Wochen, mindestens 2 Wochen Unterschenkelrotationsgips für die günstigsten Fälle. 19 Patienten mit einer Beobachtungszeit von 3–11 Monaten.

Es handelt sich hier um einen schwierigen Weg, den wir gescheut haben. Es wäre äußerst verdienstvoll, wenn sich dieser Weg in der Praxis als gültig erweisen würde. Unsere eigenen Erfahrungen mit Cialit-konservierten Knochen waren positiv, und wir kennen eigentlich den Grund nicht, warum wir von den Cialit-Konserven abgekommen sind. Es ist klar, daß der zwangsläufige Verzicht auf eine genügende initiale Bewegungs- und Teilbelastungsstabilität für den Patienten eine gewisse Gefährdung darstellt. Die Ergebnisse sind von höchstem Interesse. Wir dürfen auf unsere Statistik der Reoperationen seit Einführung der Verkeilung im Schaft und der Pfannenarmierung hinweisen (siehe 3.2). Das zementlose Verfahren müßte einigermaßen vergleichbare Resultate zeitigen.

A. RÜTT: Die Instabilitätsursachen sind nicht bekannt. Das aggressive Granulom ist nicht spezifisch für Polyäthylen. Protrusio acetabuli und Pfannendysplasie sind Lockerungsgründe. Die Qualität der Knochenstruktur ist von großer Wichtigkeit. Pfannenfrakturen werden als Folge der Fehlbelastung nach Zementzerrüttung und Instabilität betrachtet. Eine elektrolytische Gewebsreaktion nach J. BREITENFELDER und R. WEIDNER wird als Ursache der herdförmigen Osteolyse diskutiert. Pfannenlockerungen kommen vor trotz «korrekter» Verankerung auch im Sitz- und Schambein und einwandfreier Stellung. Als Lockerungsgrund wird die Belastungsgröße angegeben. Bei Kopfnekrosen ist die Totalprothese wegen gleichzeitiger Pfannennekrose schlecht. Die WELLER-Prothese sei wegen größerer Kragenauflagefläche besser.

Wir hoffen, mit dem dekompensierten Nulldurchgang den Lockerungsgrund aufgezeigt zu haben. Das aggressive Granulom ist nicht kunststoffspezifisch und war nur bei den Teflonpfannen und bei der alten WEBER-*Prothese mit dem Kunststoffkopf, also bei extremem Abriebanfall, primärer Lockerungsgrund. Die Pfannenarmierung hat die Probleme der Dysplasie und der Protrusio gelöst. Als Grund zur Implantatfraktur ist außerdem die Versprödung durch wiederholte Sterilisation anzuführen. Eine elektrolytische Gewebsreaktion gibt es als Lockerungsgrund nicht. Wo Stabilität herrscht, selbst wenn diese mit zusätzlichen Implantaten aus anderem Metall erzwungen werden muß, gibt es keine Osteolyse. Das ist die Einsicht nach 15 Jahren Erfahrung mit Osteosynthesen nach Frakturen des Prothesenlagers. Die «korrekte» Pfannenfixation ist für uns unkorrekt (siehe 2.2), was die Mißerfolge erklären hilft. Weil die Stabilität Funktion der Belastungsgröße ist, muß Überlastung ein Lockerungsgrund sein. Wir postulieren die Pfannenarmierung. Unser Postulat wird durch die Erfahrung von* A. RÜTT *untermauert. Die Forderung nach einem breiten Prothesenkragen beim gebogenen Standardschaft entspringt einer statischen Betrachtungsweise, die ganz im Gegensatz zu unserer Auffassung steht.*

J. DECOULX, P. LABOURDETTE: Für MCKEE-FARRAR werden 18% Lockerungen, für CHARNLEY-MÜLLER 5% angegeben.

Die Reimplantation einer gelockerten Prothese ist nur gestattet, wenn kein Infekt vorliegt. Zement ist bei älteren Patienten notwendig. 84% der Totalprothesenresultate sind gut. Die Reoperationsresultate sind befriedigend.

Verbesserung der Pfannenstabilität durch Pfanneneckenschrauben, die beim Erhärten des Zementes angezogen werden, und durch den Einsatz des EICHLER-Rings. Bei Infekt Gelenkpunktion und Gelenkspülung. Kapselbiopsie, um einen Infekt ausschließen zu können.

Diese Arbeit freut uns ganz besonders. Erstens, weil die Notwendigkeit einer Pfannenarmierung erkannt wird und diese mit Zugschrauben nach dem Prinzip der Vorlast vorgenommen wird, zweitens, weil die Autoren sich zum Ausschluß eines Infektes nicht auf die Bakteriologie verlassen, sondern der Histologie vertrauen. Dies ist ein Anliegen, das wir immer vertreten haben.

Wir möchten den Infekt als Hindernis zu einer Reimplantation nicht anerkennen. Entscheidend sind die Güte der noch vorhandenen Strukturen, die Bakteriologie und der Allgemeinzustand.

K. P. SCHULITZ et al.: Schwingungsmechanische Methode zur Erfassung einer Prothesenlockerung.

Die Interpretation ist offenbar schwierig. Es werden fragliche Intermediärkurven beschrieben.

Wir machen dazu die gleichen Bemerkungen wie zur Stereoskopie und zur Szintigraphie.

A. REICHELT, K. RIEDL: Ursache der Pfannenlockerung ist mechanisch durch feindisperse Abriebpartikel bedingt. Pfannenverankerung erfordert größte Aufmerksamkeit. Der EICHLER-Ring mit Verschraubung wird bei schwachem Pfannenboden empfohlen.

Über die Genese der Pfannenlockerung sind wir anderer Ansicht, betreffend Notwendigkeit der Pfannenarmierung jedoch nicht.

A. EGGERT et al.: Der Auffassung von H. COTTA und K. P. SCHULITZ, Restmonomere seien für periartikuläre Verkalkungen verantwortlich, wird nicht zugestimmt. Gaschromatographische Methylmethakrylat-Bestimmungen im Gelenkpunktat haben nur in den ersten postoperativen Tagen einen Nachweis ergeben und nur in Konzentrationen, die nicht gewebstoxisch sind. Eine monomerbedingte Nekrotisierung von Fasern in der Kapsel, die ja erst später gebildet wird, ist damit ausgeschlossen.

Wir stimmen dem Autor gerne zu wegen der klinischen Erfahrung, daß keinerlei Relation besteht zwischen verwendeter Zementmenge und Ossifikationsgrad.

Y. SUEZAWA, C. DIETSCHI: Das Resultat eines Prothesenwechsels ist abhängig vom bakteriologischen Befund. Deshalb entscheidet dieser über die Frage der Prothesenentfernung oder der Reimplantation. Erfahrung mit 177 Ersatzoperationen in 10 Jahren.

Im Gegensatz zu den Autoren ist für uns ein Keimnachweis kein Grund, eine einzeitige Reimplantation zu unterlassen. Die Erfahrung mit über 500 Ersatzoperationen hat uns gelehrt, daß nur ein manifester Infekt in Verbindung mit schlechtem Allgemeinzustand oder sehr ungünstigen Keimen eine einzeitige Ersatzoperation verbietet.

R. G. DUSSAULT et al.: Empfehlung von Gelenkpunktion und Arthrogramm zur Infekt- und Instabilitätsdiagnose.

Die Gelenkpunktion ist für Keimnachweis und Resistenzprüfung beim chronischen Früh- und Spätinfekt unentbehrlich und Vorbedingung zur Reoperation.

Für die Lockerungsdiagnose hat sich uns das Arthrogramm im Schaftbereich als sehr unzuverlässig, im Pfannenbereich als entbehrlich erwiesen.

A. SCHWAN et al.: 10 tiefe Infekte auf 163 Totalprothesenoperationen ohne Bezug auf gleichzeitig gemessene Luftkeimzahlen und auf die Größe des Luftwechsels.

Diese Arbeit ist von größter, auch volkswirtschaftlicher Wichtigkeit. Sie entspricht unserer Erfahrung und beweist, daß selbst mit bedeutenden Investitionen und baulicher Perfektion das Infektionsproblem nicht zu lösen ist. Sie bestätigt die Erfahrung von G. S. CAMBLIN *und* E. S. MITCHELL *von 1975.*

L. LINDGREN et al.: Reduktion der Infektquote von 8–10% auf 1–2% durch antibiotischen Zement oder Cloxacillin 1 Std. ante op. 1 g, dann 7 Tage lang. Die Langzeitbehandlung der infizierten Totalprothese ergibt nie eine Besserung der Röntgenbefunde, eine Besserung der Blutsenkung nur in einem Drittel der Fälle und der Schmerzen nur in 40% der Fälle.

Wir verweisen auf unsere Ausführungen über die Definition des Infektes. Die Zahl von 10% muß wahrscheinlich entsprechend relativiert werden. Uns interessiert die Wirksamkeit einer antibiotischen Prophylaxe nicht für eine Infektquote von 10%, sondern von 1–2%. Erst ein signifikanter Beweis auf dieser Stufe könnte uns überzeugen.

H. BECK: Konservative Behandlung des Frühinfektes führt mit großer Wahrscheinlichkeit zum Übergreifen des Infektes auf die Implantat/Knochen-Grenze. Empfehlung der frühen Exzision mit Spül-Saugdrainage. 3 von 4 Fällen auf diese Weise beherrscht. 3 konservativ behandelte Fälle endeten mit tiefem Infekt und Prothesenlockerung. Bei chronischen Schmerzzuständen sind diagnostisch nützlich: hohe Blutsenkungen, eventuell Arthrogramme und Computertomographie für den Pfannenbereich. Obligat ist die Gelenkpunktion mit bakteriologischer Untersuchung. Die Szintigraphie vermag auch bei aseptischen Lockerungen höchste Aktivitätssteigerungen nachzuweisen. Spätinfekte können hämatogen sein. Bei chronischen Fällen kann eine gezielte antibiotische Spüldrainage den Infekt «sanieren», obwohl später wegen Lockerung die Prothese ausgetauscht werden muß. Therapeutisch schwierig sind Fisteleiterungen bei stabiler Prothese. Für diese Fälle empfiehlt der Autor konservative Behandlung mit Spülungen und Antibiotika. Abwarten der Prothesenlockerung. Einzeitige Austauschoperation bei gutem Allgemeinzustand. Die Spätergebnisse der einzeitigen Austauschoperation sind nicht schlechter als bei der zweizeitigen, weshalb die zweizeitige Auswechslung möglichst vermieden werden sollte. Entscheidend für den Erfolg ist u.a. die Tragfähigkeit des Knochenlagers und die Keimaustestung. Antibiotischer Zement ist obligat. Große Implantate lassen große Zementmassive vermeiden. Eine Metallarmierung der Pfanne kann sinnvoll sein. Die Austauschoperation ist riskant, wenn der Infekt noch nicht bland ist und Gewebsproben auffällig vermehrten Granulozytengehalt aufweisen. Postoperative Ruhigstellung für 4–6 Wochen im Becken/Bein-Gipsverband. 30 Austauschoperationen mit 53% Erfolg bei vorbestehender Fistel, gesamthaft 50 Austauschoperationen mit einer Heilungsquote von 64%. Infektquote auf 5000 Totalprothesen 0,82%.

Bis auf die folgenden Bemerkungen sind wir mit dem Autor einig:

- *Wir waren meist gezwungen, die Austauschoperationen im eitrigen Zustand, also bei auffällig vermehrtem Granulozytengehalt vorzunehmen.*
- *Auf eine Gipsruhigstellung haben wir verzichtet und die Patienten nach etwa 1 Woche aufstehen lassen.*
- *Das Vorhandensein einer Fistel hat sich nach unse-*

rer Erfahrung nicht als nachteilig erwiesen. Chronische, nicht-fistelnde Staph. epidermidis-, Coli- oder Pseudomonasinfekte waren im Gegenteil bei den schlechten Resultaten vermehrt vertreten. Allgemeinzustand, Güte der Knochenstrukturen und Bakterienresistenz sind nach unserer Erfahrung entscheidend.

37 von 51 einzeitig ausgetauschten Prothesen sind nach durchschnittlich 50 Monaten Beobachtungszeit geheilt; das sind 73% in unserem Krankengut. Durch Verbesserung der Technik (siehe 4.6.2 und 5.) erscheinen 13 der 14 letzten einzeitigen Ersatzoperationen als geheilt.

R. E. McLaughlin, J. R. Allen: Totalprothese nach früherem Hüftinfekt. 10 Fälle inklusive 1 Fall von Tuberkulose. 9 Fälle sind gut nach einer Beobachtungszeit von 6 Monaten bis 3 Jahren. Kein antibiotischer Zement! Die Totalprothese ist erlaubt als Mittel, die Funktion wiederherzustallen.

Nachdem wir erfahren haben, daß es möglich ist, beim fistelnden Infekt erfolgreich eine einzeitige Ersatzoperation durchzuführen, sehen wir in der Tatsache eines früheren Infektes keine Kontraindikation zur Totalprothese. Wir gebrauchen jedoch als Sicherheitsmaßnahme für diese Fälle immer antibiotischen Zement. Zuverlässige Stabilisierung der Implantate nach den Prinzipien der Pfannenarmierung und der Verkeilung im Schaft ist hier wie beim noch floriden Infekt besonders wichtig. Wir empfehlen dringend Gewebeschonung, häufige Wundspülungen, Annähen von feuchten Darmtüchern an den Faszienrand. Exzision von potentiell ernährungsgestörten Geweben, Vermeidung von Markraumbohrung nach Möglichkeit, jedenfalls der Kombination Markraumbohrung/Zementpressung, die eine große und langdauernde Devitalisation der Kortikalis verursacht. Wir raten zu sparsamem Gebrauch der Raspel und der Kürette in der Markhöhle zur bestmöglichen Schonung der medullären Gefäße.

1978

R. Schneider: Die Vorlast als Stabilisierungsprinzip zur Vermeidung des Nulldurchgangs wird für die Schaftprothese als Verkeilung in der Markhöhle empfohlen. Realisiert wird sie durch die Geradschaftprothese von M. E. Müller oder durch Verkeilung mit Osteosyntheseplatten, die in die Markhöhle eingebracht werden. Die Verkeilung mit Platten zusammen mit der Langschaftprothese hat sich bei Reoperationen bewährt, bei denen das proximale Knochenrohr zu sehr geschwächt oder teilweise defekt war.

R. D. Beckenbaugh, D. M. Ilstrup: Die Autoren untersuchen an großen Serien die Häufigkeit von Schaftprothesenlockerungen in bezug auf
- Belassung/Entfernung der Spongiosa,
- Verhältnis Markraumweite/Schaftbreite,
- Lage der Zementkuppe/Höhe der Prothesenspitze.

Sie stellen fest, daß die Entfernung der Spongiosa günstiger ist, daß relativ weite Markhöhlen wesentlich mehr Lockerungen aufweisen, daß ein Nichteinzementieren der Prothesenspitze ungünstiger ist, als wenn der Zement die Spitze erreicht, und daß ein nach unten stark überstehender Zementzapfen die niedrigste Lockerungsrate aufweist.

Es handelt sich um eine wichtige Arbeit, die unsere biomechanische Vorstellung über Relativbewegung und Nulldurchgang stützt. Das Ergebnis Lage der Zementkuppe/Höhe der Prothesenspitze interpretieren wir so, daß bei gleicher Zementmenge und enger Markhöhle der Zement weiter nach unten vorstößt. Die Höhe der Zementkuppe wird damit zum Korrelat der Weite des Markraumes. Bei engen Markhöhlen kann der Prothesenschaft sein Knochenlager besser versteifen und die Relativbewegungen der Belastungsdeformation besser ausschalten. So erklären wir die niedrige Lockerungsrate bei weit nach distal reichendem Zementzapfen.

P. Griss et al. untersuchten den Mechanismus der Calcarresorption. Sie machen dafür eine Durchblutungsstörung der Resektionsfläche und die Tätigkeit eines aggressiven Granuloms verantwortlich. Diese löse eine Schaftlockerung aus. Daraus entstehe Relativbewegung und eine weitere Resorption.

Wir können einen Osteotomieschnitt nicht als Grund einer Osteolyse akzeptieren. Wir hätten bei der intertrochanteren Osteotomie solche Phänomene am Calcar längst beobachten müssen. Das aggressive Granulom als Lockerungsursache lassen wir nur für die schwersten Dekompensationszustände historischer Prothesenmodelle gelten. Heute ist für uns das Primum movens die Instabilität, das Granulom erst Folge der Zementzerrüttung. Bei stabilen Schaftprothesen löst auch ein 12jähriger «Schlammfang» keine Osteolyse aus!

A. H. Huggler et al. glauben mit Spannungsanalysen am Epoxyharzmodell und am Leichenknochen die Lockerungsursachen ergründen zu können. Örtliche Überlast mache Knochenresorption! Zu starre Implantate überlassen dem Knochen zu wenig Funktion. Daraus resultiere eine funktionelle Knochenatrophie und bilde als solche eine Instabilitätsursache. Als weitere Lockerungsgründe werden Monomerschäden und Hitzeschäden des Zementes angeführt.

Örtliche Überlast als Grund zu Osteolyse lehnen wir nach allen Erfahrungen auch mit der Fraktur-Osteosynthese ab. Die Erfahrung mit den steifen, knochenschlüssigen Implantaten von 1964–1966 widerlegen die Annahme einer funktionellen Knochenatrophie. Vor allem ist in diesem Zusammenhang auf die Arbeit von J. SCHUPPLER *und* W. REMAGEN *hinzuweisen. Monomer- und Hitzeschäden durch den Zement sind aufgrund der Erfahrung und der Arbeiten von* K. DRAENERT *auszuschließen.*

Dagegen passen die weiteren Ausführungen der Autoren gut zu unseren Vorstellungen:

Die Prothese reduziert die Längsspannungen im Calcarbereich um 60%. Die Abstützung am Calcar spielt keine Rolle. Kleinste relative Mikrobewegungen zwischen Implantat und Knochen werden nicht toleriert. Bewegung baut den Knochen ab. Axiale Steifigkeitsunterschiede mit größerer Auswirkung bei langen Schäften begründen bei schlecht einzementierter Prothesenspitze Bewegung gegen die laterale Kortikalis und entsprechende Knochenresorption. Die Krafteinleitung ins Femur erfolgt in den proximalen 2 Dritteln des Prothesenschaftes.

M. UNGETHÜM: Mitteilung von wichtigen technologischen Erkenntnissen, das Gleitkörperproblem betreffend.

Die biomechanischen Schlüsse betreffend Pfannenverankerung sind nach unserem Dafürhalten nicht richtig. Der Autor postuliert ein Aufweiten der Pfanne bis in die Spongiosa, also eine Zerstörung der Tragstruktur, und Verankerungslöcher im Darmbein, Sitzbein und Schambein. Drei Löcher von 9 mm Durchmesser sind besser als 5 Löcher wegen der Schwächung des Prothesenlagers.

Die Deformation des Acetabulums unter Last und die Reaktion des lebenden Knochens auf Nulldurchgang sind Elemente, die die Gültigkeit von Laborerkenntnissen infragestellen. Wir legen Wert auf eine ausschließliche Verankerung im Pfannendach und auf Erhaltung der für Druckaufnahme und -verteilung geschaffenen Knochenstrukturen.

M. A. R. FREEMAN zweifelt am Prinzip der intramedullären Schaftverankerung. Der Zweifel ist angesichts der vielen tausend gelockerten Prothesenschäfte verständlich. Der Autor sucht deshalb das Heil im Oberflächenersatz.

P. GRISS et al.: Zur Pfannenimplantation bei dysplastischem Acetabulum wird eine intraazetabuläre Plastik mit einem Kopffragment empfohlen. Steile, in Richtung der Resultierenden R eingebrachte Schrauben fixieren das Fragment im lateralen Pfannenabschnitt. 3 Wochen Liegezeit, Belastungsbeginn nach 4 Monaten.

Wir halten den beschriebenen Weg für gültig. Die Vorlast der Zugschrauben sichert die Stabilität des Kopffragmentes. Unsere Lösung mit der Dachschale und Kopffragmentplastik ermöglicht eine sofortige Teilbelastung.

P. G. NIEDERER et al.: Die Oberflächenstrukturierung der Prothesenschäfte verbessert die Kraftübertragung auf das Zementlager und vermindert die Gefahr einer Sprengung des Zementes. Ein Einsinken von 0,5 mm erzeugt gefährliche Zugspannungen. Polierte Schäfte haben Strukturen von 0,7 Mikron, sandgestrahlte von 6,2 Mikron und strukturierte von 50–100 Mikron. Eine Kragenauflage ist wirksam gegen das Einsinken im Zement. Das Zementbett muß stark genug und intakt sein.

Diese Untersuchungen gehen von der Vorstellung aus, der Zement sei alleiniger Kraftüberträger. Sie haben für unser heutiges System nur bedingte Gültigkeit, da eine Verkeilung automatisch das Zementlager trennt. Der Wert einer Strukturierung, auch wenn es nur Sandstrahlung ist, bleibt erhalten. Die Strukturierung darf aber die Prothesenentfernung nicht wesentlich erschweren. Strukturen von 50 Mikron lassen das Ausschlagen der Prothese zu, ohne das Zementlager zu zerstören. Die 50 Mikron liegen im Bereich der elastischen Deformierbarkeit des Zementes.

Grundsätzlich sind grobe Strukturen, wie sie die Porometall-Prothesen und die sogenannten isoelastischen Prothesen aufweisen, insofern bedenklich, als sie, wenn auch ohne Zement eingebracht, größte Schwierigkeiten bei der Entfernung bieten können. Ihre Entfernung kann nötig sein bei Prothesenbruch, bei Instabilität mit Schmerzen, ohne daß die Knochenanker genügend abgebaut sind, beim Infekt oder bei einer Kopfläsion.

K. DRAENERT et al.: In Kaninchenversuchen werden eine Woche nach Zementimplantation in die Markhöhe Knocheninseln auf dem Zement mit Sequenzmarkierung nachgewiesen. Es entsteht eine Brückenbildung zwischen Knochen und Zement. Die Autoren beschreiben Zellen auf der Knochen- und auf der Zementoberfläche, die Rücken an Rücken aneinanderstoßen. Es handelt sich um die für uns so wichtige Spaltheilung. Ferner sprechen die Befunde gegen eine größere Hitzeschädigung oder Monomertoxizität.

P. KIRSCHNER: Untersuchung von Knochenzementproben 1–98 Monate nach Implantation beim Menschen. Der Autor findet keinen Einfluß der Implantationsdauer auf die Parameter Biegefestigkeit und Kugeldruckfestigkeit. Es wird also eine Zementalterung mit Abnahme der mechanischen Qualitäten abgelehnt.

1978 (Fortsetzung)

Wohl liegen die Biege- und die Kugeldruckfestigkeit für die Zemente CMW® und Palacos® um 25–50% unter den im Labor ermittelten Werten. Die Unterschiede stammen vom höheren Porositätsgrad der klinischen Proben und von der größeren Inhomogenität, hervorgerufen durch Deformation in hochviskösem Zustand und von Luft-, Blut- und Wassereinschlüssen und Schichtbildungen beim portionenweisen Einstoßen des Zementes. Das Stahlwerkzeug im Labor leitet die Wärme stärker ab, vermindert die Monomerverdampfung und damit den Porositätsgrad, wie REM-Untersuchungen nachgewiesen haben. Die Verwendung der Zementspritze wird empfohlen. Die Bedeutung von Inhomogenitäten geht aus Bruchflächen-Untersuchungen hervor.

Diese Arbeit ist für uns von besonderer Bedeutung, da sie unser auf klinischer Erfahrung beruhendes Zutrauen zum Zement wissenschaftlich begründet. Entscheidend bleibt nur, daß der Zement einwandfrei verarbeitet und mechanisch nicht überfordert wird.

H. G. Willert et al.: Wiederholung der These, invasives Wachstum von partikelspeicherndem Granulationsgewebe baue den Knochen ab und sei primärer Lockerungsgrund.

R. Schneider: Aufzeigen der Grauzone zwischen Kontamination und Infektion. Hinweis auf die Notwendigkeit einer Infektdefinition, da sonst eine Statistik unmöglich ist. Erfolgreiche Therapie der infizierten Totalprothese durch Exzision, Stabilisierung und antibiotischen Zement bei gutem Allgemeinzustand.

1979

S. A. V. Swanson, M. A. R. Freeman legen in einer Monographie die wissenschaftlichen Grundlagen des Gelenkersatzes dar.

*Den Darlegungen über die Materialtechnik können wir bis auf eine Ausnahme zustimmen. Es betrifft die Empfehlung von Titan oder Titanlegierungen für den Prothesenschaft mit der Begründung, der E-Modul des Titans sei näher demjenigen des Knochens. In unser Konzept paßt keine «isoelastische» Konzession. Zur Ausschaltung von Relativbewegungen wollen wir das Implantatlager des Protheseschaftes bewußt versteifen. Bei der Geradschaftprothese kann die Differenz des E-Moduls zwischen einer Kobaltlegierung und Titan keine Rolle spielen. Angesichts der Dimensionierung müßten die einwirkenden Kräfte etwa zehnmal größer sein (*S. Steinemann*). Sehr einverstanden sind wir mit der Vermutung der Autoren, Festigkeitsprüfungen am toten Knochen seien nicht repräsentativ. Ebenso sind wir überzeugt, daß toter Knochen im Gegensatz zu lebenden Belastungszyklen akkumuliert, und daß eine initiale Knochennekrose eher mechanisch als durch den Zement bedingt ist. Wichtig ist die Forderung nach einer «geometrischen Verriegelung» bei der Implantation. Aus operationstechnischen Gründen sei diese meistens nur mit Hilfe von Zement zu realisieren. Völlig berechtigt ist die Ablehnung einer Prothesenkonstruktion mit Bänderfunktion. Diese verstehen wir als Warnung vor Nulldurchgang. Der Hinweis auf die Tatsache, daß sich der Knochen bewege, ist von größter Bedeutung. Die Prothesenkonstruktion soll Zug- und Schubkräfte möglichst ausschalten und Druckspannungen nicht zu groß werden lassen. Die Befürchtung eines Ermüdungsbruchs bei zu großen Druckspannungen können wir nach aller Erfahrung nur für den Pfannenboden bei zu kleinen Pfannen teilen. Im Schaftbereich kennen wir keinen Ermüdungsbruchmechanismus. Nicht einverstanden sind wir mit der Annahme, Knochenabbau, Knochennekrose und Granulationsgewebe seien* ***primäre*** *Lockerungsursachen beim Standardschaft. Denken wir zurück an das Experiment von* S. M. Perren! *Es ist die zu große Relativbewegung mit dem dekompensierten Nulldurchgang, die den Knochenabbau veranlaßt. Unsere histologischen Befunde bei Spätresultaten widerlegen auch die Behauptung der Autoren, einzementierte und nicht einzementierte Implantate würden nach zwei Jahren durch eine Bindegewebsschicht vom Knochen getrennt. Ebenso widerlegen die Erfahrungen mit perfekter Stabilität und intakter Kortikalisstruktur die Annahme der Verfasser, ein intramedullärer Prothesenstiel erzeuge eine «Fehlbelastung» und dadurch eine Osteoporose. Wir zweifeln auch am Optimismus, Glaskeramik mit direkter Knochenverbindung könnte von fundamentaler Bedeutung sein. Fehlbelastung erzeugt sogar einen Ermüdungsbruch bei gesundem Knochen. Wenn die Biomechanik mit Ausschaltung der Relativbewegungen und des Nulldurchgangs nicht stimmt, wird auch Glaskeramik auf die Dauer das Problem nicht lösen. Dies ganz abgesehen von der unzumutbar langen initialen Entlastungszeit.*

Die Forderung der Verfasser, die Prothesenkonstruktion müsse mit senkrechten Flächen Schubkräfte in Druckkräfte umwandeln, da fibröses Gewebe nur auf Druck beanspruchbar sei, mag bedingt richtig sein. Wir ziehen Kraftübertragungsbereiche ohne Bindegewebe vor. Das Prinzip der Verkeilung schließt senkrechte Flächen wie z. B. einen Prothesenkragen aus. Wir sehen in der Verkeilung einen dauerhaften Preßsitz. Das Prinzip des Preßsitzes, also der Vorlast, halten die Autoren für eine nicht dauerhafte Lösung. Der Preßsitz sei aber vorüberge-

hend nützlich, um z. B. das Einwachsen von Knochen in eine poröse Oberflächenstruktur zu begünstigen. Es stimmt, daß eine einmalige Vorlast grundsätzlich durch Knochenumbau schwindet. Dies gilt für eine unter Vorlast eingeschlagene oder eingedrehte Pfanne. ***Nach Abbau der Vorlast entscheidet die biomechanische Situation, also der Nulldurchgang, ob Stabilität erhalten bleibt oder nicht.*** *Die biomechanische Situation entscheidet auch die Frage der Autoren, ob unbelastet in Poren eingewachsener Knochen bei Belastung durch Bindegewebe ersetzt wird oder nicht.*

J. CHARNLEY faßt in seinem Buch «Low Friction Arthro-plasty of the Hip. Theory and Practice» seine 20jährige Erfahrung zusammen. *Es war für uns ein ermutigendes Erlebnis,* CHARNLEYS *Erfahrungen im Einklang zu unserem biomechanischen Konzept vorzufinden.* Langzeitig ist für den Autor die Pfannenstabilität die Hauptsorge. In 60% der klinisch guten Resultate findet er radiologisch eine Zementdemarkation im Pfannenbereich. Histologisch finde sich im Pfannenbereich immer eine Bindegewebsschicht zwischen Zement und Knochen. Bei glücklichen Fällen finde man auch Knorpel, der gute Lastübertragungseigenschaften habe. Er fordert deshalb eine bessere Zementtechnik für das Acetabulum. Als Instabilitätsursache bezeichnet er wie schon 1965 mikroskopische Bewegungen über lange Zeit. *Durch die Einführung des Prinzips der Pfannenarmierung mit Pfahlschrauben oder der Dachschale haben wir im Sinne von* CHARNLEY die Zementtechnik der Pfannenimplantation verbessert. Der Autor sieht im Prinzip der «Low friction» eine wesentliche Instabilitätsprophylaxe. Der kleine Kopf überträgt ein geringeres Drehmoment auf die Pfanne. Bei Bewegungsendlagen (z.B. Trauma, Subluxation) ist der Hebelarm der Krafteinwirkung auf den Pfannenrand kürzer, so daß die Gefahr einer traumatischen Pfannenlockerung kleiner ist. Schließlich sichert der kleine Kopf eine bessere Lastverteilung wegen der dickeren Polyäthylenschicht. Ein großer Kopf mit dünnwandiger Pfanne übertrage große Belastungsspitzen auf die Zement/Knochen-Grenze. Dies führe zu histiozytärer Reaktion, zur «cavitation» (Zystenbildung) und zur Lockerung. *Wir halten die lokale Überlast nicht als Druck für schädlich, sondern als Grund zu lokaler Deformation. Diese wechselnde mikroskopische Deformation ist eine lokale Relativbewegung mit dem Charakter von Nulldurchgang, eine bei jedem Schritt von hinten nach vorn wandernde «Beule».* CHARNLEY begründet mit diesen Überlegungen seine Zweifel am Prinzip des Double Cup. Die Pfannenusur ist für den Verfasser kein Problem. Hochaktuell sind CHARNLEYS Erkenntnisse über die Schaftinstabilität. Er bezeichnet auf Seite 339 eine knochenschlüssige, relativ dicke, kragenlose Geradschaftprothese, die «stiffer and stronger» sei als ideale Situation. **Ein dicker, achsengerechter Schaft sei besser als eine Valgusposition.** In den abgebildeten Resultaten ist nach rund 15 Jahren keine Spur von Osteolyse im Schaftbereich, von Tätigkeit eines aggressiven Granuloms oder von Reduktion der Dicke oder Dichte der Schaftkortikalis zu sehen. CHARNLEY beschreibt im Gegenteil in einigen Fällen eine Dickenzunahme der Kortikalis. *Unlogisch erscheint uns deshalb die an anderer Stelle stehende Bemerkung, eine steife Prothese sei unphysiologisch und mache Osteoporose.* Die auch von ihm beobachtete herdförmige Osteolyse bezeichnet CHARNLEY als typisches Fremdkörpergranulom, das Bewegung zwischen Knochen und Zement anzeige. Die Langhalsprothese vermindere wie die Lateralisation des Trochanters den Gelenkdruck. *Die Beziehung der Halslänge zur Traglinie des Beines und die Beeinflussung des Kniegelenkes wird in den Arbeiten von* CHARNLEY *nicht erwähnt.*

M. E. MÜLLER, B. ELMIGER: 76 Patienten mit der sogenannten Setzholzprothese (siehe Abbildung 194) konnten 8–12 Jahre postoperativ nachkontrolliert werden. Durchschnittsalter bei der Kontrolle 73 Jahre. 85% waren ganz oder weitgehend beschwerdefrei. 18 von 50 radiologisch nachuntersuchten Fällen wiesen eine Pfannenwanderung auf. 6 nach kranial gewanderte Pfannen waren radiologisch stabil und klinisch beschwerdefrei. 12 Pfannendislokationen fanden nach medial statt. 7 Prothesenschäfte waren gelockert, keiner gebrochen. 8mal bestand eine Pfannenlockerung. 5 Patienten mit gelockerten Prothesen waren beschwerdefrei. In ⅓ der Fälle konnte ein Einsinken des Prothesenschaftes in die Markhöhle beobachtet werden.

Die häufige Pfannenwanderung und -lockerung ist eine wichtige Beobachtung. Sie hat uns veranlaßt, die Pfannenarmierung heute grundsätzlich vorzunehmen. Die eindrückliche Stabilität der relativ dicken Prothesenschäfte in nicht zu breiten Markhöhlen hat zu der Entwicklung der heutigen Geradschaftprothese geführt.

H. RITTER et al.: Die Arbeit ist von grundsätzlicher Bedeutung, weil die Autoren bei Knieprothesen mit langen, zementlos in den Markhöhlen verankerten Schäften nach drei Jahren stabile Verhältnisse ohne Knochenresorption vorfanden, sofern die Protheseschäfte verklemmt waren.

Wir sehen in dieser Beobachtung eine weitere Bestätigung unserer biomechanischen Darlegungen.

J. SCHATZKER et al. machen den Vorschlag zur Pfannenarmierung. Sie bekunden damit das Bedürfnis, die Pfannenstabilität zu verbessern und liegen insofern ganz auf unserer Linie. Mit EICHLER-Ring und Drahtnetz beweisen sie auf der Instron-Maschine am toten Knochen eine Verbesserung der statischen Pfannenbelastbarkeit.

H. BALDURSSON et al.: Mit röntgenstereometrischen Analysen wird die postoperative Verschiebung des Pfannenimplantates in 4 Fällen von rheumatischer Arthritis beschrieben. Beobachtungszeit 2 Jahre. Die Verschiebung wird zu Recht mit Instabilität erklärt.

Die Autoren weisen auf die Gefahr von zu schwachen Knochenstrukturen im Pfannendach hin und rechtfertigen unser Postulat der Pfannenarmierung.

L. J. HARRIS, R. R. TARR: Allgemeiner Grund zur Implantatlockerung sowohl bei Osteosynthesen wie bei der Arthroplastik ist die zu starke Bewegung in den Grenzbereichen.

Die Autoren sprechen damit unsere Vorstellung vom dekompensierten Nulldurchgang an.

G. A. LORD et al.: Die zementlose «Madréporique»-Prothese ist eine gültige Alternative zur einzementierten Prothese. Ihre Verankerung wird durch «endostal osteogenesis», d.h. durch Spaltheilungsprozesse gesichert. Die volle Belastbarkeit wird zur gleichen Zeit erreicht wie bei einzementierten Prothesen. Sie vermeidet die zementbedingten frühen oder späten Instabilitäten.

Sofern eine primäre Stabilisierung durch Verkeilung möglich ist, was eine Schlüssigkeit des Implantates mit dem Knochenlager voraussetzt, glauben wir nach unseren biomechanischen Vorstellungen an die Tauglichkeit dieser Prothese. Sie ist unter dieser Bedingung in der Lage, die Belastungsdeformation und damit kritische Relativbewegungen auszuschalten. Die praktische Schwierigkeit liegt in der geometrischen Differenz zwischen Prothese und Knochenlager. Die Geradschaftprothesen von M. E. MÜLLER *liegen deshalb in 6 verschiedenen Stieldimensionen vor. Der Zement ist wegen der Verkeilung nicht primärer Stabilisator und nicht hauptsächlicher Kraftüberträger. Unter diesen Bedingungen fehlen die von den Autoren angeführten zementbedingten Komplikationen.*

Die «Madréporique»-Prothese hat eine Struktur, welche die Prothesenentfernung stark erschwert. Wir verweisen auf unsere grundsätzlichen Vorbehalte gegenüber allen Prothesenmodellen, die sich nur unter großen Schwierigkeiten entfernen lassen (siehe 2.6.3).

I. F. GOLDIE et al.: Die Oberflächenersatz-Arthroplastik mit Doppel-Cup bringt die Gefahr der Pfannenlockerung. 80% befriedigende Resultate im 1. Jahr. 15 Patienten mit 17 Implantationen.

Wir verweisen auf unsere grundsätzlichen Bedenken die Pfanne betreffend (siehe 2.2). Eine Mißerfolgsquote von 20% im ersten Jahr kann nicht toleriert werden.

H. WAGNER: Die Stabilität der Schalenprothese ist in besonderem Maße von der Qualität des Knochengewebes abhängig. Der Autor hat die Erfahrung gemacht, daß Pfannenlockerungen zu häufig sind, wenn nicht die gute Sklerosierung eines koxarthrotischen Pfannendachs zur Verfügung steht.

U. WEBER, J. HOSCHEK: Schalenprothesen erlauben einen viel kleineren Bewegungsumfang als die normale Totalprothese. Der Schenkelhals stößt mit seiner Dicke am Rand der relativ zu tiefen Kunststoffpfanne an.

Ein Teilproblem der Schalenprothese wird hier aufgegriffen. Es ist einer der Mechanismen, welche die Lockerung der Pfanne der Schalenprothese begünstigen (siehe 2.2).

J. OHNSORGE et al.: Eine gute Verankerung im Spongiosalager setzt eine gute Spülung voraus. Die Volumenänderung des Zementes soll möglichst klein gehalten werden durch seine Form und Menge und durch ein korrektes Mischungsverhältnis. Anzahl Mikroporen im Zement, Ausgangstemperatur und Materialkonstanten bestimmen die Festigkeit des Zementes.

Es handelt sich um Empfehlungen, die wertvoll sind für die Fixation nicht verkeilter Prothesenteile.

H. G. WILLERT et al.: Im Gegensatz zum Laborzement, der eine schön geschlossene Oberfläche aufweist, ist die Oberfläche des Zementes im Knochen «aufgebrochen», fast porös. Als Grund wird die Retraktion des Zementes bei der Polyermisation angenommen. Dadurch werden PMMA-Perlen isoliert und können abbrechen. Es wird die Frage diskutiert, ob damit die Zementzerrüttung eingeleitet werde.

Unter den Bedingungen des kompensierten Nulldurchgangs wird die Zementoberfläche durch die Spaltheilung stabilisiert. Auch unter stabilen Bedingungen brechen immer wieder Zementperlen ab. Sie werden abtransportiert und durch Knochen ersetzt. Anders kann man sich die guten Langzeitresultate der CHARNLEY*-Prothesen und unserer «Setzholzprothese» nicht erklären.*

Wir haben ein 10-Jahresresultat, bei dem auf dem Röntgenbild ein Ersatz von Zement durch Knochen angenommen werden muß!

H.U. DEBRUNNER: Der Zementmantel muß mindestens 2–3 mm und darf höchstens 8–10 mm dick sein. In der Gelphase darf keine mechanische Störung erfolgen, um die Gefügeausbildung im Polymerisationsvorgang nicht zu stören. Ein Zement mit kurzer Verarbeitungszeit (Sulfix®) birgt diesbezüglich größere Gefahren. Restmonomere sind noch nach 100 Monaten vorhanden. Der Zement ist im gesamten Komplex der Prothesenverankerung von wichtiger, aber nicht von ausschlaggebender Bedeutung.

Es drängt uns, zu dieser Aussage Stellung zu nehmen. ***Für uns ist die beste Dicke des Zementmantels 0 mm, d.h. daß die maßgenaue Verkeilung die beste biomechanische Situation darstellt.*** *Weil die Praxis einer solchen Maßgenauigkeit im Wege steht, ist der Zement zur Kongruenzverbesserung nützlich und oft notwendig. Er hat dann weniger kraftübertragende Funktion und ist primär nicht einzig stabilisierender Faktor. Die Gefahr einer Zementzerrüttung wird damit wesentlich reduziert. Eine Begrenzung der zulässigen Schichtdicke nach oben ist damit nicht notwendig. Besonders im Pfannenbereich sind bei Reoperationen dickere Zementschichten gut vertragen worden. Wenn bei Beachtung der Prinzipien der Pfannenarmierung der Zement nicht eine primäre Kraftübertragungsfunktion hat, sind auch dicke Zementschichten ohne negative Bedeutung! Nach unseren bitteren Erfahrungen (siehe Abbildung 79) ist der Hinweis auf die Notwendigkeit der mechanischen Ruhe in der Gelphase von großer Wichtigkeit.*

B.G. WEBER, G. STÜHMER schlagen als Verbesserung der Operationstechnik den Verschluß der Markhöhle mit einem Knochen- oder Polyäthylenzapfen und die von uns Satteldachosteotomie (SDO) genannte Ablösung des großen Trochanters vor.

Bei der nach unserer Auffassung überholten Fixation eines in der Markhöhle sich nicht verkeilenden Prothesenschaftes mit Hilfe eines großen Zementbettes ist die primäre Fixation durch Zementpressung in die Knochenstrukturen von großer Bedeutung. Es ist nicht daran zu zweifeln, daß sowohl die Vollständigkeit der Zementfüllung als auch die Penetration des Zementes in die Knochenstrukturen durch den Verschlußzapfen gefördert werden. Das Knochenrohr ist in seiner Vitalität nicht durch eine traumatisierende Markraumbohrung zusätzlich geschädigt, so daß erfahrungsgemäß die Rekonstruktion des medullären Gefäßsystems via Sekundärmarkhöhlen zusammen mit der Stromumkehr von der Peripherie aus gefährliche Knochennekrosen verhindert. Wenn jedoch die Prothesenfixation in der Markhöhle nach dem Prinzip der Verkeilung möglich ist (Geradschaftprothesen, Plattenverkeilung), der Zement also nicht die primäre Stabilität garantieren muß, verzichten wir gerne auf einen perfekten Knochen/Zementschluß. Die verbleibenden Spalten an der Knochengrenze (Zementretraktion, Blut, Spülwasser, Spongiosatrümmer) erlauben eine schnellere Rekonstruktion des medullären Gefäßsystems und mit ihm verbunden zusätzlich stabilisierende Spaltheilungsprozesse, wie sie von R. FEITH, F.W. RHINELANDER, J. SCHUPPLER *und* W. REMAGEN, K. DRAENERT et al. *u.a. beschrieben worden sind. Eine erwiesenermaßen stärker vitalitätsschädigende Bearbeitung der Markhöhle wie z.B. jede Art von Markraumbohrung ist zu unterlassen, jedenfalls beim ruhenden Knochen einer Erstoperation. Wir sind Anhänger der Markraumsperre geworden. Ein Ausweichen des Zementes nach distal beim Einführen des Prothesenstiels wird verhindert und ein zirkulär kompaktes Zementbett gesichert. Die MRS vermeidet eine zu weite unnütze Füllung der Markhöhle über die Prothesenspitze hinaus.*

Die schon 1954 von J. DEBEYRE *angegebene und von* B.G. WEBER *aufgegriffene «ostéotomie en dos d'âne» des großen Trochanters hat sich bestens bewährt und ist nicht mehr wegzudenken.*

H. SEIDEL: Polyäthylen-Dübel als Markhöhlenverschluß zur besseren Verankerung der Prothese im Femurschaft.

Siehe Kommentar zu B.G. WEBER, G. STÜHMER.

T. HINDERLING et al.: Eine computertomographische Untersuchung beweist, daß die konventionelle Zementfüllung im Femur oft viel unvollständiger ist als das Röntgenbild vermuten ließe. Sie erlaubt eine genaue Bestimmung der Lage des Prothesenstiels in der Markhöhle.

Ungenügende Zementfüllung ist ein wichtiger Grund zur Schaftinstabilität. Solange der Zement die initiale Stabilität sichern muß, hängt das Schicksal der Prothese von der Güte der Zementfüllung ab. Standardschaft- und Geradschaftprothesen profitieren vom Prinzip der Markraumsperre.

W. BESSLER, W. SCHAUB: Die radiologische Beurteilung von Totalprothesen ist oft unklar. Ein zusätzliches Szintigramm kann nützlich sein. Die Instabilität ist durch abnormen Umbau charakterisiert. Ein positives Szintigramm beweist nicht immer eine Instabilität. Es kann lediglich einen lebhaften Knochenumbau oder Weichteilossifikationen anzeigen. Die Verteilung und Lokalisation der Radioaktivität ist von Bedeutung. Wichtig ist der Vergleich mit dem Röntgenbild. Ein röntgenologischer Verdacht auf Instabilität wird durch erhöhte Radioaktivität verstärkt bzw. stark abgeschwächt, wenn eine solche fehlt. In vielen Fällen kann szintigraphisch eine Instabilität des Schaftes erkannt werden, bevor das Röntgenbild positiv ist. Eine erhöhte Radioaktivität im Pfannenbereich muß vorsichtig beurteilt werden, da sie auch bei stabilen Pfannen vorkommt.

Wir haben keine Erfahrung mit der Szintigraphie. Bei unklarem Röntgenbefund und klinischem Verdacht auf Prothesenlockerung wie z.B. Schmerzhaftigkeit bei passiver Prüfung des Rotationsumfanges (Innenrotationsendlage!) haben wir immer dann die Indikation zur Reoperation gestellt, wenn wegen Zunahme des Beschwerdebildes etwas geschehen mußte. Damit haben wir ausgezeichnete Erfahrungen gemacht und deshalb das Bedürfnis für eine Szintigraphie nicht gehabt. Wir fühlen uns außerdem verpflichtet, so teure Untersuchungen zu unterlassen, wenn das Verhältnis von Aufwand und Ertrag nicht stimmt. Interessant ist die Mitteilung der Autoren betreffend Aktivität im Pfannenbereich. Es gibt «physiologischerweise» eine ganz diskrete Pfannenwanderung durch Umbau bei «stabilen» Pfannen. Im Gegensatz zur Histologie ist die klinische und radiologische Grenze zur Instabilität unklar. Viele Instabilitäten bleiben lange Zeit klinisch stumm und ergeben trotz positivem Szintigramm noch keine Indikation zur Reoperation.

A. PIZZOFERRATO: Gründe für Gewebereaktion in der Umgebung von Fremdmaterial sind:
- Überempfindlichkeit auf Implantatwerkstoff
- Infektion
- Hämatom mit Hämosiderin-Ablagerung
- Gewebereaktion auf Abriebpartikel mit Speicherung.

Die partikelbedingten Entzündungsstadien sind:
- Phagozytose durch Zellen der neugebildeten Kapsel
- Abtransport auf dem Lymphweg durch die neugebildete Kapsel hindurch
- Bildung von Granulationsgewebe mit Speicherung auf der Innenseite der neugebildeten Kapsel; es handelt sich um Partikel, die nicht abtransportiert werden
- Nekrose des Speicher-Granulationsgewebes an der Gelenkinnenseite mit Bildung von nekrotischen Massen im Gelenk
- Bildung von neuem Granulationsgewebe mit Speicherung der aus den Nekrosen freiwerdenden Partikel mit Bildung eines Circulus vitiosus
- Zusätzliche Granulombildung im Bindegewebslager zwischen Implantat und Knochen und im R.E.S. der Spongiosa
- Knochenresorption und Instabilität.

Der Autor wiederholt die Auffassung von H.G. WILLERT *u.a. daß ein Speichergewebe Grund zur Instabilität sei. Wir halten dafür, daß dieser Mechanismus nur für ganz extreme Abriebanfälle anzunehmen ist, wie wir sie bei der Teflonpfanne in den frühen 60er-Jahren erlebt haben und wie sie für die erste* WEBER*-Prothese beschrieben wurden. Wenn der Partikelanfall den Abtransport nicht in starkem Maße übertrifft, was für die heutigen Gleitpartner gilt, entscheidet nur der Nulldurchgang über die Stabilität. Kommen Zementpartikel wegen Zementzerrüttung dazu, so verschlimmern Speichergewebe und Volumendruck des Zementabriebs die Osteolyse.*

T.A. GRUEN et al.: Untersuchung über die radiologischen Erscheinungsformen der Schaftprothesenlockerung. Von 389 Prothesen zeigen 76, d.h. 19,5% mechanisch bedingte Lockerungszeichen. Davon sind 56 progressiv. Unterschieden werden verschiedene Lockerungsformen:
- Einsinken der Prothese im Zement 3,3%
- Einsinken des Metall/Zementverbundes im Knochen 5,1%
- Prothesenkippung mit Drehpunkt in Schaftmitte 2,5%
- Prothesenkippung mit Drehpunkt im Calcarbereich 0,5%
- Zementermüdungsbiegung im Kragenbereich.

Die Arbeit beweist die häufige Insuffizienz der bloßen Zementfixation einer Schaftprothese. Die beschriebenen Erscheinungsformen hängen mit der primären Prothesenstellung und mit den Zufälligkeiten des Zementbettes zusammen. Unsere Klassifikation der Schaftinstabilitäten ist einfacher und gibt Auskunft über die zu erwartenden Schwierigkeiten bei der Reoperation.

Z. CUPIC: Resultate von 450 CHARNLEY-Prothesen nach durchschnittlich 11,5 Jahren. Nur drei Mißerfolge. Die Calcarresorption ist eher selten und steht nicht im Zusammenhang mit der Abnützung der Pfanne! Durchschnittlicher Abrieb etwa 1,5 mm. Sehr starker Abrieb in 7,8% der Fälle, jedoch ohne klinische Zeichen.

Diese Statistik mutet etwas optimistisch an. Für uns ist der Hinweis wichtig, daß kein Zusammenhang gefunden wurde zwischen der Menge des Abriebs und osteolytischen Erscheinungen. Entscheidend für uns ist, daß normalerweise das Primum movens der Knochenresorption nicht ein Speichergranulom ist, sondern die biomechanische Auswirkung des Nulldurchgangs.

G.A. HUNTER: Resultate der Prothesenauswechslung bei tiefem Infekt.
65 Fälle mit 56 positiven Kulturen.
16 gute Resultate.
26 mäßige oder schlechte Resultate.
23 Exzisionen.

G.A. HUNTER et al.: Resultate der aseptischen Ersatzoperationen.
140 Fälle mit mindestens 6 Monaten Beobachtungszeit.
33 = 24% mit gutem Resultat.
72 = 51% mit mäßigem oder schlechtem Resultat.
31 Exzisionen.
Hohe «Infektrate». Diese wecke den Verdacht, daß in einigen Fällen ein Infekt vorbestanden habe. Mortalität 3%.

Beide Arbeiten unterstreichen die Notwendigkeit besserer Stabilisierung. Wir haben nachgewiesen, daß mit dem Prinzip der Verkeilung im Schaft und der Pfannenarmierung die Resultate wesentlich verbessert werden können.

H.C. AMSTUTZ, R.K. SMITH: Totalprothesen nach einfachen, wegen Frakturen eingesetzten Kopfprothesen weisen eine höhere Lockerungsrate auf. Als Grund wird die fibröse Membran und die schlechtere Qualität des femoralen Knochenlagers angegeben.

Aus unserer Sicht ist das Versagen der Totalprothese in diesen Fällen begründet im zu dicken Zementbett bei fehlender Verkeilung. Trotz fibröser Membran, erweiterter Markhöhle und abgebauten Knochenankern ist eine erfolgreiche Stabilisierung möglich, wie unsere Reoperationsresultate beweisen. Versager nach einfachen Kopfprothesen werden auch durch häufigere Pfanneninstabilitäten begründet. Bei Frakturfällen fehlt oft ein genügend tragfähiges Pfannendach. Die Armierung der Pfanne ist hier besonders indiziert.

G. STÜHMER et al.: Die Autoren haben die von uns hochgeschätzten Zementmeißel und eine Markraumbohrbüchse entwickelt.

M. JÄGER, B.R. BALDA: Eine äußerst gewagte und biomechanisch fragwürdige Pfannenfixation mit viel Zement, Spongiosaschrauben und schmaler Osteosyntheseplatte wird unter Fistelbildung instabil. Der bakteriologische Befund ist inkonstant. Eine histologische Untersuchung zum Ausschluß des Infektverdachtes fehlt. Es wird wegen des positiven Hauttests eine Allergie auf das Benzoylperoxid des Zementes als Lockerungsursache angenommen. Die Schaftprothese ist einwandfrei stabil.

Uns fehlt eine analoge Erfahrung. Um eine solche Annahme zu begründen, würden wir mindestens eine gleichzeitige biomechanisch nicht zu erwartende Schaftlockerung und eine Histologie verlangen. Der vorliegende Verlauf war zudem auch ohne spezielle Allergie äußerst wahrscheinlich.

U. BUCHHORN et al. untersuchen das Absinken der Schaftprothesen und unterstreichen den bedeutungsvollen Unterschied zwischen einem langsamen Absinken bei intaktem Zementbett als Folge von Knochenumbau und dem Absinken wegen Zerrüttung des Zementbettes. In dieser Arbeit wird von «Überlastung» als Grund zur Calcarresorption gesprochen.

Wir machen dafür den Mechanismus des dekompensierten Nulldurchgangs verantwortlich.

J.P. POLLARD et al.: Prospektiv randomisierte Studie über die prophylaktische Wirkung von Antibiotika. 310 Implantationen von Totalprothesen an drei Spitälern in konventionellen Operationssälen, davon zwei, die auch für allgemeine Chirurgie verwendet werden. Verglichen werden Cephaloridin für 12 Stunden mit Flucloxacillin für 14 Tage. Beginn der Medikation vor der Operation. Nach 1–2½ Jahren kamen 4 tiefe Infekte vor, 2 bei Cephaloridin und 2 bei Flucloxacillin. Die Infektquote für tiefe Infekte betrug 1,3%. Sie ist damit vergleichbar mit den Resultaten von Ultrasterilboxen.

Dazu ist zu bemerken, daß Prozentzahlen unsicher sind, die für nur 155 Fälle ausgerechnet werden. Unsere Ergebnisse ohne Antibiotikum-Prophylaxe sind gleich gut.

K. HARDINGE et al.: Anhand von 40 Fällen wird bewiesen, daß Koxarthrosen aufgrund früherer Gelenkschäden durch eitrige Entzündungen oder Tuberkulose sehr wohl mit der Implantation einer Totalprothese behandelt werden können.

Für uns ist eine besonders gute Stabilisierung mit Armierung der Pfanne und Verkeilung im Schaft bei solchen Fällen speziell wichtig. Es ist nicht einzusehen, warum Infektfolgen nicht mit einer Totalprothese erfolgreich behandelt werden könnten, wenn die Ersatzoperation auch bei frischen Infektfällen häufig erfolgreich ist.

H.J. DEL SEL, J. CHARNLEY: 31 Totalprothesen ohne Infekt, obwohl auf der Gegenseite ein Infekt bestand, mit positiver Bakteriologie in 19 Fällen. Beobachtungszeit durchschnittlich 5 Jahre.

Diese Mitteilung ist wichtig, weil sie beweist, daß systemische Antibiotikum-Prophylaxe ohne antibiotischen Zement wirksam ist. Wir haben uns trotzdem an die Regel gehalten, zuerst die infizierte Seite zu sanieren.

P.W. HUGHES et al.: Behandlung des chronischen Infektes mit Antibiotika und Prothesenersatz. Diagnose mit Gelenkpunktion oder offener Biopsie. Die Entscheidung zum primären Ersatz hängt ab von der Pathogenität der Keime, vom eventuellen Befund eines Gefrierschnittes und vom Operationsbefund. Die Behandlung des Infektes hat Vorrang vor dem

1979 (Fortsetzung)

Prothesenersatz. Gezielte antibiotische Behandlung so früh als möglich, in der Regel einen Monat lang intravenös, dann 4–6 Monate oral.

Die möglichst frühe Identifizierung der Keime mit Gelenkpunktion ist unbestritten. Bei negativer Bakteriologie kann die Zellenanalyse des Punktates den Infektverdacht bestätigen. Zur Frage des antibiotischen Zementes wird nicht Stellung bezogen. Wir haben beim primären Ersatz die intravenöse antibiotische Behandlung auf wenige Tage beschränkt, die orale auf 1–2 Wochen. Im übrigen haben wir uns auf die gute Wundexzision, Stabilisierung und auf das Gentamycin im Zement verlassen. Sollte man eines Tages über keine bakteriostatische und bakterizide thermostabile Substanz mehr als Zementzusatz verfügen, wäre eine längere allgemeine antibiotische Therapie vorzusehen.

U. Saxer, K. Draenert: Rasterelektronenmikroskopisch lassen sich Bakterien auf gefriergetrocknetem Zement zuverlässig nachweisen.

Die interessante Beobachtung hat leider kaum eine praktische Bedeutung. Eine Verbesserung der technischen Möglichkeiten des Bakteriennachweises wäre wünschenswert.

F. E. Stinchfield: Sammelstudie zum Vergleich von Infektraten.

Operationssaal	Antibiotika	Fallzahl	Infektrate
konventionell	–	1880	5,8%
konventionell	+	6791	1,3%
Sterilbox	–	2730	0,7%
Sterilbox	+	2754	0,5%
UV-Licht	+	1365	1,0%

Antibiotika + heißt 6 Wochen intravenöse und rund 6 Monate perorale Therapie.

Therapie des Infektes:
⅓ der Fälle konservativ ± Fistel
⅓ der Fälle zweizeitiger Ersatz
⅓ der Fälle Girdlestone

Die Arbeit bestätigt frühere Erfahrungen anderer Autoren, wonach Antibiotika wirksam sind bei hoher Infektrate. Es stellt sich die Frage, wie lange die Wirksamkeit der Antibiotika erhalten bleiben wird. Der Nutzen der Reinraumtechnik erscheint sehr bedeutend, sind doch die Zahlen mehr als doppelt so günstig wie diejenigen von J. Charnley. *Wir verweisen auf unsere Darlegungen über die Tücken von Vergleichen bei Infektstatistiken.*

O. Badelon et al.: 3 Fälle von Infekt mit Mycobacterium fortuitum. Es liegen eiternde Fisteln vor ohne große Beeinträchtigung des Allgemeinbefindens. Ohne Spezialkulturen ist kein Keimnachweis möglich. Verwechslungen mit Mycobacterium tuberculosis möglich.

Wir halten die Mitteilung für wichtig, weil wir immer wieder mit dem Problem des fehlenden Keimnachweises konfrontiert werden.

R. Schneider: Neben Bakterienvirulenz und Abwehrlage entscheidet die Stabilität sowohl einer Osteosynthese wie einer Prothesenimplantation über das weitere Schicksal. Es wird die Relativität der Stabilität aufgezeigt und biomechanisch mit dem Nulldurchgang erklärt. Übergänge gibt es nicht nur bei den Begriffen Stabilität/Instabilität, sondern auch bei Kontamination/Infektion.

W. R. Hepp, R. Jäger: Indikation und Ergebnisse von Tumorprothesen bei jüngeren Patienten.

Es ist die Ultima ratio bei malignen Prozessen mit relativ befriedigenden Ergebnissen. Die muskuläre Führung ist erschwert, wenn die Linea aspera, die Tuberositas glutaea und der Trochanter minor geopfert werden müssen. Das von W. Bandi *angeregte neuere Modell mit der stärkeren Halsausladung hat die Stabilität vergrößert und die Luxationsgefahr reduziert.*

1980

F. Eitel et al.: Nach Markraumbohrung an der Hundetibia wird einmal mehr die schwere Zirkulationsstörung der Femurkortikalis nachgewiesen. Entscheidend für die Revaskularisation ist die Rekonstruktion des medullären Gefäßsystems, von dem normalerweise ⅔ der Kortikalis ernährt werden.

Wir erwähnen diese Arbeit, weil die Sorge um die Ernährung der Schaftkortikalis unbedingt die Technik der Totalprothesenimplantation beeinflussen muß.

C. Wälchli: Experimentelle Marknagelung an der Tibia des Kaninchens mit Markraumbohrung weist mit Disulfinblau die schwere Zirkulationsstörung der inneren Hälfte der Kortikalis nach. Ausbildung einer Umbauzone mit weiten Haversschen Systemen im Grenzbereich. Rekonstruktion des medullären Gefäßsystems.

Die Arbeit ist von aktuellem Interesse, da sie grundsätzlich vor jeglicher Markraumbohrung warnt, wenn eine rasche Rekonstruktion des medullären Gefäßsystems durch eingepreßten Zement verhindert wird.

R. SCHNEIDER: Bei Reoperationen ist die Armierung der Pfanne zwingend notwendig. Für Erstoperationen empfiehlt sie sich wegen der Erfahrung der vielen Spätlockerungen bei geschwächten Strukturen, bei zu flachen oder zu tiefen oder bei dünnwandigen Pfannen.

Als Mittel bewähren sich Pfahlschrauben, die Dachschale oder die Stützschale. Pfahlschrauben haben den Vorteil, daß Pfannen mit größerer Wandstärke eingesetzt werden können. Wir haben sie in den letzten Jahren systematisch in allen Fällen verwendet.

R. M. PILLIAR, W. J. BRATINA: Die Strukturierung der Oberfläche eines einzementierten Prothesenschaftes vermindert die Größe der Beanspruchung wegen besserer Verteilung der Spannungen.

Grundsätzlich gilt das Ergebnis der Autoren auch für die Geradschaftprothese, obwohl hier die Schaftdimension und das Fixationsprinzip eine Strukturierung weniger wichtig erscheinen lassen. Die Strukturierung darf jedoch nicht so beschaffen sein, daß sie das Ausschlagen der Prothese wesentlich erschwert!

R. D. CROWNINSHIELD et al.: Verschiedene Prothesenschäfte und Zemente werden auf Größe der Beanspruchung untersucht. Mit zunehmender Schaftlänge steigt die Beanspruchung des Schaftes und sinkt diejenige des Zementes. Mit Zunahme des Querschnittes sinkt sie für beide Komponenten. Bei abnehmendem E-Modul des Schaftes sinkt sie für den Schaft, steigt für den Zement. Bei zunehmendem E-Modul des Zementes sinkt die Beanspruchung des Schaftes und steigt diejenige des Zementes. Bei Kontakt eines Prothesenkragens mit dem Calcar steigt die Längsbeanspruchung im Calcarbereich. Die Lebensdauer einer Prothese ist von einer richtigen Beanspruchungsverteilung abhängig.

Wir halten die Untersuchungsresultate für richtig. Die Schlußfolgerung geht jedoch am Hauptanliegen unserer Arbeit vorbei.

H. ASSHOFF: Nach zweijähriger Erfahrung gibt der Autor 2 Metallbolzen an, die im proximalen Femurbereich durch die Kortikalis in den Zement eingeführt werden. Diese Art Transfixation des Zement/ Metall-Verbundes soll die Schaftstabilität verbessern.

Wir haben Erfahrung mit ähnlich liegenden Zugschrauben. Sie erleiden mit der Zeit einen Ermüdungsbruch oder werden locker. Zusätzliche Implantate sind so lange nutzlos, als sie nicht den Nulldurchgang durch Belastungsdeformation verhindern können.

C. L. NELSON et al.: In der Sorge um eine genügend dicke, tragfähige Zementschicht im Pfannenlager schlagen die Autoren die Implantation von Zementfragmenten als Platzhalter vor.

Wir sind der Auffassung, daß eine zuverlässige Abstützung der Pfanne auf genügend tragfähigen Knochenstrukturen die Langzeitstabilität gewährleistet. Einen direkten, zementfreien Kontakt mit dem Knochen oder mit dem Kopf einer Pfahlschraube scheuen wir nicht. Der Zement wird durch solche direkte Kontakte entlastet und braucht nicht in dicker Schicht vorhanden zu sein. Wir halten insofern die Verhältnisse im Pfannenbereich für vergleichbar mit dem Schaft. Die frühere «Setzholzprothese» und Standardschaftprothese in engen Markhöhlen haben die besten Spätresultate ergeben, obwohl das Zementbett durch die Verkeilung z. T. getrennt, z. T. sehr dünn war.

A. W. HEYWOOD: Bei Protrusionshüften wird die Implantation eines Kopffragmentes als Block in der Tiefe der Pfanne empfohlen. Dadurch wird der Pfannenboden verstärkt, die Kunststoffpfanne lateralisiert und die Zementmenge verkleinert. Das Drahtnetz wird überflüssig. Gute Erfahrungen bei einer Beobachtungszeit von 3 Monaten bis 2 Jahren an 9 Hüften.

Grundsätzlich ist die Betrachtungsweise des Autors richtig. Wir glauben nicht, daß die Schwäche des Pfannenbodens als einziger pathogenetischer Faktor in Frage kommt. Wir neigen dazu, die Protrusion mit der Rarefizierung des Pfannenbodens als Folge einer pathologischen biomechanischen Konstellation anzusehen, die besser mit einer Pfannendachschale in Verbindung mit einer Knochenplastik zu beherrschen ist.

M. A. RITTER, E. A. STRINGER: Vergleich zweier Kollektive von je 392 Totalprothesen bei unilateraler bzw. einzeitiger bilateraler Operation. Es wurde keine erhöhte Komplikationsrate bei der einzeitigen bilateralen Operation gefunden. Lediglich die erzielten Bewegungsumfänge waren bei den einseitigen Koxarthrosen besser, was angesichts der größeren präoperativen Bewegungsausfälle der doppelseitigen zu erwarten war. Die Ersparnis betrug 30%.

Wir haben bis heute den einzeitigen doppelseitigen Eingriff gescheut, weil wir im Falle einer Komplikation den besorgten Angehörigen hätten zugeben müssen, daß die einseitige Operation doch vorsichtiger gewesen wäre.

T. H. MALLORY: Lob für die BUCHHOLZ-Prothese mit dem 33er-Kopf und verschiedenen Halslängen.

Nach unseren biomechanischen Überlegungen betreffend Acetabulumdeformation und Drehmo-

mentübertragung (siehe 2.2) muß ein kleinerer Kopf Vorteile aufweisen. Verschiedene Halslängen sind zur Regulierung der Traglinie notwendig. Die BUCHHOLZ-*Prothese mit dem langen, relativ dicken Schaft schaltet die Belastungsdeformation des Knochens gut aus und garantiert Langzeitstabilität besser als die bisherigen Standardschäfte. Die Geradschaftprothese von* M.E.MÜLLER *ist konsequenter, paßt sich der sehr variablen Weite der Markhöhle an und beansprucht nur ein kürzeres Knochenlager. Die Elastizität der Diaphyse wird dadurch weniger kompromittiert und die Gefahr einer Fraktur reduziert. Vor allem ist ein allfälliger Zweiteingriff einfacher.*

P.J.WEBB et al.: Erfahrungen mit der MONK «Softtop»-Endoprothese. 70% der Patienten haben nach 2 Jahren Beschwerden. Als Grund wird der große Anfall von Polyäthylenpartikeln mit starker bindegewebiger Reaktion angenommen.

Die Mitteilung ist für uns von Interesse, weil wir immer die Auffassung vertreten haben, daß vor allem die Quantität und nicht die Qualität der Abriebpartikel von Bedeutung sei. Die von vielen Autoren beschriebene Inkriminierung des Polyesters als Hauptgrund des Versagens der ersten WEBER-*Prothese war fehl am Platze.*

H.S.DOBBS: Untersuchung der Überlebensraten von Totalprothesen am Royal National Orthopaedic Hospital.

Metall/Metallpaarungen (verschiedene Modelle), 173 Fälle von 1963 bis 1972.

Nach 11 Jahren sind noch 53% in situ.

Jährliche Entfernungsquote 5,5%.

Metall/Polyäthylenpaarung (ein Modell), 248 Fälle von 1969 bis 1972.

Nach 8 Jahren sind noch 88% in situ.

Jährliche Entfernungsquote 1,5%.

Obwohl auch wir der Meinung sind, daß die Metall/Polyäthylenpaarung vorteilhafter ist, zweifeln wir am Wert der Untersuchung. Ohne Berücksichtigung der Infektraten, der Zahl von Zweiteingriffen und der klinischen Situation der «Überlebenden» dürfte die Beurteilung schwierig sein. Auch die Differenz der Beobachtungszeit erschwert die Bewertung.

G.B.HA'ERI, A.M.WILEY: Die Sterilbox allein, ohne Änderung der Bekleidung des Operationsteams, ist nicht in der Lage, die Infektrate zu senken. Gefährlicher als die Luftkeime sind die des Patienten und der Operationsequipe. Nur eine drastische Änderung vor allem der Bekleidung der Ärzte kann die Kontaktkontamination wesentlich senken.

Diese Auffassung paßt gut zu unseren Vorstellungen. Wir halten wasserdichte Zellstoffmäntel und eine wasserdichte Abdeckung des Patienten für wichtiger als die bloße Reduktion der Luftkeime.

K.P.SCHULITZ et al.: Als Resultat einer prospektiven randomisierten Studie ergeben sich nach mindestens 780 Tagen Beobachtungszeit mit prophylaktischer Anwendung von Antibiotika zwei oberflächliche und ein tiefer Infekt auf 105 Operationen und zwei oberflächliche und acht tiefe Infekte ohne Antibiotika auf 89 Eingriffe.

Eine Infektquote von 10% erscheint uns heute unrealistisch. Sie muß entweder durch operationstechnische Mängel oder durch eine zufällig unglückliche Häufung von schwierigen Reoperationsfällen begründet sein. Die Wirkung einer Antibiotikumprophylaxe ist einem Reinigungsmittel vergleichbar, dessen Wirkung stärker hervortritt, wenn viel Schmutz vorhanden ist. Der Autor müßte die uns brennend interessierende Frage beantworten können, ob unsere Infektquote von 1,6% (inkl. Mehrfacheingriffe) durch Antibiotika signifikant und anhaltend gesenkt werden könnte.

B.M.WROBLEWSKY, H.J.DEL SEL: Von 195 männlichen Prothesenträgern mit Urinretention wurden 70 prostatektomiert. 6,2% entwickelten einen Spätinfekt auf der Prothese. Die Autoren unterstreichen die Notwendigkeit der Sanierung eines urogenitalen Infektes vor Implantation einer Totalprothese.

Wir schließen uns gerne dieser Auffassung an. Der hämatogene Infektionsweg zusammen mit der Schwächung des Abwehrpotentials müssen als Ursache in Betracht gezogen werden. Die Verwendung von antibiotischem Zement ist in fraglichen Fällen gerechtfertigt.

T.WUNDERLICH et al.: Befriedigende Ergebnisse der Tumor-(Krückstock-)Prothese zur Behandlung von Metastasen, Prothesenlockerungen und Frakturen am proximalen Femurende. 19 Fälle.

Die Autoren bestätigen unsere Erfahrung, die sich hauptsächlich auf schwerste Instabilitäten mit Zerstörung oder Frakturen des Prothesenlagers und pertrochantere Frakturen mit Kopfnekrosen nach mißglückten Osteosynthesen bezieht.

M.BOSQUET et al.: 16 Krückstockprothesen («Megaprosthesis») für 9 Tumorfälle und 7 Fälle von Status nach Totalprothese. 13 Nachuntersuchungen nach 7 bis 77 Monaten. Zufriedenstellende Resultate, 10 Fälle mit negativem TRENDELENBURG. Das Verfahren wird als aussichtsreich bezeichnet bei Unbrauchbarkeit des oberen Femurendes zur Verankerung einer weiteren Standard- oder Langschaftprothese. Postoperative Ruhigstellung in Abduktion und Innenrotation für 12 Wochen! Auf diese Weise wird der Luxationsgefahr begegnet.

Wir haben die gleichen Erfahrungen gemacht und sind erstaunt über 20 gute Resultate von 22 bei z. T. katastrophalen Ausgangslagen eingesetzten Krückstockprothesen. Frühes Muskeltraining, Aufstehen nach einer Woche. Die Luxationsgefahr besteht wegen der schlechteren muskulären Führung. Eine 3monatige Ruhigstellung erstrebt die fibröse Führung durch die Neokapsel. Sie erscheint uns für unsere Patientengruppe mit einem Durchschnittsalter von 74,6 Jahren untragbar. Bei unseren Krückstockprothesen handelt es sich um Mehrfachreoperationen nach Totalprothesen, um Trümmerfrakturen auf der Höhe des Prothesenlagers oder um mißglückte Osteosynthesen bei Trümmerbrüchen in der Trochanterregion. Die Luxationsgefahr wird vermieden bei Lagerung in Semiflexion. Bei Seitenlage gehört ein dickes Kissen zwischen die Knie zur Vermeidung einer Adduktion-Innenrotation. Das Telephon soll sich auf der Seite des operierten Beines befinden!

1981

BRYAN, W. J. et al.: Hip endoprosthesis stabilization with a porous low modulus stem coating: factors influencing stabilization. Clin. Orthop. 125–132, June 1981.

Der Metallschaft von Thompson-Prothesen wurde mit einem porösen, elastischen Überzug aus Polytetrafluoräthylen mit Glas-Karbonfasern versehen und zementfrei implantiert. 40% schlechte Resultate werden mit der ungenügenden initialen Stabilität wegen fehlendem press-fit erklärt.

Wir stimmen der Erklärung zu. Zu unserem Konzept paßt keine elastische Konzession!

AFIFI, K.F., JACOB, H.A.: Wear measurements of hip prosthesis with UHMW polyethylene (RCH-1000) socket and chromium plated protasul-10 head (author's transl.). Z. Orthop. *119* (2), 157–162, 1981.

Bei 100 Totalprothesen mit einer Gleitkörperpaarung Polyäthylen-Protasul 10 hartverchromt wurde nach 4 Jahren ein Verschleiss von 0,16 mm pro Jahr gemessen. Ein Zusammenhang von Abriebgröße mit periartikulären Ossifikationen wurde nicht gefunden.

Der hartverchromte 32 mm Protasul 10-Kopf verhält sich demnach eher ungünstiger als der gegossene Protasul 2-Kopf. Die Zukunft des 32-mm-Kopfes gehört aber eindeutig der Keramik.

BRACY, D., WROBLEWSKI, B.M.: Bilateral Charnley arthroplasty as a single procedure. A report on 400 patients. J. Bone Jt. Surg. *63B* (3), 354–356, 1981.

Bei 400 Patienten wurden gleichzeitig beide Hüften mit einer Charnley-Prothese versorgt. Die lokalen und allgemeinen Komplikationen waren nicht häufiger als bei einseitigem Vorgehen. Immerhin waren die Lungenembolien häufiger.

Angesichts einer immer möglichen Komplikation scheuen wir nach wie vor die Frage, ob einseitiges Vorgehen nicht doch vorsichtiger gewesen wäre.

COUDANE, H. et al.: What sood are antibiotics? Apropos of the alleged preventive role of antibiotic therapy in the installation of total hip prostheses (letter). Nouv. Presse Med. *10* (2), 108, 1981.

1200 Totalprothesen wurden in den Jahren 1968–1974 eingesetzt. Alle Eingriffe im konventionellen Saal, alle mit 80 Parametern im Computer gespeichert. Beobachtungszeit 2–10 Jahre. 5,5% Infekte. Patienten, die prophylaktisch Antibiotika erhielten, wiesen eine statistisch signifikant erhöhte Infektrate auf!

Da Angaben über Art und Dosierung fehlen, und da wir selber keine Erfahrung mit genereller Antibiotikaprophylaxe haben, ist eine Würdigung dieser Arbeit schwierig. Ihre Feststellung bleibt jedoch interessant, auch wenn die Literatur seit 1981 weltweit einen Nutzen der prophylaktischen Antibiotika nachzuweisen scheint.

JOSEFSSON, G. et al.: Systemic antibiotics and gentamicin-containing bone cement in the prophylaxis of postoperative infections in total hip arthroplasty. Clin. Orthop. 194–200, Sept. 1981.

In prospektiver multizentrischer Studie wird der prophylaktische Effekt von Gentamycin-Zement mit systemisch verabreichten Antibiotika verglichen. 3 tiefe Infekte bei Gentamycin-Zement auf 821 und 13 bei systemischen Antibiotika auf 812 Eingriffe. Die Bestimmung des Verfahrens erfolgte randomisiert.

Das signifikante Resultat dieser Studie müßte eine generelle Anwendung von Gentamycin-Zement begründen.

CARBON, C. et al.: Tuberculous infection of total hip prosthesis: report on two cases (author's transl.). Ann. Med. Interne *132* (2), 124–125, 1981.

2 Fälle von tuberkulöser Infektion von Totalprothesen der Hüfte wurden durch Ersatzoperation und tuberkulostatische Behandlung geheilt. Es ist nicht geklärt, ob die Infektion hämatogen oder Folge eines lokalen Herdes ist.

Wir haben keine eigene Erfahrung. Die Tuberkulose einer Hüftprothese scheint nach den allgemeinen Regeln behandlungsfähig zu sein.

1981 (Fortsetzung)

Coventry, M.B., Scanlon, P.W.: The use of radiation to discourage ectopic bone. A nine-year study in surgery about the hip. J. Bone Jt. Surg. *63A* (2), 201–208, 1981.

48 Totalprothesen der Mayo Clinic bei 42 Patienten mit erhöhtem Ossifikationsrisiko der Jahre 1970–1977 wurden postoperativ mit Röntgenbestrahlung behandelt: 2000 rad in 10 Dosen. Wenn die Bestrahlung in der ersten postoperativen Woche begonnen wurde, trat keine einzige massive Ossifikation auf. Der Wert dieser Behandlung ist aber sehr zweifelhaft, wenn im Röntgenbild bereits sichtbare Veränderungen vorliegen.

Nachdem bis heute viele ähnliche Resultate mitgeteilt worden sind, haben wir angefangen, eigene Erfahrungen zu sammeln. Unsere bisherigen Vorbehalte betreffend Schädigung der Osteoblasten mit Verzögerung des soliden knöchernen Einbaus bleiben bestehen und veranlassen uns, die Vollbelastung zu verzögern.

1982

Charnley, J.: The future of total hip replacement. Hip 1982, 198–210.

Der Autor vermacht der Nachwelt seine Erfahrung betreffend Infekt und Zement. Mit dem «ultra-clean operating room environment» läßt sich die Infektrate für Erstimplantationen ohne Antibiotika auf 0,5% senken. Mit zusätzlichen Antibiotika ist eine weitere Senkung möglich. Antibiotischer Zement ist an sich logisch und für Ersatzeingriffe indiziert. Die andauernde Abgabe des Antibiotikums muß wissenschaftlich erwiesen sein. Der Zement ist langzeitig biokompatibel. Bindegewebsfreie, lastübertragende Kontaktzonen im Schaft werden nach 12½ Jahren nachgewiesen. Perfekte radiologische Stabilität in 2 Fällen nach 20 und 21 Jahren körperlicher Aktivität.

Charnley *hat recht. Der Nachweis von bindegewebsfreien Kontaktzonen ist für die Langzeitstabilität entscheidend wichtig. Neben den Kontaktzonen gibt es Bindegewebe, Gefäße und Riesenzellen. Zementperlen brechen mit der Zeit ab, werden phagozytiert und abtransportiert. Es findet eine ganz langsame Substitution des Zementes durch Knochen statt, solange die Kompensationsgrenze nicht überschritten wird. Die guten Langzeitresultate wurden mit voluminösen geraden Schäften erzielt, wobei die Abstützung mit Prothesenkragen keine Rolle spielt.*

Reikeras, O.: Ten year follow-up of Müller hip replacements. Acta Orthop. Scand. *53* (6), 919–922, 1982.

Der Autor berichtet über 9–12 Jahresresultate von Müller-Prothesen der Jahre 1969–1972. 18% mußten reoperiert werden, bei 33% bestanden Lockerungszeichen. Varusstellung des Schaftes begünstigt die Schaftlockerung. Die Steilstellung der Pfanne hat keinen Einfluß auf die Lockerungsrate.

Eine steile, regelrecht zementierte Pfanne ist weniger lockerungsgefährdet als eine, die spät aus einer steilen Stellung noch in korrekte Lage gezwungen wurde! Es geht um die Desintegration des Zementes in einer späten Polymerisationsphase. Allgemein wird heute angenommen, daß die bessere Druckverteilung bei einer flacher implantierten Pfanne günstiger sei.

Kranz, C., Voorhoeve, A.: Stress- and strain analyses of the titanium-net-cement-construction of total hip joint prosthesis by using a simplified finite-element-model (author's transl.). Biomed. Tech. (Berlin) *27* (1–2), 16–23, Jan./Feb. 1982.

Der Einbau eines Titan-Trichternetzes vermindert bei Prothesen mit Kragen die Druckspannungen im Calcarbereich und bei allen Prothesen die Umfangspannungen im Knochen und im Zement. Lange Trichternetze überbrücken bei Ersatzoperationen ein Schaftfenster, erhöhen jedoch die Spannungen im Bereich des unteren Endes. Kurze Trichternetze ergeben eine günstigere Krafteinleitung. Nach dem Einbau eines Trichternetzes ist ein spontaner Wiederaufbau des Calcars beobachtet worden, was auf Verminderung der Druckspannungen in diesem Bereich zurückgeführt wird.

Für uns ist das Titannetz eine periphere Armierung des Zementes. Es ergibt ein sehr steifes Verbundimplantat, das die Belastungsdeformation des Knochens reduziert und damit Relativbewegung an der Implantatgrenze. Es reduziert auch die Volumenschwindung des Zementes. Wir halten das Prinzip für richtig. Der Wiederaufbau des Calcars ist Beweis der Stabilität und nicht Folge von Reduktion von Druckspannungen! Mit unserer Plattenverkeilung können wir uns besser den anatomischen Verhältnissen anpassen und erzielen in jedem Fall in der geplanten Höhe eine solide Verkeilung. Die Plattenverkeilung erfüllt die gleiche Aufgabe wie das Titannetz. Sie erschwert eine Reoperation nicht, da sich die Platten ohne Gefahr aus dem Zement herausmeißeln lassen. Der Gedanke, ein Titannetz entfernen zu müssen, macht uns größte Sorgen.

Carter, D.R. et al.: Stress distributions in the acetabular region II. Effects of cement thickness and metal backing of the total hip acetabular component. J. Biomech. *15* (3), 165–170, 1982.

Mit zweidimensionaler finite Elementstudie wird der Einfluß der Wandstärke der Polyäthylenpfanne auf die Druckverteilung dargestellt. Die Beanspruchung sowohl des Zementmantels als auch des Knochens wird durch eine dickere Polyäthylenschicht wesentlich reduziert. Die günstigste Spannungsverteilung ergibt eine metal-backing armierte Pfanne.

Die schlechten Erfahrungen mit der Doppelschalenprothese und die günstigen mit dem 22-mm-Kopf finden hier eine Erklärung.

Vasu, R. et al.: Stress distributions in the acetabular region I. Before and after total joint replacement. J. Biomech. *15* (3), 155–164, 1982.

Die unterschiedliche Beanspruchung des Acetabulums beim normalen Hüftgelenk und der Totalprothese wird mit zweidimensionaler finite-Element-Methode dargestellt. Die ideale Beanspruchungsverteilung des normalen Hüftgelenkes kann durch ein Kunstgelenk nicht imitiert werden. Die Trabekelstruktur gibt darüber Auskunft. Das Pfannenimplantat vermehrt die Druckbeanspruchung im Polbereich und in der medialen Wand des Iliums. Biaxiale Zug-Druck-Beanspruchung entsteht im Zementmantel. Zugspannungen im Zement sind am größten im oberen Polbereich und am unteren Pfannenrand. Die Pfanne selbst wird am seitlichen Rand am meisten auf Zug beansprucht. Unter Last hat die Pfanne, da sie zwischen die Iliumwände gepreßt wird, die Tendenz, den Kopf der Prothese einzuklemmen!

Diese Studie läßt die Armierung des Iliums mit Pfahlschrauben sinnvoll erscheinen.

Harris, W.H. et al.: Femoral component loosening using contemporary techniques of femoral cement fixation. J. Bone Jt. Surg. (Am.) *64* (7), 1063–1067, 1982.

Das Prinzip des Markhöhlenverschlusses realisieren die Autoren mit einem Zementzapfen, der mit einer langen Spritze eingeführt wird. Bei 171 Fällen mit einer Beobachtungszeit von 2–5 Jahren stellen sie 2 Schaftlockerungen und 7 mögliche Lockerungen fest. Es handle sich um eine signifikante Verbesserung.

Außer der Integrität des Zementes spielen die Prothesendimension und -stellung, ferner die Frage einer mechanischen Störung bei beginnender Polymerisation eine wichtige Rolle. Uns ist ein Zementzapfen nicht sympathisch, da er eine inhomogene Trennschicht bewirkt. Da sich diese im Bereich des Elastizitätsübergangs befindet, ist sie grundsätzlich unruhig und kann Abriebpulver liefern.

Savino, A.W. et al.: The influence of femoral stem thickness and implantation technique on the strength of the bone cement bond. Acta Orthop. Scand. *53* (1), 23–27, Feb. 1982.

Im Laboratorium wurden dicke und dünne Schäfte mit und ohne Markhöhlenverschluss und in verschiedenen Positionen einzementiert. Messung der Belastungsgrenze mit einer Testmaschine. Diese lag bei fehlendem Markhöhlenverschluß bei 4,8 N, mit Markhöhlenverschluß bei 6,5 N. Die günstigsten Verhältnisse wurden mit geraden dicken Schäften erzielt. Der Markhöhlenverschluß bewirkte eine Zementpressung und damit eine feste Verbindung zum Knochen, so daß der Zusammenbruch an der Metall/Zementgrenze erfolgte. Ohne Verschluß brach die Verbindung zum Knochen!

Der Markhöhlenverschluß sichert die Vollständigkeit des Zementbettes. Er verhindert die teilweise Verlagerung des Zementes nach distal beim Einführen des Schaftes.

Knight, W.E.: Femoral plugging using cancellous bone. Clin. Orthop. Mar. *163,* 167–169, 1982.

Verschluß der Markhöhle mit autologen Spongiosapfropfen. Erfahrung mit 400 Fällen mit befriedigenden Resultaten und ohne Nachteile.

Wir befolgen die gleiche Methode. Es ist wichtig, daß der Zapfen fest genug ist, da er sonst dem Zementdruck beim Einführen der Prothese nicht widerstehen kann.

Oh, I., Harris, W.G.: Design concepts, indications, and surgical technique for use of the protrusio shell. Clin. Orthop. *162,* 175–182, Jan./Feb. 1982.

Knochendefekte beim Pfannenersatz sollen durch autologe oder homologe Knochentransplantate ausgefüllt werden. Empfehlung einer Antiprotrusions-Metallschale, die der Anatomie angepaßt ist und eine unabhängige Positionierung der einzementierten Polyäthylenpfanne erlaubt.

Unsere Reoperationsstatistik beweist die Gültigkeit dieses Systems.

Amstutz, H.C. et al.: Revision of aseptic loose total hip arthroplastics. Clin. Orthop. *170,* 21–33, Oct. 1982.

Ersatzoperation bei 66 aseptischen Lockerungen. Nur 44% komplikationslose Heilungen. Sowohl die Pfannen- wie die Schaftfixation ist bei der Ersatzoperation wesentlich schlechter.

Unsere Reoperationsstatistik weist doch deutlich die Vorteile unserer Stabilisierungstechnik nach, wenn wir als Resultat, allerdings gelegentlich wiederholter Bemühungen, eine Erfolgsquote von 95% melden dürfen.

Lord, G. et al.: Replacement of loose cemented total prosthesis of the hip by cementless prosthesis of the madroporic type (author's transl.). Rev. Chir. Orthop. *68* (3), 179–188, 1982.

Zementfreie Lord-Prothesen für Ersatzoperationen nach zementierten Prothesen. Häufig sind Knochentransplantate nötig. Befriedigende Resultate in 66% von 77 Fällen. Das Fehlen von Zement vermindere das Infektionsrisiko.

Wir zweifeln nicht daran, daß eine genügend stabile zementfreie Prothese ein gutes Reoperationsresultat liefern kann. Unsere Reoperationsstatistiken weisen jedoch trotz Zement wesentlich bessere Resultate auf.

Salvati, E.A. et al.: Reimplantation in infection: a 12 year experience. Clin. Orthop. *170,* 62–75, Oct. 1982.

12 Jahre Erfahrung mit ein- oder zweizeitiger Ersatzoperation beim Infekt in den Jahren 1968–1979. Diagnose mit Hilfe der Gelenkpunktion. Von 61 infizierten Fällen wurden 32 durch einzeitige Ersatzoperation behandelt. Systematische antibiotische Therapie aufgrund von Resistenzprüfung. Beobachtungszeit 2–12 Jahre.

Nach unserer Kenntnis handelt es sich hier um die längste Erfahrung mit einem Vorgehen, das sich seit 1972 auch für unsere Patienten bewährt hat.

Salvati, E.A. et al.: Infection rates after 3175 total hip and total knee replacements performed with and without a horizontal unidirectional filtered airflow system. J. Bone Jt. Surg. (Am.) *64* (4), 525–535, 1982.

Nach 3175 Hüft- und Knieprothesen werden die Infektionsraten verglichen. Im konventionellen Operationssaal und Antibiotikumprophylaxe betrug die Infektquote 1,4% für Hüftprothesen und 1,4% für Knieprothesen. Im Saal mit horizontalem Laminar flow filtrierter Luft und Antibiotikumprophylaxe sank für Hüftprothesen die Infektrate auf 0,9%, stieg jedoch für Knieprothesen überraschend auf 3,9%. Offensichtlich sind viele andere Faktoren im Spiel.

Wir haben versucht, im Infektkapitel auf die Tücken von Statistiken hinzuweisen. Viele Faktoren sind für die Entstehung eines Infektes verantwortlich.

Miley, G.B. et al.: Medical and surgical treatment of the septic hip with one-stage revision arthroplasty. Clin. Orthop. *170,* 76–82, Oct. 1982.

Die Autoren befürworten beim Infekt oder beim vermuteten Infekt ein aggressives Vorgehen mit einzeitiger Austauschoperation und Antibiotika. Nur in 6 Fällen, d.h. 13%, hat diese Behandlung nicht zum Erfolg geführt.

Wir sind einverstanden, sofern die Prothese gelockert ist. Vor Eintritt der Lockerung führen Gelenkspülungen oft zum Ziel.

Parkinson, J.R. et al.: Radiation therapy in the prevention of heterotopic ossification after total hip arthroplasty. Hip, 211–227, 1982.

Erfolgreiche Ossifikationsprophylaxe durch früh postoperativ einsetzende Röntgenbestrahlung in 98% der Fälle. Diese ist auch wirksam bei hohem Rezidivrisiko nach Exzision von Ossifikationen. Trochanterheilungsstörungen kommen vor. Langzeitbeobachtungen sind notwendig, um das Risiko von Tumorinduktion abzuschätzen.

Wir sind daran, eigene Erfahrungen zu machen.

1983

Engelbrecht, E. et al.: Reflections on follow-up studies of hip and knee prostheses. Chirurg *54* (4), 221–225, 1983.

Die Autoren weisen aufgrund einer großen Erfahrung mit Recht auf die Notwendigkeit hin, ein Prothesensystem nur auf der Basis von Langzeitkontrollen zu beurteilen. Neue Prinzipien müssen zuerst ihre Gültigkeit beweisen. Wichtig ist der Hinweis auf gleiche Belastungsgröße als Voraussetzung der Vergleichbarkeit. Besonders schätzen wir die Forderung, die gelenkerhaltenden Eingriffe nicht zu vergessen.

Langlais, F.: Prothèses articulaires: facteurs biologiques et mécaniques de tolérance. Cahiers d'enseignement de la 2e série, pp. 15 à 42. Sofcot: 1983 Conférences d'enseignement.

Die Bedingungen, unter denen Gelenkprothesen ertragen werden, sind grundsätzlich die gleichen. Abriebpartikel erzeugen einen Pannus, der für Lockerungen verantwortlich ist. Die heutigen Schaftprothesen genügen mechanisch, verändern jedoch die Beanspruchung des Knochens, der zu atrophieren riskiert, was letztlich ein Lockerungsgrund sein könnte. Der Autor warnt vor Beschichtungen des Schaftes, die schon durch die thermische Expansion bei der Sterilisation beschädigt werden können. Auch ein als Masse gut ertragenes Material erzeugt in der Form von kleinen Partikeln die bekannten Reaktionen des Organismus (z.B. Zement oder Polyäthylen). Die bloße Anwesenheit eines Fremdkörpers in der Markhöhle ist vielleicht ein Lockerungsgrund. Er scheint jedoch ertragen zu werden, wenn keine Bewegung in der Kontaktzone vorhanden ist. Wichtig ist, daß der Zement nicht überlastet wird. Die bloße Verklemmung einer Prothese in der Frontalebene genügt nicht. Sie gefährdet die Integrität des Zementes, der beim Einsinken in 2 Hälften geteilt werde. Die Resorption des Calcars kann nicht durch Hitzeentwicklung oder Toxizität des Zementes erklärt werden. Zementzerrüttung sowie der direkte Metallkontakt ist verantwortlich. Am meisten ist die ungenügende Beanspruchung schuld. Das Vorhandensein eines Prothesenkragens ist unwichtig, da erfahrungsgemäß in kurzer Zeit der Knochenkontakt verschwindet. Wichtig ist, daß die Schaftprothese sich allseitig der proximalen Erweiterung der Markhöhle anpaßt und so die Beanspruchung der Kortikalis und ihre Trophik sichert. Ein elastischer Schaft kann auf der medialen Druckseite Relativbewegungen verhindern. Auf der lateralen Seite kann er aber die Zugkräfte nicht auf den Knochen übertragen.

Langzeitbeobachtungen mit voluminösen starren Prothesen vom Typ Charnley-Kerboul haben ergeben, daß diese Prothesen gut verträglich sind und keine nennenswerte Veränderung der Knochenstruktur zur Folge haben. Es ist wichtig, von jedem Prothesenmodell möglichst viele Varianten zur Verfügung zu haben, um sich der Anatomie der Markhöhle anpassen zu können. Die Elastizität des Titans spielt angesichts der Stieldimension keinerlei Rolle. Mit der Zeit bleibt der Zement solid genug, um die heutigen Prothesenmodelle zu stabilisieren. Zementfreie Schaftprothesen lösen das Problem der Mikrobewegungen in der Kontaktzone nicht. Für die Pfanne wird Keramik wegen des Volumens und der Gefahr einer Kornaussprengung abgelehnt. Das Prinzip der Schalenprothese wird wegen Deformation der notwendigerweise dünnwandigen Pfanne, wegen des großen übertragenen Drehmomentes und wegen des Hebeleffekts durch Anschlag des Halses am Pfannenrand als ungünstig beurteilt. Für zementierte Polyäthylenpfannen wird das Prinzip des metalbacking als unnötig betrachtet. Für zementfreie Implantation ist eine Metallarmierung, z.B. ein Schraubring, nützlich. Wegen der großen abstützenden Fläche bleibt die Beanspruchung unterschwellig, so daß keine Osteolyse entsteht. Zementfreie Pfannenfixation ist leichter als zementfreie Schaftfixation. Die Pfannenusur ist nicht wichtig als lokale geometrische Veränderung, sondern wegen der Produktion von Abriebpartikeln. Es besteht ein direkter Bezug zwischen Abriebgröße und Pfanneninstabilität. Bei Metall/Metall-Prothesen sind die Abriebpartikel sehr klein. Sie erzeugen aber einen großen osteolytischen Pannus. Auch wenn später Allergieteste positiv sind, ist der Lockerungsgrund nicht eine Metallallergie. Die Aufnahmefähigkeit der Makrophagen für kleine Metallpartikel ist beschränkt. Wenn sie sich auflösen, setzen sie lysosomale osteolytische Enzyme frei. Dieser Mechanismus gilt nicht nur für Metallgelenkpaarungen, sondern für alle Metallkontaktzonen, wenn z.B. bei Beschichtungen das Auslösen von Partikeln möglich ist. Zementpartikel werden schlecht ertragen. Herdförmige Osteolysen sind verschwunden seit Einführung von voluminösen Prothesenschäften. Vorzeitige Pfannenusuren können auch Folge einer frühen Pfanneninstabilität sein, wenn Zementpartikel ins Gelenk gelangen.

10-Jahreskontrollen von je 50 22-mm- und 32-mm-Metall/Polyäthylenpaarungen ergaben, daß ¾ der 22-mm-Köpfe einen Abrieb von weniger als 1 mm aufwiesen, während mehr als die Hälfte der 32-mm-Köpfe 2 mm und mehr Verschleiß verursachten. 3 mm Abrieb erzeugen beim 22-mm-Kopf 363 mm^3 Partikel, beim 32-mm-Kopf jedoch 768 mm^3!

Ungenügende Überdachung der Pfanne verdreifacht die Wahrscheinlichkeit einer Instabilität. Der 22-mm-Kopf mit kleinerer Pfanne kann diesbezüglich vorteilhaft sein. Polyäthylen weist große Verschiedenheiten auf in bezug auf Molekulargewicht und Kristallinität der Struktur. Unterschiede finden sich in einer Pfanne. Der Herstellungstechnologie wird große Bedeutung zugemessen.

Wir sind mit dem Autor nicht einverstanden, wenn er eine steife schlüssige Schaftprothese als Grund für Schaftlockerung durch stressprotection-Knochenatrophie annimmt. Es besteht ein flagranter Widerspruch zu seiner Forderung nach einer möglichst markraumfüllenden Schaftprothese und den mitgeteilten guten Erfahrungen nach 10 Jahren mit dem starren Typ Charnley-Kerboul. Die Arbeit erscheint uns in den übrigen Punkten als sehr wertvoll. Eindrücklich ist, daß der Zement für den Schaft nicht in Frage gestellt wird.

GALANTE, J.O.: New developments in hip arthroplasty. Overview of current attempts to eliminate methylmethacrylate. Hip, 181–189, 1983.

Der Autor gibt eine Übersicht über die Möglichkeiten der zementfreien Implantation der Schaftprothese. Strukturierung der Oberfläche ist nötig. Als Macrointerlock werden die Judet-, Lord-, Freeman-, Mittelmeier- und Morscher-Dick-Prothesen bezeichnet. Microinterlock sind Beschichtungen mit porösem Metall, Polyäthylen oder poröser Keramik. Der Autor zieht als Metallbeschichtung auch Titandrahtgeflechte in Betracht. Entscheidend ist die initiale Stabilität. Die Markhöhle muß durch ein steifes Implantat sowohl in frontaler wie in sagittaler Richtung zu 80% ausgefüllt sein. Ohne genügende Ruhe wächst nur Bindegewebe in die Strukturen ein. Die Gefahren der Beschichtungen durch Sinterprozeß werden erwähnt. Es sind Beeinträchtigung der Kristallstruktur mit Schwächung des Prothesenschaftes und die erhöhte Belastung der Kontaktzone mit Metallionen. Die klinischen Ergebnisse verbessern sich in den ersten 2 Jahren. *Der andauernde Knochenumbau- und -anbauprozeß ist entscheidend für Dauerstabilität.* Nach 5 Jahren besteht keine Beeinträchtigung der Qualität der Schaftkortikalis. Elastische Kunststoffprothesen lassen kein Einwachsen von Knochen in die Strukturen zu. Die Fixation der Prothese erfolgt durch Bindegewebe. Für die Pfanne ist noch keine zementfreie Lösung gefunden. Sie muß hemisphärisch sein um die Dachkortikalis erhalten zu können. Langzeitresultate zementfreier Schäfte fehlen noch. Die Biokompatibilität der Beschichtungen muß sich noch erweisen.

Wir halten die vorliegende Arbeit für grundlegend wichtig. Sie bestätigt unser biomechanisches Konzept. Betonen wollen wir unsere Forderung, daß die Oberflächenstruktur die Möglichkeit der Prothesenentfernung, ohne Gefährdung der Integrität des Knochens, nicht beeinträchtigen darf.

ROHLMANN, A. et al.: Finite-element-analysis and experimental investigation in a femur with hip endoprosthesis. J. Biomech. *16* (9), 727–742, 1983.

Die Beanspruchung des Femurs wurde mit einer dreidimensionalen Methode der finiten Elemente berechnet und die Ergebnisse wurden mit Dehnungsmeßstreifen am realen Knochen überprüft. Untersucht wurde der Einfluß der Prothesenschaftlänge und des Prothesenkragens auf die Spannungsverteilung. Für Prothesen mit strukturiertem Schaft, der Zugspannungen übertragen kann, hat die Schaftlänge nur geringen Einfluß. Der Prothesenkragen reduziert die Spannungen im Knochen in der Nähe der Resektionsfläche, in anderen Bereichen nicht. Die heute üblichen Prothesen mit glattem Schaft, die keine Zugspannungen in der Grenzfläche Prothese-Knochenzement übertragen können, sind mit den getroffenen Annahmen nicht erfaßbar. Die mechanisch optimale Schaftlänge ist noch nicht bekannt. Die Grenze zwischen Kompakta und Spongiosa ist nicht exakt bestimmbar. Bei langen Prothesenschäften muß der gekrümmte Markraum eventuell stark aufgebohrt werden. Eine unerwünschte Schwächung des Knochens ist die Folge. Eine starke Entlastung des Knochens durch zu lange Schäfte könnte in gewissen Bereichen eine Atrophie bewirken. Kragenlose Prothesen sind nur für nicht einzementierte Modelle sinnvoll.

Es handelt sich hier um eine seriöse Arbeit, die leider den Kliniker wenig befriedigt. Für uns sind die postulierten Strukturen mit Hinterschneidungen zur Übertragung der Zugspannungen nicht annehmbar, da eine solche Prothese ohne Gefährdung des Knochenrohrs nicht entfernt werden kann. Uns interessiert aufgrund klinischer Erfahrung die Frage der Deformationsbewegung in der Kontaktzone viel mehr als die Spannungsverteilung im Knochen. Es geht doch um die biologische Reaktion des lebenden Knochens auf Nulldurchgang. Die weltweite Erfahrung mit zementierten kragenlosen Prothesen (Charnley, Charnley-Kerboul, Müller-Setzholz, Müller-Geradschaft) widerspricht der geäußerten theoretischen Auffassung. Dankbar sind wir für die Feststellung, daß mit dem Computer-Tomogramm die Grenze Kompakta-Spongiosa nicht genau definiert werden kann. Diese Feststellung sollte mithelfen, den Optimismus für eine maßangefertigte Individualprothese zu dämpfen. Ferner begrüßen wir die Warnung vor Schwächung des Knochenrohrs durch Aufbohren.

OONISHI, ISHA, H., HASEGAWA, T.: Mechanical analysis of the human pelvis and its application to the artificial hip joint – by means of the three dimensional finite element method. J. Biomech. *16* (6), 427–444, 1983.

In einer aufwendigen Arbeit werden mit finiten Elementen die Deformationen des Beckens unter Last dreidimensional gemessen. Die Muskelzüge werden imitiert. Es wird ein normales Becken mit einem solchen verglichen, bei dem im Hüftgelenk der Knorpel und der subchondrale Knochen durch Keramik ersetzt ist. Die starre Keramikeinalge vermindert die Knochendeformation in ihrem Bereich. Zementierte Polyäthylenpfannen lassen eine größere Deformation zu.

Die Pfanneninstabilität ist zweifellos abhängig von der Deformationsgröße. Uns würde das Resultat einer analogen Untersuchung bei Implantation von Pfahlschrauben interessieren.

GEBAUER, D. et al.: Studies on the stress behavior in the interface of total hip prosthesis. Biomed. Tech. (Berlin) *28* (4), 79–83, 1983.

Die Verbindung Knochenzement/Knochengrenzschicht kann hohe Schub- und Druckkräfte aufnehmen. Zugbeanspruchungen können jedoch nur in geringem Umfang übertragen werden. Die Biegeverformung des Beckens unter Last läßt große Zugspannungen entstehen.

Wir sind aus dieser Einsicht interessiert, die Belastungsdeformation zu verkleinern. Unsere Empfehlungen zur Pfannenarmierung mit Pfahlschrauben für den Normalfall sind auch in diesem Sinne zu verstehen.

KRANZ, C. et al.: Effect of shaft shape on the stress distribution of hip endoprostheses in the femoral cortical layer. A technical and clinical study. Biomed. Tech. (Berlin) *28* (12), 309–315, 1983.

Das Krafteinleitungsmuster in das Femur wird durch bessere Anpassung des Prothesenschaftes an die Form der Markhöhle überraschend verbessert. Es wird die sogenannte bitrochantere Prothese vorgestellt. Fixation durch Verkeilung ohne Zement. Zementlose Pfanne mit Acetabulum-Schraubring.

Wir zweifeln nicht an der Gültigkeit des Prinzips. Als Frage bleibt die Praxis mit den vielen anatomischen Differenzen. Wir versuchen mit dem praktika-

blen Prinzip der Plattenverkeilung bei Bedarf so etwas wie eine individuelle Prothese zu verwirklichen. Wo bleibt angesichts der vorgeschlagenen Lösung mit dem starren Implantat der Vorbehalt Knochenatrophie durch stress-protection? Die Überlegenheit des Systems muß bewiesen werden, um die Mehrbelastung durch ein Rechts- und Linksmodell zu rechtfertigen.

GEBAUER, D. et al.: The role of friction in the loosening process of total endoprosthesis of the hip. Z. Orthop. *121* (5), 634–639, 1983.

In einem Hüftsimulator, der auch die Belastungsdeformation der Pfanne berücksichtigt, wird das Reibedrehmoment bei explantierten Pfannen gemessen. Dieses Drehmoment wird mit mathematisch und experimentell ermittelten Grenzwerten verglichen. Daraus ergibt sich, daß das Reibedrehmoment keinen gefährlichen Faktor für die Pfannenstabilität darstelle.

Für uns bleibt die Tatsache, daß die biologische Reaktion des Knochens auf Nulldurchgang nicht im Labor simuliert werden kann. Labormäßig gemessene Grenzwerte sind nicht biologische Grenzwerte.

HARRIS, W.H., WHITE, R.E. Jr.: Advantages of metal-backed acetabular components for a total hip replacement: a clinical assessment with a minimum 5 year follow-up. Hip, 240–246, 1983.

Das metal-backing, also eine Metallschale als Armierung der Polyäthylenpfanne wird empfohlen. Von 53 solchen einzementierten Pfannen sind nach mindestens 5 Jahren, Durchschnitt 6,5 Jahre, 3 gelockert. Diese Patienten waren 25jährig oder jünger. Der Vergleich mit anderen Gruppen zeigt eine statistisch signifikante Verbesserung durch das metal-backing.

Wir haben bei 7 Jahren Beobachtungszeit mit dem Keramikkopf mindestens gleich gute Resultate erzielt. Kein Fall dieses Kollektivs von 42 Patienten, der eine mit Pfahlschrauben armierte Pfanne hatte, zeigte radiologisch ein Lockerungszeichen.

CROWNINSHIELD, R.D. et al.: Analytical support for acetabular component metal backing. Hip, 207–215, 1983.

Bei Belastung der Pfanne treten im Pfannendach Zugspannungen auf. Diese sind umso größer, je punktförmiger die Belastung ist. Eine flexible, d.h. relativ dünnwandige Pfanne kann den Druck schlecht verteilen und erzeugt lokalisierte Überlast mit entsprechender Deformation. Eine im Sinn des metal-backing armierte Pfanne verteilt den Druck auf eine viel größere Pfannenfläche, wodurch Zugspannungen und Deformation reduziert werden.

Die Erfahrungen mit dünnwandigen Pfannen beweisen die Richtigkeit dieser Theorie. Die Reduktion der Deformation des Polyäthylens hat noch einen wichtigen Nebeneffekt. Kleinere Deformation reduziert auch den Abrieb! Unsere Maßnahmen zur Pfannenarmierung reduzieren alle die Belastungsdeformation des knöchernen Pfannenlagers. Daß die Erhaltung der Dachkortikalis ein wichtiges Postulat ist, wird in diesem Zusammenhang klar. Die guten Erfahrungen mit dem 22-mm-Metallkopf der Charnley-Kerboul-Prothese beweisen, daß schon eine dicke Pfannenwand eine genügende Druckverteilung ergeben kann. Dazu kommt beim 22-mm-Kopf der große Vorteil des kleineren übertragenen Drehmomentes und des geringeren Anfalls von Abriebpartikeln!

ITAMI, Y. et al.: A clinical study of the results of cementless total hip replacement. Arch. Orthop. Trauma Surg. *102* (1), 1–10, 1983.

Drei vierkantige Metallstifte sind fest mit einer Metallschale verbunden. Sie sind mit Hinterschneidungen strukturiert. Das Ganze wird als Halterung eines Polyäthyleneinsatzes zementfrei in die Pfanne eingeschlagen. Schaftprothese mit kleinem Kopf, massivem Kragen und 6 Dimensionen stark strukturierter Schäfte. Befriedigende Ergebnisse von 144 Fällen nach 2–10 Jahren. Zu dünne, glatte Schäfte hatten zu Lockerungen geführt.

Auch in Japan ist die Verkeilung im Schaft notwendig. Die eventuelle Notwendigkeit, eine Prothese zu entfernen, dürfte die bekannten Probleme der Judet- oder Lordprothese aufwerfen. Metal-backing und kleiner Kopf erfüllen moderne Postulate. Im Gegensatz zur Judet-Prothese ist eine Berührung des Halses mit dem Metall der Pfannenhalterung nicht möglich und die Dachkortikalis bleibt intakt.

GEBAUER, D., BLUMEL, G.: Extreme loading as cause of aseptic loosening of the total hip endoprosthesis socket and the resultant therapeutic consequences. Aktuel. Traumatol. *13* (4), 154–159, 1983.

Empfehlung der Entlastung durch Gebrauch von Stöcken in den ersten 3 Monaten zur Verhütung von Extrembelastungen der Pfannenverankerung. Diese können Grund sein für aseptische Lockerung primär festsitzender Pfannen. Erste Mikrobewegungen müssen verhindert werden. Der Abbau von nekrotischem Knochen und der Umbau sei erst nach 3 Monaten vollzogen. Selbstversuche beweisen die Stoßdämpfung durch Luftkissenschuhe.

Wir sind mit den Autoren sehr einig, halten jedoch die Spaltheilungsprozesse in den ersten 3 Monaten wichtiger als die Rolle von Nekrosen, die im Pfannenbereich nur eine untergeordnete spielen dürften.

ALDINGER, G. et al.: Computer-aided Manufacture of Individual Endoprosthesis. Arch. Orthop. Trauma Surg. *102,* 31–35, 1983.

In der individuell-anatomischen Formgebung des Verankerungsteiles einer Endoprothese sehen die Autoren den bestmöglichen Weg, eine harmonische Krafteinleitung von der Prothese auf das empfindlich reagierende Knochenlager zu gewähren, die Möglichkeiten der funktionellen Anpassung auszunutzen und damit eine langfristige Funktion der Prothese zu erlangen. Mit der Computertomographie gelingt eine maßstabgetreue Erfassung der Markhöhle.

Es besteht kein Zweifel, daß eine verkeilte maßstäbliche Prothese das beste Resultat ergeben müßte. Ein genauer Abguß der Markhöhle kann jedoch nicht eingeführt, geschweige denn entfernt werden. Nach A. GARG *et al. (1985) kann nur eine Füllung der Markhöhle zwischen 31 und 90% realisiert werden. Ist denn eine Verkeilung in geplanter Höhe realisierbar? Grundsätzlich müßte auch eine Raspel fabriziert werden. Wenn wegen der Formgebung die Prothese eingedreht werden müßte, stimmt dann in der Endlage die Torsion? Erfaßt die Computertomographie die Grenzzone Kortikalis/Spongiosa genügend genau? Was geschieht, wenn sich das Bein während der Aufnahme um 1 mm verschiebt? Sind unsere Resultate so schlecht, daß der Riesenaufwand zu verantworten ist? 300000 Prothesen werden jährlich eingesetzt! Wo bleibt bei diesem System noch Platz für eine eventuell notwendige Osteosyntheseschraube? Wir suchen, das Prinzip der individuellen Prothese mit der Plattenverkeilung zu verwirklichen.*

DE LA CAFFINIERE, J.Y., ROCOLLE, J.: Arthrotic Lumbar spinal canal stenosis and total hip prosthesis. Rev. Chir. Orthop. *69* (4), 323–331, 1983.

Die Autoren weisen auf die Schwierigkeit der Differentialdiagnose coxogener/lumbovertebraler Schmerz hin. In 11 Fällen bestand eine Stenose des Wirbelkanals, die nur mit Computertomographie erfaßt werden kann. In diesen Fällen brachte das Einsetzen oder der Ersatz der Totalprothese keine Besserung. Im Zweifelsfall soll vor der Hüftoperation eine CT-Untersuchung der Raumverhältnisse im Wirbelkanal angeordnet werden.

Wir halten die Anregung für wichtig, möchten aber doch auf die einfachen klinischen Hinweise aufmerksam machen. Schmerzen im Hüftbereich, die mit zunehmender Gehstrecke abnehmen oder verschwinden, sind wahrscheinlich nicht coxogen. Blockierte Rotationen oder Schmerzhaftigkeit der Rotationsendlagen, speziell der Innenrotation, finden sich nicht bei einem Lumbovertebralsyndrom. Selbstverständlich gibt es Kombinationen.

MORSCHER, E., SCHMASSMANN, A.: Failures of total hip arthroplasty and probable incidence of revision surgery in the future. Calculations according to a mathematical model based on a ten years' experience in total hip arthroplasty. Arch. Orthop. Trauma Surg. *101* (2), 137–143, 1983.

Die Autoren analysieren die Inzidenz von Reoperationen. Grund in den ersten 3 Jahren ist hauptsächlich der Infekt, bis zum 8. Jahr die Schaftlockerung und jenseits des 8. Jahrs die Pfannenlockerung. Die Pfannenlockerung nimmt nach dem 8. Jahr stark zu. Es ist zu erwarten, daß nach 20 Jahren mehr als die Hälfte der Pfannen ausgewechselt werden müssen. Prothesenschaftbrüche und -Lockerungen kommen in etwa ¾ der Fälle beim Mann vor, Pfannenlockerungen in gleicher Häufigkeit bei den Frauen. Pfannenlockerungen waren signifikant häufiger bei doppelseitigen Prothesen (45%). Alter, Körpergewicht und die Indikation scheinen keinen Einfluß zu haben. 1982 betrug in der Basler Klinik das Verhältnis Erstoperation zu Reoperation 4:1. Es wird 1990 etwa 2:1 betragen.

Die starke Zunahme der Pfannenlockerungen nach 8 Jahren steht im Zusammenhang mit der steigenden Abriebmenge von Polyäthylenpartikeln. Als Prophylaxe bietet sich die Gelenkspülung an, die erfahrungsgemäß einen Schmerzzustand, Folge einer partikelbedingten aseptischen Entzündung, beheben kann. Die bei Frauen vermehrt vorkommende Pfannenlockerung wird erklärt mit dem grazileren weiblichen Becken, das mehr Belastungsdeformation erleidet. Dies ist eine Bestätigung unserer biomechanischen Vorstellungen.

GEBAUER, D. et al.: Relation of implant positioning to loosening of the acetabular component of total hip prostheses. Röntgenblätter *36* (8), 248–255, 1983.

Mehrdimensionale Ausmessungen der Ausgangslage und der Lage nach Pfannenlockerung haben keinen Zusammenhang der Pfannenstellung mit Lockerungsdisposition erkennen lassen. Auch die Lageveränderung schien nicht Funktion der Ausgangslage zu sein.

Unsere Untersuchungen nach durchschnittlich 7 Jahren ergaben für ein geschlossenes Kollektiv von 42 Totalprothesen mit Keramikköpfen 4 radiologische Pfannenlockerungen. Ihr durchschnittlicher Neigungswinkel war 60° gegenüber 52° als Mittelwert des Kollektivs.

LINDER, L., HANSSON, H.A.: Ultrastructural aspects of the interface between bone and cement in man. Report of three cases. J. Bone Jt. Surg. (Br.) *65* (5), 646–649, 1983.

Bei 3 anläßlich einer Ersatzoperation ausgebauten Pfannen konnte elektronenmikroskopisch die Kontaktzone Zement/Knochen untersucht werden. Die Pfannen waren stabil verankert. Es fanden sich Kontaktzonen mit gesundem Knochen und solche mit Bindegewebe, das Makrophagen enthielt. Qualitativ besteht eine große Differenz zwischen diesem Aspekt und einer Kontaktzone zu inertem Material wie z.B. Titan.

Es ist die Struktur einer stabilen einzementierten Pfanne beschrieben. Die direkten Kontaktzonen beweisen den kompensierten Nulldurchgang. Es ist normal, daß Zementperlen laufend abbrechen, von Makrophagen aufgenommen werden. Wichtig ist, daß die mechanische Ruhe so erhalten bleibt, daß immer wieder Knochenanbau erfolgen kann. Es ist fraglich, ob unter gleichen Belastungs- und Deformationsverhältnissen bei Titan-Keramik-Beschichtung die Histologie viel anders aussehen würde.

Freeman, M.A., Bradley, G.W.: ICLH surface replacement of the hip. An analysis of the first 10 years. J. Bone Jt. Surg. (Br.) *65* (4), 405–411, 1983.

Erfahrung mit 204 Doppelschalen-Prothesen nach Freeman der Jahre 1975–1979. Beobachtungszeit 2–6 Jahre, im Durchschnitt 3,2 Jahre. Die guten Fälle sind vergleichbar mit den Resultaten der Schaftprothesen, auch die Komplikationen wie Infekt, Ossifikation und Luxation sind vergleichbar. Dagegen wurden 17% aseptische Lockerungen beobachtet. Deshalb muß die Methode verbessert werden.

Unsere biomechanisch begründeten Vorbehalte gegen das Prinzip der Doppelschalen-Prothese (siehe 2.2.2) werden hier bestätigt.

Ritter, M.A. et al.: Correlation of prosthetic femoral head size and/or design with longevity of total hip arthroplasty. Clin. Orthop. *176,* 252–257, June 1983.

7-Jahresresultate von 67 Müller-Prothesen werden verglichen mit denjenigen von 84 Charnley-Prothesen. Keine Differenz in bezug auf Schaftstabilität. Dagegen fanden sich 15% Pfannenlockerungen beim 32-mm-Kopf der Müller-Prothese gegenüber von nur 4% beim 22-mm-Kopf der Charnley-Prothese. Die Kopfgröße wird für die Differenz verantwortlich gemacht.

Auch nach unserer Erfahrung ist die Lockerungsrate des 32-mm-Metallkopfes zu hoch. Wir verlangen deshalb die systematische Armierung der Pfanne. Viel günstiger sind die Verhältnisse beim 32-mm-Keramikkopf.

Copf, F. et al.: A biomechanical solution for permanent anchoring of artificial hip joint acetabula. Z. Orthop. *121* (3), 265–270, 1983.

Es wird als Halterung eines Polyäthyleneinsatzes eine Metallschale vorgestellt, die mit einem igelförmigen Kranz von mit Hinterschneidungen bestückten Füßchen fest verbunden ist. Außerdem weist die Schale drei ausgekrempelte Laschen auf, die initial eine solide Verschraubung ermöglichen.

Zur Einführung dieser Pfannenprothese muß die Dachkortikalis und z.T. auch die darunter liegende Spongiosa entfernt werden. Wir zweifeln nicht daran, daß mit Hilfe der primären Stabilität der Verschraubung das Implantat mit oder ohne Hilfe zusätzlicher Spongiosatransplantate solid einheilt. Wir möchten nur eine Ersatzoperation nicht erleben müssen, da ohne schwerste Zerstörung des Lagers die Prothese nicht zu entfernen ist!

Friedebold, G. et al.: Effect of a constructive change in the Charnley total hip endoprosthesis on its permanent stability in the bone. Z. Orthop. *121* (3), 260–264, 1983.

Die Pfanne der Charnley-Prothese wird mit einem etwa zylindrischen zentralen Zapfen verbunden. Sie wird in klassische Verankerungslöcher einzementiert, der zentrale Zapfen ankert in einem zementfreien Pressitz. Nachuntersuchungen in 1004 Fällen von 2480 operierten Patienten nach durchschnittlich 7,8 Jahren ergaben eine Lockerungsrate von 2,6% für die Pfanne und 4,2% für den Schaft.

Wir schreiben das günstige Ergebnis dem 22-mm-Kopf zugute. Die Erfahrung mit der Charnley-Kerboul-Prothese am Hôpital Cochin in Paris ergab eine vergleichbare Lockerungsrate bei ähnlicher Beobachtungszeit, klassischer Zementtechnik und fehlendem Zapfen. Der Zapfen hat den Vorteil, die Pfannenstellung zu sichern, eine nachträgliche Stellungsänderung zu verunmöglichen und dadurch den Lockerungsmechanismus der Zementdesintegration durch verspätete Stellungsänderung zu meiden.

Ring, P.A.: Uncemented acetabular replacement. Arch. Orthop. Trauma Surg. *101* (4), 225–229, 1983.

Zum Pfannenersatz wird die in 4 Größen erhältliche Polyäthylenpfanne nach Freeman mit zementfreier Implantation empfohlen. 875 Hüften mit einer Beobachtungszeit von 1–3 Jahren werden verglichen mit 236 klassisch zementierten Fällen. Während von den zementfrei verankerten Implantaten nur in einem Fall eine radiologisch feststellbare Lockerung auftrat, fand sich dieser Befund in 30% der zementierten Pfannen.

Es besteht kein Zweifel, daß die Frühresultate zementfrei reimplantierter Polyäthylenpfannen gut sind, und daß angesichts der großen nötigen Zementvolumina wegen der Polymerisationsschwindung schon initial eine große Zahl zementierter Implantate instabil sind. Wir können nicht annehmen, daß für

Ersatzoperationen andere Gesetze gelten als für Erstimplantationen. Für Erstimplantationen hat E. Morscher *nach Erfahrung mit 1100 Fällen den direkten Polyäthylen-Knochenkontakt aufgegeben. Abriebpartikel der Außenfläche lassen mit der Zeit ein Speichergewebe wuchern, und über Mikrofrakturen entsteht eine Pfannenwanderung. Die Kombination von Pfannenarmierung, Knochentransplantat und Zement hat uns bis heute gute Resultate geliefert.*

Oh, I. et al.: Acetabular cement compactor. An experimental study of pressurization of cement in the acetabulum in total hip arthroplasty. Clin. Orthop. *177,* 289–293, Juli/Aug. 1983.

Es wird zur Verbesserung der Pfannenfixation ein Zementimpaktor zur Erzeugung eines großen Überdrucks empfohlen.

Wir sind grundsätzlich gegen Zementüberdruck, da wir intrapelvine Zementpilze fürchten. Wenn wir die initiale Stabilität durch die Pfahlschraubentechnik realisieren, dürfen wir auf den Spaltheilungsmechanismus hoffen, der die endgültige Fixation des Implantates erbringt. Defekte und Zysten sollen mit Knochen ausgefüllt und mit Schrauben armiert werden, um größere Zementmengen zu vermeiden.

Andre, S. et al.: Luxations of the Charnley type and Kerboull-modified Charnley-type total prostheses. Rev. Chir. Orthop. *69* (6), 447–453, 1983.

Postoperative Luxation des 22-mm-Charnley-Kopfes bei der Charnley oder Charnley-Kerboul-Prothese in 82 Fällen von 4833. Das sind 1,7%. 56mal rezidivierte die Luxation. Ursache waren Fehlstellungen, Hebelmechanismen bei Ossifikationen oder Weichteilhypertrophie und Trochanterpseudarthrosen. In 17 Fällen konnte lediglich eine Muskelschwäche festgestellt werden. Diese Fälle luxierten weiter.

Nach unserer Erfahrung sollte beim 22-mm-Kopf, der eine größere Luxationstendenz hat als der 32-mm-Kopf, grundsätzlich eine Verlängerung angestrebt werden. Das Bein darf 1 cm länger sein.

Cone, R.O. et al.: Intracapsular pressure monitoring during arthrographic evaluation of painful hip prostheses. AJR *141* (5), 885–889, 1983.

Arthrographie mit gleichzeitiger Druckmessung zur Abklärung unklarer Schmerzzustände nach Totalprothese. Beschreibung einer «adhäsiven Kapsulitis», bei der der Druck dramatisch ansteigt durch die Kontrastmittelinjektion. Die Ursache der adhäsiven Kapsulitis ist nicht bekannt. Sie führt dazu, daß die Nadelspitze bei Metallkontakt im Bereich der Vorderseite des Schenkelhalses den freien Gelenkraum nicht erreicht, daß also die Aspiration von Gelenkflüssigkeit bei dieser Nadellage unmöglich ist. Die Gelenkpunktion soll deshalb unter Röntgenkontrolle durchgeführt werden, damit die Nadelspitze zum distalen Kopf-Halsbereich geführt werden kann. Hier gelangt sie nach der Erfahrung der Autoren in den freien Gelenkraum. Bei adhäsiver Kapsulitis können nur wenige ccm Kontrastmittel injiziert werden. Bei gewissen schweren Prothesenlockerungen können es bis 50 ccm sein.

Die Arbeit liefert uns die Erklärung für unsere mißglückten Gelenkspülungsversuche (siehe 5.) einerseits, andererseits für die Fälle, bei denen schon nach wenigen ccm Spülflüssigkeit ein lebhafter Kapseldehnungsschmerz auftritt.

Lord, G., Bancel, P.: The madreporic cementless total hip arthroplasty. New experimental data and a seven-year clinical follow-up study. Clin. Orthop. *176,* 67–76, June 1983.

Die Autoren teilen die Erfahrung mit 1509 zementfrei implantierten Lord-Prothesen der Jahre 1975–1982 mit. Resultate und Komplikationsrate sind vergleichbar mit denjenigen anderer Systeme. Das Fehlen von Zement wird als großer Vorteil betont.

Die Schaftprothese von Lord ist sehr lang und starr. Sie versteift nach unseren Vorstellungen das Prothesenlager. Die zwangsläufige Streß-Konzentration im Bereich der Prothesenspitze hat offenbar nicht zu Schwierigkeiten geführt. Auf elastische Qualitäten des Implantates kann verzichtet werden. Wir beanstanden sowohl die Länge der Prothese wie die Madreporic-Struktur der Oberfläche, die einen Ausbau ohne Öffnung des Knochenrohrs fast nicht erlaubt. Die Schraubringtechnik für die Pfanne ist bei dünnwandigen Becken und flachen Pfannen sehr ungünstig.

Goldring, S.R. et al.: The synovial-like membrane at the bone-cement interface in loose total hip replacements and its proposed role in bone lysis. J. Bone Jt. Surg. (Am.) *65* (5), 575–584, 1983.

In 20 Fällen von aseptischer Lockerung wurde die interponierte fibröse Membran untersucht. Histologische, histochemische und Untersuchungen mit Zellkulturen. Synovialisartige Zellen sind im Kontakt mit dem Zement. Darunter finden sich vor allem Makrophagen. Entzündliche Zellen fehlen. Es hat sich gezeigt, daß diese Membran in der Lage ist, große Mengen von Prostaglandin E2 und Kollagenase zu erzeugen. Damit wird die progressive Osteolyse erklärt.

Diese Arbeit gefällt uns ganz besonders, weil damit ein Mechanismus aufgezeigt wird, der auch die Lockerungen und Osteolysen bei nicht zementierten Implantaten erklärt.

LINDER, L. et al.: Aseptic loosening of hip prosthesis. A histologic and enzyme histochemical study. Clin. Orthop. *175,* 93–104, May 1983.

Von 21 Ersatzoperationen wegen aseptischer Lockerung wurde die interponierte Bindegewebsmembran histologisch und histochemisch untersucht. Diese enthält viele Makrophagen und weist eine hohe Aktivität von saurer Phosphatase auf. Entzündliche Zellen fehlen. Im anschließenden Knochen finden sich sowohl Anbau wie Resorption. Im allgemeinen handelt es sich um lebenden Lamellenknochen, der Resorptionsgebiete einzudämmen sucht. Anhaltspunkte für Zytotoxizität des Zementes fehlen. Abriebpartikel scheinen beim Auslösen des Lockerungsprozesses keine Rolle zu spielen. Diese Beobachtungen unterstützen die Theorie von der primär mechanischen Genese der Gewebereaktion und damit der Lockerung.

Wir sind den Autoren zu besonderem Dank verpflichtet, da es wohl keine bessere Bestätigung unserer biomechanischen Vorstellungen gibt.

LINTNER, F.: Die Ossifikationsstörung an der Knochenzement-Knochengrenze. Histologische und chemische Untersuchung. Experiment und Klinik. Acta Chirurgica Austriaca. Suppl. Nr. 48 (1983), 1–17.

Der Akzelerator Dimethylparatoluidin im Knochenzement begründet eine Bioinkompatibilität des Knochenzementes und ist Ursache einer Mineralisationsstörung des angrenzenden Knochens. Zwischen Knochen und Zement findet sich immer eine bindegewebige Grenzlinie mit Makrophagen und Riesenzellen. Zementfreie Implantate weisen einen bindegewebsfreien Kontakt auf.

Wir zweifeln keineswegs an den objektiven klinischen und experimentellen Befunden des Autors, da wir die vielfachen Erscheinungsbilder im Grenzbereich kennen. Wir verweisen auf die Arbeit von L. LINDER *und* H. A. HANSSON *über elektronenmikroskopische Beobachtungen.* S. R. GOLDRING et al. *machen für die Osteolyse die fibröse Membran verantwortlich, die in der Lage sei, große Mengen von Prostaglandin und Kollagenase zu produzieren.* L. LINDER et al. *stellten ebenfalls histochemische Untersuchungen an und stellten fest, daß die Membran große Mengen von saurer Phosphatase enthielt. Die Osteolyse gehe nicht vom Zement aus! Mechanische Ursachen seien verantwortlich.*

Wenn der Autor mit der Inkriminierung des Dimethylparatoluidins recht hätte, wären die schönen Resultate unserer Ersatzoperationen, die trotz Zement aber mit Stabilität eindrücklichen Wiederaufbau des Knochens zeigen, undenkbar.

LEYVRAZ, P. F. et al.: Adjusted versus fixed-dose subcutaneous heparin in the prevention of deep-vein thrombosis after total hip replacement. New Engl. J. Med. *309* (16), 954–958, 1983.

Heparin als Thromboseprophylaxe muß individuell dosiert werden. 79 Patienten wurden randomisiert in 2 Gruppen eingeteilt. Bei schematischer Dosierung von 3500 IU 8stündlich subkutan fanden sich phlebographisch 39% tiefe Venenthrombosen. Bei gleicher Anfangsdosis und dann nach Maßgabe der Thromboplastinzeit wenn nötig erhöhten Dosen Heparin konnten nur in 13% tiefe Thrombosen gefunden werden. Die Thromboplastinzeit soll zwischen 31,5 und 36 Sekunden betragen.

Unsere Erfahrungen mit schematischem Heparin waren schlecht. Bis 1971 verzeichneten wir damit 2% letale Lungenembolien. Keine letale Lungenembolie in den letzten 1500 Eingriffen mit Dextran, Salicylaten, Beinmassage, Kompressionsverbänden und Atemgymnastik.

MODIG, J. et al.: Role of extradural and of general anaesthesia in fibrinolysis and coagulation after total hip replacement. Brit. J. Anaesth. *55* (7), 625–629, 1983.

Während 24 Stunden aufrecht erhaltene peridurale Anäesthesie verbessert signifikant die Fibrinolyse. Verglichen werden 2 randomisiert zusammengestellte Gruppen. 14 Patienten wurden in Periduralanästhesie operiert, 16 in Allgemeinnarkose mit kontrollierter Atmung. Die Analyse der Aktivität der Gerinnungshemmung und der Plasminogen-Aktivatoren ergab eine signifikant bessere fibrinolytische Funktion der ersten Gruppe. Außerdem war auch die Aktivation des Gerinnungsfaktors VIII in dieser Gruppe signifikant kleiner.

Wir halten die Arbeit für wichtig und sind der Meinung, daß die prolongierte Periduralanästhesie ganz allgemein zu wenig zum Einsatz kommt.

MENON, T. J., WROBLEWSKI, B. M.: Charnley low friction arthroplasty in patients with psoriasis. Clin. Orthop. *176,* 127–128, June 1983.

38 Psoriasis-Patienten mit 55 Charnley-Prothesen weisen 9,1% oberflächliche und 5,5% tiefe Infekte auf. Alle sind in der Kabine mit Laminar-flow ohne Antibiotika operiert. Es wird wie beim Diabetiker die Forderung nach Antibiotikaprophylaxe aufgestellt.

Auch diese Erfahrung zeigt, daß die Luftkeimzahl offensichtlich nicht die entscheidende Rolle spielt, und sie stammt aus der Klinik von Charnley!

MENON, T. J. et al.: Charnley low-friction arthroplasty in diabetic patients. J. Bone Jt. Surg. (Br.) *65* (5), 580–581, 1983.

In retrospektiver Studie fanden die Autoren bei 44

1983 (Fortsetzung)

Diabetikern 9,7% oberflächliche und 5,6% tiefe Infekte. Alle Eingriffe fanden in Charnleys clear-air enclosure statt. Keine Antibiotika. Totalprothesen bei Diabetikern müssen unter Schutz von Antibiotika eingesetzt werden.

Eine schönere Bestätigung unserer stets vertretenen Auffassung, daß die Luftkeimzahl als Infektursache nur eine untergeordnete Rolle spielt, ist kaum denkbar.

CHERNEY, D.L., AMSTUTZ, H.C.: Total hip replacement in the previously septic hip. J. Bone Jt. Surg. (Am.) *65* (9), 1256–1265, 1983.

33 tiefe aktive Infekte wurden mit ein- oder zweizeitigen Prothesenersatz behandelt. Resultatmäßig bestand kein Unterschied diesbezüglich. 3–9-Jahresheilungen in 23 Fällen, 10 Versager. Erfolgsquote bei grampositiven Keimen 78%, bei gramnegativen nur 58%. Der Pseudomonas-Infekt ist besonders ungünstig, auch bei zweizeitigem Vorgehen.

Wir sind überzeugt, daß die Resultate wesentlich durch die folgenden Maßnahmen verbessert werden können:
- *Keimbestimmung durch Gelenkpunktion. Gezielte Antibiotika*
- *Antiseptische Gelenkspülungen zur Desintoxikation als Vorbereitung*
- *Präoperative Gelenkspülung und Injektion von Indigokarmin zur Darstellung des zu exzidierenden Abszeßsystems*
- *Optimale Stabilisierung mit Armierung der Pfanne und wenn nötig Plattenverkeilung im Schaft*
- *Beachtung, wenn nötig, Verbesserung des Allgemeinzustandes.*

MAROTTE, J.H. et al.: Preventive antibiotic therapy and postoperative infection in orthopedic surgery 1983 total hip prostheses.

1172 Arthroplastiken von 1979–1982 unter Antibiotikumschutz im konventionellen Operationssaal ausgeführt, ergaben eine Infektionsquote von 0,5%. Für 811 Arthroplastiken vor 1979 ohne Antibiotikumschutz ermittelten die Autoren eine Infektfrequenz von 3,3%. Die Operationstechnik war vergleichbar und in über 8000 anderen Eingriffen der beiden verglichenen Perioden hat die Infektquote sich nicht verändert. Die Autoren schließen aus dieser Erfahrung auf einen geringen Einfluß der Luftdekontamination durch laminar flow.

Wer unser Kapitel über den Infekt gelesen hat, wird verstehen, daß diese Arbeit zu unserer Erfahrung paßt.

EYB, R., KNAHR, K.: The effect of prophylaxis for thrombosis on heterotopic ossification following total hip joint replacement. Arch. Orthop. Trauma Surg. *102 (2), 114–117, 1983.*

In einer randomisierten Studie wird die Häufigkeit periartikulärer Ossifikationen in Abhängigkeit von der Thromboseprophylaxe untersucht. 103 Fälle mit Heparin waren durch 30,1% Ossifikationen belastet, 113 Fälle mit Oxyphenbutazon/Acetylsalicylsäure nur mit 6,2%.

Die periartikuläre Ossifikation ist ein multifaktorielles Problem. Wir brauchen neben Dextran systematisch Salicylate und finden in der vorliegenden Arbeit eine Bestätigung unserer in bezug auf Ossifikationen günstigen Resultate.

1984

AHRENS, U., KRANZ, C.: Analysis of forces acting on idealized models of hip joint prostheses. Biomed. Tech. (Berlin) *29* (12), 318–325, 1984.

«Ziel einer alloplastischen Versorgung des Hüftgelenks sollte eine möglichst physiologische Krafteinleitung sein.» An idealisierten Modellen von Hüftprothesen werden Schub-, Axial- und Randspannungen gemessen. Eine schnelle Kraftzunahme im Knochen ist wünschenswert. Deshalb ist ein Implantat mit geringer Dehnsteifigkeit vorzuziehen. Der Schaft darf nicht zu lang sein, damit im Bereich des Prothesenendes nicht zu große Schubspannungen auftreten. Zu kurz darf er auch nicht sein, damit die durch das Biegemoment auftretenden Querkräfte nicht zu groß werden. Ein Implantat soll möglichst wenig biegesteif sein, damit im Schaftbereich der Knochen nicht zu sehr entlastet und im Spitzenbereich nicht zu sehr überlastet werde. Andererseits erhöht die geringe Biegesteifigkeit die Querkraftbelastung im Kragenbereich!

Für uns ist eine «möglichst physiologische» Krafteinleitung im Sinne dieser Arbeit undenkbar. Wir müssen Bedingungen schaffen, die es dem Knochen erlauben, den immer völlig unphysiologischen Fremdkörper zu tragen. Glücklicherweise hat eine lange Erfahrung aufgezeigt, daß es solche Bedingungen gibt. Es geht dabei nicht um physiologische Verteilung von Schub-, Axial- und Randspannungen, sondern um die Vermeidung von Relativbewegungen in der ja völlig «unphysiologischen» Kontaktzone. Die Natur hat nicht zufällig für das Femur eine Röhre gebaut! Geringe Biegesteifigkeit heißt höhere Belastungsdeformation. Höhere Belastungsdeformation heißt mehr Bewegung in der Kontaktzone.

SWANSON, R.L., EVARTS, C.M.: Dual-Lock total hip arthroplasty. A preliminary experience. Clin. Orthop. *191,* 224–231, Dec. 1984.

Empfehlung einer kragenlosen einzementierten Schaftprothese, die sich im Schaft verkeilt. 92% gute Resultate von 210 Implantationen nach 1–4 Jahren.

Es handelt sich hier um eine Bestätigung unseres Konzepts.

TULLOS, H.S. et al.: Total hip arthroplasty with a low-modulus porous coated femoral component. J. Bone Jt. Surg. (Am.) *66* (6), 888–898, 1984.

57 Patienten erhielten 63 elastische Schaftprothesen aus Proplast (Polytetrafluoroäthylen) mit einer porösen Beschichtung. 47 Hüften nach 37 Monaten kontrolliert. Davon sind 36% schlecht. Bei 5 Austauschoperationen fand sich um die Prothese ein fibröses Lager. Das Heil wird in einer steiferen und längeren Prothese gesucht. Die Pfannen wurden konventionell einzementiert.

Die «isoelastischen» Prothesen sind auch erst brauchbarer geworden, nachdem ihnen eine massive Metallarmierung in der oberen Hälfte praktisch die Steifigkeit einer Stahlprothese verliehen hat. Wir lehnen jedes Prothesenmodell ab, das zur Einführung eine erhebliche Zerstörung gewachsener Strukturen erfordert.

DANIEL, R.B. et al.: Micro-movements of cement-fixated hip endoprosthesis shafts of cadaver femurs. Beitr. Orthop. traumatol. *31* (3), 151–158, 1984.

In frische Leichenfemora werden Geradschaftprothesen und Krummschaftprothesen einzementiert und in einem Pulsator belastet. Die Geradschaftprothese sinkt samt Zement bis 5 Mio Lastzyhlen ein und bleibt dann stabil verklemmt. Die Krummschaftprothese sinkt auch ein, Hauptverschiebung ist aber die Prothesenneigung mit medialer Überlast, die zu Frakturen führt.

Nachdem die Dauerstabilität in vivo vom anhaltenden aktiven Anbau des Knochens abhängt, sind grundsätzlich Versuche am toten Knochen nur bedingt aussagekräftig. Die Osteolyse des dekompensierten Nulldurchgangs kann nicht imitiert werden. Immerhin spricht die Arbeit für die Form der Geradschaftprothese.

DUBS, L. et al.: Sports with a total prosthesis of the hip joint. Schweiz. Z. Sportmed. *32* (1), 20–24, 1984.

Totalprothese und Sport. Nach etwa 6 Jahren entfielen auf eine Gruppe von 49 nicht Sport treibende Patienten 7 Wechseloperationen, nur eine einzige dagegen auf eine Gruppe von 61 regelmäßig Sporttreibenden. Durchschnittsalter bei der Operation 60 Jahre. Mäßiger Sport wird empfohlen. Reiten und alle Ballsportarten sind wegen Verletzungsgefahr wenig empfehlenswert. Eine viscoelastische Schuheinlage zur Stoßdämpfung scheint nützlich zu sein.

Wegen der bekannten Tatsache, daß Hüftschmerzen beim Gehen auf weichem Boden viel weniger auftreten als auf hartem Boden, rechtfertigt sich eine stoßdämpfende Schuheinlage. Bei Sport treibenden Patienten darf ein belastungsfähigerer Knochen angenommen werden. Muskeltätigkeit verbessert auch die Durchblutung des Knochens. Beides bringt bessere Voraussetzungen zu dauerhafter Prothesenverankerung.

VON HASSELBACH, C. et al.: The sliding bearing prosthesis as a result of biomechanical, clinical and mathematical analyses of different total hip endoprostheses. Unfallheilkunde *87* (5), 205–215, 1984.

Als Resultat biomechanischer, klinischer und rechnerischen Analysen wird die Gleitlagerprothese vorgestellt. Ziel ist die Verlagerung der Deformationsbewegung von der Implantat/Knochengrenze ins Innere des Implantates, in ein Gleitlager Metall/Polyäthylen.

Das anerkennungswürdige Ziel, belastende Reoperationen zu vermeiden und sogar eine Prothese für jüngere Patienten zu finden, dürfte kaum erreicht werden. Was geschieht mit dem Anfall von Polyäthylenpartikeln? Die Abrasio per adhaesionem wird unvermeidlich sein. Außerdem wird in engen Markhöhlen der Schaft zu schwach. Sollte eine motorische Aufweitung der Markhöhle notwendig sein, wäre dies ein zusätzlicher Nachteil. Das angestrebte Ziel, die Bewegung zwischen Polyäthylen und Knochen ganz auszuschalten, dürfte kaum erreicht werden. Von dieser Kontaktfläche sind auch Abriebprodukte zu erwarten!

POSS, R. et al.: An evaluation of total hip replacement cementing technique using sonic resonance. Engineering Medicine MEP Ltd *13* (4), 191–196, 1984.

Mit Hilfe von Ultraschall wird die Güte des Verbundes Zement/Knochen und Zement/Metall untersucht. Der Zement/Knochen-Verbund ist wesentlich besser, wenn Blutkoagula und Knochentrümmer entfernt und die Knochenstrukturen sauber und trocken sind. Der Verbund Zement/Metall wird schlecht, wenn das Implantat verspätet in seiner Lage noch verändert wird. Wenn eine Schaftprothese temporär aus einem Zementbett entfernt und ohne neuen Zement wieder in das intakte Lager eingeführt wird, bleibt der Verbund schlechter. Mit neuem Zement wird jedoch wieder die Güte des ursprünglichen Verbundes erreicht.

Die Biologie des Knochens bleibt unberücksichtigt. Wenn der Zement initialer Stabilisator ist, hat die vorliegende Feststellung ihre volle Gültigkeit. Wenn die initiale Stabilität durch Verkeilung im Schaft oder durch Pfahlschrauben im Pfannenlager gesichert ist, dann begrüßen wir vorhandene Kon-

taktlücken, weil sich in ihnen das Gefäßsystem rekonstruiert und Osteoblasten bringt, die den definitiven Implantateinbau besorgen.

Bauer, R., Russe, W.: The transgluteal approach in hip joint arthroplasty. Z. Orthop. *122* (1), 48–49, 1984.

Die Autoren weisen verdienstvoll auf den für uns heute unentbehrlichen transglutealen Zugang hin. Sie haben ihn seit 1973 angewandt. Beschrieben wurde er schon 1954 von Osborne und McFarland.

Lintner, F. et al.: Comparative studies on necrosis susceptibility of capsular tissue in arthrosis and endoprosthetic joint replacement. Z. Orthop. *122* (5), 686–691, 1984.

Zementzerrüttungsprodukte sind Grund zu Kapselnekrosen. Die Toxizität des Zementes wird vor allem dem Akzelerator Dimethylparatoluidin zugeschrieben.

Partikel jeder Art sind auch dann schlecht verträglich, wenn der Festkörper gut verträglich ist. Wir verweisen auf das Polyäthylen und auf die schweren Nekrosen durch Metallose bei Metall/Metallgelenken. Wäre der Zement als Festkörper toxisch, müßten Fibroblastenkulturen in Kontaktbereichen gehemmt werden und funktionierende Osteoblasten, wie sie K. Draenert *in der ersten Woche auf seiner Oberfläche gefunden hat, wären undenkbar. Weltweit sind die Kliniken mit der längsten Erfahrung dem Zement, wenn auch als kleineres Übel, treu geblieben.*

Eyerer, P.: Reader's Letter on: W. Remagen and E. Morscher: Histological Results with Cement-Free Implanted Hip Joint Sockels of Polyethylene. Arch. Orthop. Trauma Surg. *103,* 145–151, 1984.

Die bei 8 Leichenpräparaten in der Kontaktzone gefundene Abrasio mit Polyäthylenpartikel-Speicherung im interponierten Gewebe ist mechanisch durch Bewegung in der Kontaktzone bedingt. Die in russischen Arbeiten vertretene Auffassung einer Biodegradation des Polyäthylens bezieht sich auf ein anderes Polyäthylen (Polyäthylenterephtalat PETP) und ist für unser UHMWPE nicht anzunehmen.

Die Befunde von W. Remagen *und* E. Morscher *sind alarmierend uns setzen ein Fragezeichen zu allen Pfannensystemen mit direktem Polyäthylen-Knochen-Kontakt.*

Buchhorn, U. et al.: Dimensional changes of polyethylene acetabuli in Muller's hip endoprosthesis. Report on measurement methods and their clinical significance. Z. Orthop. *122* (2), 127–135, 1984.

Dimensionsänderungen der Hüftpfannen sind Folge von Kaltfluß und Abrieb. Auf a.p.-Aufnahmen kann die Verschiebung des Kopfzentrums zum Pfannenzentrum, das durch den Markierungsring bestimmt wird, gemessen werden. Die Meßresultate werden an ausgebauten Pfannen verifiziert. Der Anteil von Kaltfluß oder Abrieb kann nicht mit Sicherheit bestimmt werden. In der ersten Zeit spielt Kaltfluß eine größere Rolle, später der Abrieb. In den ersten Jahren kann die Verschiebung des Kopfes 0,5 mm im Jahre betragen, nach 5 Jahren noch 0,15 bis 0,2 mm. Abrieb von mehr als 0,2 mm ist ungünstig und trägt zur Lockerung bei.

Verletzungen des Metallkopfes und interponierte Zementpartikel sind vor allem für stärkere Usuren verantwortlich.

Schreiber, A. et al.: Freeman's double-cup total hip endoprosthesis. Clinical results and biomechanical studies. Z. Orthop. *122* (1), 62–68, 1984.

Von 1976–1979 wurden 43 Doppelschalen-Prothesen nach Freeman implantiert. Nach 5–7 Jahren sind nur 25% beschwerdefrei.

Wir haben im Rahmen unserer biomechanischen Betrachtungen gezeigt, wieso das Prinzip dieser Prothese in Frage gestellt werden muß. Wir haben keine einzige eingesetzt.

O'Neill, D.A., Harris, W.H.: Failed total hip replacement: assessment by plain radiographs, arthrograms, and aspiration of the hip joint. J. Bone Jt. Surg. (Am.) *66* (4), 540–546, 1984.

Ein Arthrogramm verbessert die radiologische Diagnose einer Pfannenlockerung von 37% auf 89%. Für die Diagnose der Schaftlockerung gibt es wenig Anhaltspunkte. Die Gelenkpunktion und Aspiration von Gelenkflüssigkeit erlaubt mit großer Sicherheit, die Frage nach einer Infektion zu beantworten.

Wir haben bis vor 10 Jahren häufig Arthrogramme bei Totalprothesen der Hüfte ausgeführt. Wenn eine Pfannenlockerung für ein Beschwerdebild verantwortlich ist, besteht ein deutlicher Saum oder eine deutliche Stellungsänderung. Wir brauchen sie deshalb nicht mehr. Bei unklarem Beschwerdebild ist für uns die Gelenkpunktion oder Spülung absolut indiziert (siehe 5.).

Plitz, W. et al.: Material specific wear of ceramic/ceramic sliding surfaces in revised hip endoprostheses-clinical and technological considerations. Z. Orthop. *122* (3), 299–303, 1984.

Nach mehr als 8 Jahren weisen ⅔ von 29 ausgebauten Keramik/Keramik-Prothesen Verschleißerscheinungen auf, die mit einem lawinenartig ansteigenden Kornausbruch aus der Oberfläche erklärt werden.

Die ideale Gleitkörperkombination ist heute noch

nicht gefunden. Am besten wäre ein Keramikkopf von 22 mm in einer Polyäthylenpfanne. Er läßt sich aus Festigkeitsgründen nicht verwirklichen.

REMAGEN, W., MORSCHER, E.: Histological results with cement-free implanted hip joint sockets of polyethylene. Arch. Orthop. Trauma Surg. *103* (3), 145–151, 1984.

Histologischer Befund der Polyäthylenknochengrenze bei zementfrei implantierten Pfannen. 8 Leichenpräparate mit Implantationszeit zwischen 3 Wochen und 3 Jahren. Die Patienten waren beschwerdefrei und die Pfannen makroskopisch fest verankert. 3 verschiedene Kontaktzonen werden je nach mechanischer Beanspruchung unterschieden: Druckzone, Scherkraftzone, Dekompressionszone. Letztere befindet sich unterhalb des Äquators. Im ganzen Umfang besteht eine Bindegewebsschicht. Diese ist in der Druckzone sehr dünn. Es bestehen wenige direkte Kontaktpunkte zwischen Polyäthylen und Knochen. Im polarisierten Licht finden sich in der Druckzone Polyäthylenpartikel als Abriebprodukte. In den spärlichen Bereichen von direktem Kontakt zwischen Knochen und Polyäthylen können Mikrofrakturen nachgewiesen werden. Die Biokompatibilität des Polyäthylens sollte durch Beschichtung verbessert werden.

Die Arbeit ist von grundsätzlicher Bedeutung. Offensichtlich ist bei der vorliegenden Implantationstechnik die mechanische Ruhe in der Kontaktzone ungenügend. Es erscheint wahrscheinlich, daß eine bloße Beschichtung das mechanische Problem nicht lösen kann, und daß die Gefahr besteht, das Beschichtungsmaterial liefere weitere Partikel!

MJOBERG, B. et al.: Instability of total hip prostheses at rotational stress. A roentgen stereophotogrammetric study. Acta Orthop. Scand. *55* (5), 504–506, 1984.

Protheseninstabilität wird röntgenphotogrammetrisch erkannt mit Distraktion/Kompression und Innen-/Außenrotation. Bei Pfanneninstabilität kann sowohl die Längsbeanspruchung wie die Drehung ein positives Bild zeigen. Schaftinstabilitäten werden oft nur auf Rotationsbeanspruchung dargestellt. Es wird daraus geschlossen, daß die Rotationsbeanspruchung einen bedeutenden Faktor der Schaftlockerung darstellt.

Aus unserer Erfahrung mit der Arthrographie kennen wir die typischen Bilder der Pfannenlockerung bei Zug und Druck. Von der Klinik wissen wir, daß die Schaftlockerung öfter nur bei Rotationsbeanspruchung peroperativ erkannt wird.

WROBLEWSKI, B.M., VAN DER RIJT, A.: Intramedullary cancellous bone block to improve femoral stem fixation in Charnley low-friction arthroplasty. J. Bone Jt. Surg. (Br.) *66* (5), 639–644, 1984.

Die Autoren teilen die Erfahrung mit der Markraumsperre durch einen Spongiosablock mit. In einem geschlossenen Kollektiv von 611 Fällen mit einer Beobachtungszeit von 1–5½ Jahren fanden sich nur 2 Schaftinstabilitäten. In 5 Fällen bestand eine Unsicherheit. Von diesen mußten 2 als Risikofälle eingestuft werden. Bei 604 Patienten war die Schaftprothese stabil.

Es darf wohl kein Zweifel mehr bestehen darüber, daß der Markhöhlenverschluß eine Notwendigkeit ist. Der Zapfen muß aber aus solider Spongiosa gefertigt werden, da er sonst dem großen Zementdruck weicht!

GRASSHOF, H. et al.: Metal allergy in patients with total hip endoprostheses. Beitr. Orthop. Traumatol. *31* (6), 299–304, 1984.

Aus der Tatsache, daß bei 8 gelockerten Schaftprothesen eine Allergie auf Chrom, Kobalt oder Nickel gefunden wurde und von diesen 8 6 schon vor dem ersten Eingriff eine Allergie aufwiesen, schließen die Autoren auf eine Rolle der Metallallergie als Ursache der Instabilität. Auf die Fehlermöglichkeiten der Hautteste wird hingewiesen und auf die Gefahr, mit dem Hauttest selbst eine Allergisierung zu provozieren.

Wir haben Grund, diesen Lockerungsmechanismus zu bezweifeln, da wir unsere guten Resultate der Ersatzoperationen ohne Wechsel der Materialien erzielt haben. Eine Erfahrung war in diesem Bezug besonders eindrücklich. Bei einem unerklärten Schmerzzustand im ersten postoperativen Jahr nach Einsetzen einer Prothese aus Kobaltlegierung fanden wir mit dem Lymphozytenmigrationstest eine Nickelallergie. Auf der anderen Seite wurde deshalb eine Titanprothese eingesetzt, worauf auch die erstoperierte Seite völlig schmerzfrei wurde!

OLERUD, S., KARLSTROM, G.: Hip arthroplasty with an extended femoral stem for salvage procedures. Clin. Orthop. *191,* 64–81, Dec. 1984.

Schaftersatz mit Fixation der Schaftprothese durch einen Marknagel bei weiten Markhöhlen. Von 27 Patienten liegen bei 14 Kontrollen bis 10 Monate postoperativ vor. 8 sind völlig beschwerdefrei und 5 gehen ohne Stockhilfe. Großer Vorteil der Methode sei die Frühmobilisierung.

Es handelt sich um Fälle mit extremer Schwächung des Knochenrohrs oder sogar Schaftfrakturen. Wir haben keine eigene Erfahrung, glauben jedoch, daß die Plattenverkeilung, speziell die intramedulläre autologe Knochenplastik mit Hilfe der Spantragplatte, bessere Resultate ergibt. Bei einer Fraktur erscheint der Marknagel sinnvoll. Es muß jedoch eine

Zementinterposition zwischen den Fragmenten vermieden werden. Eine Knochentransplantation ist in diesen Fällen nötig.

BENEDIKTSDOTTIR, E., KOLSTAD, K.: Non-spore-forming anaerobic bacteria in clean surgical wounds-air and skin contamination. J. Hosp. Infect. *5* (1), 38–49, 1984.

Bakteriologische Untersuchungen mit verbesserter Technik bei 52 Totalprothesenoperationen. Untersucht wurde die Luft, die Wunde und die Haut des Patienten. Mit einer Ausnahme waren alle Wunden kontaminiert. Dabei handelte es sich in 30% um anaerobe Keime. Bei 6 von 43 Patienten fanden sich die gleichen Keime in Haut und Wunde. Die Luft enthielt durchschnittlich 70,3 Partikel, die Anlaß gaben zum Wachstum einer Kolonie. Auch hier handelte es sich in 30% der Fälle um anaerobe Keime. Die Luftkeimzahl sank unter die Hälfte, wenn statt gewobener Baumwollkleidung dichtere Zellstoffkleidung getragen wurde. Individuell sind die Keimzahlen stark variabel. Die Keimzahlen in der Wunde wurden durch das Tragen dichterer Operationswäsche nicht signifikant beeinflußt. Operationsdauer und Wundkontamination korrelieren positiv. Dabei sind das Lösen der Abdeckfolien, Hauttraumatisierung und Handschuhperforationen wichtig.

Die Arbeit bestätigt unsere Überzeugung, daß die Reduktion der Luftkeimzahl die Wundkontamination nur beschränkt beeinflußt. Erst recht für die Entstehung eines Infektes sind Keimart, Abwehrlage und Vitalitätsschäden des Gewebes wichtiger als die Keimzahlen. Besondere Wichtigkeit kommt der Stabilität, der mechanischen Ruhe im Implantatbereich zu.

RAND, J.A. et al.: Management of the infected total joint arthroplasty. Orthop. Clin. North (Am.) *15* (3), 491–504, 1984.

An der Mayo Clinic wurden von 1969–1983 16054 Totalprothesen der Hüfte eingesetzt. Bis 1976 betrug die Infektrate 1,4%, nach 1976 0,9%.

Nicht der Zement, sondern eine falsche chirurgische Technik begünstigt die Entstehung einer tiefen Infektion. Die Autoren verweisen auf die Versuche von RHINELANDER, der nach Markraumbohrung ausgedehnte Nekrosen der inneren Kortikalisschicht beschrieben hat, die noch nach einem Jahr vorhanden sein können. Knochennekrosen sind eher Folgen der chirurgischen Technik als des Zementes mit seiner Polymerisationswärme oder seinem Monomer. Die Girdlestone-Hüfte ist unbefriedigend. Die einzeitige Reimplantation war in 28 von 32 Fällen erfolgreich. Das Vorhandensein einer Fistel oder gramnegativer Keime sind Kontraindikationen gegen die einzeitige Ersatzoperation.

Die Arbeit freut uns sehr, weil sie vor motorischer Bearbeitung der Markhöhle warnt. Wie viele Techniken werden doch heute propagiert, die zur Implantation eines nicht passenden Prothesenmodells ein motorisches Zurechtrichten des Knochens voraussetzen! Nach unserer Erfahrung hat das Vorhandensein einer Fistel keinen Einfluß auf das Ergebnis einer einzeitigen Ersatzoperation.

MURRAY, W.R.: Use of antibiotic containing bone cement. Clin. Orthop. *190,* 89–95, Nov. 1984.

Erythromycin und Colistin sind thermostabile Antibiotika. Ihr Zusatz zum Knochenzement schwächt seine mechanischen Eigenschaften nicht in unzulässiger Weise. 1112 Totalprothesen von 1971–1976 mit Erythromycin-Zement wiesen eine Infekthäufigkeit von 0,98% auf, 786 Eingriffe mit der Kombination Erythromycin-Colistin der Jahre 1976–1980 eine solche von 0,4%.

Die Wirksamkeit eines Antibiotikumzusatzes zum Zement ist heute unumstritten. Wir sind dankbar für die Erweiterung des Spektrums.

HEISEL, J. et al.: Results of infection prevention in hip joint alloarthroplasty with cefemandole. Z. Orthop. *122* (5), 723–732, 1984.

384 nicht ausgelesene Patienten erhielten peri- und postoperativ während durchschnittlich 4,6 Tagen Cefamandol. In dieser Gruppe waren 0,8% tiefe Infektionen zu verzeichnen. Eine vergleichbare Gruppe von 319 Patienten ohne Antibiotikum wies 3,8% tiefe Infekte auf. Antibiotische Prophylaxe und laminar-flow seien notwendig.

Die Erfahrung mit der antibiotischen Prophylaxe entspricht derjenigen von J.H. MAROTTE et al. *im konventionellen Saal. Wir möchten wissen, ob die 3,8% tiefen Infekte tatsächlich im laminar-flow zu verzeichnen waren!*

DUBOIS, G.: Cell mediated immunity in the preoperative evaluation of hip prosthesis surgery. Rev. Chir. Orthop. *70* (5), 371–376, 1984.

Mit dem JMC Multitest wurden 60 Patienten vor einer Totalprothesenoperation getestet. In einer ersten Gruppe von 28 normergischen Patienten trat keine Infektion ein. 29 Patienten waren anergisch. Von diesen erlitten 5 einen tiefen Infekt, 1 einen oberflächlichen und bei 6 Patienten, die wegen Infekt reoperiert worden waren, mußte die Prothese entfernt werden. 17 Patienten der anergischen Gruppe zeigten einen normalen Heilverlauf. 3 anergische Patienten wurden nach Sanierung eines Infektherdes normergisch! Bei diesen Infektherden handelte es sich um eine infizierte Prothese, die entfernt wurde und um 2 Urininfekte. Die schlechten anergischen Fälle wiesen eine Lymphopenie auf und einen schlechteren Allgemeinzustand (Diabetes, Äthylismus). Die glücklich verlaufenen Fälle der anergischen Gruppe hatten normale Lymphozytenzahlen. Bei anergischen Fällen muß nach einem Infektherd geforscht werden. Zufuhr von Immunglobulinen und Eiweiß sollte die Abwehrlage verbessern.

Die Arbeit ist von grundsätzlicher Bedeutung und fast zu schön, um wahr zu sein. Es war schon lange Zeit unser Wunsch, Abwehrschwächlinge identifizieren zu können. Dies ganz speziell vor der Frage einer einzeitigen Ersatzoperation!

Errico, T. J. et al.: Heterotopic ossification. Incidence and relation to trochanteric osteotomy in 100 total hip arthroplasties. Clin. Orthop. *190*, 138–141, Nov. 1984.

Die Autoren machen die Erfahrung, daß eine Trochanterosteotomie die Häufigkeit von periartikulären Ossifikationen erhöhe und empfehlen, auf die Trochanterosteotomie, wenn möglich, zu verzichten.

Seit der Einführung des transglutealen Zuganges verzichten wir auch gerne auf die Osteotomie des Trochanters beim alleinigen Pfannenersatz. Für uns steht allerdings das Heilungsproblem des Trochanters bei Frühmobilisierung im Vordergrund und nicht das Ossifikationsproblem. Wir können die Erfahrung der Autoren nicht bestätigen und weisen auf die großen englischen und französischen Schulen hin, die im Interesse der Weichteilschonung die Trochanterosteotomie auch für die Erstimplantation vornehmen.

MacLennan, I. et al.: Usefulness of postoperative hip irradiation in the prevention of heterotopic bone formation in a high risk group of patients. Int. J. Radiat. Oncol. Biol. Phys. *10* (1), 49–53, 1984.

Postoperative Röntgenbestrahlung als Ossifikationsprophylaxe. 67 Hüften wurden entweder nach Exzision von Ossifikationen (53 Fälle) oder primär prophylaktisch bei bekannter Disposition (14 Fälle) bestrahlt. 95% gute Resultate mit dramatischer Verbesserung der Beweglichkeit. Wichtig ist der frühe Beginn der Röntgenbestrahlung.

1985

Postel, M. et al.: Arthroplastie totale de hanche. Springer, Berlin / Heidelberg / New York / Tokyo 1985.

Nach der Erfahrung mit 8000 Prothesen Typ Charnley-Kerboul wird an der konventionellen Zementtechnik mit dem CMW-Zement festgehalten. Operation in Seitenlage mit systematischer Satteldachosteotomie des Trochanters. Spätere Fixation mit 4 Zuggurtungsdrähten. Ein langer Schenkelhalsstumpf ist nicht erwünscht, da mehr Resorptionen auftreten. Das Krafteinleitungsprinzip ist die Verkeilung im Schaft. Kein Prothesenkragen. Der Zement hat Füllfunktion und dient der Rotationsstabilität. Die Markhöhle wird mit einem Knochenzapfen verschlossen. Die Pfanne wird ohne Metallarmierung einzementiert. Lediglich 2% Pfanneninstabilitäten nach 8 Jahren beweisen den Vorteil des 22-mm-Kopfes. Die Abriebmenge der Pfanne hat keinen Einfluß auf die Quote der Schaftlockerungen! Keramikköpfe wären wünschbar. Homologe Transplantate werden bei Ersatzoperationen großzügig eingesetzt, in letzter Zeit sogar im Infekt. Dabei ist eine unserer Stützschale ähnliche Armierung zur Sicherung der initialen Stabilität von besonderer Bedeutung. Die einzeitige Ersatzoperation beim tiefen Infekt wird seit 1973 mit Erfolg vorgenommen. Es wird Wert auf eine große Lufterneuerung im Operationssaal gelegt («lavage»). Diese wird durch 3 µ-Filter erleichtert. Cefamandol für 2 Tage, Beginn mit der Prämedikation, wird als systematische Prophylaxe durchgeführt. Thromboseprophylaxe mit individueller Heparindosierung. Nach großer Erfahrung in Paris wird die Metallose als sehr aggressiv osteolytisch dargestellt.

Die vorliegende Monographie bestätigt unsere biomechanischen Vorstellungen. Sie zwingt zur Besinnung angesichts der speziell in deutschsprachigen Landen vielerorts ausgebrochenen «Zementhysterie». Natürlich ist der transgluteale Zugang auch für den bloßen Pfannenersatz der Trochanterosteotomie vorzuziehen.

Garg, A. et al.: Design of intramedullary femoral stems using computergraphics. Engineering in Medecine MEP Ltd Vol. 14 No. 2, 1985.

Eine vollständig die Markhöhle ausfüllende Prothese kann nicht eingeführt werden. Markraumfüllung nur zu 31–90% möglich. Zement ist nötig! Die Entfernung der Prothese ist unmöglich.

Wir haben ja keine eigene Erfahrung, glauben aber gern an die Gültigkeit des Einwandes.

Vives, P. et al.: Importance of direct contact between the femoral stem and the diaphyseal bone. Concept, realization and results. Acta Orthop. Belg. *51* (2–3), 278–287, 1985.

Die Autoren empfehlen nach den Erfahrungen mit 2000 Implantationen das Kraftübertragungsprinzip der Verkeilung im Schaft. Es ist ein möglichst ausgedehnter Kontakt zwischen Prothesenstiel und Knochen anzustreben. Dazu dienen Formraspeln. Der Zement ist nur noch Füllmaterial und erhöht die Rotationsstabilität. Wichtig sei im Calcarbereich ein direkter Knochen-Metall-Kontakt. Calcarresorption wird erklärt durch Zement in diesem Bereich. Wenn der Kontakt fehlt, soll zwischen Calcar und Knochen ein Knochentransplantat eingesetzt werden.

Diese Arbeit liegt ganz auf unserer Linie. Offensichtlich ist auch den Autoren Inaktivitätsatrophie durch stress-protection als Folge des steifen, schlüssigen Implantates unbekannt.

Michel, F. et al.: 6532 total hip prosthesis, 1968–1983. Study of the results with a minimum follow-up of 10 years. Acta Orthop. Belg. *51* (2–3), 426–433, 1985.

Von 6532 Charnley-Prothesen der Jahre 1968–1983 liegen 726 Resultate von mehr als 10 Jahren vor. Völlige Beschwerdefreiheit in 83% der Fälle, Saumbildung im Röntgenbild in 16% der Pfannen und 18% der Schäfte. Da seit 1973 verschiedene Größen von Pfannen und Schäften zum Einsatz kommen und seither das Prinzip der Verkeilung im Schaft verwirklicht werden kann, sind die Resultate noch verbessert worden.

Das sind Erfahrungen von Lyon, 1985 publiziert. Obwohl Frankreich eine alte Tradition und Erfahrung mit zementfreien Prothesensystemen hat, ist der Einsatz von Zement an den größten Zentren von Paris und Lyon unbestritten. Es kann etwas an der im deutschsprachigen Raum modisch gewordenen Verketzerung des Zementes nicht stimmen.

Fernandez-Fairen, M., Bueno, L.: Scintigraphic follow-up of the cementless hip prosthesis. Acta Orthop. Belg. *51* (2–3), 400–410, 1985.

30 Fälle von Lord-Prothesen wurden nach 1, 3 und 6 Monaten szintigraphisch untersucht. Der Knochen paßt sich der neuen Beanspruchung an und baut sich um. Der Umbau ist mit erhöhter Aktivität verbunden und ist in den ersten Wochen in allen Fällen nachweisbar. Nach 6 Monaten besteht in 40% der Fälle noch eine erhöhte Aktivität im Bereich der Prothesenspitze. Es findet sich eine enge Beziehung zwischen Umbauaktivität und Schmerz im Oberschenkel. Verdickungen der Kortikalis erreichen nach einem Jahr ihren Höhepunkt. Nach dieser Zeit ist der Umbau ungefähr abgeschlossen, die Schmerzen verschwinden.

Das sogenannte «Leiden des Knochens» in der Umbauzeit verstehen wir als Kampf um die Kompensation bei primär kritischer Stabilität. ⅓ der Patienten hat nach 6 Monaten noch Schmerzen im Oberschenkel. Wegen besserer initialer Stabilität kennen wir ein solches Beschwerdeausmaß bei korrekt zementierten Prothesen nicht. Wir verfügen über keine szintigraphischen Befunde. Knochenumbau und entsprechende Aktivität ist für jedes Prothesensystem anzunehmen. In keinem Fall wird man von einer «physiologischen» Krafteinleitung sprechen dürfen!

Repo, R.U. et al.: Glass-Ceramic Metal Composite Bone Fixation: Effect of Surface Parameters. Arch. Orthop. Trauma Surg. *103,* 367–370, 1985.

Zweck dieser Untersuchung war es, die Knochenwachstumsrate bei 4 unterschiedlich beschaffenen Oberflächen von Kobalt-Chrom-Transplantaten zu vergleichen. 2 der Implantat-Oberflächen waren mit Glaskeramik beschichtet, eine davon porös. Ein verstärkter Knocheneinwuchs konnte bei den Glaskeramik-Implantaten nicht festgestellt werden. Der Grad der Kontamination mit Metallionen war bei der Glaskeramik signifikant höher!

Dauerstabilität kann nur durch mechanische Ruhe in der Kontaktzone, nicht durch Materialraffinesse erreicht werden.

Refior, H. J.: Experiences with the cement-free seating of total hip joint endoprostheses in chronic polyarthritis. Aktuel. Probl. Chir. Orthop. *29,* 44–46, 1985.

Bericht über 12 Fälle von zementfrei implantierter PM-Prothesen bei chronischer Polyarthritis. Metallschraubring mit Polyäthyleneinsatz und strukturierter Schaft aus Titanlegierung. Fixationsprinzip ist die Verklemmung im Schaft zusammen mit autologen Knochentransplantaten. Die notwendige lange postoperative Entlastung ist bei diesen oft jüngeren Patienten zu verantworten. Klinisch sind die Frühresultate gut.

Konsolenbildungen um die Prothesenspitze und kortikale Grenzlamellen in 4 von 12 Fällen sind im Wesen Instabilitätszeichen und mahnen zur Vorsicht.

Lionberger, D. et al.: Effects of prosthetic acetabular replacement on strains in the pelvis. J. Orthop. Res. *3* (3), 372–379, 1985.

Die Messung der Druck- und Zugbeanspruchung im Acetabulum bei verschiedenen einzementierten Metallpfannen ergab keine wesentlichen Differenzen. Getestet wurde eine Pfanne ohne Rand, eine Pfanne mit Rand, eine Pfanne mit einem Verankerungszapfen und eine solche mit Rand und Zapfen. Die Prüfung wurde in Neutral-, Flexions- und Extensionsstellung vorgenommen. Beim intakten Hüftgelenk ist die Beanspruchung des oberen Pfannenrandes kleiner als diejenige des hinteren. Nach dem Einsetzen der Prothese reduzieren sich die Randzugspannungen bis zu 54%, während die Druckspannungen bis zu 25% ansteigen. Medial unten reduzieren sich in Neutral- und Extensionsstellung die Zugbeanspruchungen um 65% während die Druckbeanspruchung um 48% ansteigt. Der natürliche Kraftübertragungsmechanismus, begründet in Formdifferenzen und elastischen Qualitäten von Kopf und Pfanne, kann durch keine Prothese imitiert werden. Ein steifes Pfannenimplantat sorgt für eine bessere Druckverteilung und insofern für weniger Deformation. Bleibt aber die restliche Deformation zu groß, dann ist ein elastischeres Implantat im Vorteil.

Für uns sind wirksamere Mittel gegen die Belastungsdeformation der Pfanne im Vordergrund. Das ist eine möglichst dicke Polyäthylenschicht für die Pfanne in Verbindung mit Pfahlschrauben, die die Deformation verkleinern durch noch bessere Druckverteilung einerseits und Verriegelung der Darmbeinstrukturen andererseits. Die Pfahlschraubengewinde ankern häufig im schrägen Durchtritt durch die Kortikalis des Iliums.

KUSSWETTER, W., RUTT, A.: Problems and risks in cement-free hip endoprostheses. Aktuel. Probl. Chir. Orthop. *29*, 8–12, 1985.

Bei konventionellen zementierten Schaftprothesen wird eine fatale zunehmende Spongiosierung der Schaftkortikalis als Regel angenommen. Diese führt über Mikrofrakturen zur Implantatlockerung. Beschrieben wird lawinenartiger Abrieb nach Ausbruch von Sinterkörnern der Keramikoberflächen bei der Keramik-Keramik-Paarung und die Notwendigkeit einer guten Verkeilung im Schaft bei zementfreier Verankerung.

Wir können uns der Ansicht der Autoren, daß der bloße Gebrauch des Zementes ein Lockerungsfaktor sei, nicht anschließen. J. SCHUPPLER *und* W. REMAGEN *haben densimetrisch eine Verdichtung der Kortikalis in den Bereichen der Krafteinleitung gefunden. Es liegen zu viele einwandfreie Spätresultate einzementierter Prothesen vor.*

DUBS, L. et al.: Personal experience with the cementless Endler-Zweymuller prosthesis. Acta Orthop. Belg. *51* (2–3), 394–399, 1985.

N. GSCHWEND hat 230 Fälle von zementierten Prothesen verschiedener Modelle nach durchschnittlich 12 Jahren nachuntersucht. Mit und ohne Reinterventionen waren 96% gut oder sehr gut. In mehr als 3 Jahren wurden 500 Endler-Pfannen zementfrei implantiert. Die Frühresultate dieser Fälle waren gut. Seit 2½ Jahren wurden Zweymüller-Schäfte eingesetzt. Eine Analyse von 40 2-Jahresresultaten wurde vorgenommen. Schmerzen im Oberschenkel waren häufiger als bei zementierten Prothesen, 4 Fälle klagten über Schmerzen und stärkere Gehbehinderung. Die Qualität des Knochens ist für nicht zementierte Prothesen wichtiger als bei den zementierten. Unterschiedlich und im Wesen ungeklärt bleibt die Reaktion des Knochens auf das nicht zementierte Schaftimplantat. Es gibt sowohl Verdickungen und Verdichtungen wie Rarefizierung der Kortikalis. Eine densimetrische Studie der Tibiakortikalis beider unterer Extremitäten ergab in den ersten 9 Monaten eine Abnahme der Kortikalis auf der nicht operierten Seite, Konstanz oder Zunahme auf der operierten Seite!

Nach den Erfahrungen von E. MORSCHER, *der 1100 zementfreie Polyäthylenpfannen implantiert hat, besteht nach 3–5 Jahren durch Polyäthylenabriebpartikel in der Knochenkontaktzone häufig ein Granulationsgewebe mit Partikelspeicherung. Er hat deshalb Zuflucht zu verschiedenartigen Beschichtungen gesucht. Das Problem ist heute noch nicht gelöst. Die vergleichsweise häufigeren unbefriedigenden Resultate mit der Zweymüller-Schaftprothese haben die Autoren zur Vorsicht gemahnt.*

DUCHEYNE, P.: Success of prosthetic devices fixed by ingrowth or surface. Acta Orthop. Belg. *51* (2–3), 144–161, 1985.

Der Autor möchte die Stabilität durch Materialstruktur und Materialeigenschaften im Sinne von besonderer Biokompatibilität oder sogar Osteoinduktion sichern. Er sieht den Zement nur als Spaltenfüller und möchte deshalb auf Zement verzichten.

Wir haben vielfach nachgewiesen, daß die Stabilität durch eine dauerhafte Anbauleistung des Knochens gesichert wird, sofern keine Störfaktoren wie dekompensierter Nulldurchgang, entzündliche Prozesse oder Strahlenschäden vorliegen. Anwesenheit von Zement spielt dabei keine Rolle. Der Knochen wächst in Zementstrukturen ebenso ein wie in Holz oder Glaskeramik. Allerdings ist die Verbindung mit Glaskeramik optimal. Wenn aber die Biomechanik nicht stimmt, d. h. zu viel Relativbewegung die Kontaktzone belastet, wird diese Verbindung ebensowenig halten wie eine gesunde Kortikalis, die einer Ermüdungsfraktur unterliegt.

MÜLLER, M. E.: Does the perfect total hip prosthesis actually exist? Future perspectives. Acta Orthop. Belg. *51* (2–3), 436–441, 1985.

In der Sorge, für die Zukunftsprothese Polyäthylenabriebpartikel, Zementzerrüttungsprodukte inklusive den Schmirgeleffekt von Kontrastmitteln im Zement auszuschalten, hat M. E. MÜLLER eine Gleitpaarung Titankarbid für den Kopf und Titannitrit für die Pfanne im Versuch. Es handelt sich um Beschichtungen auf Titanprothesen. Prinzip der Krafteinleitung im Schaft ist eine Kombination von proximaler Verklemmung und Kragenabstützung. 3 verschiedene Höhen abnehmbarer Kragen erlauben eine Längenplanung unabhängig von der Halsausladung. Der Kragen ergibt durch abstützende Krallen in der Druckzone des Calcarbereichs eine optimale Rotationsstabilität. Die Distanz zur Drehachse ist hier am größten. Die Pfanne wird durch einen Schraubring oder durch einen im Dach versenkten, perforierten, rauh beschichteten Titanzylinder stabilisiert. Das letztere Prinzip wird erfolgreich für die Verankerung von Prothesen im zahnlosen Kiefer angewendet.

Der Vorschlag ist interessant. Die Frage nach der Haltbarkeit der Beschichtungen kann noch nicht beantwortet werden.

BLAIMONT, P. et al.: Our concept of the cementing of the cotyloid cavity. Acta Orthop. Belg. *51* (2–3), 190–195, 1985.

Zur Pfannenverankerung wird eine Stufenfräse empfohlen. Sie erweitert die Kontaktfläche und wird durch 4 klassische Verankerungslöcher ergänzt. Gesucht wird ein Polyäthylen-Knochenkontakt. Die Zementfunktion beschränkt sich auf den Ausgleich der Inkongruenz.

Offensichtlich scheuen die Autoren die Reduktion der Zementschicht auf 0 in vielen Kontaktbereichen nicht. Insofern sind wir mit ihnen einig. Die Schwächung des subchondralen Knochens durch die eingeschnittenen Rillen und die «klassische», auch distale Verankerung mit Zementzapfen gefällt uns nicht.

MORSCHER, E., MOULIN, P.: the noncemented acetabulum in total hip arthroplasty. Acta Orthop. Belg. *51* (2–3), 345–357, 1985.

Die Arbeit beweist die guten Frühresultate der nicht einzementierten Polyäthylenpfanne System Mathys-Morscher. Die Autoren betonen jedoch, daß 7-Jahreskontrollen zur Beurteilung eines Pfannensystems ungenügend sind, da erfahrungsgemäß die Zahlen von Pfannenlockerungen nach dem 8. Jahr exponentiell ansteigen. Histologische Untersuchungen haben ergeben, daß in der Kontaktzone nach 3 Jahren ein Bindegewebe mit Polyäthylenpartikelspeicherung gefunden wird. Aus diesem Grund hat E. MORSCHER seit 2 Jahren Pfannen mit Beschichtungen im Versuch. Die Erfahrungen mit der Kombination von homologen Transplantaten und nicht zementierten Polyäthylenpfannen für Pfannenersatzoperationen sind günstig.

Zweifellos müssen weitere Erfahrungen gesammelt werden. Der Widerspruch mit den Theorien und Erfahrungen von W. H. HARRIS *mit dem metalbacking zementierter Pfannen ist augenfällig. Unsere Erfahrungen mit der Kombination von Zement und Pfahlschrauben sind so überzeugend, daß wir keinen Grund sehen, dieses System zu verlassen. Erst ein großes Kollektiv von 10-Jahres-Resultaten wird gültigere Aufschlüsse liefern.*

WITVOET, J. et al.: Résultats des prothèses totales de hanche Ostéal. A propos de 550 prothèses. Acta Orthop. Belg. *51* (2–3), 288–297, 1985.

Die Ostéal-Prothese weist eine Keramik/Keramik-Gleitkörperpaarung auf. 16 verschiedene Schäfte mit Kragen sind aus einer Titanlegierung. Pfannen und Schäfte werden einzementiert. Beobachtungszeit 3,6 Jahre im Durchschnitt. 9 klinisch manifeste Pfannenlockerungen, 22,6% Saumbildungen im Polbereich, eine einzige Schaftlockerung bei zu dünnem Schaft. Der Zement soll nur Füllmaterial sein. Wenn er die ganze starre Pfanne umfaßt, riskiert er durch die Volumenschwindung zu brechen. Für geschwächte Knochenstrukturen empfiehlt sich eine Polyäthylenpfanne. 3 Frakturen des Keramikkopfes, wovon eine bei einem 22-mm-Kopf, der verlassen wurde.

Der von anderen Autoren beschriebene lawinenartig steigende Gleitkörperverschleiß bei Ausbruch von Keramikkörnern aus der Oberfläche wurde hier nicht beobachtet. Schwache Knochenstrukturen bedingen eine größere Belastungsdeformation, die bei der starren hemisphärischen Pfanne vermehrt zu Lockerung Anlaß gibt. Die elastische Polyäthylenpfanne wird besser ertragen. Diese Beobachtung bestätigt unser biomechanisches Konzept. Die Resultate der starren Pfanne wurden erst verbessert, als diese unter Vorlast in ein um 2 mm engeres Lager eingepreßt wurde. Ob dabei die Unterteilung des Zementes eine Rolle spielt, kann bezweifelt werden. Die Stabilität der Pfanne kann erst nach einer längeren Beobachtungszeit beurteilt werden.

SARMIENTO, A., GRUEN, T. A.: Radiographic analysis of a low-modulus titanium alloy femoral total hip component. Two to six-year follow-up. J. Bone Jt. Surg. (Am.) *67* (1), 48–56, 1985.

323 einzementierte Schäfte aus einer Titanlegierung mit niedrigem E-Modul ergeben eine kleinere Rate von Calcarresorption und Lockerung als die konventionellen Charnley-Schäfte mit höherem E-Modul. Gerade Schäfte sind besser als gebogene. Die Autoren glauben, daß der niedrigere E-Modul der Titanlegierung eine bessere Druckverteilung ermöglicht und deshalb günstiger sei.

Angesichts der Dimensionierung unserer Geradschaftprothesen und der Größe der einwirkenden Kräfte erscheint uns die Differenz der E-Module unwichtig. Nach S. STEINEMANN *müßten die einwirkenden Kräfte 10mal größer sein (persönliche Mitteilung). Überlegene Ermüdungsfestigkeit und Gewebeverträglichkeit sind andere Probleme. Wir können die regelmäßig guten Erfahrungen mit dem gebogenen alten Standardschaft in engen Markhöhlen nicht vergessen. Die erreichte 3-Punkt-Verklemmung ergab eine punktförmige Streßkonzentration!*

KRISTIANSEN, B. et al.: Dislocation Following Total Hip Arthroplasty. Arch. Orthop. Trauma Surg. *103,* 375–377, 1985.

Neben der Notwendigkeit der korrekten Stellung der Implantate zur Luxationsprophylaxe wird besonders auf die Wichtigkeit der Erhaltung der Schenkelhalslänge hingewiesen.

Es wird hier ein wichtiges Kriterium zur Qualifikation eines Prothesensystems angesprochen. Lateralisation oder Medialisation des Trochanters muß ***ohne*** *Änderung der Beinlänge möglich sein. Neben der Beeinflussung der Lage der Traglinie auf Höhe des Kniegelenkes spielt die Lateralisationsmöglichkeit eine wichtige Rolle zur Verbesserung des Gelenkschlusses.*

SCOTT, W.W. Jr. et al.: Focal lytic lesions associated with femoral stem loosening in total hip prosthesis. AJR *144* (5), 977–982, 1985.

Der Autor beschreibt unsere «herdförmige Osteolyse» im Schaftbereich, die an eine Infektion oder an einen Tumor denken lasse. Es handelt sich jedoch um die Antwort des Knochens auf Zementzerrüttung, womit wir sehr einverstanden sind.

MATTINGLY, D.A. et al.: Aseptic loosening in metal-backed acetabular components for total hip replacement. A minimum five year follow-up. J. Bone Jt. Surg. (Am.) *67* (3), 387–391, 1985.

Nach durchschnittlich 7,6 Jahren sind 3 von 40 zementierten metal-backed-Pfannen nach Harris gelockert. Die Autoren halten diese Lockerungsrate von 7,5% für einen Fortschritt.

Die bessere Druckverteilung durch die Metallarmierung nach Harris löst offenbar das Problem nicht. Nach aller Erfahrung sind erst 10-Jahresresultate überzeugend. Wir haben deshalb unsere bisher guten Erfahrungen mit den Pfahlschrauben noch nicht publizieren können.

BAUMGARTNER, R.L. et al.: Early results of the first 100 noncemented Zweymuller prostheses. Acta Orthop. Belg. *51* (2–3), 382–387, 1985.

Von 100 Zeymüller-Prothesen bestehen nach 1 Jahr bei 41 mehr oder weniger große Beschwerden. 10 Patienten sind stark gehbehindert, 5 sind auf Medikamente angewiesen. Die Operationstechnik und die Operationsplanung sind zu verbessern. Weitere Erfahrungen werden gesammelt.

Diese Darstellung beweist, daß eine zementlose Prothese große Ansprüche an die Sorgfalt von Planung und Operationstechnik stellt. Die Gültigkeit eines Systems wird erst durch die Resultate bei breiter Anwendung erwiesen!

HARRIS, W.H. et al.: Prophylaxis of deep-vein thrombosis after total hip replacement. Dextran and external pneumatic compression compared with 1.2 or 0.3 gram of aspirin daily. J. Bone Jt. Surg. (Am.) *67* (1), 57–62, 1985.

An 135 Patienten im Alter von 39 und mehr Jahren wurde die postoperative Häufigkeit von tiefen Venenthrombosen gemessen. Dazu diente markiertes Fibrinogen, Plethysmographie und Venographie. Verglichen wurden 3 Gruppen:

- 1,2 g Aspirin täglich
  29 tiefe Thrombosen von 48
- 0,3 g Aspirin täglich
  26 tiefe Thrombosen von 43
- Niedermolekulares Dextran, maximal 500 ccm täglich, 3 Tage ab Operationsbeginn, kombiniert mit pneumatischer Kompression
  9 tiefe Thrombosen von 44

Wir sind seit 1971 Anhänger der Dextranprophylaxe in Kombination mit Salicylaten und Persantin®. Am Ende der Operation halten wir die Beine hoch, massieren sie von den Zehen bis zur Leiste und legen einen korrekten Kompressionsverband von den Zehen bis zur Spica coxae an. Postoperative Hämatome sind nach Dextran häufiger. Lungenembolien kommen selten vor. Der «Dextranembolus» ist offenbar weicher und weniger gefährlich. Von den letzten 1500 Operationen haben wir in den 60 postoperativen Tagen keinen Todesfall an Lungenembolie erlebt.

FITZGERALD, R.H. Jr., JONES, D.R.: Hip implant infection. Treatment with resection arthroplasty and late total hip arthroplasty. Amer. J. Med. *78* (6B), 225–228, 1985.

131 infizierte Totalprothesen wurden mit 2zeitiger Ersatzoperation behandelt. 88% waren nach 2–9 Jahren beschwerdefrei. Mißerfolge sind begründet in unvollständiger Zemententfernung oder in einer zu früh, vor 429 Tagen, vorgenommenen Rekonstruktion. Mischinfektionen oder gramnegative Erreger haben eine etwas schlechtere Prognose. In 81 Fällen handeltes es sich um Staph. aureus.

Unsere Erfahrungen mit der einzeitigen Ersatzoperation sind ebenso gut. Wir möchten die zweizeitige Ersatzoperation nur bei schlechtem Allgemeinzustand oder ungünstigen Erregern bevorzugen. Voraussetzung bleibt die genügende Stabilisierungsmöglichkeit.

LIMBIRD, T.J.: Hemophilus influenzae infection of a total hip arthroplasty. Clin. Orthop., 182–184, 1985.

Die Mitteilung eines Haemophilus influenzae-Infektes ist für uns von Interesse, weil wir bei einem eigenen Fall geneigt waren, ein Fragezeichen zum bakteriologischen Befund zu setzen. Der beschriebene Fall wurde durch Wundausschneidung und Antibiotika geheilt, der unsrige durch einzeitigen Prothesenersatz, da eine Instabilität vorlag.

Ritter, M.A., Sieber, J.M.: Prophylactic indomethacin for the prevention of heterotopic bone formation following total hip arthroplasty. Clin. Orthop. *196,* 217–225, June 1985.

Empfehlung der periartikulären Ossifikationsprophylaxe mit Indomethacin aufgrund einer retrospektiven Studie von 1053 Patienten. Mit hoher statistischer Signifikanz konnten Funktionsstörungen der Grade II und III vermieden werden. Die Knochenheilung sei erstaunlicherweise nicht beeinträchtigt worden.

Diese Arbeit ist von Interesse. Wir haben keine eigene Erfahrung. Grundsätzlich scheuen wir die Wirkung auf den Magen wegen der Addition zum Operationsstreß.

Rudicel, S.: Para-articular (ectopic or heterotopic) ossification following total hip prosthesis. Orthopade. *14* (1), 54–57, 1985.

Paraartikuläre Ossifikationen nehmen bis zur 12. Woche zu. Anschließend erfolgt ein Reifungsstadium während 12–18 Monaten. Exzisionen im Reifungsstadium sind normalerweise von einem Rezidiv gefolgt. Abnehmende szintigraphische Aktivität signalisiert das Ende des Reifungsprozesses. Patienten mit erhöhter alkalischer Phosphatase neigen eher zu paraartikulären Ossifikationen. Andere Laborwerte sind zur Beurteilung der Gefährdung unbrauchbar.

Prophylaxe der Ossifikationen:

- Das Diphosphonat EHDP 20 mg/kg/Tag während 1 Monat präoperativ und 3 Monate postoperativ ergibt bei Risikopatienten eine Senkung der schwersten Ossifikationen von 24% auf 8%. Nach 3 Monaten zeigen 17% der behandelten Fälle gegenüber 37% der unbehandelten Patienten Ossifikationen, nach einem Jahr 40% gegenüber 67% dieser Risikopatienten. Trochanterheilungsstörungen oder Störungen in der Kontaktzone wurden nicht beobachtet.
- Indomethacin verzögert beim Kaninchen das Auftreten dieser wolkigen Strukturen. Beim Menschen scheint eine Dosis von 3×25 mg täglich während 6 Wochen nach der Operation einen günstigen Einfluß zu haben.
- Strahlentherapie verhindert die Zellteilung von Osteoblastenvorstufen und damit die Osteoidbildung. Empfohlen wird eine Röntgenbestrahlung von 10×200 rad während 10–14 Tagen mit Beginn 2–4 Tage postoperativ. In 2 Gruppen von zusammen 62 Risikopatienten wird eine Erfolgsquote von 98% erreicht! Zwischen Bestrahlung und Heilungsstörungen des Trochanters und Aufhellungszonen im Kontaktbereich besteht jedoch ein direkter Zusammenhang.

Wir haben immer die Exzision nach dem 18. Monat befürwortet und auch mit EHDP günstige Erfahrungen gemacht. Ein Fall, nach Exzision schwerster Ossifikationen mit EHDP und in obiger Dosierung strahlenbehandelt, weist nach 3 Monaten keinerlei Spuren eines Rezidivs auf, ist aber noch relativ standunsicher, was auf den verzögerten Knochenanbau (Kompensationsmechanismus) zurückzuführen ist.

Elmstedt, E. et al.: Effect of ibuprofen on heterotopic ossification after hip replacement. Acta Orthop. Scand. *56* (1), 25–27, 1985.

In einer Doppelblindstudie mit Placebokontrolle wird der Einfluß von Jbuprofen auf heterotope Ossifikationen untersucht. Nach 12 Monaten weisen ⅓ der behandelten und ¾ der unbehandelten Fälle Ossifikationen auf. Die Autoren nehmen an, Jbuprofen hemme die Prostaglandinsynthese. Die Medikation sollte vor oder spätestens mit dem Eingriff beginnen.

Thomas, B.J., Amstutz, H.C.: Results of the administration of diphosphonate for the prevention of heterotopic ossification after total hip arthroplasty. J. Bone Jt. Surg. (Am.) *67* (3), 400–403, 1985.

In einer Doppelblindstudie werden 200 Totalprothesenoperationen in bezug auf heterotope Ossifikationen der Schweregrade III und IV nach Brooker verfolgt. Ihre Häufigkeit betrug 18%. In der Gruppe mit Diphosphonaten war die Zahl der Ossifikationen leicht erhöht!

An dieser Studie erstaunt der hohe Prozentsatz von Ossifikationen, der mit unserer Erfahrung nicht übereinstimmt. Wir sind der Auffassung, daß Diphosphonate während ihrer Anwendung wirksam sind. Rezidive der Ossifikationen sind die Regel. Sie sind aber normalerweise weniger schwer und vor allem für den Patienten weniger belastend.

Van der Werf, G.J. et al.: Radiotherapy in the prevention of recurrence of paraarticular ossification in total hip protheses. Arch. Orthop. Trauma Surg. *104* (2), 85–88, 1985.

Bei 16 Patienten mit periartikulären Ossifikationen wurde durch eine frühe postoperative Röntgenbestrahlung nach Exzision eine dramatische Funktionsverbesserung erreicht. Vorgeschlagen wurden 10×200 rad.

9. Zusammenfassung

9.1 Biomechanik

Als neues biomechanisches Konzept haben wir die Ergebnisse des Grundlagenexperimentes von S.M. Perren über Schraubenlockerung als Folge einer Beanspruchungsumkehr, genannt *Nulldurchgang,* auf die Biomechanik der Prothese angewandt.

Entscheidend ist die Erkenntnis, daß eine größere Vorlast Nulldurchgang und damit Knochenresorption vermeidet. Trotz großem axialem Druck und hohem Druck an der Schrauben/Knochen-Grenze gibt es keine Knochenresorption. Zu hoher Druck macht bekanntlich keine Devitalisation. Er setzt mechanische Schäden, die von der Verwerfung von Strukturen über die Mikrofraktur bis zur Makrofraktur reichen. *Geringere* Krafteinwirkung kann also zur Knochenresorption Anlaß geben, wenn Nulldurchgang besteht. *Diese biologische Reaktion des lebenden Knochens ist bei der Betrachtung der Verhältnisse der Totalprothese zu beachten.* Als erstes wird klar, daß am toten Knochen nicht Biomechanik betrieben werden kann. Einerseits fehlt hier die biologische Reaktion auf Nulldurchgang, andererseits erleidet der tote Knochen langzeitig einen Ermüdungszusammenbruch, da der aktive Umbau fehlt.

Ganz allgemein ist die biomechanische Forschung rund um die Totalprothese bis heute zu sehr von der statischen und dynamischen Belastbarkeit der toten Struktur und von Spannungsmessungen in Becken und Femur ausgegangen. Uns scheint die Frage nach Nulldurchgang an den Implantatgrenzen von entscheidender Bedeutung zu sein. *Da sich der Knochen unter Last deformiert, ist eine dynamische und nicht eine statische Betrachtungsweise notwendig.*

Eine gewisse Beanspruchungsumkehr, d.h. ein geringgradiger Nulldurchgang an der Implantatgrenze wird toleriert, sonst wären bindegewebsfreie Kontaktbereiche nicht denkbar. Wo der Schaden des Nulldurchgangs nicht mehr durch Osteoblastentätigkeit kompensiert werden kann, befindet sich die *Kompensationsgrenze.* Hier fängt die bindegewebige Zwischenschicht an. Es wird klar, daß Stabilität Funktion der Belastungsgröße und damit ein relativer Begriff ist. Theoretisch ist für uns ein Implantat dann stabil, wenn es wenigstens einen Kontaktbereich ohne bindegewebige Interposition aufweist.

Praktisch-klinisch gibt es langzeitig beschwerdefrei ertragene Implantate, die im ganzen Kontaktbereich von Bindegewebe umgeben sind. Wir haben diesen Zustand die stationäre Form des dekompensierten Nulldurchgangs genannt. Eine Implantatsituation ohne bindegewebige Interposition weist gegenüber einer Belastungssteigerung eine größere Stabilitätsreserve auf und ist deshalb vorzuziehen. Der Weg zum progressiven dekompensierten Nulldurchgang mit zunehmender Osteolyse ist dabei weiter.

Klinisch gibt es keine klar erkennbare Grenze zwischen Stabilität und Instabilität. Wichtig erscheint uns die Einsicht, daß verschiedene Prothesenmodelle nur unter der Voraussetzung gleicher Belastungsgröße miteinander verglichen werden können!

Biokompatibel sind zahlreiche Materialien von der Glaskeramik bis zum Eschen- und Birkenholz. *Stabilität kann nicht mit Biokompatibilität erkauft werden, wenn die Mechanik nicht stimmt.*

Die Problematik der Hüftpfanne ist grundsätzlich verschieden von derjenigen des Femurschaftes. Das Pfannenlager läßt sich durch ein hemisphärisches Implantat nicht versteifen. Damit werden Relativbewegungen bei der Belastungsdeformation nicht ausgeschaltet. Da wir die gewachsenen, für Druckaufnahme und Druckverteilung geschaffenen Strukturen der Gelenkpfanne nicht zerstören wollen (Erhaltung der Dachkortikalis), muß das Pfannenimplantat hemisphärisch sein. Ein elastisches Implantat kann der Lagerdeformation besser folgen. Es hat eine weitere Kompensationsgrenze als ein steifes. Eine zu elastische dünnwandige Pfanne erleidet andererseits eine zu starke Belastungsdeformation. Sie verteilt den Druck schlecht, so daß Unruhe in der Kontaktzone den Kompensationsmechanismus kompromittiert. Belastungsdeformation der Pfanne erhöht den Abrieb. Eine dickwandige Pfanne ist aus diesem Grunde günstiger. Der 22-mm-Kopf hat Vorteile, weil er nicht nur ein kleineres Drehmoment überträgt, sondern auch eine größere Wandstärke erlaubt. Das System des metal-backing ist sinnvoll, weil es die Deformation der Polyäthylenpfanne reduziert und den Druck besser im Acetabulum verteilt. Diese bessere Druckverteilung reduziert die Belastungsdeformation des Knochens. Die guten Erfahrungen mit den Pfahlschrauben, Dachschalen und den Stützschalen sind auf diese Weise zu erklären.

Titanschraubringe mit etwas elastischen Gewindelamellen verbinden das Prinzip des metal-backing mit der Forderung nach einem etwas elastischen Implantat. Eine Verbesserung der Tragfähigkeit des Pfannendachs durch die Mittel der Pfannenarmierung erscheint sinnvoll. Für den Normalfall schlagen wir den Einsatz von Pfahlschrauben vor. Diese verteilen die Druckwirkung großflächig im Darmbein. Obschon bis heute Experimente fehlen, ist anzunehmen, daß Pfahlschrauben in der Lage sind, die Belastungsdeformation im Acetabulum zu verkleinern und damit eine wichtige Voraussetzung zur dauerhaften Stabilität eines Pfannenimplantates zu schaffen. Das an sich steife, jedoch durch Schrauben mit Pfählungseffekt unter Vorlast fixierte Implantat einer Pfannendachschale nach M.E. MÜLLER nützt diesen Vorteil aus. Pfahlschrauben sichern eine initiale Stabilität. Der Zement ankert in und um die Schraubenköpfe. Die Zementretraktion nach der Polymerisation erzeugt zudem noch eine Art Vorlast, die zusätzlich stabilisiert. Die auf diese Weise realisierte initiale Stabilität ermöglicht einen Knochenanbau in Spalten (Spaltheilung), der die Stabilität noch verbessert.

Im Gegensatz zur Pfanne kann sich die Schaftprothese in der Markhöhle verkeilen, dadurch den prothesentragenden Knochenabschnitt versteifen und die Belastungsdeformation mit Nulldurchgang fast ganz ausschalten. Das ist die wichtigste Voraussetzung für Langzeitstabilität, wie die Erfahrung mit sich verkeilenden Prothesenschäften (J. CHARNLEY, M.E. MÜLLER) gezeigt hat. Die Versteifung des prothesentragenden Knochenabschnittes gelingt umso besser, je steifer und schlüssiger das Implantat ist. Die theoretisch denkbare Atrophie des Kortikalisrohrs als Folge einer «Stressprotection» tritt nicht ein. 12- bis 15-Jahresergebnisse beweisen, daß sich unter stabilen Verhältnissen entsprechend der Größe der Belastung die mediale und laterale Schaftkortikalis eher auf- als abbaut. Wie bei jeder Totalprothese mit Resektion des Schenkelhalses erleidet der Trochanter maior eine Rückbildung der Strukturen, da die Zugtrabekel abgebaut werden. Unser Konzept verbietet für die Schaft- im Gegensatz zur Pfannenprothese ein irgendwie elastisches Material. Die Geradschaftprothese von M.E. MÜLLER aus der Schmiedelegierung Protasul 10, aus Titan oder aus Stahl erfüllt unsere Forderung!

9.2 Das Gleitkörperproblem

Einen allgemeinen, in der Mechanik geläufigen Prinzip folgend muß das Lager eines Gelenkes weicher sein als die Achse. Gleiches Material für Kopf und Pfanne wurde bei der Totalprothese der Hüfte versucht. Die Metall/Metallpaarung hat sich wegen des zu großen Reibungswiderstandes und wegen der Steifigkeit der hemisphärischen Pfanne nicht bewährt. Bei der Paarung von Keramik wäre der Reibungswiderstand günstig. Der große, nicht hemisphärische Pfannenblock erfordert jedoch die Opferung tragender Knochenstrukturen, die nicht in unser Konzept paßt. Vor allem entstehen Schwierigkeiten bei den nicht zu vermeidenden Subluxationsstellungen in Bewegungsendlagen. Dabei erzeugt der harte Pfannenrand Druckspitzen, welche die Oberfläche des ebenso harten wie spröden Kopfes verletzen. Köpfe aus weicherem Material erzeugen durch Scherung am Pfannenrand zu viel Abrieb.

Die Paarung Metallkopf/Kunststoffpfanne hat sich bewährt. Als Kunststoff blieb nur Polyäthylen brauchbar. Die Paarung Keramikkopf/Polyäthylenpfanne scheint nach den bis heute gemachten Erfahrungen optimal zu sein. Eine Strukturierung des Protasul 10-Konus für die Steckverbindung hat gefährliche Druckspitzen mit Sprenggefahr des sehr steifen Keramikkopfes vermeiden lassen. Die bessere Benetzbarkeit der Keramik scheint die günstigeren tribologischen Verhältnisse zu ergeben.

Wichtiger als eine weitere Optimierung der Gleitkörper ist die Sorgfalt des Operateurs, keinerlei lose Zementbröckel zurückzulassen und überstehenden Zement grundsätzlich zu entfernen. Zementfragmente können bei den immer wieder vorkommenden Subluxationen des Kopfes in das Gelenk aspiriert werden und dann eingeklemmt als Schmirgel die Pfanne schwer abreiben.

Dünnwandige Pfannenimplantate lockern sich schneller wegen der schlechteren Druckverteilung mit lokalisierterer Deformation und wegen des größeren übertragenen Drehmomentes. Wir verlangen eine grundsätzliche Armierung solcher Implantate mit der Pfannendachschale nach M.E. MÜLLER. Die Zukunft wird zeigen, ob Titan-Schraubenringe als Halterung einer Polyäthylenpfanne im Sinne eines metal-backing erfolgreich sind. Von der Biomechanik her sind sie interessant. Es hat sich gezeigt, daß nach wenigen Jahren nicht zementierte Polyäthylenpfannen außen abgerieben werden. Partikel werden in Granulationsgewebe gespeichert und verschlimmern die sich einschleichende Instabilität. Versuche mit verschiedenen Beschichtungstechniken sind im Gange. M.E. MÜLLER versucht, Polyäthylen ganz auszuschalten. Eine Titanschraubpfanne mit Titan-Nitrit-Beschichtung artikuliert mit einem titan-karbid-beschichteten Kopf.

Für die Zukunft bleiben viele Wege offen. Die Erfahrungen mit dem 22-mm-Kopf sind gut, ebenso diejenigen mit den Pfahlschrauben und Keramikköpfen unter Verwendung von Zement.

9.3 Das Zementproblem

Der Zement ist zum weltweiten Prügelknaben geworden, verantwortlich für zahlreiche Komplikationen. Deshalb werden eifrig zementfreie Lösungen gesucht.

Zusammenfassend möchten wir Tatsachen festhalten, die einer gerechten Beurteilung dienlich sind:

- Perfekte Langzeitresultate einzementierter Prothesen (über 15 Jahre) bedürfen einer Erklärung und müssen zur Kenntnis genommen werden.
- Zement ist von der 16. Minute nach der Polymerisation an nicht mehr zytotoxisch, wie Versuche mit menschlichen und tierischen Fibroblastenkulturen von A. Kallenberger ergeben haben.
- Osteoblasteninseln leben in Spaltsituationen nach wenigen Tagen auf der Zementoberfläche und bilden Knochen. Diese mit Sequenzmarkierung erbrachten Beweise stammen von K. Draenert.
- Zementabriebpulver induziert nach 14 Monaten unter stabilen Verhältnissen in der Kaninchentibia keine Fremdkörperreaktion, keine Bildung von Granulationsgewebe (R. Schneider, J. Eulenberger).
- Der Zement erleidet einen Volumenverlust nach der Polymerisation, der bei dicken Zementschichten eine primäre Instabilität begründet. Der Volumenverlust wird später teilweise durch Quellung kompensiert.
- Zementzerrüttungsprodukte durch Reibung an Trennschichten sind raumfordernd und mit jeder Belastungsdeformation pulsierend. Sie erzeugen eine herdförmige Osteolyse.
- Zementzerrüttungsprodukte regen in instabilen Bezirken die Bildung eines Speichergewebes an.

Daraus schließen wir:

Der Zement ist auch langfristig ein brauchbares Material, sofern er richtig verwendet, d.h. vor Zerrüttung geschützt wird. *Es müssen die Ursachen der Zementzerrüttung ausgeschaltet werden.*

Nach dem klassischen Konzept von J. Charnley ist der Zement *initialer Stabilisator und Kraftüberträger*. Es hat sich gezeigt, daß er diesen Aufgaben oft nicht gewachsen war, weil ein dickeres Zementmassiv zu elastisch ist, um die Belastungsdeformation ausschalten zu können. Diese erzeugte an Trennflächen inhomogener Zementfüllungen Abrieb. Der Zement zerrüttete auch durch mechanische Überlastung, die ungünstige Prothesenschäfte erzeugten. Zementköcher wurden oft zerrissen und dadurch lückenhaft, wenn die Prothese in einer zu späten Gelphase eingeführt wurde. Um als initialer Stabilisator und als Kraftüberträger funktionieren zu können, muß der Zement homogen sein, den Prothesenstiel allseits umfassen, in den Knochenstrukturen ankern und wegen des Volumenverlustes in nicht zu dicker Schicht vorhanden sein. Eine Zementpenetration in die Strukturen ist anzustreben. Ein Markhöhlenverschlußzapfen vermehrt den Füllungsdruck und ist in diesem Sinne nützlich.

Bei der Geradschaftprothese hat der Zement eine ganz andere, viel bescheidenere Funktion. Die initiale Stabilität ist durch die Verkeilung gesichert. Die Übertragung der Hauptlast erfolgt durch direkten Metall/Knochenkontakt. Das Zementbett ist vor Belastungsdeformation geschützt.

Wir halten den Zement für nützlich zur Kongruenzverbesserung des Implantates. Die unter stabilen Verhältnissen rasch einsetzenden Spaltheilungsprozesse haben dabei nur kleine Räume zu überwinden. Bedingung ist die in Spalten erfolgende Rekonstruktion des medullären Gefäßsystems. Eine Zementpressung in die Strukturen ist bei gesicherter Stabilität durch die Verkeilung nicht notwendig. Die Markhöhle braucht beim Einbringen des Zementes nicht blut- und knochentrümmerfrei zu sein.

Ebenso wichtig wie beim Schaft ist die primäre Stabilität im Pfannenbereich. Sie kann durch perfekte Zementpenetration in die Strukturen gewährleistet sein, sofern die Schicht nicht zu dick ist. Bei geschwächten Knochenstrukturen ist schon die initiale Stabilität in Frage gestellt. Wir halten deshalb den initial stabilen und auf Dauer soliden Verbund von Pfahlschrauben mit dem Zement für günstig. Im Schutz dieser primären Stabilität können auch hier Spaltheilungsprozesse die noch offenen Räume schließen.

Wir schätzen die Monomertoxizität des Zementes als kleinen allgemeinen Risikofaktor ein. Wer die freien Monomere im Zement fürchtet, dürfte nur noch Sulfix® gebrauchen, da dieser Zement um ein mehrfaches weniger Monomere abgibt. Auch in bezug auf «Hitzeschäden» wäre Sulfix® günstiger. Praktisch ist der richtige Einsatz des Zementes wichtiger als die Qualitätsunterschiede.

Abschließend möchten wir betonen, daß es grundsätzlich nicht möglich sein wird, durch Optimierung des Zementes im Sinne einer höheren Biokompatibilität das Stabilitätsproblem zu lösen. Verbessert würde die Zementfunktion im Schaftbereich, wenn er die Steifigkeit von Metall erreichen könnte. Für die Pfanne wäre jedoch ein steiferes Implantat ungünstig!

9.4 Betrachtung verschiedener Prothesentypen

Aufgrund unserer biomechanischen Überlegungen machen wir Vorbehalte gegenüber starren hemisphärischen Pfannen. Andererseits sind dünnwandige elastische Pfannen schlecht, da sie eine Belastungsdeformation erleiden und den Druck schlecht verteilen. Grundsätzlich ist eine Pfannenarmierung zur Reduktion der Belastungsdeformation des Knochens wünschenswert (Pfahlschrauben, Dachschalen, Stützschalen). Dickwandige Pfannen, wie sie der 22-mm-Kopf erlaubt, haben sich bewährt. Das Prinzip des metal-backing wird von unseren Armierungsmaßnahmen genutzt. Das gleiche gilt für Titanschraubpfannen. Nicht zementierte Kunststoffpfannen scheinen sich auf die Dauer nicht zu bewähren.

Im Schaftbereich fordern wir ein starres Implantat. Die Dimensionierung aller moderner Prothesenschäfte aus Metall ist so, daß Elastizitätsdifferenzen z. B. zwischen einer Kobaltlegierung und Titan keine Rolle spielen können. Die einwirkenden Kräfte müßten 10mal größer sein. Das Implantat muß möglichst schlüssig das tragende Knochenlager an der Belastungsdeformation hindern, um Bewegungen in der Kontaktzone auszuschließen. Grundsätzlich soll das Implantat dem Knochen und nicht der Knochen dem Implantat angepaßt werden. Gewachsene Strukturen sollen möglichst erhalten bleiben. Das Prinzip der Krafteinleitung durch Verkeilung im Schaft hat sich bewährt. Es beinhaltet den Vorteil der ungebundenen Längenplanung. Nach Bedarf kann der Trochanter lateralisiert oder medialisiert werden. Die Schlüssigkeit der Prothese wird mit oder ohne Zement erreicht. Das Problem der zementfreien Schaftprothese ist die Rotationsstabilität. L. Spotorno sucht sie mit einem intertrochanter eingeschlagenen Lamellenblock zu erreichen. Dazu muß die Trochanterbasis geschwächt werden. K. Zweymüller verwendet einen Flügel gegen den unruhigen Trochanter zu. M. E. Müller kann seiner Prothese verschieden hohe Krallenkragen aufsetzen, die in den Calcar greifen. Diese Rotationsstabilisierung ist gut, weil sie in der stabilen Druckzone liegt und eine bessere Distanz zur Drehachse aufweist. M. A. R. Freeman läßt medial einen längeren Schenkelhalsanteil zur Rotationsstabilisierung stehen. Die Kombination einer proximalen Krafteinleitung mit einer Verkeilung im Schaft ist nicht einfach zu realisieren. Eine Schaftprothese, die sich nicht ohne Gefährdung der Integrität des Femurschaftes entfernen läßt, kommt nicht in Frage. Damit sind diffuse Strukturierungen auf eine Höhe von etwa 100 μ zu beschränken und die allein zulässigen Längsstrukturen müssen parallel durchlaufen.

Der Vorschlag einer «Gleitlagerprothese» ist im Bestreben begründet, die Deformationsunruhe von der Implantat-Knochengrenze auf eine eingebaute Polyäthylenschicht zu verlagern. Damit wird nach unserer Beurteilung eine unerwünschte «Polyäthylenmühle» geschaffen und für engere Markhöhlen eine gefährliche Reduktion der Stieldimension notwendig.

Das Projekt einer computergesteuert, maßgeschneiderten Individualprothese ist für uns unrealistisch. Eine die Markhöhle vollständig ausfüllende Prothese kann kaum eingeführt und noch weniger später entfernt werden. Wir zweifeln an der notwendigen Genauigkeit der Dimensionierung. Sie entscheidet die Beinlänge, eine Raspel fehlt. Allenfalls notwendige Osteosyntheseschrauben finden keinen Platz. Nach A. Garg et al. kann eine Individualprothese nur 31–90% des Markraums ausfüllen. Die Verkeilung in korrekter Höhe ist in Frage gestellt. Vom Aufwand, der weltweit nötig wäre, sei hier nicht die Rede.

9.5 Die aseptischen Komplikationen

Wir kennen 4 im Wesen verschiedene Ursachen der aseptischen Schaftinstabilität:

1. Dekompensierter Nulldurchgang als biomechanische Ursache
2. Zementzwischenfälle
   - Zementzerrüttung durch Überlastung
   - unvollständige Zementfüllung beim Standardschaft
   - herdförmige Osteolysen durch raumforderndes Zementabriebpulver an Trennschichten
   - Zementdesintegration durch Störung in einer späten Gelphase
3. Knochennekrosen der Schaftkortikalis durch devitalisierende Markraumbohrung und anschließenden dichten Zementverschluß
4. Große aseptische Entzündung durch Massenanfall von Abriebpartikeln mit Ausschaltung des Kompensationsmechanismus. Hat nur noch historische Bedeutung.

Dekompensierter Nulldurchgang in seiner progressiven Form ist fast immer primärer Grund zur Prothesenlockerung. Abrieb- und Zementzerrüttungsprodukte induzieren *nach* eingetretener Instabilität ein Speichergewebe, das zusätzliche Osteolysen verursacht. Zementabrieb kann auch ohne Granulationsgewebe durch Raumforderung und Belastungspulsierung herdförmige Knochennekrosen auslösen.

Als Ausnahme, die heute praktisch keine Rolle mehr spielt, muß auch ein außerordentlicher Kunststoffpartikelanfall als primärer Lockerungsgrund anerkannt werden. Die schlechten Erfahrungen mit der Teflonpfanne und mit einem Polyesterkopf können nur so erklärt werden. Die von den Abriebmassen ausgelöste aseptische Entzündung mit massenhaft Speichergewebe hat den normalen Kompensationsmechanismus (steter Knochenanbau an der Implantatgrenze) verhindert und einen dekompensierten Nulldurchgang induziert. Lockerung an der Zement/Knochengrenze heißt aber Fehl- und Überbelastung des Zementbettes, das seinerseits in der Folge zerrüttet und zur Zunahme des Speichergewebes und zur Osteolyse beiträgt. Nicht die Qualität, sondern die Quantität der Abriebpartikel verursacht diese Lockerungen. Wir kennen heute viele gute 10-Jahresresultate auch bei Polyesterpfannen, andererseits schwere frühe aseptische Instabilitäten bei Polyäthylenpfannen, wenn die Biomechanik nicht stimmt. Die schönen Spätresultate von Prothesenschäften, die sich in der Markhöhle verkeilen, sind ein klarer Beweis dafür, daß normalerweise Abriebprodukte von Kunststoff nicht initialer Lockerungsgrund sein können.

Wir haben bei Polyesterpfannen nach 5–10 Jahren Schmerzzustände ohne Instabilität erlebt, die lediglich auf einem Reizzustand durch Abriebpartikel beruhten. Eine ausgiebige, ambulant durchführbare *Gelenkspülung* mit etwa 20mal 5–8 ml Ringerlösung behebt diese Schmerzzustände mit schöner Regelmäßigkeit.

Die Pfanneninstabilität ist Folge der Belastungsdeformation des Prothesenlagers. Die Deformationsgröße ist abhängig vom Bau des knöchernen Beckens, d.h. von der Dicke des Beckenrings und der Güte der Knochenstrukturen, vom Körpergewicht und vom Ausmaß der Aktivität. Dies ist die Erklärung der individuellen Unterschiede nach einheitlicher Implantationstechnik. Die Deformationsgröße ist aber auch Funktion der Druckverteilung. Bei einer dünnwandigen Polyäthylenpfanne (z.B. 44er) ist sie schlecht. Umgekehrt ist sie beim Einbau einer Pfannendachschale gut. Diese hat den Nachteil eines starren Pfannenimplantates nicht, weil sie unter Schraubenvorlast stabilisiert wird und diese Schrauben gleichzeitig als Pfahlschrauben für eine breitgefächerte Druckverteilung im Ileum sorgen. Sie reduzieren dadurch die Belastungsdeformation und kompensieren den Nachteil des starren Implantates.

Pfahlschrauben als alleinige Pfannenarmierung erlauben den Einsatz einer dickwandigeren Polyäthylenpfanne. Sie reduzieren die Belastungsdeformation des Lagers, verstärken die Widerstandsfähigkeit des Pfannendachs und verteilen auch übertragene Drehmomente auf eine viel größere Knochenoberfläche. Da die Frage nach Kompensation oder Dekompensation an der Implantatgrenze ein quantitatives Problem ist, erscheint die großflächige Beanspruchungsverteilung besonders günstig.

Die bisher erreichten Resultate mit der Pfannenarmierung sind sowohl bei Erst- wie besonders bei Mehrfacheingriffen auffallend gut.

Die Schaftinstabilitäten des in der Markhöhle nicht verkeilten Standardschaftes und die stabilen Spätresultate verkeilter Schäfte, speziell der «Setzholzprothese» von 1965/1966 gaben Anlaß zu unseren biomechanischen Analysen.

Die Behebung der Belastungsdeformation des Prothesenlagers durch Verkeilung bei Reoperationen hat deren Prognose drastisch verbessert. Bei diesen Eingriffen wird wenn möglich die Geradschaftprothese verwendet. Es hat sich bei stärkeren Osteolysen im Spitzenbereich von Standardschäften auch die Plattenverkeilung von Langschaftprothesen ausgezeichnet bewährt. Eindrücklich ist die nach der Stabilisierung zu beobachtende Verbesserung der Kortikalisstruktur, die eindeutig die Befürchtung von Knochenabbau wegen «Stressprotection» durch das starre Implantat widerlegt. Ventrale, ausnahmsweise auch dorsal liegende Verkeilungsplatten erhöhen besonders die Rotationsstabilität.

9.6 Der Infekt

Individuelle Disposition, Ausmaß des Gewebetraumas und Umfang devitalisierter Bezirke, Größe der Kontakt- und der Luftkontamination und das Vorhandensein von Infektherden mit möglichen Bakteriämien entscheiden über die Entwicklung eines Infektes aus dem normalen Kontaminationsstatus. Wichtig ist die frühe Entleerung eines postoperativen Hämatoms. Diese Einsicht zeigt auf, daß Infektprophylaxe nicht mit einer einzigen Maßnahme betrieben werden kann.

Erst die Einigung über den Begriff «Infekt», eine vergleichbare Beobachtungszeit und eine ebenbürtige Zahl vorangegangener Operationen erlaubt eine Aussage von Infektstatistiken.

Die Verwendung von Antibiotika im Zement ist bei Zweiteingriffen und besonderen Risikofaktoren wie Allgemeinzustand oder nicht sanierbaren Infektherden gerechtfertigt. Das gleiche gilt für allgemeine Antibiotika, die, nur für wenige Tage in hoher Dosierung verabreicht, sinnvoll sein können.

Beim akuten Frühinfekt, eventuell auch beim akuten Spätinfekt, kann die Keimbestimmung nicht abgewartet werden. Unter vorerst unspezifischem hohem Antibiotikumspiegel ist sofort eine Wundausschneidung mit Spülungen und Drainage vorzunehmen. Eine gezielte antibiotische Behandlung kann, sofern die Prothese nicht ausgewechselt wird, über Wochen und Monate nützlich sein. Gelenkspülungen mit bakteriziden Lösungen sind in der Lage, vor Eintritt einer Instabilität periostale Reaktionen und osteolytische, osteitische Kortikalisherde zur klinischen und radiologischen Ausheilung zu bringen.

Wenn eine Instabilität angenommen werden muß, hat sich als Therapie des chronischen Früh- und Spätinfektes der einzeitige Prothesenersatz bewährt. Die Vorbereitung dazu mit Gelenkspülungen verbessert die Prognose!

Entscheidend ist eine gute Stabilisierungstechnik. Bei Mißlingen der einzeitigen Ersatzoperation trotz guter Operations- und Stabilisierungstechnik empfiehlt sich die Prothesenentfernung und nicht ein weiterer Versuch eines einzeitigen Ersatzes. Nach Verschwinden aller Infektzeichen kann eine spätere Implantation erwogen werden.

Wir schlagen vor, bei einem tiefen Infekt die Pfanne immer, den Schaft nur bei vorhandenen Lockerungszeichen auszuwechseln.

Wenn die Resektionshüfte («GIRDLESTONE») als endgültiger Zustand vorgesehen ist, empfehlen wir die Entfernung der Schaftprothese von einem entsprechend großen ventralen Fenster aus. Die straffen kranialen und dorsalen kapsulären und schwartigen

Verbindungen des proximalen Femurs mit dem Becken bleiben dabei intakt, wodurch eine kleinere Verkürzung und eine bessere Standfestigkeit erzielt werden können.

9.7 Die Gelenkspülung

Bei aseptischen Reizzuständen, die durch Abriebpartikel nach vielen Jahren begründet sein können, hat sich die Gelenkspülung bewährt. Sie gehört unbedingt zu unserem Rüstzeug und ist so sinnvoll wie der Ölwechsel beim Automobil.

Beim Infekt hat die Gelenkpunktion unbedingt vor jeder antibiotischen Therapie zu erfolgen, damit eine einwandfreie bakteriologische Abklärung gesichert ist. Die Gelenkspülungen mit modernen bakteriziden Lösungen können in Verbindung mit antibiotischer Therapie vor Eintritt einer Instabilität Heilung bringen. Als Vorbereitung einer Ersatzoperation sind sie für uns unentbehrlich.

9.8 Die Geradschaftprothese von M.E. Müller

Sie ist das logische Ergebnis unseres biomechanischen Konzeptes einer Verkeilung im Schaft, d.h. einer Versteifung des Prothesenlagers zur Reduktion von Belastungsdeformation und damit von Relativbewegungen (Nulldurchgang). Ihre Entwicklung gründet auf den guten Spätresultaten einer ebenfalls kragenlosen ähnlichen Prothese, die 1967 lediglich aus operationstechnischen Gründen verlassen worden ist. Die heutige Normaltechnik erlaubt nunmehr das Einsetzen ohne Trochanterosteotomie, häufig ohne Exzision der dorsalen Kapsel und fast immer ohne Verletzung der kleinen Außenrotatoren.

Die Planung zur Realisierung einer erwünschten Beinlänge und Bestimmung der Schaftbreite wird durch ein einfaches Meßblatt als Klarsichtschablone wesentlich erleichtert. Die Festlegung der nötigen Halsausladung erfolgt mit Rücksicht auf die Lage der Traglinie des Beines und der Schenkelhalslänge.

Der Prothesensitz in der Markhöhle darf nicht mit motorischer Markraumbohrung vorbereitet werden. Dazu sind die Formraspeln geschaffen worden. Motorische Bohrung erzeugt einen ausgedehnten Durchblutungsschaden wenigstens der inneren Hälfte der Kortikalis. Zementpressung in die Strukturen erlaubt eine Rekonstruktion des medullären Gefäßsystems erst stark verzögert über die Ausbildung von Sekundärmarkhöhlen. Wir haben aufgrund von Knochennekrosen Instabilitäten und vermehrt Infekte erlebt, die nach Weglassen der motorisch angetriebenen Reibahle und Gebrauch der Formraspel ausbleiben. Einzementierte Geradschaftprothesen sind rotationsstabiler als zementlose. Die klinischen Resultate der einzementierten Prothesen scheinen überlegen zu sein.

9.9 Die Krückstockprothese

Sie ist eine willkommene und brauchbare Alternative zum Ersatz des proximalen Femurendes bei Tumoren und für alte Patienten mit schwer zerstörtem Knochen nach wiederholten Protheseninstabilitäten oder ausnahmsweise auch nach mißglückten pertrochanteren Trümmerfrakturen.

Die Prinzipien der Verkeilung im Schaft sind auch hier anzuwenden.

Über 90% der Patienten werden beschwerdearm oder gänzlich schmerzfrei. In ⅔ der Fälle kann ein standfestes Bein mit negativem TRENDELENBURG erzielt werden. Zur Verbesserung des Gelenkschlusses ist eine Mehrlänge von etwa 1 cm wünschenswert. Dorsale und mediale Knochenanteile mit wichtigen Muskelansätzen sollen nach Möglichkeit erhalten bleiben. Dadurch wird die muskuläre Führung verbessert.

9.10 Epikritische Einsicht

Die jahrelange Bearbeitung der Probleme um die Totalprothese hat klar werden lassen, daß Begriffe wie «stabil/instabil», «septisch/aseptisch» und «vital/avital» keine scharfen Grenzen kennen können. Wir sind mit ihnen erzogen worden, dachten nur an Tag und Nacht und vergaßen die Dämmerung, den Übergang.

Der Begriff «stabil» reicht von der Zugschraube mit umfassendem direktem, bindegewebsfreiem Knochenkontakt bis zum Pfannenimplantat, das gerade im Begriff ist, den letzten Bezirk bindegewebsfreien Kontaktes zu verlieren und auch dann noch lange Jahre klinisch symptomfrei und «stabil» ist.

Der Begriff «septisch» umfaßt einerseits die Rötung um einen einzelnen Hautfaden oder das belanglose kontaminierte kleine Hämoserom, andererseits den tiefen Infekt mit Schaftosteomyelitis.

Der Begriff «vital» ist ebenfalls nicht abgrenzbar. Revitalisierung eines avitalen Knochens fängt mit der Besiedelung eines leeren Gefäßkanals an und endet mit dem gänzlich vollzogenen HAVERSschen Umbau.

Es war uns ein Anliegen, auf die Relativität vieler anerzogener Vorstellungen hinzuweisen.

Literaturverzeichnis

AFIFI, K.F., JACOB, H.A.: Wear measurements of hip prosthesis with UHMW polyethylene (RCH-1000) socket and chromium plated protasul-10 head (author's transl.). Z. Orthop. *119* (2), 157–162, 1981.

AGLIETTI, P., SALVATI, E.A., WILSON, P.D.: A study of the effectiveness of a surgical unidirectional filtered air flow unit during total prosthetic replacements of the hip. Arch. orthop. Unfall-Chir. *77,* 257–268, 1973.

AHRENS, U., KRANZ, C.: Analysis of forces acting on idealized models of hip joint prostheses. Biomed. tech. (Berlin), *29* (12), 318–325, 1984.

ALDINGER, G. et al.: Computer-aided Manufacture of Individual Endoprosthesis. Arch. Orthop. Trauma. Surg. *102,* 31–35, 1983.

AMSTUTZ, H.C.: Complications of total hip replacement. Clin. Orthop. *72,* 123–137, 1970.

AMSTUTZ, H.C., SMITH, R.K.: Total hip replacement following failed femoral hemiarthroplasty. J. Bone Jt. Surg. *61A,* 1161–1166, 1979.

AMSTUTZ, H.C., MA, S.M., JONNAH, R.H., MAI, L.: Revision of aseptic loose total hip arthroplastics. Clin. Orthop. *170,* 21–33, Oct. 1982.

ANDERSSON, G.B.J., FREEMAN, M.A.R., SWANSON, S.A.V.: Loosening of the cemented acetabular cup in total hip replacement. J. Bone Jt. Surg. *54B,* 590–599, 1972.

ASSHOFF, H.: Beitrag zur Vermeidung der Hüftendoprothesenlockerung. Z. Orthop. *118,* 134–136, 1980.

ANDRE, S., FEUILHADE DE CHAUVIN, P., TIBERI, F., POSTEL, M.: Luxations of the Charnley type and Kerboull-modified Charnley-type total prostheses. Rev. Chir. Orthop. *69* (6), 447–453, 1983.

BADELON, O., DAVID, H., MEYER, L., RADAULT, A., ZUCMAN, J.: Suppurations à mycobacterium fortuitum après prothèse totale de hanche. A propos de 3 cas. Rev. Chir. Orthop. *65,* 39–43, 1979.

BALDURSSON, H., EGUND, N., HANSSON, L.I., SELVIK, G.: Instability and wear of total hip prostheses determined with roentgen stereophotogrammetry. Arch. Orthop. Traumat. Surg. *95,* 257–263, 1979.

BARD, M., BERNAGEAU, J., DJIAN, A., FROT, B., MASSARE, C.: Examen radiologique d'une prothèse de hanche totale. J. Radiol. Electrol. *57*/2, 109, 1976.

BAUER, R., RUSSE, W.: The transgluteal approach in hip joint arthroplasty. Z. Orthop. *122* (1), 48–49, 1984.

BAUMGARTNER, R.L., HACKENBRUCH, W., MUELLER, W.: Early results of the first 100 noncemented Zweymuller prostheses. Acta. Orthop. Belg. *51* (2–3), 382–387, 1985.

BECK, H.: Infektionen nach Alloplastik der Hüfte. Chirurg *48,* 17–21, 1977.

BECKENBAUGH, R.D., ILSTRUP, D.M.: Total hip arthroplasty. J. Bone Jt. Surg. *60A,* 306–313, 1978.

BENEDIKTSDOTTIR, E., KOLSTAD, K.: Non-sporeforming anaerobic bacteria in clean surgical wounds-air and skin contamination. J. Hosp. Infect. *5* (1), 38–49, 1984.

BERGSTRÖM, B., LIDGREN, L., LINDBERG, L.: Radiographic abnormalities caused by postoperative infection following total hip arthroplasty. Clin. Orthop. *99,* 95–102, 1974.

BESSLER, W., SCHAUB, W.: Röntgenologische und szintigraphische Beurteilung von Hüftgelenkstotalprothesen. ROEFO *130,* 546–551, 1979.

BLAIMONT, P., LIBOTTE, M., HALLEUX, P.: Our concept of the cementing of the cotyloid cavity. Acta Orthop. Belg. *51* (2–3), 190–195, 1985.

BOCCO, F., LANGAN, P., CHARNLEY, J.: Changes in the calcar femoris in relation to cement technology in total hip replacement. Clin. Orthop. *128,* 287–295, 1977.

BOITZY, A., ZIMMERMANN, H.: Komplikationen bei Totalprothesen der Hüfte. Arch. orthop. Unfallchir. *66,* 192–200, 1969.

BOMBELLI, R.: Persönliche Mitteilung 1981.

BONNIN, J.G.: Complications of arthroplasty of the hip. J. Bone Jt. Surg. *54B,* 576–577, 1972.

BOSQUET, M., BURSSENS, A., MULIER, J.C.: Long term follow-up results of a femoral megaprosthesis. A review of thirteen patients. Arch. Orthop. Traumat. Surg. *97,* 299–304, 1980.

BOUTIN, P.: L'arthroplastie totale de la hanche par prothèse en alumine. Résultats de 150 cas d'ancrage direct de la pièce acétabulaire. Int. Orthop. *1,* 87–94, 1977.

BRACY, D., WROBLEWSKI, B.M.: Bilateral Charnley arthroplasty as a single procedure. A report on 400 patients. J. Bone Jt. Surg. *63b* (3), 354–356, 1981.

BRADY, L.P., ENNEKING, W.F., FRANCO, J.A.: The effect of operating-room environment on the infection rate after Charnley low-friction total hip replacement. J. Bone Jt. Surg. *57A,* 80–83, 1975.

BREITENFELDER, J., WEIDNER, R.: Die elektrogalvanische Entzündung als Ursache der aseptischen Implantatlockerung bei der Alloarthroplastik des Hüftgelenkes. Z. Orthop. *114,* 867–870, 1976.

BRINKMANN, K.E., HEILMANN, K.: Klinische, röntgenologische und feingewebliche Untersuchungen an ausgelockerten Hüftgelenksprothesen. Arch. orthop. Unfall-Chir. *80,* 333–342, 1974.

BROWN, G.C., LOCKSHIN, M.D., SALVATI, E.A., BULLOUGH, P.G.: Sensitivity to metal as a possible cause of sterile loosening after cobalt-chromium total hip-replacement arthroplasty. J. Bone Jt. Surg. *59A,* 164–168, 1977.

BRYAN, W.J., MCCASKILL, B.L., TULLOS, H.S.: Hip endoprosthesis stabilization with a porous low modulus stem coating: factors influencing stabilization. Clin. Orthop. 125–132, June 1981.

BUCHHOLZ, H.W., GARTMANN, H.D.: Infektionsprophylaxe und operative Behandlung der schleichenden tiefen Infektion bei der totalen Endoprothese. Chirurg *43,* 446–453, 1972.

BUCHHOLZ, H.W.: Tiefe Infektionen nach alloplastischem Hüftgelenksersatz. Langenbecks Arch. Chir. *334,* 547–553, 1973.

BUCHHORN, U., GRISS, P., NIEDERER, P.G., WILLERT, H.G.: Klinische Relevanz von Lockerungszeichen bei Hüftendoprothesen. Z. Orthop. *117,* 685–690, 1979.

BUCHHORN, U., WILLERT, H.G., SEMLITSCH, M., WEBER, H.: Dimensional changes of polyethylene acetabuli in Muller's hip endoprosthesis. Report on measurement methods and their clinical significance. Z. Orthop. *122* (2), 127–135, 1984.

BÜHLER, H.U. et al.: Neuartige chirurgische Spüllösung. Helv. chir. Acta *45,* 143–145, 1978.

DE LA CAFFINIERE, J.Y., ROCOLLE, J.: Arthrotic lumbal spinal canal stenosis and total hip prosthesis. Rev. Chir. Orthop. *69* (4), 323–331, 1983.

CAMBLIN, G.S., MITCHELL, E.S.: Wound infection in an orthopaedic unit. Ulster Med. J. *44*/2, 148–152, 1975.

CARBON, C., BRION, N.V., BARCY, M., THOMAS, M., LAMOTTE-BARRILLON, S.: Tuberculous infection of total hip prosthesis: report on two cases (author's transl.). Ann. Med. Intern. *132* (2), 124–125, 1981.

CARTER, D.R., VASU, R., HARRIS, W.H.: Stress distributions in the acetabular region II. Effects of cement thickness and metal backing of the total hip acetabular component. J. Biomech. *15* (3), 165–170, 1982.

CHARNLEY, J.: A biomechanical analysis of the use of cement to anchor the femoral head prosthesis. J. Bone Jt. Surg. *47B,* 354–363, 1965.

CHARNLEY, J., FOLLACCI, F.M., HAMMOND, B.T.: The long-term reaction of bone to self-curing acrylic cement. J. Bone Jt. Surg. *50B,* 822–829, 1968.

CHARNLEY, J.: Acrylic cement in orthopaedic surgery. Livingstone, Edinburgh/London 1970.

CHARNLEY, J.: Postoperative infection after total hip replacement with special reference to air contamination in the operating room. Clin. Orthop. *87,* 167–187, 1972.

CHARNLEY, J.: Low-friction arthroplasty of the hip. Theory and practice. Springer, Berlin/Heidelberg/New York 1979.

CHARNLEY, J.: The future of total hip replacement. Hip 198–210, 1982.

CHERNEY, D.L., AMSTUTZ, H.C.: Total hip replacement in the previously septic hip. J. Bone Jt. Surg. (Am.) *65* (9), 1256–1265, 1983.

CHIARI, K., ZWEYMÜLLER, K., PALTRINIERI, M., TRENTANI, C., STÄRK, N.: Eine keramische Hüfttotalendoprothese zur zementfreien Implantation. Arch. orthop. Unfall-Chir. *89,* 305–313, 1977.

COLLIS, D.K., STEINHAUS, K.: Total hip replacement without deep infection in a standard operating room. J. Bone Jt. Surg. *58A,* 446–450, 1976.

CONE, R.O., YARU, N., RESNICK, D., GERSHUNI, D., GUERRA, J. Jr.: Intracapsular pressure monitoring during arthrographic evaluation of painful hip prostheses. AJR *141* (5), 885–889, 1983.

COPF, F., HOLZ, U., VESEL, S.: A biomechanical solution for permanent anchoring of artificial hip joint acetabula. Z. Orthop. *121* (3), 265–270, 1983.

COUTTS, R.D., SCHILLER, A.L., HARRIS, W.H.: Subclinical osteomyelitis of the femoral head. Two cases illustrating a special problem in the use of total hip replacement. Clin. Orthop. *86,* 68–72, 1972.

COUDANE, H., SOMMELET, J., CHARPENET, R., HUBERT, F., GROSDIDIER, G., FERY, A., SCHMITT, D., LEDUC, P., LACOSTE, J.: What sood are antibiotics? Apropos of the alleged preventive role of antibiotic therapy in the installation of total hip prostheses (letter). Nouv. Presse Med. *10* (2), 108, 1981.

COVENTRY, M.B., SCANLON, P.W.: The use of radiation to discourage ectopic bone. A nine-year study in surgery about the hip. J. Bone Jt. Surg. *63A* (2), 201–208, 1981.

CROWNINSHIELD, R.D., BRAND, R.A., JOHNSTON, R.C., MILROY, J.C.: An analysis of femoral component stem design in total hip arthroplasty. J. Bone Jt. Surg. *62A,* 68–78, 1980.

CROWNINSHIELD, R.D., PEDERSEN, D.R., BRAND, R.A., JOHNSTON, R.C.: Analytical support for acetabular component metal backing. Hip, 207–215, 1983.

CRUESS, R.L., BIDCEL, W.S., VON KESSLER, K.L.: Infections in total hips secondary to a primary source elsewhere. Clin. Orthop. *106,* 99–101, 1975.

CUPIC, Z.: Long-term follow-up of Charnley arthroplasty of the hip. Clin. Orthop. *141,* 28–43, 1979.

DANCKWARDT-LILLIESTRÖM, G.: Marrow embolism as a cause of circulation block after surgery to the medullary cavity. Europ. Surg. Res. *1,* 174, 1969.[1]

DANCKWARDT-LILLIESTRÖM, G.: Reaming of the medullary cavity and its effect on diaphyseal bone. Acta orthop. scand. Suppl. *128,* 1–153, 1969.[2]

DANDY, D.J., THEODOROU, B.C.: The management of local complications of total hip replacement by the McKee-Farrar technique. J. Bone Jt. Surg. *57B,* 30–35, 1975.

DEBEYRE, J., DOLIVEUX, P.: Les arthroplasties de la hanche. Editions médicales Flammarion, Paris 1954.

DEBRUNNER, H.U.: Die Erwärmung von Knochenzement bei der Polymerisation. Arch. orthop. Unfall-Chir. *78,* 309–318, 1974.

DEBRUNNER, H.U., WETTSTEIN, A.: Die Verarbeitungszeit von Knochenzementen. Arch. orthop. Unfall-Chir. *81,* 291 299, 1975.

DEBRUNNER, H.U.: Untersuchungen zur Porosität von Knochenzementen. Arch. orthop. Unfall-Chir. *86,* 261–278, 1976.

DEBRUNNER, H.U.: Die Aushärtung der Knochenzemente. Symposium in orthop. Chirurgie: Die Hüfte, Kap.28. München 1979.

DECOULX, J.: Le coxonare. Rev. Chir. Orthop. *61*/2 Suppl., 67–72, 1975.

DECOULX, J., LABOURDETTE, P.: A propos du descellement des prothèses totales de hanche. Problèmes diagnostiques et thérapeutiques. Lille Chirurgical *32,* 8–17, 1977.

DICK, W., MORSCHER, E.: Die zementlose Pfannenverankerung. Symposium in orthopädischer Chirurgie: Die Hüfte, München 30.11.–2.12.1979.

DIENEL, R.B., JUNGNICKEL, I., HOLZWEISSIG, F., MANITZ, L., HELLINGER, J.: Micro-movements of cement-fixated hip endoprosthesis shaftes of cadaver femurs. Beitr. Orthop. traumatol. *31* (3), 151–158, 1984.

DOBBS, H.S.: Survivorship of total hip replacements. J. Bone Jt. Surg. *62B,* 168–173, 1980.

DRAENERT, K., RUDIGIER, J., SCHENK, R., HERRMANN, W., WILLENEGGER, H.: Tierexperimentelle Studie zur Histomorphologie des Knochen-Zement-Kontaktes. Chirurg *49,* 276–285, 1978.

DUBOIS, G.: Cell mediated immunity in the preoperative evaluation of hip prosthesis surgery. Rev. Chir. Orthop. *70* (5), 371–376, 1984.

DUBS, L., GSCHWEND, N., MUNZINGER, U.: Sports with a total prosthesis of the hip joint. Schweiz. Z. Sportmed. *32* (1), 20–24, 1984.

DUBS, L., GSCHWEND, N., MUNZINGER, U.: Personal experience with the cementless Endler-Zweymuller prosthesis. Acta Orthop. Belg. *51* (2–3), 394–399, 1985.

DUCHEYNE, P.: Success of prosthetic devices fixed by ingrowth or surface. Acta Orthop. Belg. *51* (2-3), 144-161, 1985.

DUSSAULT, R.G., GOLDMAN, A.B., GHELMAN, B.: Radiologic diagnosis of loosening and infection in hip prostheses. J. Can. Assoc. Radiol. *28*/2, 119-123, 1977.

EGGERT, A., SEIDEL, H., RUHNKE, J.: Beitrag zur Frage periartikulärer Verkalkungen nach totalendoprothetischem Hüftgelenksersatz. Arch. orthop. Unfall-Chir. *87,* 343-348, 1977.

EICHLER, J.: Einjährige Erfahrungen mit der Trochanterplatte nach Totalprothesenaustausch am Hüftgelenk. Orthop. Praxis *11,* 791-798, 1977.

EITEL, F., SCHENK, R.K., SCHWEIBERER, L.: Corticale Revitalisierung nach Marknagelung an der Hundetibia. Unfallheilkunde *83,* 202-207, 1980.

ELMSTEDT, E., LINDHOLM, T.S., NILSSON, O.S., TORNKVIST, H.: Effect of ibuprofen on heterotopic ossification after hip replacement. Acta Orthop. Scand. *56* (1), 25-27, 1985.

ENGELTRECHT, E., HEINERT, K., NIEDER, E.: Reflections on follow-up studies of hip and knee prostheses. Chirurg *54* (4), 221-225, 1983.

ERRICO, T.J., FETTO, J.F., WAUGH, T.R.: Heterotopic Ossification. Incidence and relation to trochanteric osteotomy in 100 total hip arthroplasties. Clin. Orthop. *190,* 138-141, Nov. 1984.

EULENBERGER, J.: Persönliche Mitteilung 1976.

EVANS, E.M., FREEMAN, M.A.R., MILLER, A.J., VERNON-ROBERTS, B.: Metal sensitivity as a cause of bone necrosis and loosening of the prosthesis in total joint replacements. J. Bone Jt. Surg. *56B,* 626-642, 1974.

EYB, R., KNAHR, K.: The effect of prophylaxis for thrombosis on heterotopic ossification following total hip joint replacement. Arch. Orthop. Trauma. Surg. *102* (2), 114-117, 1983.

EYERER, P.: Reader's Letter on: Remagen, W., Morscher, E.: Histological Results with Cement-Free Implanted Hip Joint Sockels of Polyethylene. Arch. Orthop. Trauma. Surg. *103,* 145-151, 1984.

FEITH, R.: Side-effects of acrylic cement implanted into bone. Drukkerij Brakkenstein, Nijmegen 1975.

FERNANDEZ-FAIREN, M., BUENO, L.: Scintigraphic follow-up of the cementless hip prosthesis. Acta Orthop. Belg. *51* (2-3), 400-410, 1985.

FINERMAN, G.A.M., KRENGEL, W.F., LOWELL, J.D., MURRAY, W.R., VOLZ, R.G., BOWERMAN, J.W., GOLD, R.H.: Role of diphosphonate (EHDP) in the prevention of heterotopic ossification after total hip arthroplasty: a preliminary report. Proc. 5th Open Sci. Meeting Hip Soc., St. Louis, C.V. Mosby, Chapter 17, 222-234, 1977.

FITZGERALD, R.H., PETERSON, L.F.A., WASHINGTON, J.A., VAN SCOY, R.E., COVENTRY, M.B.: Bacterial colonization of wounds and sepsis in total hip arthroplasty. J. Bone Jt. Surg. *55A,* 1242-1250, 1973.

FITZGERALD, R.H. Jr., JONES, D.R.: Hip implant infection. Treatment with resection arthroplasty and late total hip arthroplasty. Amer. J. Med. *78* (6B), 225-228, 1985.

FLEISCH, H.: Experimental basis for the clinical use of diphosphonates in Paget's disease of bone. Arthritis and Rheumatism *23,* 1162-1170, 1980.

FORNASIER, V.L., CAMERON, H.U.: The femoral stem/cement interface in total hip replacement. Clin. Orthop. and Rel. Res. *116,* 248-252, 1976.

FREEMAN, M.A.R.: Intramedulläre Schaftverankerung, ihre Nachteile und deren Vermeidung. Orthopäde *7,* 55-61, 1978.

FREEMAN, M.A., BRADLEY, G.W.: ICLH surface replacement of the hip. An analysis of the first 10 years. J. Bone Jt. Surg. (Br.) *65* (4), 405-411, 1983.

FRIEDEBOLD, G., HANSLIK, L., FERBIG, W., SCHOLZ, J.: Effect of a constructive change in the Charnley total hip endoprosthesis on its permanent stability in the bone. Z. Orthop. *121* (3), 260-264, 1983.

GALANTE, J.O.: New developments in hip arthroplasty. Overview of current attempts to eliminate methylmethacrylate. Hip 181-189, 1983.

GARG, A., DELAND, J., WALKER, P.S.: Design of intramedullary femoral stems using computergraphics. Engineering in Medecine MEP Ltd, Vol. 14, No. 2, 1985.

GEBAUER, D., BLUMEL, G.: Extreme loading as cause of aseptic loosening of the total hip endoprosthesis socket and the resultant therapeutic consequences. Aktuel. Traumatol. *13* (4), 154-159, 1983.

GEBAUER, D., BLUMEL, G., MUNZ, T., HUG, F.: Relation of implant positioning to loosening of the acetabular component of total hip prosthesis. Röntgenblätter *36* (8), 248-255, 1983.

GEBAUER, D., BLUMEL, G., RUPP, G.: The role of friction in the loosening process of total endoprosthesis of the hip. Z. Orthop. *121* (5), 634-639, 1983.

GEBAUER, D., WINTER, W., HAGER, H.: Studies on the stress behavior in the interface of total hip prosthesis. Biomed. Tech. (Berlin) *28* (4), 79-83, 1983.

GÉRARD, Y.: Vortrag am Hüftkurs der M.E.Müller-Stiftung. Bern 1979.

GLAESENER, R., JAEGER, J.H., JENNY, G.: La coaptation trochantéro-iliaque dans le traitement de l'arthroplastie totale suppurée de la hanche. J. méd. (Strasbourg) *4,* 915-920, 1973.

GOLDIE, I.F., BUNKETORP, O., GUNTERBERG, B., HANSSON, T., MYRHAGE, R.: Resurfacing arthroplasty of the hip. Biomechanical, morphological, and clinical aspects based on the results of a preliminary clinical study. Arch. Orthop. Traumat. Surg. *95,* 149-157, 1979.

GOLDRING, S.R., SCHILLER, A.L., ROELKE, M., ROURKE, C.M., O'NEILL, D.A., HARRIS, W.H.: The synovial-like membrane at the bone-cement interface in loose total hip replacements and its proposed role inbone lysis. J. Bone Jt. Surg. (Am.) *65* (5), 575-584, 1983.

GRASSHOF, H., REICHELT, A., KLUGE, K., GERKE, D.: Metal allergy in patients with total hip endoprostheses. Beitr. Orthop. Trauma. *31* (6), 299-304, 1984.

GRISS, P., WERNER, E., BUCHINGER, R., HEIMKE, G.: Die Mannheimer Oxidkeramik-Metall-Verbundendoprothesen. Arch. orthop. Unfall-Chir. *87,* 73-84, 1977.

GRISS, P., HEIMKE, G., WERNER, E., BLEICHER, J., JENTSCHURA, G.: Was bedeutet die Resorption des Calcar femoris nach der Totalendoprothesenoperation der Hüfte? Arch. orthop. Traumat. Surg. *92,* 225-232, 1978.[1]

GRISS, P., JENTSCHURA, G., HEIMKE, G.: Zur Technik der Pfannenimplantation bei dysplastischem Acetabulum. Arch. orthop. Traumat. Surg. *93,* 57-63, 1978.[2]

GRUEN, T.A., MCNEICE, G.M., AMSTUTZ, H.C.: «Modes of failure» of cemented stem-type femoral components: a radiographic analysis of loosening. Clin. Orthop. *141,* 17-27, 1979.

GRÜNERT, A., RITTER, G.: Veränderungen physikalischer Eigenschaften der sogenannten Knochenzemente nach Beimischung von Fremdsubstanzen. Arch. orthop. Unfall-Chir. *78,* 336–342, 1974.

HACKENBROCH, M.H., BRUNS, H., HOLBE, R., LECHLEUTHNER, H.: Weitere Erfahrungen mit der Totalendoprothese des Hüftgelenkes. Arch. orthop. Unfall-Chir. *84,* 149–168, 1976.

HA'ERI, G.B., WILEY, A.M.: Total hip replacement in a laminar flow environment with special reference to deep infections. Clin. Orthop. *148,* 163–168, 1980.

HANSEN, F.W., RECHNAGEL, K.: The Monk hip arthroplasty. Preliminary report on the uncemented standard Monk prosthesis. Acta orthop. scand. *48*/4, 394–399, 1977.

HARDINGE, K., WILLIAMS, D., ETIENNE, A., MCKENZIE, D., CHARNLEY, J.: Conversion of fused hips to low friction arthroplasty. J. Bone Jt. Surg. *59B,* 385–392, 1977.

HARDINGE, K., CLEARY, J., CHARNLEY, J.: Low-friction arthroplasty for healed septic and tuberculous arthritis. J. Bone Jt. Surg. *61B,* 144–147, 1979.

HARRIS, W.H., JONES, W.N.: The use of wire mesh in total hip replacement surgery. Clin. Orthop. *106,* 117–121, 1975.

HARRIS, W.H., SCHILLER, A.L., SCHOLLER, J.M., FREIBERG, R.A., SCOTT, R.: Extensive localized bone resorption in the femur following total hip replacement. J. Bone Jt. Surg. *58A,* 612–618, 1976.

HARRIS, W.H., CROTHERS, O., OH, I.: Total hip replacement and femoral head bone-grafting for severe acetabular deficiency in adults. J. Bone Jt. Surg. *59A,* 752–759, 1977.

HARRIS, L.J., TARR, R.R.: Implant failures in orthopaedic surgery. Biomater. Med. Devices Artif. Organs *7,* 243–255, 1979.

HARRIS, W.H., MCCARTHY, J.C. Jr., O'NEILL, D.A.: Femoral component loosening using contemporary techniques of femoral cement fixation. J. Bone Jt. Surg. (Am.) *64* (7), 1063–1067, 1982.

HARRIS, W.H., WHITE, R.E. Jr.: Advantages of metal-backed acetabular components for a total hip replacement: a clinical assessment with a minimum 5 year follow-up. Hip 240–246, 1983.

HARRIS, W.H., ATHANASOULIS, C.A., WALTMAN, A.C., SALZMANN, E.W.: Prophylaxis of deep-vein thrombosis after total hip replacement. Dextran and external pneumatic compression co-pared with 1.2 or 0.3 gram of aspirin daily. J. Bone Jt. Surg. (Am.) *67*(1), 57–62, 1985.

HASSELBACH, C. VON, WITZEL, U., MÜLLER, K.H.: The sliding bearing prosthesis as a result of biomechanical, clinical and mathematical analyses of different total hip endoprostheses. Unfallheilkunde *87*(5), 205–215, 1984.

HASTINGS, D.E., PARKER, S.M.: Protrusio acetabuli in rheumatoid arthritis. Clin. Orthop. *108,* 76–83, 1975.

HEILMANN, K., DIEZEL, P.B., ROSSNER, J.A., BRINKMANN, K.A.: Morphological studies in tissues surrounding alloarthroplastic joints. Virchows Arch. Path. Anat. and Histol. *366*/2, 93–106, 1975.

HEISEL, J., MITTELMEIER, H., STEYNS, H.: Results of infection Prevention in hip joint alloarthroplasty with cefemandole. Z. Orthop. *122* (5), 723–732, 1984.

HEPP, W.R., JÄGER, R.: Indikation und Behandlungsergebnisse mit sogenannten Tumorprothesen bei jüngeren Patienten. Orthop. Praxis *12,* 1009–1011, 1979.

HEYWOOD, A.W.: Arthroplasty with a solid bone graft for protrusio acetabuli. J. Bone Jt. Surg. *62B,* 332–336, 1980.

HINDERLING, T., RÜEGSEGGER, P., ANLIKER, M., DIETSCHI, C.: Computed tomography reconstruction from hollow projections: an application to in vivo evaluation of artificial hip joints. J. Comput. Assist. Tomogr. *3,* 52–57, 1979.

HUGGLER, A.H., JACOB, H.A.C., SCHREIBER, A.: Biomechanische Analyse der Lockerung von Femurprothesen. Arch. Orthop. Traumat. Surg. *92,* 261–272, 1978.

HUGHES, P.W., SALVATI, E.A., WILSON, P.D. Jr., BLUMENFELD, E.L.: Treatment of subacute sepsis of the hip by antibiotics and joint replacement. Criteria for diagnosis with evaluation of twenty-six cases. Clin. Orthop. *141,* 143–157, 1979.

HUNTER, G.A.: The results of reinsertion of a total hip prosthesis after sepsis. J. Bone Jt. Surg. *61B,* 422–423, 1979.[1]

HUNTER, G.A., WELSH, R.P., CAMERON, H.U., BAILEY, W.H.: The results of revision of total hip arthroplasty. J. Bone Jt. Surg. *61B,* 419–421, 1979.[2]

HUPFAUER, W., ULATOWSKI, L.: Thermographische Messungen der Polymerisationstemperaturen thermoplastischer Kunststoffe. Arch. orthop. Unfallchir. *70,* 70–82, 1981.

ITAMI, Y., AKAMATSU, N., TOMITA, Y., NAGAI, M., NAKAJIMA, I.: A clinical study of the results of cementless total hip replacement. Arch. Orthop. Traumat. Surg. *102* (1), 1–10, 1983.

JÄGER, M., KÜSSWETTER, W., RUTT, J., UNGETHÜM, M., BURKHARDT, R.: Experimentelle Torsionslockerungen technisch verschieden implantierter Hüftendoprothesenpfannen. Z. Orthop. *112,* 34–44, 1974.

JÄGER, M., UNGETHÜM, M.: Mechanik und Prothesentypen. Münch. med. Wschr. *118*/22, 693–700, 1976.

JÄGER, M., BALDA, B.R.: Loosening of a total hip prosthesis at contact allergy due to benzoyl peroxide. Arch. Orthop. Traumat. Surg. *94,* 175–178, 1979.

JOSEFSSON, G., LINDBERG, L., WIKLANDER, B.: Systemic antibiotics and gentamicin-containing bone cement in the prophylaxis of postoperative infections in total hip arthroplasty. Clin. Orthop. 194–200, Sept. 1981.

JUDET, R.: Reprise de prothèses scellées par prothèses sans ciment. Rev. Chir. Orthop. *61*/2, 97–99, 1975.

KALLENBERGER, A., SCHNEIDER, H.R.: Untersuchungen zur Gewebeverträglichkeit von Implantatmaterialien: Die Wirkung von Implantatkunststoffen und Implantatmetallen auf kultivierte menschliche Fibroblasten. Schweiz. Mschr. Zahnheilk. *85,* 357–371, 1975.

KIRSCHNER, P.: Experimentelle Untersuchungen mechanischer und chemischer Eigenschaften von Knochenzementen nach Langzeitimplantation im menschlichen Körper. Habilitationsschrift Mainz, 1978.

KNIGHT, W.E.: Femoral plugging using cancellous bone. Clin. Orthop. *163,* 167–169, Mar. 1982.

KONERMANN, H.: Oberschenkelschaftfrakturen nach Corticalisfensterung und deren Vermeidung. Arch. orthop. Unfall-Chir. *85,* 319–336, 1975.

KONERMANN, H., HUPFAUER, W.: Zur Biomechanik der Prothesenstellung bei Reimplantaten. Orthop. Praxis *1*/XIII, 23–31, 1977.

KRANZ, C., VOORHOEVE, A.: Stress- and strain analyses of the titanium-net-cement-construction of total hip joint prosthesis by using a simplified finite-element-model (author's transl.). Biomed. Tech. (Berlin) *27* (1-2), 16-23, Jan./Feb. 1982.

KRANZ, C., ECKE, H., AHRENS, U., PADERBERG, W.: Effect of shaft shape on the stress distribution of hip endoprostheses in the femoral cortical layer. A technical and clinical study. Biomed. Tech. (Berlin) *28* (12), 309-315, 1983.

KRISTEN, H., BÖSCH, P., BEDNAR, H., PLENK, H.: Verträglichkeitsuntersuchungen von Holz im Knochengewebe. Arch. orthop. Unfall-Chir. *89,* 1-14, 1977.

KRISTIANSEN, B. et al.: Dislocation Following Total Hip Arthroplasty. Arch. Orthop. Traumat. Surg. *103,* 375-377, 1985.

KUNER, E.H.: Über verschiedene Knochenzemente. Akt. Traumatol. *3,* 263-267, 1973.

KUSSWETTER, W., RUTT, A.: Problems and risks in cement-free hip endoprostheses. Aktuel. Probl. Chirurg. Orthop. *29,* 8-12, 1985.

LANGENSKIÖLD, A., RISKA, E.B.: Haematogenous salmonella infection around a metal hip endoprosthesis. Acta orthop. scand. *38,* 220-225, 1967.

LANGLAIS, F.: Prothèses articulaires: facteurs biologiques et mécaniques de tolérance. Cahiers d'enseignement de la 2e série, pp. 15-42, 1983.

LEDDY, J.P., GRANTHAM, S.A., STINCHFIELD, F.E.: Hip-mold arthroplasty and postoperative infection. J. Bone Jt. Surg. *53A,* 37-46, 1971.

LEYVRAZ, P.F., RICHARD, J., BACHMANN, F., VAN MELLE, G., TREYVAUD, J.M., LIVIO, J.J., CANDARDJIS, G.: Adjusted versus fixed-dose subcutaneous heparin in the prevention of deep-vein thrombosis after total hip replacement. New Engl. J. Med. *309* (16), 954-958, 1983.

LIDGREN, L., CARLSSON, A., LINDBERG, L.: Antibiotikabehandlung bei infizierten totalen Gelenkplastiken. Orthop. Praxis *5*/XIII, 344-347, 1977.

LIMBIRD, T.J.: Hemophilus influences infection of a total hip arthroplasty. Clin. Orthop., 182-184, 1985.

LINDER, L.: Die Gewebsverträglichkeit von bariumsulfathaltigem und bariumsulfatfreiem Knochenzement. Arch. orthop. Unfall-Chir. *89,* 179-185, 1977.

LINDER, L., HANSSON, H.A.: Ultrastructural aspects of the interface between bone and cement in man. Report of three cases. J. Bone Jt. Surg. (Br.) *65* (5), 646-649, 1983.

LINDER, L., LINDBERG, L., CARLSSON, A.: Aseptic loosening of hip prosthesis. A histologic and enzyme histochemical study. Clin. Orthop. *175,* 93-104, May 1983.

LINDGREN, U., ELMROS, T., HOLM, S.E.: Bacteria in hip surgery. A study of routine aerobic and anaerobic cultivation from skin and closed suction wound drains. Acta orthop. Scand. *47,* 320-323, 1976.

LINTNER, F.: Die Ossifikationsstörung an der Knochenzement-Knochengrenze. Histologische und chemische Untersuchung. Experiment und Klinik. Acta Chirurgica Austriaca, Suppl. Nr. 48, 1-17, 1983.

LINTNER, F., BOSCH, P., BRAND, G., KNAHR, K.: Comparative studies on necrosis susceptibility of capsular tissue in arthrosis and endoprosthetic joint replacement. Z. Orthop. *122* (5), 686-691, 1984.

LIONBERGER, D., WALKER, P.S., GRANHOLM, J.: Effects of prosthetic acetabular replacement on strains in the pelvis. J. Orthop. Res. *3* (3), 372-379, 1985.

LORD, G.A., HARDY, J.R., KUMMER, F.J.: An uncemented total hip replacement: experimental study and review of 300 madreporique arthroplasties. Clin. Orthop. *141,* 2-16, 1979.

LORD, G., MAROTTE, J.H., BLANCHARD, J.P., GUILLAMON, J.L., GOUTARD, L.: Replacement of loose cemented total prosthesis of the hip by cementless prosthesis of the madroporic type (author's transl.). Rev. Chir. Orthop. *68* (3), 179-188, 1982.

LORD, G., BANCEL, P.: The madreporic cementless total hip arthroplasty. New experimental data and a seven-year clinical follow-up study. Clin. Orthop. *176,* 67-76, June 1983.

MCBRIDE, E.D.: A metallic femoral head prosthesis for the hip joint. J. int. Coll. Surg. *15*/4, 498-503, 1951.

MCFARLAND, B., OSBORNE, G.: Approach to the hip: a suggested improvement on Kocher's method. Bone Jt. Surg. (Br.) *36B,* 364-367, 1954.

MCLAUGHLIN, R.E., ALLEN, J.R.: Total hip replacement in the previously infected hip. South. Med. J. *70*/5, 573-575, 1977.

MACLENNAN, I., KEYS, H.M., EVARTS, C.M., RUBIN, P.: Usefulness of postoperative hip irradiation in the prevention of heterotopic bone formation in a high risk group of patients. Int. J. Radiat. Oncol. Biol. Phys. *10* (1), 49-53, 1984.

MALLORY, T.H.: Sepsis in total hip replacement following pneumococcal pneumonia. A case report. J. Bone Jt. Surg. *55A,* 1753-1754, 1973.

MALLORY, T.H.: The evolution of the Buck-32 total hip prosthesis. Clin. Orthop. *147,* 148-153, 1980.

MAROTTE, J.H., FROTTIER, J., CAZALET, G., LORD, G., BLANCHARD, J.P., QUILLAMON, J.L.: Preventive antibiotic therapy and postoperative infection in orthopedic. Surgery 1983, total hip prostheses.

MATTINGLY, D.A., HOPSON, C.N., KAHN, A., GIANNLSTRAS, N.J.: Aseptic loosening in metal-backed acetabular components for total hip replacement. A minimum five year follow-up. J. Bone Jt. Surg. (Am.) *67* (3), 387-391, 1985.

MENON, T.J., THJELLESEN, D., WROBLEWSKI, B.M.: Charnley low-friction arthroplasty in diabetic patients. J. Bone Jt. Surg. (Brit.) *65* (5), 580-581, 1983.

MENON, T.J., WROBLEWSKI, B.M.: Charnley low friction arthroplasty in patients with psoriasis. Clin. Orthop. *176,* 127-128, June 1983.

MERLE D'AUBIGNÉ, R.: Reposition with arthroplasty for congenital dislocation of the hip in adults. J. Bone Jt. Surg. *34B,* 22-29, 1952.

MERX, J.: Stabilisierung der knöchernen Hüftpfanne bei Auswechslung der Kunststoffpfanne. Orthop. Praxis *1*/XIII, 48, 1977.

MICHEL, F., PICAULT, C., MICHEL, C.R., MOUILLESSEAUX, B., MARTELET, A.: 6532 total hip prostheses, 1968-1983. Study of the results with a minimum follow-up of 10 years. Acta Orthop. Belg. *51* (2-3), 426-433, 1985.

MILEY, G.B., SCHELLER, A.D. Jr., TURNER, R.H.: Medical and surgical treatment of the septic hip with one-stage revision arthroplasty. Clin. Orthop. *170,* 76-82, Oct. 1982.

MILLER, A.J.: Late fracture of the acetabulum after total hip replacement. J. Bone Jt. Surg. *54B,* 600-606, 1972.

MJOBERG, B., HANSSON, L.I., SELVIK, G.: Instability of total hip prostheses at rotational stress. A roentgen stereophotogrammetric study. Acta Orthop. Scand. *55* (5), 504-506, 1984.

MODIG, J., BORG, T., BAGGE, L., SALDEEN, T.: Role of extradural and of general anaesthesia in fibrinolysis and

coagulation after total hip replacement. Br. J. Anaesth. *55* (7), 625–629, 1983.
MORSCHER, E.: Persönliche Mitteilung 1981.
MORSCHER, E., SCHMASSMANN, A.: Failures of total hip arthroplasty and probable incidence of revision surgery in the future. Calculations according to a mathematical model based on a ten years' experience in total hip arthroplasty. Arch. Orthop. Traumat. Surg. *101* (2), 137–143, 1983.
MORSCHER, E., MOULIN, P.: The noncemented acetabulum in total hip arthroplasty. Acta Orthop. Belg. *51* (2–3), 345–357, 1985.
MOTTA, A., ENGLARO, G., CALLEA, C.: La protesi dolorosa d'anca esaminata con radioisotopi (nota preventiva). Chir. Organi Mov. *63*/2, 169–175, 1976.
MUHR, G., STOCKHUSEN, H., MÜLLER, O.: Die Hüftarthroplastik mit isoelastischen Totalprothesen im Tierexperiment. Arch. orthop. Unfall-Chir. *86,* 115–128, 1976.
MÜLLER, M.E.: Total hip replacement: planning, technique and complications. In: Cruess, R.L., Mitchell, N.S.: Surgical management of degenerative arthritis of the lower limb, Chapter 10, 91–113. Lea & Febiger, Philadelphia 1975.
MÜLLER, M.E., ELMIGER, B.: Coxarthrose. 10-Jahres-Ergebnisse der sog. Setzholz-Totalprothese. Orthopäde *8,* 73–74, 1979.
MÜLLER, M.E.: Does the perfect total hip prosthesis actually exist? Future perspectives. Acta Orthop. Belg. *51* (2–3), 436–441, 1985.
MÜNZENBERG, K.J., DENNERT, R.: Pfannenlockerung bei Hüfttotalprothesen infolge altersabhängigen Knochensubstanzverlustes. Z. Orthop. *113*/5, 947–951, 1975.
MÜNZENBERG, K.J.: Zur Dauerhaftigkeit der Zement-Knochen-Verbindung. Orthop. Praxis *12,* 1092–1094, 1976.
MURRAY, W.R., RODRIGO, J.J.: Arthrography for the assessment of pain after total hip replacement. A comparison of arthrographic findings in patients with and without pain. J. Bone Jt. Surg. *57A,* 1060–1065, 1975.
MURRAY, W.R.: Use of antibiotic containing bone cement. Clin. Orthop. *190,* 89–95, Nov. 1984.
NELSON, C.L., HAYNES, D.W., WEBER, M.J., MCLEOD, P.C.: Device and method for controlling cement thickness. Clin. Orthop. *151,* 160–164, 1980.
NIEDERER, P.G., CHIQUET, C., EULENBERGER, J.: Hüftendoprothesen mit oberflächenstrukturierten Verankerungsschäften. Unfallheilkunde *81,* 205–210, 1978.
NOLAN, D.R., FITZGERALD, R.H., BECKENBAUGH, R.D., COVENTRY, M.B.: Complications of total hip arthroplasty treated by reoperation. J. Bone Jt. Surg. *57A,* 977–981, 1975.
NORDEN, C.W.: Antibiotic prophylaxis in orthopedic surgery. Clin. Orthop. *114,* 203–206, 1976.
OEST, O., MÜLLER, K., HUPFAUER, W.: Die Knochenzemente. Enke, Stuttgart 1975.
OEST, O., SETTER, M., HARTUNG, A., NÖH, E.: Can the radiographic examination be considered as an objective method to reveal loosening of total hip endoprosthesis? In: Gschwend, N., Debrunner, H.U.: Total hip prosthesis. Huber, Bern/Stuttgart/Wien 1976.
OH, I., HARRIS, W.G.: Design concepts, indications, and surgical technique for use of the protrusio shell. Clin. Orthop. *162,* 175–182, Jan./Feb. 1982.
OH, I., MERCKX, D.B., HARRIS, W.H.: Acetabular cement compactor. An experimental study of pressurization of cement in the acetabulum in total hip arthroplasty. Clin. Orthop. *177,* 289, 293, Jul./Aug. 1983.
OHNSORGE, J., KROESEN, A.: Thermoelektrische Temperaturmessungen des abhärtenden Knochenzementes «Palacos». Z. Orthop. *106,* 476–482, 1969.[1]
OHNSORGE, J., GOEBEL, G.: Oberflächentemperaturen des abhärtenden Knochenzementes Palacos beim Verankern von Metallendoprothesen im Oberschenkelmarkraum. Arch. orthop. Unfall-Chir. *67,* 89–100, 1969.[2]
OHNSORGE, J., LÖER, F., GRAF STENBOCK-FERMOR, N.: Mechanische Schädigung des Spongiosalagers bei der Implantation von Totalendoprothesen. Orthop. Praxis *12,* 1006–1008, 1979.
OLERUD, S., KARLSTROM, G.: Hip arthroplasty with an extended femoral stem for salvage procedures. Clin. Orthop. *191,* 64–81, Dec. 1984.
O'NEILL, D.A., HARRIS, W.H.: Failed total hip replacement: assessment by plain radiographs, arthrograms, and aspiration of the hip joint. J. Bone Jt. Surg. (Am.) *66* (4), 540–546, 1984.
OONISHI, H., ISHA, H., HASEGAWA, T.: Mechanical analysis of the human pelvis and its application to the artificial hip joint – by means of the three dimensional finite element method. J. Biomech. *16* (6), 427–444, 1983.
PARKINSON, J.R., EVARTS, C.M., HUBBARD, L.F.: Radiation therapy in the prevention of heterotopic ossification after total hip arthroplasty. Hip 211–227, 1982.
PERREN, S.M., GANZ, R., RÜTER, A.: Mechanical induction of bone resorption. 4th Int. Osteol. Symp., Prag 1972.
PETERS, G., BIEHL, G., HAUSER, U.: Experimentelle Untersuchungen über die Wärmeentwicklung im Knochen bei der Polymerisation von Polymethylmethacrylat. Saarl. Ärztebl. *11,* 637, 1970.
PILLIAR, R.M., BRATINA, W.J.: Micromechanical bonding at a porous surface structured implant interface – the effect on implant stressing. J. Biomed. Eng. *2,* 49–53, 1980.
PIZZOFERRATO, A.: Evaluation of the tissue response to the wear products of the hip joint endo-arthroprosthesis. Biomater. Med. Devices Artif. Organs. *7,* 257–262, 1979.
PLAUE, R., STÄDTLER, J.: Infizierte Hüftendoprothesen – ein aktuelles Problem. Z. Orthop. *113*/6, 965–973, 1975.
PLITZ, W., GRISS, P.: Clinical, histo-morphological and material related observations on removed aluminaceramic hip components. Implant Retrieval: Material and Biological Analysis. National Bureau of Standards Gaitherburg, MD 20234, May 13, 1980, US Department of Commerce.
PLITZ, W., WALTER, A., JAGER, M.: Material specific wear of ceramic/ceramic sliding surfaces in revised hip endoprostheses – clinical and technological considerations. Z. Orthop. *122* (3), 299–303, 1984.
POLLARD, J.P., HUGHES, S.P., SCOTT, J.E., EVANS, M.J., BENSON, M.K.: Antibiotic prophylaxis in total hip replacement. Br. Med. J. 1 (6165), 707–709, 1979.
POSS, R., PRATT, G.W. Jr., CHUNG, J.K.: An evaluation of total hip replacement cementing technique using sonic resonance. Engineering Medicine MEP Ltd. *13* (4), 191–196, 1984.

POSTEL, M. et al.: Arthroplastie totale de hanche. Springer, Berlin/Heidelberg/New York/Tokyo 1985.
POSTEL, M., KERBOUL, M., EVRARD, J., COURPIED, J.P.: Arthroplastie totale de hanche. Springer, Berlin/Heidelberg/New York/Tokyo 1985.
PROBST, K.J., BAAKE, M.: Röntgenstereoverfahren in der Orthopädie. Orthopäde *5,* 195-204, 1976.
RAND, J.A., MORREY, B.F., BRYAN, R.S.: Management of the infected total joint arthroplasty. Orthop. Clin. North (Am.) *15* (3), 491-504, 1984.
REFIOR, H.J., STÜRZ, H.: Erfahrungen mit der Alloarthroplastik bei Tumoren und Metastasen des coxalen Femurendes und des proximalen Humerus. Arch. orthop. Unfall-Chir. *89,* 139-155, 1977.
REFIOR, H.J.: Experiences with the cement-free seating of total hip joint endoprostheses in chronic polyarthritis. Aktuel. Probl. Chir. Orthop. *29,* 44-46, 1985.
REICHELT, A., RIEDL, K.: Ursachen isolierter Pfannenlockerungen nach Implantation von Hüftgelenkstotalprothesen. Orthop. Praxis *1*/XIII, 15-17, 1977.
RETTIG, H.: Die Oberschenkelfraktur als Komplikation der Totalprothesenimplantation des Hüftgelenkes. Akt. Traumat. *6,* 45-49, 1976.
REIKERAS, O.: Ten years follow-up of Müller hip replacements. Acta Orthop. Scand. *53* (6), 919-922, 1982.
REMAGEN, W., MORSCHER, E.: Histological results with cementfree implanted hip joint sockets of polyethylene. Arch. Orthop. Traumat. Surg. *103* (3), 145-151, 1984.
REPO, R.U. et al.: Glass-ceramic Metal Composite Bone Fixation: Effect of Surface Parameters. Arch. Orthop. Traumat. Surg. *103,* 367-370, 1985.
RHINELANDER, F.W.: Effects of medullary nailing on the normal blood supply of diaphyseal cortex. Amer. Acad. orthop. Surg. *22,* 161-187, 1973.
RING, P.A.: Uncemented acetabular replacement. Arch. Orthop. Traumat. Surg. *101* (4), 225-229, 1983.
RITTER, G., GRÜNERT, A., SCHWEIKERT, C.H.: Biomechanische Ursachen von Lockerung und Bruch der Hüftendoprothesen. Arch. orthop. Unfall-Chir. *77,* 154-164, 1973.
RITTER, G., GRÜNERT, A., SCHWEIKERT, C.H.: Die Zuggurtungs-Hüftendoprothese. Arch. orthop. Unfall-Chir. *86,* 1-14, 1976.
RITTER, M.A., RANDOLPH, J.C.: Bilateral total hip arthroplasty: a simultaneous procedure. Acta orthop. scand. *47,* 203-208, 1976.
RITTER, H., DEGE, U., KUBBA, R.: Initial experiences with a total knee prosthesis implanted without bone cement. Arch. Orthop. Traumat. Surg. *95,* 89-93, 1979.
RITTER, M.A., STRINGER, E.A.: Bilateral total hip arthroplasty: a single procedure. Clin. Orthop. *149,* 185-190, 1980.
RITTER, M.A., STRINGER, E.A., LITTRELL, D.A., WILLIAMS, J.G.: Correlation of prosthetic femoral head size and/or design with longevity of total hip arthroplasty. Clin. Orthop. *176,* 252-257, June 1983.
RITTER, M.A., SIEBER, J.M.: Prophylactic indomethacin for the prevention of heterotopic bone formation following total hip arthroplasty. Clin. Orthop. *196,* 217-225, June 1985.
RITTMANN, W.W., PERREN, S.M.: Corticale Knochenheilung nach Osteosynthese und Infektion. Springer, Berlin/Heidelberg/New York 1974.
ROASENDA, F., LORENZI, G.L.: Moderni orientamenti nel trattamento con osteosintesi delle fratture diafisarie. LIV. Congresso della Società Italiana di Ortopedia e Traumatologia, Roma 1969.
ROHLMANN, A., MOSSNER, U., BERGMANN, G., KOLBEL, R.: Finite-element-analysis and experimental investigation in a femur with hip endoprosthesis. J. Biomech. *16* (9), 727-742, 1983.
RÖHRLE, H., SCHOLTEN, R., SOLLBACH, W., RITTER, G., GRÜNERT, A.: Der Kraftfluß bei Hüftendoprothesen. Arch. orthop. Unfall-Chir. *89,* 49-60, 1977.
ROLES, N.C.: Infection in total prosthesis replacement of the hip and knee joints. Proc. roy. Soc. Med. *64,* 636-638, 1971.
ROSEMEYER, B., PFÖRRINGER, W.: Zur Problematik des Hüftgelenksersatzes mit Prothesenteilen aus Polyester. Arch. orthop. Unfall-Chir. *85,* 111-117, 1976.
ROSSAK, K., BRINKMANN, K.E.: Erste Erfahrungen mit einer zementlos zu verankernden Keramikprothese zur Austauschoperation ausgelockerter Totalendoprothesen. Z. Orthop. *115,* 290-299, 1977.
ROTH, B. et al.: Intraoperative Wundspülung mit einem neuartigen lokalen Antiseptikum. Helv. chir. Acta *52,* 61-65, 1985.
RUBIN, R., SALVATI, E.A., LEWIS, R.: Infected total hip replacement after dental procedures. Oral Surg. Med. Path. *41,* 18-23, 1976.
RUCKELSHAUSEN, M.C.: Haltbarkeitserwartung von Hüfttotalprothesen in Abhängigkeit von Verschleiß, Reibungskoeffizient und Kopfdurchmesser. In: Cotta, H., Schulitz, K.P.: Der totale Hüftgelenkersatz, 28-33. Thieme, Stuttgart 1973.
RUDICEL, S.: Para-articular (ectopic or heterotopic) ossification following total hip prosthesis. Orthopaed. *14* (1), 54-57, 1985.
RUDIGIER, J., DRAENERT, K., GRÜNERT, A., RITTER, G., KRIEG, H.: Biologische Effekte von Bariumsulfat als Röntgenkontrastmittelbeimengung in Knochenzementen. Arch. orthop. Unfall-Chir. *86,* 279-290, 1976.
RUDIGIER, J., DRAENERT, K., GRÜNERT, A., RITTER, G.: Zur Problematik von Kontrastmittelbeimengungen in Knochenzementen. Akt. Traumat. *7,* 35-48, 1977.
RÜTT, A.: Zur Aetiopathogenese der aseptischen Auslockerung von Hüftgelenktotalendoprothesen. Arch. orthop. Unfall-Chir. *88,* 139-152, 1977.
SALVATI, E.A., CHEKOFSKY, K.M., BRAUSE, B.D., WILSON, P.D. Jr.: Reimplantation in infection: a 12 year experience. Clin. Orthop. *170,* 62-75, Oct. 1982.
SALVATI, E.A., ROBINSON, R.P., ZENO, S.M., KOSLIN, B.L., BRAUSE, B.D., WILSON, P.D. Jr.: Infection rates after 3175 total hip and total knee replacements performed with and without a horizontal unidirectional filtered airflow system. J. Bone Jt. Surg. (Am.) *64* (4), 525-535, 1982.
SARMIENTO, A., GRUEN, T.A.: Radiographic analysis of a low-modulus titanium alloy femoral total hip component. Two to six-year follow-up. J. Bone Jt. Surg. (Am.) *67* (1), 48-56, 1985.
SAVINO, A.W., ANDERSSON, G.B., ANDRIACCHI, T.P., HAMPTON, S., GALANTE, J.O.: The influence of femoral stem thickness and implantation technique on the strength of the bone cement bond. Acta Orthop. Scand. *53* (1), 23-27, Feb. 1982.

SAXER, U., DRAENERT, K.: Das infizierte Hüftgelenk. Symp. in orthop. Chir. Die Hüfte, München 1979.

SCOTT, W.W. Jr., RILEY, L.H. Jr., DORFMAN, H.D.: Focal lytic lesions associated with femoral stem loosening in total hip prosthesis. AJR *144* (5), 977–982, 1985.

SEIDEL, H.: Polyäthylen-Dübel zur Verankerung von Totalendoprothesen mit Knochenzement im Femurschaft. Chirurg *50,* 262–263, 1979.

SEL, H.J. DEL, CHARNLEY, J.: Total hip replacement following infection in the opposite hip. Clin. Orthop. *141,* 138–142, 1979.

SEMLITSCH, M. et al.: Neue Werkstoffpaarung Al_2O_3-Keramik/Polyaethylen zur Verminderung des Polyaethylenabriebs bei Gelenkpfannen von Hüftprothesen. Medizinisch-Orthopädische Technik *6,* 143–144, 1975.

SEMLITSCH, M., DE CARVAJAL, A.: Increased frictional torque developed at the interface between the metal ball and polyethylene cup in a Müller total hip endoprosthesis after 5 years implantation. Sulzer Med. Eng. Dept. Report Nr. 1134, 1975.

SEMLITSCH, M., LEHMANN, M., WEBER, H., DÖRRE, E., WILLERT, H.G.: Neue Perspektiven zur verlängerten Funktionsdauer künstlicher Hüftgelenke durch Werkstoffkombination Polyäthylen-Aluminiumoxidkeramik-Metall. Med. orthop. Techn. *96,* 152–160, 1976.[1]

SEMLITSCH, M.: Persönliche Mitteilung, 1976.[2]

SEMLITSCH, M., KELLER, R., WILLERT, H.G.: Polymerisationsschwindung von PMMA-Knochenzementen. Z. Orthop. *117,* 684, 1979.

SLOOFF, T.J.J.H.: De invloed van het acrylcement bij de fixatie van de heupendoprothese. Thoben Offset, Nijmegen 1970.

SLOOFF, T.J.J.H., FEITH, R., BIJVOET, O.L.M., NOLLEN, A.J.G.: The use of a diphosphonate in para-articular ossifications after total hip replacement. Acta orthop. Belg. *40,* 820–828, 1974.

SLOOFF, T.J.J.H., SCHAAPSMEERDERS, F., VAN DE SANDT, H.M., VAN RENS, J.G.: Treatment of forty loosened total hip replacements. Acta orthop. Belg. *42*/5, 492–500, 1976.

SUEZAWA, Y., DIETSCHI, C.: Prothesenwechsel am Hüftgelenk. Z. Orthop. *115*/2, 159–167, 1977.

SWANSON, S.A.V., FREEMAN, M.A.R.: Die wissenschaftlichen Grundlagen des Gelenkersatzes. Springer, Berlin/Heidelberg/New York 1979.

SWANSON, R.L., EVARTS, C.M.: Dual-Lock total hip arthroplasty. A preliminary experience. Clin. Orthop. *191,* 224–231, Dec. 1984.

SCHATZKER, J., HASTINGS, D.E., MCBROOM, R.J.: Acetabular reinforcement in total hip replacement. Arch. Orthop. Traumat. Surg. *94,* 135–141, 1979.

SCHEIER, H., SANDEL, J.: Wear affecting the plastic cup in metal-plastic endoprostheses. In: Gschwend, N., Debrunner, H.U.: Total hip prosthesis. Huber, Bern/Stuttgart/Wien 1976.

SCHELLMANN, W.D., VITTALI, H.P.: Diagnostik der Lockerung von Hüftgelenkstotalprothesen. Chir. Praxis *19*/1, 109–113, 1975.

SCHENK, R.: Persönliche Mitteilung, 1981.

SCHLEGEL, K.F.: Trägt der Adamsche Bogenstachel die Endoprothese? Orthop. Praxis *12,* 637–640, 1976.

SCHNEIDER, R.: Der Mechanismus der Protheseninstabilität an der Hüfte. Helv. chir. Acta *43,* 731–734, 1976.

SCHNEIDER, R.: Totalprothese der Hüfte: Die Verkeilung der Schaftprothese als Prinzip. Unfallheilkunde *81,* 255–260, 1978.[1]

SCHNEIDER, R.: Die infizierte Totalprothese. Helv. chir. Acta *45,* 553–566, 1978.[2]

SCHNEIDER, R.: Infekt und Stabilität. Lokalbehandlung chirurgischer Infektionen. Huber, Bern/Stuttgart/Wien 1979.

SCHNEIDER, R.: Die Armierung der Pfanne bei der Totalendoprothese der Hüfte. Unfallheilkunde *83,* 482–488, 1980.

SCHNEIDER, R., EULENBERGER, J.: Vorträge an Hüftkursen der M.E. Müller-Stiftung Bern, 1977–1981.

SCHREIBER, A., DIETSCHI, C., HUGGLER, A.H.: Klinische und biomechanische Probleme bei der Hüfttotalprothese. Helv. chir. Acta *42,* 47–59, 1975.

SCHREIBER, A., JACOB, H.A., ZULLIG, R.: Freeman's double-cup total hip endoprosthesis. Clinical results and biomechanical studies. Z. Orthop. *122* (1), 62–68, 1984.

SCHULITZ, K.P., DUSTMANN, H.O.: Komplikationen der Totalendoprothese. Arch. orthop. Unfall-Chir. *85*/1, 33–50, 1976.

SCHULITZ, K.P., HÜWEL, R., GÄRTNER, B.: Die Erfolgsaussichten nach Prothesenwechsel aseptischer Hüften – Probleme der Osteolyse. Orthop. Praxis *1*/XIII, 12–14, 1977.[1]

SCHULITZ, K.P., GÄRTNER, B., HÜWEL, R.: Schwingungsmechanische Methode zur Erfassung einer Prothesenlockerung. Orthop. Praxis *1,* 42–44, 1977.[2]

SCHULITZ, K.P., WINKELMANN, W., SCHOENING, B.: The prophylactic use of antibiotics in alloarthroplasty of the hip joint for coxarthrosis. Arch. Orthop. Traumat. Surg. *96,* 79–82, 1980.

SCHUMM, F., STÖHR, M., BAUER, H.L., ECK, TH.: Läsionen peripherer Nerven bei totalem Hüftgelenkersatz. Z. Orthop. *113,* 1065–1069, 1975.

SCHUPPLER, J., REMAGEN, W.: Morphological and morphometric studies on bone in total endoprostheses. In: Gschwend, N., Debrunner, H.U.: Total hip prosthesis. Huber, Bern/Stuttgart/Wien 1976.

SCHWAN, A., BENGTSSON, S., HAMBRAEUS, A., LAURELL, G.: Airborne contamination and postoperative infection after total hip replacement. Acta orthop. scand. *48*/1, 86–94, 1977.

SCHWEIBERER, L., VAN DE BERG, A., DAMBE, L.: Das Verhalten der intraossären Gefäße nach Osteosynthese der frakturierten Tibia des Hundes. Therapiewoche *20,* 27, 1330–1332, 1970.

STINCHFIELD, F.E.: Sepsis in total hip replacement. Orthop. Review *VIII*/10, 65–70, 1979.

STÜHMER, G., WEBER, B.G., MATHYS, R.: Special instruments and prosthetic cups for the removal and replacement of a total hip prosthesis. Arch. Orthop. Traumat. Surg. *93,* 191–199, 1979.

TÄGER, K.H.: Untersuchungen an Oberflächen und Neogelenkkapseln getragener McKee-Farrar-Endoprothesen. Arch. orthop. Unfall-Chir. *86,* 101–113, 1976.

TÄGER, K.H.: Zum Problem der Pfannenauslockerung bei der Totalendoprothese der Hüfte. Arch. orthop. Unfall-Chir. *87,* 39–49, 1977.

TEINTURIER, P.: Les infections dans les arthroplasties totales de hanche: leur prophylaxie par l'utilisation d'enceintes aseptiques. Chirurgie (Paris) *100,* 432–435, 1974.

THOMAS, B.J., AMSTUTZ, H.C.: Results of the administration of diphosphomate for the prevention of heterotopic ossification after total hip arthroplasty. J. Bone Jt. Surg. (Am) *67* (3), 400-403, 1985.

TÖNNIS, D., ASAI, H.: Untersuchungen über die Lockerungsraten verschiedener Hüftgelenksprothesen und unterschiedlicher Halslängen. Arch. orthop. Unfall-Chir. *86,* 317-332, 1976.

TULLOS, H.S., MCCASKILL, B.L., DICKEY, R., DAVIDSON, J.: Total hip arthroplasty with a low-modulus porous coated femoral component. J. Bone Jt. Surg. (Am.) *66* (6), 888-898, 1984.

UNGETHÜM, M.: Technologische und biomechanische Aspekte der Hüft- und Kniealloarthroplastik. Aktuelle Probleme in der Chirurgie und Orthopädie, Bd.9. Huber, Bern/Stuttgart/Wien 1978.

VAN DER WERF, G.J., VAN HASSELT, N.G., TONINO, A.J.: Radiotherapy in the prevention of recurrence of paraarticular ossification in total hip protheses. Arch. Orthop. Traumat. Surg. *104* (2), 85-88, 1985.

VASU, R., CARTER, D.R., HARRIS, W.H.: Stress distributions in the acetabular region I. Before and after total joint replacement. J. Biomech. *15* (3), 155-164, 1982.

VIVES, P., THIBAUT, H., DE LESTANG, M., DORDE, T.: Importance of direct contact between the femoral stem and the diaphyseal bone. Concept, realization and results. Acta orthop. Belg. *51* (2-3), 278-287, 1985.

VOGT, K.H., KRAUSE, W.: Infektrate nach Hüftgelenks-Totalendoprothesen-Operation in einer Orthopädischen Klinik ohne Sterilbox. Z. Orthop. *114*/3, 350-354, 1976.

WAGNER, H.: Der alloplastische Gelenkflächenersatz am Hüftgelenk. Arch. orthop. Unfall-Chir. *82,* 101-106, 1975.

WAGNER, H.: Die Schalenprothese des Hüftgelenkes. Orthopäde *8,* 276-295, 1979.

WÄLCHLI, C.: Entwicklung eines Modells für die experimentelle Marknagelung an der Kaninchentibia und Untersuchung der kortikalen Durchblutung nach Marknagelung am intakten Knochen. AO-Bulletin, 1980.

WALDE, H.J., AHLERS, J., SCHWEIKERT, C.H.: Zur Pfannenverankerung bei totalendoprothetischem Hüftgelenkersatz. Unfallheilkunde *80,* 79-84, 1977.

WANNSKE, M., TRETZ, O., SCHENK, R.D., WEISS, CH.: Abgabe von Antibiotica aus Knochenzement in infizierte Corticalis im Tierversuch. Arch. orthop. Unfall-Chir. *85,* 139-149, 1976.

WEBB, P.J., WRIGHT, K.W., WINTER, G.D.: The Monk «soft top» endoprosthesis. Clinical, biomechanical and histopathological observations. J. Bone Jt. Surg. *62B,* 174-179, 1980.

WEBER, F.A., CHARNLEY, J.: A radiological study of fractures of acrylic cement in relation to the stem of a femoral head prosthesis. J. Bone Jt. Surg. *57B,* 297-301, 1975.

WEBER, U., HOSCHEK, J.: Der Bewegungsumfang von Hüftgelenksprothesen-Konstruktionen. Arch. Orthop. Traumat. Surg. *95,* 95-104, 1979.

WEBER, B.G., STÜHMER, G.: Improvements in total hip prosthesis implantation technique. Arch. Orthop. Traumat. Surg. *93,* 185-189, 1979.

WEIGAND, H., RITTER, G.: Die röntgenologische Beurteilung des totalprothetischen Hüftgelenksersatzes und seine Komplikationen. Dtsch. med. Wschr. *99,* 2046-2050, 1974.

WILLERT, H.G., PULS, P.: Die Reaktion des Knochens auf Knochenzement bei der Alloarthroplastik der Hüfte. Arch. orthop. Unfall-Chir. *72,* 33-71, 1972.

WILLERT, H.G.: Die Reaktion des knöchernen Implantatlagers auf Methylmethacrylatknochenzement. In: Cotta, H., Schulitz, K.P.: Der totale Hüftgelenkersatz, pp.182-192. Thieme, Stuttgart 1973.

WILLERT, H.G., SEMLITSCH, M.: Kapselreaktionen auf Kunststoff- und Metallabrieb bei Gelenkprothesen. Tech. Rundschau Sulzer *2,* 119-133, 1975.

WILLERT, H.G., SEMLITSCH, M.: Problems associated with the cement anchorage of artificial joints. In: Engineering in Medicine, Vol.*2*. Advances in artificial hip and knee joint technology, pp.325-346. Springer, Berlin/Heidelberg 1976.

WILLERT, H.G., SEMLITSCH, M., BUCHHORN, G., KRIETE, U.: Materialverschleiß und Gewebereaktion bei künstlichen Hüftgelenken. Orthopäde *7,* 62-83, 1978.

WILLERT, H.G., MÜLLER, K., SEMLITSCH, M.: The morphology of polymethylmethacrylate (PMMA) bone cement. Arch. Orthop. Traumat. Surg. *94,* 265-292, 1979.

WILSON, J.N., SCALES, J.T.: Loosening of total hip replacements with cement fixation. Clin. Orthop. *72,* 145-160, 1970.

WILSON, P.D., AGLIETTI, P., SALVATI, E.A.: Subacute sepsis of the hip treated by antibiotics and cemented prosthesis. J. Bone Jt. Surg. *56A,* 879-898, 1974.

WITVOET, J., HERMAN, S., SEDEL, L., CHRISTEL, P., BLANQUAERT, D.: Résultats des prothèses totales de hanche Ostéal. A propos de 550 prothèses. Acta orthop. Belg. *51* (2-3), 288-297, 1985.

WOLTER, D., BURRI, C., KINZL, L., MÜLLER, A.: Die Veränderungen der physikalischen Eigenschaften von Polyacetalharz, Polyester, Polyäthylen und Teflon nach tierischer Implantation und mehrfachem Autoklavieren. Arch. orthop. Unfall-Chir. *86,* 291-302, 1976.

WROBLEWSKI, B.M., DEL SEL, H.J.: Urethral instrumentation and deep sepsis in total hip replacement. Clin. Orthop. *146,* 209-212, 1980.

WROBLEWSKI, B.M., VAN DER RIJT, A.: Intramedullary cancellous bone block to improve femoral stem fixation in Charnley low-friction arthroplasty. J. Bone Jt. Surg. (Br.) *66* (5), 639-644, 1984.

WUNDERLICH, T., BLÜMLEIN, H., STEEGER, D.: Die Tumorprothese zur Behandlung von Metastasen, Prothesenlockerungen und Frakturen am proximalen Femur. Z. Orthop. *118,* 61-65, 1980.

Sachregister